1 MONTH OF
FREE
READING

at

www.ForgottenBooks.com

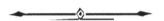

By purchasing this book you are eligible for one month membership to ForgottenBooks.com, giving you unlimited access to our entire collection of over 1,000,000 titles via our web site and mobile apps.

To claim your free month visit:

www.forgottenbooks.com/free1035215

ISBN 978-0-331-23005-5
PIBN 11035215

ANNALES

D'HYGIÈNE PUBLIQUE

ET

DE MÉDECINE LÉGALE

DEUXIÈME SÉRIE.

TOME XIX.

ANNALES
D'HYGIÈNE PUBLIQUE

ET

DE MÉDECINE LÉGALE

PAR MM.

ANDRAL, BOUDIN,

BRIERRE DE BOISMONT, CHEVALLIER, DEVERGIE, FONSSAGRIVES,

H. GAULTIER DE CLAUBRY, GUÉRARD, MICHEL LÉVY,

MÉLIER, P. DE PIETRA-SANTA, AMBR. TARDIEU, A. TREBUCHET,

VERNOIS, VILLERMÉ,

AVEC UNE

REVUE DES TRAVAUX FRANÇAIS ET ÉTRANGERS
Par M. le docteur BEAUGRAND.

DEUXIÈME SÉRIE.

TOME XIX.

PARIS

J.-B. BAILLIÈRE ET FILS,

LIBRAIRES DE L'ACADÉMIE IMPÉRIALE DE MÉDECINE,

Rue Hautefeuille, 19.

LONDRES	NEW-YORK
Hippolyte Baillière, 219, Regent street.	Baillière brothers, 440, Broadway.

MADRID, C. BAILLY-BAILLIÈRE, PLAZA DEL PRINCIPE ALFONSO, 16.

Janvier 1863.

ANNALES
D'HYGIÈNE PUBLIQUE
ET
DE MÉDECINE LÉGALE.

HYGIÈNE PUBLIQUE.

ÉTUDE
SUR LA
PROPHYLAXIE ADMINISTRATIVE DE LA RAGE,

Par M. Max. VERNOIS,
Membre de l'Académie de médecine et du Conseil de salubrité (1).

Tout ce qui se rattache à l'étude approfondie de la rage, aura toujours le privilége de fixer l'attention des hygiénistes. Jusqu'ici, beaucoup de travaux ont été publiés sur ses causes probables, sur ses signes, sur son traitement; mais ces questions semblent être plutôt du domaine de la pathologie médicale. L'hygiène publique, à laquelle ce journal est en partie consacré, doit surtout s'occuper des mesures qui ont pour principe et pour effet de s'opposer à la propagation de ce fléau. Celles qui sont mises en vigueur par l'autorité suffisent-elles et sont-elles toutes justifiées? Sous ce rapport, est-on dans la meilleure voie, et n'y en a-t-il pas de nouvelles et de plus utiles à proposer? C'est ce qu'un examen critique et étendu peut seul démontrer.

(1) Ce mémoire a servi de base à un rapport sur ce sujet, fait par l'auteur au conseil de salubrité de la Seine; il est daté du 2 juillet 1862.

J'ai eu pour but principal, dans le travail qui va suivre, de traiter du *chien* relativement à la rage, contrairement ou parallèlement à ce qui a été fait jusqu'ici pour l'*homme*. Dans les rapports remarquables et bien connus de M. Tardieu au comité consultatif d'hygiène (1), l'auteur s'était surtout occupé, dans ses instructions (circulaire du 17 juin 1850), des conditions relatives à l'*homme*. Ainsi il demandait que, dans toute observation, fussent notés avec soin le sexe, l'âge, la constitution du blessé; la nature et le siége de la morsure; le début des accidents; le temps de l'incubation, la marche de la maladie, sa durée, sa terminaison, son traitement; la saison, le lieu où ces accidents s'étaient développés; toutes circonstances précieuses et indispensables pour une bonne histoire médicale de la rage chez l'homme. Mais *à peine* était-il question, dans cette étude, du *chien* lui-même et des conditions dans lesquelles se trouve l'animal au moment où il communique et inocule la rage, et surtout quels seraient les meilleurs moyens de s'opposer à la propagation de cette terrible maladie. Cependant, dans sa deuxième circulaire, 12 mai 1852, le comité consultatif d'hygiène recommandait de désigner l'*espèce* de l'animal, et on trouve dans le rapport sur les cas d'hydrophobie rabique de 1852, que sur 48 cas de rage communiqués par des chiens, 5 appartenaient à des chiens *de berger*, 2 à l'espèce dite *braque*, 2 à l'espèce *griffon*, 1 au *caniche*, 1 à l'*épagneul*, 2 à de petits *chiens d'appartement*, 1 à un *fort dogue*.

C'était là le premier jalon de recherches nouvelles; on y émettait déjà le vœu d'un impôt sur les chiens, avec l'espoir que cette mesure amènerait une modification importante dans le nombre de ces animaux, des chiens errants surtout, et par suite dans le chiffre annuel des cas de rage.

Ce point est évidemment un de ceux qui méritent la plus sérieuse attention; il sera étudié avec de grands détails.

(1) *Annales d'hygiène publique*, 1854, 2ᵉ série, t. I, p. 217 et suiv.

Les mesures prises par l'autorité contre la propagation de
la rage se réduisent aujourd'hui à : 1° l'impôt ou la taxe
sur les chiens ; 2° la publication, dans un certain nombre
de départements, d'ordonnances, d'arrêtés et d'instructions
spéciales, comprenant : le port d'un collier, le muselage, la
séquestration, etc., etc. ; 3° enfin l'abatage de tous les animaux reconnus enragés ou gravement soupçonnés de l'être.

§ 1. — De l'impôt sur les chiens.

Cet impôt a été établi, en France, par une loi rendue en
1855, et mise à exécution à partir du 1ᵉʳ janvier 1856. La
taxe ne peut excéder 10 francs par chien et être inférieure à
1 franc.

Afin d'avoir à ce sujet des documents certains et officiels,
j'ai dépouillé les renseignements que S. E. le ministre du
commerce et des travaux publics et S. E. le ministre des
finances ont bien voulu communiquer à M. le préfet de police. Ils comprennent l'état du nombre de chiens soumis à la
taxe pendant les années 1856, 1857 et 1858 ; les tableaux représentant, pour toute la France, le nombre des cas d'hydrophobie rabique relevés pendant les mêmes années 1856, 1857
et 1858, de manière à permettre des observations rigoureusement comparatives entre les périodes indiquées, et enfin la
liste des mesures préventives promulguées dans les départements.

Or, à cette première question, la taxe a-t-elle fait diminuer
le nombre des chiens ? on répond ainsi par la statistique officielle :

En 1856 il y a eu 1 698 446 chiens imposés.
En 1857 il y a eu 1 659 208 (diminution : 39 238).
En 1858 il y a eu 1 696 101 (différence générale : 2 345).

Si donc de 1856 à 1857, et sous la première influence de
la mesure, le nombre des chiens a diminué de 39 238, la

troisième année, il remontait de telle sorte que la différence ou l'effet *réel* produit par la loi se traduisait par une diminution de 2345 pour toute la France ; résultat à peu près insignifiant et bien inférieur à celui que s'étaient promis et avaient espéré les législateurs et le gouvernement lui-même.

M. Block porte le nombre des chiens en France à 2 000 000 (1).

M. Lélut (2) estime ce même nombre à 3 000 000 et plutôt plus que moins.

Enfin la Société protectrice des animaux (3) l'élève à 4 000 000.

La *Statistique officielle* a fixé ce chiffre à 1 696 101 (1858).

Les résultats de la taxe sur les chiens n'ont pas été les mêmes dans d'autres pays que la France. Ainsi, dans le grand duché de Bade où la taxe sur les chiens est depuis longtemps établie, on a remarqué qu'en 1832, la taxe étant de 6 francs par animal, leur nombre était de 26 000. En 1833, on abaisse l'impôt à 3 francs et le nombre des chiens s'élève à 45,000. La taxe, portée à 8 francs en 1845, fait redescendre le chiffre des chiens à 26 000. (Discours de M. Résal à l'assemblée législative, 1850, rappelé par M. Lélut (4) et par M. Boudin (5).)

En Prusse, l'impôt sur les chiens, qui existe depuis 1859, et qui est fixé à 12 francs, a abaissé *seulement un peu* le nombre des chiens (6).

Enfin M. Boudin (7) me semble avoir été trop absolu dans sa première conclusion, et surtout ne pas l'avoir établie sur

---

(1) *Statistique de la France*. Paris, 1860, t. II.

(2) *Rapport au corps législatif*, 1855, p. 4.

(3) Lélut, *loc. cit.*

(4) *Rapport*, 1855, p. 3.

(5) *Ann. d'hyg. et de médec. lég.*, 2ᵉ série, t. XV : *Rech. sur la rage.*

(6) Mém. de M. Renaut à l'Acad. des sc., séance du 21 avril 1862.

(7) Mém. lu à l'Acad. de médecine, 12 novembre 1861. (*Bulletin de l'Académie*, t. XXVII, p. 122.)

des chiffres incontestés quand il dit : « La taxe a pour effet de diminuer le nombre des chiens. »

Pourrait-on, en France, expliquer le *statu quo* presque réel qui a été signalé dans le nombre des chiens, depuis la mise en vigueur de la loi de 1855? Si l'on admet qu'un certain nombre d'habitants ont renoncé à leurs chiens pour ne pas payer la taxe, il est évident que la masse a accepté la mesure, et que le chiffre de 1858 est revenu presqu'à celui de 1856, d'une part, à cause de l'attachement que l'homme en France au moins a pour les animaux et pour le chien en particulier, et, de plus, par suite de l'extension que le goût pour la chasse a pris dans presque toutes les classes de la Société. C'est ainsi que dans le département de la Seine, le nombre des permis de chasse délivrés a toujours été en augmentant depuis cinq à six ans. Voici le tableau de cette élévation progressive.

Permis de chasse délivrés :

En 1856.	. . . 6030	En 1858.	. . . 7003
En 1857.	. . . 6297	En 1859.	. . . 7613

Le fait capital qui ressort de ces observations, c'est qu'en France on peut dire que l'impôt sur les chiens n'a diminué leur nombre que d'une façon tout à fait insensible.

Mais si l'impôt sur les chiens n'en a pas ou presque pas diminué le nombre, et que ce soit à ce nombre que doive être attribué en partie celui des cas d'hydrophobie rabique, on devrait se retrouver, sous ce rapport, dans la même situation *après* qu'*avant* l'établissement de la taxe.

Examinons donc, et par département, ce qui s'est passé relativement au rapport du nombre des chiens et du nombre des cas de rage, pendant les années 1856, 1857 et 1858.

En voici le tableau pour les 29 départements où le ministère du commerce a relevé des cas de rage pendant les mêmes années,

Années.	Nombre de chiens.	Résultat final après 3 années.	Années.	Nombre de cas de rage.	Résultat final après 3 années.

Aube.

1856. 14557			1856. . 1		
1857. 14197	} Diminution de 373.		1857. . 2	} Diminution.	
1858. 14184			1858. . 3		

Aveyron.

1856. 9991			1856. . 0		
1857. 9910	} Augmentation de 596.		1857. . 0	} Augmentation.	
1858. 10587			1858. . 1		

Basses-Pyrénées.

1856. 18167			1856. . 0		
1857. 18102	} Diminution de 154.		1857. . 0	} Augmentation.	
1858. 18043			1858. . 1		

Bas-Rhin.

1856. 14751			1856. . 1		
1857. 14993	} Augmentation de 1013		1857. . 0	} Diminution.	
1858. 15764			1858. . 0		

Bouches-du-Rhône.

1856. 18036			1856. . 1		
1857. 17887	} Diminution de 737		1857. . 0	} Augmentation.	
1858. 17299			1858. . 3		

Cantal.

1856. 12725			1856. . 0		
1857. 12949	} Augmentation de 712.		1857. . 0	} Augmentation.	
1858. 13437			1858. . 1		

Charente-Inférieure.

1856. 26446			1856. . 0		
1857. 26174	} Augmentation de 944.		1857. . 0	} Augmentation.	
1858. 26944			1858. . 1		

Deux-Sèvres.

1856. 20050			1856. . 0		
1857. 19228	} Augmentation de 464.		1857. . 1	} Diminution.	
1858. 20514			1858. . 0		

Eure-et-Loir.

1856. 23342			1856. . 2		
1857. 22811	} Diminution de 425.		1857. . 0	} Diminution.	
1858. 22917			1858. . 0		

Années.	Nombre de chiens.	Résultat final après 3 années.	Années.	Nombre de cas de rage.	Résultat final après 3 années.

Gard.

1856.	16808	Diminution de 722.	1856..	1	Diminution.
1857.	16055		1857..	0	
1858.	16086		1858..	0	

Gers.

1856.	25171	Diminution de 80.	1856..	0	Augmentation.
1857.	24582		1857..	0	
1858.	25091		1858..	1	

Gironde.

1856.	29608	Diminution de 990.	1856 .	0	Augmentation.
1857.	27714		1857..	0	
1858.	28618		1858..	1	

Haut-Rhin.

1856.	14819	Augmentation de 1382.	1856..	0	Diminution.
1857.	14993		1857..	2	
1858.	16201		1858..	0	

Haute-Saône.

1856.	9454	Diminution de 325.	1856..	1	Diminution.
1857.	8814		1857..	0	
1858.	9129		1858..	0	

Hérault.

1856.	14778	Diminution de 325.	1856..	3	Diminution.
1857.	14723		1857..	1	
1858.	14693		1858..	0	

Jura.

1856.	8651	Augmentation de 628.	1856..	1	Diminution.
1857.	8855		1857..	1	
1858.	9279		1858..	0	

Lozère.

1856.	4114	Augmentation de 5.	1856..	1	Augmentation.
1857.	4066		1857..	0	
1858.	4119		1858..	2	

Moselle.

1856.	11925	Augmentation de 135.	1856..	2	Diminution.
1857.	11507		1857..	1	
1858.	12060		1858..	0	

Années.	Nombre de chiens.	Résultat final après 3 années.	Années.	Nombre de cas de rage.	Résultat final après 3 années.

Nord.

1856.	48853	Diminution de 1329.	1856. . 0	Augmentation.
1857.	47398		1857. . 0	
1858.	47524		1858. . 1	

Oise.

1856.	23470	Augmentation de 68.	1856. . 1	Diminution.
1857.	23008		1857. . 0	
1858.	23538		1858. . 0	

Orne.

1856.	22718	Augmentation de 597.	1856. . 0	Diminution.
1857.	22473		1857. . 1	
1858.	23538		1858. . 0	

Pas-de-Calais.

1856.	43688	Diminution de 1538.	1856. . 1	Diminution.
1857.	42843		1857. . 1	
1858.	42150		1858. . 0	

Rhône.

1856.	21346	Diminution de 1551.	1856. . 0	Augmentation.
1857.	21262		1857. . 0	
1858.	19795		1858. . 1	

Saône-et-Loire.

1856.	25168	Augmentation de 644.	1856. . 0	Augmentation.
1857.	24936		1857. . 0	
1858.	25812		1858. . 1	

Sarthe.

1856.	14496	Diminution de 329.	1856. . 0	Diminution.
1857.	13898		1857. . 1	
1858.	14167		1858. . 0	

Seine.

1856.	64369	Diminution de 5557	1856. . 3	Augmentation.
1857.	60228		1857. . 0	
1858.	58802		1858. . 2	

Somme.

1856.	31936	Diminution de 2619.	1856. . 1	Statu quo.
1857.	30227		1857. . 1	
1858.	29317		1858. . 1	

Années.	Nombre de chiens.	Résultat final après 3 années.	Années.	Nombre de cas de rage.	Résultat final après 3 années.

Var.

1856.	13483		1856. .	0	
1857.	12843	Diminution de 827.	1857. .	0	Augmentation.
1858.	12656		1858. .	2	

Yonne.

1856.	26760		1856. .	0	
1857.	26639	Augmentation de 1309.	1857. .	1	Diminution.
1858.	28069		1858. .	0	

Ce tableau peut se résumer en cinq catégories de cas.

Départements.

1° Où le nombre de cas de rage a *diminué* avec le nombre des chiens. — Aube, Eure-et-Loir, Gard, Haute-Saône, Hérault, Pas-de-Calais, Sarthe. . . . .   /

2° Où le nombre des cas de rage a *augmenté* avec le nombre des chiens. — Aveyron, Cantal, Charente-Inférieure, Lozère, Saône-et-Loire. . . . . ,   5

3° Où le nombre des cas de rage a *augmenté*, celui des chiens ayant *diminué*.—Basses-Pyrénées, Bouches-du-Rhône, Gers, Gironde, Nord, Rhône, Seine, Var.   8

4° Où le nombre des cas de rage a *diminué*, celui des chiens ayant *augmenté*. — Bas-Rhin, Deux-Sèvres, Haut-Rhin, Jura, Moselle, Oise, Orne, Yonne. . . .   8

5° Enfin, où le *statu quo* s'est maintenu.   1

Somme. . . . .   29 dép.

Il est bien évident, d'après ces résultats comparatifs, qu'on ne saurait affirmer que la *règle* soit, que le nombre des cas de rage est en rapport avec le nombre des chiens; c'est au contraire l'*exception*. Il ne faut pas oublier cependant de rappeler que *les chiffres sur lesquels reposent les calculs relativement à la rage, sont très peu élevés.* On a donné ici le résultat absolu.

D'autres documents peuvent encore servir à éclairer cette question. Si l'on ne possède pas le nombre des chiens pour les années 1853, 1854 et 1855, antérieures à l'établissement de la taxe, on a par département et par année le nombre des cas de rage observés pendant la période triennale qui a précédé celle dont les résultats viennent d'être formulés.

Ainsi, d'après le ministère du commerce, voici le tableau des cas de rage de 1853 à 1855 inclusivement :

Aisne	1853	0		*Nord*	1853	1	
	1854	1			1854	0	
	1855	1			1855	0	
Aube	1853	0		*Oise*	1853	0	
	1854	2			1854	1	
	1855	2			1855	0	
Côte-d'Or	1853	0		*Orne*	1853	0	
	1854	3			1854	0	
	1855	3			1855	1	
Creuse	1853	0		*Pyrénées* (H.-)	1853	0	
	1854	2			1854	0	
	1855	1			1855	1	
Drôme	1853	0		*Rhin* (Haut-).	1853	0	
	1854	3			1854	1	
	1855	1			1855	2	
Gers	1853	1		*Rhône*	1853	1	
	1854	0			1854	0	
	1855	0			1855	2	
Hérault	1853	0		*Saône* (Haute-)	1853	7	
	1854	0			1854	0	
	1855	3			1855	1	
Jura	1853	0		*Seine*	1853	3	
	1854	0			1854	0	
	1855	1			1855	2	
Landes	1853	0		*Seine-Inférieure*	1853	0	
	1854	0			1854	0	
	1855	1			1855	1	
Lot	1853	1		*Seine-et-Marne*	1853	1	
	1854	0			1854	0	
	1855	0			1855	0	
Manche	1853	2		*Seine-et-Oise.*	1853	1	
	1854	0			1854	1	
	1855	0			1855	0	
Mayenne	1853	1		*Somme*	1853	0	
	1854	0			1854	1	
	1855	0			1855	0	
				Tarn	1853	0	
					1854	1	
					1855	0	

Il *suit* que, si dans la période de 1856 à 1858 inclusivement (trois années), et sous l'influence de la taxe, on a relevé 52 cas de rage dans vingt-neuf départements, dans les trois années qui ont précédé, et hors de l'action de l'impôt (de 1853 à 1855 inclusivement), on en a rencontré 58 cas, et dans vingt-cinq départements seulement. Il y aurait donc eu, d'une *façon absolue*, plus de cas de rage *avant* qu'*après* la loi. Mais on peut objecter à cela qu'à cette époque le nombre des chiens était peut-être plus considérable, attendu qu'ils n'étaient soumis à aucun impôt ; et d'ailleurs, la différence n'est que de six cas. Et d'autre part, depuis la loi, quatre départements de plus ont signalé des cas de rage, en sorte qu'il est difficile de noter entre ces deux époques des différences saillantes.

Voyons cependant encore ce qui a eu lieu dans une autre période de trois ans, de 1858 exclusivement à 1861 inclusivement, dans le département de la Seine, le seul dont je possède la statistique :

En 1859. . . . . 1 cas de rage.
En 1860. . . . . 7 cas.
En 1861. . . . . 8 cas.

Ce nombre de 16 a été réduit à 15 par suite du contrôle du conseil d'hygiène et de salubrité. Or, voici les trois périodes pour ce département :

De 1853 à 1855 incl.	De 1856 à 1858 incl.	De 1859 à 1861 incl.
5 cas.	5 cas.	15 cas.

Il y aurait donc ici, *malgré la taxe*, une augmentation considérable dans le nombre des cas de rage. On verra plus tard si de semblables anomalies peuvent être expliquées et rapportées surtout à l'une ou à l'autre des influences du nombre des chiens et de l'action de l'impôt.

Il faut ajouter ici les résumés statistiques fournis tant par le ministère du commerce que par M. Tardieu (1).

(1) *Dictionnaire d'hyg. publ.*, 2ᵉ édit., Paris, 1862, t. III, p. 512, art. *Rage*.

Ministère du commerce.		*M. Tardieu.*	
	Cas de rage.		Cas de rage.
1853.	19	1853.	37
1854.	16	1854.	24
1855.	23	1855.	24
1856.	20	1856.	20
1857.	10	1857.	13
1858.	19	1858.	17
Total. . .	107	Total. . .	129

Je ne ferai que signaler les différences qui existent entre
la somme des cas relatés à chaque source, de 1853 à 1858
inclusivement. Dans la première circonstance, on a 107 cas ;
dans la seconde, 129. — Mais pour en tirer, au point de vue
de la rage, un résultat plus utile, et pour savoir au juste l'influence de l'impôt sur les cas d'hydrophobie rabique, il n'y
a qu'à comparer entre années similaires ce qui s'est passé
avant et *après* l'impôt.

Ministère du commerce.

Avant : De 1853 à 1856. . . . . **58 cas.**
Après : De 1856 à 1859. . . . . **49 cas.**

M. Tardieu.

Avant : De 1853 à 1856. . . . . **79 cas.**
Après : De 1856 à 1859. . . . . **50 cas.**

La différence appliquée est encore ici énorme : elle dépend
du chiffre donné par M. Tardieu à l'année 1853.

Je terminerai ces observations par un dernier document
emprunté au comité consultatif d'hygiène et relaté par
M. Tardieu (1) : « En 1857, dit-il, sur 64 départements qui
ont envoyé des résumés au ministre, 53 n'ont eu aucun cas
de rage ; les 11 autres, en somme, en ont eu 13. En 1858,
ur 65 dé partements ayant adressé leur statistique (ce qui

(1) *Dictionnaire d'hyg. publ.*, 2° édit., t. III, p. 511.

est très approximativement un chiffre égal à celui de 1857), 50 n'ont eu aucun cas de rage et 16 en ont eu ensemble 17. Or, nous avons le chiffre officiel du nombre des chiens en 1857 et 1858. Je le rappelle, 1857 : 1 698 446; 1858 : 1 659 208. Chiffre de diminution d'une année à l'autre, 39 238. — Eh bien, c'est avec cette *diminution* assez notable et assez importante qu'a coïncidé pour 64 à 65 départements en France, qui ont fourni des documents authentiques, une augmentation de 4 cas de rage (de 13 à 17).

On peut donc certainement, d'après ces documents divers, établir que la diminution du nombre des chiens n'a pas diminué le nombre des cas de rage en France.

C'est à cette conséquence aussi que sont arrivés M. Tardieu, dans son remarquable article *Rage* (1), et M. Renault, dans le mémoire déjà cité sur ce qui se passe en Prusse, à Berlin surtout, où le nombre des cas de rage s'accrut tellement de 1852 à 1853, que la police, effrayée, ordonna le musellement général et permanent de tous les chiens.

Je ne puis m'empêcher de dire ici que le chiffre des cas de mort par hydrophobie rabique, *annuellement* observés en France, a été du reste considérablement exagéré. Déjà M. Tardieu (2), dans une note, avait signalé ce fait. M. Lélut, en effet (3), l'estime à 200. M. Boudin (4) porte ce chiffre annuel à 76, soit 2 cas par un million d'habitants. On a pu voir qu'en France, d'après les documents officiels fournis par le ministère du commerce, de 1853 à 1858 inclusivement, ce chiffre n'a été que de 107, c'est-à-dire de 17,08 par an au lieu de 1200 en totalité qui auraient dû se produire d'après les appréciations de M. Lélut. D'après le chiffre de M. A. Tardieu

---

(1) *Dict. d'hyg. publ.*, 2° édit., t. III, p. 512.
(2) *Loc. cit.*, t. III, p. 489, 2° édit.
(3) Page 8 de son rapport déjà cité.
(4) *Ann. d'hyg. et de méd. lég.*, 2° série, t. XV, p. 185.

(129 cas de 1853 à 1858 inclusivement), on aurait par an 21,5 cas.

Les chiffres me paraissent actuellement rétablis tels qu'ils doivent l'être.

§ II. — **Publication d'arrêtés préfectoraux, d'ordonnances de police et d'instructions spéciales sur les chiens et contre la rage.**

Sous ce rapport, tous les départements ne sont pas soumis au même régime ; le plus grand nombre a adopté les mesures mises en vigueur dans le département de la Seine. Quelques-uns ont été plus sévères, d'autres enfin ne connaissent aucune réglementation particulière à ce sujet.

Voici le tableau de ces catégories. Je réunis dans la première et dans une seule les départements que j'appellerai à *mesures administratives ;* dans la seconde, seront les départements où ces mesures font defaut. J'ai dû mettre de côté les trois nouveaux départements annexés.

1° *Départements à mesures administratives :* Aisne, Ardèche, Ariége, Aube, Aude, Aveyron, Basses-Alpes, Basses-Pyrénées, Bas-Rhin, Bouches-du-Rhône, Calvados, Charente-Inférieure, Cher, Corse, Côte-d'Or, Côtes-du-Nord, Deux-Sèvres, Dordogne, Doubs, Drôme, Eure, Eure-et-Loir, Finistère, Gard, Gironde, Hautes-Alpes, Haute-Garonne, Haute-Loire, Hautes-Pyrénées, Haut-Rhin, Haute-Saône, Haute-Vienne, Hérault, Ille-et-Vilaine, Jura, Loir-et-Cher, Loire, Loire-Inférieure, Lot, Lozère, Manche, Marne. Mayenne, Meurthe, Morbihan, Nièvre, Nord, Oise, Orne, Pas-de-Calais, Pyrénées-Orientales, Puy-de-Dôme, Rhône, Saône-et-Loire, Sarthe, Seine, Seine-et-Marne, Seine-et-Oise, Somme, Tarn-et-Garonne, Var et Vaucluse (62).

2° Départements *sans mesures administratives.* Ain, Allier, Ardennes, Cantal, Charente, Corrèze, Creuse, Gers, Haute-Marne, Indre, Indre-et-Loire, Isère, Landes, Loiret, Lot-et-

Garonne, Maine-et-Loire, Meuse, Moselle, Seine-Inférieure, Tarn, Vendée, Vienne, Vosges, Yonne (24).

Avant d'étudier l'influence que les mesures administratives, sous forme d'arrêtés, d'ordonnances et d'instructions spéciales, peuvent avoir sur le nombre des chiens et sur le nombre des cas de rage, il est nécessaire de résumer en quelques lignes les mesures éditées ou promulguées dans les départements dont j'ai donné la nomenclature.

L'ordonnance du 27 mai 1845, du préfet de police dans la Seine, a servi pour ainsi dire de modèle à celles qui ont été prises plus tard dans d'autres départements. Antérieurement, et comme cela est encore dans les départements *sans mesures*, tout était régi par l'article 475 du Code pénal (§ 7) ou par les articles 1383, 84 et 85 du Code Napoléon (Code civil) et l'article 15 du titre 1er de la loi du 22 juillet 1791.

L'ordonnance du 27 mai 1845 prescrit de *museler* tous les chiens qui circulent librement ou en laisse sur la voie publique, ou dans les lieux qui lui sont assimilés (boutiques, chemins de fer). Chaque chien doit porter un *collier* indiquant le nom et l'adresse du maître. Cette ordonnance, annuellement reproduite, rappelle, depuis 1859 spécialement, que la rage se développant chez le chien en toute saison, les mesures prescrites sont *permanentes;* mais on n'ordonne rien de particulier quant à la *forme* et au *maintien* de la *muselière :* une partie de cet arrêté a trait spécialement aux chiens *boule-dogues.* — Si un chien enragé peut être saisi *sans danger*, l'autorité conseille de ne pas le tuer, mais de le conduire à l'École vétérinaire d'Alfort, pour le soumettre à une observation sévère. Il en est de même des chiens ayant mordu quelqu'un, mais dont l'état est douteux : on doit, si cela est possible, les séquestrer et s'assurer de ce qu'ils deviennent. L'ordonnance ne fixe pas le nombre des jours de séquestration.

D'autres mesures additionnelles sont prescrites par certains arrêtés préfectoraux de quelques départements.

Ainsi, on défend de laisser circuler librement les *chiennes en chaleur*, et souvent même on prescrit leur séquestration dans les Basses-Alpes, les Basses-Pyrénées, la Charente-inférieure, la Côte-d'Or, les Côtes-du-Nord et les Hautes-Alpes.

Tous les chiens doivent être *enfermés pendant la nuit* dans la Charente-Inférieure, dans le Cher, dans les Hautes-Pyrénées, dans le Morbihan.

Quand un chien enragé a été signalé dans une commune, on prescrit de séquestrer tous les autres chiens, et de les tenir à l'attache pendant 10 jours, dans l'Ardèche; pendant un temps non déterminé, mais à fixer par le maire, dans la Charente-Inférieure ; pendant *plusieurs jours*, dans le Cher; pendant 40 jours, dans les Hautes-Alpes.

Dans les propriétés non closes, les chiens doivent toujours être attachés *nuit* et *jour*, dans la Nièvre.

Dans les cours des fermes, tout chien doit être à l'attache dans le Cher.

Sont *exemptés* de porter la muselière, les chiens de berger, de bouvier, de porcher, de vacher, de chasse, en *exercice*, dans les départements de l'Ardèche, des Basses-Pyrénées, de la Gironde, de la Haute-Loire et du Morbihan.

Les voyageurs sont soumis aux mêmes règlements pour leurs chiens, dans la Meurthe. Ils en sont exemptés dans le Morbihan.

Tout chien non muselé et sans collier est immédiatement *sacrifié* dans le département de la Charente-Inférieure. Cependant, s'il est sain, il *pourra* être rendu.

Le garde-champêtre, à la campagne, et les sergents de ville, dans les grands centres de population, sont *autorisés à détruire les chiens*, soit enragés, soit suspects, soit errants, dans la Seine, la Charente-Inférieure et la Nièvre.

L'empoisonnement des chiens est autorisé dans les départements de la Côte-d'Or et de la Charente-Inférieure. Il est défendu dans la Seine et dans la Haute-Vienne.

L'enfouissement immédiat du corps d'un chien enragé ou soupçonné d'être enragé est ordonné à 100 mètres des habitations et à 2ᵐ,60 de profondeur du sol, dans la Nièvre.

Il est défendu de le jeter dans les cours d'eau, dans la Seine et la Nièvre.

Dans la Gironde, il est interdit aux bouchers de paraître avec leurs chiens sur les marchés. Et, dans ce même département, ainsi que dans celui du Nord, tout individu inscrit au bureau de charité ne peut avoir de chiens.

Les mesures sont *permanentes* depuis 1849, dans les Hautes-Alpes ; depuis 1852, dans la Gironde ; depuis 1854, dans le Nord ; depuis le 23 juin 1832, dans la Seine.— Du 1ᵉʳ juin au 1ᵉʳ septembre, dans la Charente-Inférieure et dans la plupart des autres départements où il existe des mesures.

Pour apprécier l'influence de ces diverses mesures, et pour ainsi dire leur *valeur pratique*, il n'y a qu'à mettre en regard le nombre des cas de rage développés dans les localités à *mesures* administratives et dans celles où il n'en existe aucune, et de relever également chez elles le nombre comparatif des chiens.

Voici ce que donne la statistique officielle :

Pendant la période qui s'étend de 1853 inclusivement à 1859 exclusivement, on a eu dans les 24 départements privés de *mesures* 13 cas de rage.

Pendant le même temps, dans les 62 départements à *mesures*, on a relevé 87 cas d'hydrophobie rabique, c'est-à-dire, dans le premier cas, sur 24 départements, 16 ont été indemnes ; dans le deuxième cas, sur 62 départements, 30 ont été épargnés. D'où il est déjà permis de conclure, relativement à l'influence des mesures mises en vigueur, ou à leur absence, que, dans les départements à *mesures* répressives, il y a eu 1,34 de cas de rage par département dans une période de 5 ans, et dans ceux dépourvus de ces *mesures*, 0,54 seulement.

Mais ces chiffres s'appliquent à un certain nombre d'années

pendant lesquelles l'impôt sur les chiens n'existait pas, et d'un autre côté, à une époque où le nombre des chiens n'était pas connu.

Il faut donc mettre ces calculs en rapport avec le nombre bien constaté des chiens dans ces départements.

De 1856 inclusivement à 1859 exclusivement, on connaît exactement le nombre des chiens.

1° Or, dans les 62 départements à *mesures* répressives, il y a eu, en masse, dans cette période, 3 562 579 chiens et parallèlement 28 cas de rage.

2° Dans les départements sans *mesures*, il y a eu 1 498 986 chiens et parallèlement 4 cas de rage. D'où il suit que, dans le premier cas il s'est développé 1 cas de rage sur 123 663 chiens, et dans le deuxième, 1 seulement sur 374 632 chiens.

La conclusion à tirer de cette analyse, c'est que la mise en vigueur des mesures n'a pas, sur le développement de la rage, l'influence *pratique* que l'autorité espérait en retirer. Car si 30 départements sur 62, soumis aux mesures, ont échappé au fléau de la rage de 1853 à 1859, on a vu que 16 départements sur 24, où il n'en existe aucune, ont joui du même privilége, et que, *tout considéré* relativement au nombre des chiens et à la promulgation des mesures, la rage est moins fréquente là où il n'y a pas de prescriptions répressives.

On lit cependant dans le *Compte rendu des séances du Conseil d'hygiène du Nord pour* 1857, p. 209, lu note suivante : « Les accidents (de rage) sont évidemment moins nombreux depuis l'exécution des mesures et ordonnances pour diminuer le nombre des chiens et les tenir muselés. » Or, que donnent les chiffres officiels pour ce département?

1856. . 48853 chiens. — Pas de cas de rage.
1857. . 47398 chiens. — Diminution de 1455 chiens
                         et 1 cas de rage.
1858. . 47524 chiens. — Diminution de 1329 chiens
                         sur le chiffre de 1856, et
                         1 cas de rage.

Il y a donc eu *au contraire*, dans ce département, *augmentation* du nombre des cas de rage, avec *diminution* du nombre des chiens et exécution permanente des mesures répressives.

Cet exemple doit enseigner à se mettre sur ses gardes à la lecture de toute note qui n'appuie pas ses calculs sur des faits bien observés.

J'ai pensé que, pour éclairer mieux encore cette question, il serait utile de rechercher le rapport exact et vrai du nombre des chiens avec la population, ou le nombre des habitants dans chaque département, mis en regard avec le nombre des cas de rage. J'ai pris, pour fixer le nombre des habitants, le tableau inséré au *Moniteur universel* le 31 janvier 1862. Je conserverai ici la division des départements en deux catégories, telle que je l'ai donnée plus haut, celle des départements à *mesures* administratives et celle des départements sans *mesures*.

Voici les tableaux qui établissent cette situation :

Départements *avec des mesures administratives.*

Nom des départements.	Chiffre de la population.	Nombre des chiens de 1856 incl. à 1859 excl.	Nombre proportionnel des chiens par habitant.	Nombre de cas de rage de 1853 à 1858.
Aisne.	564 597	75 815	1 sur 7,4	2
Ardèche. . . .	388 529	44 549	1 — 8,7	0
Ariége.	254 850	23 087	1 — 10,9	0
Aube.	262 785	53 938	1 — 4,9	7
Aude.	283 606	38 240	1 — 7,4	0
Aveyron. . . .	396 025	30 488	1 — 10,2	1
Basses - Alpes.	146 368	19 602	1 — 7,4	0
B.-Pyrénées. .	436 628	54 282	1 — 8,04	1
Bas-Rhin. . .	577 574	45 568	1 — 12,4	0
B.-du-Rhône.	507 412	53 222	1 — 9,4	4
Calvados. . .	480 992	78 510	1 — 6,1	0
Charente - Inf.	484 060	79 561	1 — 6,04	1
Cher.	323 393	61 028	1 — 5,2	0
Côte-d'Or. . .	252 889	20 472	1 — 11,7	0
Corse.	384 140	66 734	1 — 5,8	6
Côtes-du-Nord	628 676	52 433	1 — 11,9	0
Deux-Sèvres .	328 817	60 492	1 — 5,4	1

Nom des départements.	Chiffre de la population.	Nombre des chiens de 1856 incl. à 1859 excl.	Nombre proportionnel des chiens par habitant.	Nombre de cas de rage de 1853 à 1858.
Dordogne. . .	501 687	67 043	1 sur 7,6	0
Doubs. . . .	296 280	21 856	1 — 11	0
Drôme. . . .	326 684	60 605	1 — 5,3	1
Eure.	398 664	88 646	1 — 4,4	0
Eure-et-Loir .	290 455	69 070	1 — 4,2	2
Finistère. . .	627 304	48 121	1 — 13,03	0
Gard.	422 107	48 949	1 — 8,2	1
Gironde. . . .	667 193	85 938	1 — 7,7	1
Hautes-Alpes.	125 100	15 450	1 — 8	0
H.-Garonne. .	481 081	73 829	1 — 6,5	0
Haute-Loire. .	305 521	57 545	1 — 5,3	0
H.-Pyrénées. .	240 179	28 295	1 — 8,4	1
Haut-Rhin . .	515 802	45 904	1 — 11,2	5
Haute-Saône. .	317 183	27 397	1 — 11,5	9
H.-Vienne . .	319 595	71 656	1 — 4,4	0
Hérault. . . .	409 391	44 494	1 — 9,2	7
Ille-et-Vilaine.	584 930	53 799	1 — 10,8	0
Jura.	298 053	26 785	1 — 11,1	3
Loir-et-Cher. .	269 029	57 786	1 — 4,6	0
Loire.	517 603	87 832	1 — 9,8	0
Loire-Infér. .	580 207	62 337	1 — 9,2	0
Lot.	295 542	31 713	1 — 9,3	1
Lozère. . . .	437 367	12 299	1 — 11,1	3
Manche. . . .	591 421	50 439	1 — 11,5	2
Marne. . . .	385 498	55 977	1 — 6,7	0
Mayenne . .	375 163	32 955	1 — 11,08	1
Meurthe. . . .	428 643	37 231	1 — 11,4	0
Morbihan. . .	486 504	35 388	1 — 11,2	0
Nièvre. . . .	332 814	40 764	1 — 8,1	0
Nord.	1 303 380	143 775	1 — 9	2
Oise..	401 417	70 046	1 — 5,7	2
Orne.	423 350	68 306	1 — 6,4	2
Pas-de-Calais.	724 338	127 854	1 — 5,6	2
Pyrénées-Or..	181 763	20 694	1 — 8,7	0
Puy-de-Dôme.	576 409	96 395	1 — 5,8	0
Rhône.. . . .	662 493	62 403	1 — 10,5	4
Saône-et-Loire.	582 137	73 916	1 — 7,6	1
Sarthe. . . .	466 155	42 561	1 — 10,9	1
Seine.	1 953 660	183 429	1 — 10,6	10
Seine-et-M.. .	352 312	68 934	1 — 8,1	1

Nom des départements.	Chiffre de la population.	Nombre des chiens de 1856 incl. à 1859 excl.	Nombre proportionnel des chiens par habitant.	Nombre de cas de rage de 1853 à 1856.
Seine-et-Oise.	543 073	86 644	4 sur 5,3	2
Somme. . . .	572 646	94 480	4 — 6,2	4
Tarn-et-Garon.	232 554	42 313	4 — 5,5	0
Var.	345 526	38 972	4 — 8,09	2
Vaucluse. . .	268 255	46 479	4 — 5,7	0

Départements sans mesures administratives.

Ain.	369 767	46 664	4 sur 7,9	0
Allier.	356 432	70 446	4 — 5,6	0
Ardennes. . .	329 444	46 093	4 — 7,2	0
Cantal.	240 523	39 444	4 — 5,4	4
Charente. . .	379 084	63 604	4 — 5,9	0
Corrèze. . . .	310 418	40 278	4 — 7,7	0
Creuse	270 055	84 429	4 — 3,2	3
Gers.	298 934	74 844	4 — 3,9	2
Haute-Marne.	254 443	33 878	4 — 7,5	0
Indre.	270 054	70 990	4 — 3,8	0
Indre-et-Loire.	323 572	76 702	4 — 4,2	0
Isère.	577 748	101 390	4 — 5,6	0
Landes. . . .	300 839	74 325	4 — 4,2	4
Loiret.	352 757	69 744	4 — 5,05	0
Lot-et-Garon.	332 065	63 852	4 — 5,04	0
Maine-et-L. .	526 042	64 035	4 — 8,2	0
Meuse.	305 540	28 598	4 — 10,06	0
Moselle. . . .	446 457	05 492	4 — 12,5	3
Seine-infér. .	789 988	447 985	4 — 6,07	4
Tarn.	353 633	56 292	4 — 6,2	4
Vendée. . . .	395 695	63 880	4 — 6,4	0
Vienne	322 028	74 832	4 — 4,3	0
Vosges. . . .	445 485	27 427	4 — 15,02	0
Yonne.	370 395	84 448	4 — 4,5	4

Avant de tirer de ces tableaux les conclusions qui en ressortent, on doit en insérer ici quelques autres qui montreront
la question sous toutes ses faces.

Classement des départements par nombre de chiens proportionnel au nombre d'habitants.

	Habitants.		Habitants.
Vosges. . 4 chien sur	15,02	Nièvre.	8,4
Doubs.	14	Seine-et-Marne. . . .	8,4
Morbihan.	14,2	Gard.	8,2
Finistère.	13,03	Maine-et-Loire. . . .	8,2
Bas-Rhin.	12,4	Hautes-Pyrénées. . . .	8,4
Moselle.	12,5	Basses-Pyrénées. . . .	8,4
Lozère.	11,4	Ardèche.	8,7
Jura . . . . . , . .	11,4	Pyrénées-Orientales. .	8,7
Haut-Rhin.	11,2	Var. . . . . , .	8,9
Meurthe.	11,4	Ardennes.	7,2
Haute-Saône	11,5	Aisne. . . . , . . .	7,4
Manche.	11,5	Aude.	7,4
Corse.	11,7	Basses-Alpes.	7,4
Mayenne.	11,8	Haute-Marne.	7,5
Côtes-du-Nord. . . .	11,2	Dordogne.	7,6
Meuse.	10,06	Saône-et-Loire. . . .	7,6
Aveyron	10,2	Corrèze.	7,7
Rhône	10,5	Gironde.	7,7
Seine.	10,6	Ain	7,9
Ille-et-Vilaine. . . .	10,8	Charente-Inférieure. .	6,04
Ariége.	10,9	Seine-Inférieure. . . .	6,07
Sarthe	10,9	Calvados.	6,4
Nord.	9	Orne.	6,4
Bouches-du-Rhône. . .	9,4	Vendée.	6,4
Hérault.	9,2	Somme.	6,2
Loire-Inférieure. . .	9,2	Tarn.	6,2
Lot.	9,3	Haute-Garonne. . . .	6,5
Loire.	9,8	Marne.	6,7
Hautes-Alpes. . . .	8	Lot-et-Garonne. . . .	5,04

dénonce deux cas bien constatés et analysés, les tableaux du ministère, sans détail aucun, indiquent 10 cas (3 en 1853, 2 en 1855, 3 en 1856 et 2 en 1858). Or, la liste des causes de décès pour 1853, rappelée plus haut ne donne que 2 cas. Il y a donc là , une erreur évidente, et elle provient du ministère du commerce.

Cette observation, très importante, devra toujours être rappelée, à propos de tous les résultats basés sur le chiffre de 10 cas de rage, dans la Seine. Le chiffre du conseil me paraît plus près de la vérité. (Voir à la fin l'article consacré au département de la Seine.

	Habitants.		Habitants.
Loiret.	5,05	Charente.	5,9
Cantal	5,1	Seine-et-Oise.	5,9
Cher.	5,2	Eure-et-Loir.	4,2
Drôme.	5,3	Indre-et-Loire.	4,2
Haute-Loire.	5,3	Landes.	4,2
Deux-Sèvres.	5,4	Vienne.	4,3
Tarn-et-Garonne. . . .	5,5	Eure.	4,4
Allier.	5,6	Haute-Vienne.	4,4
Isère.	5,6	Yonne	4,5
Pas-de-Calais.	5,6	Loir-et-Cher.	4,6
Oise.	5,7	Aube.	4,9
Vaucluse.	5,7	Creuse.	3,2
Côte-d'Or.	5,8	Indre.	3,8
Puy-de-Dôme. . . .	5,8	Gers.	3,9

. *Tableau de départements rangés par ordre de population*

en chiens (1).

	Mille.		Mille.
1. Seine.	64	23. Vienne..	24
2. Nord..	48	24. Allier.	23
3. Pas-de-Calais.. . . .	43	25. Eure-et-Loir.	23
4. Seine-Inférieure. . .	39	26. Loiret.	23
5. Isère.	33	27. Oise.	23
6. Puy-de-Dôme . . .	32	28. Haute-Vienne. . . .	23
7. Somme	31	29. Côte-d'Or	22
8. Eure..	29	30. Dordogne.	22
9. Gironde..	29	31. Lot-et-Garonne . . .	22
10. Seine-et-Oise.. . . .	29	32. Orne..	22
11. Creuse.	28	33. Seine-et-Marne. . . .	22
12. Loire.	28	34. Charente..	21
13. Calvados.	26	35. Maine-et-Loire. . . .	21
14. Charente-Inférieure. .	26	36. Rhône.	21
15. Garonne.	26	37. Cher	20
16. Yonne.	26	38. Drôme	20
17. Aisne.	25	39. Loire-Inférieure . . .	20
18. Gers.	25	40 Deux-Sèvres.	20
19. Indre-et-Loire. . . .	25	41. Vendée.	20
20. Saône-et-Loire. . . .	25	42. Loir-et-Cher.	19
21. Indre.	24	43. Haute-Loire.	19
22. Landes	24	44. Bouches-du-Rhône. .	18

(1) J'ai pris 1856 pour type. — Le chiffre de 1858, en différant fort peu : les fractions sont négligées au-dessous de mille.

	Mille.		Mille.
45. Ille-et-Vilaine. ...	48	66. Aude. ...	12
46 Marne. ...	48	67. Cantal. ...	12
47. Basses-Pyrénées. ...	48	68. Meurthe. ...	12
48. Tarn ...	48	69. Mayenne. ...	11
49. Côtes-du-Nord. ...	47	70. Morbihan. ...	11
50. Finistère. ...	46	71. Moselle. ...	11
51. Gard. ...	46	72. Haute-Marne. ...	11
52. Manche. ...	46	73. Lot. ...	10
53. Ardennes. ...	45	74. Aveyron. ...	9
54. Vaucluse. ...	45	75. Meuse. ...	9
55. Ain ...	44	76. Hautes-Pyrénées. ...	9
56. Ardèche. ...	44	77. Haute-Saône ...	9
57. Aube. ...	44	78. Vosges. ...	9
58. Bas-Rhin ...	44	79. Jura. ...	8
59. Hérault ...	44	80. Ariége. ...	7
60. Haut-Rhin. ...	44	81. Corse. ...	7
61. Sarthe. ...	44	82. Pyrénées-Orientales. ...	7
62. Tarn-et-Garonne. ...	44	83. Basses-Alpes. ...	6
63. Corrèze ...	43	84. Doubs. ...	6
64. Nièvre. ...	43	85. Hautes-Alpes. ...	5
65. Var. ...	43	86. Lozère. ...	4

*Tableau des départements rangés par ordre de population
en habitants (1).*

	Mille.		Mille.
1. Seine. ...	1953	17. Bouches-du-Rhône.	567
2. Nord. ...	1303	18. Aisne. ...	564
3. Seine-Inférieure. ...	789	19. Maine-et-Loire. ...	526
4. Pas-de-Calais. ...	724	20. Loire. ...	517
5. Gironde. ...	667	21. Haut-Rhin. ...	515 }
6. Rhône. ...	662	22. Seine-et-Oise. ...	513
7. Côtes-du-Nord. ...	628	23. Dordogne. ...	501
8. Finistère ...	627	24. Morbihan. ...	486
9. Manche. ...	591	25. Haute-Garonne. ...	484
10. Ille-et-Vilaine. ...	584	26. Charente-Infér. ...	481
11. Saône-et-Loire. ...	582	27. Calvados. ...	480
12. Loire-Inférieure. ...	580	28. Sarthe ...	466
13. Bas-Rhin ...	577	29. Moselle. ...	446
14. Isère. ...	577	30. Basses-Pyrénées. ...	436
15. Puy-de-Dôme. ...	576	31. Meurthe. ...	428
16. Somme. ...	572	32. Orne. ...	423

(1) Abstraction faite des fractions au-dessous de mille.

	Mille.			Mille.
33. Gard	422	60. Haute-Saône		317
34. Vosges	415	61. Var		315
35. Hérault	409	62. Corrèze		310
36. Oise	401	63. Haute-Loire		305
37. Eure	398	64. Meuse		305
38. Aveyron	396	65. Landes		300
39. Vendée	395	66. Jura		298
40. Ardèche	388	67. Gers		298
41. Marne	385	68. Doubs		296
42. Côte-d'Or	384	69. Lot		295
43. Charente	379	70. Eure-et-Loir		290
44. Mayenne	375	71. Aude		283
45. Yonne	370	72. Creuse		270
46. Ain	369	73. Indre		270
47. Allier	356	74. Loir-et-Cher		269
48. Tarn	353	75. Vaucluse		268
49. Loiret	352	76. Aube		262
50. Seine-et-Marne	352	77. Haute-Marne		254
51. Lot-et-Garonne	332	78. Corse		252
52. Nièvre	332	79. Ariége		254
53. Ardennes	329	80. Cantal		240
54. Deux-Sèvres	328	81. Hautes-Pyrénées		240
55. Drôme	326	82. Tarn-et-Garonne		232
56. Cher	323	83. Pyrénées-Oriental		184
57. Indre-et-Loire	323	84. Basses-Alp s		116
58. Vienne	322	85. Lozère		137
59. Haute-Vienne	319	86. Hautes-Alpes		125

Tableau comparatif du numéro d'ordre de chaque département relativement à la population en habitants et en chiens.

Numéro relatif au nombre de chiens.	Numéro relatif au nombre d'habitants.	Numéro relatif au nombre de chiens.	Numéro relatif au nombre d'habitants.
1. Seine	1	10. Seine-et-Oise	22
2. Nord	2	11. Creuse	72
3. Pas-de-Calais	4	12. Loire	20
4. Seine-Infér	3	13. Calvados	27
5. Isère	14	14. Charente-Infér	26
6. Puy-de-Dôme	15	15. Haute-Garoune	25
7. Somme	16	16. Yonne	45
8. Eure	37	17. Aisne	18
9. Gironde	5	18. Gers	67

Numéro relatif au nombre de chiens.	Numéro relatif au nombre d'habitants.	Numéro relatif au nombre de chiens.	Numéro relatif au nombre d'habitants.
19. Indre-et-Loire .	37	53. Ardennes .	51
20. Saône-et-Loire .	11	54. Vaucluse .	75
21. Indre .	73	55. Ain .	46
22. Landes .	65	56. Ardèche .	40
23. Vienne .	58	57. Aube .	76
24. Allier .	47	58. Hérault .	35
25. Eure-et-Loir .	70	59. Bas-Rhin .	13
26. Loiret .	49	60. Haut-Rhin .	21
27. Oise .	36	61. Sarthe .	28
28. Haute-Vienne .	59	62. Tarn-et-Gar. .	82
29. Côte-d'Or .	42	63. Corrèze .	62
30. Dordogne .	23	64. Nièvre .	52
31. Lot-et-Garonne .	51	65. Var .	64
32. Orne .	32	66. Aude .	71
33. Seine-et-Marne .	50	67. Cantal .	80
34. Charente .	43	68. Meurthe .	31
35. Maine-et-Loire .	19	69. Mayenne .	44
36. Rhône .	6	70. Morbihan .	24
37. Cher .	56	71. Moselle .	29
38. Drôme .	55	72. Haute-Marne .	77
39. Loire-Inférieure .	12	73. Lot .	69
40. Deux-Sèvres .	54	74. Aveyron .	38
41. Vendée .	39	75. Meuse .	64
42. Loir-et-Cher .	74	76. Hautes-Pyrénées .	81
43. Haute-Loire .	63	77. Haute-Saône .	60
44. Bouches-du-Rh. .	47	78. Vosges .	34
45. Ille-et-Vilaine .	10	79. Jura .	66
46. Marne .	41	80. Ariége .	79
47. Basses-Pyrénées .	30	81. Corse .	78
48. Tarn .	48	82. Pyrénées-Orient. .	83
49. Côtes-du-Nord .	7	83. Basses-Alpes .	84
50. Finistère .	8	84. Doubs .	68
51. Gard .	33	85. Hautes-Alpes .	86
52. Manche .	9	86. Lozère .	85

Tableau des concordances du dernier tableau.

I. Concordance absolue. — 5 cas.

1.	Seine.	1	48.	Tarn	48
2.	Nord	2	53.	Ardennes . . .	53
32.	Orne	32			

II. Concordance à 1 près. — 9 cas.

3.	Pas-de-Calais .	4	82.	Pyrénées-Or. .	83
5.	Seine-Infér.. .	3	83.	Basses-Alpes..	84
17.	Aisne.	18	85.	Hautes-Alpes..	86
63.	Corrèze. . . .	62	86.	Lozère.	85
80.	Ariége.. . . .	79			

III. Concordance à 1/10 près et au-dessous. — 24 cas.

5.	Isère..	11	46.	Marne.	41
6.	Puy-de-Dôme .	15	55.	Ain.	46
7.	Somme. . . .	16	56.	Ardèche. . . .	40
9.	Gironde. . . .	5	64.	Nièvre.. . . .	52
13.	Loire	20	65.	Var.	61
15.	H.-Garonne. .	25	66.	Aude.	71
20.	Saône-et-Loire.	11	72.	Haute-Marne..	77
27.	Oise..	36	73.	Lot..	69
30.	Dordogne.. .	23	76.	Hautes-Pyrén.	81
34.	Charente.. . .	43	84.	Corse.	78
44.	Vendée.. . . .	39			

IV. Écarts de 14 à 60. — 51 cas.

Résumé.

Concordance absolue..	5 cas.
— à 1 près.	9 —
— à 1/10 près..	24 —
Écarts de 14 à 60.	51 —
	86 cas.

De tous ces éléments divers mis en rapport, il résulte :

1° Qu'il n'y a pas de relation absolue entre le nombre des habitants, celui des chiens et celui des cas de rage.

En effet, si la somme totale des chiens, pendant les années 1856, 1857 et 1858, dans les 43 départements où aucun cas d'hydrophobie rabique n'a été signalé de 1853 à 1858 inclusivement, ne s'élève qu'à 2 318 101, et arrive au chiffre de 2 735 654 dans les 43 autres, où l'on a noté des cas de rage pendant les mêmes époques relatives, on rencontre de si nombreuses anomalies que la valeur réelle et absolue de ces chiffres en est presque effacée. Ainsi, tandis qu'on signale 10 cas de rage dans le département de la Seine, qui compte 1 chien sur 10,6 habitants, on n'en signale aucun dans l'Indre, où il existe 1 chien sur 3,8 habitants. Quand il y a dans la Moselle 1 chien sur 12,5 habitants et 3 cas de rage, on n'observe pas d'hydrophobie rabique dans l'Indre-et-Loire, où il y a 1 chien sur 4,2 habitants.

On peut, du reste, établir maintenant d'une manière positive la moyenne proportionnelle des chiens pour la population en France.

La somme totale des chiens, en France, pour 1858, s'élevait à 1 696 100.

La somme des habitants (sans compter ceux des trois nouveaux départements annexés) était, en 1861, de 36 645 132.

Ce qui donne 1 chien sur 21,6 habitants.

Mais la somme des chiens, en 1856, était de 1 698 446, et le chiffre des habitants ne pouvait qu'être moindre qu'en 1858.

Dans ce cas encore, la proportion reste la même : on a 21,5, avec une très minime fraction d'un dix millième.

Mais il conviendrait peut-être, pour rendre les calculs plus exacts, de retrancher de la somme de la population en France, comparée au nombre des chiens, la somme des *filles* et *garçons* qui, *en général*, ne possèdent pas de chiens, surtout les enfants. Si l'on prend donc la somme seule des hommes mariés et veufs, et des femmes mariées et veuves, le chiffre de la population pour toute la France descend à

17 683 928 habitants (le total des filles et garçons est
19 698 297).

Avec ce chiffre, on obtient pour moyenne, soit en 1856,
soit en 1858 (la proportion ne varie que de quelques déci-
males), 1 chien sur 10,41 habitants. Elle est à Paris, grand
centre de population, de 1 chien sur 10,6.

M. Boudin me semble donc être dans l'erreur quand il fixe
ce chiffre, pour la France, à 1 chien pour 27,7 habitants.
(*Recherches sur la rage. — Ann. d'hyg. et de méd. légale*,
t. XV, 2° série, page 185).

2° Qu'il n'y a pas, en général, de rapport absolu entre le
nombre des chiens et celui des habitants : les habitudes et les
besoins spéciaux à chaque industrie ou à chaque département,
semblant *seuls* déterminer et faire varier le nombre de ces
animaux. Ce résultat deviendra évident pour tous ceux qui se
donneront la peine d'étudier le tableau comparatif du numéro
d'ordre de chaque département, relativement à sa population
en habitants et en chiens. Pour 14 cas où la concordance est
manifeste, 72 autres cas indiquent un désaccord plus ou
moins considérable sur les quatre-vingt-six départements.

Ces calculs de statistique générale étant bien posés et bien
établis, il importe maintenant d'aborder l'étude de chaque
mesure spéciale.

1° *De la muselière et de son application.* — Avant de chercher à déterminer l'influence que peut avoir la mise en pratique de cette mesure, on ne peut s'empêcher de se demander comment elle a été exécutée jusqu'ici, et si elle est observée partout où elle est prescrite. Il y a deux circonstances
capitales qui rendront cette ordonnance *inutile*, c'est : 1° si
la tolérance administrative permet qu'elle ne soit pas appliquée *en général*, et 2° si la façon dont la muselière est
disposée, construite et maintenue, fait que l'animal peut
aboyer, mordre et manger absolument comme s'il ne portait aucun appareil contentif. Or, il est d'observation jour-

nalière et incontestable, que, sauf pendant quelques mois, les mois chauds de l'année, et si l'on excepte ce qui a eu lieu depuis quelque temps à Paris, dans aucun département à *mesures administratives*, et spécialement dans le département de la Seine, qui semble avoir servi de modèle aux autres, *l'application de la muselière n'a jamais été convenablement faite ;* on peut même affirmer, sans crainte de se tromper gravement, qu'il n'y a pas en France 1 chien sur 100 et plus, qui soit muni d'une muselière. Cette observation a une portée considérable, quand il s'agit, comme cela à lieu quelquefois, de dire à l'administration ce qu'une mesure prescrite par elle depuis longtemps a pu produire, le doute arrive à tout instant sous la plume. Car si l'on constate un plus ou moins grand nombre de cas de rage dans tel ou tel département soumis *officiellement* à la mise en pratique de cette mesure *non exécutée*, il devient impossible d'attribuer le développement ou la propagation, ou même l'immunité de la rage, à la pose et à l'entretien de la muselière, et c'est là malheureusement le cas de beaucoup de départements.

La seconde circonstance, qui rend illusoire l'exécution de la mesure, dépend de la façon dont est fabriquée la muselière, et dont en est pratiquée l'application. Sans dire ici toutes les substances employées dans la confection de la muselière, on peut se borner à rappeler ce que chacun voit tous les jours à Paris depuis deux ou trois mois, où, il faut le dire, l'autorité s'est montrée très sévère, relativement au *port* de la muselière. Depuis la simple ficelle, le ruban de faveur rose, la lanière de cuir, le caoutchouc élastique, jusqu'à la muselière solidement faite en cuir épais ou en grillage métallique résistant, mille moyens divers sont mis en usage. Or, si l'on en excepte un seul, tous sont inutiles, à cause de leur application *volontairement* vicieuse. Toutes les muselières qui laissent libres les deux tiers antérieurs de la mâchoire du chien, ne servent à rien du tout. Il peut avec, comme sans elle, aboyer, manger et mordre plus ou moins à son aise, c'est-à-dire qu'inconvénients et dangers demeurent les mêmes, et que l'exécution si imparfaite d'une mesure soit-disant protectrice peut tromper cette partie si nombreuse du public qui observe et raisonne peu, en lui inspirant une fausse sécurité.

De la forme de ce petit appareil, dépend cependant toute son utilité ; une seule semble devoir produire un effet satisfaisant, c'est celle qui, construite en entonnoir (serait-elle en grillage métallique ou en gros cuir), emboîte complétement le museau de l'animal, et est fixée solidement derrière sa tête ; mais on peut affirmer qu'il n'y en a pas une sur cinq cents qui soit établie de cette façon. Cela s'explique facilement. Elle gêne bien plus considérablement le chien dans toutes ses habitudes, et il faut ajouter, dans l'exercice de fonctions physiologiques fort importantes. Le chien ne peut ainsi que difficilement écarter les mâchoires, tirer la langue par laquelle il se rafraîchit et boire. Or, beaucoup de maîtres ont remarqué ces inconvénients, et tout en se soumettant aux prescriptions de l'autorité, ont tâché de rendre l'application de la mesure la moins gênante possible et la moins nuisible à l'animal. Il faut ajouter que, par son poids ou son volume, et quelquefois par ces deux causes réunies, cette forme de muselière est celle qui fatigue le plus un chien, et le sollicite le plus à s'en débarrasser. Il y a mieux ; comme tout avantage semble entraîner un inconvénient, cette espèce de muselière prête beaucoup plus d'appui aux efforts de l'animal, qui, à l'aide de ses pattes de devant, finit par l'arracher plus facilement qu'une simple bride passée sous ses oreilles ou à la base de son nez, et à laquelle il s'accoutume sans beaucoup de contrainte. De ces moyens contentifs légers à la muselière élastique inventée par les cynophiles, il n'y a qu'un pas, et l'on comprend vite que dans l'accomplissement de la mise des chiens en muselière, le public ait eu plus en vue l'exécution *apparente* que l'exécution *efficace* de la prescription.

Il suit de là que si l'autorité veut obtenir un effet réellement utile de contention, elle devrait ordonner ce qu'on pourrait appeler une *muselière réglementaire*, de tissu et de forme déterminés.

Mais une question préliminaire domine encore l'application de cette mesure. La muselière serait-elle, selon certains auteurs, une des causes prédisposantes de la rage, et peut-elle réellement s'opposer à sa propagation ? L'opinion qui suppose que l'application de la muselière donne aux chiens une excitation nerveuse qui pourrait les disposer à la rage *spontanée*, et qui la leur donnerait même, n'est qu'une hypothèse qu'aucun fait jusqu'ici n'a justifiée. Quant à savoir si un animal *muselé* et pris de rage serait empêché de mordre, on peut, sans crainte, affirmer que cet animal aurait brisé en quelques instants la muselière la plus solide et la mieux fixée, et que celle-ci ne servirait en rien de préservatif contre la propagation de la rage. Une observation de ce genre, et la *seule* qui existe, a été adressée, en 1861, au conseil d'hygiène de la Seine. Il n'y a pas à s'occuper de ce que feraient les autres chiens mordus dans ce cas par un chien enragé qui brise sa muselière. Cette morsure ne leur communique pas immédiatement un accès dangereux. Ce qu'on doit retenir, c'est que la muselière ne peut pas préserver un chien d'une attaque de rage et des conséquences terribles qui en sont ordinairement la suite.

Mais la mise des chiens en *muselière* ne s'applique qu'aux animaux circulant en *dehors* des habitations. Or, la statistique prise dans les observations de rage, montre que dans la majorité des cas, dans les villes surtout, le plus grand nombre de morsures par des chiens enragés a lieu à l'*intérieur* des maisons, c'est-à-dire dans des circonstances où la muselière n'est pas appliquée, et même où l'application de cette mesure échappe en *principe* aux prescriptions de l'autorité. Il ne faudrait pas, cependant, conclure de ce fait en faveur de l'influence salutaire de la muselière au *dehors*, car tous les chiens, rentrés à leur domicile, sont *démuselés*, et si là était une cause efficiente du développement et de la propagation de la rage, le nombre des cas en serait bien plus considérable. C'est une observation qui se borne à contrôler l'action de la muselière au *dehors*, voilà tout.

Ainsi donc, contre le développement spontané de la rage ou contre les accès développés sous l'influence de la rage communiquée, en supposant l'animal *muselé* au moment de l'invasion grave et dangereuse du mal, la muselière ne sert à rien ; elle est immédiatement brisée par l'animal.

Mais n'y a-t-il, dans la société, à propos du *chien*, qu'à se préserver de la rage? N'y a t-il pas à se prémunir contre les morsures bénignes, ordinaires? N'y a-t-il pas à prévenir les aboiements constants et excitants pour d'autres animaux, la morsure des chevaux, le bruit, les batailles des chiens entre eux, leur empoisonnement involontaire? N'y a-t-il, en un mot, rien à faire contre les inconvénients non *spécifiques* auxquels donnent lieu les morsures ou les aboiements du chien? Jusqu'à quel point alors la muselière peut-elle y remédier? C'est évidemment une question à discuter, et qui offre des arguments à toutes les opinions. Incontestablement, les chiens errant sur la voie publique mordent et effrayent les chevaux, sont incommodes par leurs cris, la nuit et le jour, se nuisent à eux-mêmes par les batailles qu'ils se livrent, et peuvent s'empoisonner. Mais dans tous ces cas, ils ne paraissent pas plus incommodes ou plus nuisibles que d'autres animaux admis à circuler plus ou moins librement sur la voie publique. En effet, dans les hôpitaux, on reçoit plus de malades atteints de morsures graves (en dehors de la rage), produites par des chevaux et par l'homme sur l'homme, que par des chiens. Les premières sont toujours plus étendues, plus dilacérées, plus sérieuses. D'un autre côté, les chevaux communiquent à l'homme la morve, le farcin, le charbon (1). Ils causent chaque jour, dans les villes et à la campagne, les plus graves accidents. Les chats, soit enragés (quoiqu'en faible proportion), soit non malades, déterminent des blessures fréquentes et graves... Et cependant il n'existe contre ces animaux aucune ordonnance ou mesure spéciale analogue au musellement de *tous les chiens*, prescrite d'une manière aussi rigoureuse et aussi permanente. Il existe, il est vrai, des arrêtés de police contre les chevaux vicieux ou atteints d'affections contagieuses, et cela se conçoit ; mais aucune entrave, aucune contrainte ne sont imposées aux chevaux sains et inoffensifs. La *responsabilité légale* est la seule loi qui, en général, en régisse l'usage et la jouissance. Il serait bien difficile, en effet, pour un certain nombre de causes accidentelles d'incommodité, de mettre en pratique des mesures dont le caractère pourrait paraître purement vexatoire, au moins dans la grande majorité des cas. Mais en admettant que la prescription de la muselière soit maintenue, on ne doit pas perdre de vue qu'un grand nombre de chiens, très susceptibles, comme tant d'autres, d'avoir la rage, soit *spontanée*, soit *communiquée*, en sont habituellement, et presque légalement exemptés, soit par la *loi* elle-même, soit par des ordonnances spéciales de police locale. Tels sont les chiens de berger, de bouvier, de boucher, de porcher, de garde, de chasse (*pendant qu'ils sont en chasse*); ce fait constitue une exception très compromettante pour la loi, et enlève à la fois à la mesure une grande partie de son effet supposé *utile*, et une grande partie de son *influence morale*. Et comme, ainsi qu'on le verra un peu plus bas, l'observation et l'analyse des faits de rage chez l'homme et chez le chien, bien étudiés, ne démontrent

---

(1) Voy. le *Compte rendu des travaux du conseil d'hygiène de la Seine*, 1848-1858 ; art. *maladies contagieuses*.

pas que ces *espèces* de chiens *exemptés* de porter la muselière, donnent lieu moins que d'autres au développement ou à la propagation de l'hydrophobie rabique, le privilége spécial dont ils jouissent devient un nouvel argument contre le maintien de la mesure à l'égard des autres chiens. Je ne voudrais pas ajouter, pour me servir d'une nouvelle objection, que les cas de rage sont plus fréquents, en France, depuis la prescription de la muselière, qu'à des époques antérieures, parce que cela peut tenir à ce que l'on recueille aujourd'hui avec soin des faits qui n'étaient pas observés convenablement auparavant.

Il suit de cette discussion sur la mesure qui prescrit la muselière et sur son exécution telle qu'elle a lieu aujourd'hui :

1° Qu'elle ne peut empêcher le développement de la rage *spontanée* ;

2° Que la rage, une fois développée, la muselière, quelle qu'elle soit, est tout de suite brisée, et que la mesure prophylactique disparaît ;

3° Que les morsures faites à l'homme par des chiens enragés ayant lieu bien plus souvent à l'intérieur des habitations, là où la mesure n'est et ne peut pas être appliquée *rigoureusement*, sa mise en vigueur *hors* les habitations ne semble être un préservatif ni probable ni assuré ;

4° Que dans les départements où il n'existe pas de mesures préventives, et où par conséquent la mise des chiens en muselière n'a pas lieu, il n'y a pas plus de cas de rage, même moins, que dans ceux où des règlements de police sont journellement appliqués ;

5° Que maintenir la prescription de la muselière, *dans le but de s'opposer au développement de la rage*, ne paraît pas une mesure justifiée ;

6° Que la maintenir pour s'opposer aux seules *incommodités* auxquelles le chien donne lieu, ne semble pas logique, alors qu'on ne prend aucune mesure semblable, contre d'autres animaux qui causent, ainsi qu'eux, de graves accidents.

Tout le monde ne partage pas cependant les opinions émises dans ces conclusions.

M. Renault, s'appuyant sur la rareté de la rage spontanée comparée à la rage communiquée (sujet qu'il faudra traiter un peu plus bas) et sur les résultats fournis par l'observation des faits recueillis à Berlin, établit que depuis le musellement sévèrement exécuté dans cette ville, le nombre des cas de rage ayant été, de 278 de 1845 à 1853 inclusivement, ils se sont, sous l'influence de la mesure, abaissés à 6 de 1854 à 1861 inclusivement. (*Comptes rendus de l'Académie des sciences*, 21 avril 1862). Je sais que ces résultats ont été contestés depuis, à Berlin même; mais, sans nier aucunement la vérité des chiffres donnés par M. Renault, les observations que j'ai présentées tendent certainement à en atténuer la valeur. Chacun du reste semble d'accord sur la nécessité de réformer le mode et la nature de la muselière, si l'on veut en obtenir de bons effets. M. Boudin (1) en prend l'occasion de formuler sa troisième conclusion, et, dans un autre travail (2), il rapporte qu'à Milan, sur 156 cas de morsures par des chiens enragés, observés de 1856 à 1857, 136 ont eu lieu par des chiens libres non *muselés* et 20 par des chiens *muselés*.

2° *De l'attache des chiens, soit par une laisse sur la voie publique, soit par une chaîne dans les cours d'habitation, les fermes et dans tous les lieux assimilés à la voie publique.* — L'usage de la laisse est un corollaire de la muselière ; c'est cependant une mesure qui peut quelquefois en être parfaitement indépendante. Dans les départements où cette mesure est prescrite, il y a toujours eu une tolérance excessive, de telle façon qu'on peut dire que c'est dans le plus petit nombre des cas que le maître tient son chien près de lui, à l'aide de

_____

(1) *Bulletin de l'Acad. de médec.*, t. XXVII, 12 novembre 1861.
(2) *Ann. d'hyg.*, 2ᵉ série, t. XV, p. 195.

la laisse. Sans doute son emploi permanent gêne l'animal,
en le privant de l'exercice pour lequel le plus souvent on le
fait sortir, et qui lui est très nécessaire au point de vue de sa
santé. Mais dans les grandes villes, au moins, cette mesure
s'oppose à ce qu'il se précipite sur les personnes ou sur les
chevaux. Néanmoins, l'usage de la laisse est souvent un
obstacle à la libre circulation des passants, et on ne comprend
guère, dans le cas de suppression de la muselière, le maintien de la laisse. Peut-être serait-on plus en droit d'exiger
l'exécution de cette mesure à l'égard des boutiques ouvertes
au public, des cours, des jardins, sous les voitures, partout
où le chien, exécutant pour ainsi dire une consigne, est placé
là comme un gardien vigilant, chargé d'avertir le maître par
ses aboiements. Dans ces circonstances, il est toujours loi-
sible au public de ne pas s'approcher de l'animal mis à l'attache, et tout accident fortuit semblerait ainsi devoir être
éloigné et prévu. S'il en survient, ce ne peut être que par
suite de négligence et de défaut d'observation; mais l'intervention de l'autorité a ses limites, et aller plus loin serait
peut-être dépasser celles qui sont permises et acceptables.

3° De la *séquestration des chiennes en folie, et de l'obligation
de les tenir en laisse.* — Cette mesure est prescrite dans six
départements : Basses-Alpes, Basses-Pyrénées, Charente-Inférieure, Côte-d'Or, Côtes-du-Nord et Hautes-Alpes.

Elle est basée sur deux motifs : le premier, de ne pas
exposer les chiens à courir pendant des journées entières, et
à se placer ainsi dans des conditions, peut-être favorables,
par leur fatigue, et leur excitation, au développement de la
rage; le deuxième, de ne pas donner au public de *toute
classe*, le spectacle *peu convenable*, d'accouplements acciden-
tels ou plus ou moins permanents.

Quelle influence cette mesure peut-elle avoir sur le développement de la rage? On peut l'étudier dans les six départements où elle existe.

Pendant les périodes déjà indiquées, de 1855 à 1858 inclusivement, il n'y a pas eu de cas d'hydrophobie rabique dans les Basses-Alpes, les Côtes-du-Nord et les Hautes-Alpes; il y en a eu 1 cas dans les Basses-Pyrénées et la Charente-Inférieure, et 6 cas dans la Côte-d'Or.

Voici de plus le nombre proportionnel des chiens et des habitants dans ces départements :

Basses-Alpes..	1 chien sur	7,4	habitants.
Basses-Pyrénées. . . .	1 —	8,4	—
Charente-Inférieure. . .	1 —	6,04	—
Côte-d'Or.	1 —	5,8	—
Côtes-du-Nord.	1 —	11,9	—
Hautes-Alpes.	1 —.	8	

Il n'y a, dans ces résultats de la statistique, rien d'assez saillant, pour faire attribuer à la mesure en elle-même aucune influence salutaire remarquable. Il resterait à savoir si, dans ces départements, la mesure est appliquée avec la même sévérité que celle relative à la muselière, par exemple, dans le département de la Seine.

On doit ajouter ici que, dans les observations détaillées de tous les cas de rage connus, on n'en cite aucun qui puisse être ou qui ait été attribué, chez le *chien*, soit à la poursuite prolongée d'une chienne en folie, soit à l'excitation particulière à laquelle il est soumis dans ce cas, et, chez la *chienne* en chaleur, à la fatigue des courses imposées par l'incessante obsession des chiens attachés à ses pas. Il ne semble pas davantage, à propos de cela, que les excitations particulières et l'exercice extraordinaire auxquels sont quelquefois exposés les chiens, à l'occasion des bruits, de la foule, des chasses, ou d'autres poursuites imaginées par des enfants, aient jamais donné lieu au développement de la rage.

Au point de vue médical, on doit donc laisser dans le doute la question de savoir si la liberté de circuler accordée aux chiennes en folie peut être une cause de l'invasion de la rage chez les chiens qui les poursuivent, et ne pas, sur ce motif seul ou sur cette hypothèse, conseiller et prendre une mesure administrative de prévention. L'opinion qui tend au contraire à établir que la facilité offerte aux chiens de ne pas rester privés de rapports sexuels, est une précaution qui s'oppose au développement spontané de la rage, et qui s'appuie, sur la rareté des cas observés à Constantinople ou à Alexandrie, ne semble pas davantage être autre chose qu'une supposition ou une prétention purement scientifique. Il existe en effet des cas bien observés de développement spontané d'hydrophobie rabique chez des chiens abondamment pourvus de tous les moyens de satisfaire leurs instincts génitaux. Il y en a de semblables chez des chiennes pleines ou allaitant leurs petits. Le doute doit donc, jusqu'à un plus ample informé, être maintenu sur cette question. On verra, dans les conclusions de ce travail, par quelles nouvelles recherches on pourra seulement être efficacement renseigné sur ce sujet.

Mais le deuxième motif, tout de convenance, qui demande qu'on ne laisse pas circuler librement sur la voie publique, ou qu'on séquestre, pendant toute la période du rut, les chiennes en folie, demeure entier et inattaqué. Pour ma part, je serais très disposé à accepter la séquestration. Les mesures finales qui seront proposées à l'autorité rendraient toujours très facile l'application de la mesure.

4° *Séquestration de tous les chiens pendant la nuit.* — Cette mesure est recommandée dans quatre départements : la Charente Inférieure, le Cher, les Hautes-Pyrénées et le Morbihan. Elle peut évidemment être acceptée sans avoir l'apparence d'une mesure tyrannique.

De même que toute habitation doit être close pendant la nuit, de même l'autorité a le droit et le devoir d'assurer à tous les citoyens la sécurité la plus parfaite, au milieu de circonstances qui, comme celle de l'obscurité, existant en général, même dans beaucoup de grandes villes, pendant la nuit, expose davantage à tous les hasards des dangers. Le droit de saisir et d'abattre tout chien circulant la nuit, sans maître, me paraît devoir être conservé là où il a été établi, et recommandé et prescrit là où il ne l'est pas encore. Dans la Nièvre, les chiens préposés ou gardés dans les propriétés non closes, doivent être à l'attache *nuit* et *jour*. Cette mesure est très acceptable.

5° La dernière des *mesures générales*, toute préventive, soit de la rage, soit des incommodités ou dangers attachés à la possession ou à la libre circulation des chiens, est l'obligation *de les munir tous d'un collier* portant indication du nom et de la demeure du propriétaire.

Cette mesure est capitale; elle est prescrite en tête de toutes les ordonnances promulguées dans les départements dits à *mesures* préventives; elle est même mise en pratique, partout ailleurs, à un autre point de vue, celui de la constatation de la propriété de l'animal. La raison indique qu'il doit en être à l'égard du chien comme à l'égard des voitures et autres objets circulant sur la voie publique, et pouvant y donner lieu à des inconvénients et à des dangers. Si le cheval, si les animaux divers, d'une ferme par exemple, ne sont pas personnellement soumis à cette mesure, c'est qu'en général, et le plus souvent même, ils ne circulent pas *seuls*, et que leur conducteur ou leur maître devient et demeure toujours responsable de leurs méfaits.

Si les chats échappent également à cette prescription, c'est que, vivant habituellement à l'intérieur des habitations, ils se trouvent ainsi naturellement soustraits à toute action de l'autorité; mais pendant la nuit, leur destruction pourrait être ordonnée, dans le cas de circulation sur la voie publique.

Il semblerait que tout maître de chien, sans distinction, devrait être soumis à cette prescription du *collier*. Il n'y a qu'un département, celui du Morbihan, où le chien du *voyageur* est exempté de toute espèce de mesure. Cet exemple ne saurait être imité.

Mesures contre des espèces spéciales de chiens. — J'ai déjà eu occasion de dire que les statistiques, sur l'étiologie générale des cas de rage spontanée ou communiquée, ne présentaient rien de concluant et de positif sur l'*espèce* qui, plus que toute autre, serait sujette à cette maladie (1) ; que tout était à faire sur ce point. Il existe cependant un département, celui de la Seine, où, chaque année, une ordonnance spéciale datant du 27 mai 1845, et concernant les *boule-dogues*, est jointe à celle qui a trait aux chiens en général. Il est vrai de dire que ce n'est pas particulièrement contre le développement de la rage que la mesure est prise, mais plutôt contre les inconvénients et les dangers des morsures que détermineraient ces chiens plutôt que d'autres ; mais la mesure porte spécialement contre eux, surtout dans les articles 7 et 8, où il est dit : « Il est défendu de laisser circuler ou de conduire sur la voie publique, même en *laisse* et *muselé*, aucun chien de la race des *boule-dogues*, ni de celle des *boule-dogues métis* ou *croisés*. » Il en est de même, quant à ces chiens, relativement aux boutiques, magasins et ateliers. L'article 8 ajoute même : « Dans l'*intérieur* des habitations, dans les cours, jardins et autres lieux *non ouverts* au public, les boule-dogues ou boule-dogues métis ou croisés, devront toujours être tenus à l'attache et muselés. » Si ces prescriptions étaient exécutées, cela équivaudrait à une véritable extermination de l'espèce entière.

Mais on peut affirmer que la mesure est tout à fait tombée en désuétude, et que peu de motifs aujourd'hui peuvent appuyer une prescription de cette nature. Peut-être a-t-elle eu sa raison d'être à l'époque où la Préfecture de police, à Paris, tolérait les combats d'animaux, et où cette espèce,

_____

(1) Voy. page 6, *Analyse des travaux du comité consultatif d'hygiène.*

naturellement énergique et vigoureuse, y était plutôt qu'une
autre particulièrement dressée et destinée ? Mais les établissements où ces luttes inutiles, immorales et dangereuses avaient
lieu, sont interdits aujourd'hui ! L'espèce de méchanceté ou
de férocité *héréditaire* qui était transmise à l'espèce, a presque tout à fait disparu et beaucoup de personnes qui s'occupent *du chien*, pensent que le boule-dogue, pur, métis ou
croisé, n'est pas plus méchant qu'un autre. Il y a mieux, à
propos de cette mesure : c'est la *seule fois* au point de vue de
la police des chiens, que l'autorité pénètre pour ainsi dire
dans l'intérieur des habitations privées, dans les lieux *non ouverts* au public, dit l'ordonnance ; il est vrai que, par l'arrêté,
les boule-dogues sont assimilés à des bêtes féroces, et que c'est
d'après ce principe ou ce considérant, que l'administration a
cru pouvoir éditer son ordonnance. Mais la maintenir aujourd'hui que les faits se sont incontestablement modifiés, me
semblerait dépasser les limites du droit administratif. Je
pense donc, pour ma part, qu'il y aurait lieu de faire disparaître de l'ordonnance du 27 mai 1845, tout ce qui a trait
aux boule-dogues, et à propos d'eux, aux prescriptions relatives à *l'intérieur* des habitations, sous peine de voir ces mesures, ainsi qu'il en est aujourd'hui, publiquement violées, ou
considérées, si on les exécute, comme attentatoires à la véritable liberté, et comme n'étant plus justifiées par aucun fait.

Destruction des chiens errants, inconnus. — Dans quelques
départements à mesures administratives, les agents de l'autorité, sergents de ville et gardes champêtres sont autorisés à
sacrifier immédiatement tous les chiens errants sans collier,
et sans aucun signe qui puisse indiquer le nom et l'adresse de
leur maître. Cette prescription me paraît devoir être conservée
et généralisée. Jusqu'ici la Seine, la Charente-Inférieure et la
Nièvre, sont les seuls départements qui publient et prescrivent annuellement cette recommandation.

Empoisonnement des chiens, provoqué par des préparations

toxiques, jetées sur la voie publique. — Il n'y a plus que deux
départements où ce procédé, autrefois généralement conseillé,
soit maintenu dans les ordonnances préfectorales ; c'est dans
la Côte-d'Or et dans la Charente-Inférieure. Partout ailleurs,
dans les pays où depuis longtemps on a cru devoir recourir
à des mesures préventives, on a renoncé à cette précaution.
De graves accidents survenus, soit chez des enfants, soit à des
animaux (poules, oiseaux) qui s'étaient nourris de ces substances toujours dangereuses et qui communiquaient ces
qualités nuisibles à leur chair, ont déterminé l'autorité non-
seulement à renoncer à cette espèce de mesure, mais à la défendre. Il est vrai qu'elle est maintenue contre les *chats* dans
certains pays, contre les *rats* dans presque tous ; mais elle a
bien souvent donné lieu à de sérieuses observations des conseils
d'hygiène. N'a-t-on pas signalé l'inconvénient des blés
chaulés à l'arsenic, pour les perdreaux qui s'en nourrissent, et
dont la chair devient ensuite nuisible à ceux qui la mangent?

La mesure au surplus, dans ses résultats pratiques, ne s'applique pas seulement aux *chiens* ou *chats* malfaisants ou
dangereux, elle peut atteindre également tous les animaux
sains, et dépasser ainsi le but qu'elle s'était proposé. Il y a
donc lieu d'y renoncer.

Une autre mesure préventive, non inscrite dans les diverses
ordonnances préfectorales (1), mais introduite dans la police
de tous les chemins de fer, est celle qui défend aux voyageurs
de garder leurs chiens avec eux, et veut que tous ces animaux
y soient muselés, porteurs d'un collier, au nom et adresse du
maître, et placés dans des compartiments spéciaux. On ne
comprend guère que ces sages précautions aient pu être attaquées et condamnées par quelques personnes. Elles doivent,
au contraire, être très rigoureusement maintenues, et rappelées
même dans les ordonnances générales promulguées au point

---

(1) Ceci tient à ce que la police spéciale des chemins de fer appartient
au ministre du commerce.

de vue de la prophylaxie de tous les accidents rabiques ou
autres que les chiens peuvent occasionner. En effet, le rapprochement des voyageurs et des animaux, la facilité donnée
dans ce cas aux morsures, l'impossibilité de fuir un animal
pris presque subitement d'un accès furieux, et beaucoup
d'autres inconvénients commandent l'isolement absolu du
chien d'avec les voyageurs. Quant à la muselière *efficace*, elle
doit être ordonnée pour empêcher les animaux, réunis côte à
côte de se battre et de se mordre, et pour que les gardiens
préposés à leur séquestration soient mis à l'abri de toute
blessure. Cela est d'autant plus important, que la science ne
manque pas d'observations de chiens saisis de graves accès
nerveux rabiformes, ou simplement nerveux, sous l'influence
du bruit et de la marche trémulente des trains. Dans ces cas,
l'administration doit veiller à la sécurité des voyageurs, des
employés des chemins de fer, et des animaux eux-mêmes,
dans leur intérêt propre et dans l'intérêt de tous les propriétaires des chiens.

Une dernière disposition, non plus édictée d'une manière
spéciale contre la rage, mais dont le but semble être la diminution du nombre des chiens, a été promulguée dès 1853 par
la ville de Lille et par le département de la Gironde. Elle
consiste à priver des secours du bureau de charité, tout indi-
gent détenteur d'un chien (1).

Cette mesure semble avoir été adoptée au point de vue aussi
de la consommation inutile de substances alimentaires, et
rentre dans les aperçus exposés par M. Lélut (2).

L'élévation du chiffre de l'impôt sur les chiens pourrait
seule amener le résultat désiré, et rendre cette mesure inutile,
ce qui lui enlèverait ce caractère spécial, peut-être peu humain et peu populaire, dont elle est revêtue. Mais à côté de

(1) *Comptes rendus du Conseil d'hyg. du Nord*, 1853, p. 317.
(2) *Rapport au corps législatif*, p. 4 et 5.

toutes les mesures préventives imaginées pour s'opposer à la propagation de la rage par un animal manifestement atteint d'hydrophobie rabique, il en existe encore un certain nombre qui sont destinées à prémunir le public contre les cas douteux. Cela constitue la police des chiens en suspicion de rage.

Parmi les départements où sont publiées des ordonnances spéciales, c'est le plus petit nombre qui s'est occupé de ce point particulier. Ainsi, dès qu'un chien enragé a été signalé dans une commune, on prescrit de séquestrer tous les autres chiens et de les tenir à l'attache : pendant dix jours dans l'Ardèche, pendant *plusieurs jours* dans le Cher, pendant quarante jours dans les Hautes-Alpes, pendant un temps non déterminé, mais fixable par le maire, dans la Charente-Inférieure. — Ce dernier parti est le plus sage; il ne faut rien établir qui soit absolu, mais laisser dans un cas donné à l'autorité toute liberté d'action, dans le but de s'opposer à l'extension d'un fléau.

Le département de la Seine est le seul qui se soit occupé efficacement des mesures à prendre dans les cas de suspicion. Je ne parlerai pas ici de la question des frais de séquestration, c'est un détail administratif, non scientifique. Le Conseil d'hygiène publique et de salubrité de la Seine, dans un rapport de MM. Huzard et Vernois, du 20 décembre 1861, a décidé, d'après les renseignements fournis par l'école d'Alfort, que l'incubation de la rage communiquée chez les chiens pouvant durer plusieurs mois (MM. Renault et Youatt portent cette période à sept mois), tout animal mordu manifestement par un chien inconnu, mais soupçonné après enquête d'être atteint d'hydrophobie rabique, devait être gardé longtemps aussi en observation.

Quant aux autres chiens non malades, mais suspectés d'avoir été mordus par un chien enragé ou supposé l'être, deux éventualités se présentent : 1° ou les chiens ont été mordus par un chien dont la maladie a pu être constatée, soit sur l'animal vivant, soit par l'ouverture de son cadavre, et dont la maladie était bien la rage; 2° ou les chiens ont été mordus par un chien inconnu qui a disparu, ou par un chien inconnu qui a été tué, qui n'a point été ouvert par les hommes de l'art, ou, s'il a été ouvert, chez lequel on n'a reconnu aucun signe évident de rage.

Dans le premier cas, tout chien doit être abattu; dans le deuxième, on peut les rendre à leurs maîtres, après la quarantaine voulue.

Il serait beaucoup plus prudent, dans tous ces cas, d'abattre d'autorité les animaux, car il arrive souvent qu'un maître ne se résigne pas à tuer son chien lui-même, ou près de lui, et alors ou il le *perd* ou il en fait *cadeau*. Et quel cadeau! Il ne faut, quand il est question de rage, ni de près ni de loin, garder *aucune inconnue*.

Il reste à dire un mot de la temporanéité et de la permanence des mesures. — On peut établir, en principe, que la rage spontanée, et par suite communiquée, pouvant se développer dans toute saison, toutes les mesures adoptées par l'autorité pour préserver l'homme de ce terrible fléau devront être et seront de droit *permanentes*.

Ici se termine la revue qu'il y avait à faire des mesures de prophylaxie administrative de la rage, mais, quoique les questions d'étiologie de cette affection échappent pour ainsi dire au domaine de la discussion des conseils d'hygiène, l'administration cependant, au point de vue des mesures à prendre, doit parfois s'enquérir de certaines causes, car en fait de police médicale on peut dire qu'à chaque cause de mal public bien reconnue par la science, correspond et est comme fatalement attachée une mesure ou une prescription d'ordre. Sous ce rapport, la question étiologique de la rage spontanée et de la rage communiquée, semble en partie appartenir aux objets soumis à la discussion des Conseils d'hygiène.

La rage spontanée existe-t-elle chez les animaux? J'écarte immédiatement du débat le loup, le chacal, le renard, le chat, le cheval, la vache, l'âne, *pour ne m'occuper que du chien.* Il y aurait cependant de très curieux renseignements à recueillir dans l'étude de la rage chez ces divers animaux. D'abord parce que le chat y a donné lieu plusieurs fois, et plus souvent, hors le chien, que tous les autres animaux cités plus haut, mais surtout parce qu'un vétérinaire fort instruit, M. Mathieu (de Sèvres), a prétendu que la morsure, et par conséquent le virus rabique, étaient d'autant plus à redouter qu'ils venaient du loup ou des chiens qui avaient avec lui de la ressemblance (1). Chez le chat lui-même, l'influence de la *castration*, proposée pour les chiens, pourrait être utilement étudiée. La plus grande proportion des mâles, chez ces animaux, a subi cette opération ; malheureusement, dans les cas de rage communiquée par eux à l'homme, on n'a pas noté la réalité ou l'absence de cette circonstance.

La rage spontanée n'a aucun signe pathognomonique, ce qui revient presque à affirmer qu'elle n'existe pas, dit M. Boudin (2). Dans le dernier mémoire du même auteur, inséré dans le *Recueil des mémoires de médecine et de chirurgie militaire*, août 1862, t. VIII, p. 87, cette proposition est présentée d'une façon bien moins explicite : M. Boudin se borne à dire qu'il n'existe aucun fait *publié* qui prouve scientifiquement la réalité de la *rage spontanée.* La rage spontanée est *très rare*, écrit M. Renault (3).

Certes, si l'on peut demander à M. Boudin dans quelles observations il a puisé les éléments de son opinion, on devient

---

(1) Voy. le travail à la Société de médecine vétérinaire du département de la Seine, mai 1862 ; déjà M. Renault (*Rapport sur la rage*, dans *Recueil de médec. vétér. prat.*, janvier 1852) avait émis et rappelé cette opinion.

(2) *Ann d'hyg. et de méd. lég.*, 2ᵉ série, t. XV.

(3) Mém. lu à l'Acad. des sc., 21 avril 1862.

un peu plus embarrassé vis-à-vis de M. Renault, dont l'expérience pratique est si considérable. Quoi qu'il en soit, je connais pour ma part un assez grand nombre de faits, bien et complétement recueillis, et j'en ai observé près de moi d'assez précis pour pouvoir avec d'autres auteurs, et parmi eux notre collègue M. Tardieu, affirmer que la rage spontanée existe parfaitement chez le chien, et qu'elle est même la principale cause de la persistance de cette affreuse maladie et de son apparition dans beaucoup de pays, en dehors de toute cause et de tout élément qui auraient pu l'y importer par contagion. On peut même dire que si la rage n'était que *communiquée*, on serait arrivé depuis longtemps à la faire disparaître. N'y a-t-il pas, du reste, un assez grand nombre de cas de rage ou d'hydrophobie essentielle, *spontanée*, chez l'homme même (1)? cas qui, par leurs symptômes et leur terminaison funeste, peuvent quelquefois simuler un véritable accès de rage. La cause cependant doit en être toujours parfaitement distinguée.

Entendons-nous cependant sur le mot de *rage spontanée*. Il faut appeler ainsi les accidents rabiques développés chez un chien qui, de *source certaine*, n'a eu aucun rapport avec d'autres chiens, et qui surtout n'a jamais été *mordu*. Il existe un assez grand nombre de cas de cette nature. La rage, dans ces cas, est donc l'analogue des affections appelées sporadiques chez l'homme, c'est-à-dire de celles où la cause, quelle qu'elle soit, fait défaut à l'observateur, ne peut être saisie et ne saurait être recherchée que dans des hypothèses rattachées soit à un miasme porté par l'air, soit à une idiosyncrasie particulière des liquides ou tissus de l'individu, soit à des circonstances placées sous la dépendance de l'alimentation, du régime de vie, du climat, de l'air, etc., etc. Mais, quelle que

(1) Voy. le travail de M. E. Gintrac, de Bordeaux (*Journal de médecine de Bordeaux*, août, septembre et octobre 1862).

soit alors l'origine de la rage spontanée, il faut bien, même
dans l'opinion de ceux qui la nient, l'admettre une *première
fois*, pour servir à la création de tous les cas communiqués.
Le débat commence alors à propos du rapport de fréquence
qui existe entre cette rage spontanée et la rage communiquée.
Ce point sera toujours difficile à résoudre, et aujourd'hui
même, ce qui paraît probable, tout en admettant que la **rage**
communiquée donne lieu à plus de cas d'hydrophobie rabique que la rage spontanée, je pose en principe qu'il n'existe
dans la science aucun renseignement, aucun document statistique bien fait capable de démontrer cette proposition. Il en
résulte que, dans les travaux publiés jusqu'ici, ces deux
causes si différentes n'ayant pas été distinguées, on a tout
confondu dans les résumés, au point de vue de l'étiologie, et
ce qui est plus grave, au point de vue des mesures de prophylaxie administrative.

En effet, il n'existe peut-être pas une observation de **rage**
dans laquelle on cherche, dès le début, à parfaitement établir
si elle s'est développée *spontanément* chez le chien, cause de
l'hydrophobie déclarée. On dit simplement et presque invariablement : tel individu *fut* mordu par un chien *enragé;* on
décrit les symptômes et on indique la terminaison. Dans quelques cas, on déclare que l'animal avait été, à une époque
plus ou moins reculée, mordu par un chien ; mais sur ce
chien aucun renseignement. D'où le doute le plus absolu et le
plus logique, qui règne sur la véritable nature de la rage au
moment de sa transmission à l'homme.

Et cependant, quoi de plus intéressant à connaître que la
race, l'*espèce*, l'*âge*, le *sexe*, le *pays*, le *genre de nourriture*, la
profession, si l'on peut s'exprimer ainsi, des chiens chez lesquels la rage se développe spontanément ? Quoi de plus curieux que de savoir la saison où dans chaque région ces accès
s'emparent de l'animal ? Que de mesures administratives bien
fondées, bien positives, résulteraient de ces notions ? Quelles

lumières en sortiraient pour le médecin sur les véritables éléments de l'étiologie réelle de la rage?

La distinction des deux espèces de rage n'étant pas faite, à combien d'erreurs et d'inutilités n'est-on pas conduit? En effet, la *rage communiquée* n'a pour loi de marche et de développement que le *hasard*; à moins qu'on ne veuille faire entrer en ligne de compte sérieuse (ce qui ne peut être concédé que dans une limite restreinte), la disposition de telle ou telle personne *mordue*, à contracter plus ou moins facilement ou gravement l'hydrophobie rabique; la faculté d'absorber plus ou moins vite le virus, etc., etc. Sans doute, quelques circonstances particulières prédisposent à la pénétration plus facile du virus rabique, comme de tous les autres virus dans l'économie, l'état de vacuité de l'estomac, la jeunesse dont les chairs sont plus molles, plus abondamment fournies de tissu cellulaire, certains points de la peau, à contexture plus fine et plus délicate, etc. Mais tout cela n'ôte pas à la loi que j'ai posée son caractère de *fortuité*, qui enlève toute valeur réelle aux calculs de statistique établis relativement au sexe, à l'âge, à l'espèce des chiens mordus ainsi par *hasard*, ainsi qu'à tous ceux faits, chez l'homme, dans les mêmes circonstances. Un chien enragé s'échappe et court dans une rue; il se jette indifféremment sur des chiens de tout âge, de tout sexe, de toute espèce; il mord des hommes, des femmes, des enfants, selon le hasard de la rencontre. Que peut-on en conclure? Reste la circonstance de la saison et du pays : mais d'après les observations les plus récentes, toute saison en offre des cas, et très peu de pays en sont tout à fait exempts.

En présence de ces réflexions, quand on songe surtout à l'inefficacité de presque toutes les mesures préventives contre la rage, on est conduit naturellement à se demander *si*, jusqu'ici, on a été dans la bonne voie pour bien étudier ses causes, *si*, à l'exemple des virus varioleux, rubéolique, une fois un cas *spontané* développé, la marche et la contagionabilité de ce fléau ne seraient pas analogues à celles de toutes les fièvres éruptives, maladies qui sont certainement influencées par l'âge, les tempéraments, les saisons, les divers pays. N'y aurait-il pas eu une espèce d'épizootie de rage vers 1851-52, en Allemagne, à Hambourg ? On note dans un très court espace de temps 267 cas de rage (spontanée ou communiquée?), et les mesures les plus sévères furent prises pour combattre ce fléau et la terreur qu'il répandait parmi les habitants (1).

Ces considérations pourraient servir à faire comprendre, sinon à expliquer, *pourquoi* dans les pays où il n'y a pas de mesures prohibitives, on *peut* trouver moins de cas de rage que dans les circonstances opposées ; *pourquoi* le nombre relatif des chiens semble n'avoir aucune influence sur le nombre des cas de rage ; *pourquoi* enfin sous certains climats, on observe moins souvent la rage canine, et, par suite, la rage communiquée à l'homme, que sous certaines autres latitudes. Ce serait une affaire de géographie médicale. Mais ce qu'on ignore encore, dans cette suite d'idées, c'est si un chien inoculé de la rage, et procréant des chiens pendant la période d'incubation, est apte à en transmettre les germes et le principe, soit à la chienne directement, soit à ses petits, d'une façon plus éloignée, par hérédité (2). Et qu'on ne croie pas que ces réflexions soient purement spéculatives : des mesures de prophylaxie administrative y sont attachées. Si le fait était démontré vrai, il y aurait alors non-seulement urgence d'abattre tout chien ou toute chienne mordus par un animal enragé ou soupçonné de l'être, mais même toute bête mordue

---

(1) Voy. Mém. de M. Germet, cité par M. Boudin, *Ann. d'hyg. et de médec. lég.*, 2ᵉ série, t. XV, p. 187 ; voyez en outre la critique de ces faits dans le Mém. de M. Boudin inséré dans le t. VIII, 2ᵉ fascicule, août 1862, du *Recueil de mém. de méd. et de pharm. militaires*.

(2) Consultez à ce sujet les observations recueillies chez l'homme par M. Boudin (*Recueil des mém. de méd. militaire*, etc., p. 107, août 1862).

par un chien *inconnu* et sur les antécédents duquel on pourrait être dans le doute. Il faudrait également détruire tous les chiens issus d'une chienne qui a été mordue par un animal dont on n'a pu retrouver la trace.

Il y a donc lieu de refaire la science à ce sujet. Il faut prescrire dans la collection des faits de la rage communiquée à l'homme, la recherche très précise du mode d'apparition de la maladie chez le chien qui l'aura donnée, toutes les fois que la chose sera possible. Et je ne désespère pas qu'on puisse arriver à ce résultat si, d'après les mesures qui vont être proposées, le nombre des chiens diminue considérablement ; si les prescriptions qui veulent que chaque animal porte un collier indicateur du nom et de la demeure du maître, sont exécutées avec la plus excessive rigueur. Il ne s'agira plus alors que d'une enquête, comparable à celle qui a lieu quand un délit ou un crime a été commis. Les agents de l'administration pourront devenir aussi habiles que des juges d'instruction, et ils le seront d'autant plus facilement, que dans cette sorte d'affaire, le criminel peut être recherché et atteint sans beaucoup de peine, et que la société a tout intérêt à la constatation de la vérité.

Il faudra noter avec le plus grand soin : *la race, l'espèce, l'âge, le sexe ;* dans le cas d'une chienne, si elle a déjà mis bas, dans l'un et l'autre sexe, l'état de *continence* habituel, récent ou ancien; le genre de *nourriture ;* le genre *de vie*, libre ou séquestrée; le genre d'*habitation ;* le métier ou la *profession ;* le *pays*, la saison où a eu lieu l'accident ; l'état thermométrique ou autre de l'atmosphère.

Chacun comprend que les résultats d'une pareille enquête pourront seuls dicter à l'autorité la destruction, par exemple, de telle ou telle espèce, la séquestration des chiens pendant telle ou telle saison, etc., etc. La science vétérinaire y puisera les documents les plus précieux sur l'action du régime alimentaire... et ainsi de suite.

Jusque-là, jusqu'à ce que cette révolution ait été opérée, on

ne peut véritablement rien demander de décisif aux résultats
statistiques sur la rage consignés dans les auteurs. L'administration peut seule, peut-être, d'après les faits connus, tirer
quelques conséquences pratiques. L'observation bien faite
aujourd'hui a démontré que les cas de rage, chez l'homme,
avaient lieu dans tous les mois de l'année, et il faut le dire, un
peu plus, pendant les mois chauds, que pendant les autres,
tel est au moins le résultat des résumés statistiques officiels (1) (ce qui, par parenthèse, ne dispose pas à croire à la
seule rage communiquée). Il en résulte que la *permanence* des
mesures doit être prescrite, et qu'une surveillance bien plus
active, une sévérité bien plus efficace, doivent être recom-
mandées pendant les saisons chaudes.

Quant aux suites de la rage communiquée, il n'y a, *pour
l'autorité*, qu'à multiplier les *avis* et les *conseils* au public,
tant pour les secours à administrer au moment même de la
morsure que pour les notions destinées à éclairer tout propriétaire ou tout voisin de *chiens*, sur les signes qui peuvent
annoncer le développement de la rage, et le danger que peut
avoir, dans un cas donné, la détention de ces animaux.

C'est ici cependant qu'il y a une lacune à combler dans
les actes préventifs de l'administration. S'il est de son devoir
d'indiquer les remèdes aux maux presque inévitables qu'engendre fatalement la société, il lui est aussi impérieusement
commandé d'éclairer le public sur les dangers attachés aux
substances ou aux animaux dont chaque citoyen peut être
détenteur. On dit à tous ceux qui, par état ou par bon vouloir, ont chez eux de la poudre : Prenez garde à l'incendie,
prenez garde à l'explosion ; mettez votre poudre à l'abri du
feu ; vous pourriez être tué et tuer vos voisins. Il faudrait dire
et répéter aux propriétaires ou gardiens de chiens : Prenez
garde à votre animal ; ne le perdez pas de vue un seul jour,

---

(1) Voy. Tardieu, *Dict. d'hyg.*, 2° édit., art. RAGE.

un seul instant, surtout quand il sort, car il pourrait être
mordu par un autre chien ou, dans un moment donné, être
pris de tel ou tel symptôme, et ce signe-là est ou l'avant-
coureur de la rage, ou la rage elle-même. Tuez immédiatement votre chien, ou mettez-le en observation très sévère,
sans quoi il pourrait vous inoculer une maladie terrible, incurable, et la donner à d'autres ; et mesurez alors le degré
de votre responsabilité vis-à-vis de la société. Ainsi pour les
chevaux, etc., etc. — Donc, toute ordonnance relative à la
police des chiens devrait être précédée d'une instruction *brève*,
précise, qui relatât les principaux signes qui, dans la plupart
des cas, semblent annoncer les prodromes de la rage. L'autorité y conseillerait également à tout propriétaire de chiens
la surveillance la plus active sur ces animaux, au point de
vue surtout de la morsure par des chiens étrangers. En effet,
la rage ne se déclare pas instantanément chez le chien ; que la
rage soit spontanée ou communiquée, elle est toujours précédée, quoi qu'en dise M. Boudin, d'une période qu'on peut
également appeler d'incubation dans les deux cas. C'est
même, à mon sens, un des caractères qui la différencient de
ces accès hystériformes, rabiformes ou épileptiques qui s'emparent quelquefois de l'animal d'un moment à l'autre, et même
avec besoin de mordre. Dans ces cas, ce n'est pas la rage ;
dans la circonstance contraire, pendant un jour ou deux,
l'animal est moins gai, triste même ; il refuse en partie les
aliments ; il ne veut pas sortir ; l'œil devient brillant ; le bruit
surtout semble l'effaroucher ; le plus souvent, sans fuir son
maître, il le recherche moins. L'attitude est couchée ; l'animal
s'abrite à l'ombre, loin de la lumière, sous un meuble, dans
un coin ; ce n'est qu'un peu plus tard qu'il est pris de cet
aboiement particulier signalé et *noté* par M. Sanson (1). En
voilà bien assez pour qu'un maître, soigneux de son chien,

(1) *Le meilleur préservatif de la rage*. Paris, 1860.

soit averti à la première vue de ces signes ; il doit immédiatement le séquestrer et le mettre à l'attache, s'il en est temps
encore ; qu'il appelle immédiatement aussi un vétérinaire et
se défie de tous les moyens de diagnostic indiqués pour reconnaître la rage : l'épreuve de l'eau, l'épreuve du bâton
(dans tous les chenils), sont des moyens infidèles, inutiles,
dangereux souvent, et n'aboutissent qu'à faire perdre du
temps, s'il y a quelque remède à tenter, ou à inspirer une très
fausse sécurité. Là commencent la *responsabilité* du maître et
son *devoir*. En l'absence ou l'éloignement d'un vétérinaire,
quand une surveillance assurée ne peut être organisée convenablement, beaucoup feraient mieux de détruire immédiatement leurs chiens. Mais on peut quelquefois, comme à Alfort,
garder la bête en observation. Si tous les signes inquiétants
disparaissent vite, après une espèce de quarantaine, et sur
l'avis du vétérinaire, l'animal peut être rendu à sa vie commune ; si les symptômes confirmatifs de la rage se développent, le chien doit être abattu. On trouvera du reste une des
meilleures descriptions qui aient été données des signes de
la rage, dans l'ouvrage anglais de Youatt (1).

Sacrifier le chien malade ou véhémentement soupçonné de
l'être, tel a été et sera toujours le précepte pratique le premier et le plus généralement recommandé! C'est qu'en effet,
quelle que soit l'opinion qu'on se fasse sur la cause et la nature
de la rage, elle ne se développe, chez l'homme, dans la presque généralité des cas, qu'à l'aide de la transmission qui en
est faite par le chien. Le chien est donc le vecteur, le propa-
gateur du fléau. — Détruire l'espèce entière serait le moyen
radical d'en éteindre la source ; mais si n'était l'incurabilité
de l'affection , et si elle n'était suivie fatalement de mort
d'homme, on pourrait dire qu'un pareil remède serait pire

(1) *The Dog*, trad. par C. Leblanc, *Recueil de médecine vétérinaire*.
1847, p. 222.

que le mal; mais, dans une société libre et intelligente, on ne saurait édicter une semblable mesure.

Rechercher avec soin les causes de la rage; prévenir le public des dangers que peut causer la possession d'un chien, soit pour son maître, soit pour la société; indiquer les moyens de remédier rapidement et efficacement aux funestes effets des morsures ou de la rage communiquée, et poser dans ces cas, comme dans tout ce qui regarde les autres causes de nocuité, le *salutaire principe de la responsabilité civile*, telles doivent être les bases des instructions nouvelles qui régiront la police spéciale des chiens.

Le moment est venu de tirer les conséquences de cette longue étude.

Je les classerai en deux sections :

1° Conséquences scientifiques générales;

2° Conséquences pratiques applicables à la prophylaxie administrative de la rage.

Conséquences scientifiques générales. — Si, d'une manière *absolue*, l'impôt sur les chiens a produit, après trois années d'existence (1856, 1857, 1858), une diminution de 2345 chiens sur un total de 1 698 446 constatés au début de l'application de la mesure, dans toute la France, on peut dire, en présence d'un résultat aussi insignifiant, qu'il n'a pas amené la diminution entrevue et désirée, et poser cette conclusion :

La taxe n'a que d'une manière très insensible diminué le nombre des chiens.

La diminution du nombre des chiens ne diminue pas le nombre des cas de rage.

Les chiffres publiés jusqu'ici sur le nombre annuel des cas de rage, en France, ont été très exagérés.—On peut en fixer la moyenne à 17,08 par an.

La mise en vigueur des mesures antirabiques n'a pas, sur le développement de la rage, l'influence que l'autorité espé-

rait en retirer. Car, *tout considéré*, la rage est moins fréquente
là où il n'y a aucune mesure prise contre les chiens.

Il n'y a pas de relation absolue entre le nombre des chiens,
le nombre des habitants d'un pays et le nombre des cas de
rage qui y sont observés. Ainsi, tandis que dans l'Indre, où il
y a 1 chien sur 3,8 habitants, et dans Indre-et-Loire 1 sur 4,2,
il n'y a eu aucun cas de rage de 1853 à 1858, on en trouve au
contraire 10 cas (d'après le ministère du commerce) dans le
département de la Seine, là où il y a 1 chien sur 10,6 habitants.

Il n'y a pas de rapport entre le nombre des chiens et celui
des habitants d'un pays.

L'application de la muselière, telle qu'elle est faite aujour-
d'hui, est impuissante à préserver l'homme des morsures d'un
chien atteint d'un accès de rage.

La muselière, même parfaitement disposée et appliquée,
ne saurait maintenir un chien enragé et l'empêcher de mordre, parce qu'elle serait infailliblement brisée.

Si la muselière n'empêche pas la propagation de la rage,
elle n'a jamais déterminé spontanément le développement de
cette maladie : il n'existe du moins aucune observation qui le
prouve.

Dans le plus grand nombre des cas, les morsures faites à
l'homme ayant lieu à l'*intérieur* des habitations, la prescription de la muselière à l'*extérieur* ne semble pas justifiée, car
il y a moins de cas de rage dans les départements où cette
mesure n'est pas appliquée.

L'*attache* des chiens ne paraît devoir être ordonnée que
dans les lieux ouverts au public.

La *séquestration* des chiennes pendant leur état de *folie*
ou de *chaleur* semble une bonne mesure de convenance publique, mais n'a pas de rapport avec la prophylaxie de la
rage.

Il n'y a pas de race de chien, aujourd'hui connue, qui ai

plus que toute autre le privilége de contracter spontanément
et de communiquer la rage.

L'*empoisonnement* provoqué des chiens sur la voie publique,
va au delà des mesures que peut prendre l'autorité, en s'a-
dressant à tous les chiens indistinctement, au lieu de ne frapper que les chiens dangereux.

Il y a des cas de rage spontanée et communiquée dans
toutes les saisons et les divers mois de l'année.

Les mesures doivent donc être *permanentes.*

La rage peut se développer spontanément chez les chiens ;
mais les cas en sont beaucoup plus rares que ceux où cette
maladie leur est communiquée.

La science ne peut aujourd'hui donner la proportion qui
existe entre les cas de rage spontanée et ceux de rage communiquée chez le chien.

De nouvelles recherches sont à faire sur le mode de développement et sur toutes les circonstances qui entourent l'explosion de la rage spontanée chez le chien.

Ces recherches pourront seules apprendre aux médecins la
véritable étiologie et *peut-être la nature* de la rage, et éclairer
l'administration sur les mesures efficaces qu'elle peut prendre
contre sa propagation.

*Conséquences pratiques relatives à la prophylaxie admini-
strative de la rage.* — Elles pourraient se traduire, à mon avis,
par un *projet* d'ordonnance nouveau, basé sur la *liberté presque absolue accordée au chien,* et sur la *responsabilité civile du
maitre, observée très sévèrement.* Cette responsabilité s'appuie
sur l'art. 475 du Code pénal (§ 7), sur les articles 1383, 1384
et 1385 du Code Napoléon (Code civil), et sur l'article 15 du
titre 1er de la loi du 22 juillet 1791.

Comme incontestablement la morsure du chien est la cause
presque unique du développement de la rage chez l'homme,
l'effet le plus utile serait, sans aucun doute, la diminution
CONSIDÉRABLE du nombre de ces animaux. J'insiste sur l'ex-

pression de *considérable*, afin qu'on ne voie pas là une contradiction avec les résultats statistiques qui ont montré que jusqu'ici, en France, le nombre des cas de rage n'avait pas été
en rapport avec le nombre des chiens. Ces résultats n'ont rien
d'absolu, et n'ôtent pas au vœu que j'exprime la valeur qui
y est contenue en principe. On a vu que l'impôt en France
n'avait pas produit ce résultat. Il faudrait donc demander au
gouvernement de notre pays d'essayer, à l'instar de ce qui a
eu lieu dans les États de Bade, une *surtaxe* NOTABLE dans le
chiffre de cet impôt. Probablement alors le nombre des chiens
inutiles tendrait-il à diminuer. A côté de cela surtout il serait
nécessaire de faire exécuter impitoyablement les règlements
de police administrative, et insister principalement sur la destruction de tous les chiens *errants* ne portant aucun signe
capable de les faire reconnaître.

Il serait à désirer que, pour l'accomplissement régulier et
permanent de cette mesure, on créât dans les grandes villes,
et surtout à Paris, des inspecteurs spéciaux chargés de ce
service.

Enfin il serait très important, vu l'incurabilité de la rage
dans tous les pays, vu l'absence de toute mesure contre elle
dans un assez grand nombre de départements, vu le désaccord
qui existe entre les divers arrêtés préfectoraux, d'appliquer à
tout l'empire et d'y rendre exécutoires en tout lieu des mesures nouvelles mais semblables sur la police des chiens.

Ces principes étant acceptés, il deviendrait facile de modifier
et de perfectionner les ordonnances qui régissent aujourd'hui
cette partie de la police sanitaire. Il n'y en aurait plus *qu'une
seule*, et elle serait mise en vigueur dans toute la France.

Pour être logique, et pour suivre, ainsi qu'il est permis de
le faire, les indications données par la statistique officielle,
l'autorité, à mon sens, devrait :

Rendre l'application de la muselière facultative partout
ailleurs que dans les chemins de fer et les voitures publiques.

Ne permettre la libre circulation des chiens qu'à la condition de les munir d'un collier indicateur du nom et de l'adresse du propriétaire de l'animal.

Ordonner la destruction de tous les chiens errants non munis de ce collier.

Et rappeler aux propriétaires de chiens qu'ils sont *responsables* de tous les inconvénients et de tous les accidents causés par leurs animaux.

Cette ordonnance devrait être suivie de l'instruction déjà connue et publiée, du Conseil de salubrité de la Seine, relative aux chiens enragés et aux mesures immédiates à prendre en cas de morsures.

Il serait important de la faire précéder d'une autre instruction, courte et précise, sur les signes principaux et les plus habituels qui annoncent le développement de la rage chez le chien.

Enfin, on pourrait y joindre les ordonnances promulguées sur la saisie, la séquestration et la mise en observation des chiens, tant enragés que soupçonnés de l'être.

INDUSTRIE DU CAOUTCHOUC SOUFFLÉ.

RECHERCHES SUR L'INTOXICATION SPÉCIALE QUE DÉTERMINE LE SULFURE DE CARBONE,

Par M. A. DELPECH,

Professeur agrégé à la Faculté de Paris, médecin de l'hôpital Necker.

(Mémoire lu à l'Académie impériale de médecine, dans la séance du 5 novembre 1861.)

Dans un travail présenté à l'Académie de médecine (1), j'ai décrit pour la première fois les accidents non étudiés jusqu'alors, qui résultent de l'emploi industriel du sulfure de carbone.

(1) *Mémoire sur les accidents que développe, chez les ouvriers en raoutchouc, l'inhalation du sulfure de carbone en vapeur.* Paris, 1856, in-8. (Voy. *Bulletin de l'Académie de médecine*, t. XXI, p. 350.)

Depuis lors, les applications de cet agent puissant ont pris un développement considérable, et des industries nombreuses en ont utilisé les propriétés diverses.

Outre les opérations qui ont pour but la préparation de ce corps en quantités énormes, sa distillation, sa révivification, lorsqu'il a été employé déjà, qu'il me suffise de citer ici le dégraissage des laines en suint, l'extraction ou la purification de certains corps, la paraffine par exemple, utilisée dans la fabrication des bougies, et obtenue des produits de la distillation du *boghead* et des goudrons de houille. J'ajouterai l'épuisement des tourteaux de graines oléagineuses qui ne rendent plus de matières grasses par la pression; celui de la sciure de bois qui a servi à l'épuration des huiles par filtration; l'extraction de la graisse des os ou des résidus de cuisine; celle du bitume et du soufre que renferment quelques roches, les grès de Forcalquier par exemple.

Lé sulfure de carbone a encore été utilisé par M. Millon pour la séparation des essences aromatiques ou parfums provenant des végétaux; par M. Doyère (1), pour la préservation des grains conservés en silos, et par MM. Aubert et Gérard pour la fabrication en grand et bien plus économique, du collodion employé dans l'industrie.

Enfin, sans tenir compte des fabriques nombreuses qui travaillent ostensiblement le caoutchouc ou la gutta-percha à l'aide de cet agent, il n'en est presque aucune qui ne l'emploie pour certains détails de fabrication dans lesquels il est difficile à remplacer, quelles que soient, à ce sujet, les dénégations des fabricants, contredites par les ouvriers.

La confection des étoffes imperméables, la vulcanisation à froid par le procédé de Parkes, en donnent des exemples fréquents.

---

(1) Foussagrives, *De l'ensilage des blés* (*Annales d'hygiène*, 1862, 2ᵉ série, t. XVIII, p. 290).

Cette énumération, qui pourrait être beaucoup plus longue, démontre surabondamment l'importance industrielle qu'a prise l'acide sulfo-carbonique, et la nécessité d'étudier dans des applications si variées son influence toxique sur les classes laborieuses.

C'est en dégageant, en isolant bien la nature et les conditions de cette influence, que l'on arrivera à réglementer les professions dans lesquelles elle s'exerce, et à soustraire, autant que possible, les ouvriers à une cause funeste et constante d'infirmité ou de maladie.

Ce travail n'est qu'une partie de ces recherches générales encore inachevées. Il a spécialement pour objet l'étude hygiénique d'une profession récente encore, et qui a pris rapidement des proportions dout on ne peut se rendre compte au premier abord. Je veux parler de l'industrie du caoutchouc soufflé.

Si je l'ai choisie pour en faire l'objet d'une description spéciale, c'est que, en me donnant l'occasion de contrôler mes premières études, elle ouvrait en même temps un vaste champ à des observations nouvelles ; c'est que, confirmant les assertions que j'avais émises au sujet d'autres industries, elle m'a permis d'arriver à des résultats nouveaux, et en m'apportant un plus grand nombre de faits, de mieux classer ceux que j'avais précédemment rencontrés. Elle offre de plus cet intérêt que les vapeurs auxquelles elle soumet les ouvriers ne sont pas des vapeurs exclusivement constituées par le sulfure de carbone, mais bien des vapeurs composées. J'aurai donc, après avoir décrit les phénomènes morbides qu'elles déterminent, à examiner si ce dernier fait exerce sur la nature et la forme de l'intoxication une influence certaine ou probable.

Les fabriques de caoutchouc soufflé sont celles dans lesquelles, par une forte insufflation faite au moyen d'un soufflet ou de machines spéciales, on distend, pour des usages divers, des vessies de caoutchouc préalablement attaquées par un mélange vulcanisant. Parmi les produits de cette industrie, on peut citer ces ballons colorés qui servent de jouets et qui sont fabriqués en quantité énorme. A côté de ce produit peut s'en placer un autre, dont le nom, industriellement consacré de *préservatif*, indique suffisamment l'usage, et qui est plus spécialement destiné à l'exportation.

Cette double fabrication occupe à Paris un nombre considérable d'ouvriers, devenus tous plus ou moins malades ou infirmes.

Toutes les applications du caoutchouc soufflé déterminent les mêmes troubles morbides comme conséquence de circonstances hygiéniques identiques. Les mêmes ouvriers passent d'ailleurs indifféremment de l'une à l'autre des pratiques industrielles nécessaires à sa fabrication. Je décrirai en masse les opérations principales communes à toutes les formes de cette industrie, pour arriver rapidement à la description des accidents qu'elles développent.

Dans des feuilles parfaitement homogènes de caoutchouc normal, de 2 millimètres d'épaisseur, débitées en général au moyen du couteau mécanique horizontal oscillant, on découpe des figures telles, que leur réunion et leur soudure représentent de petits cylindres ou de petites ampoules sensiblement sphériques, analogues à ces bouteilles sous la forme desquelles se présentait souvent autrefois le caoutchouc brut. Ces petites vessies offrent un volume approché de celui d'une grosse noix.

La soudure des différentes pièces se fait par la juxtaposition exacte des bords fraîchement coupés, que l'on frappe à petits coups, avec un maillet de bois, sur la branche d'une bigorne ou petite enclume à branches allongées.

Jusqu'alors aucun accident n'a pu se produire, mais ici commencent les opérations dangereuses.

Ainsi construite, la vessie de caoutchouc résisterait à une

distension aussi considérable que celle qui doit la faire arriver du volume d'une noix à celui d'une tête d'adulte et au delà.

Elle acquiert cette propriété en restant deux minutes plongée dans un mélange variable suivant les différents fabricants, mais qui est constitué en *beaucoup plus* grande proportion par du sulfure de carbone associé à une quantité peu considérable de chlorure ou de bromure de soufre.

C'est, à des nuances près, le mélange vulcanisant de Parkes, dont les éléments varient dans les proportions suivantes :

> Sulfure de carbone, 1000 grammes.
> Chlorure de soufre, de 2,5 à 10 grammes et au delà.

La proportion la plus générale est de 99 parties de sulfure de carbone pour 1 partie de chlorure.

L'action de ces deux corps est différente. Le sulfure de carbone, si puissant à dissoudre le caoutchouc, l'amène à un état de mollesse qui lui permet de céder à l'insufflation, et de recevoir dans ses mailles le soufre que le chlorure abandonne si facilement. Ce dernier lui communique les propriétés qui résultent de ce que l'on a appelé la vulcanisation, c'est-à-dire la souplesse sensiblement égale pour toutes les températures, la non-adhérence des surfaces appliquées l'une sur l'autre, la résistance plus prononcée, l'imperméabilité plus complète pour de petites épaisseurs. Une fois retirés du bain vulcanisant, les *préservatifs* sont plongés dans la poudre de talc (silicate de magnésie naturel), qui enlève et absorbe toutes les parties libres du liquide; puis ils sont directement portés au soufflage. Montés sur la douille du soufflet, ils sont en un instant amenés au volume convenable, et passés à un ouvrier qui les maintient dans cet état de distension, en nouant fortement leur col. Il ne reste plus dès lors qu'à les laisser sécher.

Les ballons sont uniquement trempés dans le mélange vulcanisant, soufflés sans être noués, et jetés à sécher sur des toiles. L'insufflation définitive au moyen d'un appareil contenant de l'hydrogène à une pression convenable, se fait au moment même de la vente sur les points où ils sont expédiés.

La coloration rosée qu'on leur donne en général s'obtient en chargeant d'orcanette, le sulfure de carbone du mélange vulcanisant dans un appareil à déplacement. Le vernis qui produit l'aspect brillant et qui est appliqué sur les ballons prêts à être vendus, est variable suivant les fabricants, et peu important à étudier ici.

Les opérations que je viens sommairement d'indiquer ne semblent pas au premier abord de nature à développer des accidents bien graves. Un bassin contenant au plus quelques litres du mélange vulcanisant dans lequel sont plongées, au moyen d'un outil de fer en forme de fourchette, les pièces mises au trempage que le talc sèche immédiatement, le soufflage et le nouage de ces pièces à peine humides, tout cela souvent pratiqué à l'air libre ou sous des hangars, semble assez innocent au premier aspect; toutefois, quelque facile que doive être la dispersion des vapeurs produites, il en reste assez encore pour que l'atelier et les lieux qui l'environnent soient fortement pénétrés par l'odeur si caractéristique du sulfure de carbone, sensiblement mêlée à celle du chlorure de soufre. Une certaine proportion de vapeur toxique mélangée à l'air agit donc constamment sur les ouvriers. Cette proportion devient plus abondante lorsque, ce qui arrive assez souvent encore, une pièce éclate sous l'action du soufflet. Un léger nuage de talc humide se répand dans l'atelier, et l'odeur devient plus fortement prononcée.

C'est dans les conditions que je viens d'établir que se développent les accidents dont va suivre le tableau résumé des vingt-quatre observations détaillées jointes à ce travail.

Je dois faire remarquer ici que, sans être moins graves que ceux qui se manifestent dans les circonstances que j'ai précédemment étudiées, ils se développent souvent avec plus de lenteur. Ce fait, expliqué par l'intensité moins grande des va-

peurs sulfo-carbonées, m'a permis de saisir des nuances qui
ne se montrent pas dans des empoisonnements plus violents
et plus prompts, et de distinguer, tant au point de vue de la
durée des symptômes que de leur marche, une forme rapide
ou aiguë, une forme lente ou chronique de l'intoxication.

C'est cette dernière forme qui doit presque exclusivement
m'occuper ici. Plus nuancée, plus progressive que la forme
aiguë qui impose brutalement, dès l'abord, les accidents les
plus intenses, elle m'a permis de reconnaître, dans la série
des symptômes qu'elle présente, deux périodes qui sont peu
accusées, lorsque l'empoisonnement est rapide : une première
période ou période d'excitation ; une deuxième période ou
période de collapsus.

Il se passe toutefois, dans l'intoxication par le sulfure de
carbone, et cela, bien entendu, pour une durée toujours beaucoup plus longue, ce que chacun a observé dans l'action des
anesthésiques. Dans les faits qui servent de type, les périodes
sont-nettes et tranchées ; mais, sous des influences diverses
qui tiennent, soit à la modalité particulière de l'action
toxique, soit à l'aptitude spéciale des sujets qui la subissent,
soit encore à certains états morbides préexistants, la première
phase peut manquer, et les accidents du collapsus se montrent dès l'abord.

On voit aussi, dans un assez grand nombre d'observations,
les symptômes déclassés se mêler et se confondre ; la stimulation de certains appareils organiques coïncide avec la dépression de quelques autres. C'est encore là un fait analogue
à ce qui se rencontre dans l'anesthésie chirurgicale où les
catastrophes les plus funestes résultent de l'impossibilité dans
laquelle se trouve l'observateur de connaître par l'examen
d'un seul appareil l'état exact de toutes les fonctions.

Cette mêlée confuse, cette période hybride, peut d'ailleurs
résulter de plusieurs conditions différentes.

Toutes les fonctions ne s'exercent pas chez tous les indivi-

dus avec une égale énergie. Leur intensité ne varie pas non
plus suivant un mode régulier qui, l'une d'elles étant classée,
puisse faire juger de l'activité des autres. Il en résulte qu'à
une phase quelconque de l'intoxication sulfo-carbonée, ce
seront des appareils physiologiques divers qui seront excités
ou déprimés chez des sujets différents, en raison de l'excitabilité ou de la résistance relative de chacun d'eux dans le
cas donné.

Une autre cause du mélange des symptômes propres aux
deux périodes sera bien comprise à l'aide d'une simple comparaison. Un homme arrivé à un état avancé d'alcoolisme, et
tombé bien nettement à la période de dépression, peut réveiller, en s'enivrant, des phénomènes d'excitation. Ces phénomènes viendront, d'une manière aiguë, se mêler à ceux
du collapsus habituel, et gêner le médecin pour la détermination de la période à laquelle est parvenue l'intoxication.

Il en est de même pour l'intoxication par le sulfure de carbone. Les ouvriers, déjà malades et déprimés, s'exposent aux
vapeurs toxiques, et ils sont atteints, à la suite d'un empoisonnement nouveau, de symptômes aigus qui viennent trancher
d'une manière bizarre sur le fond uniforme de l'état chronique confirmé.

J'aurai lieu, d'ailleurs, d'insister plus spécialement sur ces
faits, après avoir étudié les accidents développés dans les périodes régulières, et en m'appuyant sur les observations.

PREMIÈRE PÉRIODE. — EXCITATION.

La première période de l'intoxication sulfo-carbonée peut
se présenter sous deux formes différentes. Elle peut parcourir
ses phases avec une grande rapidité, et dans un temps très
limité, ou bien les traverser lentement, d'une manière progressive et continue. Le type de la première de ces deux
formes se reproduit facilement, lorsque l'on soumet à d'abon-

dantes vapeurs des animaux mis en expérience, et qui succombent rapidement à un empoisonnement aigu. Il s'est rencontré accidentellement aussi chez un petit nombre d'ouvriers qui sont brusquement arrivés à la perte de connaissance, et, m'a-t-on dit, à la mort, après avoir traversé dans un temps très court des accidents d'une grande acuité.

Cette forme, même dans les cas où la marche n'est pas aussi pressante, ne permet pas facilement l'observation des faits de détail qui, au contraire, se détachent avec netteté dans la forme lentement progressive. C'est celle-ci qui se produit plus particulièrement dans l'industrie, dont je fais ici l'histoire. Je m'occuperai donc surtout, dans l'étude de la première période, des effets produits par l'empoisonnement sulfo-carbonique prolongé, examiné à peu près exclusivement chez les ouvriers en caoutchouc soufflé, sans m'interdire toutefois d'aller chercher dans des conditions différentes et dans d'autres professions, la confirmation de certains faits.

Mais avant d'entrer dans le détail des symptômes que présente dans ces conditions la période de stimulation, je placerai ici, comme démontrant bien son existence, le récit sommaire d'un fait que je dois à l'amicale obligeance de M. le docteur Marcé, médecin de Bicêtre, et dans lequel les accidents n'arrivèrent pas jusqu'à la période de collapsus.

' Obs. I. — R....., âgé de quarante-quatre ans, ancien tailleur, est depuis sept ans ouvrier en caoutchouc. Il est petit, assez maigre, mais bien constitué, un peu sourd, et n'offre aucun antécédent héréditaire fâcheux. Il a souvent souffert de la misère, et il s'est mal nourri.

Le travail habituel de cet homme consistait à découper des lanières de caoutchouc pour faire des bracelets; pendant sept années, il a pu, sans aucun inconvénient pour sa santé, se livrer à cette occupation. Il y a deux mois, changement de travail : occupé au soufflage, il plongeait le caoutchouc dans le liquide vulcanisant aux vapeurs duquel il était dès lors abondamment soumis.

Au bout d'un mois de ce travail, on observa une modification dans le timbre de sa voix, une disposition incessante à babiller et à rire sans motif; une diminution marquée de l'appétit et du sommeil. R..... put néanmoins, pendant six semaines encore, travailler comme de coutume; mais, au bout de ce temps (deux mois et demi du nouveau travail), insomnie complète, incohérence dans les idées, excitation toujours croissante.

Le malade s'échappe de chez lui et fait de longues courses, met tout en désordre dans sa maison, crie, bat sa femme, mais lui témoigne en même temps une *ardeur génitale excessive*. — Tendance à boire. (23 octobre.)

Dès le lendemain, 24 octobre 1861, il entre à Bicêtre, section des aliénés.

Le 25, excitation violente; le malade est attaché et camisolé. Poursuivi par des hallucinations de la vue et de l'ouïe, il voit autour de lui un spectacle splendide, des voitures, des cochers, des objets magnifiques. Il parle de l'empereur, d'argent, de grandeurs; incohérences, divagations. Pouls médiocrement accéléré, fonctions digestives normales; la surdité a disparu; le malade entend les paroles prononcées même à voix basse.

Bain, nourriture tonique, 10 centigrammes d'extrait thébaïque chaque jour.

Dès le lendemain (27 octobre), un peu de sommeil la nuit précédente, beaucoup plus de calme; le malade répond mieux et a une conscience vague de sa position.

Le 30 octobre, calme complet; le malade dort, mange avec appétit, se promène librement dans les cours. Il reste de l'abattement, de la céphalalgie, un peu de confusion dans les idées. R..... s'explique mal, s'embrouille dans les détails qu'il donne sur sa profession; son regard est étonné. — L'excitation, qui a tout à fait disparu, laisse la figure pâle et amaigrie.

Pendant quinze jours on garde le malade à l'hôpital; son appétit est excellent; il engraisse à vue d'œil; ses idées reprennent toute leur netteté; il sort le 14 novembre parfaitement guéri, mais redevenu sourd.

Cette courte note donne le tableau d'une intoxication sulfo-carbonée, développant une excitation progressive, qui arrive jusqu'à un véritable accès de manie, et elle servira utilement d'introduction à l'étude de la première période.

Le *début* des accidents a été variable chez les différents ouvriers. Quelques-uns sont devenus malades après un petit nombre d'heures de travail dans un atelier où d'autres pouvaient vivre pendant des semaines et même des mois sans éprouver rien de grave. A peu près chez tous, cependant, on constate dès l'abord une céphalalgie habituelle plus ou moins intense, surtout après le travail, et le plus ordinairement le début des symptômes de l'intoxication confirmée est voisin du développement des causes.

La céphalalgie peut prendre tout de suite une violence excessive et occasionner d'atroces douleurs. Elle a surtout le caractère compressif. Les malades se sentent la tête comme prise dans un étau, le front semble supporter un poids énorme.

Ces douleurs offrent de vives exacerbations qui se reproduisent de préférence vers le soir ; des battements très douloureux dans les régions temporales les accompagnent ordinairement. Elles ont pu prendre la forme névralgique (obs. VI) et siéger sur les branches de la cinquième paire.

Il s'y joint des éblouissements, des vertiges plus ou moins intenses, allant jusqu'à la crainte constante d'une chute et l'hésitation la plus marquée dans la marche.

La céphalalgie est attribuée par quelques ouvriers à l'odeur putride et pénétrante du mélange vulcanisant ; elle n'a jamais existé chez madame A.... (obs. XXIII) chez qui le sens de l'odorat manque absolument.

La douleur ne se limite pas à la tête ; la continuité des membres, les articulations, sont aussi le siége d'élancements, de souffrances plus ou moins vives ; dans l'observation III, l'intensité de la douleur, surtout pendant la nuit, est extrême dans les membres inférieurs. Elle prend la forme de crampes et d'élancements d'une excessive acuité qui rendent tout sommeil impossible. Chaque matin, le malade se plaint de la manière la plus vive. Dans les intervalles des exacerbations nocturnes et pendant le jour, il éprouve une douleur profonde, pongitive, que la pression surexcite.

Le tégument externe participe à cette exagération de la sensibilité. Elle s'y manifeste par des fourmillements, des démangeaisons souvent fort pénibles qui occupent des régions variées et plus particulièrement le scrotum (obs. XVII, XIX).

J'ai observé une seule fois une hyperesthésie généralisée (obs. VIII).

En même temps que se développent ces symptômes d'excitation de la *sensibilité générale, les fonctions intellectuelles* sont modifiées dans le même sens. Une loquacité extrême est le caractère le plus élémentaire et le plus fréquent de leur trouble. « Quoique j'eusse la plus grande difficulté à trouver les mots dont j'avais besoin, me disait madame A..... (obs. XXIII), j'avais un flux de paroles intarissable. Je me sentais déraisonner sans pouvoir m'arrêter. » Quelques ouvriers (obs. VII) chantent des chansons incohérentes. D'autres, et cela est assez fréquent, sont pris d'un fou rire qu'ils ne peuvent faire cesser.

D'autres encore pleurent sans raison (obs. V) et se tiennent isolés dans un coin de l'atelier avec tous les signes du chagrin le plus profond.

L'esprit des malades s'égare dans des rêveries continuelles, il est agité par des projets de toute espèce, tourmenté par des craintes chimériques.

« Je voulais tout entreprendre à la fois, me disait un jeune fabricant (obs. IV), mais j'abandonnais aussitôt ce que j'avais entrepris. »

A cette mobilité se joint une irritabilité extrême (obs. XVII, XIX, etc.).

« *On ne peut pas être contrarié dans notre état,* me disait A... (obs. VI), *sans quoi on devient hors de soi.* » Les malades se mettent en colère sans motif contre ceux qui les entourent et pour lesquels ils ont le plus d'affection. Toutefois il est rare qu'il se produise des violences graves. « Nos colères, me disait M. P.....(obs. IV), sont superficielles, passagères, et s'éteignent aussitôt dans un manque absolu d'énergie. »

J'ai vu cependant un ouvrier (obs. XV) chez lequel la colère, portée jusqu'à la fureur, avait failli avoir les plus funestes conséquences et n'avait été réprimée qu'avec la plus grande difficulté.

Le trouble des facultés intellectuelles peut être porté, comme on l'a vu dans l'observation I, jusqu'à l'aliénation mentale; l'observation XIV en est encore un exemple. Le délire fut caractérisé chez le malade qui en fait le sujet par des terreurs sans raison, la croyance à des crimes imaginaires dont il se serait rendu coupable, des hallucinations de la vue et de l'ouïe, une agitation maniaque extrême. Il sortit guéri de l'hospice de Bicêtre, où il avait été placé dans les salles de M. le docteur Moreau.

Enfin une ouvrière en caoutchouc soufflé, madame L..... se suicida sans motif apparent, par la vapeur de charbon. Son intelligence s'était altérée progressivement depuis son entrée à l'atelier. On pensa qu'elle s'était asphyxiée dans un accès d'aliénation mentale.

Sans que les accidents soient portés aussi loin, un délire aigu passager, comparable à celui de l'alcoolisme (obs. VII), peut être le résultat des inhalations sulfo-carbonées. Il peut d'ailleurs constituer le prodrome d'un accès de manie.

Un accident que j'ai souvent produit chez les animaux, mais que je n'ai observé que deux fois chez l'homme (obs. XV, XVIII), consiste dans des convulsions épileptiformes qui paraissent bien évidemment s'être produites sous l'influence de leur profession, chez des ouvriers qui ont présenté d'ailleurs les symptômes les plus graves. Elles se sont répétées plusieurs jours de suite. Jamais elles ne s'étaient manifestées auparavant et elles n'ont jamais reparu depuis. Elles ont consisté, chez le premier, dans une perte complète de connaissance avec mouvements convulsifs peu étendus, saccadés, sans cris, elles ont duré une heure au plus et le malade n'en a gardé aucun souvenir. Tels sont d'ailleurs les seuls renseignements qu'il m'ait été donné de recueillir à ce sujet. Chez

le second, la perte de connaissance n'était pas complète. Il se
produisait un vertige si intense que l'ouvrier était obligé de
s'asseoir pour ne pas tomber, et c'était pendant une perte de
connaissance incomplète que se produisaient les mouvements
convulsifs.

L'insomnie, une agitation fatigante, des rêves absurdes ou
terribles, des réveils en sursaut complètent le tableau des
troubles intellectuels ou cérébraux.

La *sensibilité spéciale* participe à la stimulation générale.
La *vue* est fréquemment troublée. Madame A..... (obs. XXIII)
voyait les objets plus volumineux qu'ils ne l'étaient réellement; A..... (obs. VI) croyait à chaque instant voir un trou
ouvert auprès de lui; G..... (obs. IX) affirme avoir été atteint
de diplopie. Le malade de l'observation XIV voyait des points
noirs, des mouches, des anneaux colorés voltiger devant ses
yeux; B..... (obs. XVII) se trompait sur la forme des objets;
il voyait se dresser devant lui des obstacles qui n'existaient
pas.

Quelques ouvriers ne peuvent supporter aucune *odeur*
forte. Ils ont en horreur celle du sulfure de carbone et surtout
celle du chlorure de soufre.

Chez d'autres, le *goût* est plus ou moins altéré. Tout ce
qu'ils mangent leur semble contenir du sulfure.

Plusieurs, au contraire, m'ont fait part d'un fait assez singulier. Cette surexcitation du goût les rend pour leurs aliments d'une délicatesse extrême (obs. VIII, XVII) et d'une
exigence bien connue dans les restaurants où ils prennent
leurs repas.

Doit-on regarder comme une preuve d'excitation de l'*ouïe*,
la douleur que fait éprouver le bruit aux malades atteints
d'ailleurs d'une céphalalgie intense?

Un trouble mieux caractérisé consiste dans des tintements
d'oreilles qui se manifestent avec intensité chez quelques-uns
d'entre eux (obs. V).

Aussi bien que la sensibilité générale et spéciale, la *motilité* a subi chez les ouvriers en caoutchouc l'influence de l'excitation générale. Des crampes douloureuses plus ou moins fréquentes des membres, un certain degré de roideur musculaire, marqué surtout dans les mollets et plus encore dans les mains , ont été les symptômes le plus fréquemment observés.

Je connais plusieurs faits (obs. XIX) dans lesquels il s'est développé une contracture des fléchisseurs du pouce, tout à fait analogue à la crampe des écrivains. Etait-elle due à l'action directe du mélange vulcanisant ou au mouvement de nouage répété dans une même journée plusieurs centaines de fois? Un degré prononcé de paralysie et d'atrophie des extenseurs du pouce observé dans ces circonstances, semble plaider en faveur de la première de ces deux explications. Comme phénomènes analogues, j'avais d'ailleurs noté dans mon précédent travail, un tic de la paupière supérieure, une légère contracture très passagère des extenseurs des mains.

La stimulation des *fonctions digestives* est un phénomène moins fréquent. Elle est cependant très marquée dans l'observation XXII, l'une de celles qui démontrent le mieux l'existence de la première période de l'intoxication sulfo-carbonique.

Elle est très évidente encore dans les observations II, X, XVII, XIX, XX, et le malade de l'observation IV, récemment questionné à ce sujet s'est rappelé que dans l'origine de sa maladie il était tellement affamé, qu'il dépensait *dix francs dans un dîner à manger des portions de six sous.* Je laisse à ses paroles toute leur vivacité caractéristique.

Les nausées et les vomissements sur lesquels l'état cérébral exerce, sans contredit, la principale influence, doivent cependant encore rentrer dans le cadre des troubles digestifs qui appartiennent à la période d'excitation. Ils sont mentionnés dans presque toutes les observations à des degrés divers.

Il en est de même de la salivation abondante, des coliques, de la constipation et de la diarrhée.

Chez le malade de l'observation IV, l'estomac était le siége de vives douleurs, surtout le matin et avant qu'il eût pris des aliments. Dans l'observation VIII, des souffrances gastriques intenses sont aussi constatées.

Du côté de la *respiration*, une toux plus ou moins vive, un sentiment habituel d'oppression sans caractères stéthoscopiques bien tranchés, ont été fréquemment notés (obs. IV, VI, VIII, IX, XXIII).

A l'origine des accidents, les malades affirment que la *circulation* a été exagérée dans sa fréquence, qu'ils ont eu de la fièvre, des frissons, des sueurs. Ils se plaignent assez fréquemment de palpitations cardiaques.

Parmi les *sécrétions,* celle des urines offre quelque intérêt. Ce liquide prend à un degré prononcé l'odeur du sulfure. Il acquiert des propriétés irritantes et la miction détermine un sentiment de cuisson assez vif (obs. XXIV).

Est-ce à cette action spéciale qu'il faut attribuer la persistance de l'hématurie qui se développa chez le malade de l'observation VIII pendant une blennorrhagie? Un traitement rationnel fait à l'Hôtel-Dieu de Paris n'a pu faire disparaître cet accident, qui a cessé de lui-même lorsque le malade a abandonné le travail au sulfure.

La stimulation des *fonctions génératrices* dans l'origine des accidents d'intoxication est un caractère remarquable sur lequel il est nécessaire d'insister. Déjà, dans une observation isolée (obs. V du premier mémoire), je l'avais précédemment constatée; mais ce fait s'éloignait tellement de tout ce que j'avais observé jusqu'alors, que j'avais émis des doutes sur la sincérité du malade. Il ne m'est plus permis de la suspecter maintenant. Chez un grand nombre d'ouvriers en caoutchouc soufflé, ce symptôme s'est reproduit (obs. I, II, VIII, IX, XV, XX, XXI, XXII, XXIV) avec une intensité et une persistance

d'ailleurs très variables. L'ouvrier qui fait le sujet de l'observation X, jeune homme de vingt ans, était poursuivi par des
érections constantes.et des besoins exagérés. Il se levait au
milieu de la nuit et allait au loin chercher, dans des rapprochements sexuels, la fin de cette obsession. Plusieurs autres
avaient besoin, pour ne pas se laisser entraîner à des excès
fatigants, de lutter par le raisonnement contre l'excitation à
laquelle ils étaient en proie.

Plusieurs variétés se sont produites, ai-je dit, dans l'observation de cet accident. Le plus ordinairement, il a été passager et il s'est même quelquefois montré comme l'un des
symptômes les plus fugaces de la première période. Plus rarement, il a persisté avec une grande ténacité. En raison de
conditions qui seront étudiées plus loin, tantôt il s'est manifesté une seule fois pour disparaître progressivement, tantôt
il s'est développé par accès passagers qui faisaient place, dans
leur intervalle, à l'état normal et le plus souvent à un degré
plus ou moins prononcé d'anaphrodisie.

Pendant cette période, il eût été intéressant d'examiner les
spermatozoïdes et d'ailleurs de constater l'état de la liqueur
séminale aux différentes époques de la maladie : cette recherche n'a pu être faite.

Chez la femme, je n'ai rien observé qui ressemblât à l'excitation génitale de l'homme ; mais les observations sont peu
nombreuses et les questions bien plus difficiles à poser.

Toutefois un fait remarquable ressort de mes investigations :
les règles sont exagérées chez les ouvrières en caoutchouc
soufflé, et elles peuvent devenir de véritables pertes (obs. V,
XIX).

Madame D..... (obs. XIX) a remarqué ce fait : plusieurs
ouvrières, à sa connaissance, étaient obligées d'interrompre
leur travail pendant les époques menstruelles pour ne pas
exagérer une perte de sang déjà trop considérable. Madame
D....., qui a paru plusieurs fois enceinte, a toujours vu ses

règles revenir après deux mois de retard, à la suite d'un court séjour dans l'atelier au sulfure, sans que la preuve d'un avortement ait jamais été certainement acquise. Atteinte tous les mois de longues et violentes coliques utérines, elle les fait cesser par l'apparition des règles qu'elle provoque en allant s'exposer pendant une ou deux heures à la vapeur sulfo-carbonée.

L'inhalation du sulfure de carbone, si elle ne détermine point chez la femme une excitation aphrodisiaque, stimule du moins d'une manière évidente, chez elle, l'appareil génital et agit comme un puissant emménagogue.

Disons en passant que madame D..... a présenté d'ailleurs des accidents d'intoxication signalés dans l'observation XIX, et qui n'ont jamais franchi la première période.

En résumé, la première période, ou période d'excitation, observée dans l'intoxication sulfo-carbonique chez les ouvriers en caoutchouc soufflé se caractérise par les symptômes suivants :

Céphalalgie, vertiges, convulsions épileptiformes, douleurs musculaires, fourmillements, hyperesthésie cutanée, agitation, loquacité, rires ou larmes sans raison, mobilité d'esprit, insomnie, rêves pénibles, irritabilité, colères, violences inexpliquées, aliénation mentale confirmée, troubles des sens, surexcitation génitale, crampes et roideur musculaires, appétit exagéré, nausées, vomissements, toux, oppression, accès fébriles, palpitations.

Mais ce tableau ne se complète que par un nombre suffisant d'observations. Quelques-uns des accidents ci-dessus décrits, les convulsions, l'exagération de l'appétit, par exemple, sont, ainsi qu'on l'a vu, loin d'être constants, et d'ailleurs, pour peu que l'action toxique ait été portée à un certain degré, ou les malades tombent immédiatement dans le collapsus, ou bien ils restent dans cet état intermédiaire où se confondent et alternent les caractères des deux périodes.

DEUXIÈME PÉRIODE. — COLLAPSUS.

Dans cette deuxième phase, l'exaltation des *facultés intellectuelles* a fait place à un abattement profond. Les malades sont tristes, découragés, livrés à une indifférence absolue. Ils sont, disent-ils, comme hébétés. Ceux qui avaient quelque distinction, quelque élégance, la perdent et se sentent eux-mêmes tomber dans l'abrutissement.

Ils sont poursuivis par une somnolence habituelle pendant le jour, et pendant la nuit par des rêves tristes et désolants. Ils ne peuvent fixer leur attention et se plaignent d'un sentiment de vague profond dans l'esprit ; leur mémoire s'amoindrit d'une manière progressive ; ils oublient à chaque instant ce qu'ils doivent faire ; ils égarent et perdent leurs outils ; ils sont obligés, pour se rappeler les choses les plus simples comme les plus importantes, de faire de constants efforts. Quelques-uns, gardant un peu de loquacité, ne peuvent plus trouver les mots. « J'avais la réputation de raconter d'une manière amusante, me disait un ouvrier (obs. VI), je ne puis plus le faire ; maintenant ma langue tourne moins bien qu'autrefois. »

Cet amoindrissement de la mémoire est un des accidents les plus tristes de l'empoisonnement par l'acide sulfo-carbonique. Il persiste en général d'une manière tenace, lors même que les autres symptômes se sont amendés (obs. IV, V, VII, VIII).

A cette période, la céphalalgie se maintient souvent, aussi bien que les éblouissements et les vertiges, ou plutôt ils se reproduisent après le travail.

Les douleurs lancinantes des membres tendent à disparaître aussi bien que l'excitation du tégument externe.

Chez un assez grand nombre d'ouvriers, *la sensibilité* de la peau est amoindrie.

Cette anesthésie plus ou moins complète occupe une étendue variable de la surface cutanée.

Dans l'observation III, où elle est très prononcée, les membres inférieurs jusqu'auprès du pli de l'aine, les membres supérieurs jusqu'au deltoïde, sont insensibles au toucher, au
pincement, à la piqûre, à l'impression du froid. Cette dernière sensation semblait très amoindrie sur la généralité de
la surface cutanée (obs. IV, XV, XXII) chez plusieurs ouvriers
qui prirent des bains de rivière jusqu'au 2 novembre et par
une température très basse, sans en ressentir d'impression
bien marquée. Les membres inférieurs, les avant-bras et les
mains sont plus ordinairement frappés d'insensibilité que les
autres parties du corps. Dans l'observation VII, qui est un
exemple d'anesthésie bien nette et plus étendue, le tronc y
participait également.

Il y a à ce sujet une remarque à faire. Les observations
prises sur les ouvriers en caoutchouc soufflé me paraissent
mettre hors de doute une action locale directement exercée
par le sulfure de carbone. Évidemment, après le travail et par
le fait du contact des mains avec les pièces qui sont mouillées
par le mélange vulcanisant, les doigts sont engourdis et moins
sensibles.

Cet engourdissement, cette diminution de la sensibilité me
paraissaient de nature à demander quelques recherches, et
voici ce que j'ai constaté ;

Lorsque le sulfure de carbone est appliqué sur un point de
la surface cutanée, il y détermine, en raison de sa volatilité
extrême, un sentiment de froid très prononcé. Bientôt cette
impression se transforme en une sensation de cuisson intense
qui peut aller, si l'action se prolonge, jusqu'à une douleur
très vive. Toutes les parties du corps ne sont pas également
sensibles à cette influence irritante. Les mains, et surtout les
doigts, paraissent l'être moins que les parties de la peau habituellement couvertes ; aussi supportent-ils plus longtemps

le mouillage par ce corps. C'est ce qui explique, en raison d'une action plus prolongée, la production plus complète sur ces extrémités de l'effet anesthésique.

Toutefois il paraît pouvoir se produire sur d'autres points. Des expériences que M. Desormeaux, alors chirurgien de l'hôpital Cochin, a bien voulu entreprendre à ce sujet, semblen établir que la douleur déterminée par quelques opérations chirurgicales, ouvertures d'abcès, cautérisation par le fer rouge, etc., est moins vive lorsque plusieurs applications de sulfure de carbone faites avec un pinceau les ont précédées.

Disons tout de suite que les malades repoussent ce moyen, en raison des souffrances que son emploi même détermine.

L'action irritante directe du sulfure de carbone se manifeste, on le comprend, avec une intensité beaucoup plus considérable lorsqu'il est déposé sur les muqueuses. Dans l'observation XXI, nous voyons un exemple d'ophthalmie très aiguë avec suppuration développée par l'introduction d'une goutte de mélange vulcanisant, et suivie de staphylôme de la cornée et de l'iris, et d'une altération profonde de la vue.

C'est ici le lieu de signaler une observation qui vient, dans une certaine mesure, à l'appui de l'influence locale directe du sulfure de carbone. L'hyperesthésie cutanée, les douleurs musculaires et plus tard la roideur, la faiblesse, l'anesthésie frappent très spécialement aussi les membres inférieurs. Or, ces parties qui, au premier abord, semblent échapper à cette influence directe, sont cependant en contact constant avec le sulfure. On sait en effet qu'en raison de la densité de sa vapeur il gagne la partie déclive des lieux où il se dégage. Il en résulte une couche plus ou moins épaisse dont la présence se manifeste pour les ouvriers, pour les femmes surtout, par une sensation intense et pénible de froid vers les extrémités inférieures.

Cette zone chargée de vapeur donne lieu à quelques obser-

Classement des départements (86) *d'après le nombre des cas de rage qui ont été signalés au ministère du commerce de* 1853 *à* 1858 *inclusivement.*

43 départements ont offert des cas d'hydrophobie rabique.
43 autres n'ont pas été atteints.

Dix cas. — Seine (1).

Neuf cas. — Haute-Saône.

Sept cas. — Aube, Hérault.

Six cas. — Côte-d'Or.

Cinq cas. — Haut-Rhin.

Quatre cas. — Bouches-du-Rhône, Drôme, Rhône, Somme.

Trois cas. — Creuse, Jura, Lozère, Moselle.

Deux cas. — Aisne, Gers, Eure-et-Loir, Manche, Nord, Oise, Orne, Pas-de-Calais, Seine-et-Oise, Vaucluse.

Un cas. — Aveyron, Cantal, Deux-Sèvres, Basses-Pyrénées, Charente-Inférieure, Gard, Gironde, Hautes-Pyrénées, Landes, Lot, Mayenne, Saône-et-Loire, Sarthe, Seine-Inférieure, Seine-et-Marne, Tarn-et-Garonne, Yonne, Vaucluse.

N'ont pas été atteints. — Ain, Allier, Ariége, Ardennes, Ardèche, Aude, Basses-Alpes, Bas-Rhin, Charente, Cher, Calvados, Corrèze, Corse, Côtes-du-Nord, Dordogne, Doubs, Eure, Finistère, Hautes-Alpes, Haute-Garonne, Haute-Loire, Haute-Marne, Haute Vienne, Ille-et-Vilaine, Indre, Indre-et-Loire, Isère, Loire, Loire-Inférieure, Loir-et-Cher, Loiret, Lot-et-Garonne, Maine-et-Loire, Marne, Meurthe, Meuse, Morbihan, Nièvre, Pyrénées-Orientales, Puy-de-Dôme, Vendée, Vienne, Vosges.

---

(1) Le chiffre de 10 cas est celui du ministère. Le *Compte rendu des travaux du conseil d'hygiène de la Seine* ne le porte qu'à deux. (*Compte rendu* de 1848 à 1858, p. 305.) Cette erreur ne se comprend pas. Tous les cas de décès par rage, charbon, morve, choléra, sont adressés au conseil d'hygiène, et ils y sont contrôlés. Ainsi sur 3 cas déclarés de 1848 à 1858, le conseil n'en a admis que 2. La publication des causes de décès dans le département de la Seine, n'a été donnée par M. Trebuchet, dans les *Ann. d'hyg.*, que jusqu'à 1853 (2e série, t. XV, p. 242) ; or en 1852 (2e série, t. VII, p. 6), il n'y a eu qu'un cas de mort par hydrophobie rabique; en 1833, 2 cas.

L'écart de 10 à 2 est donc énorme : tandis que le conseil d'hygiène

vicale, et il était obligé de la combattre par l'application de corps chauds. Il en était de même chez F..... (obs. XV).

Quelques autres ouvriers éprouvaient la sensation d'un refroidissement général d'une manière presque constante.

A cette époque de l'intoxication, les organes des sens s'altèrent d'une manière de plus en plus marquée.

Les troubles de la *vue* se prononcent. Un brouillard plus ou moins épais voile les objets et enlève aux images perçues leur netteté. Les malades lisent avec difficulté les petits caractères d'imprimerie ; quelques-uns ne peuvent même lire les gros caractères. L'un d'eux (obs. X) ne pouvait plus apercevoir le nom des rues. Ce trouble devient plus marqué lorsqu'ils veulent fixer avec attention un objet peu volumineux.

L'éloignement ou le rapprochement ne modifie pas très sensiblement la vision.

Ces symptômes furent plus marqués dans les observations IV, VI, IX, XIV, XV, XVII, XIX. Quelquefois la vue est plus nette dans le demi-jour qu'à la lumière vive. Les pupilles sont tantôt dilatées, tantôt normales ou contractées, plus souvent dilatées cependant, mobiles (obs. IV) ou immobiles (obs. XIV).

Dans cette dernière observation que j'emprunte au *Recueil des travaux de la Société médicale d'observation* (fascicule VII, janvier 1860), un examen complet fait par M. Michon ne fit découvrir aucune altération matérielle de l'œil, si ce n'est une congestion des papilles des nerfs optiques.

Chez deux malades examinés par M. Desmarres (obs. IV et XIX) les faits constatés furent l'absence de toute altération extérieure apparente de l'œil, les pupilles normales ou très légèrement dilatées, mobiles, la conservation du champ de la vision (phosphènes normaux), l'impossibilité de lire les caractères fins d'impression, une pâleur plus ou moins étendue, une excavation évidente, une diminution dans la transparence de la pupille du nerf optique.

La manière dont se produisit l'altération de la vue dans ces deux cas et chez le malade de l'observation III, présente quelque chose de particulier. Chez les deux premiers, elle se développa brusquement à la suite d'un travail exagéré; la dépression de la fonction se manifesta aussitôt sans phénomène d'excitation préalable; chez le dernier, ce fut à la suite de la production énorme de vapeur sulfo-carbonique à laquelle donna lieu l'inflammation du liquide contenu dans une terrine remplie de mélange vulcanisant.

Il sera intéressant de rapprocher cette altération de la vue de celle qui se produit sous une forme analogue à la suite de l'usage exagéré du tabac à fumer.

Une *surdité* plus ou moins prononcée se montre assez fréquemment dans l'intoxication sulfo-carbonique au deuxième degré. B..... (obs. VIII) entend, dit-il, comme au travers d'une toile. La surdité peut, comme dans l'observation VI, frapper inégalement les deux oreilles.

Mais l'une des altérations les plus graves et les plus pénibles est sans contredit celle qui atteint les *fonctions génératrices*.

J'ai pu, dans l'industrie du caoutchouc soufflé, confirmer comme résultat définitif mes observations plus anciennement faites sur ce point.

A l'époque de collapsus, tous les ouvriers, à une seule exception près parmi les faits que j'ai recueillis, sont plus ou moins complétement frappés d'impuissance. C'est là l'un des caractères les plus formels de l'action du sulfure de carbone seul ou additionné de chlorure de soufre, et dans les ateliers il n'est mis en doute par personne. Il est d'une telle notoriété que dans une importante usine des environs de Paris, qui consomme plus de 1000 kilogrammes de sulfure de carbone par mois, aucun homme marié du voisinage, me disait-on, ne peut s'engager comme ouvrier. Si dans l'observation publiée par M. le docteur Heurtaux, rien de semblable n'a été constaté ⟩

on peut, tout en acceptant comme vrai le dire du malade, et sans invoquer même une immunité qui n'aurait rien de bien extraordinaire, on peut, dis-je, faire cette remarque que chez cet ouvrier, il s'est surtout manifesté des symptômes d'excitation, et que la période de collapsus n'a jamais été complétement prononcée; qu'ainsi, par exemple, l'affaiblissement des membres inférieurs n'a pas été porté très loin ; ce n'est donc pas là un fait de nature à infirmer en aucune façon le résultat d'observations nombreuses.

Chez les malades dont je résume ici l'histoire, tantôt l'anaphrodisie comme on l'a vu, a été précédée de stimulation, tantôt elle s'est développée de prime abord et sans que la première période fût nettement indiquée.

Tout s'éteint à la fois en général, et la possibilité des érections et le désir des rapprochements sexuels.

« J'étais très ardent, *très coureur*, me disait le jeune homme de l'observation IV, avant d'entrer à l'atelier, mais rapidement je me mis à fuir les occasions tant par absence de désir que par conscience de ma faiblesse. »

« Autrefois, me disait le jeune malade de l'observation IX, les femmes m'occupaient et je perdais mon ouvrage ; aujourd'hui je n'y pense plus, c'est bien plus commode. »

Lorsque les érections sont provoquées, elles sont souvent très courtes et ne peuvent amener qu'un coït incomplet suivi toutefois d'éjaculation dans quelques circonstances. Il est à noter qu'à la période d'amoindrissement des facultés génératrices, la sensation spéciale développée avec peine, paraît garder cependant chez quelques malades toute son intensité (obs. IV, XXII).

Je crois, sans pouvoir l'affirmer d'une manière absolue, quoique tous les renseignements recueillis, quoique presque toutes les observations semblent le démontrer, que, lors même que les fonctions de la génération persistent dans cette limite, le plus souvent la liqueur spermatique à la période de collap-

sus, a perdu ses propriétés fécondantes. Si l'on voit dans
l'observation XV une exception à cette règle, il ne faut pas
oublier qu'au milieu d'une cachexie très prononcée, les
facultés génitales avaient conservé une remarquable intensité.

Lorsque cette action dépressive s'exerce chez des adultes, on
peut avec le temps, et par un traitement convenable, en faire
disparaître le plus souvent, en totalité ou en partie, les conséquences, mais celles-ci sont beaucoup plus graves chez les
sujets exposés de très bonne heure à l'action du sulfure de carbone; chez eux, comme on le voit dans l'observation III, recueillie à l'hôpital Lariboisière, dans le service de M. Tardieu,
l'obstacle apporté au développement de la fonction arrête
le développement de l'organe. Chez D..., en effet, les testicules
avaient évidemment subi un arrêt de développement. Entré
à douze ans dans l'industrie du caoutchouc soufflé, il n'avait
jamais vu ses instincts génésiques se développer normalement.
C'est là un fait qui me semble d'autant plus important, que
dans l'observation X le même résultat s'est produit. Avec un
développement normal de la verge, les testicules sont extrêmement petits. Cette disproportion coïncide avec ce fait qu'à l'é-
poque de la puberté, le sujet de cette observation a été comme
le précédent, atteint de paraplégie sulfo-carbonique.

Chez la femme, les fonctions génératrices s'amoindrissent
dans la même proportion que chez l'homme (obs. XII,
XXIII). La sensibilité spéciale diminue et disparaît, le désir
des rapprochements sexuels s'éteint. Dans l'observation XII,
l'indifférence de la malade devint telle sur ce point, qu'elle
fut abandonnée pour cette cause par son mari.

Cependant des ouvrières déjà malades, auraient pu, m'a-t-on
dit, sans que je l'aie constaté, étant devenues enceintes, porter
jusqu'au terme de la grossesse le produit de la conception.
Mais c'est là un fait très exceptionnel. Tous les ouvriers, tous
les fabricants que j'ai interrogés, ont reconnu qu'il est très

rare que les femmes exposées à l'influence du sulfure de carbone aient des enfants. Lorsque la conception s'opère, presque toujours l'avortement se produit pendant les premiers mois. Y a-t-il là une simple stimulation congestive des organes de la génération, comme je l'ai signalé pour la première période, ou un véritable empoisonnement, comme on l'observe dans les intoxications alcoolique, saturnine et phosphorée ? C'est ce qu'il est difficile de dire. Notons en passant que les pertes si fréquentes chez les ouvrières en caoutchouc soufflé, et qu'elles rapportent elles-mêmes à leur profession, ne sont souvent, très probablement du moins, que des avortements produits à une époque très peu avancée de la grossesse et, par suite, méconnus (obs. III, V, XIX).

Celles, en petit nombre, que l'on m'a signalées comme ayant pu accoucher à terme, ont dû abandonner leur profession avant la fin de la gestation. Elles ont été en effet atteintes, sous la double influence de la grossesse et des vapeurs sulfo-carbonées, de vomissements violents qui ont cessé lorsqu'elles ont quitté l'atelier.

Une opinion généralement répandue et dont il faudrait des observations nombreuses pour démontrer l'exactitude, est celle-ci : que l'atrophie des seins est une conséquence assez ordinaire de l'inhalation prolongée du sulfure de carbone. J'ai observé quelques faits qui pourraient venir à l'appui de cette assertion. D'ailleurs, il n'y a là rien qui ne puisse rentrer dans les lois régulières de la physiologie pathologique.

L'état de dépression générale qui marque la deuxième période domine aussi la série des accidents qui caractérisent les *altérations de la motilité*. Une faiblesse musculaire plus ou moins générale, plus ou moins prononcée, portée quelquefois jusqu'à une paralysie complète, s'y rencontre constamment. Cette faiblesse se montre d'abord aux mains, passagèrement dans les premiers temps, plus tard d'une manière continue. Il me paraît difficile de ne pas expliquer cette localisation par l'action ´directe du mélange vulcanisant sur les parties avec lesquelles il est habituellement en contact.

Bientôt les membres inférieurs sont atteints à leur tour. Les troubles qui se sont dès lors manifestés du côté des centres nerveux, ne peuvent laisser de doute sur l'origine de ce symptôme. Toutefois, ainsi qu'on l'a vu, il est permis de se demander si la vapeur sulfo-carbonée ne concourt pas à le produire en partie par une action directe.

Une lassitude extrême en est le premier indice. La moindre marche fatigue les malades ; lorsqu'ils sont assis, ils ne se lèvent qu'avec effort en saisissant un appui ou en prenant, comme ils le disent, leur élan. Dans l'origine, ils attribuent à une simple roideur cet amoindrissement de la contractilité musculaire. Ils accusent une diminution de souplesse, d'élasticité, une sécheresse des articulations des genoux ; mais progressivement les accidents prennent un caractère plus décidé, les jambes fléchissent sous le poids du corps qui chancelle, la marche est lente et traînante, interrompue à chaque instant par le besoin de repos, quelquefois par des chutes. M. G..... (obs. XVI) pouvait se tenir debout pendant quelque temps dans l'immobilité, puis tout à coup il perdait l'équilibre et s'affaissait sur lui-même. F.... (obs. XV) ne pouvait marcher qu'à quatre pattes.

Cette série de symptômes a été portée plus loin chez les ouvriers en caoutchouc soufflé que dans mes premières observations, elle a atteint les proportions d'une paralysie formelle chez plusieurs ouvriers (obs. III, VII, XV, XVI).

D..... (obs. III) ne pouvait marcher que soutenu par deux personnes, il a présenté cette particularité que, couché dans son lit, il développait cependant une force musculaire assez puissante. Doit-on en conclure qu'il était atteint surtout d'une paralysie de la conscience musculaire, de ce que l'on a appelé le sens de Ch. Bell, et rapprocher de ce fait celui que je viens de signaler (obs. XVI) ?

La démarche a présenté quelquefois cette irrégularité que l'on remarque dans certaines formes de paraplégie : madame A..... (obs. XXIII) ne pouvait marcher que sur la pointe des pieds.

Un fait remarquable, mais qui n'est pas sans analogues dans d'autres intoxications, est un degré plus prononcé de paralysie sur des points limités du corps, un membre en particulier. Le membre abdominal gauche semble avoir été plus spécialement atteint par cet affaiblissement musculaire prédominant (obs. III, XXII).

Si, vers les membres inférieurs, la paralysie musculaire prend souvent des proportions plus frappantes, les membres thoraciques y participent cependant, comme on l'a vu, d'une manière fâcheuse. Les mains sont roides et ne peuvent être complétement ni étendues ni fermées. Elles ont perdu considérablement de leur force et quelquefois d'une manière inégale. Un corps lourd ne peut être soulevé pendant un temps un peu prolongé sans que la main le laisse échapper. Cet affaiblissement porte également sur les muscles de l'avant-bras et du bras. Je n'ai toutefois pas constaté chez les ouvriers en caoutchouc soufflé de paralysie bien prédominante des extenseurs.

Lorsque des efforts sont faits ;pour opérer une striction plus énergique, les muscles sont souvent le siége de palpitations fibrillaires.

Chez aucun ouvrier je n'ai rencontré un tremblement comparable au tremblement alcoolique ou au tremblement mercuriel, lorsqu'ils sont portés à un haut degré, du moins à l'état constant. Mais quelques-uns d'entre eux en ont été affectés d'une manière passagère, surtout après le travail, et presque tous lorsqu'ils se mettent en colère ou lorsqu'ils éprouvent quelque émotion, en sont atteints pendant un temps plus ou moins long et avec une intensité bien évidemment maladive (obs. IV, XXII, etc.).

Comme trouble exceptionnel de la motilité, F..... (obs. XV) a présenté une roideur de la langue, une irrégularité dans ses mouvements, qui déterminaient une sorte de bégayement.

Digestion. — « A six nous ne mangions pas pour deux, » me disaient les malades des observations VI, VIII, XXII, XXIII, frappés ensemble et sous l'influence des mêmes conditions.

Qu'il y ait eu ou non une exagération de l'appétit dans la première période de l'intoxication, l'anorexie est en effet un des caractères les plus constants de la deuxième.

Cette anorexie présente d'ailleurs des irrégularités assez singulières. C'est quelquefois le matin à jeun qu'elle s'est montrée plus marquée (obs. XIV). Toutefois c'est ordinairement après le travail qu'elle se prononce plus fortement, et, en partie du moins, sous l'influence du dégoût produit par l'odeur du sulfure de carbone, qui poursuit les ouvriers. L'inappétence (obs. VI, XXIII) peut être portée assez loin pour que l'alimentation devienne insuffisante, et une maigreur extrême peut en résulter.

Une salivation plus ou moins marquée, mais qui ne résulte pas de l'odeur désagréable du sulfure, puisqu'elle se produit sans que l'odorat en soit impressionné (obs. XXIII), un crachotement passager chez quelques ouvriers, constant chez d'autres, accompagnent l'anorexie. Quant aux renvois, aux nausées, aux vomissements, aux coliques, aux alternatives de constipation et de diarrhée, je n'ai rien rencontré chez les ouvriers en caoutchouc soufflé que je n'aie précédemment indiqué.

Respiration. — Il en est de même des troubles de la respiration : une oppression assez vive, un essoufflement habituel sont des faits assez ordinaires, sans que pour cela l'auscultation offre à signaler des caractères bien précis.

Un certain degré d'emphysème caractérisé par la prolongation du bruit expirateur constitue cependant un fait assez fréquent.

Circulation. — Le cœur a paru sain chez tous les ouvriers que j'ai examinés à ce point de vue. Le léger bruit de souffle doux au premier temps, constaté chez plusieurs d'entre eux, doit être évidemment rapporté à l'état du sang.

L'observation XIV offre un exemple de mort subite par rupture dans le péricarde d'un anévrysme de l'aorte. Mais rien n'autorise à attribuer à l'influence de la profession la formation des quatre petits anévrysmes dont l'autopsie a montré l'existence.

Dans la plupart des observations prises sur des individus depuis longtemps employés dans les fabriques de caoutchouc soufflé, j'ai trouvé, à la seconde période de l'intoxication, des bruits de souffle plus ou moins intenses dans les vaisseaux du cou. Ils résultent évidemment de la déglobulisation du sang, suite naturelle du trouble de toutes les fonctions et des fonctions digestives en particulier.

La fréquence du *pouls* n'a été notée que dans des circonstances exceptionnelles et transitoires. La tendance à l'abaissement du nombre des pulsations, est plutôt le fait de cette époque de la maladie.

En résumé, les caractères de la seconde période de l'intoxication spéciale des ouvriers qui soufflent le caoutchouc, sont les suivants :

Affaissement des fonctions intellectuelles, tristesse, découragement, indifférence, affaiblissement de la mémoire, difficulté de trouver les mots, persistance de la céphalalgie gravative, anesthésie, analgésie, troubles de la vue, amaurose, surdité, impuissance, frigidité, atrophie ou arrêt de développement des glandes séminales, stérilité, avortement, faiblesse musculaire générale, roideur, paraplégie, anorexie profonde, bruits de souffle vasculaires, dépérissement, cachexie.

Cette cachexie qui peut, dans les cas graves, offrir la per-

sistance de tous les accidents de la période de collapsus portés au plus haut degré, est surtout caractérisée dans les cas
les plus simples par une anémie qui peut aller jusqu'à l'extrême, la perte de la mémoire, l'affaiblissement du système
musculaire, surtout sous la forme paraplégique, et l'impuissance.

Marche de l'intoxication. — Ainsi qu'on l'a vu, la succession,
la marche des accidents n'ont pas été les mêmes dans l'industrie
dont l'étude hygiénique forme l'objet de ce travail, que dans
mes anciennes observations. La cause probable de cette différence a été signalée, mais il me semble utile d'y revenir d'une
manière plus détaillée et en présentant quelques faits à l'appui
des assertions que j'ai émises. En général, l'empoisonnement
chez les ouvriers en caoutchouc soufflé a été plus lent; les
quantités de vapeur de sulfure de carbone rapidement inhalé,
ont été moins considérables dans la plupart des cas, et c'est ce
qui m'a permis de constater la présence de symptômes qui
manquent lorsque, violemment atteints, les malades tombent
tout de suite dans la période de collapsus. Il n'y a dans ce fait
rien qui ne rentre dans les conditions les plus ordinaires de
l'observation. L'ivresse alcoolique aiguë peut, à la suite d'une
ingestion considérable et rapide de spiritueux, franchir la période d'excitation et se prononcer immédiatement par des
phénomènes de dépression qui peuvent devenir mortels. L'a-
nesthésie chirurgicale peut amener, dans des circonstances
dont la détermination n'est pas encore complète, une sidéra-
tion immédiate, sans traverser les phases normales de son
développement habituel.

Le sulfure de carbone a présenté dans son action les mêmes
variétés. Comme les alcooliques, il peut déterminer une ivresse
aiguë; plusieurs observations ci-jointes le démontrent. Comme
eux, il peut pousser jusqu'à la menace d'une terminaison funeste immédiate, l'intensité de la dépression. En voici entre
plusieurs un exemple qui m'a été raconté par les ouvriers

d'une fabrique dans laquelle le sulfure de carbone est employé en masses considérables.

Il y a quelques mois, le nommé L....., soumis à d'abondantes vapeurs, tomba sans connaissance. Il était froid et dans l'état le plus alarmant. On l'a enveloppé de couvertures chaudes, et il a passé plusieurs heures couché au-dessus d'une chaudière. Il s'est peu à peu raminé, et l'on a pu le transporter chez lui.

Un fait semblable, dont je n'ai pu obtenir les détails et qui a failli avoir les plus tristes conséquences, s'est produit dans une fabrique des environs de Paris.

Enfin D..... (obs. III), se sentant étourdi, a pu sortir de l'atelier précipitamment et éviter une syncope. Madame B....., sa parente, qui n'a pas été portée à l'air aussitôt, a perdu connaissance et est restée assez longtemps dans cet état.

Ainsi, comme les alcooliques et les anesthésiques, le sulfure de carbone peut, sans transition, déterminer un collapsus profond ; comme eux, il n'amène ce résultat, lorsque son action se développe progressivement, qu'après avoir plus ou moins violemment stimulé l'organisme.

Il s'en distingue encore en ce que, plus fréquemment dans l'intoxication qu'il détermine, la deuxième période tend à absorber la première. Il en diffère en outre par une irrégularité beaucoup plus grande dans le mélange des accidents d'excitation et de collapsus.

Ainsi, dans l'ivresse alcoolique commençante et légère, la stimulation des fonctions intellectuelles coïncide avec le besoin de mouvement, avec l'exagération de toutes les actions organiques ; plus tard, avec le collapsus de l'intelligence et de la volonté, surviennent la faiblesse, l'irrégularité et l'impuissance du système musculaire, et, en dernier lieu, l'abolition de toutes les fonctions de relation. Il ne reste donc, comme période confuse, que le moment transitoire où les facultés intellectuelles étant encore surexcitées, quoique irrégulières, la musculation est déjà tombée dans un collapsus incomplet.

Si, dans l'action des anesthésiques, des exceptions plus prononcées se manifestent, il est cependant vrai de dire que les périodes gardent encore dans leur marche une assez grande régularité.

Dans l'intoxication observée chez les ouvriers en caoutchouc, le désordre des symptômes est bien plus grand. Au milieu d'une dépression générale, une fonction peut se maintenir dans l'excitation. Ainsi dans l'observation XV, avec un degré marqué de cachexie, avec l'affaiblissement de la vue et de l'ouïe, avec une faiblesse prononcée des membres inférieurs, coïncide, par une bizarre anomalie, la surexcitation des fonctions génératrices qui, le plus généralement au contraire, subissent de bonne heure l'influence dépressive des inhalations sulfo-carbonées.

D'un autre côté, elles sont déjà tombées dans le collapsus, chez certains ouvriers, lorsque l'intelligence est à peine modifiée, ou lorsque, du côté des actions cérébrales, l'excitation persiste encore.

Parmi les fonctions intellectuelles, il en est une, la mémoire, qui souvent est profondément amoindrie, lorsque le malade conserve encore une grande activité d'esprit et même une activité exagérée. Ainsi la loquacité peut être très prononcée et coïncider avec une extrême difficulté pour trouver les mots et pour exprimer les idées.

Très fréquemment, la dépression des forces musculaires générales, la faiblesse des membres inférieurs s'est produite lorsque les facultés intellectuelles étaient encore excitées.

Il serait difficile, on le voit, chez beaucoup d'ouvriers, de constater des périodes généralisées bien nettes et tranchées d'une manière absolue. Cependant, dans quelques faits, cette constatation est possible. Les observations I, II, XIX, XXII, XXIV, entre autres, en sont des exemples frappants; mais dans beaucoup d'autres on est surtout frappé de l'indépendance, si l'ont peut ainsi parler, avec laquelle chaque fonction subit l'action du sulfure de carbone.

Si l'on voit les mêmes appareils si différemment impressionnés chez des individus divers, on en voit aussi quelques autres présenter des immunités spéciales. L'observation XIV semble être un exemple de résistance absolue des fonctions génératrices, qui ne paraissent avoir été modifiées ni en plus ni en moins.

Cette immunité peut s'étendre à tout l'organisme et constituer une résistance générale à l'action toxique ; elle peut encore ne se montrer que par l'obstacle qu'elle apporte à la complète évolution d'une intoxication qui s'arrête à la période de stimulation.

Ainsi, en prenant un exemple dans une autre industrie, celle de la gutta-percha, où le sulfure de carbone est employé comme dissolvant, je puis présenter un fait dans lequel les accidents ne l'ont jamais bien formellement dépassée, et dans lequel, en outre, ce n'est qu'après un temps très long qu'il s'est produit quelques symptômes de collapsus.

Obs. II. — *Intoxication par le sulfure de carbone. Période d'excitation très nette et très persistante ; période de transition bien caractérisée sans collapsus confirmé.*

L....., âgé de vingt-quatre ans, autrefois ouvrier en gutta-percha, maintenant cordonnier, est entré, le 28 février 1862, au n° 25 de la salle Saint-Ferdinand.

Ce jeune homme a joui d'une excellente santé jusqu'à l'hiver de 1859-1860 ; il est entré, à cette époque, dans une fabrique d'objets de gutta-percha ; il y était employé à dissoudre cette substance dans le sulfure de carbone et à mouler des semelles de chaussures avec la pâte ainsi obtenue.

Dès le premier jour, et après une heure de travail, il fut atteint de céphalalgie frontale intense. Rien cependant ne semblait favoriser une action aussi prompte. Sa sobriété était complète ; il ne faisait d'excès d'aucun genre ; l'atelier où il travaillait est grand ; on ne le chauffait point, et il semblait suffisamment aéré.

Cette céphalalgie persista quelque temps ; puis il se développa dans les membres, et spécialement dans l'épaisseur des masses musculaires, des douleurs habituelles d'une assez grande acuité.

A ces douleurs se joignaient des crampes des membres inférieurs et des pieds en particulier.

Chez cet ouvrier, naturellement calme et un peu triste, il ne paraît pas s'être produit d'excitation intellectuelle prononcée. On lui a dit qu'un de ceux qui avaient avant lui accompli le même travail était devenu fou. Il n'a jamais, dit-il, commis de violences.

Sa vue a été fréquemment troublée, mais d'une manière passagère; il voyait alors les objets comme au travers d'un brouillard. Ce symptôme disparaissait assez promptement lorsqu'il s'éloignait quelque temps de l'atelier.

L'ouïe, le goût, l'odorat, n'ont jamais été influencés. Les facultés génitales ont été surexcitées de bonne heure et d'une manière persistante.

Il en a été de même des fonctions digestives; l'appétit était tellement exagéré, que le malade aurait, dit-il, mangé toute la journée. A cette époque, il ne s'y joignait aucun trouble des digestions, et ce n'est que plus tard qu'il a été atteint de coliques vives et de diarrhée qui ont duré trois mois.

Les gaz intestinaux étaient abondants et fétides.

Jamais il n'a eu, à proprement parler, de salivation, quoiqu'il éprouvât un besoin de cracher continuel.

Son haleine avait, à un degré prononcé, l'odeur du sulfure de carbone. Il fut bientôt atteint d'un essoufflement habituel, surtout après le travail, et, depuis cette époque, sa respiration est restée beaucoup plus courte.

A l'auscultation, on constate, avec une sonorité de la poitrine qui ne semble pas exagérée, une prolongation très nette du bruit expirateur.

Il n'a jamais eu d'accidents fébriles.

Après un temps qu'il ne peut préciser, il perdit en partie la mémoire; il oubliait les ordres qu'on lui avait donnés, il égarait ses outils. Il est douteux que la mémoire des mots ait jamais été altérée.

Vers la même époque, il sentit que ses jambes devenaient roides et se fatiguaient facilement; jamais il n'a éprouvé de tremblement, jamais il n'a eu de faiblesse, de roideur ou d'insensibilité des mains, qu'il ne mouillait jamais de sulfure de carbone.

Là se termine la première époque de cette observation, dans laquelle la période d'excitation, bien nette et bien tranchée, n'est mêlée qu'à la fin d'accidents encore incertains intermédiaires qui semblent indiquer le passage à la période de collapsus.

En novembre 1860, L..... vint à Paris après avoir interrompu pendant quatre mois son travail et avoir recouvré en partie sa santé. Il y fut employé dans une succursale de la fabrique où il avait travaillé, et il y remplit les mêmes fonctions.

L'exagération de l'appétit, l'excitation génitale, avaient disparu ; mais elles reparurent rapidement sous l'action des mêmes causes.

En décembre 1860, il avait placé sur un feu de charbon une bouteille remplie de sulfure de carbone et de gutta-percha. Le fond de la bouteille se sépara et le mélange coula sur le fourneau.

L..... fut enveloppé de flammes, brûlé à la face et aux mains, et une partie du mélange pénétra même, pendant qu'il criait, dans l'arrière-gorge, où il fut fortement brûlé. Suffoqué par la vapeur, il tomba sur le sol et put cependant se relever assez promptement.

On se contenta de lui faire boire du lait, de guérir ses brûlures, et il reprit son travail.

Depuis cette époque, il a conservé une irritation habituelle de l'arrière-gorge, dont la muqueuse est un peu inégale et rouge, sans qu'il soit possible d'y constater des cicatrices évidentes.

Mais, comme cela arrive chez beaucoup d'ouvriers, cet accident développa rapidement la série des symptômes de l'intoxication.

Son appétit devint excessif ; en dehors des aliments que lui donnait son patron, il mettait dans sa malle du pain qu'il mangeait le soir ; il en aurait, dit-il, mangé ainsi trois ou quatre livres chaque jour.

Son sommeil était lourd et profond ; on ne l'en tirait qu'avec difficulté, même, dit-il, à onze heures du matin.

Ses bras étaient devenus faibles, roides et malhabiles ; ses jambes étaient affaiblies ; il marchait avec peine et se fatiguait rapidement ; il éprouvait toutefois en même temps dans les cuisses et dans les pieds des crampes très douloureuses.

Sa mémoire s'amoindrissait progressivement ; il oubliait en route la commission dont on l'avait chargé ; il quitta même son patron à la suite d'une difficulté survenue parce que, ayant oublié ce qu'il lui avait recommandé de faire, il avait passé cinq heures et demie à une course qui demandait une heure et demie à peine.

L'intensité et la rapidité de la marche de la maladie s'expliquent par ce fait qu'il couchait dans une très petite chambre qui lui servait d'atelier le jour, et où le soir on faisait son lit par terre.

L..... était tombé dans une profonde tristesse ; sa vue s'altéra de nouveau, mais toujours d'une manière passagère.

La surexcitation génitale persistait. Elle n'a disparu, pour faire place progressivement à une frigidité marquée, que plusieurs mois après que L..... eut quitté l'atelier.

C'est au mois de mai 1861 qu'il reprit la profession de cordonnier.

A l'époque où je l'examine, il ne lui reste qu'un mal de gorge habituel et la persistance de la dépression des fonctions génitales. Il y a quatre mois qu'il n'a eu de rapports sexuels, tandis qu'il répétait l'acte vénérien plusieurs fois par jour pendant qu'il travaillait au sulfure de carbone.

Il entre à l'hôpital pour y être traité d'un ictère simple qui semble être le résultat des troubles gastriques déterminés par l'alimentation mauvaise à laquelle sa situation misérable l'a réduit.

Cet ictère ne présente d'ailleurs rien de particulier dans sa marche, et L..... sort guéri le 16 mars, pour aller achever à Vincennes sa convalescence.

Il est difficile de rencontrer une observation dans laquelle la période d'excitation ait persisté d'une manière aussi frappante. Quelques phénomènes de dépression ne se sont produits qu'après un temps très long, malgré la persistance des causes. L... est une preuve bien évidente de l'aptitude personnelle qui domine dans une certaine mesure la durée proportionnelle, l'ordre d'apparition et l'absence de telle ou telle série d'accidents dans les intoxications en général, mais plus particulièrement dans celle qui nous occupe ici. Il est encore un exemple de ce mélange de symptômes d'excitation et de collapsus qui caractérise le passage de la première période, si bien définie chez lui, à la seconde période, qui n'a jamais pris tout son développement.

Ces prédispositions personnelles sont rendues bien évidentes encore par les altérations de la vue, si prononcées chez quelques ouvriers (obs. IV, VI, XIV, XV), tandis qu'elles sont presque nulles, ou beaucoup moins marquées chez d'autres.

Elles se montrent aussi dans ces paraplégies prédominantes chez les malades des observations III, VII, XVI.

Mais, en tenant compte de ce fait que certains individus sont réfractaires à l'action de circonstances extérieures qui varieront pour chacun d'eux, et que, parmi eux encore et sous l'influence de causes semblables, certains appareils subiront avec une facilité différente les influences qui s'exerceront sur eux, on n'en peut pas moins établir, comme je l'avais annoncé en commençant, que, pour le sulfure de carbone, et plus particulièrement dans les conditions que réunit l'industrie du caoutchouc soufflé, les faits se présentent, en résumé, de la manière suivante : Première période plus ou moins longue d'excitation; deuxième période indéfiniment prolongée de collapsus ; enfin, période intermédiaire ou de transition, dans laquelle se mélangent d'une manière plus ou moins irrégulière les accidents de l'excitation et ceux du collapsus.

La durée de ces périodes a été très variable.

La période d'excitation générale est ordinairement assez courte; elle varie de quelques jours à quelques mois (obs. XIV, XXIII). Elle peut n'être constituée que par un accès d'ivresse de quelques heures, et disparaître sans laisser de traces, si le malade cesse d'être soumis aux inhalations sulfo-carbonées.

Lorsque, au contraire, la persistance de la cause détermine celle de la maladie, et que la période de dépression se produit, la durée peut être très longue. Je connais des ouvriers qui sont malades depuis 1855, époque de l'origine de leur industrie. Plus de la moitié de mes observations sont, d'ailleurs, des exemples d'accidents déjà anciens. Améliorés quelque temps, lorsque l'intensité du mal oblige l'ouvrier qui les présente à se reposer, ils se renouvellent rapidement lorsqu'il reprend son travail.

La rapidité du début, comme la nature et l'intensité des premiers symptômes, a été en rapport direct avec l'intensité des causes. Il est bien rare que, dès le premier jour, il n'y ait pas eu quelques indices de l'action du sulfure, mais ils peuvent se borner à une céphalalgie peu intense, à un peu d'anorexie, à quelques coliques, tandis qu'on les voit ailleurs se caractériser par une céphalalgie atroce, des vertiges, l'excitation des facultés intellectuelles, et tous les troubles de l'ivresse. En général, c'est après quelques jours ou quelques semaines que l'intoxication s'est formellement prononcée.

Dans l'observation IV, on voit au bout de quinze jours des phénomènes graves se produire ; ils ne se déclarent qu'au bout

de six semaines, dans l'observation VII ; après plus d'une
année dans l'observation VIII ; mais, chez ces trois malades,
des symptômes plus légers s'étaient développés dès l'origine
même du travail.

Quant à l'ordre de développement des accidents, disons
rapidement que, dans les cas nuancés, après les premiers
accidents, céphalalgie, troubles gastro-intestinaux, frissons,
tremblement, on voit, en général, survenir l'excitation intellectuelle, pouvant aller jusqu'à la folie ; celle des organes
génitaux, quand elle existe ; puis rapidement les troubles
de la mémoire, l'impuissance, la paralysie du mouvement, et
enfin le dépérissement cachectique.

TERMINAISON. — PRONOSTIC.

Chez les ouvriers en caoutchouc soufflé, je n'ai pas observé
la mort comme une terminaison qui pût être attribuée à l'empoisonnement spécial. On ne peut, en effet, établir, ai-je dit,
un rapport direct entre celle du malade qui fait le sujet de
l'observation XIV, et sa profession. Dans des circonstances
différentes, l'intoxication sulfo-carbonée paraît avoir été poussée jusqu'à une terminaison fatale, mais il est difficile d'arriver à la preuve de ce fait, en présence des intérêts engagés à
le cacher. La guérison, au contraire, se produit assez fréquemment d'une manière plus ou moins complète, chez des
individus même assez gravement atteints (obs. XVI), lorsqu'ils
s'éloignent des ateliers où ils sont devenus malades ; mais il
est loin d'en être toujours ainsi, et l'amélioration, chez
quelques-uns, est toujours imparfaite. La volonté, l'intelligence, la mémoire, la vue, les fonctions génératrices, les
forces musculaires, restent alors plus ou moins lésées. Celui
qui a travaillé au sulfure n'est plus un homme, me disait
avec énergie P... (obs. IV). Il peut encore, au jour le jour,
gagner quelque argent dans une industrie fructueuse, jamais
il n'arrivera à se créer une position indépendante. Le secret

du succès d'une famille qu'il me citait, c'est, ajoutait-il, que
le chef de cette famille, qui en dirige les intérêts, n'est jamais
entré dans l'atelier au sulfure. Tous les ouvriers originaire-
ment doués de quelque intelligence, se sont plaints amèrement à moi de l'influence dépressive profonde qu'exerce sur
la volonté, sur l'énergie morale, l'intoxication sulfo-carbonée
prolongée, influence qui persiste même après la disparition
des autres phénomènes. Ils éprouvaient un sentiment profond d'indifférence pour le présent et pour l'avenir, et ils
avaient la conscience douloureuse des conséquences de cet
état. Ils se plaignaient très vivement aussi de la persistance
partielle des troubles de la mémoire. Ils comprenaient que de
cette situation intellectuelle résultait pour eux l'impuissance
de concevoir, de coordonner, de suivre des affaires industrielles qui pussent les tirer de la position précaire à laquelle
ils étaient réduits. On se rendra compte de ce triste retour sur
soi-même, si l'on considère qu'un certain nombre de ces
hommes, déclassés par des causes diverses, avaient été, dans
l'origine, destinés à un tout autre avenir. Chez plusieurs
d'entre eux, la vue était restée altérée, et les facultés génitales amoindries, aussi bien que l'énergie musculaire (obs. IV,
VII, XIX, etc.). Ainsi, même dans les cas en apparence les
plus favorables, lorsqu'on y regarde de près, la terminaison
ne peut pas, le plus ordinairement du moins, être considérée
comme absolument satisfaisante, et les malades conservent
des traces sérieuses des accidents qu'ils ont subis. Il n'y a rien
là, d'ailleurs, dont on doive s'étonner, et pour prendre un
terme de comparaison, un accès de *delirium tremens*, des
excès alcooliques habituels, laissent souvent après eux des
troubles fort analogues. Quelques ouvriers, en outre, même
après avoir abandonné l'atelier (obs. XVIII et XXI), sont
frappés par des rechutes ou des accidents consécutifs qui peuvent acquérir une grande gravité.

Mais, de plus, entre la mort et la guérison complète ou incomplète, viennent se ranger des formes diverses de terminaison. L'observation XIV est un cas bien tranché de terminaison par l'aliénation mentale confirmée. En ce moment, un ouvrier atteint d'excitation maniaque est traité à Bicêtre. L'observation XV nous montre la terminaison par une cachexie entretenue, il est vrai, par le retour à l'atelier. Chez plusieurs ouvriers, et dans les mêmes conditions, il s'établit une espèce de chronicité de la maladie, pendant laquelle se perpétuent, avec une intensité variable, les accidents de la période d'état.

Le pronostic doit donc être considéré comme des plus fâcheux. Sans doute, chez les ouvriers en caoutchouc soufflé, on ne voit point, en général, se développer des symptômes terribles comparables à ceux qui, dans l'intoxication saturnine, par exemple, frappent de mort dans un temps très court ceux qui sont soumis aux influences toxiques ; mais si l'on considère que l'intoxication sulfo-carbonique, dans la forme spéciale où je l'étudie, peut amener des troubles immédiats de la nature la plus triste ; que dans la période d'excitation, elle peut porter les malades aux actes les plus graves, et développer même l'aliénation mentale ; que dans la période de collapsus, elle détermine un trouble profond des facultés intellectuelles, des altérations des sens, l'anaphrodisie, et chez les jeunes sujets, l'arrêt du développement des glandes séminales ; si l'on réfléchit que la faiblesse musculaire, la paraplégie, des paralysies variées graves, quoique souvent curables, enfin une cachexie profonde, peuvent en résulter ; que plusieurs des accidents les plus tristes peuvent persister, même après l'éloignement des causes, on ne pourra pas considérer comme indifférent le sort des ouvriers qui la subissent.

Incapables de prendre une autre profession en raison de l'amoindrissement de l'intelligence et de la volonté, caractère si singulier de leur maladie, frappés de découragement, poursuivis par le dégoût d'eux-mêmes, ils sont encore privés de l'exercice des facultés auxquelles l'homme a toujours attaché le plus grand prix. Plongés par suite dans un douloureux isolement, et privés de ces soins et de cette affection du foyer qui sont souvent la seule consolation, le seul dédommagement des hommes qui appartiennent aux classes industrielles, ils doivent, au point de vue social, comme au point de vue médical, être l'objet des appréciations les plus douloureuses.

Auprès du pronostic général, vient se placer le pronostic individuel et particulier à chaque cas.

Il sera d'autant plus fâcheux que la maladie aura duré plus longtemps, que les rechutes auront été plus fréquentes, que la santé générale sera plus compromise; que la maigreur, la faiblesse, seront plus prononcées; que des complications (obs. XVIII), résultat indirect, mais réel, de l'intoxication, seront venues s'y joindre.

Il sera plus grave aux deux extrémités de la vie que dans la période moyenne. Chez les vieillards, les troubles cérébraux; chez les jeunes gens, ceux des fonctions génitales, les altérations des organes de la génération, la paraplégie, qui semble beaucoup plus fréquente et plus prononcée à cet âge (obs. III, XVI), constitueront des menaces dont il faudra tenir compte.

Quant aux symptômes dont la guérison se produira le plus difficilement, et qui devront être considérés comme du plus défavorable augure, on pourra classer parmi eux la perte de la mémoire, les troubles de l'intelligence, l'affaiblissement de la vue et de l'ouïe, l'anaphrodisie et les paralysies diverses.

ÉTIOLOGIE.

La cause des accidents qui se développent chez les ouvriers en caoutchouc soufflé ne peut être douteuse. C'est à l'influence des vapeurs dégagées par les agents chimiques dont ils se servent, c'est à l'action directe de ces agents sur les organes, qu'il faut évidemment les attribuer; mais cette proposition, énoncée d'une manière générale, ne peut satisfaire l'esprit, et d'intéressantes questions restent encore à élucider.

Dans le mélange vulcanisant employé, le sulfure de carbone est-il le seul corps toxique? Le chlorure de soufre entre-t-il pour une part dans le développement de l'intoxication? La réunion de ces deux agents constitue-t-elle un fait spécial, et produit-elle des conditions différentes de leur action isolée?

La réponse à ces questions n'est pas aussi facile qu'on l'eût pu croire au premier abord. Sans doute, dans un premier travail, et même dans ces nouvelles recherches (obs. II), j'avais pu rencontrer des faits absolument ou presque absolument identiques avec ceux que développe l'industrie qui m'occupe en ce moment, chez des ouvriers exclusivement soumis aux vapeurs du sulfure de carbone; mais quelques nuances distinguaient les symptômes observés en dernier lieu. Ces nuances tenaient-elles à une double action, provenant de l'introduction d'un agent nouveau, ou résultaient-elles simplement des conditions différentes dans lesquelles s'exerçait l'influence du sulfure?

J'étais, je dois le dire, porté à accepter cette dernière explication, en ajoutant aux motifs ci-dessus indiqués la considération de la volatilité bien moins grande du chlorure de soufre, dont le point d'ébullition est à $+138$, tandis que le sulfure de carbone bout à $+45$; mais il était d'autant plus important d'examiner sans parti pris ces différents points de vue, que l'opinion des ouvriers diffère complétement de celle vers laquelle j'étais naturellement porté. Tous, sans exception, sans innocenter le sulfure de carbone, attribuent la plus grande partie de leurs souffrances à l'action du chlorure de soufre, quelque faible que soit sa quantité relative dans le mélange vulcanisant. Est-ce en raison de son odeur beaucoup plus intense, essentiellement suffocante, qu'ils le regardent comme plus toxique? Il est difficile de le dire, mais cette opinion est générale, et quelques ouvriers expriment avec énergie leur horreur pour les fumées qu'il développe.

Pour arriver à élucider ces questions, je résolus de soumettre des animaux à des expériences comparatives.

Dans des recherches précédentes, j'avais établi que les lapins subissent comme l'homme l'influence sulfo-carbonique, qui produit chez eux des phénomènes analogues; je les employai donc pour ces recherches nouvelles.

Je fis construire une boîte jointe avec soin, d'une hauteur de 1^m,40 sur 1^m,05 de largeur et 1 mètre d'épaisseur, représentant par conséquent un cube d'air de 1 mètre et demi environ. Cette caisse est partagée en deux étages par un plancher mobile à claire-voie, qui permet de placer à des hauteurs variées les animaux en expérience, et de les soumettre, suivant la densité des vapeurs, à des conditions diverses. Plusieurs fenêtres vitrées facilitent l'observation. Les vapeurs pénètrent dans l'intérieur par le col de petits matras tubulés, dans lesquels on verse extérieurement les liquides toxiques, ou elles résultent de l'évaporation des liquides placés sur des soucoupes, hors de la portée de l'animal. On facilite plus ou moins complétement et à volonté le renouvellement de l'air intérieur, en laissant ouvertes, ou en fermant avec des bouchons seize ouvertures de 3 centimètres de diamètre, placées à toutes les hauteurs de l'appareil.

D'ailleurs, les jointures des fenêtres et des portes placent l'intérieur de la boîte dans les conditions d'un appartement fermé, en permettant, dans une certaine mesure, la communication avec l'air ambiant. Cette communication est assez facile pour que l'odeur des liquides employés se répande abondamment au dehors de la boîte.

Première expérience. — Dans cette chambre ainsi disposée, je plaçai un lapin domestique à l'étage inférieur, pour qu'il subît plus puissamment l'influence du protochlorure de soufre, dont la vapeur a une densité de 4,67, l'air pesant 1.

Cet animal, adulte, bien portant, subit pendant six jours l'évaporation de plus de 30 grammes, par vingt-quatre heures, de chlorure de soufre, versés matin et soir, par moitié, dans une assiette placée à la partie supérieure de l'appareil. L'é-vaporation était assez abondante pour que l'odeur fût fatigante d'une manière continue à cinquante pas de la boîte.

Dans les deux derniers jours, pour rendre les vapeurs plus denses encore, je bouchai toutes les ouvertures inférieures de l'appareil, ne laissant que les supérieures libres. Dans ces conditions, l'animal ne discontinua pas de manger, et lorsque je cessai l'expérience, il ne présentait aucune trace de paralysie ; il courait aussi bien qu'avant d'y être soumis, et il ne paraissait avoir éprouvé aucun mal par suite de l'énorme quantité de vapeurs qu'il avait inhalée dans un espace confiné.

Deuxième expérience. — Après l'avoir laissé reposer vingt-quatre heures en tenant la boîte complétement ouverte, je le soumis à la contre-épreuve. L'appareil fut refermé, et matin et soir 15 grammes environ de sulfure de carbone furent versés dans une assiette placée sur le plancher à claire-voie, l'animal restant sur le plancher inférieur.

Il ne parut pas s'apercevoir, pendant les deux premiers jours, de l'influence toxique, au moins d'une manière grave ; mais le soir du troisième, il était étendu sur le ventre, incapable de se soutenir sur ses quatre pattes, qui étaient dans la résolution. Aucune quantité nouvelle de sulfure n'ayant été introduite dans l'appareil, il se releva le lendemain, et put se soutenir, quoique avec beaucoup de peine.

20 grammes environ de sulfure furent versés le matin et le soir du quatrième jour dans l'assiette ; le cinquième jour au soir, les quatre membres étaient dans la résolution la plus complète. L'impossibilité du mouvement persistait le sixième jour ; 8 grammes de sulfure de carbone furent introduits dans la boîte. L'animal mourut à dix heures du matin.

Il est à remarquer qu'en raison de la volatilité beaucoup plus grande du sulfure de carbone, sa dispersion par les ouvertures de la boîte était beaucoup plus rapide que celle du chlorure de soufre, et lorsqu'au bout de douze heures je venais en verser une quantité nouvelle, l'intérieur de l'appareil en avait presque perdu l'odeur, tandis que dans la première expérience, celle du chlorure de soufre persistait avec intensité. Par suite, l'action du sulfure était beaucoup moins constante sur l'animal mis en expérience. De plus, enfin, la quantité était bien moindre, proportionnellement, qu'elle ne l'est dans les ateliers où elle est à celle du chlorure de soufre comme 99 est à 1.

Cependant les effets produits par les vapeurs dans ces conditions d'infériorité relative ont été terribles, tandis que ceux du chlorure ont été, en apparence, tout à fait nuls.

Si l'on rapproche les résultats de ces deux expériences de mes premières observations, faites sur des individus qui, aussi bien que le malade de l'observation II, n'employaient pas de chlorure, mais du sulfure seulement, et qui étaient atteints d'accidents tout à fait analogues à ceux que subissent les ouvriers en caoutchouc soufflé, on sera fondé à admettre que les phénomènes graves d'intoxication qu'ils présentent sont dus à peu près exclusivement à l'action du sulfure de carbone.

Est-ce à dire que je veuille refuser au chlorure de soufre toute action fâcheuse sur la santé? Non, sans doute; et je suis assez disposé à admettre que, même à faible dose, il exerce par son odeur une influence réelle dans la production de la céphalalgie, et par sa vapeur suffocante, spécialement composée de chlore et d'acide chlorhydrique, une certaine action sur les bronches et sur la production de l'oppression habituelle dont se plaignent beaucoup d'ouvriers.

Quand on réfléchit de plus que l'acide chlorhydrique administré à l'intérieur exerce sur les digestions une influence parfois très avantageuse; qu'il stimule assez vivement l'ap-

pétit, on n'est pas éloigné de chercher, dans les quantités de
vapeur qui, dissoutes par la salive, sont transportées dans
l'estomac, une des causes possibles de l'exagération de l'appétit, qui forme l'un des symptômes plus spécialement observés dans l'industrie du caoutchouc soufflé. Mais il ne faut
pas oublier que, dans la production de tous ces faits, son
action n'est tout au plus que secondaire et adjuvante ; qu'ils
se sont montrés dans des conditions où le chlorure n'interve-
nait en aucune façon, et que, par exemple, ils se rencontrent
tous dans l'observation II, dans laquelle on ne peut invoquer
que l'action isolée du sulfure.

Là ne devait point se borner, toutefois, la recherche expérimentale des propriétés toxiques spéciales du chlorure de
soufre, il fallait savoir encore si, uni au sulfure dans le mélange vulcanisant, il n'en prenait point de nouvelles, et soumettre un animal aux vapeurs combinées.

De la réunion des deux corps, en effet, pouvait naître un
composé spécial, doué d'une action propre; ou bien le sulfure,
plus volatil, pouvait entraîner des vapeurs plus abondantes
de chlorure que celles qu'il dégage de lui-même. Ce dernier,
enfin, qui se décompose en plus grande partie au contact de
la vapeur d'eau contenue dans l'air, rendu plus fixe par sa
dissolution dans le sulfure, pouvait dès lors exercer plus nettement son action propre, au lieu de celle de ses constituants
ou de ses dérivés.

Troisième expérience. — Je préparai donc un mélange de
sulfure de carbone et de chlorure de soufre, dans la proportion de 10 parties de ce dernier pour 90 de sulfure, et je
soumis un lapin vigoureux aux vapeurs qu'il dégageait.
Dans des conditions semblables à celles que j'ai précédemment signalées, 40 grammes environ du mélange, versés dans
une soucoupe, furent placés dans la boîte à une heure de
l'après-midi, par un temps assez chaud. La même dose fut
encore introduite le soir, vers six heures. La première dose

s'était complétement volatilisée ; il ne restait dans la soucoupe qu'une légère couche de soufre. L'animal ne semblait pas malade, il se remuait avec vivacité.

Il mourut cependant le lendemain matin, vers neuf heures.

Il était couché sur le côté, les pattes de derrière étendues, les pattes de devant recroquevillées, dans la position où se placent les lapins lorsqu'ils sont paralysés par l'action des vapeurs sulfocarbonées. On trouva, à l'autopsie, l'estomac rempli de matières alimentaires en grande partie digérées.

Toutes les cavités du cœur étaient remplies de caillots très noirs, se prolongeant dans les gros vaisseaux veineux.

Les poumons présentaient seulement quelques taches brunâtres congestives.

Il y avait là un fait inattendu et qui demandait de nouvelles expériences. Comme le mélange vulcanisant n'avait pas été fait dans des proportions exactement semblables à celles qu'emploie l'industrie du caoutchouc soufflé, je voulus me placer dans des conditions identiques.

Je craignais d'ailleurs qu'il n'y eût eu dans le renouvellement de l'air, dans l'intérieur de la boîte, assez de difficulté pour qu'une véritable asphyxie par privation d'air respirable fût pour quelque chose dans la mort rapide de l'animal. Je le craignais surtout en raison de la dose très forte de 80 grammes de mélange, à laquelle il avait été soumis en vingt-quatre heures.

Quatrième expérience. — Je fis donc un mélange contenant en poids 99 parties de sulfure de carbone et une de chlorure de soufre. Pour éliminer toute crainte d'asphyxie par simple privation d'air respirable, j'ouvris à la partie inférieure de la boîte deux ouvertures de 3 centimètres, réservées à cet effet. Un lapin vigoureux y fut placé, et je versai, vers dix heures du matin, dans une assiette posée sur le plancher supérieur, moins de 10 grammes du mélange.

La même dose fut répétée à trois heures et le soir à dix

heures. Dès lors l'animal semblait triste, il restait dans un coin de la boîte et paraissait fuir le mouvement.

Le lendemain matin, à sept heures, il était appuyé sur la paroi de la caisse, le poil hérissé, l'œil saillant et effrayé. Je le poussai un peu, il perdit l'équilibre sur ses pattes roidies, et s'agita dans des efforts convulsifs pour se relever. La même dose fut introduite de la même manière, à trois reprises différentes, dans la journée.

Pendant la nuit, l'animal fut extrêmement agité; il poussait des cris et semblait sauter dans la boîte, me dit une personne qui habite à soixante pas de là environ, et qui se plaignit d'avoir été troublée dans son sommeil.

Le troisième jour l'état sembla le même; le lapin mangeait, mais il ne pouvait se soutenir qu'appuyé contre les parois de la boîte; le train postérieur semblait surtout frappé de faiblesse. Le moindre mouvement, un coup frappé sur la caisse détruisait l'équilibre; l'animal tombait et faisait pour se relever de longs efforts convulsifs.

A partir de ce moment, 15 grammes au plus pendant trois jours furent par vingt-quatre heures versés dans l'assiette, afin de maintenir l'animal dans un état continu d'intoxication, et dans l'espoir de le laisser vivre, en produisant chez lui des paralysies persistantes. Jusqu'au sixième jour, rien ne fut modifié dans son état; le septième, ses yeux étaient éteints, enfoncés, il baissait la tête, et son équilibre était de plus en plus instable. Il ne mangea que peu ou point.

Je m'absentai à cette époque pendant trois jours. J'aurais probablement cessé, si j'eusse été présent, d'agir sur l'animal par des doses nouvelles du mélange vulcanisant, mais j'avais donné des ordres qui furent exactement exécutés; on continua d'en verser 3 à 4 grammes trois fois par jour dans l'assiette.

Le huitième jour, l'animal semblait plus éveillé que la veille : son œil était moins terne et moins enfoncé, il ne pouvait toutefois se soutenir qu'en s'appuyant sur le côté; le moindre choc le renversait, en le jetant dans cet état d'agitation convulsive et d'impossibilité prolongée de se relever et de retrouver son équilibre, que j'ai signalé. Il paraissait évident, comme les jours précédents d'ailleurs, que le train postérieur était de beaucoup le plus affaibli. Il mourut le neuvième jour au matin. Dans cet intervalle de temps, il n'avait été soumis qu'à l'inhalation des vapeurs résultant de 65 grammes de mélange vulcanisant, les doses successives n'ayant été appréciées qu'approximativement et s'étant toujours trouvées un peu au-dessous du chiffre prévu.

Cette évaluation résulte de ce fait que la fiole employée n'en contenait primitivement que 80 grammes, et que 15 grammes restaient à la fin de l'expérience.

La conclusion à tirer de ce quatrième fait, comme du troisième, eût été que, pour une cause quelconque, l'addition d'un centième de chlorure de soufre donnait aux vapeurs sulfocarbonées une activité toxique plus grande. Cependant, pour qu'aucune erreur ne pût se glisser dans cette appréciation, et de crainte d'être trompé par une simple coïncidence, je résolus d'expérimenter de nouveau le sulfure de carbone seul.

Cinquième expérience. — Un lapin très vigoureux, très vif, fut placé dans l'appareil, dans les mêmes conditions que le précédent, de manière à être soumis à une dose trois fois répétée de 10 grammes de sulfure de carbone non additionné, par vingt-quatre heures, cette dose étant toujours versée loin de l'animal, et de façon qu'il ne pût qu'en respirer les vapeurs.

Pendant les trois premiers jours le lapin ne présenta rien de particulier. Le quatrième, il fut pris dans la journée de tremblement général; il se mouvait avec beaucoup de peine et ses membres semblaient très affaiblis, ses yeux étaient éteints et en partie fermés. Le soir, il était pelotonné sur lui-même et insensible aux excitations extérieures; il mourut dans la nuit.

La rapidité avec laquelle succomba ce lapin, sa fin inattendue, m'empêchèrent de faire des recherches aussi complètes que je l'eusse désiré sur l'état de paralysie des membres et sur les modifications de l'équilibre général du corps; mais cette expérience suffit à démontrer que seul le sulfure de carbone peut exercer une action toxique aussi funeste que lorsqu'il est additionné de chlorure de soufre, et que la terminaison plus ou moins rapide résulte de circonstances propres à l'animal, ou de quelques conditions extérieures. Cette dernière expérience fut faite par un temps assez frais. Par suite, le sulfure se volatilisa moins promptement. Il est possible que son action, devenant plus persistante, se soit exercée plus puissamment, et qu'on puisse trouver dans sa fixité plus grande, et par suite dans l'action prolongée des vapeurs, l'explication d'un effet plus funeste.

J'aurais pu considérer dès lors l'influence du chlorure comme devant être placée sur un plan bien effacé; toutefois je voulus essayer encore si seul il était définitivement aussi peu toxique que l'expérience première semblait l'indiquer, et je soumis de nouveau un lapin à son action.

Sixième expérience. — Il fut introduit dans l'appareil, dans lequel on versa trois fois par jour de 8 à 10 grammes de chlorure de soufre.

Les vapeurs étaient tellement denses, que lorsqu'on venait, après huit heures, verser dans l'assiette une nouvelle dose du liquide, la caisse semblait pleine de brouillard, et des fumées suffocantes s'échappaient abondamment au dehors.

Placé dans des conditions aussi désavantageuses, l'animal ne parut en souffrir en aucune façon. Il semblait après trois jours un peu étonné; il fermait souvent les yeux, probablement en raison du picotement produit par la nature irritante des vapeurs dans lesquelles il était plongé, mais il continuait à manger avec un certain appétit. Au bout de quatre jours, aucune trace d'affaiblissement ni de paralysie ne s'était produite, et je considérai le fait comme suffisamment probant.

En résumé, le chlorure de soufre ne paraît pas exercer d'action assez puissamment toxique, lorsqu'il est employé seul, pour que l'on admette qu'il ajoute très notablement à celle du sulfure de carbone, lorsqu'il est mélangé avec ce dernier corps dans des proportions aussi peu considérables que celles qui se rencontrent dans le mélange vulcanisant des ouvriers en caoutchouc soufflé.

De plus, si chez les animaux le mélange vulcanisant agit avec une grande activité toxique, le sulfure de carbone employé seul ne lui cède en rien sur ce point.

Les accidents étant d'ailleurs sensiblement identiques dans les deux cas, j'étais amené à regarder comme probable que dans le liquide vulcanisant les deux corps sont simplement mélangés comme on le croit généralement, et qu'aucune combinaison chimique spéciale ne donne naissance à un composé nouveau.

Une expérience très simple permettait de s'en assurer presque certainement. Il suffisait, en effet, de constater le point d'ébullition du mélange, et de le comparer au point bien déterminé d'ébullition de ses deux composants.

S'il s'était produit un point d'ébullition spécial, le sulfure de carbone et le chlorure de soufre seraient probablement entrés dans une combinaison nouvelle ; dans le cas contraire, ils seraient restés chimiquement isolés.

Or, il est résulté de cette recherche que le mélange vulcanisant commence à distiller à +45°, et que le sulfure de carbone passe seul d'abord, tandis que le chlorure ne se volatilise que vers son point exact d'ébullition. Tout semble donc indiquer qu'aucun corps nouveau ne s'est formé, et qu'il s'est fait un simple mélange des liquides mis en présence, mélange dans lequel ils gardent leurs propriétés.

Cette opinion reçoit une preuve nouvelle de ce fait que leur mélange ne développe aucune élévation de température. Voici d'ailleurs, sur ces divers points, la note que je tiens de l'obligeance de mon ami M. le docteur O. Reveil, qui a bien voulu, sur ma demande, faire cette double recherche :

« Si l'on mélange 99 parties de sulfure de carbone avec une partie de chlorure de soufre, et qu'on chauffe le mélange au bain d'huile, en ayant le soin de plonger un thermomètre dans le liquide, on voit que vers 45° le sulfure de carbone passe à la distillation, et l'on peut obtenir ainsi 96 à 97 centièmes du liquide, sans qu'il y ait la moindre variation de température à partir du moment où le sulfure de carbone a passé à la distillation ; puis la température s'élève presque à 139° ; à ce moment elle reste la même, et c'est du chlorure de soufre qui passe à la distillation.

» En mélangeant parties égales des deux liquides, on ne remarque aucune élévation de température, ce qui démontre qu'il ne se produit aucun corps, et la séparation se fait par la distillation, comme nous l'avons dit précédemment.

» Le sulfure de carbone du commerce renferme presque toujours de l'hydrogène sulfuré libre, comme on le voit en l'agitant avec du nitrate de plomb, qui est précipité en noir ; dans ce cas, lorsqu'on chauffe le sulfure de carbone, c'est l'hydrogène sulfuré qui se dégage le premier. »

En présence de résultats aussi concluants, aucun doute ne pouvait rester sur ce fait, que quelque active que puisse être l'influence toxique du chlorure de soufre employé à haute dose et d'une manière prolongée, cette influence doit être regardée comme à peu près nulle, ou du moins comme très secondaire, dans le cas qui nous occupe. Aucun corps nouveau ne se produisant d'ailleurs dans le mélange vulcanisant, c'était au sulfure de carbone qu'il fallait attribuer, à peu près exclusivement du moins, les accidents observés.

Pourquoi donc ces accidents revêtent-ils chez les ouvriers

en caoutchouc soufflé des caractères particuliers ? Pourquoi suivent-ils une marche différente de celle qui a été observée chez d'autres ouvriers soumis à l'intoxication sulfocarbonée?

Ces questions trouvent leur solution dans l'examen des conditions diverses dans lesquelles l'intoxication se produit. Dans les ateliers où se souffle le caoutchouc, elle se développe d'une manière plus lente, plus progressive, que dans d'autres industries. Par suite, certaines séries d'accidents, qui passent inaperçues dans un développement précipité, peuvent se compléter, et se présentent à l'observateur pendant un temps suffisant pour qu'il puisse les étudier et les décrire.

A cette étude générale de l'étiologie des accidents développés dans cette industrie, il est bon d'ajouter quelques considérations moins importantes, mais qui présentent toutefois un certain intérêt.

L'*âge* exerce sur la rapidité du développement des symptômes, et surtout sur la forme de la maladie, une influence marquée.

Dans les observations III et XVI, les troubles morbides se montrent de bonne heure chez de très jeunes ouvriers (douze et quatorze ans) ; mais ce qu'il y a de plus remarquable, c'est que chez eux la paraplégie se développe avec une intensité et avec une rapidité que l'on n'observe pas chez les individus plus âgés. Chez tous deux il existe une atrophie testiculaire modérée qui semble en rapport avec la paraplégie, car elle ne se montra pas chez le jeune ouvrier de l'observation XXI, chez lequel la paralysie des membres inférieurs n'a pas été un caractère dominant.

Le petit nombre de vieillards employés dans les fabriques ne m'a pas permis d'établir formellement si une période avancée de la vie exerce une influence décisive sur le développement de l'intoxication sulfocarbonée. Dans les deux seules observations recueillies chez des hommes âgés de plus de cinquante ans (observations XI-XVIII), les accidents ont offert une gravité assez sérieuse, et dans la première ils se sont développés très rapidement.

Quelques autres faits, que je ne connais que par ouï-dire, semblent concorder avec ces deux observations, et me portent à penser que les accidents sont plus rapides et plus graves chez les ouvriers qui ont dépassé l'âge adulte.

Sexe. — Dans les trois observations recueillies chez des ouvrières (observations V, XII, XXIII), on ne remarque rien de bien particulier, si ce n'est peut-être une facilité plus grande, très marquée dans les deux premières, à contracter l'intoxication spéciale. Dans l'observation V, en particulier, les vapeurs provenant d'un atelier voisin, un travail au sulfure très court et très rare, suffirent à la développer, ainsi que je l'avais observé d'ailleurs dans mon premier mémoire. Les troubles intellectuels, ceux de la sensibilité affective, semblent aussi se prononcer plus violemment et plus rapidement chez les femmes. La perte de la mémoire, les pleurs sans motif, les sensations étranges, sont notés d'une manière plus spéciale dans les observations qui les concernent.

Hygiène. — Je n'insisterai pas ici sur l'influence que l'ivrognerie, les écarts de régime exercent sur le développement des accidents ; rien de nouveau sur l'action des conditions hygiéniques spéciales ne ressort d'ailleurs de mes nouvelles observations.

DIAGNOSTIC.

La seule remarque qu'il soit utile de faire ici à l'occasion du diagnostic, portera sur la difficulté que l'on éprouve à classer certains symptômes, du moins au point de vue de leur origine réelle.

L'observation XVIII offre un exemple curieux de paralysie localisée dans la moitié droite du corps, avec contracture très sensible. Ces altérations se sont produites à la suite d'une attaque subite, suivie de sept jours de perte de connaissance, et elles ont persisté du 5 décembre 1860 au mois de février 1862. Jusque-là, rien que de simple, et le diagnostic pouvait être porté ainsi : hémorrhagie cérébrale, suivie d'un travail subinflammatoire dans la périphérie du foyer hémorrhagique. Il était probable d'ailleurs que l'intoxication sulfocarbonée, déjà prononcée à l'époque de l'attaque, avait agi comme cause prédisposante pour la développer, exactement comme on le voit dans l'alcoolisme.

Mais ce qui laisse des doutes sur l'explication des faits, ce qui porte à se demander si l'intoxication seule ne doit pas être invoquée comme cause, sans qu'on ait besoin d'admettre une lésion cérébrale, c'est ce qui s'est passé en dernier lieu.

En février 1862, le malade entre à l'hôpital Necker, portant au nez une légère plaque érysipélateuse qui avorte ; mais il est atteint aussitôt d'un anthrax énorme de la nuque, qui détermine une suppuration longue et étendue.

Peu à peu, pendant le cours de cette suppuration, la contracture diminue, puis disparaît, la paralysie s'amende, les mouvements de la jambe et de la main se rétablissent, la force y reparaît avec l'adresse, et le malade sort dans un état très satisfaisant. On peut, après ces faits, soutenir encore le premier diagnostic. Une violente dérivation, déterminée par un travail pathologique spontané et puissant, a modifié l'état subinflammatoire développé autour d'un foyer hémorrhagique ; les altérations physiologiques ont reculé en proportion de cet amendement ; mais, il faut le dire, après quinze mois ces guérisons des hémiplégies par hémorrhagie cérébrale sont bien rares, surtout lorsqu'il se produit après une aussi longue persistance une amélioration si rapide. Aussi l'opinion contraire a-t-elle prévalu auprès de quelques médecins habiles qui avaient observé le malade, et qui ont voulu rapporter à l'action seule du sulfure de carbone, sans lésion cérébrale étrangère intercurrente, les phénomènes de paralysie observés.

Le diagnostic dans ce fait, qui, ainsi interprété, serait unique dans mes observations, avait ici une importance spéciale. Une action civile avait été engagée par l'ouvrier malade contre son patron, et une affirmation absolue, si une expertise eût été demandée, eût pu exercer sur la décision à intervenir une influence prépondérante. C'est d'ailleurs la seule circonstance où la recherche de la cause de quelques-uns des accidents ait présenté une sérieuse difficulté.

TRAITEMENT.

Depuis la publication de mon premier travail, et à l'occasion de ces nouvelles recherches, des faits nouveaux se sont produits à mon observation. Ils portent sur deux points de vue différents : la prophylaxie de l'intoxication et la curation de quelques-uns des accidents qu'elle détermine. J'examinerai successivement ces deux faits.

Dans quelques industries, et en particulier dans celle des émailleurs sur fonte, on s'est efforcé de réaliser des conditions telles que l'ouvrier pût pratiquer les opérations de son état sans être exposé aux vapeurs ou aux poussières toxiques que ces opérations dégagent ou déterminent. La même pensée s'était offerte à l'esprit de M. D...., l'un des ouvriers en caoutchouc soufflé que j'ai examiné, et qui fait l'objet de l'observation XIX. Il avait cherché le moyen de s'isoler des vapeurs qui se dégagent pendant l'opération de la vulcanisation, et pendant celle du soufflage, et, après plusieurs tentatives, il s'était arrêté aux combinaisons suivantes, dont le résultat définitif est de permettre aux ouvriers de travailler de leurs mains dans une chambre dont ils sont séparés par une cloison vitrée, percée d'ouvertures convenablement disposées. L'appareil est ainsi construit :

Dans une chambre qui peut être aérée par ses deux extrémités, on scelle par ses deux bouts, aux murs latéraux, une tablette horizontale à la hauteur d'une table ordinaire ; du bord antérieur de cette tablette une cloison descend jusqu'au sol de la chambre ; de son bord postérieur s'élève une planche verticale de 35 centimètres de hauteur environ. Cette planche est percée de six ouvertures circulaires de 28 centimètres, disposées par paires, de manière à donner passage facilement aux avant-bras de trois ouvriers. De son bord supérieur part un vitrage oblique en haut et en avant, au travers duquel ces ouvriers suivent facilement les mouvements de leurs mains. La séparation entre les deux parties de la chambre est complétée par une cloison pleine ou vitrée, qui part du bord antérieur du vitrage oblique pour se porter au plafond. Ces deux parties ne communiquent donc plus que par les ouvertures destinées au passage des mains. Celles-ci sont garnies de manchons amples, souples et imperméables, terminés par des bracelets de caoutchouc qui se serrent aux poignets.

Lorsque l'atelier, ainsi organisé, est en travail, trois ouvriers sont assis devant l'appareil, les jambes avancées sous la tablette comme sous une table à écrire, les mains engagées au travers des manchons. Tout a été disposé à l'avance sur la tablette.

Le premier ouvrier à droite prend dans une boîte les pièces de caoutchouc, il les place sur la fourchette, les plonge dans le mélange vulcanisant, puis dans la poudre de talc

Il les passe au second ouvrier placé à sa gauche ; celui-ci les souffle à mesure avec un soufflet fixé sur la tablette, et les passe au troisième, qui les noue et les jette en tas dans le milieu de l'atelier pour sécher.

J'ai assisté à l'opération ainsi pratiquée ; aucune odeur ne se fait sentir du côté où sont placés les ouvriers, et le travail n'est pas notablement entravé par les dispositions de l'atelier. Il en résulte peut-être un peu plus de lenteur, mais cet inconvénient, quand même il ne serait pas compensé par les résultats avantageux obtenus pour la santé des ouvriers, le serait facilement par le temps plus prolongé pendant lequel ils pourraient travailler sans danger.

On a soin de laisser largement ouverte la partie de la chambre ou séjournent les liquides toxiques, les instruments du travail et les produits à sécher. On peut même la remplacer par un simple hangar balayé de tous côtés par le vent.

On n'y pénètre, dans tous les cas, que lorsque l'odeur du liquide vulcanisant s'est aussi complétement évaporée que possible, pour enlever et finir les pièces déjà sèches, et pour disposer de nouveau sur la tablette les préparatifs du travail.

Il est bien évident qu'un semblable atelier éloigne en grande partie les dangers de l'industrie du caoutchouc soufflé ; l'expérience a d'ailleurs prononcé sur son utilité.

Depuis qu'il l'a installé, M. D... a vu sa santé s'améliorer. Il n'a éprouvé aucun accident nouveau. Deux ouvriers qui travaillent constamment, n'ont ressenti aucun des phénomènes toxiques généraux qui résultent de l'exercice de leur profession. Ils ont été atteints toutefois des troubles locaux qui se développent du côté des doigts, d'un peu d'insensibilité, de roideur, de maladresse, de difficulté à saisir les petits objets. Mais ces symptômes très légers ont toujours disparu, sans laisser de traces, quelques heures après leur départ de l'atelier.

Cet exemple eût pu facilement être imité ; mais telle est l'imprévoyance des fabricants et des ouvriers, qu'aucun d'entre eux n'a essayé de se mettre ainsi à l'abri des dangers de sa profession. Ils ont même tourné en dérision les efforts de M. D...., et le nom de *lanterne magique* qu'ils ont donné à son appareil montre combien est grande leur insouciance à l'endroit d'un fait qui touche à leurs intérêts les plus chers.

Toutefois il y a là une importante question à étudier. Il faudrait examiner s'il n'y a pas lieu de rendre obligatoires des dispositions simples, peu coûteuses, lorsqu'on autorise un atelier pour la fabrication du caoutchouc soufflé. On soustrairait ainsi à des accidents funestes des ouvriers trop indifférents pour prendre d'eux-mêmes des précautions aussi faciles.

A côté de la prophylaxie, viennent se placer naturellement quelques expériences que j'ai faites pour combattre les résultats de l'intoxication confirmée. C'est de ces expériences seulement que je veux m'occuper ici, sans revenir aux faits signalés dans mon premier mémoire.

Je demanderai grâce d'abord pour quelques considérations théoriques qui m'ont amené à employer le phosphore pour combattre l'intoxication sulfocarbonée chronique, considérations auxquelles je n'attache qu'une importance fort secondaire, persuadé que je suis qu'elles se rapportent trop aux faits chimiques purs pour représenter exactement la vérité. Quelle peut être, me disais-je, l'action première, directe, du sulfure de carbone sur l'organisme? Combiné avec le sang, il peut agir puissamment sur les graisses phosphorées de ce liquide, en raison de sa double avidité pour les corps gras et pour le phosphore. Une semblable action doit s'exercer sur les corps analogues qui se rencontrent dans la substance cérébrale, et qui en constituent l'un des caractères spéciaux. Il n'y a rien d'exceptionnel dans cette dernière considération, car on a retrouvé dans certaines intoxications l'odeur de la matière toxique dans les centres nerveux.

Or, de semblables faits ne peuvent se produire sans amener des modifications profondes dans les actes physiologiques. Peut-être, en offrant à l'organisme l'occasion de réparer plus facilement ses pertes, exercerait-on sur la production de ces actes une heureuse influence. D'ailleurs, bien que niée ou mise en doute, l'action stimulante du phosphore peut encore être soutenue, et elle ne peut qu'être avantageuse dans une intoxication chronique, à l'époque de collapsus.

C'est à ce dernier point de vue surtout que j'ai agi. Les résultats obtenus seront examinés ici rapidement, destinés

vations qui en constatent bien l'importance. Elle était assez épaisse dans un petit atelier (obs. IV) pour que l'air parût brûler autour du poêle rouge. M. B..... (obs. XVII) voyait la vapeur s'enflammer autour de ses bas qui en étaient pénétrés, lorsqu'il jetait à ses pieds une allumette encore allumée. D..... (obs. III) enflammait facilement la couche inférieure de vapeur sulfo-carbonée. Il a remarqué qu'une allumette sur laquelle on soufflait semblait brûler plus activement, comme si l'on eût *soufflé du gaz dessus.* Un autre ouvrier m'a affirmé qu'en allumant sa pipe il avait eu souvent la sensation d'une légère explosion, comme si son haleine, chargée de vapeur de sulfure, eût pris feu. La présence de cette vapeur en quantité énorme, occupant surtout les parties déclives, ne peut donc être mise en doute.

Ne doit-on pas, dans une certaine mesure, établir entre son contact habituel et les troubles qui se manifestent dans les membres inférieurs, une relation de cause à effet?

Quant à l'engourdissement des mains, il est bien évident après le travail ; les ouvriers ne peuvent saisir les petits objets qui ne déterminent que des sensations tactiles obtuses. Ils sont généralement disposés à rapporter, du moins en plus grande partie, ce fait à l'action caustique du mélange vulcanisant qui brûle la peau et la dessèche. Mais cette explication est évidemment insuffisante en présence des troubles de la motilité déterminés par la même influence, troubles dont le détail va suivre et qui, bien certainement, ne peuvent être produits par une action irritante directe.

L'analgésie, moins ordinaire que l'affaiblissement des sensations tactiles, a cependant paru évidente chez quelques ouvriers (obs. III). Elle ressort d'ailleurs des expériences chirurgicales précédemment rapportées.

C'est ici qu'il y a lieu de placer une sensation anormale que j'ai rencontrée chez A..... (obs. VI). Il ressentait un froid extrême et douloureux siégeant surtout vers la région cer-

qu'ils sont à faire partie d'un travail général sur l'action du phosphore, au point de vue physiologique et thérapeutique.

Les cinq faits dans lesquels l'action stimulante de cet agent a été mise en œuvre pour combattre quelques-uns des accidents déterminés par l'intoxication sulfocarbonée, sont consignés dans les observations III, XVIII, XIX, XXI et XXIV.

Le phosphore a été administré chez les quatre premiers malades sous la forme de pilules de 1 milligramme, préparées suivant la formule de Mialhe et Gobley :

> ♃ Phosphore. 0,05
> Sulfure de carbone. . . . . . . 20 gouttes.
> Huile. . . . . 18 id.
> Magnésie. . . . . q. s.

Pour 50 pilules gélatinées, dont chacune contient 1 milligramme de phosphore et 1/3 de goutte de sulfure de carbone.

Dans la cinquième observation (obs. XXIV), j'ai remplacé cette préparation par une dissolution de phosphore dans l'huile d'olive ou d'amandes douces, convenablement titrée et émulsionnée dans une potion gommeuse.

Des expériences assez nombreuses m'ont démontré que l'action du médicament était sensiblement semblable dans les deux cas, bien que la préparation pilulaire ait peut-être une action égale à dose un peu moindre. Cette dose a varié de 1 à 3 milligrammes au plus pour les malades dont il est question ici, et chez lesquels, malgré la quantité minime de phosphore ingéré, des résultats importants ont été obtenus. Chez le premier, depuis plus d'un an, les érections avaient absolument disparu ; frappé d'une hémiplégie qui a précédemment fait l'objet d'une discussion à l'occasion du diagnostic différentiel, il avait vu, sous l'influence de circonstances particulières, le mouvement se rétablir dans le côté paralysé, mais les fonctions génitales restaient abolies. L'administration pendant quelques jours de 2 milligrammes de phosphore suffit non-seulement pour les réveiller, mais encore pour les maintenir pendant tout le temps où le malade resta soumis à mon observation, lors même que le médicament avait cessé d'être administré.

Dans l'observation XIX, l'anaphrodisie n'avait jamais été complète, quoiqu'il y eût un amoindrissement prononcé des facultés génitales; aussi l'influence du phosphore pour une très petite dose (1 milligramme par jour), fut-elle assez intense pour que le malade dût, après quelques jours, en cesser l'usage. Une stimulation physique et intellectuelle générale, des érections constantes, avaient été la conséquence rapide de son ingestion.

Le troisième malade soumis à l'action du phosphore était un jeune homme de vingt et un ans (obs. XXI), chez lequel les facultés génitales, développées de bonne heure avec intensité, peut-être avec exagération, sous l'influence du sulfure de carbone, s'étaient progressivement amoindries et avaient à peu près complétement disparu lors de son entrée à l'hôpital. Du 10 avril au 10 mai, il n'avait pas eu une seule érection nocturne; les nuits suivantes, il avait eu quelques érections incomplètes. Le 20 mai, une seule pilule phosphorée les réveilla avec intensité. Le traitement fut continué pendant quelques jours, et le malade sortit ayant retrouvé l'activité de ses fonctions génératrices, qui a persisté depuis.

L'observation qui va suivre est un exemple marqué de la même action.

Comme de plus elle semble témoigner de l'efficacité du phosphore comme stimulant général du système nerveux, je crois utile de la reproduire en détail.

Obs. III. — *Intoxication sulfocarbonée; troubles variés. Modification intellectuelle profonde, paraplégie, anaphrodisie.* — *Traitement par le phosphore. Guérison.*

D..... (A.), âgé de vingt et un ans, ouvrier en caoutchouc, est entré le 8 février 1862, au n° 3 de la salle Saint-Ferdinand, hôpital

Necker. Les détails qu'il donne sur le commencement de sa maladie sont contrôlés sur deux notes qui ont été prises par MM. Albert Legrand et Prévost, internes des hôpitaux, lorsqu'il était traité à l'hôpital Lariboisière, par M. le professeur Tardieu.

D..... avait toujours joui de la meilleure santé lorsqu'il entra, à l'âge de douze ans, dans une fabrique de caoutchouc.

Employé à la fabrication des ballons, il les plongeait dans le mélange habituel de sulfure de carbone et de chlorure de soufre; puis il les en tirait avec une écumoire et les distendait par le soufflage, après les avoir jetés sur une claie. Dès le premier jour, il fut atteint de céphalalgie, et, en sortant de l'atelier, il était dans un état semblable à l'ivresse. Cet atelier était petit, peu aéré, mais on n'y faisait point de feu.

Pendant la nuit, D.... ne put dormir. Les jours suivants, la céphalalgie se reproduisit; il s'y joignit des étourdissements fréquents, un sentiment de malaise et de faiblesse générale. Cependant le jeune ouvrier parut s'habituer à son travail; il le prolongeait souvent jusqu'à six ou huit heures par jour; mais la céphalalgie, vive surtout vers la fin de la journée, portant d'une manière spéciale sur les tempes, se reproduisait d'une manière constante, et la faiblesse augmentait sensiblement, jusqu'à ce point que la marche devenait difficile.

Le sommeil était moins troublé.

Toutefois, de temps en temps, il était atteint d'accidents plus prononcés; il ne buvait pas habituellement, en raison de la crainte qu'on lui avait inspirée de l'action des alcooliques sur les ouvriers exposés aux vapeurs de sulfure de carbone; mais s'il lui arrivait de prendre un peu d'eau-de-vie, il était aussitôt dans un état complet d'ivresse.

Quelquefois l'abondance plus grande des vapeurs déterminait des symptômes plus intenses. Un jour qu'il était dans l'atelier avec sa parente, madame B...., chez qui il travaillait, il n'eut que le temps de sortir pour éviter une syncope. Madame B..... tomba par terre; on ne vint à son secours et on ne la porta à l'air que quelques instants après : elle avait complétement perdu connaissance, et elle fut longtemps avant de la recouvrer.

Au bout de six mois, les troubles avaient pris plus de consistance; la mémoire s'altérait: D..... ne gardait aucun souvenir de ce qu'il lisait et il perdait le souvenir du passé.

L'éloignement des causes, quelques douches et bains de vapeur, et les soins qu'il reçut ensuite dans le service de M. Hérard, où il fit un séjour assez long, semblèrent rétablir sa santé d'une manière à peu près complète.

Malgré les conseils que M. Hérard lui avait donnés, il entra successivement dans deux fabriques de caoutchouc (1858), et progressivement des accidents nouveaux se développèrent. D..... vit reparaître la céphalalgie, les vertiges, le sentiment d'ivresse, la faiblesse musculaire générale, mais plus marquée aux membres inférieurs; l'amoindrissement de la mémoire. Son intelligence s'altéra; il avait de temps en temps, dit-il, de véritables absences. Il parlait avec peine; sa langue ne tournait plus, il trouvait difficilement les mots. Il était devenu irritable, et cependant d'une tristesse habituelle; il refusait toutes les distractions et vivait dans l'isolement. Son indifférence était absolue, quoiqu'il comprît le danger de sa profession, dans laquelle l'appât seul d'un fort salaire le retenait; d'ailleurs, il n'avait pas d'hallucinations, peu de rêves. Les nuits étaient assez tranquilles, mais le jour il était souvent somnolent. — Sa vue devint moins nette, à la suite d'un accident qu'il raconte ainsi : Il avait, par inadvertance, mis le feu à un amas de ballons, le feu gagna la terrine dans laquelle il vulcanisait. Il se produisit une telle flamme, une telle quantité de vapeur, qu'il y eut comme une explosion, et que la croisée fut brisée.

A partir de ce moment, il lui sembla qu'un brouillard s'interposait entre son œil et les objets; il ne voyait plus qu'à une distance très rapprochée; il lui était surtout difficile de lire à la lumière.

L'ouïe subissait une modification analogue.

L'odorat était troublé en ce sens que tout ce qu'il mangeait, même hors de l'atelier, lui semblait imprégné de l'odeur du sulfure de carbone.

Bientôt les extrémités inférieures parurent participer à l'influence de l'intoxication.

D..... raconte qu'elles étaient maintenues dans un état intense de refroidissement habituel par la couche de vapeur sulfocarbonique qui se dépose dans les parties déclives de l'atelier. Cette couche était souvent assez épaisse pour pouvoir être enflammée par un corps en ignition. Il affirme en outre que parfois, lorsqu'il lui arrivait de souffler pour l'éteindre sur l'allumette avec laquelle il venait d'allumer sa pipe, cette allumette brûlait plus vivement, comme s'il eût *soufflé du gaz dessus.*

Qu'il faille ou non rapporter à l'action directe de la vapeur de sulfure ces symptômes, les membres abdominaux étaient atteints d'une anesthésie prononcée. La sensation du sol était nulle ou vague. A aucune époque il ne paraît y avoir eu de fourmillements ni d'hyperesthésie.

Les mains étaient le siége d'une cuisson douloureuse qui semblait résulter de l'action irritante du mélange vulcanisant; plus tard, elles devenaient insensibles aux impressions tactiles et douloureuses.

Avec cet amoindrissement de la sensibilité coïncidaient des dou-

leurs très vives des articulations et de la continuité des membres,
que les mouvements augmentaient.

Quand D..... était assis ou couché, il était tourmenté par des
crampes qui se portaient des mollets à la plante des pieds, et qui
duraient quelquefois une demi-heure. Il prétend qu'après l'incendie
mentionné plus haut, la face était fortement déviée à gauche, et
que cet accident a duré un an.

Vers 1859, étant alors âgé de dix-huit ans et demi, D....., dont
les jambes étaient depuis longtemps faibles, y ressentit un affaiblissement beaucoup plus prononcé et assez progressif pour qu'il ne
puisse donner la date du début de ces symptômes. Il avait beaucoup de peine à se lever de sa chaise sans s'aider de ses mains, à
monter les escaliers. Il n'y avait d'ailleurs aucune roideur ou contracture. Cette faiblesse fut telle, qu'il fut obligé de se mettre au
lit; elle s'amenda cependant, et il put reprendre quelque temps
encore son travail.

Les mains, engourdies et roides, restaient habituellement dans la
demi-flexion, ne pouvant être complétement ni étendues ni fermées.

Il ne paraît pas que l'appétit ait jamais été surexcité chez D.....
Il diminuait au contraire dès qu'il reprenait son travail, pour reparaître quand il l'abandonnait.

A l'inappétence, dans le premier cas, se joignaient des vomissements habituels qui paraissent avoir été plus forts par les temps
humides, parce qu'alors, pour rendre l'action vulcanisante plus vive
on ajoutait une plus grande quantité de chlorure de soufre au liquide
ordinairement employé. D..... n'a jamais eu de salivation; il avait
au contraire de fréquentes coliques que la pression du ventre soulageait quelquefois, et qui ne se sont jamais accompagnées de diarrhée ni de constipation habituelles.

Les gaz intestinaux présentaient à un haut degré l'odeur du
sulfure. Il en était de même de l'haleine. La respiration était gênée,
l'essoufflement prononcé au point que le malade éprouvait à monter
les escaliers une très grande difficulté.

La circulation paraît n'avoir jamais été troublée.

Les urines ont longtemps offert l'odeur du sulfure de carbone; la
miction était douloureuse et s'accompagnait d'un sentiment assez
vif de brûlure.

A une époque qu'il est difficile de préciser, mais très probablement entre sa première et sa seconde maladie, il avait vu les instincts
génésiques se développer; il avait eu des relations sexuelles assez
fréquentes. Lorsqu'il reprit son travail, aucune excitation spéciale
ne se développa; tout au contraire, les érections devinrent plus
rares, plus difficiles; les rapports sexuels étaient incomplets, l'éja-

culation souvent nulle, puis enfin l'anaphrodisie devint presque absolue.

Dans le courant de novembre 1860, il portait une bombonne pleine de sulfure de carbone ; il voulut la monter sur une impériale d'omnibus ; la bouteille se brisa, et le liquide se répandant sur son corps inonda ses habits. Il ressentit un froid extrême et perdit connaissance ; il resta trois ou quatre heures sans la recouvrer. Dès lors il fut pris de tremblements habituels se renouvelant plusieurs fois par vingt-quatre heures, et d'ailleurs d'une exagération très prononcée de tous les accidents précédemment décrits.

Enfin, le 23 novembre 1860, se soutenant péniblement sur deux cannes, et se traînant avec de grands efforts, il se présenta à la consultation de M. Tardieu, à l'hôpital Lariboisière, et il fut admis au n° 20 de la salle Saint-Vincent.

On constata les faits que je viens de décrire. Je n'insisterai donc que sur quelques détails.

D..... est pâle, peu amaigri, sans bruits de souffle vasculaires ; sa physionomie est concentrée, peu mobile, indiquant d'ailleurs l'inquiétude et la tristesse profonde dont il est atteint. Ses pupilles sont dilatées, quoique contractiles ; sa vue se trouble facilement lorsqu'il fixe un objet ; il est pris alors de vertige et de céphalalgie. Couché, il peut mouvoir ses membres inférieurs et manifester quelque énergie musculaire ; mais, dès qu'il est debout, et il ne peut se lever et se soutenir qu'aidé de ceux qui l'entourent, il titube et traîne particulièrement la jambe gauche. Des deux côtés les masses musculaires ont gardé leur volume normal.

A cette faiblesse se joignent des douleurs extrêmement vives se manifestant par éclairs, et une douleur profonde, constante, pongitive, surexcitée par la pression. Ces éclairs de douleurs s'accompagnent quelquefois de crampes. La nuit, l'intensité de la douleur s'accroît encore et rend le sommeil impossible. D..... se plaint chaque matin avec la vivacité la plus grande et avec un véritable désespoir des tortures qu'il éprouve.

Les membres supérieurs sont affaiblis ; la pression des mains est peu vigoureuse.

On constate un développement très normal de la verge et un amoindrissement considérable du volume des testicules, qui sont peu sensibles à la pression.

Des bains de baréges et de vapeur, des frictions avec le baume de Fioravanti, des applications de chloroforme, le quinquina, la noix vomique, la teinture de cantharides, les opiacés pendant les exacerbations douloureuses, sont utilement employés.

Après avoir passé plus de deux mois à l'hôpital, et sans avoir présenté, pendant ce séjour, aucun symptôme nouveau que des vomissements répétés pendant quelques jours et des accès fébriles revenant vers le soir avec quelque régularité, D..... sort dans une situation relativement très satisfaisante. Il traîne encore la jambe gauche; il ne peut pas monter les escaliers, mais il marche assez bien sur une surface plane et régulière. Il n'a plus d'accès douloureux noc- turnes que d'une manière éloignée et moins vive, et son état géné- ral est infiniment amélioré.

A partir de ce moment, il prit un mois de repos, après quoi il rentra à la fabrique; mais il attendit un mois encore avant de vulcaniser.

Sous l'influence de ce travail, sa santé s'est de nouveau altérée progressivement, et lorsqu'il entre, le 8 février 1862, à l'hôpital Necker, il est dans l'état suivant :

L'aspect extérieur ne présente pas de traces de profonde cachexie. D..... est pâle, mais non pas très amaigri; il tient sa tête basse; . l'expression de sa figure est un peu hébétée. Interrogé, il attend quelques instants, et il répond par un monosyllabe ou un signe de tête. Son intelligence est lente, il cherche la solitude, et il s'occupe comme un enfant avec les menus objets qui l'entourent; en dehors de ces amusements, il est inactif, il ne cherche pas à se distraire, soit par la lecture, soit en causant avec ses voisins.

Sa mémoire est altérée, il intervertit dans son récit des dates que des renseignements précis me permettent de rectifier.

L'examen de la sensibilité cutanée fait reconnaître que les mem- bres inférieurs, presque jusqu'au pli de l'aine et jusqu'au pli de la fesse en arrière, sont insensibles au toucher, au pincement, à la piqûre des épingles, au contact des corps froids. Il en est de même pour les mains, pour les avant-bras et pour les bras, jusqu'à l'inser- tion inférieure du deltoïde. Le tronc et la face ne participent pas à cette altération de la sensibilité. Sur aucun point, il n'y a d'hyper- esthésie.

La vue participe à l'affaiblissement des sensations tactiles. La vision distincte a pour limite une distance de 15 centimètres; plus loin elle est troublée comme par l'interposition d'un brouillard.

La pupille, peu mobile, est plus dilatée qu'à l'état normal. Exa- miné à l'ophthalmoscope, le fond de l'œil présente une légère dépig- mentation et un peu de dilatation des veines rétiniennes.

L'ouïe, affirme-t il, a très sensiblement perdu de sa finesse.

Les fonctions génératrices sont à peu près absolument éteintes. Il n'y a pas d'érections spontanées, et le désir des rapprochements sexuels a disparu.

Les testicules sont très petits, surtout eu égard aux dimensions de la verge. D..... prétend que par l'éloignement des causes et après la guérison de sa paraplégie, ils avaient repris plus de volume et de tension. Le retour à l'atelier les a ramenés à l'état actuel à proportion de l'amoindrissement des fonctions.

La marche est difficile. D..... peut pourtant se tenir debout sans appui. La station sur une seule jambe est possible pour la jambe gauche quand on le soutient par les mains, impossible sur la jambe droite.

Dans le lit, les mouvements des extrémités inférieures sont lents, mais complets.

La motilité des mains est aussi troublée. Les doigts sont habituellement dans la demi-flexion, sans contracture ; mais ils ne peuvent, en raison de la roideur dont ils sont atteints, être fermés jusqu'à ce que leur pulpe repose immédiatement sur la paume de la main ; l'extension est également impossible. Les tentatives faites pour produire ces mouvements développent de la douleur. Il résulte de tous ces faits, joints d'ailleurs à l'imperfection du tact, une maladresse extrême et l'impossibilité de saisir les corps peu volumineux. On n'observe aucun trouble de la motilité au tronc ni à la face.

L'appétit est peu prononcé ; les selles sont normales. Il se produit quelquefois des douleurs d'estomac d'une grande intensité.

L'essoufflement est prononcé lorsque L..... monte les escaliers ou lorsqu'il veut accélérer sa marche.

L'auscultation ne fait constater qu'une expiration plus sonore et plus prolongée qu'à l'état normal à la partie postérieure des poumons. La percussion ne donne pas de résultats bien évidents.

Le pouls bat 72 pulsations. Le cœur est normal. On constate dans les vaisseaux du cou un bruit de souffle intermittent d'une assez grande intensité.

Pendant le mois de février, je soumets D..... à un traitement tonique et reconstituant : alimentation abondante, vin de quinquina, préparations ferrugineuses, strychnine. Sous cette influence, la santé générale s'améliora visiblement, la pâleur de la face devint moindre, le bruit de souffle moins intense ; mais il ne s'opéra que peu de changements dans les phénomènes spéciaux dus à l'intoxication.

Le 1er mars, je prescrivis deux pilules contenant chacune un milligramme de phosphore. Dès le premier jour de l'administration du médicament, D..... éprouva quelques coliques, modérées d'ailleurs, et il se produisit une ou deux garderobes diarrhéiques. Les jours suivants, les coliques persistèrent, la diarrhée devint plus vive et fut portée jusqu'à dix ou douze garderobes en vingt-quatre heures. Elle céda d'elle-même au bout de six jours.

Le 5 mars, D..... eut un rêve lascif, avec érection et éjaculation. Pendant les jours suivants, il accusa des douleurs siégeant dans

la région lombaire, et assez vives pour qu'il éprouvât quelque peine
à se relever après s'être baissé, mais qui ne persistèrent point.

Le 17 mars, la dose de phosphore fut portée à 3 milligrammes en
trois pilules.

D..... se plaignit de quelques rapports phosphorés ; d'ailleurs pas
de céphalalgie, pas de fourmillements de la peau, pas d'éruptions.
La miction n'est pas douloureuse ; les urines ne présentent ni odeur
spéciale, ni phosphorescence.

Le pouls reste à 72 pulsations.

Dès les premiers jours de l'administration du phosphore, il s'est
produit, sur certains points, une amélioration qui se confirme maintenant.

L'aspect extérieur est devenu plus attentif et plus intelligent, la
pensée plus vive; les réponses sont plus nettes; une certaine hésitation, qu'on remarquait dans la parole, a presque complétement disparu.

D..... recherche la compagnie de ses voisins, et lit avec attention.

L'insensibilité cutanée est presque nulle; la marche est plus
ferme, la faiblesse de la jambe droite a presque complétement disparu.

Un seconde érection se produit à une date qui n'est pas indiquée
(19-21 mars).

Le 30 mars, érection nocturne suivie d'éjaculation. Érections plus
persistantes les nuits suivantes.

Le 2 avril, D..... est sorti en permission ; il s'est livré deux fois
au coït dans un temps assez court (une heure et demie).

Enfin, il veut sortir le 7 avril, dans un état des plus satisfaisants.
Toutes les améliorations ci-dessus constatées ont encore progressé.
Les testicules, sans avoir augmenté notablement de volume, sont
plus tendus.

Il ne reste qu'un peu de roideur et de maladresse des mains. Les
deux membres inférieurs sont également forts.

Ainsi, chez ce malade, le phosphore paraît non-seulement
avoir réveillé les fonctions génitales, mais avoir encore modifié avantageusement différents troubles du système nerveux.

Pendant un traitement qui a duré cinq semaines, et dans
lequel la dose n'a jamais dépassé 3 milligrammes, on a vu
l'intelligence, depuis longtemps appesantie, devenir plus
vive, le malade, sombre et brusque d'abord, se rapprocher
de ses voisins, et rechercher leur société. La jambe droite
était depuis longtemps plus faible que la gauche. La motilité

s'y est peu à peu rétablie, et la marche a progressivement repris toute sa fermeté. Les mains seules, quoique améliorées, n'ont pas gagné dans une égale proportion, et sont restées un peu roides.

Quant aux facultés génitales elles-mêmes, les faits observés sont bien remarquables. A peu près détruites à l'origine du traitement, elles se sont peu à peu rétablies, et le malade est sorti, les ayant recouvrées dans des proportions très suffisantes.

Cette amélioration générale s'est produite sans qu'aucun phénomène fâcheux se soit manifesté. Dans l'origine, une diarrhée assez intense, résultat fort habituel de l'administration du phosphore, a cessé d'elle-même après quelques jours.

L'observation XXIV ne présente pas des résultats moins intéressants. Moins malade que le précédent, l'ouvrier qui en fait le sujet a vu, sous l'influence du phosphore, ses facultés génitales se réveiller, la sensibilité, le mouvement reparaître dans les membres thoraciques et abdominaux, et une profonde dépression de ses facultés intellectuelles faire place à une activité nouvelle. Je ne veux pas trop insister sur des résultats trop remarquables pour que je ne craigne pas quelque heureuse coïncidence résultant de l'éloignement des causes et de l'amélioration déjà marquée de la santé générale du malade. Mais, enfin, le phosphore administré à l'intérieur chez plusieurs ouvriers atteints d'affaiblissement général ou partiel du système nerveux a exercé sur leur état une influence des plus favorables. Il a paru stimuler les fonctions intellectuelles, améliorer et guérir les paralysies incomplètes, et il a amené la guérison, au moins momentanée, de l'anaphrodisie complète ou incomplète.

Le petit nombre des faits signalés ici ne permet pas de présenter d'une manière plus absolue ces conclusions, que justifie cependant pour moi une série de recherches faites en dehors de l'intoxication sulfocarbonée. Ils sont assez con-

cluants, toutefois, pour encourager les observateurs à essayer
l'emploi du phosphore dans les paralysies essentielles symp-
tomatiques des diverses intoxications, de l'intoxication des
ouvriers en caoutchouc soufflé en particulier.

En résumé, je crois pouvoir tirer de ce travail les conclusions suivantes :

1° Chez les ouvriers en caoutchouc soufflé, l'action des vapeurs et du liquide toxiques se manifeste suivant deux périodes successives, analogues à celles qui résultent de l'influence des agents anesthésiques.

2° En raison de l'impressionnabilité différente des divers
appareils physiologiques, l'évolution morbide de chacun
d'eux ne se fait pas d'une manière rigoureuse dans des limites de temps identiques.

3° Il en résulte fréquemment un mélange singulier de
phénomènes d'excitation et de dépression, dont la valeur et
la signification ne peuvent être éclairées que par l'observation d'un assez grand nombre de faits.

4° Cette confusion apparente est rendue plus difficile à
pénétrer au premier abord, par ce fait que les aptitudes
individuelles font varier la durée relative des périodes pour
chacun des appareils pris isolément chez chaque individu.

5° L'observation, aussi bien que différentes considérations
physiques et chimiques, démontre que dans les vapeurs
composées, à l'action desquelles sont soumis les ouvriers,
c'est au sulfure de carbone qu'il faut rapporter les accidents
dont ils sont atteints.

6° Les différences qui donnent à la maladie des ouvriers en
caoutchouc soufflé un caractère qui la distingue de l'intoxication sulfocarbonée observée dans d'autres industries voisines
ou éloignées, sont le résultat de conditions hygiéniques
diverses et indépendantes du corps toxique lui-même.

7° Le phosphore, administré à l'intérieur, a paru exercer,

dans la curation des accidents arrivés à la période de dépression, une favorable influence.

OBSERVATIONS.

Obs. IV. — *Intoxication rapide. Céphalalgie, trouble de l'intelligence, idées tristes et violences ; affaiblissement de la mémoire ; anorexie, gastralgie, coliques ; roideurs des jambes et des mains, anaphrodisie ; altération de la vue prédominante.*

P...., âgé de trente ans, fabricant de caoutchouc soufflé, est d'une bonne constitution. Il est d'une intelligence encore très vive, quoique modifiée profondément par l'influence de sa profession. Jamais il n'a fait d'excès alcooliques.

« En 1856, me raconte-t-il, les ballons légers de caoutchouc furent inventés et jouirent immédiatement d'une vogue considérable. Beaucoup d'ateliers s'établirent. Les procédés de fabrication étaient incomplétement déterminés, il fallut tâtonner pour arriver à de bons résultats ; aussi perdait-on des quantités considérables de sulfure de carbone et de chlorure de soufre qui se vaporisaient inutilement. »

P.... faisait ses essais, et plus tard travaillait dans une petite chambre fortement chauffée et dans laquelle les vapeurs sulfurées étaient telles que l'air, dit-il, brûlait autour du poêle rouge.

Il fut bientôt atteint d'accidents sérieux.

Au sortir du travail, il se trouvait comme en état d'ivresse ; excité d'abord, très mobile, il tombait bientôt dans l'étonnement, et enfin dans l'apathie du cerveau, pour me servir de ses expressions, que je conserve autant que possible.

Plus tard, sa tête était douloureuse et comme prise dans un étau, sans qu'il ressentît de vertige. Son sommeil était très lourd et non réparateur. Son humeur avait complétement changé, il passait d'une tristesse profonde à une excessive impatience. Son esprit, sans mesure, voulait tout entreprendre à la fois et abandonnait aussitôt ce qu'il avait entrepris.

L'indifférence absolue faisait sans transition place aux colères les plus violentes, colères et violences superficielles, passagères, s'éteignant aussitôt dans un manque absolu d'énergie.

Ce jeune homme intelligent, qui paraît avoir eu de meilleurs jours, dont les manières ont de la distinction, se sentait devenir brutal et commun. Tout goût pour l'étude, dit-il, avait disparu. Son imagination ne s'exerçait plus que dans des rêves absurdes. Ce qui lui paraît surtout altéré chez lui, c'est la faculté d'attention ; il ne peut appliquer son esprit ni suivre aucune idée. Les faits ne l'intéressent point, ils passent sur lui sans laisser de traces, aussi sa mémoire s'était-elle profondément altérée ; il ne se souvenait de rien, et aujourd'hui que son état s'est amélioré, elle est encore fort amoindrie.

« Autrefois, dit-il, je retenais des pages entières de grec; je suis bien loin de ce temps-là, je ne puis me souvenir de rien. »

Ce trouble de la mémoire a présenté chez lui, comme chez tous les malades, un caractère particulier. Il avait un besoin extrême de parler, une loquacité excessive, mais les paroles ne lui venaient point. Il cherchait en vain l'expression qui avait fui de son souvenir. Quant à l'articulation de la parole, elle se faisait avec un véritable bégayement.

La respiration était aussi modifiée; il éprouvait une oppression constante, au point qu'il s'est cru, dit-il, poitrinaire.

En même temps que ces accidents se développaient, les fonctions digestives s'altéraient notablement. L'estomac était le siége de vives souffrances, surtout à jeun. Un appétit énorme d'abord, puis une anorexie profonde, des coliques, des alternatives de constipation et de diarrhée, des vents fréquents très odorants, des renvois pénibles, venaient s'y joindre.

Il croit que ses urines n'ont pas été odorantes; il l'explique par l'abondance d'eau qu'il boit, en général.

De bonne heure, P.... avait remarqué que ses jambes étaient roides, surtout le matin à jeun, ou lorsque, ayant été quelque temps assis, il voulait se lever. Cette roideur fit des progrès rapides. Elle lui semblait avoir son siége principal dans les articulations des genoux.

Une gêne de même nature existait dans les articulations des mains. Les doigts étaient *engourdis*, *insensibles*, difficiles à fléchir et à étendre.

Lorsqu'il se mit à travailler au sulfure, P.... était, suivant son expression, très amoureux, très coureur, très ardent. Fort rapidement, soit sous l'influence d'une modification profonde des appétits génitaux, et comme il le dit par l'absence complète de désirs, soit par conscience de sa faiblesse, il se mit à fuir toute occasion de rapprochement sexuel. C'était avec peine qu'il obtenait d'incomplètes érections. Le coït durait pendant un temps très long; toutefois, l'éjaculation, obtenue avec une difficulté extrême, était abondante, et les sensations n'étaient pas moins vives que précédemment; quelquefois même elles lui ont paru l'être plus.

Un accident qui a été exceptionnellement marqué chez ce jeune homme, qui avait alors vingt-six ans, a été l'altération de la vue. Cette altération a consisté dans une diminution de la netteté des images perçues. Il voit de loin, mais, de loin comme de près, les objets lui paraissent couverts de brouillard; lorsqu'il veut lire, les lettres chevauchent et se brouillent; l'emploi d'une loupe ne les rend pas beaucoup plus distinctes. C'est surtout quand il est à jeun que ces symptômes existent, et spécialement encore lorsqu'il souffre de l'estomac. Ainsi il ne peut lire son journal qu'après avoir mangé.

A l'examen, l'œil ne m'a rien présenté de particulier, si ce n'est une dilatation habituelle des pupilles, bien mobiles d'ailleurs.

L'ouïe ne présente aucune modification.

Après avoir travaillé près de deux ans, P.... était arrivé à l'excès de tous les symptômes ci-dessus indiqués et à une impuissance absolue. Il abandonna le travail du caoutchouc soufflé pendant dix-huit mois.

Les accidents que j'ai signalés du côté de la vue persistèrent, mais la mémoire revint en presque totalité. L'impuissance disparut en grande partie, ainsi que la roideur des doigts et des jambes et la gêne de la marche. Mais depuis quelque temps il s'est remis à travailler, bien que timidement et avec précaution, et il commence à perdre tout ce qu'il avait regagné (octobre 1860).

Depuis, P.... m'a donné des renseignements plus précis sur la manière dont les accidents se sont développés chez lui.

Au moment de la première vogue des objets de caoutchouc soufflé, il passa treize jours et treize nuits au soufflage, ne dormant que par intervalles très courts. Dans cet intervalle il éprouva la céphalalgie spéciale avec une grande vivacité, l'engourdissement des doigts et les autres accidents précédemment indiqués. A la suite de cette fatigue il dormit quarante-huit heures sans se réveiller ; mais lorsqu'il voulut sortir, il était presque aveugle et pouvait à peine se conduire. Jusqu'à cette époque sa vue avait été excellente et très longue ; amélioré par le repos, il s'est remis au travail. Malade de nouveau, il ne reconnaît plus à vingt pas et lit difficilement un journal.

Il termine en insistant sur une opinion qu'il m'a déjà exprimée, c'est que le chlorure lui nuit plus que le sulfure, et qu'il est malade en raison de la proportion qu'il en emploie. Il ne travaillerait pour rien pendant un peu de temps chez M. G..., qui fait usage d'une proportion beaucoup plus considérable de chlorure ; il serait bien sûr d'arriver rapidement à l'état le plus grave.

Je revois P... le 1er octobre 1861 : il est changé, maigri ; il a beaucoup travaillé depuis quelque temps, mais il y a quelques jours qu'il a été forcé de s'arrêter de nouveau. Cette rechute a traversé plusieurs phases. P.... a d'abord été très excité, il tenait des discours décousus, il se livrait à des pasquinades, tout en se blâmant, sans pouvoir s'arrêter ; puis il est devenu violent, injuste, méchant ; ceux qui l'entourent se plaignent de lui, et il se juge lui-même sévèrement ; sa mémoire est altérée. Il a éprouvé dans les membres des tiraillements douloureux.

Je saisis cette occasion pour prier M. Desmarres de l'examiner à l'ophthalmoscope. Voici ce que nous constatons :

Les pupilles sont mobiles, modérément dilatées ; l'œil est organisé physiologiquement à l'extérieur, le champ de la vision est complet (phosphènes normaux).

La lecture à l'œil nu est pénible au n° 7 de l'échelle d'accommodation de Jæger, avec les deux yeux, soit simultanément, soit isolément.

A l'examen ophthalmoscopique on reconnaît une légère pâleur du quart interne de la pupille du nerf optique, des deux côtés. L'excavation de la pupille est plus prononcée, sa transparence est moindre qu'à l'état normal.

M. Desmarres a observé des faits assez analogues chez les fumeurs qui consomment une quantité de tabac exagérée. P...., questionné à ce sujet, reconnaît qu'il fume et que cela lui fait beaucoup de mal. Il fume assez peu maintenant, mais autrefois il dépensait 30 à 40 centimes de tabac par jour.

OBS. V. — *Perte de la mémoire, violences, tristesse profonde ; insensibilité des doigts, troubles de la menstruation.*

Madame P...., femme du précédent, est maintenant âgée de trente ans. Elle était d'une excellente santé, lorsque, il y a quatre ans, elle commença à travailler au caoutchouc soufflé. Elle coupait seulement les feuilles de gomme anglaise normale et ne touchait pas au sulfure ; cependant les vapeurs, dans un atelier mal organisé, lui arrivaient avec quelque abondance, et de plus, lorsque l'on avait besoin d'activer le travail, elle nouait. Madame P.... paraît très sensible à l'action du sulfure. Si elle y était exposée avec quelque intensité, me disait son mari, elle deviendrait folle. Elle fut rapidement atteinte d'une céphalalgie atroce, et, toutes les fois qu'elle travaillait, d'une tristesse profonde, avec un besoin de pleurer irrésistible. Elle devint violente, irascible ; enfin sa mémoire s'altéra profondément. De plus, elle éprouvait ces troubles de la sensibilité et de la motilité des doigts rencontrés chez la plupart des ouvriers.

Est-ce au sulfure de carbone qu'il faut attribuer l'accident suivant, fort obscur d'ailleurs en l'absence de renseignements suffisants ? Vers le moment où elle entra à l'atelier, elle présenta des apparences de grossesse ; ses règles s'arrêtèrent, elle grossit, ses seins se développèrent et elle se crut enceinte. Au bout de quelques mois, étant dans un jardin et dans l'obscurité, elle fut tout à coup prise d'une perte épouvantable, et elle rendit une masse qui bien certainement n'était pas le produit d'une grossesse régulière, mais qui tomba sur le sol lorsqu'on voulut emporter la jeune femme, et qui ne fut pas examinée. On enveloppa madame P... de couvertures. Portée dans une voiture, elle y perdit une quantité de sang considérable, et pendant six mois persista une perte qui fut enfin arrêtée, paraît-il, par l'ergotine.

Comme il était à sa connaissance que les femmes qui travaillent au sulfure ont des pertes utérines fréquentes, elle attribua à cet agent l'accident qu'elle avait éprouvé.

Une fois guérie, elle travailla au caoutchouc, mais non plus au sulfure ; cependant, dans le cours de l'année 1860, elle s'y remit avec précaution. Elle trempait les pièces dans le mélange vulcanisant au moyen de fourchettes de fer, et sans jamais toucher le liquide. Elle ne restait jamais plus de trois heures à l'atelier. Elle fut rapidement atteinte cependant de nouveaux accidents : sa langue était embarrassée, elle éprouvait des tintements d'oreilles insupportables, elle se sentait comme énormément bouffie ; il lui fut impossible de continuer. L'abandon de l'atelier fit disparaître ces symptômes encore légers, et elle est maintenant (fin de 1860), complétement rétablie.

OBS. VI. — *Intoxication par le sulfure de carbone chez un ouvrier en caoutchouc soufflé.* — *Affaiblissement des fonctions intellectuelles, altération de la mémoire, troubles de la vue et de l'ouïe ; impuissance, anémie.*

A.... (G.), âgé de quarante-cinq ans, demeurant passage Chausson, n° 12, rue des Marais-Saint–Martin, autrefois tonnelier, maintenant ouvrier en caoutchouc, a commencé à travailler en juin 1856 chez M. G.... Il a, comme N.. B..., travaillé à la broyeuse, et tout de suite il a été pris de céphalalgie et de coliques, d'anorexie sans vomissements, de diarrhées fréquentes avec sentiment de cuisson au fondement et odeur fétide caractéristique. Ses urines, blanches et troubles, sentaient et sentent encore le sulfure de carbone, et leur excrétion détermine dans l'urèthre une assez vive cuisson.

Ces phénomènes du début augmentèrent assez rapidement : la céphalalgie, les vertiges, devinrent constants. Il est continuellement, dit-il, comme *en ribote ;* sa vue est troublée, *il en a perdu le tiers* et ne peut plus lire les caractères fins. Il aimait la lecture, maintenant il s'irrite, se fâche et ne peut continuer. Depuis quelques jours il est complétement sourd de l'oreille gauche et l'ouïe est amoindrie à droite.

Les facultés intellectuelles ont subi chez ce malade une diminution notable ; son intelligence et sa mémoire sont altérées. A.... est devenu au début très irritable, et c'est en vain qu'il a lutté contre cette disposition. Il ne faut pas, dit-il, être contrarié dans son état, sans quoi on devient hors de soi.

A.... avait autrefois la réputation d'un conteur agréable, il a perdu cette faculté ; il ne peut plus développer ses idées, et sa *langue tourne moins bien* qu'autrefois.

On n'observe aucune altération de la sensibilité générale. Le malade touche peu le liquide toxique, il ne fait qu'en respirer abon-

damment la vapeur en gonflant les ballons légers avec lesquels jouent
les enfants, et qu'il plonge et colore dans une solution faite avec le
sulfure de carbone.

Il croit que la liqueur employée contient 99 parties de sulfure et
une de bromure de soufre.

On ne constate chez cet ouvrier aucun tremblement, mais il est
très affaibli, il se sent continuellement las et brisé. Il est bien moins
fort qu'autrefois, et il soulève avec peine les corps un peu lourds. Il
marche beaucoup moins bien qu'il ne le faisait, il a beaucoup de
peine à monter les escaliers ; il n'a pas de crampes dans les membres inférieurs, mais il y éprouve d'assez vives douleurs. Bien que
faibles, ses mains ne sont le siége d'aucune paralysie limitée siégeant spécialement, par exemple, dans les extenseurs.

Chez A.... les facultés génitales ont subi une dépression considérable.

Autrefois il avait presque chaque jour des rapports avec sa femme,
il reste maintenant quinze jours ou un mois, et encore *il se force*.

Ses nuits sont sans sommeil réparateur ; l'insomnie est quelquefois complète, ou le sommeil est agité par des rêves pénibles.

A.... n'a pas de frissons habituels, mais des sueurs chaudes et
froides ; sa bouche est pâteuse, mauvaise, l'expuition fréquente.

Il tousse beaucoup et s'en plaint vivement ; ses bronches sont sensibles à la moindre impression stimulante. La poitrine ne présente
d'ailleurs rien d'important à l'auscultation, si ce n'est peut-être un
peu d'expiration prolongée.

A.... avait très bonne mine autrefois, aujourd'hui il est pâle et
amaigri. Les vaisseaux du cou sont le siége d'un souffle intermittent
très prononcé que l'on retrouve au premier temps du cœur.

Il ne connaît à toutes ces souffrances d'autre cause que l'action
du sulfure de carbone, à la vapeur duquel il est constamment soumis, et dont il porte l'odeur de la manière la plus pénible. Jamais il
n'a fait d'excès d'aucun genre, et spécialement d'excès alcooliques.

Je lui conseille d'abandonner son état, de prendre 15 centigrammes environ de sous-carbonate de fer au commencement de chaque
repas, et deux fois par jour cinq gouttes de teinture alcoolique de
noix vomique.

Il vient me consulter de nouveau le 24 mars. Il a continué à travailler au caoutchouc. Le traitement que je lui avais indiqué semblait avoir fortement amélioré sa situation, lorsque le mardi 17 mars
il resta quelque temps auprès de grands pots contenant plusieurs
litres de solution au sulfure Il fut pris de vertiges, à ce point qu'il
lui semblait constamment voir auprès de lui un trou dans lequel il
allait tomber. Il eut beaucoup de peine à retourner dans son logis,
ses jambes pliaient sous lui et lui refusaient le service.

Depuis lors sa surdité a fort augmenté, sa vue est affaiblie, sa mémoire est très amoindrie. Il est très changé, et comme un peu hébété ; plus impuissant d'ailleurs que jamais.

La faiblesse musculaire, la difficulté de la marche, sont plus prononcées.

Cependant, aujourd'hui, A.... est moins souffrant. Il n'a pas travaillé depuis trois jours ; il s'est purgé avec 60 grammes d'huile de ricin, s'est promené au grand air et se trouve soulagé.

Il me fait part d'une sensation très désagréable qu'il éprouve : c'est une impression de froid glacial, surtout vers le cou. Il combat cette sensation intolérable par l'application de cataplasmes très chauds.

Au bout d'un mois, le 20 avril, je revois A.... Il a été forcé d'abandonner le travail au sulfure, bien qu'il reste dans la fabrique. Il a fait très incomplétement le traitement que je lui avais conseillé. Il est pâle, très amaigri et très affaibli, cependant il mange avec appétit ; il n'a ni nausées ni vomissements. Il a éprouvé des douleurs névralgiques très intenses dans la cinquième paire droite, ces douleurs ont disparu. Il lui reste une céphalalgie lancinante, une lourdeur de tête considérable, une impossibilité de fixer son attention, une insomnie opiniâtre.

Sa vue est presque complétement perdue ; l'ouïe, au contraire, s'est améliorée.

D'ailleurs, l'impuissance absolue, la faiblesse musculaire, la difficulté de la marche persistent.

Depuis quelque temps, A.... se contente pour tout traitement de prendre du café noir. Il croit s'en être bien trouvé.

Obs. VII. — *Troubles gastriques, délire, anaphrodisie, paraplégie. Persistance de l'altération de la mémoire et d'une faiblesse prononcée des membres inférieurs.*

M... (J. L.), âgé de cinquante-six ans, autrefois papetier, est entré, le 23 septembre 1856, au n° 2 de la salle Saint-Raphaël, à l'hôpital de la Pitié.

Depuis le 10 ou le 12 mai il travaille à la Chapelle, dans une fabrique de caoutchouc soufflé (ballons et condoms). Le mélange dissolvant et vulcanisant employé est composé de sulfure de carbone, de chlorure et de bromure de soufre. Trois ouvriers seulement sont employés à la fabrication. Les deux autres, plus jeunes que M..., sont atteints de céphalalgie, de troubles gastriques variés, d'un sentiment profond de faiblesse. Quant à lui, il resta bien portant, dit-il, pendant six semaines ; toutefois, si on l'interroge avec insistance, on reconnaît que dès lors il éprouvait de la céphalalgie, qu'il sortait de l'atelier dans un état d'ivresse prononcé, dans un léger délire

ébrieux et chantant des choses incohérentes. Il avait aussi dès lors
de l'inappétence et même des nausées sans vomissements, mais avec
quelques renvois liquides. Il n'avait pas de diarrhée, mais il rendait
des matières gluantes.

Après six semaines de travail, ses facultés intellectuelles s'alté-
rèrent plus profondément, le délire devint plus intense ; il courait les
rues en criant *des capotes au boisseau*. Sa fatigue était extrême et
son affaiblissement le força plusieurs fois de s'aliter. Après huit
jours de durée de ces accidents, sur lesquels il donne peu d'autres
détails, il se remit à travailler. Mais après quelques heures passées
dans l'atelier, sa vue se troublait. L'application de compresses froides sur le front le soulageait un peu momentanément.

Dès lors ses facultés génitales étaient très amoindries et sa mémoire était fort incertaine.

Au mois de juillet, il éprouva des douleurs dans les membres inférieurs et un peu d'œdème vers les chevilles, puis les bras se prirent à leur tour, et les progrès de l'affaiblissement forcèrent le
malade à entrer à la Pitié.

Depuis quatre semaines il ne travaille plus, et cependant son état
ne s'est pas amélioré, du moins quant à ce qui concerne les troubles
du sentiment et du mouvement.

L'intelligence est assez nette, les digestions sont à peu près régulières. Mais le malade marche difficilement et chancelle sur ses
pieds ; les membres inférieurs sont à la fois atteints d'une paralysie
incomplète du mouvement et d'une diminution évidente de la sensibilité. Le malade y ressent un engourdissement très prononcé ; les
bras sont le siège d'un engourdissement plus marqué ; les mains
sont roides et malhabiles. L'anesthésie, l'analgésie y sont évidentes
et s'étendent même sur le thorax.

Tels sont les renseignements que j'ai pu obtenir de M... Après
une amélioration incomplète , il voulut rentrer à la fabrique et fut
arrêté par de nouveaux accidents.

Forcé d'abandonner le travail au sulfure, il trouva dans l'éloignement des causes de la maladie une amélioration nouvelle. Il ne lui
reste, après sept années écoulées, qu'un certain degré de faiblesse
des membres inférieurs, un peu d'étrangeté (il a la tête un peu dérangée, nous dit-on), et sa mémoire est fort amoindrie.

Obs. VIII. — *Excitation génitale suivie d'anaphrodisie. Hématurie ; irritabilité suivie d'indifférence et de tristesse.*

B... (S.), âgé de vingt-six ans, est d'une excellente et robuste
constitution ; il n'a jamais fait d'excès alcooliques.

Sa santé était parfaite, lorsqu'à l'âge de vingt et un ans il entra
chez M. A..., en novembre 1855, pour fabriquer des condoms et des

ballons soufflés. Depuis lors il n'a pas cessé d'y travailler. Il est certainement un des ouvriers les plus réfractaires que j'aie rencontrés à l'action du mélange vulcanisant.

Il commença à travailler comme plusieurs de ses camarades, dont l'observation est ci-jointe, dans un atelier très petit, très chauffé, mal aéré, où se vaporissaient des quantités considérables de sulfure de carbone et de chlorure de soufre.

Dès les premiers jours, il fut atteint de céphalalgie compressive et de vertiges. Toutefois il a passé un temps très long avant d'être atteint d'accidents graves. Comme il y a dans ses réponses à ce sujet quelques hésitations tenant sans doute à l'altération de sa mémoire, je me contenterai d'indiquer la série des accidents, sans affirmer l'époque de leur apparition qui, chez lui a été très tardive. Toutefois, il y a deux ans, il contracta une blennorrhagie qui, probablement sous l'influence de la modification des urines, devint excessivement douloureuse, avec un sentiment de ténesme et des besoins fréquents d'uriner. Les urines depuis cette époque sont mêlées de sang en quantité assez notable, et c'est en vain que B... a passé quelque temps dans les hôpitaux. Il n'a pu être guéri de cet accident qui persiste encore maintenant.

Voici quels sont les symptômes qui ont été développés chez lui à l'occasion de sa profession, et qui sont un peu améliorés maintenant par le repos.

Sa mémoire s'est complétement perdue. Il oubliait les choses les plus indispensables et même ce qu'il venait de faire. Il éprouvait et éprouve encore une difficulté assez grande à exprimer sa pensée. Il ne trouve pas toujours les mots dont il voudrait se servir. Il a la conscience de cette difficulté plus encore qu'elle ne se manifeste extérieurement.

Sa nature s'est complétement modifiée; comme les autres ouvriers, il est devenu extrêmement irritable, se livrant à des violences excessives, au milieu d'ailleurs d'un manque absolu d'énergie morale et d'une complète indifférence de ses intérêts.

Il est tombé dans une tristesse profonde, se forgeant les idées les plus pénibles et voyant toutes choses au point de vue le plus exagéré et le plus fâcheux.

Il était poursuivi par la somnolence sans pouvoir trouver un sommeil paisible. Il éprouvait des douleurs générales, mais beaucoup plus vives dans l'articulation du genou. Les membres étaient envahis de fourmillements, de picotements avec exagération de la sensibilité cutanée à l'exception, toutefois, des doigts dont les extrémités étaient insensibles.

Les organes des sens participaient à ces troubles. La vue est restée intacte, mais l'ouïe s'est sensiblement modifiée. B... entend, dit-il, au travers d'une toile et comme s'il avait du coton dans les oreilles. Du côté de l'odorat et du goût il y a plutôt un certain degré d'excitation et d'impressionnabilité exagérée.

Les facultés génitales ont traversé deux phases. Elles ont d'abord été très surexcitées. Aujourd'hui elles se sont éteintes et l'anaphrodisie est complète, aussi bien dans les faits moraux que dans les actes physiques.

Le système musculaire a été peu troublé chez le malade. Il a ressenti des crampes, de la roideur des membres, un certain degré de tremblement, de la faiblesse générale, mais non pas de la paralysie à proprement parler.

Son appétit est diminué, mais jamais il n'a été atteint de vomissements Il a ressenti de violentes coliques et des douleurs gastriques vives, et chez lui la diarrhée et la constipation alternent sans prédominance décidée. Il rend fréquemment des gaz abdominaux très fétides.

Aux époques où il était le plus malade, il éprouvait un besoin de crachotement marqué; la production de la salive était exagérée.

La respiration n'est modifiée que dans ce sens qu'il est facilement essoufflé. Son haleine est, en ce moment qu'il travaille peu, sans odeur bien marquée.

L'auscultation ne donne aucun résultat important.

La circulation ne paraît avoir été troublée à aucune époque de la maladie.

Depuis lors B... a quitté le travail au sulfure pour entrer dans une autre fabrique. Ses anciens camarades m'ont appris que ce seul fait avait suffi pour faire cesser l'hématurie dont il était atteint.

Je l'ai revu depuis (juin 1861), il n'a pas travaillé au sulfure depuis le mois d'août dernier. Cependant tous les matins quand il se lève il est repris de la céphalalgie compressive bitemporale bien caractéristique. Elle dure une heure et diminue progressivement.

Sa mémoire n'est que très incomplétement revenue. Il ne se rappelle pas le lendemain ce qu'il a fait la veille. Il est souvent encore comme *abasourdi*.

Obs. IX. — *Accidents anciens à peu près guéris.* — *Retour à l'atelier.* — *Excitation génitale suivie d'impuissance coïncidant avec un reste d'excitation des facultés intellectuelles.*

C...(A.), âgé de vingt ans, ouvrier chez M. A..., a travaillé pendant un an au sulfure, il y a deux ans déjà. Il revient depuis peu de temps à l'atelier.

Il y passe de quatre à sept heures par jour, et il travaille maintenant sous un hangar; mais il travaillait autrefois dans le petit atelier peü aéré et quelquefois chauffé assez fortement dont il est question dans plusieurs autres observations.

A cette époque il fut malade après une seule journée. Aucune cause spéciale ne le prédisposait aux accidents; il ne prenait pas de boissons alcooliques.

Dès l'abord une céphalalgie atroce, beaucoup d'excitation allant jusqu'à la violence, une altération profonde de la vue, de la diplopie, une soif ardente, un dégoût profond manifesté par un crachotement constant, des tiraillements douloureux des membres furent les premiers symptômes qu'il accuse avoir ressentis.

Après avoir été très malade, il a cessé de travailler au sulfure, et son état s'est fortement amélioré, mais depuis quelque temps, entraîné par le salaire avantageux, il est revenu à l'atelier. Il est maintenant dans l'état suivant.

Son apparence extérieure est assez satisfaisante, il est convenablement développé, un peu pâle toutefois et d'aspect fatigué sans amaigrissement.

Sa mémoire n'est pas encore altérée de nouveau, mais il est sujet à la violence. De l'excitation il passe à la tristesse et se préoccupe de tout.

« Je pense trop dans les affaires, dit-il. »

Il est poursuivi par une somnolence constante dès qu'il n'est plus excité. Il dort d'une manière exagérée et se réveille difficilement, et cela seulement depuis qu'il travaille au caoutchouc soufflé.

Surtout lorsqu'il a travaillé, il ressent une vive céphalalgie qui le presse comme une calotte douloureuse. Il est troublé par des vertiges fréquents et intenses. Je ne constate chez lui ni anesthésie ni analgésie; ses membres sont roides et endoloris, il éprouve le besoin de les détendre en s'allongeant. Il n'a pas de crampes, mais fréquemment un peu de tremblement.

Sa digestion ne présente rien de bien particulier. Il n'a pas de vomissements, mais seulement un peu de dégoût et un crachotement continuel.

Son haleine présente l'odeur du sulfure, il ne tousse pas, mais il est oppressé et s'essouffle facilement.

Son pouls est normal, ses facultés génératrices sont très amoindries sinon abolies; il n'a plus d'érections spontanées; il en est ravi et trouve cela très commode. Cette dépression a été précédée d'une excitation assez vive. J'avais, dit-il, deux femmes, je m'en tourmentais et je perdais mon ouvrage; maintenant je n'y pense plus et je vis bien plus tranquille.

Obs. X. — *Appétit exagéré.* — *Surexcitation génitale extrême.* — *Affaiblissement de la mémoire, de l'ouïe, de la vue.*

A... (L.), âgé de vingt ans, demeurant à Paris-Belleville, travaille depuis deux ans au caoutchouc soufflé. Mais il a fait une assez longue interruption.

Je n'ai pas sur lui une observation complète, mais seulement une note qui présente cependant quelques faits intéressants.

Il a été malade dès l'origine de son travail. Il a éprouvé la céphalalgie spéciale et les autres accidents constants. Chez lui l'appétit a été exagéré par l'influence sulfocarbonique. Il en a été de même de l'aptitude génitale, et l'excitation persiste encore maintenant avec une grande intensité. Il est pris, et la nuit en particulier, de véritables rages, sous l'influence desquelles il court se livrer au coït avec fureur.

Il se plaint de ressentir dans les aines des douleurs assez vives.

A d'autres points de vue il est dans la période d'abattement.

Son sommeil est lourd et trop prolongé.

Sa mémoire est notablement altérée.

Il est sourd, dit-il, quand il a travaillé.

Sa vue est très affaiblie, mais elle l'a été plus encore. Avant une assez longue interruption qu'il a faite, il ne pouvait plus lire le nom des rues sur les plaques qui l'indiquent.

Obs. XI.— *Intoxication progressive, puis rapide par l'exagération des causes. — Période de collapsus immédiate sans excitation préalable. —Anorexie. — Impuissance, vertiges, troubles de la vue, faiblesse musculaire extrême.*

B... (N.), âgé de cinquante et un ans, employé comme homme de peine dans une fabrique de caoutchouc, me raconte les faits suivants :

Entré dans la fabrique, le 9 juin 1856, il ne fut d'abord employé que pendant des temps très courts à la dissolution, mais vendredi dernier (huit jours après son entrée) il fut chargé de placer sous une presse à broyer du caoutchouc réduit par un liquide où domine le sulfure de carbone, en pâte très épaisse.

Il brassait aussi avec ses mains dans une cuve le mélange en voie de dissolution. Il voyait les ouvriers de la fabrique qui semblaient se moquer de lui. Il apprit depuis que le travail qu'il accomplissait était regardé comme funeste, il dit même comme mortel. Il avait vu lui-même emporter évanoui d'auprès de lui un vieillard tout *contourné*, dit-il, et dont les infirmités étaient attribuées à leur commun travail.

Plongé depuis quelque temps dans les vapeurs de l'atelier, il avait pris peu de souci des malaises qu'il éprouvait déjà. Cependant son appétit avait diminué depuis le commencement de la semaine, il remportait intacts chez lui les aliments qu'il avait emportés le matin. Atteint d'une constipation intense il ne rendait que des crottins très durs, fortement imprégnés de la senteur de sulfure de carbone, que ses urines présentaient aussi à un degré très prononcé; il se sentait faible sur les jambes; toute érection avait disparu, son impuissance était absolue

Exposé pendant deux jours à des vapeurs plus abondantes, il se sentit après la première journée beaucoup plus souffrant. Il revint cependant le samedi ; mais, pris pendant son travail de nausées constantes, de vomissements violents dès qu'il essayait de prendre le moindre aliment, il se traîna péniblement vers le haut du faubourg du Temple où il habite. Sa vue très altérée ne lui permettait que difficilement de discerner les objets. Troublé par de violents vertiges, chancelant, obligé de s'arrêter à chaque pas, il fut enfin rencontré par sa femme inquiète de son retard et qui le soutint pendant le trajet.

C'est quelques jours après ces accidents que je vais le voir. Sa situation s'est améliorée. Le repos au lit, l'éloignement des causes, un régime doux, des purgatifs ont amendé les accidents. Toutefois, il est couché encore dans un état marqué d'hébétude, sans perte très prononcée de la mémoire. La céphalalgie est assez vive, les vertiges se montrent lorsqu'il veut se soulever. La vue est encore altérée, tandis que l'ouïe ne présente aucun trouble.

B... répand encore autour de lui l'odeur de sulfure de carbone. On la retrouve dans son haleine, dans ses urines.

Il ne serait pas encore en état de marcher ; il se plaint de douleurs lombaires et de brisement ; ses jambes sont faibles et vacillantes, peu sensibles, sans anesthésie très prononcée cependant ; ses mains sont engourdies, très affaiblies. Elles sont le siége d'une roideur extrême qui empêche le malade de les mouvoir et de saisir les objets surtout peu volumineux.

Obs. XII. — *Ouvrière en caoutchouc soufflé. Affaiblissement musculaire, surtout des membres inférieurs. — Engourdissement et insensibilité incomplète des mains, sensibilité génitale abolie. — Mémoire altérée.*

Madame D..., vingt-neuf ans, ouvrière chez M. A..., est d'une bonne constitution. Il y a quatre ans qu'elle travaille le caoutchouc soufflé, elle est employée au nouage et au soufflage. Elle travaille de trois à sept heures par jour, mais non pas d'une manière continue à la vulcanisation. Pendant un an elle a pu s'exposer, sans être malade, aux vapeurs du mélange vulcanisant. Le premier accident qu'elle a éprouvé est une horrible céphalalgie, revenant surtout lorsque l'atelier avait été fortement chargé de vapeurs. Celui où elle travaillait alors était peu spacieux et quelquefois assez fortement chauffé en hiver. Elle rapporte aussi à l'influence à laquelle elle était soumise le développement de furoncles très nombreux dont elle fut atteinte à cette époque,

Ces premiers accidents, en suivant la progression ordinaire, arrivèrent au degré où nous les trouvons à la fin de l'année 1860 (novembre).

Les membres inférieurs sont très affaiblis, madame D... marche avec peine, se lasse facilement, ses forces générales sont très amoindries.

L'extrémité de ses doigts est engourdie et roide, la sensibilité paraît diminuée.

Chez elle les organes des sens paraissent peu atteints; la vue et l'ouïe sont conservées,

Mais la sensibilité génitale spéciale a complétement disparu. Elle n'éprouve aucun désir et cette indifférence absolue l'a fait abandonner de son mari.

Elle n'a pas eu de grossesses, mais ses règles ont persisté d'une manière normale.

Ses facultés intellectuelles sont troublées. Sa mémoire est profondément altérée; elle est devenue violente, irritable.

Son sommeil est agité. Elle est poursuivie par des rêves terribles, des crimes se commettent sous ses yeux.

Son appétit est amoindri, mais d'une manière modérée. Elle n'a pas de vomissements, mais des crampes d'estomac fréquentes. Jamais elle n'a éprouvé de salivation, de constipation, ni de diarrhée très marquée.

Elle rend des vents très odorants chargés de l'odeur du sulfure.

Son pouls est à peu près normal. Elle n'a de fièvre, dit-elle, que quand elle est prise par le sulfure.

Il est à remarquer que cette ouvrière travaille peu de temps, interrompt assez fréquemment son travail et remplit des fonctions dans lesquelles elle est peu exposée. L'atelier où elle est employée est un simple hangar balayé par le vent.

Obs. XIII. — *Troubles intellectuels peu prononcés. — Anaphrodisie, affaiblissement général.*

M... fils, âgé de trente-six ans, ouvrier en caoutchouc, n'a jamais fait d'excès alcooliques. Il a été successivement occupé aux divers travaux que subit le caoutchouc dans la fabrication des nombreux produits qu'on en tire. Ce n'était que par exception cependant qu'il travaillait à l'imperméabilisation des étoffes, seule préparation dans laquelle il se dégage, dans la maison où il est employé, des vapeurs un peu abondantes de sulfure de carbone. Il était employé au déchiquetage où aucun accident ne se développe, et pendant deux ans il resta bien portant. A cette époque, il commença à toucher au sulfure, mais en très petite quantité et seulement pour coller les deux bords de plaques de caoutchouc et en faire des tubes Pendant un an il fut peu atteint par l'action des vapeurs d'ailleurs presque nulles ; mais à cette époque il passa à l'imperméable. L'atelier où il se faisait était par bas, sur le sol même et non à claire-voie et mal aéré.

Dès le soir du prémier jour, il éprouva une céphalalgie atroce, avec un sentiment de pression douloureuse sur les tempes, une anorexie absolue et des nausées sans vomissements.

Ces accidents suivirent le cours ordinaire et bien connu des ouvriers, et il arriva rapidement à l'état suivant, qui, chez lui, ne prit jamais de proportions très graves, parce qu'il n'était jamais employé au sulfure d'une manière continue :

Sa mémoire n'était pas, croit-il, remarquablement troublée, cependant il lui semblait qu'il avait des *absences* dans lesquelles il ne savait plus ce qu'il faisait. Jamais il n'a été irritable ni violent, mais son humeur était très changée et il passait d'une gaieté exagérée à des tristesses sans motif.

A l'exception des travaux de l'atelier, auxquels il revenait machinalement, il ne pouvait plus s'occuper. Contre ses habitudes quand il rentrait chez lui, le soir, il restait sans rien faire ; il était tombé dans une atonie, dans une indifférence absolue. Toute énergie morale avait disparu.

Son sommeil était agité, non réparateur, interrompu par des soubresauts, troublé par des rêves tristes.

Lorsqu'il marchait, il était atteint de vertiges. Jamais il n'a éprouvé de troubles de la vue ni de l'ouïe.

Jamais non plus ses facultés génitales n'ont été surexcitées. Elles ont été au contraire très amoindries. Les érections étaient rares, le coït beaucoup plus long, le spasme vénérien court et incomplet. Il est à noter toutefois que sa femme est devenue deux fois enceinte, que ses enfants se portent bien, et que, si elle a fait en outre une fausse couche, cela paraît dépendre d'un accident.

Cet ouvrier me signalait une sensation que j'ai rencontrée bien souvent chez ceux qui travaillent dans des ateliers dont la partie inférieure n'est pas suffisamment aérée, c'est une sensation de froid glacial aux membres inférieurs et qui remonte plus ou moins haut, selon l'abondance des vapeurs et l'épaisseur de la couche qu'elles forment. Quand le dégagement était considérable, me dit M .., *cela me portait sur les parties génitales qui devenaient comme froides.*

Il ne paraît pas avoir éprouvé de douleurs dans les membres, mais seulement vers les lombes. Il était affaibli d'une manière générale, mais sans paralysie prononcée.

Jamais M... n'a eu de constipation ni de diarrhée.

Son haleine était fétide et exhalait l'odeur du sulfure de carbone.

Ses urines étaient troubles ; poursuivi par l'odeur du sulfure de carbone, il ne peut dire si elles la présentaient plus spécialement, mais elles déterminaient dans l'urèthre une cuisson prononcée.

M... a quitté les ateliers au sulfure. Il travaille maintenant à la benzine. Sa santé s'est assez bien rétablie, mais il reste pâle, sans bruits de souffle vasculaires bien prononcés.

Obs. XIV. — *Recueillie par M. le docteur Heurteaux, ancien interne des hôpitaux* (1). — *Empoisonnement par le sulfure.* — *Amaurose ; aliénation mentale, troubles de la sensibilité générale, de la motilité et des fonctions digestives ; hallucinations de la vue et de l'ouïe, mort subite par rupture d'un petit anévrysme dans le péricarde.* (Résumé.)

Alexis M..., âgé de quarante-cinq ans, ouvrier en caoutchouc, est entré, le 11 janvier 1859, à l'hôpital de la Pitié dans le service de M. Michon.

Cet homme d'une bonne santé, d'une vie régulière, sans antécédents personnels ou héréditaires, travailla d'abord sans éprouver aucun accident au découpage des pièces de caoutchouc. Employé plus récemment au trempage dans le mélange de sulfure de carbone et de chlorure de soufre, il ressentit tout de suite une violente céphalalgie avec battements très pénibles dans les tempes et exacerbations vers le soir.

Bientôt apparurent la faiblesse, la roideur des muscles des membres, l'engourdissement des doigts, la difficulté de saisir les petits objets, l'hésitation dans la marche, l'anorexie, la brusquerie, la violence, l'altération de la mémoire, l'insomnie. A la fin de décembre 1857, il se crut entouré d'ennemis, il lui semblait, pendant la nuit, entendre des personnes qui venaient pour le tuer, des voix imaginaires frappaient son oreille ; les objets étaient vus avec des formes bizarres. Quatre jours après il s'imagina avoir commis un vol et alla le déclarer à la préfecture de police, puis à un commissaire qui le fit conduire à Bicêtre.

Il y passa un mois dans le service de M. le docteur Moreau ; des ventouses scarifiées à la nuque, un séton, améliorèrent son état. Sorti le 28 janvier 1858, il ne lui restait que quelques craintes vagues qui se dissipèrent promptement.

Six jours après, il reprit ses travaux qu'il continua jusqu'au 5 novembre. L'anorexie, la céphalalgie temporale, l'irritabilité du caractère, l'affaiblissement de la mémoire, celui des muscles reparurent. Jamais les facultés génitales n'ont été amoindries, tandis qu'elles l'étaient chez les ouvriers ses voisins.

(1) Extrait du *Recueil des travaux de la Société médicale d'observations de Paris*, fascicule VII, 1860.

A la sortie de son travail il avait la vue troublée, il était étourdi comme s'il avait fait un léger excès de boisson. Ces symptômes se dissipaient pendant la nuit. Mais depuis le mois de mai l'altération de la vue est devenue permanente et progressive : des mouches, une vue plus altérée au grand jour que le soir et dans le demi-jour ont caractérisé ce trouble.

On constate les faits suivants :

Les yeux sont gris, les pupilles égales, contractées, régulières, complétement immobiles, dilatables par la belladone. Le fond de l'œil est d'un noir très pur, les trois images conservées. Le malade ne peut lire que les derniers numéros jusqu'au n° 15 à l'échelle d'accommodation de Jœger (4 millim. 1/2 de hauteur).

La vision est plus nette dans le demi-jour, moins nette quand la pupille est dilatée par la belladone,

Les phosphènes sont intacts. A l'ophthalmoscope on trouve les papilles des nerfs optiques congestionnées. Il n'y a ni épanchements plastiques, ni décollement de la rétine. Les autres sens sont intacts, la contractilité musculaire normale, ainsi que la sensibilité cutanée.

Les urines ne contiennent ni sucre ni albumine.

Léger souffle doux au premier temps du cœur, faible souffle intermittent aux vaisseaux de la base du cou.

Des vésicatoires autour de l'orbite, un traitement tonique et reconstituant ne produisent aucune amélioration dans l'état du malade.

A la suite d'une légère impatience, il meurt subitement le 31 mars, par suite de la rupture d'un petit anévrysme de l'aorte.

L'autopsie n'a offert aucune lésion que l'on puisse rattacher directement à l'intoxication sulfocarbonée, ou qui donne une explication quelconque des troubles de la vision.

Obs. XV. — *Perte de la mémoire, trouble de la parole.* — *Violences graves.* — *Accès épileptiformes.* — *Paraplégie.* — *Vue altérée.* — *Persistance de la surexcitation génitale.* — *Cachexie.*

F... (F.), âgé de trente et un ans, ancien colporteur, a commencé il y a quatre ans à travailler au caoutchouc soufflé. Il passait chaque jour de six à neuf heures à l'atelier où il trempait et nouait, quand il était employé à la vulcanisation, ce qui n'était pas constant.

L'action des vapeurs sulfocarbonées n'a été favorisée chez lui, affirme-t-il, par aucun excès alcoolique, mais il travaillait dans un atelier fermé, petit, très chauffé, sans aération convenable dans lequel il se produisait des émanations d'autant plus abondantes que les ballons y séchaient souvent, et que de plus les ouvriers encore inhabiles en faisaient éclater un grand nombre. Aussi était-on obligé de sortir fréquemment au dehors, tous les quarts d'heure, dit-il.

Dès le premier jour il a quitté l'atelier dans un état prononcé d'ivresse et il a été atteint de céphalalgie.

Cette céphalalgie très intense, de forme compressive, occupait la racine du nez et les tempes plus spécialement. Elle consistait surtout en une sensation de violente constriction aux tempes sans battements. Il s'y joignait une roideur extrême du cou que m'ont signalée plusieurs malades. Cette roideur douloureuse occupait plus particulièrement la partie postérieure, et elle s'accompagnait d'un sentiment de froid local très vif. F... avait beaucoup de peine à se retourner. A la douleur de tête se joignaient des vertiges très pénibles.

Progressivement ces premiers accidents prirent plus d'importance, mais ils n'acquirent, dit-il, une grande gravité que quatre mois après. Voici ceux qu'il a plus particulièrement remarqués :

Sa mémoire a été complétement perdue, maintenant encore elle est très amoindrie, ce qui rend le retour vers le passé difficile parfois. Les renseignements donnés précédemment par d'autres ouvriers sur F... qui a été très malade, me permettent de le mettre sur la voie; mais j'ai soin de le laisser décrire seul ses souffrances.

Dès l'abord ce trouble de la mémoire portait sur les mots. Après le travail, dit-il, on a de la peine à parler. La langue ne veut pas *tourner*, on a bien du mal à dire ce qu'on veut dire ; *moi qui n'étais pas comme cela précédemment, je marronnais de ne pouvoir dire ce que je voulais.* Maintenant encore il est embarrassé. Cet embarras porte aussi matériellement sur la production des sons. La langue est comme roide, maladroite. Il se produit une espèce de bégayement.

Chez ce malade l'excitation des facultés intellectuelles, à la mémoire près, a été portée très loin. Il est tombé dans un mutisme passager presque complet d'où il est sorti pour se livrer à des violences graves. Si on ne l'eût pas arrêté à temps, me disent des témoins de cette scène, il eût assommé avec la bigorne une ouvrière contre laquelle il était irrité. Avant cette phase d'emportement il avait été d'une gaieté exagérée; avec les progrès de l'intoxication, il est tombé dans une extrême tristesse, à laquelle se joignait un manque absolu d'énergie.

Il oscillait entre une somnolence constante et des réveils en sursaut, une agitation fatigante, des rêves effrayants pendant le sommeil.

La sensibilité générale n'a pas été troublée chez lui d'une manière marquée, il n'a jamais eu de douleurs à proprement parler, ni d'hyperesthésie,

Cependant il était poursuivi par une crainte extrême du froid et ce sentiment de froid général et excessif qui forçait un autre ouvrier (obs. IV) de se coucher entre deux matelas. Il insiste en outre sur la sensation glaciale que développe aux membres inférieurs la couche de vapeurs du sulfure qui occupe le bas de l'atelier.

Après le travail, pendant un temps assez long, ses doigts sont insensibles et maladroits, il ne peut saisir les petits objets.

F... avait une très bonne vue, elle est toujours restée troublée depuis, il voit au travers d'un brouillard. Cependant on ne constate aux yeux rien de particulier. Les pupilles sont dilatables et contractiles.

Son oreille s'endurcit progressivement.

Il lui semble que les sensations gustatives sont moins vives qu'autrefois.

L'odorat au contraire est bien développé.

Cet ouvrier présente un exemple rare de surexcitation génitale persistante ; encore maintenant elle se maintient avec vivacité.

Toutefois il n'a pas eu d'enfants depuis qu'il travaille au sulfure, quoiqu'il en eût eu précédemment. Il n'a d'ailleurs, me dit-il, pas connu de femme travaillant au caoutchouc soufflé qui ait eu des enfants.

Il marche moins bien qu'il ne faisait autrefois. Dans son premier métier de porte-balle, il faisait au besoin un nombre de lieues considérable, maintenant la moindre course le fatigue ; ses genoux sont roides.

Toutefois il a peu de crampes.

Les mains sont affaiblies, maladroites. Le sulfure, dit-il, lui a ôté toutes les forces des mains.

Il n'a pas de tremblement habituel, mais seulement après le travail.

Il n'a jamais eu de vomissements, de constipation, ni de diarrhée, mais des coliques très violentes à se tordre, dit-il, et des matières très odorantes.

Son appétit est peu prononcé et très irrégulier. Il a faim deux fois par semaine, le reste du temps il mange par habitude.

Il crache fréquemment et plus abondamment qu'autrefois, mais il n'a jamais eu de salivation à proprement parler. Ses gencives sont saines, ses dents offrent à la base une coloration brun foncé dans une assez grande largeur.

Ses gaz abdominaux sentent fortement le sulfure.

Il est souvent oppressé, il étouffe mais d'une manière modérément intense. Il a habituellement un peu de toux sèche. La forme de la poitrine n'est pas notablement altérée, elle est sonore dans toute son étendue. L'expiration est plus longue qu'à l'état normal.

L'haleine ne présente pas d'odeur bien marquée. F... n'a pas travaillé le jour où je l'examine.

Le volume du cœur est normal, le premier bruit est couvert et
prolongé par un bruit de souffle doux. On trouve dans les vaisseaux
du cou un bruit de souffle intense et intermittent.

Pour en terminer avec la circulation, disons que F... ne croit pas
avoir jamais eu de fièvre; son pouls bat 72 pulsations.

Ses urines sont quelquefois très colorées, elles déterminent dans
l'urèthre une vive cuisson. Tous les autres, dit-il, éprouvent la
même impression. Il ne sait pas si elles sont odorantes.

Jamais il n'a eu de sueurs.

Pour compléter l'état actuel, en juin 1860, disons que F... présente extérieurement tous les caractères d'une cachexie. Il semble
beaucoup plus âgé qu'il ne l'est en réalité. Il est d'une pâleur mate,
ses muqueuses sont décolorées, moins toutefois qu'il y a six mois.
Son aspect est étonné, sa parole hésitante, sa mémoire troublée. Il
vacille sensiblement sur ses jambes et sautille en marchant. Les
autres faits indiqués précédemment comme actuels persistent.

Tels sont les renseignements que j'ai obtenus de F..., mais soit
que sa mémoire fût en défaut, soit qu'il ait voulu me cacher l'extrême gravité des accidents qu'il a éprouvés, il ne m'a pas tout dit,
et voici ce que j'ai appris du fabricant qui l'employait alors:

Lorsque F... commençait à devenir malade, je l'envoyai faire des
commissions dans le centre de Paris et il devait un jour me rapporter une bouteille de sulfure. Vers le soir on vint me dire qu'un de
mes ouvriers tombait du haut mal dans le faubourg du Temple. J'y
courus et je trouvai F... qui se roulait dans le ruisseau et qui avait
perdu connaissance. Je le ramenai à la maison, mais il eut en peu
de jours plusieurs attaques du même genre; c'est à cette époque
qu'il se livrait à des violences terribles. Quant à sa paralysie des
jambes, elle acquit une telle intensité qu'il ne marchait plus qu'à
quatre pattes.

J'étais malade moi-même, je l'emmenai à la campagne. Je le fis
boire de l'eau abondamment, se promener à l'air, dès qu'il put le
faire, prendre des bains. Son rétablissement fut très lent et incomplet. Il est mieux maintenant, mais c'est un homme perdu. (L'expression employée était beaucoup plus énergique.)

D'ailleurs les accès épileptiformes ont complétement disparu.

Obs. XVI. — *Intoxication par les vapeurs sulfocarbonées chez un
jeune homme. — Développement des accidents habituels. — Paraplégie prédominante.*

M. G....., maintenant âgé de vingt ans, fabricant de caoutchouc,
a été mis, à quatorze ans, par son père à la fabrication des ballons
au sulfure. Il y a travaillé six mois seulement d'une manière assez
continue.

Dès le premier jour il sortit de l'atelier avec une céphalalgie intense, caractérisée par une douleur compressive d'une tempe à l'autre, du vertige, une vive agitation. Peu à peu, les accidents déjà précédemment décrits se développèrent chez lui; sa mémoire s'altéra, il tomba dans un profond abattement.

L'atelier dans lequel il travaillait était d'ailleurs dans les plus fâcheuses conditions : petit, fermé de toutes parts, non aéré, abondamment rempli de vapeurs de sulfure en raison même du peu de certitude des procédés d'une industrie commençante, il favorisait le développement des accidents les plus vifs. Le jeune homme ne faisait d'ailleurs d'excès d'aucune espèce.

Il me raconte qu'après son travail, il éprouvait comme les autres, cette insensibilité, cette roideur, cette maladresse des mains qui est constante en pareil cas; pendant le travail, ce froid glacial des pieds, des membres inférieurs en général, qui remonte en proportion de la hauteur de la couche sulfocarbonée existant dans l'atelier.

Continuellement somnolent, il faisait pendant la nuit, au milieu d'un sommeil agité, les rêves les plus tristes. Il se relevait presque aussi fatigué que la veille. Cette fatigue porta, de bonne heure, spécialement sur les membres inférieurs, et c'est de ce côté aussi que se développèrent les accidents les plus graves.

G..... arriva à un degré si prononcé de paraplégie qu'il se portait à peine sur ses jambes. Lorsqu'il restait immobile et debout, tout à coup il s'affaissait sur lui-même et tombait sur la terre. Cependant les altérations de la sensibilité ne se produisirent pas en proportion de celles de la motilité. G..... sentait le sol aussi bien qu'à l'état le plus parfait de santé.

Autant qu'il est possible de le constater à cet âge où elles sont encore naissantes, les facultés génitales furent très amoindries. Il est inutile de décrire avec plus de détails ceux des accidents constamment observés qui n'offrirent chez lui rien de particulier. Cependant il indique bien nettement une altération de la mémoire assez prédominante pour être signalée. Lorsqu'il pouvait encore marcher, il lui arrivait sans cesse de quitter l'atelier pour aller chercher ce qui lui était nécessaire, et, une fois dans la chambre voisine, de ne plus se rappeler pourquoi il était sorti, ou bien encore d'entrer chez un marchand pour acheter un objet et d'être incapable de trouver ce qu'il était venu demander.

Au bout de six mois, effrayé de son état, son père lui fit quitter le travail au sulfure. Peu à peu, les symptômes de l'intoxication s'amendèrent et la santé se rétablit longuement. Mais depuis, G....., évite avec grand soin de se soumettre aux vapeurs toxiques. Le mélange employé par lui se composait de : sulfure de carbone, 1000 grammes; chlorure de soufre, 6 à 7 grammes.

Obs. XVII. — *Période d'excitation bien tranchée.* — *Céphalalgie violente.* — *Vertiges, trouble de la vue.* — *Appétit exagéré.* — *Douleurs des membres.* — *Irritabilité, violences.* — *Amoindrissement de la mémoire.* — *Paresse extrême.* — *Manque d'énergie.* — *Anaphrodisie incomplète.* — *Troubles gastriques.*

M. B....., âgé de vingt-huit ans (1861), ancien pharmacien, travaille depuis quatre ans au caoutchouc soufflé. Il ne dilate pas les ballons pendant qu'ils sont mouillés du mélange vulcanisant. Il se contente de les y tremper et les laisse sécher pour les exporter en Amérique, par exemple, où on les gonfle au fur et à mesure des besoins. Le liquide dont il se sert se compose de 99 parties de sulfure de carbone et de 1 partie de chlorure de soufre. Il n'a jamais fait de condoms.

Chez lui, le développement des accidents d'intoxication n'a pas été favorisé par l'habitude des boissons alcooliques. Il a remarqué que le café même lui était nuisible. Depuis l'époque où il a commencé à travailler, il n'a apporté à son travail que de courtes interruptions.

Dès le premier jour, il est sorti de l'atelier avec une céphalalgie violente bitemporale et compressive que les mouvements de la marche augmentaient, chaque pas déterminant vers la tête une secousse douloureuse.

L'atelier dans lequel il travaillait n'avait que six pieds carrés, et il contenait souvent 40 à 50 grosses de ballons à sécher. Il ne recevait d'air que par une fenêtre assez petite; mais B..... n'y faisait pas de feu et il n'y passait que le temps strictement nécessaire.

Un des premiers symptômes qui se développèrent en même temps que la céphalalgie fut un appétit énorme, insatiable, à dépenser 10 francs, dit-il, pour un dîner où l'on mangeait des portions à 6 sous. Jamais il n'a eu de vomissements, ce qu'il regarde comme une exception.

Après ces accidents survinrent des douleurs des membres, douleurs profondes et qui lui semblaient occuper les os et non pas les muscles; une roideur marquée et douloureuse des articulations et une sensation particulière très prononcée, consistant en un picotement, une démangeaison très vive du scrotum.

Lorsqu'il descendait de son atelier situé au quatrième étage, et surtout lorsqu'il baissait la tête, tous les objets lui semblaient couverts d'un brouillard; une toile d'araignée se plaçait devant ses yeux, il était forcé de cligner pour voir plus distinctement, se trompant sur la nature des objets, voyant des choses qui n'existaient point. Il se heurtait partout et il lui semblait que des obstacles se dressaient devant lui. Hésitant, troublé, il descendait en cinq fois ses quatre étages. Il a connu un trouble semblable à tous les ouvriers. Toujours violent de sa nature, il l'était devenu à un point extrême. De son aveu et d'après le dire de ses camarades, il était arrivé à un tel degré d'irritabilité qu'il ne supportait pas la moindre observation et qu'il eût tué son meilleur ami pour une contradiction. « Si on a supporté quelque injure, si quelqu'un vous a fait du mal, dit-il, pendant que l'on vulcanise et que l'on est sous l'influence des vapeurs, on est travaillé par ce souvenir et poursuivi par des idées de vengeance qui se résument ainsi : Si je tenais ce brigand-là !... »

Jamais il n'a été atteint de mélancolie ni d'idées tristes.

On voit que, chez ce malade, la période d'excitation est bien prononcée. Il est d'ailleurs, comme celui de l'observation IV, une exception par son intelligence originelle et par ce qu'il en a conservé. Je lui demande ce qu'il pense de la séparation des accidents qu'il a éprouvés ou observés chez les autres en deux périodes. Il insiste sur la vérité de cette appréciation.

L'amoindrissement de la mémoire paraît avoir marqué chez lui le commencement de la période de dépression. C'est la mémoire des mots qui a été surtout altérée. Il a de la peine à formuler ses idées et à les exprimer par la parole. Quand il écrit, la difficulté lui semble moindre.

Il est devenu d'une paresse extrême et il manque totalement d'énergie. Il dormirait une semaine dans le mois, en outre d'ailleurs de longues nuits. Il lui est arrivé de rester, sans raison particulière, couché pendant dix-neuf jours, après avoir gagné une certaine somme d'argent. J'en avais le moyen, dit-il. Il ajoute : « En résumé, on peut dire que le sulfure assassine ; il tue l'homme, il lui fait perdre toute dignité, tout respect de soi-même ; il le rend indifférent à tout »

Le sommeil qu'il cherchait avec tant d'avidité était d'ailleurs un sommeil troublé par de l'agitation, par des rêves tristes, interrompu par des soubresauts.

A cette période, sa vue est restée amoindrie, l'ouïe n'a pas été altérée non plus que l'odorat. Le goût est surexcité : il ne supporte pas sans peine la moindre altération dans les aliments qui lui sont offerts. « Tous les caoutchouctiers, dit-il, sont difficiles. »

Il n'a jamais eu de surexcitation des fonctions génératrices. Il me répond d'abord qu'elles ne sont pas non plus amoindries. Puis cependant, dit-il, pour un homme de vingt-huit ans, je suis bien peu ardent. J'étais très coureur autrefois, maintenant je reste bien longtemps sans y penser ; mais, après tout, ce n'est pas un grand malheur, et je ne me crée plus de difficultés. Le sulfure, dit-il, vous ôte la faculté d'y penser. Toutefois il paraît avoir conservé la possibilité des rapprochements sexuels ; il y trouve même quelque soulagement aux accidents qu'il éprouve, et il insiste sur ce fait.

Il a bien éprouvé la gêne des extrémités digitales, mais il l'attribue à l'action caustique du chlorure de soufre, à l'induration de l'épiderme et aux couches de talc qui adhèrent à la peau. Il n'a jamais eu de tremblement ni de roideur remontant plus haut que les dernières phalanges. Il n'a pas eu non plus de crampes, mais seulement un besoin constant d'étendre ses membres.

Jamais il n'a éprouvé de salivation.

Il a parfois des coliques vives et de la diarrhée; mais seulement, en général, s'il prend certains aliments, du café au lait par exemple.

Les gaz abdominaux sont chargés de l'odeur du sulfure.

Il n'a jamais eu d'oppression ni de fièvre.

Le pouls est à 72 pulsations.

Les urines ont l'odeur de sulfure; elles n'irritent pas l'urèthre.

Il n'a pas de sueurs abondantes, à l'opposé en cela de plusieurs autres ouvriers.

Il n'a pas ressenti l'influence réfrigérante de la couche de sulfure qui existe à la partie inférieure des ateliers. Cependant il lui est arrivé, affirme-t-il, en jetant une allumette enflammée, de voir son bas qui n'avait pas été mouillé de sulfure s'enflammer, tant il était chargé de vapeurs. Il croit que, lorsqu'on veut allumer une cigarette immédiatement après avoir longtemps vulcanisé, il peut se produire un bruit particulier, comme si une certaine quantité de vapeur s'enflammait dans l'baleine, à la manière des gaz.

Je lui ai donné des pilules de phosphore (formule de Mandl à 1 milligramme). Il croit qu'une seule a pu arrêter une violente céphalalgie. Il en continuera l'emploi.

Au 1er octobre, je vais voir de nouveau M. B..... J'apprends que, de guerre lasse et devenu trop malade, il a abandonné sa profession. Il n'a pas continué le traitement que je lui avais indiqué.

OBS. XVIII. — *Ouvrier en caoutchouc soufflé.* — *Troubles de la vue, de la mémoire.* — *Anaphrodisie.* — *Vertiges épileptiformes.* — *Attaque avec perte de connaissance.* — *Hémiplégie avec contracture.* — *Guérison de l'hémiplégie à la suite du développement d'un anthrax.* — *Persistance de l'anaphrodisie.* — *Traitement par le phosphore.* — *Guérison.*

H... (Nicolas), cinquante-deux ans, ouvrier en caoutchouc soufflé, est entré, le 16 mai 1861, au n° 8 de la salle Sainte-Jeanne, à l'Hôtel-Dieu, dans le service de M. Hérard, professeur agrégé, chargé du cours de clinique.

Cet homme, qui avait toujours joui jusqu'alors d'une bonne santé, entra en 1859 dans une fabrique de caoutchouc soufflé. Il y travaillait environ onze heures par jour, et il était pendant ce temps exposé à d'abondantes vapeurs de mélange vulcanisant.

Il ne tarda pas à ressentir des maux de tête, avec sensation de barre et de compression bitemporale, d'abord passagers, bientôt continuels et dont l'intensité le forçait à prendre de temps en temps un ou deux jours de repos.

Il s'y joignait quelques troubles digestifs, une anorexie prononcée. puis bientôt des troubles de la vision. H... apercevait les objets comme au travers d'un brouillard, des étincelles passaient devant ses yeux.

L'ouïe s'altéra à son tour et devint moins fine que par le passé. H... fut en outre atteint de nouveaux accidents consistant en lipothymie ou demi-syncopes, avec mouvements convulsifs des extrémités. Pris tout à coup de vertige, il était obligé de s'asseoir pour ne pas tomber; cet état durait très peu de temps, une demi-minute ou une minute, et c'est pendant cette demi-perte de connaissance que survenaient les mouvements convulsifs.

La mémoire s'était progressivement amoindrie. Ce trouble consistait d'abord dans l'oubli momentané de circonstances récentes comme la position d'un outil qu'il venait de quitter; peu à peu il s'étendit sur des faits plus anciens et plus importants.

La mémoire des mots s'était également altérée; il s'y joignait une extrême difficulté à exprimer les idées. H... nous dit que sa langue ne voulait plus tourner.

Jamais il n'y a eu chez lui d'exagération de l'appétit, non plus que d'excitation génitale; mais, encore énergique au point de vue des rapports sexuels lors de son entrée dans la fabrique, il avait vu les désirs vénériens et les érections disparaître rapidement.

Son caractère s'était modifié. Irritable dans les premiers temps de son travail, il ne pouvait souffrir personne auprès de lui, ni rester lui-même en place; plus tard il était devenu sombre et triste.

Dès lors il constatait une diminution de la motilité et de la sensibilité de la main droite, qu'il attribue au contact plus habituel de cette partie avec le liquide vulcanisant. Cette altération s'était produite lentement et sans attirer son attention.

Il ne s'en aperçut d'abord que par ce fait, que les outils qu'il tenait à la main lui semblaient plus lourds que d'habitude et qu'il était moins adroit.

Après vingt-deux mois passés dans la fabrique, le 5 décembre 1860, H..., un peu souffrant le matin, vint cependant à l'atelier. Il lui fut impossible de déjeuner. On lui dit plus tard que ses camarades l'avaient trouvé très singulier; lui-même se sentait tout étourdi, sensation trop fréquente dans sa profession pour qu'il y attachât beaucoup d'importance. Enfin, dans le courant de la journée, il tomba brusquement sans connaissance. On le transporta chez lui et de là à l'hôpital Lariboisière dans le service de M. Hérard.

Durant sept jours il resta dans le même état, étranger à tout ce qui se passait autour de lui, ne faisant que compter ses billons comme il le faisait dans son travail.

Quand il revint à lui il avait perdu le mouvement et la sensibilité de tout le côté droit du corps, il ne voyait plus de l'œil droit et peu du gauche. La mémoire était abolie et la parole rendue impossible par la paralysie de la langue.

H... resta à l'hôpital jusqu'au 5 février. Il y subit un traitement dont il ne donne point les détails. Atteint d'une constipation persistante, il fut purgé plusieurs fois et prit des bains sulfureux pendant près de deux mois.

A l'époque de sa sortie il se trouvait très amélioré. Il avait en partie retrouvé l'usage du bras et de la jambe droite, la sensibilité y était revenue incomplétement, la mémoire était moins troublée et la parole plus facile. La vue laissait beaucoup à désirer, mais la lecture était possible.

Rentré chez lui, il ne reprit point son travail. Cependant dans le courant de mars, il éprouva des crampes dans la jambe et le bras droits ; la vue s'altéra de nouveau, la langue s'embarrassa et la parole devint difficile. C'est alors que, le 16 mai 1861, il entra à l'Hôtel-Dieu.

A cette époque l'hémiplégie est très prononcée. La sensibilité de tout le côté droit du corps est très amoindrie. La contraction musculaire est abolie à peu près complétement. Mais à la paralysie se joint un degré très prononcé de contracture, surtout au membre thoracique. Cette contracture maintient le membre dans une légère flexion et les efforts que l'on fait pour le déplacer provoquent de la douleur. Ces symptômes sont moins prononcés au membre inférieur. H... peut, lorsqu'on l'aide, rester debout, marcher même, mais difficilement, il ne sent pas le sol sous le pied droit.

Il se plaint d'une céphalalgie modérée.

La lecture est impossible, l'œil gauche distingue encore les objets, l'œil droit est couvert d'un épais brouillard.

La parole est difficile, la langue n'est pas déviée et elle paraît normalement mobile. Les lèvres sont roides et laissent souvent écouler la salive au dehors, la déglutition se fait bien, l'appétit est conservé.

Quoique H... n'ait pas travaillé depuis six mois, il se dit encore poursuivi par le goût du sulfure de carbone.

L'anaphrodisie est complète. Il sort de l'hôpital le 5 juin, à peu près dans le même état.

Les renseignements qui précèdent résultent d'une note que M. le docteur Château, chef de clinique de la Faculté, a bien voulu me remettre et de quelques informations que j'ai prises.

Depuis, H... est entré le 5 décembre 1861 dans mon service à l'hôpital Necker, salle Saint-André, n° 22.

À cette époque il n'est pas dans un état général trop défavorable, à l'exception des paralysies sur lesquelles je vais revenir. Il n'est pas amaigri, seulement il est pâle, la peau est flasque et décolorée.

La physionomie offre le caractère d'hébétude des affections cérébrales anciennes. De plus, on constate une déviation marquée des traits. Ils sont entraînés à droite où cependant la sensibilité est moindre et où les aliments s'arrêtent dans la gouttière géno-dentaire. Il y a là bien évidemment un déplacement par contracture.

Les yeux sont fixes, sans expression; les pupilles sont anormalement dilatées, la gauche surtout, et peu mobiles; le malade dit voir moins bien de l'œil droit que du gauche et à l'ophthalmoscope on constate dans le premier des vaisseaux rétiniens plus ténus et peut-être en voie d'oblitération et une certaine extravasation du sang dans le corps vitré sous forme de petits filaments extrêmement fins et de petits points noirs qui se déplacent pendant les mouvements un peu rapides de l'œil.

La céphalalgie est peu intense et non continue.

Les troubles de la mémoire persistent. H... fait de grands efforts pour donner des renseignements exacts sur son passé.

La parole est assez facile, la langue est tout à fait libre.

Le bras droit est couché le long du tronc dans l'attitude des membres paralysés. La main est roide, contracturée, dans une flexion modérée, le pouce ramené vers la paume est couvert par les autres doigts. Les mouvements d'extension sont impossibles, ceux de flexion plus complète le sont également.

La sensibilité est obtuse à la main et à l'avant-bras, moins altérée au bras.

Les mouvements de ce membre sont difficiles. Le malade peut l'amener à la position horizontale, mais il retombe immédiatement. La flexion et l'extension du coude sont très incomplétement obtenues par l'action de la volonté. On éprouve une certaine résistance lorsque l'on veut faire mouvoir les articulations; les mouvements spontanés ou communiqués sont douloureux.

La jambe droite est dans un état incomplet de paralysie sans roideur. Le malade la soulève lorsqu'il est couché, mais elle retombe promptement. Lorsqu'il veut marcher, il la lance en avant en s'appuyant sur la gauche. Le pied frôle le parquet en raison de ce que les articulations restent roides et ne se fléchissent pas.

La sensibilité est peu altérée.

Après quelques jours passés à l'hôpital, H... en sort sur sa demande dans le même état qu'à son entrée.

Il y rentre le 15 février, au n° 12 de la salle Saint-Ferdinand. Il est atteint d'un érysipèle qui ne dépasse pas les limites du nez et qui s'éteint sans avoir progressé.

Le 25, il se plaint de tension et de douleur à la nuque où l'on constate le commencement du développement d'un anthrax, qui prend les jours suivants un vaste et rapide développement. Ce développement s'arrête sous l'influence d'une large incision cruciale, et dès le 30 la plaie se déterge et prend une apparence satisfaisante. La suppuration est d'une extrême abondance.

Le malade nous fait remarquer que, depuis que ce travail a pris des proportions considérables, la paralysie dont il est atteint semble s'amender ; de légers mouvements volontaires reparaissent dans les doigts, il serre avec quelque énergie la main qu'on lui présente.

Les jours suivants cette amélioration se dessine ; le 2 mars, l'extension des doigts est possible ; le 6 tous les mouvements se font avec force et avec une certaine adresse.

La sensibilité fait des progrès identiques.

En même temps la marche devient plus ferme, la mobilité et la force reviennent dans la jambe paralysée.

Enfin, vers le 10 mars, pendant que l'anthrax tout à fait détergé marche lentement, en raison de son étendue considérable, à une cicatrisation régulière, H .. se trouve à peu près complétement guéri de son hémiplégie, gardant à peine un peu d'hésitation dans la marche et de maladresse dans la main droite.

La physionomie est plus éveillée, la parole plus prompte. La vue seule ne fait pas de progrès aussi rapides et les fonctions génitales ne se sont pas réveillées.

Le 15 avril, on donne au malade deux pilules de phosphore de 1 milligramme chacune et la même dose est répétée le lendemain.

La nuit suivante le malade a deux érections. Il y a un an, dit-il, que cela ne lui était arrivé. Mais en même temps il se manifeste des coliques assez vives suivies de diarrhée.

Le 18 avril, les coliques persistent ; six selles abondantes, sans odeur spéciale ; une érection la nuit, douloureuse par son intensité et sa persistance ; 80 P., pas de céphalalgie, pas d'inappétence, urines fréquentes et abondantes non phosphorescentes, pas de sucre, pas d'albumine.

On cesse les pilules pour laisser la diarrhée se calmer. Elle disparaît en effet assez rapidement ; mais les érections nocturnes persistent et se reproduisent avec la même intensité.

Le 3 mai, on recommence l'emploi du phosphore à la même dose. On ne le continue que quarante-huit heures sans qu'il en résulte de diarrhée. Mais, le 5 mai, le malade demande d'une manière pressante à être envoyé en convalescence à l'asile de Vincennes, ce qui lui est accordé.

Il se base, pour faire cette demande, sur l'état satisfaisant où il se trouve, et, en effet, il a recouvré la liberté et la force de ses mou-

vements; il marche bien, il se sert de ses mains avec adresse, la sen·
sibilité a reparu dans les membres paralysés, et il se sent apte à
reprendre un travail qui suffise à ses besoins.

OBS. XIX. — *Accidents développés rapidement.* — *Surexcitation
pendant la première partie de la journée, suivie d'abattement.* — *Appétit exagéré.* — *Irritabilité.* — *Convulsions épileptiformes.* — *Affaiblissement des membres inférieurs.* — *Amaurose incomplète.* — *Anaphrodisie.
— Stérilité.* — *Amélioration des accidents par l'emploi d'un appareil
de l'invention du malade.* — *Traitement par le phosphore.*

M. D..., âgé de trente-quatre ans, demeurant rue Pradier,
à Paris-Belleville, a commencé il y a cinq ans à travailler au caoutchouc soufflé. Pendant un an il travailla pour les fabricants, depuis
quatre ans il fabrique à son compte. C'est un homme intelligent,
qui, destiné d'abord à l'état ecclésiastique, a plus tard commencé à
Alfort des études vétérinaires. Il en résulte qu'il a observé avec
quelque soin, et que ses remarques personnelles ne manquent pas
d'intérêt.

Il a beaucoup travaillé au sulfure, et dans certains moments jusqu'à douze heures par jour. Dès le premier jour il a été malade, il a
éprouvé une céphalalgie intense, compressive, occupant les tempes
et l'occiput, puis bientôt il a été atteint de vomissements, tantôt
alimentaires, lorsqu'il avait mangé, tantôt glaireux, quand il avait
l'estomac vide. Aucun excès alcoolique ne favorisait chez lui le développement des accidents, mais l'atelier était petit et souvent rempli de vapeurs abondantes.

Il a remarqué de lui-même que dans la première partie de la
journée il était plus ou moins surexcité, tandis que dans la seconde
il tombait dans l'abattement.

Toujours facile à s'irriter, il était dans le principe beaucoup plus
irritable que d'ordinaire, ne souffrant pas la contradiction, sans s'a-
bandonner toutefois, en général, à des violences graves. Deux ou
trois fois seulement il lui arriva de ne plus être maître de lui-même.

A cette époque il avait beaucoup de peine à s'endormir, poursuivi
qu'il était par une irritation très vive de la peau, par une démangeaison, une cuisson qui occupait surtout la poitrine et les cuisses,
et aussi le scrotum.

Pendant son sommeil il était agité de soubresauts et rêvait constamment; le matin, au contraire, il était somnolent et il avait de la
peine à se réveiller. Il n'attribue d'ailleurs aux rêves et au sommeil
du matin qu'une importance secondaire, parce qu'il n'y avait là,
croit-il, qu'une exagération de son état naturel.

A deux reprises, il a été frappé d'accidents nerveux caractérisés
par un état analogue à une attaque hystérique. La face était agitée

de mouvements convulsifs. Il croit n'avoir pas perdu connaissance.
Assez fréquemment il était pris de rires sans raison, involontaires et
incoercibles, tandis qu'il voyait d'autres ouvriers envahis par une
tristesse profonde, par le spleen, pour me servir de son expression.

Il était fréquemment atteint d'éblouissement et de vertiges, et
surtout, pour employer le mot usité dans les ateliers, lorsqu'il était
sulfuré. Jamais il n'a eu de tremblement, quoiqu'il l'ait fréquemment observé chez d'autres ouvriers.

Les membres étaient le siège de douleurs occupant surtout les
masses musculaires, mais il pense qu'elles pouvaient résulter d'un
ancien rhumatisme, ce qui est peu probable, en raison de leur persistance, de son âge, et de l'amélioration qu'elles ont reçue depuis
qu'il est moins soumis à l'action du sulfure.

Jamais il n'a eu de crampes, si ce n'est dans le pouce; mais ici
il y a une difficulté. Cette crampe tenait-elle à l'action du sulfure?
était-elle le résultat de l'action constante de ce doigt dans le nouage,
et quelque chose d'analogue à ce qu'on appelle la crampe des écrivains? On ne peut éliminer absolument cette dernière influence, en
pensant qu'un ouvrier lie dans une journée plusieurs grosses de
pièces, en répétant toujours et avec rapidité le même mouvement.
Toutefois, si l'on remarque que l'état spasmodique était assez passager et toujours le résultat de la fatigue, qu'il n'était que peu douloureux, que la flexion du pouce a persisté en dehors du travail et
par une paralysie évidente des extenseurs, qui sont sensiblement
atrophiés, que si maintenant D.... peut étendre ce doigt assez librement, il est cependant encore très faible, on sera plus porté à
penser que cet accident fréquent d'ailleurs, dit-il, chez les ouvriers
en caoutchouc soufflé, résulte bien plus probablement de l'action du
mélange vulcanisant.

D'ailleurs, des accidents analogues se développaient vers les jambes, D.... était, comme il dit, très affaibli dans les jarrets; il ne se
relevait qu'avec difficulté lorsqu'il était assis.

De plus, la sensibilité des mains était modifiée dans le même
sens. Après le travail, les doigts étaient insensibles, ils étaient
roides, maladroits, et ne pouvaient saisir les petits objets; l'index
surtout et le pouce, avant le développement de la paralysie incomplète et de la crampe dans ce dernier, étaient atteints après le travail de ce trouble de la sensibilité et de la motilité; mais dans l'origine, la nuit suffisait pour le faire disparaître.

D.... me décrit à ce sujet l'impression locale que détermine le
mélange vulcanisant, et que j'ai bien souvent observée déjà. A l'exception des doigts de la main, qui supportent assez bien l'action du
sulfure, la peau est très sensible à son contact. Il se produit d'a-
bord une sensation assez intense de froid, puis une cuisson, puis

une douleur insupportable lorsque des surfaces étendues en ont été mouillées.

Au milieu de ces accidents, D.... qui avait une vue excellente et très puissante, l'avait conservée pendant les trois premières années. Il y a dix-huit mois, il eut avec l'administration des difficultés : on lui contesta, dit-il, qu'il fût suffisamment autorisé à exercer son industrie. A tout événement, il se pressa de mettre en œuvre, pour l'écouler, la plus grande quantité possible de la matière première qu'il avait chez lui, et il subit pendant plusieurs jours l'influence des vapeurs sulfurées. Arrêté et mené à la Conciergerie, où il fut détenu trois jours, il s'aperçut le lendemain de son arrestation qu'il ne pouvait pas lire un livre qu'on lui avait apporté. Lors de sa sortie, il lui fut impossible de lire le journal. Arriéré dans son travail, il passa sept nuits à gonfler des pièces de caoutchouc ; depuis cette époque il lui est impossible de lire.

Tout ce qui l'entoure lui semble, dit-il, couvert d'un léger brouillard ; il ne voit pas les petits objets distinctement, il ne peut apprécier les détails d'une feuille d'arbre que je lui présente ; toutefois, sa pupille est mobile.

Il y a cinq semaines, il s'est présenté à la consultation de M. Desmarres fils, qui a diagnostiqué une amblyopie.

D.... n'a jamais eu l'ouïe très fine, mais elle n'a subi aucune altération.

Il croit, comme quelques autres ouvriers, que le goût s'est perfectionné, qu'il est devenu plus fin et plus délicat.

Il a toujours eu l'odorat très développé ; il lui semble l'être plus encore maintenant, du moins est-il plus impressionnable aux mauvaises odeurs.

Son appétit a toujours été surexcité par le sulfure ; il était poursuivi par une faim atroce (*sic*) et il mangeait avec voracité. Jamais il n'a ressenti de dégoût ; cependant, quand il est sulfuré, il a comme dans l'origine des vomissements ; il a des renvois qui présentent le goût et l'odeur des œufs pourris. Sa digestion est assez longue et pénible. Il n'a pas de coliques : il rend fréquemment des gaz qui offrent l'odeur du sulfure. Chez lui la constipation est habituelle.

Il n'a pas d'essoufflement ; son haleine a quelquefois l'odeur du sulfure de carbone.

Ses facultés génitales étaient autrefois tout à fait normales ; depuis qu'il exerce son industrie, elles se sont considérablement amoindries. Il a peu de désirs et jamais d'érections nocturnes. Chez lui, à aucune époque il n'y a eu d'excitation génitale.

Toutefois, l'anaphrodisie n'est pas complète. Deux ou trois fois il a cru sa femme enceinte, et toujours, après un retard plus ou moins long, il est survenu une perte avec expulsion de caillots volumineux et résistants.

Il ne connaît d'ailleurs aucune femme ou aucun homme travaillant au sulfure et malade qui ait eu des enfants.

Il a remarqué que les règles sont exagérées chez les ouvrières et qu'elles ont des pertes abondantes. Plusieurs étaient obligées d'interrompre leur travail pour ne pas les exagérer pendant les époques, d'autres abandonnaient la profession.

Dans une des circonstances où il a cru sa femme enceinte, l'avortement très probable s'est produit après deux mois de retard, à la suite d'un court séjour qu'elle a fait dans l'atelier. Il me fait à ce sujet une observation intéressante : Madame D.. . a tous les mois de longues et violentes coliques utérines au moment de ses règles ; lorsqu'elle va passer une ou deux heures dans l'atelier, au sulfure, les coliques cessent et les règles paraissent.

Ajoutons que madame D...., qui a été obligée d'abandonner le travail, a été malade assez sérieusement, après avoir été peu de temps exposée à l'action sulfocarbonique. Outre les troubles qui précèdent, elle a éprouvé des accidents abdominaux. l'exagération de l'appétit et des troubles intellectuels. Elle était devenue peureuse et se croyait poursuivie par des diables (*sic*).

Chez D...., au contraire, les phénomènes intellectuels n'ont pas été prédominants.

Il reconnaît que sa mémoire est amoindrie, et qu'elle l'a été beaucoup plus qu'elle ne l'est maintenant. A propos des perfectionnements qu'il a imaginés pour se garantir de l'intoxication, il dit bien : « Je ne tenais pas à m'abrutir tout à fait (*sic*) », et cependant, un peu systématique dans ses opinions, il ne veut pas attacher à cela une grande importance.

En définitive, comme on le voit ci-dessus, il était très malade ; fabriquant jusqu'à vingt grosses de pièces soufflées par jour, il le devenait de plus en plus. Il résolut de se soustraire aux causes d'empoisonnement par les vapeurs. Après divers essais, il est arrivé à disposer son atelier de la façon qui a été indiquée dans le cours du mémoire, et sur laquelle il est inutile de revenir ici.

Ce que l'on peut dire de plus favorable en faveur de cette disposition, c'est que depuis qu'il s'en sert, D... n'a éprouvé aucun accident nouveau, que son état ancien s'est très sensiblement amélioré, et que deux ouvriers qui travaillent constamment n'ont ressenti que les troubles locaux signalés du côté des doigts, et qui disparaissent presque complétement, disent-ils, quelques heures après qu'ils ont quitté l'atelier. Ces troubles, on le sait, consistent dans un certain degré d'insensibilité, de roideur, de maladresse, de difficulté à saisir les petits objets; mais les ouvriers n'ont été atteints d'aucun de ces accidents généraux si pénibles, qui résultent en général de l'exercice de leur profession.

Je revois M. D.... le 1er octobre 1861, quelques mois après ma première visite. Il se trouve sensiblement mieux encore, quant à son état général. Je l'adresse à M. Desmarres, qui veut bien examiner ses yeux, dont l'état s'améliore un peu, mais bien lentement. Voici le résultat de son examen :

L'aspect du malade est celui des amaurotiques par albuminurie. Il en a l'air étonné et fixe. Il a tous les caractères extérieurs de l'anémie.

L'œil est physiologiquement conformé à l'extérieur, d'une pâleur prononcée ; les pupilles sont mobiles, mais dilatées ; le champ de la vision est complet (phosphènes normaux).

M. D.... ne peut lire, et cela avec peine, que des caractères d'impression très forts, n° 10, de l'échelle d'accommodation.

A l'examen ophthalmoscopique, on constate que la papille du nerf optique est très pâle et déjà profondément excavée. Elle est moins transparente qu'à l'état normal.

M. D...., questionné à ce sujet, déclare qu'il a toujours très peu fumé.

Au mois d'octobre 1861, je conseille à M. D.... de prendre des pilules de phosphore, d'après la formule de Mandl et Gobley. Ces pilules contiennent chacune un milligramme du médicament. D.... en prend une chaque jour pendant cinq jours seulement. Lorsque je le revois, il me raconte les faits suivants :

Cette dose très faible l'a purgé, bien qu'il soit habituellement très constipé. Il éprouvait à l'anus un sentiment de cuisson, de chaleur, de picotement, comme s'il eût eu des ascarides vermiculaires. La soif était assez vive.

Dès le milieu du huitième jour, il entra dans un état d'excitation générale très prononcée. Sa tête travaillait, dit-il, son intelligence lui semblait plus étendue, la conception plus vive ; il formait des projets de toute espèce et faisait dans son esprit de nombreuses inventions.

On se souvient que D.... est loin d'être un ouvrier ordinaire, et que si ses facultés intellectuelles ont été momentanément troublées, dans une certaine mesure, par le sulfure, il n'en est pas moins resté et redevenu un homme réfléchi et inventif.

Ses facultés génitales ont subi une stimulation très prononcée.

L'érection était presque constante. D.... aurait renouvelé constamment l'acte vénérien s'il n'eût pas été retenu par sa raison. L'éjaculation était brûlante ; c'était, dit-il, comme du feu qui sortait. Le périnée était le siége d'une sensation d'ardeur intense. Les urines déterminaient une vive cuisson ; il a cru dès lors devoir s'arrêter. Ces faits, dont il me rend compte, ont pris une assez grande inten-

sité pour que sa femme, effrayée, ait jeté le flacon de pilules par la
fenêtre.

Au mois de janvier 1862, D...., d'après les conseils de M. Desmarres, cessa absolument de fumer. Toutefois, au mois de mai, aucune amélioration ne s'est produite dans l'état de sa vue ; il se
trouve au contraire moins bien. Mais à cette époque il cesse presque
complétement d'aller à l'atelier au sulfure ; depuis, sa vue tend à
s'améliorer. Il commence à pouvoir lire une lettre au commencement
de juillet 1862, époque où je le revois.

Obs. XX. — *Intoxication ancienne modérée.* — *Accidents aigus
à la suite d'un travail exagéré.*

M. A....., trente-deux ans, est contre-maître dans une fabrique
de caoutchouc depuis huit ans. Dans le principe, il habitait au dehors
et il ne faisait que surveiller la fabrication sans travailler de sa personne. Il fut cependant atteint de céphalalgie, sans autre accident
bien sérieux. Mais, deux ans après son entrée, soumis par hasard à
des vapeurs plus abondantes, il fut assez fortement impressionné par
le sulfure de carbone pour perdre connaissance, et il eut beaucoup de
peine à rentrer chez lui.

Depuis cette époque, il a toujours été plus ou moins souffrant, fatigué, manquant d'appétit, surtout depuis le moment où il est venu
demeurer dans la fabrique. Cependant il ne fait que traverser les
ateliers sans jamais toucher au sulfure, et il passe dans son bureau
la plus grande partie du temps. Ce bureau est séparé par une cour
de l'usine à proprement parler ; mais l'odeur du sulfure y arrive avec
une intensité assez prononcée lorsque le travail se fait sur des quantités importantes.

Les faits généraux observés ordinairement par M. A..... sur lui-
même sont les suivants : trouble de la mémoire: modification profonde de son caractère : autrefois doux et calme, il est devenu irritable et même emporté ; parfois il tombe dans des idées tristes, son
sommeil est agité et tourmenté par des rêves pénibles. Il ne se rappelle pas que la sensibilité cutanée générale ait été excitée. Il a eu
fréquemment des maux de tête, des vertiges, des douleurs dans les
membres. Sa vue est depuis longtemps troublée, il voit un brouillard
devant ses yeux.

Ses facultés génitales sont surexcitées, il se livrerait constamment au coït, si le raisonnement ne le retenait. Sa femme est devenue
enceinte il y a quatre ans ; l'enfant est venu à terme et se porte bien.
Il n'avait jamais de crampes autrefois et il plaisantait les nageurs
qui avaient peur d'être surpris par cet accident, maintenant il en a
de fréquentes et très douloureuses. Ses jambes sont roides. On ne

peut le décider à sortir de l'usine après son travail, par suite de la fatigue rapide qu'il éprouve. Il a une inappétence continuelle ; jamais son appétit n'a été surexcité ; il a constamment la diarrhée, diarrhée fétide sentant plutôt l'hydrogène sulfuré que le sulfure de carbone ; ses vents ont une odeur très forte.

Sa respiration est troublée ; il est tout de suite essoufflé. Il y a quelque temps il est allé à la campagne, il s'y trouvait plus essoufflé qu'à Paris. La percussion de la poitrine donne une sonorité au moins normale ; l'auscultation, une certaine prolongation de l'expiration en arrière.

Les urines sont odorantes.

Tels sont les antécédents de ce malade qui n'a jamais fait d'excès alcooliques. Depuis quelque temps on travaille beaucoup à la fabrique, on fait de l'imperméable seize heures par jour, et les vapeurs de sulfure sont très intenses. M. A..... ne fait que traverser les ateliers pour suivre la fabrication ; il y séjourne cependant quelquefois, mais sans jamais y passer un temps très long.

Sous l'influence de ces conditions nouvelles, il a été pris, après quelques jours, d'accidents intenses qui l'ont amené à me demander avis, tandis que jusqu'alors il m'avait soigneusement caché son état.

Je le vois le 6 juillet 1862. Il est dans l'état suivant :

Face congestionnée, couverte de sueur ; expression anxieuse, incertaine et abattue tout à la fois. Toute la peau du corps est mouillée de sueur comme le visage ; les mains sont agitées d'un léger tremblement ; le pouls est à 120 pulsations, modérément dur. L'haleine présente à un haut degré l'odeur spéciale qui est celle du sulfure, un peu modifiée et comme acide. M. A... est anxieux, abattu ; il est cependant mieux que la veille. Il me raconte que, depuis plusieurs jours, les vomissements qu'il a quelquefois sont devenus continus : il a rendu tout ce qu'il a mangé et il a de plus des vomissements bilieux. La diarrhée est intense. Sa pensée est profondément troublée : il ne sait ce qu'il fait d'un moment à l'autre, il oublie où il vient de placer ce dont il a besoin ; il ne sait pendant un moment où prendre ce que je lui demande pour écrire. Il est profondément attristé ; ses nuits ont été troublées par des rêves pénibles pendant le peu de temps où il trouvait un sommeil agité.

Une céphalalgie intense, des vertiges, des douleurs erratiques, une grande faiblesse musculaire qui rend la marche vacillante, un trouble plus prononcé de la vue, l'abolition des facultés génitales, de la roideur des mains avec un sentiment marqué de picotement et de diminution de la sensibilité, quoiqu'il n'ait pas touché le sulfure, une sensation plus prononcée d'oppression complètent cet état d'intoxication à l'état aigu.

Je me contente de conseiller le repos, l'éloignement absolu de

l'atelier, la diète, des boissons légèrement acidulées, des purgatifs
répétés. Sous l'influence de ce simple traitement, une amélioration
progressive se produit, et lorsque je vois le malade pour la dernière
fois, quinze jours après, il est redevenu à peu près à l'état dans lequel il était avant cette exacerbation.

OBS. XXI. — *Intoxication sulfocarbonée légère.* — *Accidents plus
vifs par l'exagération des causes.* — *Céphalalgie.* — *Vertiges.* —
Vomissements. — *Diarrhée.* — *Excitation de l'appétit.* — *Stimu-
lation génitale.* — *Puis, anaphrodisie.* — *Altération de la mémoire.*
— *Tristesse.* — *Courbature.* — *Fatigue.* — *Faiblesse musculaire.* —
Traitement par le phosphore. — *Guérison.*

T....., vingt et un ans, ouvrier en caoutchouc, est entré, le
10 avril 1862, au n° 3 de la salle Saint-Ferdinand.

Dès l'âge de onze ans et demi, il a commencé à travailler le caoutchouc. Employé d'abord à l'imperméable jusqu'à l'âge de quatorze
à quinze ans, il était seulement chargé de diriger la pièce d'étoffe
lorsqu'elle passait sous le cylindre, et il n'imprimait point. A quinze
ans, il passa à la vulcanisation au soufre, qu'il alternait par demi-
journée avec le travail au sulfure. Ce dernier consistait dans le soufflage des ballons et des condoms vulcanisés avec le mélange de sulfure et de chlorure de soufre. Il ne le faisait que par intervalles et
seulement quatre à cinq jours de suite. Il l'a continué jusqu'à la
quinzaine qui a précédé son entrée à l'hôpital.

Il n'a jamais été employé à la dissolution ni au brassage des cuves
que l'on est obligé de faire avec la main pour éviter, comme il dit,
les grumeaux et les désagréments.

Les seules interruptions qu'il accuse sont celles qui ont été nécessitées par les souffrances suites du travail. Il est à remarquer dès
l'abord qu'à l'âge de quinze ans les appétits génitaux s'éveillèrent
chez lui, de bonne heure, comme il dit, et cette époque coïncide
avec celle à laquelle il a commencé à subir l'influence toxique avec
quelque intensité.

Toutefois, dès l'origine de son travail à l'imperméable, il fut
atteint de céphalalgie violente et de vertiges intenses. Jamais il n'a
perdu connaissance, mais il était comme ivre et se buttait contre
tous les obstacles, sans avoir déraisonné jamais. D'ailleurs, dit-il,
tous les ouvriers sont comme soûls.

Notons en passant qu'il a connu le vieillard *tout contourné* par
l'influence du sulfure de carbone dont nous parlent B..... (obs. XI),
et tous les ouvriers qui ont travaillé dans cette fabrique. Ce vieillard,
devenu incapable de tout travail, en a été récemment expulsé.

Les ateliers étaient en général bien aérés. On n'aurait pu, dit-il, y travailler sans cela. Ils se trouvaient très chauffés par le seul fait des tuyaux de transmission de vapeur.

T..... n'a jamais fait d'excès alcooliques.

Outre la céphalalgie et les vertiges, il était atteint assez fréquemment de diarrhée, et il ressentait de la faiblesse musculaire.

Mais c'est au soufflage qu'il a été sérieusement atteint. Des vomissements, une diarrhée beaucoup plus intense, une céphalalgie excessive, des vertiges portés jusqu'à la perte complète de connaissance se sont rapidement développés. Ces accidents d'ailleurs étaient observés chez tous les ouvriers, et ils atteignaient souvent même les femmes employées à coudre dans les ateliers à l'imperméable.

Sa mémoire s'altéra bientôt profondément ; il oubliait d'un moment à l'autre ce qu'il avait à faire. La parole était gênée, il ne pouvait articuler ce qu'il voulait dire, et il oubliait les mots : *cela ne sortait pas.* Il était facilement irritable et violent, sans aller pourtant jusqu'à des voies de fait. Plus tard, il est devenu triste, et cet état a persisté jusqu'à son entrée à l'hôpital. Il rêvait constamment de choses douloureuses ; agité par des cauchemars, il se réveillait en sursaut.

Il n'a jamais eu d'hyperesthésie cutanée, mais il éprouvait des fourmillements et des picotements douloureux des mains et des pieds. Il est d'une grande sensibilité au froid. Jamais il n'a présenté d'anesthésie.

Sa vue s'est profondément altérée ; elle s'est voilée, et la vision s'opère comme à travers un brouillard. Aujourd'hui encore, il ne reconnaît pas, même à une petite distance. La pupille dilatée est incomplétement contractile. Toutes ces observations ne portent d'ailleurs que sur l'œil gauche. A droite, en effet, la vue est bien plus altérée par suite d'un accident.

Il y a un an, une goutte de mélange vulcanisant a sauté dans l'œil droit ; une vive douleur s'est développée ; une ophthalmie intense, qui aurait été caractérisée, dit-il, par le nom d'ophthalmie purulente, s'est développée, et maintenant encore il reste un staphylôme de la cornée et de l'iris.

L'ouïe, l'odorat, le goût, ne semblent pas avoir été troublés.

Il n'en a pas été de même des fonctions génitales. A quinze ans, dit-il, j'étais très fort sur *l'article.* Il répétait, probablement sous l'influence d'une excitation toxique, le coït deux ou trois fois par jour. Bientôt un amoindrissement progressif prit la place de l'excitation, et à dix-huit ans l'anaphrodisie était presque complète. Les fonctions se rétablirent ensuite imparfaitement pendant quelque temps pour subir une dépression nouvelle, et depuis plusieurs mois, lors de son entrée à l'hôpital, il est à peu près complétement nul.

L'érection est d'une extrême difficulté, l'éjaculation presque impossible. Depuis quinze jours même, toute excitation génitale a absolument disparu. Ses parties génitales sont dans un état normal de développement.

Du côté de la motilité, on ne constata à aucune époque ni crampes ni tics.

Dès l'origine, un sentiment de fatigue et de courbature s'est produit. Au bout de trois ans, et soumis à une action toxique plus intense, T... marchait difficilement en se reposant à chaque instant.

Ses bras avaient aussi beaucoup perdu de leurs forces, il ne pouvait rien soulever de lourd.

Il insiste beaucoup sur l'affaiblissement de la contractilité musculaire. Ses nerfs, dit-il, ne veulent pas agir.

A la faiblesse se joignit une roideur très prononcée aux membres inférieurs, moins marquée aux mains qui cependant étaient difficiles à fléchir complétement. Jamais T..... n'a été atteint de tremblement. On ne constate point non plus chez lui d'atrophie musculaire.

Il est inutile de revenir sur les dégoûts, les vomissements, la diarrhée intense avec coliques, qui ont marqué chez lui la première période. Il rend des gaz intestinaux fétides ; mais ce qu'il y a eu de remarquable, c'est qu'il a été poursuivi, depuis qu'il est soumis à une influence toxique plus vive, par une faim excessive qui a persisté presque jusqu'à ce jour.

Il a été et il est encore atteint d'un essoufflement très prononcé qui d'ailleurs ne s'accompagne d'aucune trace d'emphysème.

Il croit avoir eu à plusieurs reprises de véritables accès de fièvre.

Il se plaint de palpitations. On ne constate aucune altération cardiaque. Au premier temps et à la base, il existe un bruit de souffle doux se prolongeant dans les vaisseaux du cou où il est très intense, et qui est dû évidemment à l'anémie.

Les urines sont chargées ; elles présentent une forte odeur de sulfure, et elles déterminent, en traversant l'urèthre, un sentiment de cuisson.

T..... n'a pas de sueurs notables.

Le 25 avril, il fut atteint d'une violente inflammation de l'œil droit, présentant les caractères d'une irido-kératite. Le calomel à l'intérieur, des instillations de collyre avec le sulfate d'atropine ; la diète, le repos du corps et de l'œil amenèrent une guérison qui ne s'accompagna point d'une altération plus sensible de la vision.

On a vu que le malade était entré à l'hôpital dans un état presque absolu d'impuissance. Du 10 avril au 10 mai aucune érection diurne ou nocturne ne se produisit. A partir du 10 mai, il eut plusieurs fois pendant la nuit des érections très incomplètes.

Le 19 mai, il prit 4 milligramme de phosphore sous forme de pilule. Dès la nuit suivante, des érections intenses se développèrent et allèrent même, par leur intensité et leur persistance, jusqu'à la douleur.

La miction était cuisante et même douloureuse à la suite de ces érections. Deux garderobes, la première demi-liquide, la seconde liquide, se produisirent avec accompagnement de coliques.

Le 20, il prit une nouvelle pilule : deux garderobes liquides. Erection fatigante toute la nuit, avec cette particularité que l'érection, presque mécanique la veille, s'accompagne cette fois de désirs très vifs.

Les urines n'ont pas été plus fréquentes. La miction ne s'accompagne plus de cuisson.

On continua l'administration du médicament pendant quelques jours avec les mêmes effets, et T..... demanda à sortir se sentant infiniment mieux.

Sa gaieté avait reparu ; sa mémoire était plus présente, ses forces plus grandes ; il marchait sans secours. Son appétit commençait à se prononcer. Sa vue seule ne s'améliorait pas avec la même rapidité.

Revu depuis (27 août), il nous a raconté les faits suivants :

La guérison a persisté et même progressé. Sa force est plus grande, sa marche tout à fait ferme.

Sa vue s'éclaircit de plus en plus ; ses facultés génitales sont dans un état à peu près normal. Toutefois il a encore des vertiges.

Il lui est arrivé un accident singulier : il y a un mois, il a donné l'hospitalité à un ancien camarade encore employé à la vulcanisation et au soufflage, imprégné de l'odeur du sulfure, et avec lequel il a partagé son lit. Il a été pris de céphalalgie et de diarrhée, sans vomissements, de faiblesse et de tremblement général. Depuis, ses mains ont conservé un tremblement marqué. Il avait, dit-il, perdu la tête et courait en *faisant des folies* chez les pharmaciens pour leur demander des remèdes. Il fut ensuite atteint d'idées noires ; se croyant fou, il pleurait. Il croyait *voir des bêtes*, et il lui était impossible de s'expliquer devant le médecin que l'on avait appelé. La nuit il se réveillait en sursaut. Les érections avaient disparu, il ne pensait plus au coït. Il croit avoir eu de la fièvre. On lui donna de l'opium et du sulfate de quinine, et peu à peu ces accidents s'éteignirent.

Obs. XXII. — *Intoxication rapide.* — *Période originelle d'excitation intellectuelle et génitale.* — *Exagération de l'appétit.* — *Seconde période d'affaissement.* — *Perte de la mémoire.* — *Impuissance.* — *Inappétence.*

M. A....., fabricant de caoutchouc soufflé, âgé de trente-deux ans, est d'une bonne constitution ; il n'a jamais fait d'excès alcooliques, et, depuis six ans en particulier, il n'a pas bu en tout un litre d'eau-de-vie.

Depuis cinq ans, il fabrique par insufflation les ballons et les condoms par l'action du trempage dans le mélange de sulfure de carbone et de chlorure de soufre. Dans l'origine, il travaillait chaque jour pendant un temps très long (dix à douze heures) dans une très petite pièce fortement chauffée. À cette époque, les procédés les plus avantageux de fabrication n'étaient pas bien arrêtés, et l'on employait inutilement des masses bien plus considérables de sulfure et de chlorure.

Au bout de quelque temps, M. A..... fut atteint d'une vive surexcitation des organes génitaux ; les érections étaient constantes, fatigantes. Il ne fit cependant aucun excès, mais rapidement cette excitation fit place à une anaphrodisie très prononcée. Les autres accidents prirent, dans une certaine mesure, la forme de cette excitation originelle.

L'esprit du malade était occupé de craintes continuelles, de préoccupations de nature triste. Il lui semblait qu'il oubliait tout ce qu'il avait à faire, que tout son travail devenait inutile. Sa pensée s'engageait dans des rêvasseries sans fin.

Son appétit était exagéré ; toutefois, ses digestions étaient difficiles, irrégulières, sans qu'il ait jamais eu de coliques, de vomissements, de constipation ni de diarrhée.

Plus tard, tous ces phénomènes firent place à des symptômes de dépression.

Il se sentait, dit-il, comme hébété. Sa mémoire s'était profondément altérée ; il était obligé de faire les plus grands efforts pour se rappeler les choses les plus importantes. Cependant son esprit, moins excité, avait gardé une mobilité extrême ; il avait un véritable besoin de discussion, et, par suite, il se livrait à des accès d'impatience ou même d'emportement et de violence extrême. Cette violence était d'ailleurs tout à fait superficielle, et, comme chez les autres malades, elle cachait un manque absolu d'énergie et une grande mollesse de caractère.

Ces accès de colère étaient suivis d'un tremblement très vif, qui ne se prolongeait point dans les intervalles. Ce sont là les caractères particuliers que la marche de la maladie a présentés chez M. A..... Il a d'ailleurs éprouvé la série des accidents constants déjà signalés.

Toutes les fois qu'il travaille, même maintenant où il ne travaille que quelques heures, il est atteint de céphalalgie, quelquefois très intense ; il a en général peu de vertiges ; jamais il n'a ressenti de troubles de l'ouïe ou de la vue. Après le travail, ses doigts restent quelque temps froids, roides et peu sensibles. Il semble, dit-il, que le sang se soit retiré ; autrefois la roideur était grande et constante.

Ses jambes sont affaiblies et roides ; il était leste autrefois, il est lourd maintenant et marche avec quelque difficulté. La jambe gauche est plus faible que la droite ; il n'y a de douleur ni dans l'une ni dans l'autre. Je n'ai constaté ni analgésie ni anesthésie.

Les variations précédemment indiquées dans l'état de M. A....., à diverses époques, viennent de ce que, effrayé de la gravité de son état, il a beaucoup diminué la durée du travail qu'il avait même presque interrompu. De là un amendement notable dans les accidents.

Il y a trois mois (juillet 1860), il changea d'atelier et se transporta d'un local bien aéré dans un local très renfermé. Presque immédiatement les facultés génitales qui avaient repris un peu d'énergie s'affaissèrent tout à coup, et l'impuissance devint absolue.

Au moment où je l'examine (octobre 1860), l'abandon ou la diminution momentanée du travail a fait reparaître quelques érections nocturnes.

Les autres accidents, affaiblissement de la mémoire, céphalalgie, inappétence, engourdissement des mains, roideur inégale des membres inférieurs, persistent.

Obs. XXIII. — *Absence congénitale du sens de l'odorat.* — *Troubles digestifs.* — *Amaigrissement.* — *Intelligence altérée.* — *Hallucinations.* — *Loquacité.* — *Violences.* — *Sans céphalalgie.* — *Perte de la mémoire.* — *Roideur et insensibilité des doigts.* — *Affaiblissement des membres inférieurs.* — *Anaphrodisie.*

Madame A....., âgée de trente-cinq ans, d'une bonne constitution, a commencé, il y a cinq ans, à travailler le caoutchouc soufflé. Elle a été très rapidement atteinte d'accidents très graves. Il est intéressant d'établir que, chez elle, le sens de l'olfaction n'existe pas. Elle n'a jamais senti l'odeur du sulfure de carbone.

L'action de ce corps sur l'odorat peut par conséquent ici être considérée comme nulle et éliminée.

Les premiers accidents qu'elle ait éprouvés ont été une anorexie profonde portée à ce point de la mener progressivement à une extrême maigreur ; un besoin constant d'avaler sa salive, des vertiges et un sentiment habituel d'oppression. Aucune cause spéciale, si ce n'est la petitesse, l'aération incomplète, le chauffage exagéré de l'atelier, ne peut être invoquée chez elle comme ayant favorisé l'apparition des accidents ; elle n'a jamais fait d'excès alcooliques.

Elle éprouva très rapidement des troubles intellectuels profonds ; sa mémoire s'amoindrit et se perdit presque entièrement. Elle avait à trouver les mots dont elle avait besoin pour exprimer ses idées, une grande difficulté. Cependant sa loquacité était extrême ; elle se sentait déraisonner sans pouvoir arrêter le flot de ses paroles.

Elle était devenue irritable, violente, préoccupée d'idées tristes et mélancoliques, et cependant indifférente à tout ce qui devait l'intéresser. Elle pleurait avec une grande facilité ; somnolente souvent pendant le jour, elle était livrée la nuit à une insomnie pleine de rêvasseries tristes et fatigantes ; dans une espèce de demi-hallucinations, il lui semblait que son corps se gonflait et se distendait énormément. D'ailleurs, elle n'avait point de céphalalgie, ce qui s'explique peut-être par son insensibilité olfactive, mais cependant des vertiges très intenses.

Sa vue n'a jamais été affaiblie ; mais elle voyait, affirme-t-elle, les objets plus volumineux qu'ils ne l'étaient réellement.

L'ouïe n'a jamais été troublée. Madame A.... n'a jamais éprouvé de douleurs ni de crampes. Ses doigts, dit-elle, étaient morts jusqu'aux deuxièmes phalanges ; ils étaient roides et insensibles ; elle ne pouvait se boutonner.

Il en était de même des membres inférieurs, des pieds surtout, mais à un moindre degré. La malade y éprouvait une lassitude extrême, des frémissements, de la roideur ; elle marchait sur la pointe des pieds.

Les facultés génitales subirent de profondes altérations.

Madame A..... n'avait jamais ressenti d'appétits génitaux très vifs, mais la sensibilité génitale était normale. Elle s'aperçut d'abord que les sensations développées par le coït étaient très amoindries, puis qu'elles s'étaient annulées ; en même temps tout désir s'était éteint. Cette anaphrodisie a persisté jusqu'à ce jour d'une manière absolue.

Toutefois, la menstruation ne paraît pas avoir été troublée. Il n'y a jamais eu de retards ni de pertes. Madame A..... présente les symptômes d'un catarrhe utérin léger. On a vu que l'anorexie, la salivation, avaient été prononcés. Il n'y a jamais eu de vomissements, de constipation ni de diarrhée. Des gaz abondants, d'une odeur très forte, étaient fréquemment expulsés.

Du côté des organes respiratoires, à l'oppression près, rien n'a été noté. Il n'y a jamais eu d'accidents fébriles.

Effrayée de l'intensité de ces accidents, madame A..... abandonna toute la partie des opérations industrielles qui pouvait la mettre en contact avec le mélange vulcanisant. Quelques toniques aidant, elle revint à peu près à la santé, prit de l'embonpoint ; mais parmi les quelques accidents qui persistent, l'insensibilité génitale est le symptôme le plus frappant.

Obs. XXIV. — *Ouvrier en caoutchouc soufflé.* — *Inhalations abondantes de sulfure.* — *Période d'excitation prononcée suivie de collapsus.* — *Amélioration par le régime hygiénique.* — *Guérison rapide par le phosphore.*

D..... (E.), âgé de trente-quatre ans, ouvrier en caoutchouc, est entré, le 29 octobre 1862, au n° 2 de la salle Saint-Ferdinand.

Depuis trois ans, cet ouvrier est employé à la vulcanisation des ballons. Chaque jour on consomme, dans la fabrique, de 70 à 80 kilogrammes de sulfure de carbone, tant à la vulcanisation qu'à la teinture. — Voici comment se fait le travail : les petites vessies, préparées comme de coutume, sont plongées dans un mélange de 10 kilogrammes de sulfure coloré par l'orcanette et de 100 grammes de chlorure de soufre. Elles y passent le temps nécessaire pour compter de 1 à 35 ou 40, et on les retire. Soufflées immédiatement pour les dilater et les essayer, on les laisse ensuite se dégonfler d'elles-mêmes et sécher sur des claies ou sur des toiles pour les employer à fur et mesure des besoins. Lorsque l'on veut obtenir une coloration rouge plus intense, on en place soixante à quatre-vingts grosses attachées par douzaine par les goulots, et fermées par suite dans une bassine ; on les recouvre de trois à quatre seaux de sulfure de carbone fortement teint par l'orcanette, mais non additionné de chlorure. Un couvercle et un poids les maintiennent plongées. Après quelques minutes, on les retire et on les place près de la chaudière à vapeur pendant l'hiver ou au soleil pendant l'été pour les faire sécher.

D.... a été d'abord employé à la vulcanisation ; seulement, plus tard, il était plus spécialement chargé, comme contre-maître, de surveiller les ouvriers et la fabrication, et de préparer, comme on dit, les bouillons, c'est-à-dire les mélanges et le sulfure de carbone coloré.

Il est important d'établir que D.... était d'une constitution athlétique. Il est brun, fortement coloré ; la peau, sur toute la surface du corps, est couverte de poils noirs abondants. La force qu'il pouvait développer était exceptionnelle ; ses appétits génitaux étaient très vifs, et là encore, pour employer son expression, il était de *première force.*

Dès l'abord, il a travaillé pendant dix heures. Dès les premiers jours, il a été atteint de céphalalgie bitemporale à *n'y plus voir clair*, dit-il, de bluettes, d'étincelles. Il chancelait un peu en marchant. Il n'a jamais eu de vomissements, quoique tous les autres ouvriers en soient, dit-il, atteints; il a éprouvé des alternatives de diarrhée et de constipation. Pendant quelque temps, il ne paraît pas avoir présenté d'autres accidents, mais il travaillait alors en plein air et dans un lieu largement battu par le vent. Bientôt cependant il se sentit plus excité que d'habitude ; il bavardait sans mesure et sans raison ; il était aussi plus irritable. Deux fois il lui arriva de boire plus que d'habitude, mais sans excès; il rentra chez lui dans un état d'exaspération terrible, cassa tout dans son ménage, et eût assommé, dit-il, quiconque lui eût résisté. La nuit, il sautait conti-

nuellement, tourmenté qu'il était par l'insomnie et des rêves
constants.

Ses facultés génitales furent surexcitées, à cette époque, d'une
manière très remarquable.

Du côté de la musculation, il signale des crampes et de la
roideur.

L'appétit était très souvent exagéré ; *le sulfure*, dit-il, *pousse à
manger.*

Cet état d'excitation persista pendant deux ans, placé qu'était D...
dans de bonnes conditions hygiéniques relatives. A cette époque, il
changea d'atelier et travailla dans un local fermé et insuffisamment
aéré, que d'ailleurs on a dû abandonner depuis.

Il devint rapidement plus malade. La céphalalgie était fréquemment insupportable. Il éprouvait des vertiges intenses ; la mémoire
s'altérait rapidement ; il ne se souvenait plus, d'un moment à l'autre,
de ce qu'il avait à faire. Il parlait difficilement ; la langue était pâteuse et ne *tournait* pas. Il avait des moments de tristesse pendant
lesquels il ne se trouvait bien que seul. *Quel ours !* disait-on de lui,
il ne parle jamais. Dès qu'il le pouvait, il se couchait. Toute énergie,
toute volonté l'avait abandonné pour faire place à une complète indifférence.

La vue s'altéra profondément surtout à gauche, un brouillard couvrit les objets et les rendit confus ; la lecture devint impossible.

Cet état a persisté jusqu'à ce jour. — Cependant l'examen extérieur ne présente rien de particulier : les pupilles sont contractiles,
peut-être un peu dilatées, d'une manière habituelle.

A l'examen ophthalmoscopique, on constate une atrophie avancée
de la pupille du nerf optique plus marquée à gauche. De ce côté,
la pupille, tout à fait décolorée, est blanche comme de la nacre.

Ces altérations sont semblables à celles que paraît déterminer
l'abus du tabac à fumer.

D..... fume sans doute beaucoup, mais non pas d'une manière
exagérée. Peut-être les deux intoxications déterminent-elles les
mêmes troubles locaux.

L'ouïe, sans être troublée profondément, est moins fine que précédemment.

Les facultés génitales s'amoindrirent d'une manière rapide. Sa
femme, dit-il, est *jeune et gentille ;* il en est épris, et cependant,
à partir de cette époque, il fallait une excitation très vive, *la tête très
montée,* pour qu'il pût, difficilement encore, arriver à des rapports
complets. Toutefois sa fécondité n'a pas été altérée ; sa femme est
enceinte en ce moment, et elle a eu un enfant tous les ans.

La musculation subit une dépression analogue. Il était faible et
ployait sur ses jambes ; il n'eût rien pu porter. Il me donne, avec ses

doigts qu'il roidit, un aperçu de sa démarche. Il portait difficilement une jambe devant l'autre.

Les mains étaient roides, douloureuses, malhabiles; la flexion et l'extension offraient la même difficulté. Tout le corps, et surtout vers les membres supérieurs, était agité d'un tremblement habituel qui s'exagérait parfois. Les masses musculaires paraissent avoir diminué de volume à cette époque.

L'appétit s'était rapidement amoindri; il était surtout capricieux; il y avait des jours où D..... ne soupait pas. — Des coliques avec une diarrhée assez habituelle, des gaz intestinaux fétides complètent l'état des fonctions digestives.

Deux influences semblaient, disait-il, agir sur l'intensité des accidents : les temps bas, humides, étaient moins favorables que les temps secs et clairs, par la diffusion moins grande des vapeurs. Certains sulfures lui paraissaient agir plus fâcheusement sur lui; il croit que ceux qui sont faits avec le charbon sont plus toxiques que ceux pour la fabrication desquels on emploie la braise.

Son haleine présentait, à un haut degré, l'odeur spéciale; il était fréquemment essoufflé, surtout en montant les escaliers, sans jamais tousser. D'ailleurs l'auscultation de la poitrine ne montre qu'une prolongation presque insignifiante du bruit expirateur en arrière.

Il n'a jamais eu d'accès fébriles. Son pouls est à 68; le premier temps du cœur est légèrement soufflant; le souffle très doux se prolonge dans les vaisseaux du cou.

Les urines ont souvent présenté l'odeur du sulfure; elles étaient très rouges et déterminaient, par leur passage, une cuisson uréthrale vive.

Les sueurs étaient abondantes, et elles présentaient l'odeur du sulfure.

Tels sont les faits commémoratifs que D..... signale à mon attention. Lorsqu'il entre à l'hôpital, ils persistent. Il se plaint surtout d'affaiblissement et de roideur des membres inférieurs et de difficulté dans la marche; de l'impossibilité où il est de distinguer le parquet du carreau par suite de l'insensibilité de la peau de la plante des pieds; du trouble extrême de la vue, du brouillard qui l'empêche de distinguer les objets, et qui le gêne encore pour se diriger; de l'impuissance presque absolue dont il est atteint; de son manque d'appétit.

Des purgatifs, des bains sulfureux, un régime modéré, mais suffisant, sont seuls employés. Au bout de quinze jours, une amélioration sensible se produit. La marche est plus solide, les jambes moins roides; la sensibilité de la plante du pied reparaît; la vue s'améliore, quoique très lentement; la lecture reste impossible. Quelques érections, très incomplètes encore, se produisent la nuit.

Le 18 novembre, on donne 1 milligramme de phosphore dissous dans l'huile et émulsionné dans une potion gommeuse :

Julep gommeux. . . . . . .   125 grammes.
Huile d'olive. . . . .   24 gouttes (1 gramme.)
Phosphore. . . . .   1 milligramme.

Le pouls est à 72 pulsations.

Dans la journée, le malade éprouve des coliques. — Dans la nuit, deux garderobes liquides, sentant, dit-il, le sulfure. Urines plus fréquentes sans cuisson. — Érections plus fréquentes.

Le 19, 72 pulsations. Même état.

Le 20, 76 pulsations. Deux garderobes liquides; besoins d'uriner plus fréquents; pas de cuisson. Érection continue depuis trois heures du matin avec désirs érotiques. Il dit de lui-même qu'il se trouve plus d'entrain et de gaieté; appétit augmenté. — Renvois phosphorés.

Le 21, 76 pulsations. Deux garderobes moins liquides; besoins fréquents d'uriner sans cuisson. Érections complètes un peu moins vives qu'hier. La vue reste trouble. La vivacité d'esprit, l'entrain, sont toujours en progrès. Appétit croissant. — Quatre portions. Pas de renvois.

22 novembre, 84 pulsations. Deux garderobes moins liquides ; besoins moins fréquents d'uriner. — État à peu près normal de ce côté, pas d'urgence, pas de cuisson. — Érection continue cette nuit; cela devient gênant, dit-il. La vue semble s'améliorer ; la gaieté persiste.

Pour la première fois, ce matin, il a pu frotter le cabinet où il est couché; il sent parfaitement le parquet. Il marche bien; ses mains sont maintenant souples et se ferment complétement; la force s'y rétablit. — Même traitement.

23 novembre, 72 pulsations. Deux garderobes moins liquides. Appétit excité, pas de renvois. Urines fréquentes, sans cuisson. Érections fréquentes pendant la nuit.

24 novembre, une seule garderobe. Urines fréquentes, quelquefois urgentes, pas de cuisson. —Érections.

25 novembre, une seule garderobe peu liquide. Urines fréquentes. Érections presque fatigantes. État moral excellent. Vue stationnaire. Appétit extrême. Les mains sont à l'état normal. Un peu de tremblement persiste cependant. Les jambes sont solides et sensibles. — 72 pulsations.

26 novembre, 84 pulsations. Appétit excité, sans renvois. Une seule garderobe solide; urines fréquentes, urgentes, sans cuisson. — Il est sorti hier en permission et a pris en une seule fois son

julep à 1 milligramme. Érections excessives toute la nuit. Les yeux, principalement le gauche, restent troubles. — On cesse la potion.

27 novembre, 72 pulsations. Une seule garderobe solide. Appétit excité. Pas de renvois. Urines, même état. — Érections persistantes.

28 novembre, 74 pulsations. Appétit excité sans renvois. Une garderobe très solide ; urines normales. Érections persistantes. État moral excellent.

29 novembre, 80 pulsations. Appétit excité. Constipation. Urines fréquentes, très urgentes. Érections très fortes cette nuit.

30 novembre, même état, deux garderobes ; diarrhée.

1er décembre, 80 pulsations. Appétit excité. Deux garderobes moins diarrhéiques. Urines fréquentes, non urgentes. Érections très vives.

Le 3 novembre, le malade demande à sortir, complétement satisfait de son état.

Revu quelques jours après, il avait conservé tout ce qu'il avait gagné, et ses facultés génitales se manifestaient à l'état le plus complet.

MÉDECINE LÉGALE.

SUR

LA PRÉSENCE DE L'ARSENIC DANS DIVERS PRODUITS.

PRÉPARATION DE L'ACIDE SULFURIQUE PAR UN NOUVEAU PROCÉDÉ,
INCONVÉNIENTS ET DANGERS QUI PEUVENT EN RÉSULTER (1).

Par M. A. CHEVALLIER.

On sait que, depuis quelques années, on a substitué pour la fabrication de l'acide sulfurique, le soufre contenu dans les pyrites au soufre que l'on tirait de la Sicile, et que par suite de cette fabrication, l'acide obtenu contient des produits

(1) Ce travail, déposé dans nos archives depuis plusieurs mois, n'a pas pu, faute de place, être inséré dans notre dernier numéro, auquel il était spécialement destiné. (*Note du rédacteur principal.*)

arsenicaux, produits qui se retrouvent non-seulement dans
cet acide, mais encore dans d'autres, dans les acides phosphorique, chlorhydrique, acétique, provenant du bois ; dans
divers sels, enfin dans les produits qui sont obtenus à l'aide
de l'acide sulfurique arsenical.

L'emploi des pyrites pour la fabrication de l'acide sulfurique
est déjà ancien ; fabriqué d'abord à Lyon par les frères Perret, il a successivement passé dans les diverses fabriques, et
de grands établissements préparent tout à la fois, et l'acide
sulfurique avec le soufre, et l'acide sulfurique avec les pyrites.

La cause déterminante de l'emploi des pyrites dans la fabrication de l'acide sulfurique, réside dans la nécessité de
préparer cet acide à bas prix. Un fabricant, accusé d'avoir
donné lieu à la mort de deux ouvriers, par suite de cette fabrication (ce qui n'était pas vrai), répondait à un membre du
conseil de salubrité de la Seine, qui lui faisait connaître les dangers qui peuvent résulter, soit sous le rapport de la toxicologie,
de la médecine légale, et même sous le rapport économique
sanitaire, de la présence de l'arsenic dans l'acide sulfurique,
*qu'il lui serait impossible de cesser l'emploi des pyrites dans la
fabrication de l'acide sulfurique, et cela par suite de la nécessité
absolue de produire à bon marché ce qui, à l'époque actuelle, ne
peut se faire avec le soufre, dont le prix s'est élevé en raison de
l'immense consommation qui s'en est faite, par suite de la nécessité de soufrer la vigne dans tous les pays.*

Nous ne pouvons, au juste, dire à quelle époque l'acide
sulfurique vendu dans le commerce a été reconnu contenir
de l'arsenic ; selon nous, c'est une découverte industrielle
française, ainsi que nous le démontrerons ; mais nous devons
dire ici qu'en 1812, Martins, à Erlangen, et Schweiger (1),
avaient trouvé dans un grand ballon de verre   , qui conte-

---

(1) *Mémoires de la Société physico-médicale d'Erlangen*, vol. II ; et
Journal de chimie et physique, vol. III, p. 363.

naît de l'acide sulfurique venu d'Angleterre, une substance arsenicale attachée aux parois du vase, matière qui provenait vraisemblablement (disent ces auteurs) de ce que le soufre employé à la préparation de l'acide sulfurique, contenait de l'arsenic; de là résultait la nécessité de ne pas négliger d'examiner cet acide, et de le purifier lorsqu'on veut l'employer à l'intérieur, et lorsqu'on l'examine, de faire usage des réactifs qui peuvent faire reconnaître la présence de l'arsenic (1).

L'opinion émise par Martins et par Schweiger ne fut pas adoptée par tous les savants. En effet, on trouve ce fait relaté dans le *Manuel des pharmaciens et des droguistes*, par Ebermayer, traduit par le docteur Kapeler, et par notre collègue M. Caventou père. Ces savants s'exprimaient ainsi :

« Il est bien possible que l'on ait pris pour de l'arsenic la
» nouvelle substance volatile découverte M. Berzélius, et à
» laquelle il a donné le nom de *sélénium* ; cette substance
» répandant une odeur de choux pourris lorsqu'on la brûle
» sur des charbons ardents, on a pu confondre cette odeur
» avec celle de l'arsenic. Il n'est pas probable, disent-ils,
» qu'on altère à dessein l'acide sulfurique avec de l'arsenic ;
» or on sait d'ailleurs qu'en Angleterre on fabrique l'acide
» de toutes pièces par la combustion du soufre. »

On conçoit qu'il n'y avait pas nécessité d'additionner l'acide sulfurique pour qu'il contînt de l'arsenic, puisqu'on sait, et MM. Kapeler et Caventou le disaient à la page 677 de leur ouvrage, *que, quelquefois, le soufre contient de l'arsenic, ce qui provient de ce que les mines desquelles on l'obtient en contiennent souvent aussi.*

A ce sujet, ils font remarquer que la nécessité qu'il y a pour le pharmacien à l'époque actuelle d'examiner avec le

_____

(1) A cette époque l'appareil de Marsh n'était pas connu, et l'arsenic n'étant qu'en minime quantité dans l'acide, l'opération était assez délicate.

plus grand soin ce médicament, destiné à l'usage interne.

Voyons maintenant s'il est possible de fixer l'époque à laquelle l'acide sulfurique a été préparé pour la première fois avec les pyrites.

Des recherches que nous avons faites, il résulte qu'en 1808 M. Mathieu Risler père préparait à Thann (Haut-Rhin) de l'acide sulfurique, et qu'il brûlait des pyrites dans le *foyer*, alimentant sa chambre de plomb; en 1810, Clément Desormes prit un brevet d'invention dans lequel il est parlé de ce mode de fabrication de l'acide sulfurique. Voici ce que disait Clément dans ce brevet.

Au lieu de brûler du soufre pour obtenir le gaz acide sulfureux, que le gaz nitreux et l'air doivent convertir en acide sulfurique, on obtient le *premier gaz essentiel*, l'acide sulfureux par la combustion des sulfures métalliques; puis on le convertit en acide sulfurique par le gaz nitreux fabriqué *ad hoc;* mais, au lieu de développer ce gaz précieux, on le recueille sous forme d'acide nitrique, dans une espèce de nitrière artificielle, placée à la suite des récipients pour l'acide sulfurique.

Voici les détails de l'opération que voulait mettre en pratique Clément Desormes.

On mêle des sulfures (pyrites) avec une petite quantité de charbon, un tiers de leur poids; on ajoute un peu de terre glaise et d'eau; on en forme des mottes comme des briquettes de charbon de terre; on les place dans un foyer où on les allume; le produit de leur combustion est conduit par une cheminée enveloppée d'eau froide, dans un récipient en plomb, dans lequel arrive en même temps un courant de gaz nitreux préparé d'une manière quelconque, même exprès, par le nitrate de potasse, l'acide sulfurique et une substance oxydable.

On a donc, dans le récipient, du gaz acide sulfureux, de l'oxygène atmosphérique, auquel on a ménagé accès, du gaz nitreux, c'est-à-dire tout ce qui est nécessaire pour la production de l'acide sulfurique. Ces gaz essentiels sont accompagnés, il est vrai, d'autres gaz inutiles, de l'azote et de l'acide carbonique, mais qui ne peuvent nuire que sous un rapport peu important à la durée de l'opération; leur présence doit rendre cette opération plus lente, et par conséquent nécessiter un séjour plus long dans le récipient, c'est-à-dire qu'un récipient donné ne pourra pas produire, en un certain temps, autant d'acide sulfurique que si les gaz étaient purs ou exempts d'acide carbonique.

Clément discutant ensuite la grandeur des chambres de plomb à mettre en usage, établit que la fabrication par les pyrites ne demanderait pas des chambres plus grandes; que quand cela serait, cela ne pourrait faire varier le prix du kilogramme d'acide de plus de 2 ou 3 centimes.

Il dit aussi qu'on pourrait obtenir de l'acide sulfurique par la combustion des sulfures métalliques purs ou mélangés avec un combustible, comme cela existe dans les terres pyriteuses de l'Aisne et de l'Oise.

Clément, comme les fabricants qui font actuellement usage des pyrites, avait pour but la diminution du prix de revient; aussi dans son brevet établit-il que 100 kilogrammes de soufre de Sicile coûtent 140, tandis que 100 kilogrammes de soufre résultant de la combustion des pyrites, ne coûterait pas plus de 3 francs 75 à 4 francs. Ces calculs étaient faits le 4 novembre 1810. Le soufre a augmenté de prix depuis cette époque; les pyrites valaient à cette époque 1 fr. 50 les 100 kilogrammes prises à la mine.

En 1834, M. Dubost monta dans l'établissement de M. Perret, à Lyon, une fabrication d'acide sulfurique, en faisant intervenir dans cette fabrication les sulfures de fer et de cuivre de Chessy. Enfin, en 1836, M. Perret prit un brevet d'invention pour la préparation de l'acide sulfurique, en faisant usage des pyrites pour remplacer le soufre dans la fabrica-

tion. La fabrique Perret continua à marcher; elle fournit au
commerce de grandes quantités d'acide.

· Les pyrites se trouvent en de très grandes quantités en
France; elles sont aussi communes en Angleterre. Voici ce
que disait un Anglais à ce sujet :

Il a été établi depuis que la question des soufres a été agitée (1840 à 1841), que la pyrite ou le *mundie*, comme on
l'appelle dans le comté de Cornouailles, peut être employée
avec avantage dans la fabrication de l'acide sulfurique.

Voici ce que l'on trouve dans le *Gateshead observer :*

Un fabricant d'huile de vitriol n'emploie pas autre chose
que de la pyrite depuis la fin de l'année dernière; il trouve
que cela lui réussit bien. Ce n'est pas chose nouvelle, car un
grand nombre de manufactures sur la Clyde et sur le Tym,
ont abandonné depuis longtemps l'usage du soufre.

Le *mundie*, la pyrite, peut être obtenu et exporté de la
province de Cornouailles au prix d'environ 20 schellings
par tonneaux (25 francs), tandis que le soufre coûte sur nos
marchés 12 livres sterling (300 francs) le tonneau, et si l'on
admet que la proportion de pyrite employée soit au soufre
comme trois tonneaux et demi de pyrite contre un tonneau
de soufre, ajoutons qu'il faille encore ajouter divers frais
additionnels, tels que les dépenses des voitures, il y aurait
encore un avantage immense et une économie considérable à
employer la pyrite, que l'on trouve dans notre pays, de préférence au soufre, qu'il faut aller chercher à l'étranger.

On sait qu'en France on emploie depuis longtemps les
pyrites dans la fabrication de l'acide sulfurique; mais cet
acide contient de l'arsenic; il serait utile d'examiner si les
acides produits par les pyrites trouvées en Angleterre contiennent de ce produit toxique.

On voit, par tout ce qui vient d'être dit, que l'emploi des
pyrites dans la fabrication de l'acide sulfurique donne lieu à
des acides arsenicaux, qui sont livrés au commerce, et qui

peuvent donner, dans divers cas, d'autres produits qui contiennent de l'arsenic.

La présence de l'arsenic dans l'acide sulfurique livré au commerce, a été signalée à l'administration par le conseil d'hygiène et de salubrité publique de Bordeaux. Cette communication a donné lieu, de la part de M. le ministre de l'agriculture, du commerce et des travaux publics, à une circulaire que nous avons fait connaître, et qui est la suivante :

Monsieur le Préfet, le Conseil d'hygiène publique et de salubrité de Bordeaux a appelé l'attention de l'administration sur les inconvénients qui pourraient résulter de l'emploi, dans les préparations alimentaires ou médicinales, d'acides sulfuriques arsenicaux qui se trouvent dans le commerce, et il a proposé l'adoption de certaines mesures qui lui paraîtraient propres à prévenir ces inconvénients.

Le comité consultatif d'hygiène publique, ayant été appelé à examiner cette proposition, a chargé une commission, prise dans son sein, de lui faire un rapport à ce sujet, et voici, en substance, les conclusions de ce rapport, qu'il a adoptées :

« Sans qu'on doive méconnaître les inconvénients qui pourraient
» résulter de l'emploi des acides sulfuriques arsenicaux dans les opé-
» rations qui touchent à la préparation des médicaments ou des autres
» substances pouvant entrer au corps humain, il suffirait, quant à
» présent, de prévenir les commissions d'inspection prises au sein
» des Conseils d'hygiène, qu'il existe, dans le commerce, des acides
» sulfuriques renfermant de l'arsenic, en les invitant à porter parti-
» culièrement leur attention, lorsqu'elles effectuent leurs visites pé-
» riodiques, sur les produits pharmaceutiques ou alimentaires dans
» la préparation desquels ces acides auraient pu intervenir. »

Je vous prie, monsieur le Préfet, de porter cet avis à la connaissance des Conseils d'hygiène publique et de salubrité de votre département, qui sauront les mettre à profit, sans éveiller outre mesure les inquiétudes de la population et sans jeter inutilement la perturbation dans le commerce.

Recevez, monsieur le Préfet, l'assurance de ma considération très distinguée.

Le ministre de l'agriculture, du commmerce et des travaux publics,

Signé E. Rouher.

La circulaire de M. le ministre présente des difficultés dans

son exécution, car, pour reconnaître dans un acide sulfurique
la présence de produits arsenicaux, il faut faire usage de procédés chimiques, qui nécessitent de la part de ceux qui devront les mettre en pratique, l'emploi d'expériences sérieuses
qui ne peuvent être exécutées qu'à l'aide d'*appareils et d'opérations nécessitant un laps de temps* plus ou moins considérable, des connaissances spéciales et l'emploi d'appareils et
de réactifs appropriés. Cela est d'autant plus nécessaire que
les quantités de substances arsenicales varient dans les acides
livrés au commerce, ce dont nous nous sommes assuré.

Nous allons maintenant rechercher les faits qui ont fait
connaître la présence de l'arsenic dans l'acide sulfurique
arsenical, et dans les produits provenant de l'emploi de cet
acide, présence qui déjà depuis longtemps avait été signalée
dans le *Journal de chimie médicale.*

En avril 1839, M. Robiquet père signala la possibilité qu'il
y aurait de trouver de l'arsenic dans les acides sulfurique et
hydrochlorique ; ce savant établissait que si l'acide sulfurique
servant à préparer l'acide chlorhydrique était arsenical,
l'acide chlorhydrique le serait aussi ; qu'en outre, les cylindres
en fonte dans lesquels on décompose le sel marin, peuvent
contenir de l'arsenic, et donner lieu à de l'acide chlorhydrique arsénié.

A cette époque, nous fîmes des recherches sur les acides
sulfuriques vendus à Paris ; nous n'en trouvâmes pas d'arsenical ; de l'acide sulfurique tiré d'Angleterre contenait ce
toxique.

M. Bussy faisait connaître que de l'acide sulfurique arsénié était vendu en Allemagne.

Nous rappellerons qu'à la même époque Orfila, à l'Académie des sciences, fit connaître les recherches qu'il avait faites
dans le but de reconnaître si des propositions, établies par
Vogel, étaient exactes ; ces propositions étaient les suivantes :

1° Le soufre est quelquefois arsénifère ;

2° L'acide sulfurique fumant d'Allemagne ne contient pas d'arsenic.

3° L'acide sulfurique concentré provenant des chambres de plomb en contient plus ou moins (1).

4° L'acide sulfurique distillé est parfaitement exempt d'arsenic ; celui-ci reste en totalité dans le résidu de la distillation.

5° L'arsenic est toujours contenu dans l'acide sulfurique à l'état d'acide arsénieux.

Wackenroder avait établi que l'acide sulfurique arsenical ne peut pas être privé de l'arsenic par distillation. Berthels avait admis cette opinion, et il indiquait l'emploi du sulfate de fer, pour opérer la séparation des deux acides et pour obtenir l'acide sulfurique pur.

Voyons maintenant les résultats auxquels Orfila était arrivé.

Cet illustre maître constata par des expériences positives :

1° Que, lorsqu'on distillait avec soin de l'acide sulfurique additionné d'acide arsénieux, évitant les soubresauts, ne recueillant que les cinq sixièmes du liquide, on obtient de l'acide sulfurique arsénifère.

2° Qu'il restait dans le résidu une plus grande proportion d'acide arsénieux ; mais que l'acide distillé n'était pas pur et convenable pour des opérations de toxicologie.

3° Que si, au lieu d'acide arsénieux, on emploie de l'acide arsénique, opérant dans les mêmes conditions; l'acide distillé ne donne pas de taches arsenicales par l'appareil de Marsh.

4° Que de l'acide sulfurique étendu de cinq parties d'eau, tenant en dissolution 1 centigramme d'acide arsénieux pour 180 grammes de liquide, donnait par l'acide hydrosulfurique un précipité jaune, formé d'acide sulfurique et de soufre.

5° Que la même quantité d'acide et d'eau tenant en dissolution 1 centigramme d'acide arsénique traité par l'acide

(1) Nous avons constaté que beaucoup de ces acides ne contenaient pas d'arsenic.

sulfhydrique, blanchit, puis jaunit au bout de trois ou quatre heures.

6° Qu'une même quantité d'acide sulfurique distillé, mais qu'on n'avait additionné ni d'acide arsénieux, ni d'acide arsénique, traitée par l'acide hydrosulfurique, blanchit, mais ne fournit pas de précipité jaune.

7° Que de l'acide sulfurique anglais préparé dans des chambres de plomb, étendu de cinq à six parties d'eau, puis traité par l'acide sulfhydrique, donne promptement un précipité de soufre et de sulfure d'arsenic.

Orfila conclut de ces expériences, contrairement à l'opinion émise par Vogel :

1° Que l'on ne pouvait purifier l'acide sulfurique nécessaire pour les opérations toxicologiques, par simple distillation ;

2° Que dans l'acide sulfurique arsénié, l'arsenic n'y était pas seulement à l'état d'acide arsénieux, mais à l'état d'acide arsénieux et arsénique, ce qui s'explique par la présence de l'acide azotique dans les chambres de plomb, lors de la fabrication de l'acide sulfurique.

La difficulté que nous signalions dans la mise à exécution de la circulaire du 25 janvier 1861, s'aperçoit par la lecture du résumé des travaux de Orfila, car dans les procédés de reconnaissance qu'il indique, il faut agir à l'aide de l'acide sulfhydrique, et bon nombre d'acide du commerce, au lieu de donner un précipité blanc, puis jaune, donneront un précipité brun, dû à la présence d'une certaine quantité de sulfate de plomb.

Si l'on agit à l'aide de l'appareil de Marsh, il faut agir sur d'assez grandes quantités. Acide sulfurique, 31 grammes; zinc, quantité suffisante; eau, 3 litres, et Orfila déclare qu'il n'a pas trouvé dans le commerce l'acide arsenical donnant des taches en agissant dans ces conditions. Il est vrai qu'on pourrait faire passer tout le gaz hydrogène dans un tube chauffé, et qu'on pourrait avoir les rudiments d'un anneau ou peut-être un anneau ; mais il faut pour cela agir dans un laboratoire, et non lors des visites.

Le moyen qui, jusqu'à présent, nous a réussi, c'est l'emploi du sulfure de baryum, emploi dont nous parlerons plus bas ; mais ce moyen n'est pas de nous ; il a été indiqué par M. Dupasquier, lorsqu'il s'est agi de l'examen des acides de M. Perret (de Lyon).

La nécessité de priver l'acide sulfurique des produits arsenicaux qu'il contient, pour le faire servir aux expériences médico-légales, a porté Orfila à indiquer une méthode de purification qui est la suivante :

On verse de l'acide sulfurique arsenical dans un grand flacon rempli de gaz sulfhydrique et on bouche le flacon ; au bout de vingt-quatre heures, si on observe le liquide, on constate qu'il s'est déposé un précipité formé tout à la fois de soufre et de sulfure d'arsenic. On filtre alors le liquide sur de l'amiante placé dans le bec d'un entonnoir ; le liquide passant clair à travers l'amiante, est séparé du soufre et du sulfure d'arsenic ; mais la liqueur filtrée est louche et blanchit par suite de l'action de l'air sur l'excès d'acide sulfhydrique qu'elle contient. On la fait alors bouillir pour chasser et détruire l'excès d'acide sulfhydrique qu'elle renferme, puis on l'introduit dans une cornue pour la soumettre à la distillation et obtenir l'acide purifié.

Orfila s'est assuré que l'acide obtenu par ce procédé ne contient pas d'arsenic, tandis que l'acide sulfurique arsenical distillé seulement, fournissait des taches par l'appareil de Marsh.

Berthels avait proposé le moyen suivant pour la purification de l'acide sulfurique : on prend cinq parties d'eau distillée tenant en solution *quelques grains* de sulfate de fer, on ajoute une partie d'acide sulfurique concentré, on agite pour mêler et on laisse le tout en repos pendant douze jours, l'hiver dans une chambre chauffée, l'été aux rayons du soleil.

Berthels dit qu'il se forme un précipité d'un jaune brun, qui est le résultat de la combinaison de l'acide arsenical avec l'oxyde de fer.

Orfila, qui a répété ce procédé, l'a trouvé inexact ; de plus cet acide demande un laps de temps très long pour sa préparation ; en effet, on n'a pas toujours le temps d'attendre douze jours une préparation qu'il faut mettre en pratique pour résoudre une question importante.

En 1846, M. Dupasquier fit connaître qu'on pouvait enlever aux acides l'arsenic à l'aide du sulfure de baryum. Ce sulfure décompose l'hydrogène sulfuré, se porte sur l'arsenic, sur le cuivre et le plomb, et donne lieu à des sulfures métalliques ; l'oxyde de baryum, avec l'acide sulfurique, forme un précipité insoluble.

Ce moyen a été employé avec succès dans la fabrique Perret (de Lyon).

Lassaigne, qui a répété les expériences sur la purification des acides par le sulfure de baryum, avait reconnu l'efficacité du procédé indiqué par Dupasquier.

La présence de l'arsenic dans l'acide sulfurique a été dans un cas la cause d'une erreur judiciaire, qui aurait pu avoir une extrême gravité. M. A. Ph... avait été chargé d'examiner les organes d'une personne qu'on supposait être morte empoisonnée ; il avait demandé à son correspondant de l'acide sulfurique pur pour opérer la carbonisation des matières animales. Les expériences faites avec cet acide démontraient la présence de l'arsenic ; fort heureusement que des expériences *faites à blanc* avec le même acide, firent connaître que l'arsenic provenait de l'acide et non des matières organiques examinées.

DE LA PRÉSENCE DE L'ARSENIC DANS LE PHOSPHORE, DANS L'ACIDE PHOSPHORIQUE. — SON ORIGINE.

M. Herth, pharmacien à Berlin, ayant reconnu que de l'acide phosphorique préparé d'après la pharmacopée prussienne, c'est-à-dire en traitant le phosphore par de l'acide azotique, se colorait en jaune par l'action de l'hydrogène sulfuré, voulut s'expliquer la cause de cette coloration, et il reconnut que la matière jaune était du sulfure d'arsenic.

M. Barwald reconnut aussi l'existence de l'arsenic dans l'acide phosphorique. Ayant fait passer de l'acide hydrosulfurique dans de l'acide phosphorique, préparé d'après la pharmacopée prussienne, il obtint, pour une livre d'acide, huit grains d'un précipité qui, examiné, fut reconnu pour être du sulfure d'arsenic.

Ce savant fit des expériences, et il acquit la conviction que l'arsenic trouvé dans l'acide, phosphorique ne pouvait provenir ni des vases employés, ni de l'acide azotique employé; il dut donc en conclure que l'arsenic ne pouvait provenir que du phosphore qui avait été acidifié.

Il apprit alors d'un pharmacien, dont il ne fait pas connaître le nom, que l'eau dans laquelle le phosphore était conservé depuis longtemps, contenait quelquefois de l'arsenic, fait qui fut confirmé par Wittstock. Ce chimiste ayant préparé lui-même du phosphore, reconnut que ce phosphore ne contenait pas d'arsenic.

Il constata par des expériences directes qu'on pouvait mêler au phosphore de l'arsenic en assez grande quantité, sans qu'il y eût modification sensible de son aspect. Il constata cependant que, suivant les proportions de l'arsenic, sa couleur était plus foncée ou d'un jaune gris plus prononcé, surtout à la surface. Si la quantité d'arsenic était considérable, sa couleur était le gris d'acier; mais alors le phosphore avait perdu de sa consistance, il était mou et ductile comme de la cire.

M. Barwald s'explique la présence de l'arsenic dans le phosphore, par l'emploi d'un acide sulfurique arsenical dans les opérations qui ont pour but l'obtention du phos-

phore (1). Liebig, qui s'est occupé de la question, constata
que du phosphore acheté chez des droguistes de Francfort,
contenait une assez grande quantité d'arsenic.

De recherches qui nous sont personnelles, il résulte que
s'il y a du phosphore arsenical, il en est qui ne contient pas
de ce toxique.

On peut purifier l'acide phosphorique en agissant de la
manière suivante : on étend d'eau l'acide phosphorique, puis
on y fait passer un courant d'acide sulhydrique ; si l'acide
est arsenical, il se colore d'abord, puis il laisse déposer, au
bout d'un certain laps de temps, le sulfure arsenical, qu'on
peut séparer soit par décantation, soit par filtration ; on concentre ensuite l'acide à l'aide de la chaleur.

DE LA PRÉSENCE DE L'ARSENIC DANS L'ACIDE CHLORHYDRIQUE.

En 1839, nous présumions, mais sans preuve, la présence
de l'arsenic dans l'acide chlorhydrique, nous basant sur un
dégagement d'hydrogène arsénié lorsqu'on traite l'étain par
l'acide chlorhydrique ; et comme nous discutions sur ces faits
dans la séance du 4 avril, Robiquet père établissait à ce sujet
que l'hydrogène arsénié dégagé dans ce cas pouvait être dû
à la présence de l'arsenic dans l'acide chlorhydrique, arsenic
qui proviendrait soit de l'acide sulfurique employé, soit des
bassines de fonte mises en usage.

Plus tard, le 20 septembre 1841, M. Dupasquier, professeur de chimie à l'École de médecine de Lyon, adressait à
l'Académie des sciences un mémoire intitulé : *De la présence
de l'arsenic dans certains acides chlorhydriques du commerce,
et par suite dans ces mêmes acides purifiés pour l'usage des
pharmacies et des laboratoires.*

(1) La présence dans l'acide sulfurique des produits arsenicaux a été,
nous n'en doutons pas, la cause de publications qui tendraient à établir
l'existence d'un composé arsenical dans le tissu osseux. (Voy. le *Journal
de chimie médicale*, 1839, p. 362 et 363.)

Les conclusions de ce mémoire étaient les suivantes :

1° On trouve dans le commerce des acides chlorhydriques contenant de l'arsenic ;

2° Ces acides, purifiés par le procédé généralement employé dans les laboratoires de chimie et de pharmacie, donnent des acides qui sont encore arsenifères ;

3° La quantité d'arsenic contenue dans ces acides est notable ; 1 kilogramme d'acide hydrochlorique, *purifié par distillation*, a fourni une proportion de sulfure d'arsenic qui représentait 0gr,722 milligrammes, près d'*un millième* d'acide arsénieux ;

4° L'arsenic contenu dans ces acides provient de l'emploi pour leur fabrication d'un acide sulfurique arsenifère, c'est-à-dire de *celui préparé par les pyrites* (1) ;

5° D'après diverses expériences, l'arsenic dans ces acides n'est pas à l'état d'acide arsénieux, mais à l'état de chlorure, ce qui explique sa volatilisation et sa présence dans l'acide chlorhydrique distillé ; dans ce cas, l'acide arsénieux est transformé en eau et en chlorure d'arsenic volatil à une température de 132 degrés centigrades ;

6° L'emploi de l'acide chlorhydrique arsenifère peut offrir :

A. De grands inconvénients dans les recherches chimiques et dans les travaux d'industrie ;

B. De graves dangers dans l'emploi médical et dans la préparation des composés thérapeutiques ;

C. Des conséquences d'une gravité extrême, dans les recherches toxicologiques, si l'on employait pour faciliter la réaction du gaz acide sulfhydrique sur un liquide supposé contenir de l'arsenic.

On conçoit que l'usage d'un acide arsénié induirait le toxicologiste en erreur, et lui ferait trouver de l'arsenic là où il n'y en a pas ! ! !

(1) L'acide sulfurique préparé avec des soufres arsenifères, contient, de même que celui préparé avec certains pyrites, des produits arséniés.

M. Dupasquier indique pour la purification de l'acide chlorhydrique d'allonger l'acide chlorhydrique d'un volume d'eau
distillée égal au volume d'acide, puis de faire passer dans ce
mélange un excès d'acide sulfhydrique, de séparer le sulfure
d'arsenic précipité par filtration ou par dépôt.

Si on veut avoir de l'acide concentré, on prend le liquide
séparé du sulfure, on le soumet à l'action de la chaleur, et on
reçoit le gaz qui se dégage dans de l'eau distillée.

PRÉSENCE DE L'ARSENIC DANS LE VINAIGRE.

On sait maintenant, malgré tout ce qui a pu être dit et
imprimé pour l'établir, que sous le nom de vinaigre on ne
devrait laisser vendre *que l'acide résultant de l'acétification du
vin*, et non les *vinaigres* préparés avec le grain, l'*alcool*, les
baquetures des marchands de vin, les *lies*, les *eaux de lavage des
formes à sucre*, le *sucre de fécule*, la *bière*, le *cidre*, le *poiré*,
l'*acide du bois*, etc. Le progrès s'est fait, et on vend au public
sous le nom de vinaigre et à des prix élevés, des compositions qui n'ont de ressemblance que par le nom avec le vinaigre de vin. De ces vinaigres qui valent de 25 à 30 centimes
le litre, sont vendus à l'ouvrier, aux classes peu aisées, 60,
70 et même 80 centimes le litre, heureux quand cet acide
ne contient pas des substances nuisibles à la santé.

Nous avons fait connaître en 1846 qu'un fabricant de vinaigre, le sieur C..., avait livré au commerce du vinaigre
contenant un produit arsenical.

Voici le fait :

Lors des visites dans les magasins des épiciers, faites en
1846, en vertu de la loi du 21 germinal an XI, le vinaigre
livré par le sieur C... fut le sujet de remarques ; ce vinaigre
précipitait abondamment par le chlorure de baryum. Il fut
le sujet d'observations réitérées faites par les professeurs chargés de ces visites.

L'un d'eux fit acheter directement du vinaigre chez le

sieur C..., et l'examina. Il reconnut alors que ce vinaigre était du vinaigre très faible, qui avait été *rehaussé* par du vinaigre de bois ; mais ce vinaigre ne précipitait pas, ne se colorait pas par l'hydrogène sulfuré.

Nous expérimentions sur plusieurs échantillons de vinaigre du sieur C..., lorsque notre confrère M. Deschamps (d'Avallon) nous fit connaître qu'il avait trouvé dans du vinaigre de bois des produits arsenicaux. Nous fîmes de nouveau prélever des vinaigres du sieur C..., et bientôt nous reconnûmes que dans quelques-uns des échantillons des vinaigres livrés par C..., il y avait de l'arsenic en quantité appréciable.

M. C..., ayant été appelé, nous remit un échantillon de l'acide acétique qui servait à rehausser ses vinaigres : on reconnut qu'il était arsenical. On remonta alors à la source, et on sut que cet acide était préparé avec l'acétate de soude, décomposé par l'acide sulfurique, acide qui n'avait pas, comme cela devrait toujours être fait, subi une distillation afin d'obtenir de l'acide pur. Remontant à la source, on apprit que l'acétate de soude avait été décomposé par de l'acide sulfurique arsenical, provenant d'une fabrique où l'on préparait cet acide avec des pyrites ; là était l'origine de l'arsenic.

Des visites furent faites chez le fabricant qui avait fourni l'acide arsenical, et tout l'acide qui s'y trouva fut saisi, pour qu'il ne pût servir à préparer un liquide alimentaire.

Il y a donc nécessité d'examiner les vinaigres acétiques, pour reconnaître s'ils contiennent ou non des substances toxiques. Il serait même nécessaire qu'il fût établi par un acte législatif, *que le vinaigre de bois destiné aux usages alimentaires ne pourra être livré dans le commerce que lorsqu'il aura été purifié par distillation.* On conçoit que cette mesure serait une sauve-garde de la santé publique.

Pour rechercher si du vinaigre contient un produit arsenical, on fait évaporer 125 grammes de cet acide dans une capsule de porcelaine, en faisant usage du bain de sable. Ce résidu est traité par de l'acide sulfurique, pour détruire les matières organiques, puis le charbon sulfurique obtenu est repris par de l'eau distillée à l'aide de la chaleur. Le liquide est ensuite essayé dans l'appareil de Marsh.

PRÉSENCE DE L'ARSENIC DANS LE SULFATE DE SOUDE ET DANS LE SULFATE D'ALUMINE ET DE POTASSE (L'ALUN).

C'est M. Louis-Victor Audouard, fils aîné, pharmacien à Béziers, qui fit connaître en 1841 qu'il avait constaté la présence de l'arsenic dans du sulfate de soude et dans du sulfate d'alumine et de potasse.

La présence de ce toxique dans ces sels s'expliquait peu, à une époque où une seule fabrique préparait cet acide avec les pyrites. Il y aurait un immense intérêt à l'époque actuelle que la plupart de nos fabriques font usage des pyrites, à examiner ces sels et à rechercher s'ils contiennent ou non un produit arsenical.

On conçoit l'importance de ces recherches, car il se pourrait que du sulfate de soude, que du sulfate de magnésie, continssent un sel arsenical provenant de l'acide employé à leur préparation. Si l'un de ces sulfates, administrés comme médicament, venait à avoir une action toxique, on conçoit que le pharmacien qui aurait acheté ce sel et qui l'aurait vendu sans l'examiner, serait responsable.

Dupasquier, qui a examiné la question, s'exprimait ainsi en 1845 :

Puisque l'emploi de l'acide sulfurique arsenifère présente des inconvénients et des dangers, puisqu'on possède un moyen de le purifier sans augmenter sensiblement le prix de fabrication, ne serait-il pas convenable que l'autorité, à l'avenir, défendît la vente des acides sulfuriques arsenifères ?

On voit par ce qui vient d'être dit, qu'Orfila, Dupasquier, Lassaigne, etc., avaient indiqué des moyens de purifier les acides arsenifères. On devrait donc penser qu'on ne trouverait plus de ces acides dans le commerce; il n'en est rien.

En février 1862, nous fîmes prendre chez des droguistes et chez des fabricants de produits chimiques :

1° Six échantillons d'acide chlorhydrique, en demandant de l'acide chlorhydrique pur chez trois des vendeurs et trois d'acide du commerce. L'essai de ces échantillons fit voir que deux des acides, achetés comme purs, étaient arsenifères, et que le troisième, acheté chez M. R..., était pur; que sur les trois échantillons d'acide achetés comme acides non purifiés, deux étaient, contrairement à ce qui devait être constaté, exempts d'arsenic; un troisième, venant d'une excellente fabrique, était arsenifère.

2° Six échantillons d'acide sulfurique furent achetés dans le commerce : quatre ne contenaient pas d'arsenic, deux étaient arsenifères.

Un pharmacien de Laval, M. Édouard Dumay, qui avait demandé à une des meilleures fabriques de produits chimiques de Paris, en faisant connaître dans sa demande que cet acide devait être employé à des recherches importantes, reçut de l'acide étiqueté *acide chlorhydrique pur ;* mais l'expérience lui démontra qu'on lui avait expédié de l'acide arsenical, et qu'il fournissait, à l'aide de l'appareil de Marsh, et des taches et des anneaux.

On est en droit de se demander ce qui eût pu arriver si cet acide n'eût pas été examiné.

La présence de l'arsenic dans les acides livrés au commerce a fixé l'attention de M. le préfet de la Haute-Garonne. Cet administrateur, voulant s'éclairer sur la question, demanda à MM. Filhol et Lacassin un travail sur les quantités d'arsenic qui sont contenues dans les acides du commerce. Nous rapportons ici le résultat des recherches de nos savants confrères :

« Invités par M. le préfet de la Haute-Garonne à lui faire » un rapport sur la richesse en arsenic des acides sulfuriques

» qui sont vendus par les droguistes dans ce département,
» nous avons fait l'analyse d'un certain nombre d'échantillons
» qui avaient été pris par nous pendant le cours de l'inspec-
» tion des pharmacies et des drogueries.

» Nous étant aperçus que les acides chlorhydriques sont
» ordinairement beaucoup plus arsenicaux que les acides sul-
» furiques, nous avons fait recueillir aussi plusieurs échantil-
» lons d'acide chlorhydrique, qui ont été analysés par nous.

» Voici les résultats de nos essais, rapportés à 1 kilogramme
» d'acide. Nous avons évalué la quantité d'arsenic, en suppo-
» sant qu'il existe dans les acides à l'état d'acide arsénieux :

		Acide arsénieux sur 1 kilogr. gr.
Acide sulfurique. . . .	N° 1. . .	1,2870
—	N° 2. . .	0,5631
—	N° 3. . .	traces.
Acide chlorhydrique. .	N° 1. . .	1,200
—	N° 2. . .	2,225
—	N° 3. . .	5,070

» Comme on le voit, les acides livrés au commerce con-
» tiennent quelquefois des doses beaucoup plus considérables
» d'arsenic qu'on ne pourrait le présumer, et il est nécessaire
» et même indispensable de ne les accepter qu'après les avoir
» examinés. Il est d'ailleurs de la dernière évidence que les
» acides chlorhydriques sont tellement impurs, qu'on ne
» peut, en aucun cas, les employer comme réactifs, et que
» les pharmaciens devront n'acheter que des acides vendus
» par les fabricants de produits chimiques comme acides
» purs, encore devront-ils s'assurer de leur pureté. »

De tout ce que nous venons de dire, il résulte évidemment qu'il y a quelque chose à faire dans l'intérêt de l'hygiène et de la sécurité publique.

En effet, la présence de l'arsenic dans les acides peut
offrir :

1° De grands inconvénients dans les recherches chimiques
et dans la préparation des divers produits industriels ;

2° De graves dangers dans la préparation des composés usités en médecine ;

3° Des effets qui peuvent être funestes, dans l'obtention de certains produits employés dans l'alimentation de l'homme;

4° Des conséquences de la plus haute gravité dans les recherches toxicologiques.

Répétons donc ce que disait Dupasquier, et commentons et généralisons la question :

Puisque l'emploi des acides arsenifères présente des inconvénients, des dangers, puisqu'on possède un moyen de les purifier sans augmenter sensiblement le prix de fabrication, POURQUOI *l'autorité, à l'avenir, ne défendrait-elle pas la vente des acides arsenifères?*

VARIÉTÉS.

INAUGURATION DE LA STATUE D'ESQUIROL.

Le 22 novembre dernier, une imposante cérémonie, l'inauguration de la statue d'Esquirol, a eu lieu à la Maison impériale de Charenton.

Le concours empressé d'anciens amis et élèves d'Esquirol, de notabilités scientifiques et administratives, entourant la famille du célèbre aliéniste, avait quelque chose de touchant : il témoignait des vives sympathies qui s'attachent à ce nom si justement honoré. C'était une nouvelle preuve de la reconnaissance du pays, qui n'oublie jamais les services rendus à la science et à l'humanité.

Plusieurs discours ont été prononcés dans cette solennité. Le gouvernement, la commission du monument, l'administration et le service médical de Charenton, l'Académie de médecine, le Conseil d'hygiène publique et de salubrité, le comité de rédaction des *Annales d'hygiène publique et de médecine légale* et la Société médico-psychologique, ont eu pour interprètes en cette mémorable circonstance MM. Parchappe, de la Palme, de Fontanes, Calmeil, Baillarger, Trebuchet et Delasiauve.

Voici en quels termes M. Trebuchet, parlant au nom du Conseil de salubrité et de nos *Annales*, a payé son tribut d'hommages à la mémoire de notre vénérable maître et collègue.

MESSIEURS,

C'était un devoir pour le Conseil d'hygiène publique et de salubrité du département de la Seine, de s'associer aux hommages rendus aujourd'hui à l'un de ses membres les plus éminents. La vie et les travaux d'Esquirol vous sont déjà connus ; ils viennent d'être retracés par d'éloquentes paroles. Vous l'avez suivi dans les hautes régions où l'avait placé son génie. Permettez-nous, à notre tour, de vous le représenter sous un jour en quelque sorte nouveau, et de vous dire ce qu'il fut comme membre d'un Conseil où il a rendu de nombreux et importants services.

Esquirol entra au Conseil de salubrité au mois de janvier 1830. Il venait de fonder avec Marc, Barruel, Parent-Duchâtelet, Adelon, Darcet, Leuret, Orfila, ces *Annales d'hygiène* qui ont fait faire de si grands progrès à l'hygiène publique et à la médecine légale. C'était son œuvre de prédilection ; il l'enrichit de remarquables articles sur la maison de Charenton et sur d'intéressantes questions de médecine légale. Esquirol fut donc accueilli avec de vives sympathies par le Conseil de salubrité, qui comptait déjà dans son sein de nombreuses illustrations, les Pariset, les Darcet, les Dupuytren, les Larrey, les Parent-Duchâtelet, etc., etc. Il ne tarda pas à y prendre la place qui lui appartenait à plus d'un titre, et lorsque éclata l'épidémie cholérique de 1832, on put juger de la justesse et de la fermeté de son esprit, de toutes les ressources de cette nature d'élite, qui allait toujours au-devant des plus pénibles et des plus modestes travaux. Esquirol fut, sans contredit, à cette époque difficile, l'un des membres du Conseil dont le concours fut le plus actif et le plus courageux. Ces premières épreuves établirent entre Esquirol et le Conseil des liens qui se resserrèrent chaque jour davantage. On vit se révéler en lui de nouvelles aptitudes à des travaux qui, dans l'ordre de ses études habituelles, ne paraissaient pas devoir lui être familiers ; il montra dans les discussions, dans la rédaction de ses rapports sur les affaires qui lui étaient confiées, des connaissances profondes en hygiène et en administration ; il était rare qu'on ne partageât pas ses avis.

En 1840, année de sa mort, Esquirol fut appelé à présider le Conseil, qui saisit avec bonheur cette occasion de lui donner une marque particulière d'affection et de confiance.

Esquirol présida le Conseil jusqu'au 4 décembre de cette même année. Quoique fort souffrant, il avait voulu accomplir ce qu'il considérait comme un impérieux devoir. Prévoyait-il sa fin prochaine, et voulait-il donner un dernier adieu à des collègues qui étaient tous ses amis ? Il mourut huit jours après, le 12 décembre.

C'est donc au Conseil de salubrité qu'Esquirol a consacré les derniers instants d'une existence épuisée bien avant l'âge par les préoccupations de toute sorte que lui donnait sa pénible et glorieuse carrière, par des études longues, difficiles, et souvent périlleuses sur les aberrations de la pensée. Esquirol s'y livrait avec d'autant plus d'ardeur qu'il avait une grande défiance de lui-même. Sa modestie avait quelque chose d'admirable, et on pourrait même lui reprocher de n'avoir pas assez cru en lui; et cependant sa renommée était devenue européenne, comme l'a dit justement le docteur Leuret, son disciple, et plus tard son ami, Leuret, dont nous aimons à citerle nom dans cette enceinte, car lui aussi fut un grand aliéniste. Personne avant Esquirol ne s'était acquis une célébrité pareille à la sienne, et parmi ses contemporains, ceux qui se sont le plus illustrés, s'honorent d'avoir accepté ses doctrines et d'être ses disciples. Ses principes, développés et fécondés par ses successeurs, seront pour l'humanité un éternel bienfait.

Un dernier mot, messieurs : Esquirol ne fut pas seulement un grand médecin, un grand philosophe, ce fut encore un homme de bien dans la plus large acception du mot; il possédait toutes les vertus chrétiennes, il était pour ses malades une seconde Providence. Il sut apporter dans l'exercice de sa profession un désintéressement dont il avait fait une religion. Secondé par sa digne compagne, qui savait si parfaitement comprendre les inspirations de son noble cœur, il avait toutes les délicatesses de la charité. Ceux qui, comme nous, ont été assez heureux pour le connaître dans l'intimité, pourraient en citer de nombreux et touchants exemples.

Cette statue, devant laquelle nous nous inclinons avec respect, pourra peut-être disparaître un jour, comme tout ce qui sort de la main des hommes, mais le nom d'Esquirol ne périra jamais, et son souvenir se transmettra d'âge en âge comme celui d'un homme qui sut allier la science la plus profonde à la plus ardente philanthropie.

Heureux, messieurs, ceux qui peuvent ainsi passer à la postérité avec cette double auréole que Dieu ne donne qu'à ses élus.

EXERCICE DE LA PHARMACIE; QUESTION IMPORTANTE DE LA PROPRIÉTÉ DES PHARMACIES.

Nous avons reproduit, dans le numéro du mois d'octobre 1860, p. 462, un arrêt de la Cour de cassation, duquel il résulte qu'aux termes de l'art. 25 de la loi du 11 germinal an XI, qui veut que nul ne puisse obtenir une patente de pharmacien et ouvrir une officine sans être muni de diplôme, *c'est le propriétaire de la pharmacie qui doit être personnellement muni de ce diplôme;* il ne saurait être affranchi des peines de la contravention parce qu'il aurait fait gérer sa pharmacie par un individu remplissant toutes les conditions exigées par la loi. (Arrêt du 23 juin 1859.)

La Cour impériale de Riom a jugé dans un sens entièrement différent. Voici cet arrêt important, que nous croyons devoir reproduire avec les réflexions dont la *Gazette des tribunaux* (26 avril 1862) l'accompagne.

COUR IMPÉRIALE DE RIOM (CHAMBRE CORRECT.). PRÉSIDENCE DE M. DIARD. AUDIENCE DU 22 FÉVRIER.

Vente de médicaments par les hospices avec le concours et sous la surveillance d'un pharmacien à diplôme. — Concurrence aux pharmaciens du dehors. — Liberté du commerce. — Déclaration du 25 avril 1777. — Loi du 21 germinal an XI.

La loi de germinal an XI n'exige pas la réunion du diplôme et de la propriété de l'officine sur la tête du pharmacien, et n'interdit pas aux hospices le droit de vendre des médicaments au public sous la surveillance et par les soins d'un pharmacien en titre.

Spécialement, la déclaration du 25 avril 1777, promulguée pour réglementer la profession de la pharmacie et de l'épicerie à Paris, n'a été étendue par aucun acte législatif à toute la France.

Elle n'a jamais eu force de loi dans le ressort du Parlement de Toulouse, d'où dépendait la province du Velay, et par suite elle n'a jamais été applicable aux hospices du Puy.

Elle a été abolie par la loi de germinal an XI.

« La question résolue par l'arrêt de la Cour impériale de Riom est de la plus haute importance. Les pharmaciens se plaignent de la concurrence que leur font, dans plusieurs grandes villes de l'Empire, les établissements hospitaliers, qui non-seulement préparent des médicaments pour leurs malades, mais encore qui en livrent gratuitement ou à prix réduit aux pauvres du dehors et qui en vendent comme les pharmaciens eux-mêmes au public.

» Il faut reconnaître que, dans tous ces grands établissements, l'administration nomme des pharmaciens en titre qui surveillent les préparations médicinales, et que, sous ce rapport, le débit des hospices présente pour les malades comme pour le public toutes les garanties qu'on a droit d'attendre d'un service qui intéresse la santé publique.

» Mais la concurrence qu'ils font aux pharmaciens porte à ces derniers un préjudice considérable, en même temps qu'elle est pour les hospices une source précieuse de revenus, qui vient au secours de leurs budgets et tourne au profit des pauvres.

» La lutte est engagée depuis longtemps entre les pharmaciens qui revendiquent le bénéfice exclusif du privilége que leur donne leur diplôme, et les hospices qui se placent sous la protection de pharmaciens brevetés, et qui réclament le bénéfice du principe qui a proclamé la liberté du commerce.

» L'administration, à qui les pharmaciens se sont d'abord adressés, pouvait défendre aux hospices de vendre des médicaments au public. Elle a hésité d'abord, puis elle a refusé de prendre cette mesure, et elle a renvoyé la question aux tribunaux. Les Cours se sont partagées. Les Cours de Lyon, arrêts du 23 juin 1847 et 23 mai 1864; de Paris, arrêts des 15 février et 15 mars 1859, ont décidé que la loi du 21 germinal an XI, qui prescrit la gestion de la pharmacie par un pharmacien muni d'un diplôme, n'exige pas que la propriété de l'officine et la gestion soient réunies dans la même main, jurisprudence qui protège le droit revendiqué par les hospices ; et la Cour de cassation, chambre des requêtes, l'a consacré par un arrêt du 17 avril 1848, rendu sous la présidence de M. Lassagny. Mais, par deux arrêts postérieurs des 23 mai 1859 et 27 août 1860, la même chambre de la Cour de Cassation a rendu une décision contraire, adoptée par arrêt du 8 août 1859 par la Cour d'Orléans à laquelle avait été renvoyée l'affaire, sur laquelle était intervenu l'arrêt du 23 mai précédent.

» La Cour de Riom s'est rangée, par l'arrêt que nous recueillons, du côté des Cours de Lyon et de Paris.

» Voici le texte de cet arrêt intervenu sur l'action intentée contre l'hospice du Puy par les pharmaciens de la ville :

» La Cour,

» Attendu que s'il est constant en fait que les hospices du Puy possèdent une pharmacie ouverte au public, et si des dames religieuses agissant sous les ordres des administrateurs, desservent cette pharmacie, il est constant également que ces dames, se conformant en cela au règlement approuvé par le préfet de la Haute-Loire, subissent préalablement un examen, sous la présidence d'un administrateur, par les médecins et le pharmacien de l'établissement, et qu'il est reconnu par le jugement dont est appel, et n'a pas été dénié

devant la Cour, que la préparation, le débit et la vente des médicaments sont sérieusement faits par le pharmacien préposé par arrêté
préfectoral à la gestion de la pharmacie ;

» Attendu que ce débit de médicaments accompli avec le concours
de citoyens honorables et de dames religieuses, acceptant cette mission dans un pur esprit de bienfaisance, et révocables à la volonté du
gouvernement, est au-dessus de tout soupçon de trafic déloyal ; qu'il
est soumis d'ailleurs à la même surveillance que le débit des pharmacies privées du dehors, et qu'il dépend de l'administration préfec-
torale qui l'autorise, qui le surveille et qui peut le faire cesser ; qu'il
présente donc au plus haut degré les garanties de capacité, de moralité et d'ordre qu'on a droit d'attendre d'un débit qui intéresse
essentiellement la santé publique;

» Attendu qu'il a de plus pour résultat de livrer aux pauvres, à
titre gratuit, les médicaments qu'ils ne trouveraient pas ailleurs aux
mêmes conditions ; qu'il offre ainsi à la population ouvrière et néces-
siteuse d'une grande ville des ressources précieuses ;

» Attendu qu'à ce double point de vue il a droit à toute la protection de la justice, si les lois et règlements sur la pharmacie ne
l'interdisent pas formellement aux établissements hospitaliers ;

» Qu'il s'agit donc uniquement de décider en droit si de tels établissements ont la faculté d'avoir une pharmacie dirigée par un pharmacien breveté, et de faire aux pharmacies du dehors une concurrence préjudiciable à leurs intérêts privés ;

» Attendu qu'on soutient vainement que cette faculté leur est
interdite par la déclaration du 25 avril 1777;

» Attendu qu'il faut remarquer d'abord que les pharmacies des
hôpitaux, fermées au public par cette déclaration, n'étaient point
gérées par des pharmaciens brevetés, et qu'il n'est pas rationnel
d'appliquer cette législation aux pharmacies actuelles de nos hôpitaux, lesquelles sont administrées par des pharmaciens brevetés dont
le gouvernement fait choix et qu'il nomme ;

» Attendu qu'on doit reconnaître ensuite que cette déclaration n'a
jamais été applicable aux hospices du Puy ;

» Qu'en effet, elle est émanée du pouvoir royal, à une époque où
la police de la pharmacie variait suivant les provinces ; qu'elle n'a eu
pour objet qu'une seule chose, « réglementer la profession de la
» pharmacie et de l'épicerie à Paris, et constituer le collège privilé-
» gié des pharmaciens de cette ville » ; qu'on en trouve la preuve
dans son préambule et dans ses articles 1, 2, 3, 9 et 11 ; que si elle
était acceptée dans le ressort du Parlement de Paris, aucun acte
législatif ne l'a étendue au reste de la France ; qu'il n'apparaît pas
notamment qu'elle ait été enregistrée au Parlement de Toulouse et

qu'elle régit la province du Velay qui en dépendait, et sur le territoire de laquelle étaient situés les hospices du Puy ; que ce fait résulterait au besoin des documents du procès, qui démontrent qu'avant
1789 les hospices du Puy possédaient une pharmacie considérable
qui vendait les médicaments au dehors avec l'assentiment et la protection de l'autorité publique ;

» Attendu que cette déclaration a d'ailleurs été abolie par la loi
du 2 mars 1791 qui a proclamé la liberté pour toute personne d'exercer telle profession qu'elle trouvera bon, et qui « supprime les offices,
» les brevets et lettres de maîtrise, les droits perçus pour la récep-
» tion des maîtrises et jurandes », et spécialement « ceux du collége
» de pharmacie », c'est-à-dire la corporation privilégiée constituée
par la déclaration de 1777 ;

» Qu'à la vérité, la loi du 14 avril suivant a remis cette déclaration
en vigueur, mais qu'il ne faut pas perdre de vue que cette loi du
14 avril, provoquée par les abus qu'avait entraînés, dans l'exercice de la pharmacie, la liberté proclamée du commerce, n'avait pas
donné à la déclaration de 1777 force de loi sur tout le territoire de
la République ; qu'elle faisait revivre au contraire « toutes les lois,
» tous les statuts, tous les règlements existant au 2 mars précé-
» dent », et qu'elle les faisait revivre « suivant leur forme et teneur » ;
qu'elle a donc replacé la pharmacie sous l'empire des statuts divers
qui la régissaient avant le 2 mars, et qu'elle a laissé par suite à la
déclaration de 1777, comme à tous les autres règlements, son caractère local et limité ;

» Attendu qu'il résulte du reste de cette loi du 14 avril qu'elle a
voulu que ces divers règlements ne continuassent de régir la pharmacie que jusqu'à ce qu'il eût été statué définitivement à cet égard,
c'est-à-dire jusqu'à ce qu'il eût été fait une loi générale sur la police
de la pharmacie; qu'elle est donc essentiellement provisoire et con-
ditionnelle, et qu'elle a dû cesser d'avoir effet, ainsi que toutes les
lois spéciales qu'elle avait fait revivre momentanément, lorsque la loi
organique de la pharmacie a été promulguée;

» Attendu que cette loi est intervenue le 21 germinal an IX ; qu'on
voit par les discours de Fourcroy, qui en a exposé les motifs, et de
Carette, qui en a été le rapporteur, qu'elle embrasse tout ce qui est
relatif à l'exercice et à la police de la pharmacie ; qu'elle conserve et
qu'elle étend à toute la France ce qu'il y avait de bon dans les règlements particuliers qui l'avaient précédée, adoptant les dispositions
dont l'utilité était reconnue, modifiant celles qui n'étaient plus en rapport avec le régime de liberté que la France s'était donné, et créant,
non plus un collége de pharmaciens pour la ville de Paris, mais des
écoles publiques et des jurys d'examen destinés à fonctionner sur
toute l'étendue du territoire de la république, pour mettre partout à

la portée des citoyens les moyens d'acquérir l'instruction et d'obtenir le diplôme nécessaire au libre exercice de la pharmacie ;

» Attendu que cette loi présente bien, dans les institutions qu'elle crée et dans les mesures de police qu'elle promulgue, tous les caractères de la loi organique et définitive annoncée par l'Assemblée nationale le 14 avril, et qui devait consommer l'abrogation de tous les règlements antérieurs, et par suite l'abrogation de la déclaration de 1777 ;

» Attendu qu'il est impossible de ne pas reconnaître spécialement que le législateur a pris dans cette déclaration tout ce qu'il a jugé convenable de conserver, car il a reproduit presque textuellement les articles 3, 6, 7, 9 et 10, et modifié tous ceux qui étaient susceptibles de l'être ; qu'il avait donc sous les yeux l'article 8, qui interdisait aux hospices le droit de vendre au dehors des médicaments ; qu'ainsi c'est avec une intention marquée qu'il ne l'a pas reproduit, et qu'on doit y voir nécessairement la présomption qu'il n'a pas voulu faire revivre cette interdiction ;

» Attendu que dans un tel état de choses, il faut trouver écrite dans la loi de germinal ou la nécessité pour le pharmacien de réunir sur sa tête le diplôme et la propriété de l'officine, ou la prohibition pour les hospices de vendre par l'intermédiaire d'un pharmacien gérant, des médicaments au public ;

» Attendu que la loi du 21 germinal n'impose à celui qui veut être pharmacien que la seule condition de se faire recevoir soit dans les écoles, soit par les jurys qu'elle établit ; qu'on lit, à la vérité, dans plusieurs articles de ce titre et notamment dans l'article 25, que nul ne peut obtenir une patente pour exercer la pharmacie, ouvrir une officine, préparer, vendre ou débiter des médicaments s'il n'a été reçu suivant la forme voulue par la loi ; mais qu'ici rien ne révèle l'intention d'exiger du pharmacien qu'il soit propriétaire de son officine, puisqu'on peut payer une patente pour l'exercice d'un commerce dont le fonds n'appartient pas au patenté ; puisqu'on peut ouvrir au public une officine de pharmacie sans être propriétaire des choses qu'on vend et débite ;

» Attendu qu'on ne peut donc voir dans ces expressions, les seules de la loi de germinal qu'on invoque pour l'établir, l'obligation pour le pharmacien d'être propriétaire de son officine ; que ce serait là évidemment forcer le sens grammatical des mots pour y trouver une restriction qui devait être clairement écrite ;

» Attendu qu'on ne peut encore s'appuyer sur l'article 4 de l'arrêt du 25 thermidor an XI pour établir cette restriction, parce que si la veuve d'un pharmacien ne peut tenir son officine ouverte au delà d'une année après la mort de son mari, dans les conditions prévues par cet article, c'est-à-dire avec un élève de vingt-deux ans, agréé seulement par l'école ou le jury du département, aucune disposition de la loi n'interdit à la veuve de continuer de tenir son officine ouverte avec un pharmacien à diplôme ; qu'on doit remarquer du reste que cette interdiction est fondée sur le principe d'ordre public qui interdit aux femmes l'exercice des professions savantes, et que le rapporteur de la loi de germinal disait à ce sujet dans son rapport : « Le projet de la loi n'empêche pas les veuves d'associer à leur commerce des pharmaciens légalement reçus ; »

» Attendu qu'on ne trouve écrite non plus dans aucune des dispositions de la loi de germinal l'interdiction pour les hospices de vendre, par l'intermédiaire d'un pharmacien gérant, des médicaments au public ;

» Que cette omission est d'autant plus digne d'attention, que, sur la demande du gouvernement, l'Ecole de médecine de Paris avait rédigé, le 9 pluviôse an X (treize mois avant la loi de germinal) une instruction pour assurer la bonne préparation des médicaments dans les hospices, et que cette instruction reconnaît formellement, soit aux sœurs de charité, pour les remèdes simples dont elles peuvent conserver la manipulation, soit aux pharmaciens salariés des hospices pour tous les médicaments sans distinction, le droit de les vendre au public, lorsque le débit s'en fait en vertu d'une autorisation spéciale de l'administration ;

» Attendu qu'on trouve, il est vrai, dans les articles 29 et 30 de la loi de germinal que, dans le cas où des drogues seront mal préparées ou détériorées dans les officines des pharmaciens, de même que, en cas de fabrication et de débit de médicaments sans autorisation légale, il doit être dressé procès-verbal pour être procédé contre les contrevenants conformément aux lois antérieures ; mais qu'il est évident que cette disposition ne se réfère qu'aux pénalités édictées par ces lois pour prévenir la contravention que la loi nouvelle définit, et qu'elle n'a pas pour objet de faire revivre des dispositions réglementaires et de police que cette loi nouvelle a virtuellement abolies ;

» Attendu que de l'explication de ces textes et de leur rapprochement avec l'article 8 de la déclaration de 1777, il résulte que la loi de germinal n'exige pas la réunion du diplôme et de la propriété de l'officine sur la tête du pharmacien et qu'elle n'interdit pas aux hospices le droit de vendre des médicaments au public sous la surveillance et par les soins d'un pharmacien en titre ;

» Attendu qu'il résulte, en effet, et des circonstances dans lesquelles la loi de germinal a été promulguée, et de ses termes, et de son esprit, qu'elle crée un régime de liberté qui affranchit l'exercice de la pharmacie de toute entrave ; qu'elle laisse à tout citoyen reçu dans les écoles ou par les jurys le droit de gérer une pharmacie, comme tout citoyen a le droit d'exercer la médecine ou la profession d'avocat, en prenant ses grades dans les Facultés ; qu'elle n'a en vue qu'une seule chose, le soin de la santé publique, mais que ce but atteint par l'instruction qu'elle exige des titulaires, par les visites auxquelles elle les soumet, par les formules d'un Codex officinal qu'elle les astreint à suivre ; qu'elle ouvre à tous une concurrence illimitée, que les hospices peuvent invoquer pour protéger leurs droits lorsqu'il placent à la tête de leur officine un pharmacien en titre offrant au public toutes les garanties légales ;

» Attendu que sous cette législation destructive de tout monopole et de tout privilége, les pharmaciens du dehors n'ont pas plus le droit de se plaindre de cette concurrence que de celle que leur ferait toute autre pharmacie qui s'ouvrirait à côté d'eux ; qu'il n'atpartient d'y porter atteinte qu'à l'administration, tutrice naturelle et légale des hospices, qui peut toujours restreindre ce qu'elle autorise, et qui se décide en pareil cas en conciliant l'intérêt des professions libérales qu'elle doit protéger, avec l'intérêt des pauvres qu'elle doit aussi sauvegarder ;

» Attendu que c'est donc à juste titre que le jugement dont est appel a déclaré l'action des appelants mal fondée ;

» La Cour, déterminée par ces motifs et par ceux des premiers juges, qu'elle adopte :

» Confirme le jugement dont est appel ; ordonne que ce dont est appel sortira effet, et condamne les appelants aux dépens. »

Nous croyons devoir reproduire la lettre adressée, le 27 novembre dernier, à monseigneur l'évêque de Saint-Brieuc par Son Excellence le ministre de l'instruction publique. Elle complète ce qui concerne l'administration des médicaments par les sœurs de charité.

MONSEIGNEUR,

Madame la supérieure générale de la congrégation des Filles du Saint-Esprit, établie à Saint-Brieuc (Côtes-du-Nord), et autorisée par un décret du 13 novembre 1810 et une ordonnance du 21 mai 1836, expose que, depuis quelque temps, les religieuses de son ordre sont souvent en butte aux tracasseries des médecins, au sujet des soins qu'elles donnent aux malades pauvres qui les réclament dans les campagnes et des médicaments qu'elles leur distribuent.

Pour prévenir désormais ces difficultés, madame la supérieure m'exprime le désir de connaître la ligne de conduite qu'elle doit suivre en cette délicate matière.

Vous m'avez transmis sa demande, monseigneur, me signalant le zèle et le dévouement des Filles du Saint-Esprit pour les malades indigents.

Déjà plusieurs fois des contestations se sont élevées entre les communautés religieuses hospitalières et les médecins ou les pharmaciens sur le même sujet.

En ce qui concerne les soins et secours aux malades, on a appliqué les règles exposées dans l'avis du conseil d'État du 4 vendémiaire an XIV (30 septembre 1805). Aux termes de cet avis, approuvé par l'Empereur et relatif spécialement aux curés et desservants, ces ecclésiastiques peuvent aider de leurs conseils et de leurs secours les pauvres de leurs paroisses toutes les fois qu'il ne s'agit d'aucun accident qui puisse intéresser la santé publique, et pourvu qu'ils ne se permettent ni de signer des ordonnances ni de rédiger des consultations, et que leurs visites soient entièrement gratuites.

En donnant des soins *gratuits* aux malades pauvres, les religieuses font ce qui est permis à la bienfaisance et à la charité de tous les citoyens, ce que la morale conseille et ce qu'aucune loi ne défend.

Quant aux médicaments, un règlement, rédigé le 9 pluviôse an X par une commission de professeurs de l'École de médecine de Paris, et approuvé par M. le ministre de l'intérieur (M. Chaptal), qui l'a transmis aux préfets avec sa circulaire du 23 ventôse an X, détermine sous le nom général de *médicaments magistraux* ceux que les sœurs de charité peuvent préparer et distribuer aux malades.

Une seconde circulaire ministérielle du 16 avril 1828 porte que les sœurs de charité ne peuvent ni distribuer ni vendre des remèdes composés, de véritables préparations pharmaceutiques, sans contrevenir aux dispositions des lois concernant l'exercice de la pharmacie; mais elle ajoute ce qui suit : « On a pensé, d'après l'avis de la Faculté de médecine, qu'on pouvait autoriser les sœurs de charité à préparer elles-mêmes *et à vendre à bas prix* des sirops, des tisanes et quelques autres remèdes qu'on désigne dans la pharmacie sous le nom de *magistraux; mais là doit se borner la tolérance qu'elles sont en droit de réclamer dans l'intérêt des pauvres.* »

Depuis cette circulaire, la cour de Bordeaux a décidé, par un arrêt fortement motivé du 28 juillet 1830, que la loi du 21 germinal an XI n'a fait aucune distinction entre les remèdes officinaux et magistraux; qu'elle interdit la vente des uns et des autres à toute personne qui n'a pas obtenu un diplôme de pharmacien ; que, par conséquent, cette prohibition générale s'applique aux religieuses (qui faisaient partie, dans l'espèce soumise à la cour de Bordeaux, de la congrégation de Saint-Vincent de Paul).

Cet arrêt me paraît conforme à l'esprit et aux termes de la loi du 21 germinal an XI.

D'après ces motifs, je pense, monseigneur, que les Filles du Saint-Esprit ont la faculté de donner des soins gratuits aux malades pauvres et de leur distribuer des remèdes simples ou magistraux, *mais sans avoir le droit de les vendre.*

Telle est aussi l'opinion de M. le ministre de l'agriculture, du commerce et des travaux publics, qui a dans ses attributions la police sanitaire. Avant de vous répondre, je lui ai communiqué la demande de madame la supérieure générale de la congrégation des Filles du Saint-Esprit. Dans sa réponse du 29 juillet dernier, mon collègue a ajouté les observations suivantes que je crois utile de reproduire textuellement ici :

« Dans ces dernières années, mon ministère a eu plusieurs fois déjà à s'occuper des difficultés sur lesquelles vous voulez bien me consulter, et il a toujours répondu dans le sens d'un avis du comité consultatif d'hygiène publique, en date du 9 août 1859, que je vais analyser ici.

» Les médecins et officiers de santé ayant seuls, aux termes de la loi, le droit d'exercer la médecine, les sœurs de charité engageraient leur responsabilité si elles joignaient aux soins et aux secours qu'elles sont, d'après les statuts approuvés des institutions hospitalières, appelées à porter *gratuitement et dans un but charitable* aux pauvres malades, des prescriptions ou des pratiques pouvant constituer l'exercice illégal d'une partie quelconque de l'art médical.

» En ce qui touche la préparation, la délivrance et l'administration des médicaments, elles doivent s'abstenir d'étendre l'application de l'instruction précitée ; elles sont autorisées, d'après cette instruction, à préparer seulement les tisanes, les potions huileuses, les loochs simples, les cataplasmes, les fomentations, les médecines et autres médicaments magistraux semblables, dont la préparation n'exige pas des connaissances pharmaceutiques bien étendues.

» Si, dans des circonstances urgentes et exceptionnelles, l'humanité et la charité commandent que les sœurs fassent quelque chose au delà et en dehors de ces règles, il y a nécessité pour elles de s'abstenir, après avoir pourvu à ce qui est réellement urgent.

» En se pénétrant bien des indications qui précèdent, et en ne perdant pas de vue surtout que les secours qu'elles portent doivent être entièrement gratuits, les sœurs doivent réussir à concilier l'accomplissement de leur pieuse et charitable mission avec le respect dû à la loi. »

Je vous prie, monseigneur, de vouloir bien donner connaissance de la présente lettre à madame la supérieure générale de la congrégation des Filles du Saint-Esprit.

Agréez, monseigneur, l'assurance de ma haute considération.

Le ministre de l'instruction publique et des cultes,

ROULAND.

REVUE DES TRAVAUX FRANÇAIS ET ÉTRANGERS,

Par le docteur É. BEAUGRAND.

Coliques saturnines causées par des farines contenant du plomb. — Dans la séance du 1er avril 1862, MM. Maunoury et Salmon, praticiens distingués de Chartres, adressèrent à l'Académie de médecine une note intitulée : *Suspicion d'épidémie de coliques saturnines, dues à l'usage de pain fait avec des farines qui auraient contenu du plomb métallique* Voici les conclusions de ce travail qui font connaître les conditions dans lesquelles s'est produite cette espèce d'épidémie :

1° La colique sèche qui a sévi depuis longtemps sur les communes de Bailleau-l'Evêque, Lucé, Ollé, Bailleau-le-Pin, Nogent-sur-Eure et Saint-Georges-sur-Eure est une véritable colique de plomb ;

2° La présence du plomb cause de la maladie, n'est ni dans les boissons, ni dans les ustensiles de ménage ;

3° Elle est dans le pain dont la farine a été fabriquée au moulin d'Audrevilliers ;

4° La présence du plomb dans ces farines résulte de la présence du plomb en grande quantité dans les éraillures de la surface des meules.

Les faits qui donnèrent lieu à ce travail furent d'abord observés, examinés et décrits par M. Girouard fils (de Chartres), qui se livra à une série d'expériences chimiques dont les détails ont été consignés dans le *Journal de chimie médicale* (4e série, t. VIII, p. 676 et suiv.). Chez les premiers malades qu'il avait eu l'occasion de voir, vers la fin de 1861, il avait d'abord pensé à la colique sèche, mais l'analyse rigoureuse des symptômes, l'existence caractéristique du liséré gingival lui démontrèrent qu'il s'agissait réellement d'une colique saturnine, et c'est sur son rapport que MM. Maunoury et Salmon se livrèrent aux recherches dont nous avons donné plus haut les résultats.

Empoisonnement par une perdrix, par le professeur Taylor. — Nous citions, il y a quelques mois (*Annales d'hygiène*, 2e série, t. XVIII, p. 453), des faits d'empoisonnement par des substances animales, dans lesquels la cause toxique paraissait être, soit un degré avancé de putréfaction, soit la présence de végétations cryptogamiques. Voici un fait analogue qui a été publié dans le *Times* par le célèbre professeur de médecine légale Alf. Taylor, et reproduit en français par le *Journal de chimie médicale* (décembre 1862).

Au mois de mars dernier, le docteur Taylor fut appelé en toute hâte auprès d'une dame qu'on disait mourante, et qu'il trouva étendue sur le dos, froide, insensible et sans pouls. Pour ranimer la circulation, en même temps qu'il employait plusieurs moyens appropriés, il fit prendre à la malade un grand verre de brandy. Pendant quelques heures l'insensibilité persista, et l'état très fâcheux dans lequel se trouvait la malade, disparaissant peu à peu, la santé ne se rétablit entièrement qu'au bout de quelques semaines. La malade se plaignit surtout d'une sensation de picotement insupportable, et qui se manifestait particulièrement aux plus légers mouvements des muscles de la face. Considérant ces symptômes comme ceux d'un empoisonnement, mais sans pouvoir les rapporter à un poison déjà connu, M. Taylor prit des informations, et apprit que deux heures et demie avant les premiers accidents la malade avait mangé une portion d'une perdrix du Canada.

Cinq jours après, il fut appelé de nouveau auprès d'une plus jeune dame, qui avait mangé de bon appétit une perdrix du Canada, bien fraîche et conservée dans la glace, et qui, quelques minutes après, avait été prise de phénomènes analogues à ceux qu'avait présentés la première malade : froide, sans pouls, comme paralysée, avec sensation très pénible d'élancements insupportables dans tout le corps, et un état de constriction très douloureuse de la gorge. M. Taylor fit prendre de l'émétique pour débarrasser l'estomac, et fit prendre à plusieurs reprises de copieuses rasades de brandy. La douleur disparut au bout de quelques heures, et peu de jours après la malade fut guérie.

En soignant cette dame, M. Taylor remarqua un jeune chat complétement paralysé des membres postérieurs pour avoir mangé un peu de perdrix que sa maîtresse lui avait donné. Il eut des vomissements naturels assez abondants qui le guérirent.

A quelles circonstances particulières provenant de l'animal faut-il attribuer ces accidents ? Ce ne pouvait être à l'état de putréfaction, il est spécifié dans le second cas que la perdrix était très fraîche. On les a rapportés à la nourriture de ces animaux, qui, alors que la neige couvre la campagne, sont obligés, dit-on, de se nourrir des fruits d'une plante qui malheureusement est restée indéterminée. Mais ce n'est là qu'une hypothèse. Le rédacteur du journal auquel nous avons emprunté cette observation, se demande si ces perdrix ne devraient pas à l'arsenic l'action nuisible qu'elles ont exercée. C'est encore là une hypothèse que semblerait même éloigner l'absence de vomissements, qui, dans le second cas, ont dû être sollicités à l'aide du vomitif. Il y a donc dans les observations rapportées par le docteur Taylor une inconnue qu'il est actuellement impossible de dégager, de même que dans une foule d'autres cas où des substances alimentaires de matière animale, chair ou produits de sécrétion (le lait), ont entraîné des phénomènes d'intoxication.

Du reste, tous ces faits ont quelque chose de commun qui se rencontre également dans l'intoxication par les venins ; c'est l'état d'adynamie, qui réclame l'emploi des excitants énergiques, eau-de-vie, rhum, café noir, etc.

Forme particulière de maladie de la peau, déterminée par l'huile de kérosène (1), décrite pour la première fois par le docteur B.-H. Allen. — Au commencement de l'été de 1864, un individu, qui avait été employé dans une fabrique d'huile de kérosène, vint dans le service des maladies de la peau de l'hôpital de Philadelphie, pour s'y faire traiter d'une dermatose d'une forme particulière. Cet individu en était affecté depuis six mois, et il attribuait cette éruption à quelque substance toxique usitée dans la préparation de l'huile de kérosène, d'autant mieux que, selon son dire, plusieurs de ses camarades, employés au même genre de travail, avaient été atteints de la même manière.

L'éruption s'était primitivement bornée aux mains et aux avant-bras, mais elle avait fini par s'étendre aux parois de la poitrine et à la face interne des cuisses et des jambes, la face et le cuir chevelu étant complètement indemnes. Elle était caractérisée par la formation successive de petites papules rougeâtres qui, dans l'espace d'un ou deux jours, se transformaient en pustules phlyzaciées bien caractérisées, présentant au sommet un petit point noir ; puis cette pustule entrait en desquamation, et elle disparaissait laissant à sa place une petite cicatrice semblable à celle qui succède aux pustules varioliques, mais beaucoup moins apparente.

Cette dermatose ressemble à certaines formes du varus d'Alibert, et de l'acné de Willan et de Biett, ou bien à l'acné varioliforme de M. Bazin. Au total, sa durée fut très considérable, et plusieurs mois se passèrent avant que le malade pût en être complétement débarrassé.

Cette longue durée de la maladie, l'extension signalée plus haut de l'éruption pustuleuse des mains aux parois de la poitrine et aux membres inférieurs, éloignent l'idée de l'une de ces intoxications locales, comme on en a observé pour l'arsenic et diverses autres substances. L'auteur en convient, et cependant il trouve là quelque chose d'obscur qui lui semble mériter de nouvelles recherches. C'est

----

(1) Qu'est-ce que l'huile de kérosène? Ce nom ne se trouve pas dans les livres de chimie, même les plus récents. S'agit-il du produit d'une distillation de la cire, et alors serait-ce un mélange d'hydrocarbures, et probablement aussi de quelques acides gras volatiles? Est-ce la même chose que la kérosolène, nouvel anesthésique provenant de la distillation de la houille?..   B.

pour venir en aide à la publicité qu'il demande que nous avons fait
connaître cette observation, tout en regrettant beaucoup que l'on n'ait
pas fait une enquête dans la fabrique où le malade avait, disait-il, contracté son éruption, afin de constater la nature des accidents éprouvés par ses camarades.

**Observations statistiques et prophylactiques sur les
ouvriers exposés aux poussières siliceuses,** par le docteur
EULENBERG (de Cologne). — Les dangers résultant de l'inspiration
des poussières siliceuses ont fait l'objet d'une foule de travaux, dont
un grand nombre ont été insérés dans ce recueil. dernièrement encore
nous donnions ici une analyse détaillée des intéressantes recherches
du docteur Paacock sur la phthisie des tailleurs de pierres meu-
lières. (*Ann. d'hyg.*, 2e série, t. XV, p. 198.) Les observations dont
nous allons présenter aujourd'hui les résultats, forment en quelque
sorte le complément de ces travaux.

M. le docteur Eulenberg (de Cologne), infatigable hygiéniste, dont
le nom a figuré et figurera souvent dans notre revue, a étudié les
effets des poussières siliceuses sur les carriers et les tailleurs de
pierre.

Laissant de côté l'anatomie pathologique et les phénomènes morbides qui sont bien connus, il s'est attaché à la prophylaxie. On a
proposé, dit-il, plusieurs moyens pour empêcher l'introduction des
poussières siliceuses dans les voies respiratoires. La première chose
à recommander c'est que les ouvriers ne travaillent pas dans des
espaces confinés ; un des côtés des ateliers doit toujours rester ouvert
afin que la masse des poussières ne puisse s'y accumuler.

A l'air libre, les ouvriers devront toujours se placer de manière à
avoir le vent dans le dos, afin que les poussières soient entraînées
loin d'eux à mesure qu'elles se développent.

L'humectation des pierres que l'on doit travailler ne peut pas toujours avoir lieu ; on a parlé de l'utilité de porter barbe et moustaches
très longues, mais cet obstacle naturel n'empêche pas l'introduction
des particules très fines dans les voies respiratoires Les *respi-
rators* ordinaires sont inefficaces parce qu'ils ne protégent pas l'ouverture des narines ; l'application d'une éponge mouillée au-devant
des orifices respiratoires est très incommode pour les ouvriers, il
faut la nettoyer à tout instant, on ne peut y avoir recours dans les
grand froids. Ce que l'auteur préfère, c'est un grillage métallique
en forme de masque, recouvert d'une gaze à claire-voie ; il suffit
d'essuyer de temps en temps la surface extérieure de cette gaze
avec une éponge mouillée, et d'autant plus souvent que les poussières
se développent en plus grande abondance. Quand la poussière est
bien sèche, il suffit de secouer le masque pour la faire tomber ; la

quantité qui s'en amasse dans les mailles de la gaze, fait comprendre l'influence nuisible qu'elle aurait exercée si elle eût pénétré dans les bronches.

La gaze est tellement transparente que l'usage du masque n'empêche pas le moins du monde l'ouvrier de se livrer à son travail ; l'utilité de cet appareil est incontestable, et l'on doit insister pour obliger les ouvriers qui travaillent dans une atmosphère poussiéreuse, à vaincre leur apathie pour tout ce qui est précautions, et à s'en revêtir (1).

Il est bon aussi d'insister sur la nécessité, pour ces ouvriers, de se vêtir bien chaudement, de manière à éviter les refroidissements. Par le fait de la toux catarrhale, les respirations deviennent plus fréquentes, l'air est aspiré plus souvent et en quantité plus considérable. Cette recommandation est de la plus haute importance, car les simples bronchites peuvent devenir, en pareille circonstance, le point de départ d'affections pulmonaires très graves. C'est dire assez que les moindres affections de poitrine doivent être attentivement surveillées.

Quant à ce qui est de la mortalité chez les carriers et tailleurs de pierre, l'auteur s'est trouvé en mesure de fournir les chiffres exacts des cas de mort survenus sur un nombre déterminé de ces artisans. Suit un tableau très détaillé, où se trouve, année par année, depuis 1842, ou plutôt depuis 1845 (car les trois premières années n'ont pas donné de décès), le chiffre des cas de mort avec l'indication précise de la cause. La mortalité par phthisie qui était de moins de 1 pour 100 avant 1850, s'élève progressivement à partir de cette époque :

Année.	Nombre d'ouvriers.	Morts par phthisie.	Rapport pour 100.
1850.	170	2	1,18
1851.	175	2	1,14
1852.	171	5	2,92
1853.	199	2	1,00
1854.	205	4	1,90
1855.	215	7	3,25
1856.	209	12	5,74
1857.	208	13	6,25
1858.	192	12	6,24
1859.	195	13	6,66
1860.	177	17	9,60
1861.	144	10	6,94

(1) Voy. (*Ann. d'hyg.*, 2° série, t. XVI, p. 318 et suiv.) les observations de M. le docteur Duchesne sur le masque de M. Paris.

En résumé, il y eut, à partir de 1845, 115 décès dont 106 par phthisie pulmonaire, c'est-à-dire la presque totalité.

D'après ce tableau on voit que la mortalité, bien que sensiblement progressive, fut variable suivant les années, et si le chiffre énorme de 9,63 pour 100, en 1860, peut, suivant M. Eulenberg, être rapporté en partie à l'absence de soins et de précautions, la diminution de l'année suivante doit se rattacher à un surcroît de prudence, à l'usage de bons vêtements, etc.

Il est à regretter très profondément que les enfants des tailleurs de pierre embrassent habituellement la même profession, et souvent à un âge très tendre ; les gains assez considérables sont, il faut le dire, une puissante amorce. D'un autre côté, il est d'une triste expérience, faite d'ailleurs dans tous les pays, que les ouvriers livrés à des professions dangereuses doivent être contraints par la force à observer les précautions nécessaires ; chacun, pris en particulier, montre la meilleure volonté de se soustraire aux dangers de sa profession, mais il sera bientôt raillé par ses camarades et signalé comme un poltron ; ce ridicule et fâcheux amour-propre annihile les meilleures dispositions. C'est, dit le docteur Eulenberg, à se demander s'il ne serait pas possible de contraindre les ouvriers aux bénéfices des précautions nécessaires, à l'aide d'une disposition pénale.

Il est rare que les artisans dont il s'agit arrivent à la vieillesse ; dans les tables données par l'auteur, l'âge le plus avancé fut soixante et un an, l'âge moyen étant de *trente-sept ans !* Quant aux autres maladies ayant déterminé la mort, on a noté l'hydrothorax, l'apoplexie, les inflammations de bas-ventre, les affections du foie, la fièvre nerveuse et le choléra. Or, comme nous l'avons vu, les affections pulmonaires ont emporté la presque totalité des individus ; peut-on se refuser à reconnaître ici comme cause prochaine de la maladie, la respiration des poussières siliceuses ?

Le docteur Eulenberg a constaté également l'influence nuisible des poussières dures chez les ouvriers qui préparent le papier de verre. Du verre finement pulvérisé est tamisé sur du papier recouvert d'un enduit agglutinatif ; il en résulte un nuage de poussières qui, entraînées dans l'acte de l'inspiration, couvrent et irritent l'arrière-gorge, la luette et les amygdales ; de là une angine permanente qui gêne la déglutition et produit les autres inconvénients propres à cette affection. La maladie persiste encore assez longtemps après que les ouvriers ont cessé d'être soumis à cette influence nuisible. (Voy. les observations de M. Putégnat, *Ann. d'hyg.*, 2ᵉ série, t. XV, p. 202.)

Ici encore, dit M. Eulenberg, on pourrait utilement employer le masque dont il a été parlé plus haut, à moins que, comme le propose M. Pappenheim dans une note, on n'eût recours au tamisage dans une boîte fermée. (Pappenheim, *Beitræge zur*, etc., IV Hft., p. 56.)

Effets produits sur les mineurs par l'explosion des charges de poudre, par le docteur JOSEPHSON. — On sait que dans les siéges, dans l'approche des places, il se passe sous terre une guerre de mines et de contre-mines dans laquelle on cherche à empêcher les assaillants de pénétrer auprès des fortifications par des chemins couverts. Les efforts des assiégés ont surtout pour but de détruire et de combler les boyaux souterrains de leurs ennemis, en faisant éclater des charges de poudre qui ruinent leurs travaux. Or, ces explosions de poudre dans des espaces étroits où l'air circule difficilement, doivent donner lieu à des dégagements de gaz nuisibles ; de là, des accidents bien connus des ingénieurs, accidents dont l'indication ne se trouve pas dans les ouvrages spéciaux, et dont le docteur Josephson, à propos de la démolition des fortifications de Juliers, a donné l'histoire. Il en distingue trois formes principales.

Première forme. — C'est la plus bénigne ; les mineurs, employés à l'intérieur de la galerie, éprouvent au milieu de la région frontale, une douleur térébrante si aiguë qu'ils chancellent, s'affaissent, ne pouvant répondre qu'en hésitant et d'une manière incomplète. Cette stupeur, la douleur frontale, les tintements d'oreilles persistent pendant quelque temps, jusqu'à ce que le malade ait été porté à l'air libre. La température, la sensibilité de la peau n'ont subi aucun changement ; la conjonctive est légèrement injectée, les autres fonctions restent intactes, sauf un peu de ballonnement du ventre ; il reste un peu de céphalalgie pendant deux ou trois jours.

Deuxième forme. — Le mineur revient de la galerie en apparence bien portant, puis, tout à coup, il tombe sans jeter un seul cri : perte des mouvements, ralentissement de la respiration ; yeux à demi fermés, ne répondant à aucun excitant ; pouls large, plein, offrant 90 à 96 pulsations ; couleur et température de la peau normales. Au bout d'une minute environ la respiration reparaît, l'état général restant d'ailleurs le même ; le malade ne peut avaler les liquides qu'on lui insinue dans la bouche ; il survient assez souvent du hoquet, des secousses de vomissement, rarement des vomissements, lesquels, quand ils ont lieu, amènent toujours du soulagement. Après dix à quinze minutes la connaissance revient, le malade se plaint d'un vif sentiment de froid et de céphalalgie frontale : et, à peine une demi-heure est-elle écoulée, qu'il peut retourner à son travail, conservant seulement de la céphalalgie frontale, quelquefois de l'oppression.

Troisième forme. — Ici le malade tombe au milieu de son travail comme frappé de la foudre et atteint de convulsions épileptiformes, souvent il y a des mouvements spasmodiques pendant lesquels il se roidit avec tant de violence qu'il devient souvent fort difficile de l'emporter dans les étroites galeries où il a été surpris par cette attaque. Apporté à l'air, il éprouve une sorte de convulsion tétaniforme ; les dents sont serrées, la respiration est stertoreuse ; écume à la bouche, perte complète de connaissance ; yeux ouverts, pupilles dilatées, le globe oculaire roule dans son orbite, conjonctive injectée, pouls plein, médiocrement fréquent, inégal, irrégulier. Après quelques minutes de cet état, il survient une détente du système musculaire. Le malade, encore sans connaissance, serre convulsivement sa tête entre ses mains, comme s'il craignait que la violence de la douleur ne la fît éclater ; tantôt il grince des dents, tantôt il pousse de rauques mugissements ; le pouls est devenu plus petit, intermittent, la peau est livide, froide, chagrinée. Cependant l'intelligence revient peu à peu, et le malade tombe dans un sommeil profond, pendant lequel, très souvent, il pleure et pousse des sanglots ; il s'échappe de sa bouche une quantité énorme de salive : la douleur de la tête persiste pendant une journée encore après le réveil, mais le rétablissement est complet le jour d'après.

Il faut reconnaître comme cause de ces accidents les gaz développés par l'explosion de la poudre, et particulièrement l'hydrogène sulfuré ; la maladie des mineurs doit donc être regardée comme une intoxication hydrothionique. M. Josephson a mis dans la bouche des malades un morceau de papier imbibé d'une solution plombique concentrée, et il a promptement observé une coloration grise.

Quant au traitement, l'expérience des médecins militaires est contraire à la saignée, dans la première forme, qui semble surtout se montrer chez les sujets déjà atteints d'embarras gastrique, la purgation produit d'excellents résultats, elle est préférable au vomitif qui est suivi d'une faiblesse extrême. Dans la deuxième forme on a employé, mais sans grand succès, les moyens conseillés contre l'asphyxie des fosses d'aisances ; dans ce cas, et dans la forme convulsive, M. Josephson a recours à l'éther acétique comme excitant ; puis, quand la connaissance est revenue, il fait fortement frictionner le malade jusqu'à ce que la peau soit redevenue chaude ; alors on le couvre bien avec un manteau et on le laisse dormir, après quoi il s'éveille parfaitement remis.

La prophylaxie a particulièrement pour objet d'empêcher l'action nuisible des gaz toxiques. Il serait bon pour disperser ceux-ci d'avoir à sa disposition un bon appareil de ventilation ; on pourrait essayer si l'aspersion du sol et des parois des galeries avec du lait de chaux, avant l'explosion de la mine ; si la présence au-devant de la bouche d'une éponge également imbibée de lait de chaux, n'auraient pas une vertu désinfectante par la formation de sulfure et de carbonate de chaux. M. Josephson croit surtout à l'utilité d'une solution saturée de sulfate de fer employée de la même manière. Il est important de n'avoir rien qui puisse exercer autour du cou une constriction un peu forte. Les ingénieurs emploient le vinaigre, soit en aspersion, soit placé au-devant de le bouche dans des éponges, etc.... (*Milit.*, ztg. II, 4, et Græwell's *Notiz*, N. F. Bd. V, p. 759. 4862.)

Maladies chroniques des tisserands et des passementiers, par le docteur SEEMANN, de Berlin. — Il y a peu de professions dans lesquelles les maladies chroniques soient aussi communes que chez les ouvriers qui travaillent au métier (*Stuhlarbeiter*). L'at-titude pénible qu'ils sont obligés de prendre, l'inégale répartition des efforts qui portent seulement sur certaines parties; joint à cela, l'impureté de l'air qu'ils respirent dans leurs ateliers, et, enfin la médiocrité de leur salaire, comparé à celui des autres artisans, en sont manifestement les causes occasionnelles. Aux inconvénients inhérents à la profession, s'ajoutent certaines habitudes vicieuses dont ces ouvriers ne peuvent se défaire, comme, par exemple, de sucer les fils. Lorsque la bobine est épuisée, il y a accumulation de filaments dans le creux de la navette, et, quand l'ouvrier place une nouvelle bobine, il attire, en aspirant, le fil avec sa bouche à travers l'ouverture latérale de la navette, et aspire en même temps les petits filaments. La pression de la poitrinière (*Brustbaum*) contre l'estomac, l'attitude vicieuse du corps pendant le travail, disposent également à plusieurs maladies de forme essentiellement chronique, et attaquent surtout les organes respiratoires et digestifs. Aux premières appartiennent les affections catarrhales du pharynx, du larynx et des bronches, et enfin la tuberculose. Parmi les maladies des voies digestives, il faut noter, comme les plus communes, les crampes d'estomac et les gastralgies; puis un état habituel de constipation, les hémorrhoïdes, et diverses affections abdominales. La tension continuelle de la vue doit, on le comprend, déterminer des inflammations chroniques de la sclérotique et de la membrane choroïdienne, et, à la suite ou primitivement, des amblyopies. Les efforts des extrémités supérieures ou inférieures, portant d'un seul côté, l'attitude inclinée du tronc, donnent lieu à de l'affaiblissement partiel, à des déviations, etc.

La cessation des habitudes nuisibles, une attitude droite, la précaution de se servir alternativement des extrémités droites et gauches, et enfin l'introduction des machines à vapeur dans les tisseranderies, peuvent, suivant le docteur Seemann, atténuer et même annihiler beaucoup d'inconvénients attachés à la profession dont il s'agit. (*Henke's Ztschr. I.-H.* et *Constatt's Jahreesb.*, 4862, t. VII, p. 48.)

Effets de l'inhalation et de l'inoculation des moisissures de la paille de blé, par le docteur SALISBURY. — Voici de nouveaux faits qui viennent démontrer l'action nuisible des cryptogames développés sur certains végétaux, et qui ne sont pas sans analogie avec ce que nous avons dit de la maladie des vanniers et cannissiers (*Annales d'hygiène*, 2ᵉ série, t. XV, p. 197), et des effets de la calandre du riz (*ibid.*, p. 443).

Après un temps froid et humide, des pluies et des neiges abondantes, auxquelles succédèrent de fortes chaleurs, un fermier de Newark (Ohio) ayant travaillé, le 4 décembre 1861, à rentrer des pailles qui avaient été mouillées et gâtées, et s'être exposé ainsi à la poussière ayant l'odeur de paille pourrie, résultant du triage de celles qui étaient intactes, éprouve d'abord de la sécheresse avec irritation très vive à la gorge; il s y joint bientôt da la céphalalgie, de la courbature. Le malade est obligé de s'aliter : fièvre, délire, oppression, gorge et amygdales enflammées, puis une éruption rubéolique apparaît sur la face et le cou. Enfin, ces accidents diminuent à mesure que l'éruption gagne toute la surface du corps; quatre à cinq jours après, il ne restait plus qu'un peu de sensibilité aux yeux, de la sécheresse à la gorge et un goût de paille pourrie qui existait depuis le début de la maladie.

En même temps se manifestait, dans le camp militaire de Newark, une éruption semblable de rougeole sous forme épidémique. Huit cas se déclarèrent spontanément, et, au bout de huit jours, il y en avait quarante. Or, il est à remarquer que la plupart des militaires atteints étaient arrivés récemment de différents lieux, sans avoir été exposés à la contagion autrement qu'en couchant sur des lits faits de cette même paille. Mais ce n'est pas tout, il fut constaté, dans une assemblée des fermiers de Newark, que les batteurs de blé sont souvent pris de courbature avec fièvre, catarrhe et une éruption de la face semblable à celle dont nous avons parlé.

Y avait-il là une simple coïncidence? Fallait-il en accuser les moisissures de la paille pourrie? Tel est le double problème que M. le docteur Salisbury a tenté de résoudre par l'expérimentation.

Ayant pris de la paille de blé chargée de cryptogames dans le tas dont on s'était servi pour faire les lits de camp, il en plaça sur un plateau de verre, et, après l'avoir battu légèrement, il en résulta un dépôt épais, de couleur blanc sombre, et formé par les spores et les cellules des champignons du blé. Il inocula sur son bras (11 février 1862) de ces spores et de ces cellules, et, dès le 13, il se manifesta de la rougeur avec démangeaison sur le point inoculé; il survint de légères nausées. Le 14, lassitudes, nausées, frissons, éternuments fréquents; yeux sensibles, chaleur péricrânienne. Tous ces accidents augmentent le 15, ainsi que la rougeur et la démangeaison du point inoculé. Aggravation de la céphalalgie, puis apparition de taches rouges sur la face et le nez; sensibilité très vive des yeux; sentiments de sécheresse et d'irritation à la gorge; oppression.

Ces symptômes augmentent les jours suivants ; état stationnaire le
17 et le 18. Catarrhe intense. Enfin, le 19, le mieux se déclare, et,
en quelque jours, tout a disparu.

Les mêmes accidents suivirent une inoculation pratiquée par le
docteur Salisbury sur sa propre femme. Un garçon de six ans, bien
portant, et qui *avait eu la rougeole*, ayant été inoculé de même, il en
résulta une légère rougeur de la peau, avec symptôme de catarrhe.
Dix jours après, l'enfant allait très bien. Dans treize autres cas,
l'inoculation eut un semblable résultat.

La cause était donc bien réellement la présence des spores. M. Salisbury trouve une presque identité entre les symptômes observés et
ceux de la rougeole ordinaire, seulement l'incubation est plus rapide. Cette inoculation pourrait-elle être un préservatif de la rougeole?..... C'est là une question qui mérite des recherches ultérieures. (*Americ. Journal of med. sc.* et *Union méd.*, 29 novembre
1862.)

**Transmission de la syphilis chez les ouvriers souffleurs
de verre,** par M. le docteur DIDAY. — Depuis longtemps on avait
signalé la fréquence avec laquelle la syphilis sévit chez les ouvriers
employés dans les fabriques de verres à bouteilles ; et, chose remarquable, parmi tous les hommes employés à divers ouvrages dans
ces fabriques, les ouvriers *souffleurs* offraient seuls cette singulière
prédominance. Autre point, bien important à noter, presque toujours, chez eux, la maladie commençait par une lésion de la
bouche.

« Le mécanisme de leur travail expose en effet, dit M. Diday,
ces pauvres ouvriers d'une façon vraiment déplorable. Obligés de
souffler, trois individus, l'un immédiatement après l'autre, dans un
tube de fer creux (la *canne*), qu'ils doivent étreindre fortement avec
les lèvres, la contagion, si ses éléments existent, est pour ainsi dire
fatale. Supposons, en effet, que l'un des trois coopérateurs ait dans
la bouche une lésion syphilitique (et la distension buccale, que nécessite le soufflage, ne favorise que trop la reproduction de ces
lésions), il en dépose avec la bouche la sécrétion sur le tube. Le
successeur prenant à l'instant ce tube, sa bouche y recueille le
virus *tout chaud*, si je puis ainsi dire. C'est absolument comme la
vaccination de bras à bras.....

» Le mécanisme même du soufflage tend souvent à produire les
excoriations qui rendent l'absorption plus facile. Quand, pour la ré-
paration des fours, ou pour toute autre cause, il y a eu chômage,
l'ouvrier n'a plus ce qu'il appelle les lèvres *faites*, et lorsqu'il
recommence à travailler, elles se gercent facilement, d'autant plus

que c'est alors aussi que les cannes ont eu le temps de se rouiller, ce qui couvre leur surface d'aspérités où les lèvres viennent se fissurer. »

Enfin, il faut remarquer que, aux trois ouvriers dont la coopération est nécessaire pour le soufflage d'une bouteille, on doit joindre un quatrième individu, un *enfant* de huit à dix ans environ, qui très souvent porte, par enfantillage, et sans qu'on puisse l'en empêcher, la canne à sa bouche, et s'amuse à y souffler quand il la change pour la faire refroidir..... Encore une victime offerte à la contagion.

Le nombre incessant de malades atteints de syphilis a fini par éveiller les inquiétudes des ouvriers eux-mêmes, si difficiles pourtant à émouvoir sur leurs propres dangers. Une pétition exposant les faits relatés plus haut a été adressée par les ouvriers de huit fabriques au maire de Rive-de-Gier.

Aussitôt ce magistrat a répondu par une lettre-circulaire aux maîtres verriers dans laquelle il prescrit de « faire visiter, tous les quinze jours, par un médecin, les ouvriers occupés à la fabrication du verre, et de refuser d'admettre au travail ceux qui ne seraient pas porteurs d'un certificat de santé délivré par le médecin commis à cet effet.

» Cette visite du médecin, ne portant et n'ayant besoin de porter que sur la bouche, ne serait gênante pour personne, étant secrète et son résultat restant secret, elle n'exposerait même celui qui serait reconnu malade, à aucune humiliation. »

Mais, comme l'a fait observer judicieusement M. Diday, il faut que l'autorité des patrons intervienne; ce n'est point aux ouvriers à se faire justice eux-mêmes, à interdire l'accès de l'atelier à celui qui ne serait pas porteur d'un certificat de santé; encore moins pourraient-ils et devraient-ils s'abstenir eux-mêmes du travail pour ne pas se trouver en contact avec les brebis galeuses. Il faut que, appuyé par l'administration, le chef d'usine n'admette pas à travailler avec les autres l'ouvrier reconnu malade ou qui aura refusé de se laisser examiner.

De son côté, M. le docteur Chassagny, considérant que la mesure proposée est incomplète; que les intervalles des visites sont trop éloignés; qu'elle a quelque chose de vexatoire et porte atteinte à la dignité et à la liberté de l'homme, et enfin qu'elle peut faire naître des conflits et même des dangers sérieux, propose un moyen auquel nous avions nous-même songé, en lisant le travail de M. Diday. « Ce moyen, dit M. Chassagny, consisterait simplement à placer entre la canne à souffler et la bouche de l'ouvrier, un intermédiaire, à faire ce que font chaque jour les instrumentistes qui prêtent leurs instruments et gardent leur embouchure. Chaque ouvrier aurait ainsi une

espèce d'embouchure qui entrerait dans la canne ou dans laquelle la
canne entrerait par un mouvement aussi prompt que la pensée, et
qui ne diminuerait en rien la rapidité des travaux. »

Reste la grande question. Les ouvriers voudront-ils s'y prêter ou
le feront-ils longtemps?..... Aussi M. Diday voudrait-il continuer
l'usage des visites et faire l'extrémité buccale des cannes trop grosse
pour être admise dans la bouche ; de la sorte l'ouvrier serait *forcé*
de se servir de l'embout. (*Gaz. méd. de Lyon*, nov. et déc. 1862.)

De la liqueur d'absinthe et de ses effets, par M. F. Mo-
REAU. — L'extension rapide et incessante de l'usage, ou plutôt
de l'abus de la liqueur d'absinthe, n'a pas frappé seulement les hygiénistes, les économistes eux-mêmes s'en sont émus, et la sollicitude du gouvernement a été appelée sur ce grave sujet. Une pétition
a été présentée au sénat pour provoquer des mesures propres à mettre
un terme à ce *fléau*, car telle fut l'expression employée par le rapporteur, M. Lefebvre-Duruflé. Un savant illustre, M. Dumas, prenant la parole, a joint son témoignage à celui du rapporteur, et a
signalé, comme s'ajoutant aux dangers de l'alcool, la présence des
huiles essentielles dans certaines liqueurs qui agissent alors comme
un véritable poison. La pétition fut renvoyée au ministre de l'intérieur afin que l'on avisât dans l'intérêt de la santé publique. (Séance
du 27 juin 1861.)

Le cri d'alarme a été répété par toute la presse, mais il ne paraît
pas que ceux que la chose intéressait directement, que les buveurs
d'absinthe aient en rien réformé leurs funestes habitudes.

En attendant, voici qu'un débat s'élève entre les hommes de science
sur la question de savoir si la liqueur d'absinthe agit comme alcoolique ou comme renfermant un agent particulier d'intoxication. L'absinthe, par elle-même, détermine des phénomènes graves et spéciaux, disent MM. Motet (1) et Ancelmier, soutenus par l'autorité de
MM. Dumas et Figuier. Non, répond M. Moreau, la liqueur d'absinthe est un mode d'ingestion de l'alcool et pas autre chose. La
question mérite la peine d'être examinée. Voyons donc les raisons
qu'apporte M. Moreau en faveur de sa thèse.

Il commence par rappeler les propriétés médicamenteuses de l'absinthe. C'est à la fois un médicament tonique et stimulant ; elle jouit
de propriétés emménagogues et anthelminthiques ; on lui a attribué
avec raison une action fébrifuge ; enfin on l'a employée dans les en-
gorgements viscéraux et les hydropisies qui succèdent aux fièvres
intermittentes. C'est donc une substance douée de propriétés énergiques ; mais peut-on la regarder comme un poison narcotico-âcre?

(1) Voy. *Annales d'hyg.*, 1862, t. XV, p. 215,

C'est ce que nie formellement M. Moreau. En analysant rigoureusement les observations données dans ces derniers temps comme des exemples d'*absinthisme*, on voit des individus adonnés à des excès de liqueurs alcooliques, parmi lesquelles l'absinthe a bien sa place, mais non un rôle exclusif; et d'ailleurs, en examinant avec soin les phénomènes observés, en quoi diffèrent-ils de ceux de l alcoolisme ordinaire?... Cependant M. Moreau fait connaître ici une particularité fort curieuse qu'il importe d'exposer avec quelques détails.

On sait que la manière de boire de l'absinthe consiste à étendre 30 grammes environ de liqueur dans un verre d'eau ordinaire. « Cela pourrait, dit M. Moreau, être appelé un grog à l'absinthe. Eh bien! tel buveur qui boira trois, quatre, cinq, six et même dix grogs à l'eau-de-vie ou au rhum dans une journée, sans éprouver le moindre symptôme d'ivresse, ne pourra souvent pas prendre trois ou quatre absinthes sans en ressentir les effets. Ce n'est donc pas l'alcool qui est ici le coupable; examinons si l'absinthe mérite davantage qu'on l'accuse.

» Prenez, en extrait ou en huile essentielle d'absinthe, cent fois la quantité de principes absinthiques contenus dans le verre de liqueur, c'est-à-dire quelques centigrammes d'extrait ou une goutte d'huile essentielle, vous n'observerez aucun des effets produits par l'absorption de cette minime quantité d'absinthe.

» Ce n'est donc ni à l'alcool ni à l'absinthe qu'il faut rapporter les effets observés. Serait-ce à leur combinaison ou à leur réunion ? C'est ce qu'il nous faut ici examiner.

» Il est un autre phénomène non moins digne de fixer notre attention; ce fait est le suivant : Le buveur émérite et sensuel ne verse pas l'eau brutalement sur la teinture d'absinthe que contient son verre; non, il sait bien qu'en agissant ainsi il se préparerait une boisson qui ne posséderait qu'à un faible degré les propriétés stimulantes et stomachiques qu'il recherche; il verse l'eau lentement, goutte à goutte, par petites secousses, de façon à *étonner* (mot technique) son absinthe; il obtient ainsi un liquide verdâtre et trouble, tandis que, dans le premier cas, il n'aurait eu qu'une émulsion imparfaite et un liquide opalin presque transparent. Il vient de faire son absinthe.

» Comme saveur et effet, ces deux liquides sont bien différents : le premier est fade, douceâtre et presque inoffensif, du moins quant à l'ivresse; le second, au contraire, est aromatisé à un degré plus élevé et doué des qualités nécessaires pour jeter sur le carreau l'imprudent qui le boirait sans mesure. Il semble, dans un cas, que l'eau et la liqueur se soient mêlées sans se combiner; dans l'autre, au contraire, la division des molécules et l'union de l'alcool et de l'eau semblent parfaites; par conséquent l'action de la boisson est plus sûre et son absorption plus complète. Ce fait vient donner une nouvelle force à cet axiome thérapeutique, que, plus un corps est divisé, plus il est facilement absorbé. »

Assurément le fait que signale M. Moreau est bien curieux, et pour faire voir que c'est bien au mode d'émulsion produit par le buveur que les effets de l'absinthe doivent être attribués, il rappelle que la liqueur prise pure et, comme le font quelques malheureux, à dose considérable, ne produit rien de semblable. Enfin, des expériences faites sur des lapins ont confirmé la nocuité toute spéciale de l'émulsion.

M. Moreau, comparant l'absinthe à la chartreuse, a constaté que cette dernière, mêlée à l'eau, produit très promptement l'ébriété. Si l'on ne se grise pas avec la chartreuse, c'est qu'elle est trop chère.

Quoi qu'il en soit, les faits mêmes que rapporte M. Moreau semblent confirmatifs de cette opinion, que la présence dans l'alcool de principes volatils spéciaux s'ajoute d'une manière très nuisible à l'action de celui-ci.

Reste enfin la question des falsifications par le curcuma, l'indigo, le sulfate de cuivre même, qui sont en dehors de la question, mais dont il faut cependant tenir compte, quand on parle des effets de l'absinthe.

Pour ce qui est des dangers de l'abus, M. Moreau est le premier à les signaler, et il fait cette observation judicieuse, que si l'absinthe n'existait pas, assurément l'homme du monde ne penserait pas à prendre un verre de rhum ou de cognac, « et quant au prolétaire, il boirait peut-être du vin détestable, c'est possible, mais à coup sûr moins nuisible qu'une teinture alcoolique au sulfate de cuivre, au curcuma ou à l'indigo ».

Relativement aux conclusions de M. Moreau, nous ne saurions être entièrement d'accord avec lui sur la parfaite identité de nature entre les effets de la liqueur d'absinthe et ceux de l'alcool. Ce que nous venons de rapporter d'après lui des effets de l'émulsion fait voir qu'il y a là quelque chose de particulier qu'il importe d'étudier, et, au total, l'introduction de cette boisson dans nos habitudes doit être regardée comme éminemment funeste. — *Caveant consules!*

Observations sur l'usage et l'abus du cidre. — Colique végétale, tremblement des buveurs, par M. le docteur Houssard (d'Avranches). — Existe-t-il une affection analogue, par les symptômes, à la colique de plomb, mais due uniquement à l'action des végétaux, et particulièrement des végétaux acides? On sait combien cette question a été controversée, les uns voulant voir partout et toujours une intoxication saturnine, tandis que les autres admettaient que les accidents désignés sous le nom de colique végétale,

sont parfaitement distincts et reconnaissent réellement l'origine in=
diquée ci-dessus. Le même débat s'est renouvelé pour la colique
sèche des régions tropicales.

Nous n'avons pas à reproduire ici ces discussions ; rappelons seu -
lement que, dans les différentes localités (Poitou, Normandie, De-
vonshire, etc.) où la maladie fut observée, on l'attribua spécialement
au vieux poiré qui avait fermenté deux fois, aux vins verts et aigres,
au vin blanc non fermenté, au suc de citron et à certaines boissons
acides. Les faits suivants, récemment communiqués à l'Académie de
médecine, semblent corroborer l'opinion de ceux qui reconnaissent
à la maladie une origine végétale. M. le docteur Houssard, qui pratique à Avranches, en Normandie, a, depuis bien longtemps, observé
chez les grands buveurs de cidre, un groupe de symptômes particuliers auquel il a donné ou restitué le nom de colique végétale. Voici
la description de cette affection telle que l'auteur lui-même la donne
dans sa communication : « Elle est caractérisée, dit-il, par des coliques vives et incessantes, accompagnées de constipation opiniâtre,
de vomissements fréquents. Le ventre, sans être dur ni très ballonné, est médiocrement sensible à la pression, la soif est vive, le
pouls peu fréquent d'abord, la chaleur peu développée au commencement. Cette série de symptômes est produite par l'usage, et surtout
par l'abus du cidre, dans les jours chauds de juillet et d'août. Je dis
l'usage ou l'abus, car il est des individus d'une constitution plus sensible, d'un tempérament nerveux, qui, par là même, sont plus disposés à la maladie, et qui n'ont pas besoin, pour en être atteints,
d'en boire beaucoup ni d'être excités par les chaleurs de l'été, tandis que d'autres, moins sensibles, ne sont malades que parce qu'ils
ont bu avec excès... J'ai observé encore que c'était surtout le vieux
cidre, celui de deux ou trois ans, qui causait plus souvent la maladie, que celui de l'année. Cet effet des vieux cidres me paraît dû à
ce qu'ils contiennent beaucoup plus d'acides malique et acétique
que le cidre de l'année, et que, selon toute apparence, la maladie est
due à la présence et à l'action de ces acides sur la membrane muqueuse des voies digestives. Aussi est-ce, ce me semble, en expul-
sant du canal intestinal ces substances acides ou d'une autre nature,
que l'on guérit la maladie. » Aussi M. Houssard, pour obéir à
cette indication ; a-t-il particulièrement recours aux purgatifs, et
surtout à l'huile de croton tiglium qui, en raison de son petit volume,
est parfaitement supportée par l'estomac.

Quand le malade est guéri, il doit être réservé sur l'usage du
cidre, qu'il doit choisir, qu'il doit quelquefois mitiger en y ajoutant
de l'eau, et dont il doit surtout user avec modération s'il veut éviter
les rechutes qui sont faciles et fréquentes, même après plusieurs
années.

Maintenant, ne serait-il pas possible, comme on l'a dit tant de fois, que l'on eût confondu avec la colique végétale, une véritable colique de plomb produite, par exemple, par des cidres falsifiés à l'aide de sels de plomb? Telle fut l'objection adressée à M. Houssard par un honorable académicien. Mais, répondit le médecin d'Avranches, le symptôme caractéristique, pathognomonique de la colique de plomb, le liséré bleu des gencives, n'existe jamais dans la colique végétale qu'il a décrite, et cela se conçoit d'autant mieux que les observations qu'il a rapportées ont toutes été recueillies chez des personnes qui ne faisaient pas usage de vases d'étain, dont l'emploi est aujourd'hui plus restreint dans la contrée qu'il ne l'était autrefois.

Il a cependant fait, il y a peu de temps, un rapport au conseil d'hygiène de son arrondissement sur quelques cas de coliques saturnines observées dans un canton du pays Avranchin, et qui avaient été produites par l'usage du cidre qui avait séjourné dans des vases d'étain; mais tous les malades sans exception avaient offert le signe caractéristique et distinctif, le liséré bleu des gencives. Ainsi la colique végétale n'a point été confondue avec la colique de plomb.

L'auteur termine son intéressant mémoire par quelques considérations sur le *delirium tremens*, contre lequel il vante l'infusion de quinquina comme étant un véritable spécifique. (*Bulletin de l'Acad. de méd.*, 1862, t. XXVIII, p. 53.)

Présence de l'arsenic dans certaines couleurs rouges, dans certains charbons de terre; ce que devient l'arsenic employé dans la fabrication du verre. — La présence de l'arsenic dans une foule de substances ou de produits usuels préoccupe vivement, depuis quelques années, les hygiénistes français et étrangers. Voici à cet égard quelques-uns des résultats obtenus, dans ces derniers temps, par nos éminents confrères d'outre-Rhin :

1° Lors des recherches poursuivies avec tant d'ardeur sur l'arsenic contenu dans les couleurs vertes, on a, dit M. Eulenberg, entièrement négligé les couleurs rouges. Il y a cependant de ces couleurs et des papiers de tentures ainsi colorés dans lesquels le médecin de Cologne a trouvé des proportions notables d'acide arsénieux. Ainsi, relativement aux papiers d'appartements, il en a rencontré dans tous les papiers veloutés sur lesquels il y a, comme on sait, une couche de laine tontisse; or celle-ci se détache facilement, soit d'elle-même, soit lors du nettoyage à l'aide du plumeau; et la preuve c'est que dans la poussière déposée sur les meubles et sur les divers objets qui existent dans les pièces ainsi décorées, on constate facilement la présence de l'arsenic.

Les couleurs rouges usitées dans la peinture sont la laque en boule, la laque de Florence et le carmin, auxquels on ajoute de l'arsenic pour leur donner plus d'éclat et de durée. Or le nom ordinaire de la substance colorante ne met nullement en garde contre l'addition dangereuse dont il est ici question. En 1852, un avis émané de la police de Berlin prévenait le public que les couleurs connues dans le commerce sous les noms de *rouge de cochenille* et de *laque de Florence* ne devaient pas être confondues avec la cochenille pure et exempte de dangers, parce que les couleurs susdites étaient, dans leur préparation, additionnées d'une substance vénéneuse, l'arsenic. Les marchands qui mettaient en vente de ces espèces de couleur, étaient tenus d'en faire connaître aux acheteurs la composition dangereuse, sous menace des peines sévères édictées par l'art. 304 du Code pénal prussien.

En général, les détaillants qui vendent les couleurs n'ont aucune notion des substances innocentes ou vénéneuses qui les constituent. Ainsi M. Eulenberg a acheté dans une boutique du carmin que le marchand lui assurait être très pur et qui, cependant, renfermait une certaine proportion de cinnabre.

Le carmin, la laque de Florence sont généralement regardés comme innocents et l'emploi en est permis aux confiseurs et marchands de comestibles ; cependant il faut bien savoir que, en raison de la cherté de la cochenille, ces couleurs sont souvent falsifiées par de l'arsenic, sans que l'inspection directe puisse faire soupçonner la fraude. Il est donc nécessaire que des inspections fréquentes soient faites par des personnes compétentes, afin de soustraire le public aux dangers de ces coupables falsifications.

« Le commerce des couleurs, dit M. Eulenberg, doit être soumis à un contrôle sévère. Il ne devrait être permis à aucun détaillant épicier de vendre des couleurs, comme cela se fait dans les petites villes et dans les villages du Rhin, où l'on voit souvent la céruse, la litharge, le vert de Schweinfurt, entre du café en grain et du sucre. J'ai vu une boîte remplie de céruse posée sur une autre qui contenait de la farine, et du vert de Schweinfurt au milieu de clous de girofle et de muscade.... »

Nous sommes bien certain que ces faits doivent aussi se reproduire chez nous dans des conditions analogues. C'est là une chose qui mérite de fixer l'attention de l'autorité, si l'on veut empêcher une foule d'accidents dont la cause ne peut être soupçonnée et qui mettent chaque jour en péril la santé publique

M. Eulenberg (1) voudrait que l'on exigeât des marchands de cou-

_____

(1) En 1853, le docteur Boretius de Rössel (États prussiens) publia dans le journal de Casper (*Vierteljahrschr.*, t. IV, p. 199 et suiv.), un petit travail fort intéressant dans lequel, passant en revue les professions

leurs la connaissance exacte de la composition des substances qu'ils vendent. (Pappenheim's *Beiträge zur*, etc.)

2° M. Baedeker a donné les résultats assez intéressants des expériences chimiques auxquelles il s'est livré pour déterminer la présence de l'arsenic dans certains charbons de terre. Il a pris de la suie provenant de la cheminée d'une maison où l'on brûlait du charbon de terre tiré d'une mine des environs de Witten (Westphalie). L'eau de lavage de cette suie n'en contenait pas traces, mais la suie elle-même, après le lavage, en renfermait manifestement; d'où l'auteur conclut que l'arsenic existant dans la suie, soit à l'état d'acide arsénique, soit à l'état d'acide arsénieux, ne s'y rencontre qu'à l'état insoluble.

Au point de vue de la quantité, 50 grammes de suie ont donné 0,0053 d'arsenic, ou 0,0070 d'acide arsénieux; ainsi 1 kilogr. renferme 14 centigr. de cet acide.

Dans la fabrication du gaz, on admet que l'arsenic renfermé dans le charbon doit se volatiliser sous forme d'hydrogène arsénié. Aussi s'efforce-t-on de le transformer en un composé ammoniacal en le faisant passer à travers de l'eau contenant du sulfure d'ammoniaque ou de l'ammoniaque. M. Baedeker a reconnu l'utilité de cette précaution en analysant l'eau ammoniacale d'une usine à gaz: un demi-litre a donné 0,0042 d'arséniate ammoniaco-magnésien. (Pappenheim's. *Beiträge zur*, etc.)

3° Que devient l'arsenic employé dans la fabrication du verre et des glaces? Telle est la question que s'est posée l'habile et savant hygiéniste Baedeker (de Witten), dont nous venons d'analyser le travail sur la fumée de houille.

La question relative à l'importance hygiénique des grandes quantités d'arsenic usitées dans la fabrication du verre n'avait pas encore été résolue. En général, on pense que la santé des ouvriers dans ces usines n'a pas à en souffrir; car, dit-on, l'arsenic se volatilise entièrement à l'ardente température des fourneaux, de telle sorte que le verre lui-même n'en retient pas ou du moins ne renferme aucun composé soluble du métal. Sa présence n'avait donc nullement attiré l'attention.

de droguiste, de boucher, de brasseur, de peintre en bâtiments, de fabricant de papiers peints, de potier, etc....., il fait voir les dangers de l'ignorance chez les personnes qui exercent ces divers métiers tant pour eux-mêmes que pour le public. Il en tire la conséquence que l'autorité, dans l'intérêt de la santé publique, devrait exiger de ceux qui se livrent aux professions susdites, des notions exactes sur les substances qu'ils vendent ou mettent en œuvre, les accidents qui peuvent se présenter dans la pratique de leur industrie, etc., comme on le fait pour les pharmaciens, les marchands de bestiaux, etc.   B.

Dans la préparation des glaces, on introduit dans les récipients un mélange de 1 livre d'arsenic blanc et de 2 livres 1/2 de soude calcinée, et, par-dessus la masse vitrifiable ordinaire, formée de sable, de sulfate de soude, de carbonate de chaux et de charbon. La proportion d'arsenic à la masse vitrifiable est :: 1 , 900, et au produit vitrifié :: 1 : 700.

Au moment où l'on introduit l'arsenic et la soude, il se développe une odeur d'ail bien connue des ouvriers, car alors une partie de l'acide arsénieux se change, sous l'influence de la chaleur rouge et de l'air, en acide arsénique, qui se combine avec la soude, une autre partie se volatilise. Mais tout n'est pas ainsi entraîné, et il s'agit de rechercher la présence de l'arsenic, ou plutôt des composés arsenicaux, dans le verre, dans la suie qui se trouve déposée sur les parois de la cheminée, dans la poussière de l'usine, sur le toit de celle-ci, et enfin aux alentours.

1° Du verre, finement pulvérisé et examiné soigneusement, donna 0,034 pour 100 d'acide arsénique et 0,029 pour 100 d'arsénieux; ou 0,022 d'arsenic métal; il reste donc dans le verre environ un cinquième de l'arsenic employé, les quatre cinquièmes restants se sont volatilisés. Ici se présentait une question importante à résoudre : l'arsenic contenu dans le verre s'y trouve-t-il à l'état soluble ou insoluble? Les acides ont dissous dans la poudre de verre de la chaux, du fer et du plomb, mais l'arsenic s'y trouve en quantité trop peu considérable pour que l'on puisse regarder comme méritant qu'on s'y arrête, sa dissolution par les acides sur la surface du verre quand il n'est pas réduit en très petits fragments.

2° Du fiel de verre analysé avait été récemment recueilli à la surface du verre en fusion. Le docteur Baedeker y a trouvé de l'arsenic, qu'il suppose devoir s'y trouver à l'état d'arséniate de soude.

3° La fumée du conduit de cheminée a donné plus particulièrement du charbon, de l'oxyde de fer, et 0,125 pour 100 d'acide arsénieux.

4° Le métal trouvé dans les poussières de l'usine y était à l'état insoluble.

5° L'eau contenue dans les chaudières, les machines à vapeur, était exempte d'arsenic; ainsi les émanations provenant des fourneaux n'avaient pas fourni à l'eau des puits l'élément toxique qu'elles renfermaient.

6° Dans le but de constater la propagation de vapeurs arsenicales aux alentours de l'usine, M. Baedeker examina la neige qui s'y était accumulée pendant quatorze jours. Il y trouva les substances que la fumée entraîne avec elle, beaucoup de matières organiques, et enfin des traces d'arsenic. (Pappenheim's, *Beitrüge*, etc.)

BIBLIOGRAPHIE.

Dictionnaire d'hygiène publique et de salubrité, ou Répertoire de toutes les questions relatives à la santé publique, complété par le texte des lois, décrets, arrêtés, ordonnances et instructions qui s'y rattachent, par le docteur A. TARDIEU, professeur de médecine légale à la Faculté de médecine de Paris. *Deuxième édition augmentée*, Paris, J. B. Baillière et fils, 1862; 4 vol. In-8.

Il y a dix ans à peine que paraissait la première édition de cet ouvrage (1), et l'importance des additions qui y ont été faites par l'auteur témoigne en même temps et de son zèle pour maintenir son œuvre au rang distingué qu'elle occupe dans la littérature médicale, et de la rapidité des progrès de l'hygiène publique contemporaine. Il est du reste parfaitement juste de lui attribuer une part dans ce mouvement et il en bénéficie, pour se compléter, après en avoir été l'un des principaux promoteurs. Si la perfection des institutions d'hygiène publique dans un pays est, comme l'a dit un éminent écrivain, une mesure très exacte du degré de civilisation auquel il est parvenu, la France se place résolûment au premier rang sous ce rapport comme sous tant d'autres, et ce livre ne peut, à ce point de vue, qu'accroître sa considération aux yeux des étrangers.

Un livre de la nature de celui-ci se prête difficilement à l'analyse d'ensemble, puisqu'il n'a pas de plan ; il se prête encore plus difficilement à une analyse de détails à cause de la multitude infinie des matières qu'il renferme ; le rôle de la critique se borne donc à apprécier son utilité et ses qualités intrinsèques de méthode, de clarté, d'érudition et de style.

Fodéré commençait, en 1813, un ouvrage sur l'hygiène publique par ces mots : « Je traite ici un sujet usé. » M. Tardieu pouvait bien légitimement, quarante ans plus tard, se dire qu'il traitait un sujet complétement neuf, et nous pouvons ajouter qu'il en a si bien et si complétement pris possession que ce terrain est à lui, et que de longtemps nul compétiteur ne sera assez mal inspiré pour y mettre le pied. Ce n'est pas à dire que les différentes parties qu'il embrasse ne puissent devenir l'objet de travaux plus détaillés, plus complets et plus approfondis: le *Traité d'hygiène industrielle et administrative* de M. Max. Vernois contredirait cette assertion ; mais il n'en est pas moins vrai que l'hygiène publique considérée dans son ensemble et comme science, a été envisagée par lui avec une élé-

(1) On pourra consulter l'analyse de cette première édition qui a été faite avec autant de soin que de développement par M. Ad. Trebuchet, et qui a été publiée dans ce journal, 1854, 2e série, t. II, p. 221 à 239.

vation de pensée et une sûreté de savoir qui décourageront de longtemps toute tentative analogue.

D'ailleurs M. Tardieu est jeune encore, il a une longue carrière
d'activité devant lui, et il veillera à ce que son œuvre, maintenue
avec soin au courant des progrès de l'hygiène publique, ne vieillisse
que quand il fera défaut, c'est-à-dire dans un avenir heureusement
fort éloigné.

Toute science qui progresse avec rapidité exige des remaniements
fréquents dans les livres qui lui sont consacrés; la chimie et l'hygiène
sont surtout dans ce cas, et il est avantageux que ce soit le même
esprit qui assiste à cette évolution et en enregistre les phases dans
les éditions successives d'un ouvrage. Les articles *Contagion, Régime
sanitaire, Système pénitentiaire, Hôpitaux, Chemins de fer, Quarantaine*, etc., peuvent être comparés avec fruit dans les deux éditions
successives du *Dictionnaire d'hygiène publique et de salubrité*, comme
exemple du soin avec lequel l'auteur s'est attaché à tenir son livre
au courant des questions nouvelles ou des travaux qui se sont publiés depuis dix ans sur l'hygiène publique. Une des qualités de cet
ouvrage que nous devons également faire ressortir, c'est son extrême
érudition, et le nom de l'auteur était par avance un sûr garant
qu'on dût l'y rencontrer. La seule bibliographie, si l'on en réunissait les
indications de livres ou de mémoires annexées à chaque article,
ferait presque la moitié d'un volume en texte serré. Outre que cette
méthode, chère aux érudits allemands, est un acte de justice, puisqu'elle restitue à chacun ce qu'il a fait, elle est en même temps une
garantie pour la maturité des jugements portés par l'auteur. Au
reste, M. Tardieu était déjà entré dans cette voie, dans son introduction, en signalant les ouvrages généraux ou les collections qui,
suivant son expression, « constituent en quelque sorte le fondement
de toute étude concernant l'hygiène publique et la salubrité ». Nous
avons parcouru cette liste et nous y avons constaté avec regret une
lacune considérable. Nous voulons parler de l'omission qui y est
faite du nom du professeur Freschi, hygiéniste du premier ordre dont
l'Italie médicale déplore la perte toute récente, et qui, dans un
Dictionnaire d'hygiène publique et de salubrité que la mort a laissé
inachevé (1), a tenté avec succès l'œuvre réalisée par M. Tardieu,
et s'est empressé de déclarer tout le secours que lui a prêté l'ouvrage antérieur de date de notre éminent confrère. Nous rendrons
bientôt compte dans ce recueil de l'ouvrage de Freschi, du conti-
nuateur de Sprengel, de l'historiographe du choléra de Gênes, du
médecin légiste éminent qui, par la nature de ses travaux et l'in-
croyable activité de sa vie scientifique, se rapproche tant de la personnalité du savant professeur de médecine légale de la Faculté de

---

(1) *Dizionario d'igiene publica*, Torino, 1859. 3 vol.

Paris. Que M. Tardieu nous permette de lui signaler cet oubli qui nous a particulièrement frappé à cause de l'extrême valeur que nous attachons à l'œuvre du professeur Freschi, auquel nous étions lié du reste par les liens d'un commerce intellectuel qui a trop peu duré.

Si la clarté du style est une qualité toute française, le sens pratique et le positivisme sont des qualités dans lesquelles l'école de Paris cherche depuis longtemps ses caractéristiques, avec raison disent les uns, avec exagération disent les autres. Sans entrer dans ce débat, nous dirons qu'elles se retrouvent au plus haut degré dans cet ouvrage et qu'elles ne le déparent en rien. L'esprit net, concis de l'auteur s'y déploie librement avec cette facilité et cette élégance sobre d'ornement qui sont le cachet de toutes ses productions. On le lit avec fruit et avec plaisir, il a la langue de l'hygiène, langue difficile comme l'est celle de toute vulgarisation scientifique, et les gens du monde eux-mêmes peuvent lire ce *Dictionnaire d'hygiène publique* sans presque y trouver d'obscurités qui les embarrassent.

L'auteur prépare, dit-on, et sur le même plan, un *Dictionnaire de médecine légale*; nous avions pressenti ce projet et nous y applaudissons. Nous ne doutons pas que cet ouvrage, qui comblera également une lacune, ne soit grandement apprécié si l'auteur y apporte le même soin et les mêmes qualités; c'est plus qu'il n'en faut pour lui assurer un succès qu'il n'est pas difficile de prédire.

Dʳ FONSSAGRIVES.

Traité élémentaire et pratique des maladies mentales, suivi de consi-dérations pratiques sur l'administration des asiles d'aliénés, par M. H DAGONET, professeur agrégé à la Faculté de médecine de Strasbourg, médecin en chef de l'asile des aliénés de Stephansfeld. Paris, J. B. Baillière et fils, 1862; in-8 de 816 pages avec une carte.

Le *Traité des maladies mentales* de M. Dagonet appartient à cette catégorie d'œuvres vulgarisatrices, ingrates et ardues pour ceux qui les composent, mais profitables au grand nombre, où l'on trouve exposé un ensemble de connaissances et où les auteurs effacent à peu près complétement leurs opinions devant celles des autres. Ces sortes d'ouvrages sont utiles; ils marquent les étapes du progrès scientifique et facilitent les études des générations à venir.

Tel qu'il est, ce livre est certainement la représentation fidèle de la médecine mentale actuelle, et fait apprécier la marche ascensionnelle qu'elle a suivie jusqu'à ce jour.

Après un aperçu historique complet sur la matière, l'auteur donne une description d'ensemble de la symptomatologie et de la physiologie pathologique de la folie. Passant en revue tous les désordres psychiques, il a soin de suivre l'ordre physiologique, de telle sorte que toutes les fonctions cérébrales sont examinées et étudiées tour à tour, suiv   é ode i m t cette   rtie de l'ouvra e à la

chacun ; de plus, pas de ces digressions philosophiques qui rendent
ces connaissances souvent inabordables, et qui, trop souvent, couvrent la confusion des idées de l'auteur. On ne saurait trop applaudir
aux efforts de M. Dagonet, qui a réussi à rendre cet ordre de matières
intelligible pour tous, et il me semble que l'ordre physiologique est
pour beaucoup dans ce résultat : il en est de même, en effet, dans la
médecine mentale que dans les autres branches de l'art ; qu'est la
connaissance des maladies sans l'observation et sans les études ana-
tomo-physiologiques ?

Un des passages les plus intéressants de ce chapitre d'ensemble
sur la symptomatologie de la folie est consacré aux troubles de la
motilité de l'iris. Il emprunte, de plus, un intérêt d'actualité aux
communications récentes du professeur Cl. Bernard sur les phénomènes oculo-pupillaires produits par la section du nerf sympathique
cervical. On sait ainsi que la section des deux premières racines
rachidiennes dorsales donne lieu au rétrécissement de la pupille, à
la rétraction du globe oculaire dans le fond de l'orbite, à l'aplatissement de la cornée et à la diminution consécutive du globe de l'œil.
L'un de ces symptômes (la contraction anormale des pupilles et le
plus souvent d'une seule), très fréquent dans la paralysie générale,
a été étudié avec certains développements par M. Dagonet. La contraction exagérée des pupilles semble, dit-il, prouver une irritation
cérébrale, ou bien la compression ou la destruction du grand sympathique ; ce seraient aussi ces deux dernières lésions qui produi-
raient, d'après M. Cl. Bernard, le rétrécissement de la pupille, à
l'exclusion des autres.

Après deux chapitres très complets sur les hallucinations, sur les
maladies incidentes et les caractères qu'elles empruntent à l'état
d'aliénation , l'auteur a développé longuement la partie consacrée à
l'anatomie pathologique. J'y trouve habilement exposée une théorie
ingénieuse de Otto Müller sur la diminution de pression du cerveau,
du centre à la périphérie, et sur les conséquences qu'elle entraîne au
point de vue de l'hypérémie des méninges ; il en résulte, en particulier, au point de vue de l'impulsion cardiaque, que, lorsqu'elle
s'affaiblit, le cerveau est porté moins fortement vers les parois intérieures du crâne, c'est-à-dire vers la périphérie, et que la pie-mère
reçoit consécutivement une plus grande quantité de sang et se con-
gestionne à la fin.

Il me semble que M. Dagonet aurait pu tirer de ces recherches
de Müller quelques déductions en rapport avec certaines classes de
maladies mentales, en particulier avec l'alcoolisme chronique. On
sait, depuis Magnus Huss (et mes communications à la Société de
biologie l'ont surabondamment prouvé), que le cœur des individus
adonnés aux liqueurs alcooliques est le siège d'une dégénérescence
graisseuse ; de plus , il est certain que le cerveau est, chez ces ma-

toujours congestionnées et présentent à leur surface des exsudats plastiques, des taches blanchâtres. Eh bien ! cet ordre de lésions confirme l'opinion de Müller, d'autant qu'il est possible, du vivant de ces ivrognes, de constater que l'impulsion cardiaque est moindre et que le pouls est notablement mou, quoique le champ de matité du cœur soit plus étendu. La systole étant moins énergique, le sang est porté moins abondamment au cerveau, et il se produit dans l'organe encéphalique une sorte d'anémie qui coïncide avec une congestion méningée chronique que toutes les autopsies s'accordent à démontrer.

Les fausses membranes de la dure-mère, ou plutôt de l'arachnoïde pariétale, sont l'objet d'un chapitre à part ; mais ici comme en maint endroit les opinions des autres sont admises sans examen, sans contrôle aucun, sans que l'auteur mette en avant son individualité scientifique. Ainsi, je lis : « Les fausses membranes sont le résultat d'hémorrhagies méningées. » M. Dagonet nous donne donc ici l'opinion de M. le docteur Baillarger, sans tenir compte des travaux plus récents de M. Ch. Robin et autres, qui démontrent sans conteste cette vérité importante que le sang est incapable de s'organiser. Depuis plusieurs années, les faits, les observations s'accumulent pour prouver que la présence d'éléments fibreux dans les néomembranes de la dure-mère est incompatible avec l'opinion de M. Baillarger et ne peut s'expliquer que par les transformations progressives de la lymphe plastique.

Quant aux symptômes de ces néomembranes, l'auteur s'en tient absolument aux conclusions négatives du mémoire de M. Aubanel, que sa position de médecin directeur d'un asile d'aliénés lui eût rendu facile, sans chercher à se faire une opinion personnelle. Il est pourtant certain que ces néomembranes se manifestent par des symptômes ; pour ma part, j'ai présenté aux Sociétés anatomique et de biologie deux mémoires contraires à ses conclusions négatives ; M. Charcot a décrit, de son côté, quelque signes diagnostiques qui s'accordent avec les miens, et M. Lancereaux, dans un travail récent, prouve que ces productions membraneuses se traduisent toujours par quelque symptôme.

On dirait vraiment, à lire le traité de M. Dagonet, qu'il a été écrit il y a une dizaine d'années, tant il est, en certains endroits, peu au courant de la science.

Par contre, le chapitre consacré à l'étiologie est des plus complets ; il nous montre l'influence des causes générales tenant aux agglomérations de population, à l'éducation, à l'hérédité ; des causes physiques, alcoolisme, narcotisme, fièvres diverses, grossesse, maladies septiques, et des causes morales de toute espèce.

Après cet aperçu d'ensemble sur les maladies mentales, M. Dagonet examine une à une toutes les variétés de délire, et suit la classification d'Esquirol. La manie, la lypémanie, la stupidité, la mono-

manie, la démence, l'idiotie, sont décrites avec un soin tout particulier.
Le chapitre sur la paralysie générale est écrit dans un esprit excellent et porte le cachet des emprunts que l'auteur a faits, et nous l'en
félicitons, à la remarquable thèse de M. Jules Falret (1).

La partie qui traite du délire aigu me suggère quelques observations. L'auteur dit, à propos de l'étiologie, qu'il a vu survenir une
fois ce délire à la suite d'un rhumatisme articulaire aigu qui avait
cessé brusquement : « Cette métastase, ajoute-t-il, avait agi concur-
remment avec des impressions morales pénibles. » Je ne puis admettre, avec M. Dagonet, que les complications cérébrales qui surviennent dans le rhumatisme aigu soient une métastase, quand il est
avéré aujourd'hui que la séreuse périencéphalique peut s'enflammer
comme les séreuses cardiaques et articulaires sous l'influence du
même état morbide, le rhumatisme. La croyance aux métastases est
une opinion surannée et complétement fausse, dans ces cas de rhumatisme cérébral.

La thérapeutique a une grande part dans le livre de M. Dagonet,
et le *no-restraint* a été en particulier l'objet d'une étude toute spéciale. Fort de son expérience personnelle, il critique sagement ce
mode de traitement et démontre que plusieurs moyens de répression, qui laissent une certaine apparence de liberté, constituent une
bien meilleure méthode que ces cellules rembourrées où l'on séquestre
les agités et dont un des grands inconvénients est d'isoler le gardien
de l'aliéné, de rendre moins fréquents leurs points de contact et, par
conséquent, de diminuer l'influence du premier sur le second, influence si nécessaire cependant, lorsqu'il s'agit de le coucher, de le
faire manger et d'exécuter les prescriptions médicales.

Comme complément du livre, j'y trouve à la fin un excellent travail de M. Renaudin sur l'administration des asiles d'aliénés et sur
cet ordre de connaissances qui sortent complétement de la sphère
médicale, mais qui, sous le régime de la loi de 1838, sont indispensables à tout médecin directeur d'un asile départemental.

Tel est le *Traité des maladies mentales* de M. Dagonet ; sous sa
forme trop peu originale peut-être, il est appelé à rendre de grands
services ; écrit avec la plus grande conscience, il donne le bilan assez
exact de nos connaissances actuelles, et surtout de la littérature allemande ; il fait apprécier la marche ascensionnelle que la médecine
mentale a suivie jusqu'à ce jour.   AUG. VOISIN,
                                                   Chef de clinique.

(1) *Recherches sur la folie paralytique*, Paris, 1853, in-4.

ERRATUM.

Page 126, *au lieu de* Mialbe et Gobley, *lisez* Mandl et Gobley.

Paris — Imprimerie de L. MARTINET, rue Mignon, 2.

ANNALES
D'HYGIÈNE PUBLIQUE
ET
DE MÉDECINE LÉGALE.

HYGIÈNE PUBLIQUE.

DE LA

MORTALITÉ DES ARMÉES EN CAMPAGNE

AU POINT DE VUE DE L'ÉTIOLOGIE,

Par le Dᵣ LAVERAN,

Médecin professeur à l'hôpital militaire du Val-de-Grâce.

Bene scire est per causas scire.
(BACON.)

C'est un principe admis par tous les grands capitaines, Marl-
boroug, Frédéric, Napoléon, que plus une guerre est rapide, moins elle est mortelle. Les longues expéditions ruinent
les États et épuisent les populations par les maladies, toujours
plus funestes que le feu. Il y a donc dans les événements de
la guerre, des influences destructives dont la connaissance intéresse le médecin, au point de vue des faits et de la science
étiologique.

Nous devons à la curiosité savante des historiens de l'anti-
quité, la connaissance des grandes épidémies militaires.
Comme Homère, Sophocle, pour les temps mythologiques ;
Thucydide, Xénophon, Diodore de Sicile, Tite-Live, Denys

d'Halicarnasse nous ont conservé les traits principaux des grandes mortalités des armées, et transmis les impressions et les idées que ces événements faisaient naître au début des temps historiques.

Le document le plus ancien et le plus important est la description de la peste d'Athènes, décrite par Thucydide et Diodore de Sicile. Importée de l'Orient, suivant Thucydide, la maladie fit irruption la seconde année de la guerre du Péloponèse, la 2ᵉ de la 87ᵉ Olympiade, 431 avant l'ère moderne.

Selon Diodore, qui écrit trois siècles plus tard, la maladie commença vers la fin de mars, les Athéniens n'osant se mesurer en pleine campagne, et se tenant enfermés dans Athènes (1). La ville étant encombrée par les habitants de l'Attique, qui avaient quitté leurs demeures des champs pour y trouver un refuge (2), et s'étaient entassés dans des baraques étroites que la chaleur de la saison, et l'absence de vents rendaient plus insalubres. Il périt plus de 4400 hommes de pied, 300 cavaliers et au delà de 10 000 citoyens et esclaves.

La mort frappait par masses ; le sentiment de la fatalité du mal, dit Thucydide, faisait que les malades s'abandonnaient au désespoir, et comme ceux qui soignaient les malades contractaient la maladie, le sentiment de l'honneur était aussi funeste à celui qui se dévouait qu'à ses proches ; de là un abandon général, l'absence de sépulture ; les cadavres remplissant les rues, les temples, et ajoutant leur infection à celle de l'air.

L'épidémie de l'Attique dura deux ans, et après une interruption d'une année et demie, elle éclata de nouveau dans la cinquième année de la même guerre, au commencement de l'hiver.

Thucydide, et surtout Diodore de Sicile, se sont préoccupés

(1) Diodore, liv. XII.
(2) Thucydide, liv. II.

des causes de l'épidémie, et nous retrouvons dès lors les croyances invoquées par les modernes dans l'explication des grandes épidémies. L'importation de l'Égypte et de la Libye est admise par Thucydide. Diodore de Sicile recherche tous les grands phénomènes naturels qui précédèrent son irruption, et insiste sur l'entassement des étrangers dans Athènes; enfin la transmission du mal est nettement affirmée.

L'esprit humain, depuis deux mille ans, cherche en vain à déterminer laquelle de ces interprétations doit dominer l'histoire des épidémies. Le même doute existe quant à la détermination de la nature de la maladie rapprochée par Sprengel de la peste à bubon; par Démétrius-Dukas, Brandeis, Wawruch, Schœnck et Hecker du typhus exanthématique; par Théodore Krause et MM. Littré et Daremberg, de la variole, et enfin constituant pour M. A. Krause une maladie à part, la peste ancienne. Difficulté insoluble pour qui compare le point de vue ancien au point de vue moderne, l'absence de l'analyse symptomatique et l'immense influence que le génie descriptif de Thucydide a exercée sur la description des épidémies observées après lui. En effet, Tite-Live, Denys d'Halicarnasse, Ammien Marcellin, Galien, saint Cyprien, Évagre, Procope, empruntent à l'historien grec les traits principaux de la peste d'Athènes dans la description des épidémies de Syracuse en 395, dans celle de Rome assiégée par les Herniques en 350, dans l'épidémie qui frappa l'armée de Brennus après la bataille de l'Allia en 390, dans l'épidémie de l'armée de Marcellus à Syracuse en 228, dans celle qui frappa l'armée de Lucius Verus après le siége de Séleucie, aussi bien que dans l'histoire de la maladie décrite par saint Cyprien et Eusèbe de 251 de notre ère à 266, et dans la peste de Justinien décrite par Procope et Évagrius.

Reconnaissons donc dans la description des épidémies des anciens le rapport de l'épidémie avec des événements militaires, et voyons les faits plus précis empruntés à l'histoire moderne.

Nous pouvons évaluer environ à un cinquième les pertes des armées par le feu, ainsi que l'indique le tableau suivant :

Guerre de Marlborough.	Bleinheim en 1704. .	25 p. 100.
	Ramilies en 1706. .	6 —
	Oudenarde en 1708. .	3 —
	Malplaquet en 1709. .	25 —
Austerlitz.	Français.	11 —
	Russes.	30 —
	Autrichiens.	11 —
Wagram.	Français.	13 —
	Autrichiens	11 —
Moskowa.	Français.	37 —
	Russes.	11 —
Bautzen.	Français.	13 —
	Prussiens et Russes. . .	11 —
Waterloo.	Français.	36 —
	Anglais et Prussiens. .	31 —
Magenta.	Français.	7 —
	Autrichiens.	8 —
Solferino.	Français.	10 —
	Autrichiens	8 —

En moyenne. . . . . 20 p. 100.

Quelque élevées que paraissent de semblables pertes, les conséquences des maladies sont autrement terribles. Hodge (1) évalue à plus des 4/6 les effets des maladies sur les pertes de la flotte anglaise dans les guerres terribles soutenues entre la France et l'Angleterre, de 1792 à 1815.

(1) Hodge, in *Report on the mortality arising from naval operations.*

*État sommaire de la mortalité de la marine pour un effectif d'environ
110 000 durant vingt ans de guerre, de 1793 à 1815.*

CAUSES DE MORT.	NOMBRE DE DÉCÈS.		NOMBRE probable des décès pendant la paix.	EXCÉDANT dû à la guerre.	
	Sur un effectif de 1000 h.	Total.		Total.	Proportion sur 100,000 décès.
Accidents dans l'action.	3	6 663	. . . .	6 663	10 524
Vaisseaux détruits ou coulés.	6	13 621	1 636	11 985	18 931
Morts par maladies à bord.	32	72 102	27 440	44 662	70 545
	41	92 386	29 076	63 310	100 000

Pendant l'expédition de Walcheren en 1809, la mortalité
fut de 34,69 pour 100 par maladies et de 1,67 pour 100 par
le feu. L'armée anglaise commandée par Wellington dans la
Péninsule perdit en 14 mois 12 pour 100 par maladies, et
4 pour 100 par le feu.

Aux Indes, dans la guerre des Birmans, les pertes par maladies ont été de 45 dans la première campagne, et de 67 dans
la seconde, les pertes par le feu ayant été de 3 dans la première et de 5 dans la seconde (1).

En 1794, suivant Fergusson, l'armée française du Rhin
perdit plus de 30 000 hommes par maladies.

Les guerres les plus récentes entreprises avec toutes les ressources que les richesses modernes, et les secours que la navigation peuvent procurer aux armées, ont été cependant signalées par des épidémies qni ont rappelé les temps les plus
désastreux des épidémies des xvi° et xvii° siècles. Le tableau

(1) *The influence of tropical climates*, par Martin.

suivant, qui met en regard les pertes par le feu et les maladies dans l'armée anglaise en Crimée, montre également que la mortalité pendant le mois de janvier 1855 a excédé la mortalité du mois de septembre de la grande peste de Londres en 1665 (1).

Mortalité de l'armée anglaise en Crimée, de juillet 1854 à décembre 1855, rapportée à 1000 hommes d'effectif.

Mois.	Maladies.	Feu.
1854. Juillet.	160	
— Août.	330	
— Septembre	340	25
— Octobre..	300	50
— Novembre..	500	110
— Décembre..	710	
1855. Janvier.	1174	
— Février.	990	
— Mars.	540	
— Avril.	210	
— Mai..	200	
— Juin.	300	50
— Juillet.	160	50
— Août.	180	60
— Septembre	120	
— Octobre..	50	
— Novembre..	50	
— Décembre..	30	

Les tableaux suivants extraits du rapport de la commission sanitaire anglaise, serviront en quelque sorte d'exhibition aux commentaires sur la mortalité des armées en campagne.

Mortalité de l'armée d'Orient, du 1er avril 1854 au 30 juin 1856.

Période.	Effectif général.	Effectif moyen.	Morts.	Rapport annuel de la mortalité sur 100.
2 ans 1/4	79 273	34 526	18 057	22,78

(1) *Mortality of british army from the report of royal commission.*

Nature des maladies.	Nombre des décès par les causes spécifiées.	Rapport à 100 décès.	Rapport à 100 décès, les blessures exceptées.	Rapport des décès à 100 viv. dans l'armée.	Rapport des décès à 100 viv. dans la population civile.
Zymotiques..	14 507	81,9	91,3	18,7	0,20
Constitution-nelles. . .	204	1,1	1,3	0,3	0,12
Locales. . .	668	3,8	1,3	0,9	0,26
Chroniques..	19	0,1	0,1	»	»
Blessures.. .	2 311	13,1	»	3,0	0,10

Tableau indiquant les principales affections qui ont atteint l'armée anglaise sur un total de 162 123 entrées et de 18 059 décès.

PREMIER ORDRE. — *Maladies zymotiques.*

Genre de maladies.	Entrés.	Morts.
Variole.	21	1
Rougeole	5	2
Scarlatine.	3	»
Angine	921	9
Erysipèle.	78	21
Phlébite.	3	»
Typhus.	25841	3075
Grippe.	9506	111
Dysenterie	8278	2259
Diarrhée..	11161	3651
Choléra.	6970	4512
Fièvre intermittente.	2106	60
Fièvre rémittente.	2957	311
Rhumatismes articulaires et chroniques. .	5011	233

DEUXIÈME ORDRE. — *Maladies constitutionnelles.*

	Entrés.	Morts.
Syphilis..	3748	4
Scorbut.	2096	178
Alcoolisme	281	11
Phthisie..	279	116

TROISIÈME ORDRE. — *Maladies locales.*

	Entrés.	Morts.
Maladies du système nerveux.	1051	117
— des organes de la circulation. . .	263	11
— de la respiration	2607	384
— de la digestion.	1592	81
— des fonctions génito-urinaires. .	239	6
— de la locomotion.	129	1
— de la peau.	13162	35

QUATRIÈME ORDRE. — *Maladies chroniques.*

CINQUIÈME ORDRE. — *Maladies chirurgicales.*

Accidents.	2484	532
Blessures	18283	4764
Suicides.	20	20
Châtiments corporels.	4774	4

DES CAUSES PATHOLOGIQUES DES MALADIES DES ARMÉES.

La science des anciens n'est pas restée indifférente à la connaissance des causes qui détruisent les armées. Xénophon pour les Grecs, Caton le Censeur, Végèce pour les Romains nous ont transmis un ensemble de connaissances qui témoignent à la fois du savoir imposé au général d'armée, et de la science sagace de l'antiquité qui a su rapporter à un petit nombre de causes le développement des épidémies.

Le chapitre entier de Végèce : *Quemadmodum sanitas gubernetur exercitus*, est si intéressant que nous le citerons tout entier : « Maintenant (*on doit porter à ceci une attention spé-*
» *ciale*), j'enseignerai comment la santé d'une armée peut
» être préservée, en tout ce qui a rapport aux lieux de cam-
» pement. Les soldats ne devraient pas rester longtemps près
» de la région pestilentielle, près de marais insalubres, ni
» dans les endroits arides dépourvus de l'ombre des arbres,
» ni en été sur des montagnes, sans avoir de tentes. Ils ne
» devraient pas commencer leur marche quand le jour est
» avancé, de crainte que la chaleur du jour et la fatigue du
» voyage ne leur fassent contracter des maladies. Et vraiment,
» dans l'été, il vaudrait mieux qu'ils arrivassent à leur desti-
» nation avant que la matinée fût avancée. Dans le cruel hiver,
» dans les mauvais temps, ils ne devraient pas continuer leur
» route de nuit, à travers la neige et la glace, ni exposés à
» souffrir de la rareté des combustibles et de l'insuffisance
» des vêtements. Car le soldat qui est obligé d'endurer le

» froid est dans de mauvaises conditions pour la conservation
» de sa santé et pour la marche. Il ne devrait jamais non
» plus faire usage d'eaux malsaines ou marécageuses, car une
» gorgée d'eau mauvaise introduit la maladie comme un poi-
» son chez ceux qui la boivent ; et de plus, dans ce cas, l'ac-
» tivité sans relâche des généraux, des tribuns et de leurs
» assistants, sera requise comme ayant la plus grande auto-
» rité, afin que leurs camarades malades soient rendus à la
» santé par les soins des médecins (art. *Medicorum*), et restau-
» rés par une nourriture convenable ; car ceux qui souffrent
» à la fois des maux de la guerre et de la maladie sont diffi-
» ciles à conduire.

   » Enfin, ajoute Végèce, si l'on permet à une multitude de
» soldats de rester longtemps dans la même localité, pendant
» l'été et l'automne, la corruption des eaux, les émanations
» fétides de leurs excrétions, rendent l'air insalubre ; leur res-
» piration est viciée ; les maladies les plus dangereuses sont
» engendrées, et l'on ne peut y remédier par aucun autre
» moyen qu'un changement de camp (1). »

Le cadre dans lequel Végèce a renfermé les conseils donnés
au général d'armée, est si naturellement superposé aux faits
que lorsqu'à notre époque moderne, la médecine s'est occupée,
suivant l'expression élégante de Pringle, de faire tourner les
malheurs de la guerre au profit de l'humanité, l'analyse pathologique a reproduit la même classification des maladies
des armées. Pringle rapporte en effet à trois conditions principales les causes de mortalité générale : les influences atmosphériques, le méphitisme du sol, celui des lieux habités. On
peut en effet, en y ajoutant l'histoire des maladies causées par
l'insuffisance ou la mauvaise qualité des aliments, comprendre dans ce cadre toute l'histoire médicale des armées en
campagne.

(1) *De re militari*, III, 2.

DES CONDITIONS ATMOSPHÉRIQUES COMME CAUSES
DE LA MORTALITÉ DES ARMÉES.

Les conditions atmosphériques agissent brusquement comme agents vulnérants, ou nous pénètrent de leurs influences, passagèrement dans l'action des saisons, d'une manière durable et profonde dans l'action des climats.

Action brusque. — C'est principalement dans l'histoire des armées qu'on rencontre les faits nombreux de mort rapide par la chaleur et le froid.

L'action du froid intense ou très brusque (expédition de Bou-Thaleb en Afrique) a pour effet d'amener l'engourdissement de toutes les activités nerveuses, et d'après Ogston d'Aberden (1), d'accumuler le sang dans le cœur et les viscères. J'ai retrouvé les globules intacts chez des animaux soumis à la congélation complète, et j'incline à penser que le danger d'un réchauffement brusque tient à l'altération qu'une dilatation brusque du sérum refroidi ou congelé doit produire sur les globules. L'action du froid est d'ailleurs tantôt générale, asphyxie, tantôt locale, congélation.

Les accidents produits par le froid ont été mentionnés aussi bien dans les expéditions anciennes que dans les guerres modernes. Xénophon, dans la retraite des Dix mille, après le passage de l'Euphrate, traversant des montagnes élevées, fut tout à coup enveloppé avec son armée par un vent du nord chargé de neige, qui brûlait et glaçait en même temps, et frappait les soldats qui ne pouvaient se soutenir. Alexandre eut à souffrir des maux semblables en traversant le Caucase. Thierry de Héry (2) raconte qu'en traversant les Alpes en 1537, aux environs de Noël, « plusieurs endurèrent telle froidure, qu'à aucuns non-seulement le nez et les oreilles,

---

(1) *Quarterly Review*, oct. 1860.
(2) *La méthode curative de la mal. app.*, ver. Paris, 1552.

mais encore le visage se tuméfia tellement qu'il y eut comme des gangrènes. »

En 1632, le froid fut si vif entre Montpellier et Béziers que 16 gardes du corps de Louis XIII moururent en route.

En 1709, Charles XII perdit une partie de son armée dans les plaines de la Russie du Nord. En 1719, 3000 hommes périrent du froid en Finlande.

« Le froid était si vif au siége de Metz, dit Paré, que s'il eût été avec moi (Hippocrate), il eût vu beaucoup de soldats ayant les membres esthioménés, et une infinité qui moururent par le froid, encore qu'ils ne fussent vulnérés. »

Pendant la retraite du maréchal de Belle-Isle en 1742, l'armée française, au passage des défilés de Bohême, perdit en dix jours plus de 400 hommes. Pareils accidents arrivèrent en 1808 au passage de la Sierra-Nevada, au passage de Guaderrama, les 23 et 24 décembre 1808.

Larrey a tracé pour la science et l'histoire le récit lamentable de la retraite de Russie. Enfin de nos jours des accidents semblables ont frappé fréquemment notre armée d'Afrique : en 1836, dans la retraite de Constantine, dans l'expédition de Bou-Thaleb (1) ; en 1851, aux environs de Bougie ; en 1852, dans le passage de l'Atlas. La campagne de Crimée a été malheureusement signalée par des cas trop fréquents de congélation et de mort par le froid, affections rendues plus graves par le scorbut. M. Scrive (2) évalue à 5594 les cas de congélation et à 134 celui des décès.

La chaleur intense tue comme le froid. Les accidents de mort par la chaleur ont été fréquemment observés en Algérie, aux Indes. Ils ont été décrits sous le nom de *heat apoplexy*, de coup de soleil, lorsque la mort est brusque, et ont été rapprochés de la fièvre rémittente lorsque les accidents se pro-

(1) *Relation de la retraite de Bou-Thaleb*, par Shrimpton, chirurgien-major au 12ᵉ de ligne (*Mém. de méd. mil.*, t. I, p. 154).

(2) *Relation médico-chirurgicale de la campagne d'Orient.*

longent, par Hill, Mouat et la plupart des médecins anglais.

Les symptômes du coup de soleil sont la perte de connaissance, l'état comateux une grande accélération du pouls avec irrégularité. Selon Humphrey Peake (du Mississipi) et le docteur Bennet (de la Nouvelle-Orléans), ces accidents sont dus à l'expansion brusque des fluides qui, à l'autopsie, distendent les cavités du cœur, la rate, les poumons, et se retrouvent à l'état d'épanchement dans la plèvre. Des accidents semblables ont été fréquemment observés sur des troupes en marche. Le 8 juillet 1853, pendant le trajet du camp de Baverloo à Hesselt, un régiment belge eut 19 morts et un grand nombre de malades atteints de délire. En 1834, en Algérie, sur un bataillon du 13ᵉ de ligne ; dans l'expédition du maréchal Bugeaud en 1836, en quelques heures il y eut plus de 200 hommes de frappés et 11 suicides. Aux Indes, ces accidents sont si fréquents qu'en une seule saison, il y eut 21 décès au seul hôpital de Berhampore (1). Le docteur Hunderson et Mouat ont décrit les accidents qui frappèrent le 13ᵉ de ligne de Nuddea à Berhampore : à la fin de la première journée de marche, la liste des malades s'élevait à 63, et celui des décès à 18 pour le seul bataillon de droite.

Le docteur Milligan du 63ᵉ a décrit de semblables accidents survenus pendant une cérémonie funèbre.

Les docteurs Moor, Hill, Mouat, Hunderson ont rapproché le coup de soleil de la fièvre rémittente des pays chauds, parce que la maladie peut, en se prolongeant, se compliquer de fièvre et de délire.

Dans une excellente note critique sur la calenture des Espagnols, maladie dont l'existence repose sur une description d'un chirurgien de marine, Beissier, qui observa à Cadix, au mois d'août 1823, et à Rio-Janeiro, en 1829, des accidents brusques de délire chez de jeunes matelots soumis à une cha-

_____

(1) Martin, *Maladies des pays chauds.*

leur excessive, M. Leroy de Mirecourt a justement fait justice
de cette maladie spéciale aux navigateurs, et rapproché le délire brusque des accidents d'insolation, point de vue vrai qui
permet de comprendre le passage de l'asphyxie à la fièvre
rémittente des pays chauds comme le comprennent les médecins anglais (1).

INFLUENCE DES SAISONS.

Le rapport qui lie les maladies au retour régulier des saisons n'est nulle part plus facilement saisissable que dans les
camps. Aussi les deux hommes qui font le plus autorité dans
l'histoire de la médecine d'armée, l'un par son observation
sagace, l'autre par son génie de déduction, Pringle et Brous-
sais, ont-ils été entraînés à exagérer l'influence des conditions
des saisons. Tout en tenant compte des critiques de la médecine précise sur l'exagération de ce point de vue, il y a cependant avantage à embrasser dans un même cadre tout un
ordre de maladies simples, superficielles, sans gravité, et auxquelles la pratique médicale a été forcée de restituer leur vrai
nom, celui de maladies catarrhales.

Pringle les a séparées en maladies d'hiver et d'été. Il observait les premières en 1745 et 1746 à l'état simple. En 1743,
la campagne ayant commencé de bonne heure, avant que les
froids eussent cessé, on ouvrit, dit-il, un hôpital volant à
Nied, et en trois semaines nous reçûmes 250 malades, savoir :

Pleurésies et pneumonies, 71 ; rhumes simples, 25 ; fièvres
intermittentes, 30 ; toux violentes sans fièvre, 9 ; rhumes
anciens et consomption, 7.

Les maladies de la saison chaude ont surtout fixé l'attention
des médecins d'armée, parce que dans les camps comme
dans les campagnes, les influences atmosphériques dominent

_____

(1) Leroy de Mirecourt, *Arch. génér. de médec.*, 5° série, t. XII, p. 129.

le règne pathologique, influencé plutôt dans les villes par les causes spécifiques des maladies.

C'est dans les camps qu'on a pu suivre le développement de la fièvre simple, la rémittente des pays non marécageux de Pringle, et ses rapports avec la rémittente des pays chauds d'une part, et de notre fièvre typhoïde de l'autre ; rapports tout à fait méconnu dans les classifications artificielles fondées sur l'observation de la ville de Paris, mais dont on retrouve les traits principaux dans les meilleurs observateurs de notre époque.

Suivant M. Calmeil (1), à la suite de marches forcées sous l'action rayonnante d'un soleil ardent, beaucoup de soldats sont pris de battements de cœur, de battements artériels précipités, d'éblouissements de la vue, de turgescence de la face, et ils ne tardent pas à tomber en perdant connaissance.

M. Andral (2) a observé en 1831 des faits semblables. Ceux des militaires dont l'état s'était continué, présentaient les symptômes suivants : Face rouge, yeux injectés, tintements d'oreilles, vertiges, étourdissements qui ne leur permettaient pas de se tenir debout ; souvent épistaxis, accablement général, tendance continuelle au sommeil, pouls fort, peau chaude; durée : trois ou quatre jours.

La fièvre rémittente frappe, suivant Pringle, le fantassin plutôt que le cavalier. Elle sévit avec d'autant plus d'intensité que la chaleur est plus forte, comme en 1743 et en 1747.

Thion de la Chaume a retrouvé la rémittente simple en Corse. Elle régnait en même temps que les flux de ventre dans la grande armée de Pologne, suivant Gilbert ; elle a constitué le fond de la pathologie de l'armée française, en 1859, en Italie, où elle est désignée sous le nom de fièvre rhumatique climatérique, allant par nuance insensible se fondre dans la rémittente d'Afrique, en passant par les formes moins in-

(1) *Périencéphalite*. Paris.
(2) *Clinique médicale*, t. V.

tenses auxquelles les médecins anglais ont donné le nom de fièvre méditerranéenne, affection observée par Mac Gregor, en Egypte, en 1800 ; par Followey, en Espagne, en 1823 ; par Hennen, à Malte, en 1825 ; par Clegoohn, à Minorque, en 1844 ; par Hood, à Philadelphie, dans les régions salubres des États du sud de l'Amérique ; par les médecins militaires français dans les régions non marécageuses de l'Algérie, sur-tout sur les hommes adonnés à l'ivrognerie ; tandis que dans les régions moins chaudes elle est comme le premier degré de notre fièvre catarrhale, de la fièvre typhoïde. Pringle a admi-rablement indiqué le rapport et la transition.

Les flux de ventre et la dysenterie ont causé dans les cam-pagnes de toutes les époques des désastres si considérables, qu'il est à peine nécessaire de les rapporter.

Depuis la dysenterie épidémique qui frappa l'armée an-glaise en Picardie après la bataille d'Azincourt, les auteurs ont conservé à l'histoire la relation d'un grand nombre de faits semblables.

En 1746, vers la fin d'août, la dysenterie se déclara dans l'armée anglaise, mais elle y fit peu de progrès, et il n'y eut que sept à huit personnes malades par bataillon. Mais en 1747, du 20 juillet au 20 septembre, la chaleur ayant été excessive, d'abord aussi bien la nuit que le jour, et vers le 20 août les nuits étant devenues plus fraîches et accompa-gnées d'abondantes rosées, plus de la moitié des soldats furent atteints de dysenterie (Pringle).

En 1757, Dehorne observait une épidémie semblable sur une armée de 20 000 Français traversant l'Électorat de Mayence (1).

En 1792, l'armée des confédérés ayant pénétré en Cham-pagne fut frappée d'une épidémie de dysenterie qui réduisit à plus de moitié les contingents actifs (2).

(1) Dehorne, *Journal de médec. milit.*, 1784.
(2) Chamseru, *Journal génér. de médec.*, t. LXV.

En 1792, l'armée des Alpes, composée de soldats des premières réquisitions, exposés à l'action des pluies abondantes, fut atteinte de dysenterie dès son entrée en Savoie (1).

A partir de juillet 1793, les trois quarts des volontaires du bataillon des Landes de service aux postes les plus élevés du mont Cenis en furent atteints. Ils avaient été exposés aux variations de température après des pluies orageuses survenues pendant le cours de ce mois, et ils en éprouvèrent journellement d'aussi sensibles par la différence qui existait entre la chaleur du jour et le froid de la nuit.

En 1792, la dysenterie sévit sur l'armée d'Italie, particulièrement sur les volontaires du Cantal et du Puy-de-Dôme ; une maigreur affreuse défigurait tous ces jeunes gens, naguère si robustes.

En 1812, l'armée française traversant la Pologne dans des conditions de chaleur particulière à ces régions du nord-est, fut frappée d'une épidémie de dysenterie.

CLIMATS.

Si l'action des saisons a pour conséquence des maladies passagères, épidémiques, comme disait Hippocrate ; les climats, par la permanence des influences qui les caractérisent, impriment aux maladies une uniformité qui rappelle l'idée de constitution médicale ; et des modifications assez durables pour que le mal survive à la cause, et que le danger croisse avec la durée du séjour des armées. Le livre *Des airs, des eaux et des lieux* a été pour l'étude des climats ce que celui des *Épidémies* a été pour les maladies des saisons, le point de départ de toute une série de travaux compris sous le nom de topographies médicales, et dont l'existence inspira à Read, médecin en chef de l'hôpital de Metz en 1772, la pensée de classer les maladies par régions géographiques.

(1) Desgenettes, *Notes pour servir à l'histoire de l'armée d'Italie.*

De nos jours, MM. Boudin, Muhry (1), Hirsch (de Dantzig) (2), la Société épidémiologique de Londres se sont tracé
pour but de faire pour la pathologie ce que Cuvier et Blu-
menback ont tenté pour les races humaines ; Latreille, Forbes, De Candolle pour les êtres organisés des deux règnes.

Le temps complétera leur œuvre, et très probablement la
critique des faits ne laissera qu'un certain nombre de maladies comprises dans les cadres tracés par les circonscriptions
géographiques, lorsqu'elle aura restitué leurs noms véritables
à des maladies connues sous d'autres dénominations : rade-
syge, mal de Saint-Euphémie, pian de Nérac, mal de Brunn,
bouton d'Amboine; et lorsque l'histoire complète des maladies parasitaires aura compris dans un cadre plus compréhen-
sif un certain nombre d'endémies.

Les armées ont eu plus rarement à subir les effets des climats froids que ceux des climats chauds. Nous avons rappelé
les influences du froid extrême comme cause de congélation.
Par son action continue, le froid provoque principalement
des affections pulmonaires; Pringle a tracé l'histoire de la
campagne d'Écosse en 1747; elle peut servir de modèle au
sujet. De nos jours, un médecin de la marine, M. Gallerand,
a rendu compte d'une campagne dans la mer Glaciale. « J'ai
» eu, dit-il, à traiter moins de pneumonies que l'on devait
» s'y attendre, d'après l'extrême fréquence des maladies de
» l'appareil respiratoire, je n'en trouve que huit cas dans mes
» deux campagnes. Il n'en est pas de même de la pleurésie,
» et surtout des bronchites; celles-ci sont si nombreuses qu'il
» est impossible de les énumérer (3). »

En 1796, l'armée française occupant les principales stations
des Alpes y ressentit un nombre tel de pneumonies qu'elles
furent dans le rapport de 1/4 du nombre des malades.

(1) Leipzig, *Des rapports géographiques des maladies*.
(2) *Handbuch der historisch geographischen Pathologie*. Erlangen, 1860..
(3) *Annales maritimes*.

Les expéditions maritimes et militaires sous les latitudes chaudes ont par leur fréquence donné à l'histoire des maladies des climats des faits assez nombreux pour qu'on puisse, en quelque sorte, suivre l'action croissante des effets destructeurs des climats chauds sur la vie humaine. Les maladies des climats chauds affectent surtout le système nerveux et les fonctions du foie et de l'intestin. Leur marche est rapide, leur gravité considérable. Elles s'aggravent avec l'âge et la durée du séjour.

Les maladies qui caractérisent surtout les pays chauds sont la fièvre rémittente et la dysenterie. La première a pour limite septentrionale la Méditerranée, et de là va croissant avec la latitude chaude. Lind dit que dans la flotte de Drack les pertes par fièvres rémittentes furent d'un tiers de l'effectif. En 1766, les fièvres endémiques de Calcutta frappèrent les équipages de la flotte de l'amiral Stavorinus, après un séjour de trois jours seulement.

Suivant Clarck, qui visita l'Inde de 1768 à 1771, la fièvre rémittente est si grave qu'elle tue en douze heures; la plus belle santé ne garantissait pas d'un événement funeste du jour au lendemain.

En 1770, l'épidémie annuelle aux Indes enleva, suivant Clarck, plus de 1500 Européens (1).

Le major Hilpatrick rapporte qu'un détachement de 240 hommes stationnés à Fullah perdit le tiers de son effectif dans une seule épidémie.

À la côte d'Afrique, Burnet l'a vue atteindre presque tout l'équipage (2).

En 1825, les pertes par maladies ont été de 60 par 100 ; de 40 par fièvre rémittente seule.

La dysenterie est avec la fièvre rémittente la grande caractéristique des pays chauds, surtout lorsque des influences marécageuses, la fatigue, la mauvaise alimentation accrois-

(1) *On the climate and principal diseases.*
(2) *Of the african station.*

sent le danger des alternatives extrêmes de la température du jour et de la nuit.

En Égypte, suivant Desgenettes, les pertes de l'armée française par la dysenterie furent plus élevées que par la peste. Celles-ci comptent pour 1689 décès et la première pour 2468.

Suivant Mac-Gregor, l'armée anglaise perdit en Espagne 4717 hommes de dysenterie.

Sur 25 445 hommes formant en dix-huit ans la garnison de l'Inde, on compte 8499 décès par dysenterie.

Dans l'épidémie de Madras, sur un effectif de 82 348, de 1842 à 1848, Mac-Cullock compte 10 531 cas de dysenterie, et 8189 cas de diarrhées, formant un total de 19 720.

Sur 100 hommes d'effectif, Annesley donne le nombre 30 décès comme exprimant la fréquence de la dysenterie.

Mouat exprime cette fréquence dans un tableau ci-dessous.

Afin de rendre saisissable l'influence des zones géographiques, j'ai établi les états qui suivent.

État de la mortalité dans les pays tempérés et chauds.

MOIS.	Mortalité à Paris.	ALGÉRIE en 1841.		INDES.			INDES.	
		Malades.	Morts.	Indous sur 1000 déc.	Indous sur 1000 viv.	Mahomét. sur 1000 viv.	Malades.	Morts.
Janvier.	182	6178	769	92	27	9	1469	12
Février.	195	4678	509	67	12	8	938	88
Mars...	275	4727	506	65	18	8	789	72
Avril...	297	6844	333	69	19	8	974	74
Mai....	252	6659	276	63	17	9	1131	97
Juin. ..	261	10822	395	54	14	8	1234	83
Juillet..	237	16148	654	70	18	11	1184	145
Août...	200	13039	787	90	26	10	1100	114
Sept ...	226	18756	847	98	28	12	1074	144
Octobre.	178	15606	976	104	30	12	1223	136
Nov ...	164	10141	946	116	34	11	1869	116
Déc....	176	6695	834	106	31	11	1515	151

État des températures des pays chauds et de la mortalité sur 1000 hommes de troupes européennes.

STATIONS.	Latitude.	SOL.	Hauteur au-dessus de la mer.	TEMPÉRATURE MOYENNE.					MOIS le plus froid.	MOIS le plus chaud.	MORTALITÉ sur 1000 hommes.	ARMÉES.
				Année.	Hiver.	Printemps.	Été.	Automne.				
Gibraltar....	36—7	Volcanique.	....	17,9	13,8	17,3	22,7	17,8	13 févr.	23 juillet	23	Anglaise.
Alger.......	36—	Terr. maréc.	....	17,8	12,4	17,2	23,6	21,4	14 mars.	24 août.	63 de 1810 à 1846	Française.
Cap de B.-Esp.	33—5	Volcanique.	....	19,1	14,8	18,6	23,4	19,4	14 janv.	24 août.	19	Anglaise.
Réunion.....	21—	Idem....	....	24,7	....	....	....	....	....	....	80	Française.
Bombay.....	18—5	Marécageux.	....	26,0	23,2	27,2	28,1	27,3	22 janv.	29 mai .	62 av. 1837, 60 apr.	Anglaise.
Jamaïque...	17—5	Idem....	....	26,1	24,6	25,7	27,4	26,6	24 janv.	27 juillet	81 av. 1837, 62 apr.	Idem.
Tarti......	17—	Volcanique.	....	24,0	....	....	....	....	....	....	9	Française.
Sénégal.....	16—	M., alluvial.	....	24,6	21,1	21,4	27,6	28,2	19 févr.	30 sept.	106	Idem.
Antilles.....	14—5	V., alluvial.	....	26,0	....	....	....	....	....	....	91	Idem.
Madras.....	13—5	Alluvial....	....	27,8	24,8	28,6	30,2	27,5	24 janv.	30 juin .	76 av. 1837, 41 apr.	Anglaise.
Mayotte.....	12—4	Volcanique.	....	25,5	....	....	....	....	....	....	70	Française.
Ceylan......	7—18	Volc., mar..	313	22,7	22,3	23,5	22,8	24,4	21 janv.	24 mai.	24	Anglaise.
Cayenne....	4—5	Alluvial....	....	27,0	....	....	....	....	....	....	90	Française.

État statistique de la fréquence et de la gravité de la dysenterie dans les différents climats.

STATIONS.	SOL.	TEMPÉRATURE MOYENNE.					MOIS le plus froid.	MOIS le plus chaud.	SUR 1000 HOMMES D'EFFECTIF.	
		Année.	Hiver.	Printemps.	Été.	Automne.			Malades.	Morts.
Europe............	....	12,0	2,0	10,0	21,0	13,0	-0,9	25	10	0,6
Gibraltar.........	Volcanique.	17,9	13,8	17,3	22,7	17,8	1,3	23	44	1,0
Alger.............	Alluvions...	17,8	12,4	17,2	23,6	21,4	1,4	24	25	2,3
Cap de B.-Espérance...	Volcanique.	19,1	14,8	18,6	23,4	19,4	1,4	24	62	1,9
Bombay...........	Marécageux.	26,0	23,2	27,2	28,1	27,3	2,2	29	106	8,0
Jamaïque.........	Alluvions...	26,1	24,6	25,7	27,4	26,6	2,4	27	95	3,0
Sénégal..........	Idem.....	24,6	21,1	21,4	27,6	28,2	1,9	30	123	31,0
Antilles..........	Volcanique.	26,0	....	....	....	....	...	:	85	42,0
Madras...........	Marécageux.	27,8	24,8	28,6	30,2	27,5	2,4	30	209	17,0
Ceylan...........	Volcanique.	22,7	22,3	23,5	22,8	24,4	2,1	24	211	11,5
Cayenne..........	Marécageux.	27,0	....	....	....	....	...	:	205	15,0

Degré de fréquence et de gravité de la fièvre rémittente.

STATIONS.	PÉRIODE des observations.	Effectif.	Malades	Morts.	RAPPORT des décès aux malades.
Iles sous le vent. .	20	86 661	17 799	1966	1 sur 9
Jamaïque.	20	51 567	38 393	5111	1 sur 8
Gibraltar.	19	60 269	314	28	1 sur 11
Malte.	20	40 826	384	16	1 sur 24
Iles Ioniennes. . .	20	70 293	184	6	1 sur 11
Bermudes.	20	11 721	19	2	1 sur 8
Nouvelle-Ecosse. . .	20	46 442	15	. . .	1 sur 15
Canada.	20	64 280	294	18	1 sur 16
Afrique occidentale.	18	1 843	1 601	739	1 sur 2
Cap de B.-Espérance.	19	22 711	15	1	1 sur 15
Sainte-Hélène. . . .	9	8 973	25	1	1 sur 25
Maurice.	19	30 545	6	1	1 sur 6
Ceylan.	20	42 978	4 643	868	1 sur 5
Madras.	8	31 627	1 439	54	1 sur 24
Bengale.	5	38 436	314	89	1 sur 11
Bombay.	5	47 512	2 854	111	1 sur 25
Côtes d'Afrique. .	20	20 604	. . . .	1 203	58 sur 1000

Le docteur Marchand donne le tableau suivant :

DYSENTERIE.	Proportion sur 100 de l'effectif.	Proportion de décès sur 100 malades.	Chiffre léthifère sur 100 déc.
Troupes { Présid. de Bombay.	22,7	11,1	32,411
européen. { Présid. de Madras..	23,9	8,7	»
Indigènes	8,7	12,8	»
Hôpital europ., prés. de Bombay.		18,3	24,001
Officiers européens..			8,007
Hôpital indien.		38,0	21,008
Population générale de Bombay.			13,050

MÉPHITISME DU SOL. — ÉPIDÉMIES QUI S'Y RATTACHENT.

« Le climat, dit Cabanis, embrasse l'ensemble des condi-
» tions physiques attachées à chaque localité; il est cet en-
» semble lui-même, et tous les traits par lesquels la nature

» a distingué les différents pays, entrent dans l'idée que nous
» devons nous faire d'un climat. » L'idée du climat comprend
donc les conditions particulières d'insalubrité dues à l'action
alternative de cours d'eau non réglés, et de chaleurs dessé-
chantes, à l'absence de culture du sol, aux barrages de rivières, au cordon maritime des côtes; conditions multiples
dont la puissance d'action croît comme la chaleur des climats,
et que la communauté des effets nous fait confondre sous le
nom d'influences palustres.

Les épidémies dues aux influences palustres sont tantôt
limitées à une caserne, à une localité circonscrite. L'épidémie
observée par Lancisi (1), en 1593, n'attaquait que les quartiers voisins du Tibre; l'épidémie d'Avignon en 1777, d'après
Jacquinelle, sévissait sur les quartiers les plus voisins du
Rhône, la rue des Récollets en particulier. Tantôt, au contraire, la sphère d'infection due au méphitisme du sol étend
son action sur des régions entières, et les désastres qu'elle
cause ont tous la gravité des grandes épidémies.

Tite-Live (2) raconte que les Gaulois conduits par Brennus, campés sous les murs de Rome et soumis à des chaleurs insupportables pour ces peuples habitant un climat
froid et humide, furent frappés d'une affreuse épidémie. Marcellus en Sicile faisant le siége de l'Acradine, à l'automne,
dans des lieux naturellement malsains, eut à souffrir d'une
épidémie semblable, développée, dit l'historien, sous l'influence de l'insalubrité de la saison et du sol (3).

Dion Cassius raconte que l'an 208, une armée romaine,
forte de 80 000 hommes, perdit dans les marais de l'Écosse
près de 50 000 hommes.

Pringle rapporte que dans l'expédition de Zélande, en
1747, les troupes eurent tellement à souffrir des maladies

(1) Lancisi, *De obnoxiis paludum effluviis.* lib. V, c v.
(2) Livre IV.
(3) Livre XXV.

que peu de corps avaient conservé 100 hommes valides.

Le *Royal* n'avait que quatre hommes qui n'eussent pas été atteints de la maladie.

L'île de Walcheren fut deux fois funeste à l'armée anglaise, en 1806 et en 1809. Dans cette dernière campagne les pertes furent de 34,69 par maladie sur 100 hommes.

Les expéditions modernes ont étendu à tout le globe l'expérimentation que les armées ont faite des maladies marécageuses, et le tableau suivant permettra d'apprécier d'une manière sommaire leur aggravation suivant les latitudes.

Le tableau suivant met en évidence l'accroissement de fréquence et de gravité des maladies paludéennes suivant les climats et la présence des marais.

STATIONS.	TEMPÉRATURE.							SUR 1000 H. D'EFFECTIF.	
	Année.	Hiver.	Print.	Été.	Automne.	Mois le plus froid.	Mois le plus chaud.	Malades.	Morts.
Europe.........	10°	2°	10°	21°	13°	0°9	25°	1,0	»
Gibraltar.......	17,9	13,8	17,3	12,7	17,8	13,0	23	1,5	0,08
Algérie.........	17,8	12,4	17,2	23,6	21,4	14,0	23	100,0	19,00
Cap de Bonne-Espérance.......	19,1	14,8	18,6	23,4	19,4	14,0	24	0,6	0,04
Bombay........	26,0	23,2	27,2	28,1	27,3	22,0	29	162,0	6,40
Jamaïque	26,1	24,6	25,7	26,6	26,6	24,0	27	744,0	99,10
Sénégal........	24,6	21,1	21,4	28,8	28,8	19,0	30	500,0	30,00
Antilles........	26,0	....	....	....	....	....	..	205,0	22,00
Madras	27,0	24,8	28,6	30,2	27,3	24,0	30	35,8	1,30
Ceylan	22,7	22,3	23,5	22,8	24,0	24,0	24	108,0	21,00
Cayenne.......	27,0	....	....	....	....	....	..	200,0	22,00

Les épidémies dues aux influences palustres ont le double caractère de la périodicité annuelle et de la permanence. Elles sont tellement associées aux influences du sol qu'en dehors de la sphère d'infection, les navires, suivant Lind, Burnett, échappent complétement à leur action; d'autre part les marais n'exercent leur influence que dans des conditions de températures déterminées; dans les régions tempérées, les fièvres se produisent périodiquement à un moment donné de l'année avec toute l'apparence d'une épidémie périodique; de sorte que l'analyse conduit dans l'action de l'étude patho-logique des marais sur la vie à rapporter leurs effets à deux éléments, la chaleur et un agent intoxicant; doubles facteurs que nous retrouvons dans les maladies causées par l'alcool et le plomb, et dont l'existence dans les maladies de marais repose sur l'analogie la plus probable.

Tantôt l'intoxication frappe brusquement, comme dans les faits cités par Pringle de fourrageurs pris tout à coup de fièvre et de délire. Lind raconte, qu'en 1758, l'amiral Broderick ayant jeté l'ancre sur les côtes de Sardaigne, 27 hommes furent envoyés à terre pour les besoins du bâtiment. 12 d'entre eux qui avaient passé la nuit sur le rivage furent reconduits à bord dans le délire, et 7 succombèrent; tandis que pas un matelot resté à bord ne fut atteint.

D'autre part, l'action des marais persiste d'une manière latente, et leurs effets pathologiques n'éclatent, comme l'ont vu Gilbert Blane (1), Ferrus et tous les observateurs, que des mois après que les hommes y ont été soumis.

Tantôt l'organisme se détériore lentement, par des altéra-tions de liquides qui, portées à leur degré extrême, vont se confondre avec celles de la cachexie scorbutique; ou l'intoxi-cation se manifeste par la série des accidents étudiés sous le nom de névralgies, fièvres simples, fièvres pernicieuses. Un trait indispensable à connaître pour les médecins d'armée, c'est qu'un fond commun soumet aux mêmes souffrances les hommes atteints de l'intoxication dans les régions les plus différentes; de sorte que les régiments envoyés de Rome au Mexique, par exemple, sont ceux qui ont le plus à souffrir des fièvres de ce dernier pays.

Choléra. — Au point de vue d'une classification pratique,

(1) Traduct. *Journal génér. de médec.*, 1816, t. LVII, p. 101.

on peut rapprocher le choléra des maladies palustres : le choléra a en effet son origine dans le delta des grands fleuves de l'Inde, se produit par endémo-épidémies annuelles avec des aggravations périodiques qui rappellent la différence des épidémies, des fièvres palustres ; il règne localement, de sorte qu'on a vu, dit Alison (1), un détachement de dragons arrivé récemment d'Angleterre à Calcutta indemne de l'épidémie, remonter le Gange, et être atteint du choléra en arrivant en face des villages atteints, sans communiquer avec la rive, et être délivré en arrivant dans des régions épargnées par l'épidémie.

Mais bien que l'on puisse jusqu'à un certain point comparer le transport du choléra, en dehors des régions où il est endémique, aux épidémies de fièvres intermittentes observées dans le sud-est de l'Angleterre, sous l'influence de vents venus de la Hollande, le choléra présente des différences qui en font une grande individualité pathologique.

Le choléra endémique aux Indes y subit des aggravations périodiques, dont les principales ont coïncidé avec les années 1774, 1781, 1782, 1784, 1787, 1790, 1814, 1817. Il y a sévi souvent sur des troupes en marche. Au commencement de 1781, il régnait sur les Circars du nord, et à la fin de mars il atteignait à Gangam une division de troupes du Bengale, composée de 5000 hommes. Cette division était en marche sous les ordres du colonel d'artillerie Pears, pour rejoindre sur les côtes l'armée de sir Eyre Coote. Ces hommes, dont l'état sanitaire avait été jusqu'alors excellent, tombaient par douzaine, et ceux qui étaient le moins gravement atteints étaient perdus en moins de deux heures. Plus de 500 entrèrent à l'hôpital dans l'espace d'une journée, et au bout de trois jours plus de la moitié de la division était atteinte (2).

Nous ignorons comment et sous quelle influence une ma-

(1) *Revue médico-chirurgicale*, 1854.
(2) Graves, *Choléra*, p. 499.

ladie endémique de l'Inde a pris tout à coup sa course, envahissant le globe tout entier dans une marche dont la succession lente et l'itinéraire ont rappelé souvent les voies tracées au commerce et à la navigation. Quelques auteurs, frappés des mouvements des armées dans l'Inde, leur ont attribué le transport de l'épidémie et sa sortie en dehors de ses limites ordinaires.

En effet, partout où le choléra a rencontré de grandes agglomérations humaines, il y a sévi avec une intensité exceptionnelle. En novembre 1817, le choléra se développa dans la grande armée, qui était en garnison à Bundlecund dans la province d'Allahabad. Cette armée était réunie en vue d'une guerre avec les Pindares, et la division du centre, forte de 10 000 combattants et de 80 000 valets de camp, était réunie sur les bords du Sinde, sous le commandement du marquis de Hastings. Le choléra y exerça d'épouvantables ravages. Pour la date exacte on hésite entre le 6, le 7 ou le 8 novembre. Quoi qu'il en soit, avant le 14 tout le camp était envahi. Les sentinelles tombaient comme foudroyées, et il fallait employer trois ou quatre hommes pour remplir une faction de deux heures. Beaucoup de malades mouraient avant d'avoir atteint les infirmeries, et les hommes qui les transportaient étaient pris pendant le trajet. La mortalité était telle, que le temps et les bras manquaient pour ensevelir les morts. Du 15 au 20 novembre le nombre des morts s'éleva à 5000 (on n'a pu déterminer exactement le nombre des morts, mais il paraît avéré que de 10 000 combattants 7064 périrent, et l'on estime à 8000 les pertes des servants). Arrivée à Erich sur les plateaux élevés et secs qui bordent le Betwad, l'armée fut délivrée du fléau (1).

En 1825, le choléra frappa l'armée persane au siége de

(1) Bengal, *Report*, p. 12 à 15.

Bagdad. En 1831, l'armée russe l'importe en Pologne. Entrant le 5 février par trois colonnes, composées de troupes arrivant en partie des provinces déjà envahies par le choléra, les troupes russes propagèrent la maladie dans la province de Volhynie, de Grodno, de Wilna et furent elles-mêmes cruellement atteintes. Le maréchal Diebitch mourut à Pultush le 10 juin 1831. Le 14 avril, l'épidémie éclata à Varsovie, où les Polonais avaient amené un grand nombre de prisonniers après la bataille d'Ignanie (1). En Pologne, la marche de l'épidémie fut subordonnée à celle des armées.

Pendant les deux invasions du choléra en Europe, les troupes ont été fréquemment les intermédiaires du transport d'une épidémie d'un lieu dans un autre. En 1833, la frégate *la Melpomène* partit de Lisbonne en proie au choléra pour Toulon, ayant perdu déjà 12 hommes et en ayant laissé 45 à l'hôpital au moment de mettre à la voile. En mer plus de la moitié de l'équipage est atteint. La frégate entre en quarantaine à Toulon, où il n'y avait pas un cas de choléra et dès lors l'épidémie se développe d'abord sur les gardes de santé, les forçats, et enfin sur le tiers de la population (2).

Le 12ᵉ de ligne importa le choléra de Marseille en Algérie en 1837. L'épidémie d'Orient paraît avoir eu pour point de départ le midi de la France. C'est à bord des paquebots des Messageries impériales sortis de Marseille, que se sont déclarés les premiers cas de choléra observés dans la Méditerranée. C'est sur des malades de ces bâtiments déposés à Gallipoli qu'ont apparu les premiers cas de choléra dans les Dardanelles. Les convalescents renvoyés de l'hôpital de Gallipoli importèrent la maladie à Varna.

D'autres fois, le choléra a fait irruption sous l'influence d'une constitution épidémique, sans communication avec des

---

(1) Berthulus, *De l'intoxication miasmatique.*
(2) *Ann. d'hyg.*, 1857, Senart, 2ᵉ série, t. VIII.

malades ; c'est ce qui est arrivé dans la Baltique, en 1854, sur la flotte française et anglaise, qui, après trois mois de navigation, fut atteinte par le choléra, après avoir été sur les côtes de Finlande s'exposer au vent de l'épidémie.

Enfin, en dehors d'aucune influence épidémique, et dans une région complétement épargnée, on a vu une épidémie de choléra frapper des troupes atteintes de fièvres de marais, et fatiguées par une campagne antérieure. C'est ce qui est arrivé en Afrique, en 1859, sur les régiments arrivés d'Italie pour faire la campagne du Maroc. Près de 6000 hommes furent frappés par l'épidémie, alors que les villages les plus voisins de l'armée étaient épargnés, et que les régiments de l'armée d'Italie venus à Paris n'offraient rien de semblable.

Le choléra présente dans les armées une intensité qui s'explique moins par la contagion que par la communauté de vie, l'impressionnabilité facile à une même cause. En effet, M. Thibaud a cité des faits empruntés à l'épidémie de la mer Noire, qui ne permettent pas d'attribuer la gravité du mal à la contagion. Ainsi, tandis que les vaisseaux *le Friedland* et *le Jean-Bart* sont atteints après une croisière dans la mer Noire, et sans avoir eu aucune communication avec la terre, le *Primauguet*, le *Cacique*, le *Descartes* et la *Calypso*, employés au transport des malades, ont été indemnes de l'épidémie.

Les épidémies de choléra dans l'armée mettent surtout en évidence le danger des agglomérations humaines sur l'extension de la maladie. Dans la mer Noire, en huit jours l'épidémie moissonne 800 marins (1). Sur l'*Austerlitz*, l'épidémie frappe 76 hommes et en tue 56.

M. le docteur Cazalas nous a conservé la relation de l'extension épidémique du choléra sur la 1re division de l'armée d'Orient dans la plaine de la Dobrudscka ; la 1re division, forte de 10 590 hommes, partit de Franka le 21 juillet 1854,

(1) Senart, *Ann. d'hyg.*, 2e série, t. VIII.

ayant déjà fourni quelques cas de choléra; la matinée était fraîche, un épais brouillard couvrait Varna et les hauteurs. La journée fut fatigante, quoique l'étape ne fût que de 12 kilomètres. Le bivouac s'établit à Kapakli; le lendemain, la chaleur et les difficultés de la route accrurent la fatigue de l'armée, inondée le 23 par un violent orage. Le 24 et le 25, on campe sur des terrains marécageux. Les 27, 28, les brouillards ont lieu au voisinage des marais, la température se refroidit. Le choléra prend tout à coup une intensité effrayante; 1965 hommes sont frappés, et le chiffre des morts s'élève à 877 du 27 juillet au 21 août.

Les conditions de fatigue, de misère, ajoutent à l'extension de l'épidémie. Aux Indes, la mortalité en garnison est de 32 sur 1000, pour les troupes en marche, elle est de 86. En Finlande, les régiments débarqués sur la plage de Bomarsund fournirent un aliment fatal à l'épidémie, et les pertes de ces troupes furent excessivement graves, et bien plus élevées que celles survenues à bord, ce que M. le docteur Favre (1) attribue à ce que les matelots passaient la nuit dans des lieux abrités et relativement sains. Ce point de vue rapproche les influences du choléra de celles des maladies palustres. En Orient, suivant M. Scrive, les entrées par choléra ont été de 18 400; le nombre des décès de 11 000, chiffres auxquels il faut ajouter 25 444 cas de diarrhées.

Notons pour terminer que, d'après Babington (2), dans la flotte anglaise de la mer Noire, sur 885 officiers, 5 seulement ont été atteints, et que pour 11 488 matelots, il y a eu 705 cas ou 1 cas pour 16 matelots, et seulement 1 sur 157 officiers.

Les agglomérations que forment les armées fournissent un aliment facile à l'extension rapide et à l'aggravation des épidémies de choléra, et pour trouver une même intensité épi-

---

(1) *Ann. d'hyg.*, article de M. Senart, 2° série, t. VIII.
(2) *Ann. d'hyg.*, Pietra Santa, 2° série, t. VIII.

démique, il faut rechercher des faits relatifs au développement de la maladie sur des foules comparables aux armées
elles-mêmes. C'est ainsi qu'aux Indes, en 1788, le choléra
s'étant déclaré à Hurdworr sur le Gange, lieu de pèlerinage
pour les Indous, sur une foule de plus de 1 million d'individus, plus de 20 000 périrent en moins de huit jours, alors
qu'un village situé à 7 milles était épargné. En 1831, le choléra s'étant déclaré parmi les pèlerins de la Mecque, en trois
jours, les trois quarts d'entre eux périrent. La ville et les environs ressemblaient à un champ de bataille, tant était grand
le nombre des cadavres abandonnés sans sépulture. Plus de
10 000 musulmans périrent en route en voulant fuir l'épidémie.

L'insuffisance de documents ne permettant pas de compléter l'étude des maladies miasmatiques par l'histoire des épidémies de fièvre jaune et de peste dans l'armée, je passerai à
l'histoire des maladies typhiques.

MALADIES TYPHIQUES.

Le développement des maladies par le fait des grandes agglomérations d'hommes dans un même lieu est la connaissance la plus ancienne dans l'histoire du typhus. Il a été
connu des anciens, et exprimé par Végèce : « Si diutius in
» iisdem locis multum multitudo consistat, aere corrupto,
» perniciosissimus nascitur morbus, quem prohibere non
» potest aliter, sine frequenti mutatione castrorum. »

D'autre part, les maladies caractérisées par la stupeur, πυρε-
θυς τυφώδης, n'étaient pas plus inconnues des médecins grecs
que ne l'étaient les maladies à éruptions semblables à celles
que produisent les morsures d'insectes : « Corpus velut a culici-
bus compunctum, octava apparebunt velut culiculum morsus (1). »

---

(1) Gal., *De morbis popul.*, liv. VI.

Ætius, Rhazès ont fait mention des fièvres à éruptions semblables aux morsures de moucherons, de petites taches semblables aux morsures de puces. Mais c'est à Fracastor qu'on
doit la description complète d'une maladie qui apparut en
Italie, en 1505 et 1508, importée, suivant Fracastor, de l'île
de Chypre et d'autres îles de la Méditerranée.

A dater de cette époque, le typhus, qui avait jusque-là été
confondu avec la peste, constitue une maladie à part dont le
développement se lie tellement aux événements militaires,
qu'elle prend bientôt le nom de maladie des camps (Melchior),
fièvre des camps (Cardiluccius, Boerhaave), fièvre militaire
(Hartenfels), fièvre maligne des armées (Sauvage), peste de
guerre (Hufeland).

L'idée du typhus pour la médecine française n'est que le
développement de la même idée. Tandis qu'en Allemagne,
Reil subordonne l'histoire du typhus à la forme, et comprend
dans le même cadre toutes les affections caractérisées par la
stupeur ; que Reuss et Hildenbrand accordent la même importance à l'éruption cutanée, le typhus est compris par les médecins français comme expression d'un poison spécial, née des
conditions de souffrances et de misères des armées forcées
par la rigueur des climats ou de la saison de s'entasser dans
des locaux trop étroits.

L'histoire abonde en récits d'épidémie développée dans de
semblables conditions. Le typhus ravagea l'Italie de 1557
à 1570, suivant Ph. Castro (1) ; la Bavière et le Palatinat, suivant Rhumelus (2).

Au XVIIe siècle, il règne pendant tout le cours de la guerre
de Trente ans, à Nimègue, sur les troupes françaises (3) ; à

(1) *Febris maligna puncticularis*, Verona, 1650.
(2) *Hist.: morbi qui ex castris ad rastra, a rastris ad rostra ab his ad
aras et focos in Palatinatu superioris Bavariæ penetravit anno 1621, et
permansit annos 1622 et 1623* (Nuremberg, 1625).
(3) *Peste de Nimègue* ; Diemerbroeck, *De peste*, Amst., 1665.

Oxfort, sur l'armée du comte d'Essex, en 1643 (1) ; en Dane-mark (*De Daniæ epidemicis*), au siège de Thorn, en 1656 (Schalz) ; en Italie, en 1692 (Ramazzini) ; après le siège de Philisbourg sur les troupes cantonnées en Lorraine (2).

En 1745, 1746, 1747, Pringle l'observe en Hollande et en Angleterre (3). En 1740, Huxham l'observe à Plymouth sur les matelots du *Panther* et du *Cantorbéry* (4). Le 22 juin 1746, la flotte française, commandée par le duc d'Anville, part de la Rochelle, et arrive devant Québec ; du 10 septembre au 13 novembre, le duc lui-même et la moitié des équipages, évalués à 10 000 hommes, succombent au typhus (5). En 1758, l'escadre de l'amiral Dubois de la Motte rentre à Brest, le 3 novembre, avec une escadre décimée par le typhus. Sur 8000 hommes d'équipage, la moitié était sur les cadres. A son entrée dans la rade, on apporta à l'hôpital 120 cadavres. En novembre, on comptait 189 décès et 82 dans la popula-tion civile. Le 1er décembre, la mortalité est de 32 morts par jour. Aux hôpitaux, elle atteint le chiffre 60. Les relevés offi-ciels donnent 2518 morts parmi les matelots, 500 parmi les forçats, 1186 pour les habitants ; total, 4204 (6).

En 1757, il se développe à Eisnach sur des troupes encom-brées, se répand dans toute l'Allemagne, et est importé jusqu'à Lille (7).

Les guerres de la république et de l'empire ont été trop fré-quemment le point de départ des plus cruelles épidémies, de 1792 à 1814, alors que plus de 40 000 malades remplissaient les hôpitaux, et que des masses de prisonniers de toutes les nations s'entassaient dans les forteresses et sur les pontons.

(1) Willis, *Opera omnia*. Genève, 1676.
(2) Ozanam, *Épidémies*.
(3) Pringle, *Maladies des armées*.
(4) Huxham, *Trait. des fièvres*.
(5) Ozanam, *Épidémies*, t. III.
(6) Fonssagrives, *Relation* (*Ann. d'hy.*, 2e série, t. XII, p. 241).
(7) Ozanam, *Épidémies*, p. 159.

Portal l'observait en 1794 à l'armée des Pyrénées ; il était si contagieux que tous ceux qui servaient les malades ou en approchaient, étaient pris d'un typhus mortel.

En 1799, il régnait dans Gênes assiégée. Le général Championnet y succomba. Les malades évacués transmirent la maladie à Montpellier et Grenoble (1).

Après Wagram, Vienne, encombré de blessés et de prisonniers, devint le théâtre de l'épidémie décrite par Hildebrand.

À la même époque, Mac-Grégor l'observait à Plymouth sur l'armée d'Espagne embarquée à la hâte après l'affaire de la Corogne (2).

Mais ce fut surtout la désastreuse retraite de Moscou qui fut le point de départ d'une longue suite d'épidémies qui, de 1812 à 1815, ravagèrent les grandes garnisons et les grands hôpitaux de l'Allemagne et de la France. Le typhus prit naissance sur les malheureux soldats mourant de faim, couverts de haillons, et forcés, par un froid de 20 à 25 degrés, de s'entasser, pour ne pas mourir de froid, dans des grottes, des huttes sans issue. Tous les prisonniers faits par les Russes succombèrent. Le docteur Faure vit à Rezan des malheureux succomber en vingt-quatre ou quarante-huit heures. A Orel, en février 1813, les Français entassés dans les hôpitaux mouraient par milliers (3).

A Wilna, sur 30 000 prisonniers, il en périt 25 000. La contagion gagna la ville, 8000 juifs y succombèrent (4).

A Dantzig, assiégé par les Russes le 11 janvier 1813, 36 000 Français, débris mutilés de l'armée d'invasion, furent exposés à toutes les privations par un froid d'une rigueur extrême. De janvier à juin, 13 000 malades des hôpitaux,

(1) Leugier,, *Journal génér. de médec.*

(2) Hamilton,

(3) Faure, *Souvenir du Nord*. Paris, 1821.

(4) Gasc, *Histoire de l'épidémie de Wilna*, 1812.

plus d'un quart des 40 000 habitants avaient succombé. Le mois de mars compte pour 4 000 morts (1).

La campagne de 1813 précipita de nouveau en Allemagne des masses de jeunes soldats qui apportèrent un nouvel aliment au fléau destructeur. Le 6 septembre, Torgau est envahi par une telle masse de blessés, que tous, blessés, mourants, malades, sont confondus dans le même abandon. On compte 400 morts par jour. Sur 26 000 hommes de garnison, 14 000 hommes succombent (2).

A Mayence mêmes désastres, mêmes souffrances. Le typhus tue 20 000 hommes et dépeuple la ville (3).

De Dantzig, de Torgau, de Mayence les armées transportent l'infection à Strasbourg, à Metz, à Dijon, à Paris. L'Alsace, la Lorraine, la Bourgogne, la Champagne, sont successivement envahies. Heureusement, la douceur de la température empêche la contagion de prendre tout son développement.

La guerre d'Orient, en reproduisant les conditions de température basse et de souffrance des armées, a ramené les causes du développement du typhus. L'épidémie commença en Crimée pendant l'hiver de 1854 à 1855 sur les troupes françaises forcées par la rigueur de la saison à chercher un abri contre le froid, aux dépens d'une suffisante aération, dans les huttes, les cabanes où s'entassaient les soldats. L'épidémie alla croissant jusqu'au mois de mai, pour décroître en juillet et août, se continuant dans les hôpitaux de Constantinople, où les conditions d'une température froide de l'hiver 1855 à 1856 la ramenèrent avec plus d'intensité. Scrive évalue à 11 124 le nombre des cas de typhus, à 6 018 celui des décès. Les bâtiments chargés, du mois de janvier 1856 au mois d'avril suivant, du transport des troupes, furent atteints par la contagion. En général, du treizième au quatorzième

(1) Thèse de M. Tort, Paris, 1827, n° 149.
(2) Thèse de M. Gilles de la Tourette. Paris, 1815, n° 71.
(3) Thèse de M. Laurens. Paris, 1814, n° 59.

jour après l'embarquement des malades, il se développait parmi les matelots une petite épidémie, dont la durée variait de quatre, sept, à vingt-cinq jours (1).

Les malades évacués sur France transportèrent la maladie à Marseille, à Avignon, à Paris, et provoquèrent le développement d'un certain nombre de cas de typhus contagieux sur les personnes en rapport avec eux (2).

Les conditions de développement et de propagation du typhus sont assez déterminées pour qu'on puisse, sinon le créer artificiellement, du moins prévoir d'une manière à peu près certaine son évolution et sa disparition.

La température basse, qui amène l'encombrement des lieux habités, les fatigues et la misère sont les éléments constants de son développement. Dans le nord de l'Europe, et la malheureuse Irlande, la relation du typhus et de la disette se produit avec une persistance démonstrative. Les années 1721 et 1728 sont tristement mémorables. En 1739, sous l'influence de la disette, 80 000 personnes succombèrent au typhus contagieux. De semblables épidémies régnèrent en 1800, 1816, 1846 et 1847.

Une fois développé, le typhus crée dans chaque malade et dans les vêtements qui lui ont appartenu, un foyer d'infection limité dans sa sphère d'action et sa persistance. De telle sorte que pour le typhus comme pour la peste, il suffit de n'avoir aucun rapport avec les malades pour échapper à son influence, et qu'on a pu en 1856 disséminer les malades et les troupes infectées sans autre inconvénient que la transmission à un très petit nombre de personnes; mesure sage qui fait autant d'honneur à la science qui a pu la dicter, qu'à ceux qui en ont assumé la grave responsabilité.

Réflexions et conclusions. — L'étude de la mortalité de l'armée servant à l'intérieur, nous a montré (3) que le fond

---

(1) Thibaud, *Union médicale*, 1858, p. 62.

(2) Godelier, *Gazette médicale*, 1856.

3) *Ann. d'hyg.*, 2ᵉ série, t. XIII, p. 241.

commun des maladies du soldat en garnison était constitué par des lésions organiques variables par le siége et l'apparence extérieure, mais se confondant en réalité dans la même dégénérescence atrophique avec prédominance de dépôts plasmatiques et graisseux, maladies communes à la population civile et militaire, à laquelle le fait considérable de la vie en commun des casernes surajoute les petites épidémies périodiques des affections contagieuses : variole, rougeole, scarlatine, fièvre typhoïde, et celles qui semblent se rattacher aux premières comme leurs manifestations incomplètes : oreillons, méningite cérébro-spinale, bronchite purulente d'emblée, érysipèles, stomatites ulcéro-membraneuses.

En campagne, ces maladies disparaissent, on les voit diminuer dès les premiers jours de marche. L'entrée en campagne est en général favorable à la santé des troupes, les impressions du voyage, l'excitation de la marche répandant dans les armées un sentiment de bien-être et d'allégresse. Malheureusement, l'homme est tellement borné dans son bien-être et ses forces, que la mesure est bien vite dépassée. La fatigue arrive, les difficultés de nourrir les masses énormes qui forment les armées modernes, l'imprévoyance du soldat, ses excès, ses travaux créent bien vite de nouveaux dangers. La saison, le climat déterminent la localisation des maladies, leurs formes ; mais la prédisposition commune, le même milieu atmosphérique, les mêmes privations, l'imprégnation facile d'une même foule enveloppée dans le même tourbillon de froid, dans le même souffle épidémique; la transmission facile des mêmes impressions morales, les échanges d'effets, les rapports intimes qui confondent dans la même atmosphère l'air respiré par le malade et par celui que la contagion a épargné, tout concourt à donner aux maladies des armées en campagne l'uniformité, l'extension, la transmissibilité particulières aux maladies épidémiques.

Le spectacle des épidémies dans l'antiquité a fait naître la terreur qu'inspiraient tous les grands phénomènes natu-

rels. Devant les coups répétés de la mort comme au bruit
de la tempête et de l'orage, l'homme, saisi du sentiment
de sa faiblesse, a invoqué ou accusé les dieux. Plus tard,
un coup d'œil plus calme, le fait de la dissémination de
la syphilis et du typhus par les armées, a fait naître l'idée
d'une certaine analogie entre les causes des épidémies et
les poisons, dont la connaissance avait été répandue par
les Arabes. Fracastor donna une expression à la conception
nouvelle de l'épidimicité, et fonda l'histoire de la contagion. L'esprit moderne, plus réfléchi, plus défiant de sa
puissance, a ramené la question des épidémies à l'étude de
leurs rapports avec les grandes conditions d'hygiène : le prix
des céréales, l'espacement des habitations, la mauvaise tenue
des villes et des campagnes. L'histoire des épidémies des
armées donne raison à ce dernier point de vue. Pour le médecin d'armée, c'est assez connaître, s'il peut prévoir et prévenir, et il est en effet en mesure de dicter les meilleures
mesures à prendre pour prévenir ou limiter l'action des saisons, des climats extrêmes, éviter l'infection palustre, diminuer les coups d'une épidémie régnante, prévenir l'infection
des tentes et des baraques. Mais pour qu'il ait autorité sur
l'esprit défiant du commandement, il doit fonder ses conseils
sur la connaissance précise de chaque classe d'affections en
particulier, et éviter le vague des instructions générales.

C'est au médecin qu'est remise la cause des faibles devant une autorité plus préoccupée de l'importance des
grandes opérations que de la mesure des forces humaines
en face des rigueurs des climats ; contre le méphitisme du
sol, il a à prescrire les conditions d'un bon campement;
l'importance de vaisseaux hôpitaux préconisés par Lind (1),
M. Keraudren (2), M. Vatable (3). Les instructions données
à l'armée du Mexique témoignent de la connaissance aujour-

(1) *Essai sur les maladies des Européens dans les pays chauds.*
(2) *Dictionnaire des sciences médicales.*
(3) *Annales maritimes, 1829.*

d'hui pratique du danger des séjours sur les basses terres où règne la fièvre jaune, et de la salubrité des lieux élevés.

L'histoire de la campagne d'Orient a montré tout ce qu'une conviction fondée sur l'étude profonde des maladies peut provoquer de mesures salutaires. M. l'inspecteur Michel Lévy (1), en organisant les hôpitaux sous tentes, a limité, autant que cela était possible, les désastres d'une des plus cruelles épidémies de choléra. Mais évidemment, les conseils ne peuvent devenir fructueux que par l'ensemble des conditions qu'ils impliquent : il faut que la tente soit établie sur un sol assaini, livrée à une aération fréquente et non pas hermétiquement fermée, et fixée sur un terrain ayant servi de cimetière à des soldats enterrés depuis quelques jours.

D'ailleurs, les épidémies des armées sont placées sous l'empire des terribles nécessités de la guerre et des devoirs imposés au général d'armée ; elles s'aggravent en se compliquant. Aux désastres du choléra viennent s'ajouter les congélations dues à un climat rigoureux, le scorbut né des difficultés d'une guerre lointaine, le typhus qui confond par ses coups rapides les formes indécises des affections antérieures ; enfin une sorte de fatalité mystérieuse mal comprise et vaguement exprimée dans l'idée de l'épidémicité, multiplie chaque jour le nombre des victimes. La contagion plus lente dans son action ne suffit pas pour expliquer les coups répétés de la mort, l'homme ne résiste plus ; la vie a perdu sa puissance, et un moment arrive où la paix et la dissémination des armées peuvent seules mettre fin aux épidémies de la guerre.

(1) *De la salubrité des hôpitaux.* (*Bulletin de l'Académie de médecine*, 1861-1862, t. XXVII, p. 593).

NÉCESSITÉ DE FAIRE DES EXPÉRIENCES

SUR LES POTERIES VERNISSÉES,

Par M. A. CHEVALLIER,

Chimiste, membre du Conseil de salubrité du département de la Seine.

> Il est défendu aux charcutiers de se
> servir de poterie vernissée, ces vases seront
> remplacés par des vases de grès, ou par
> toute autre poterie dont la couverte ne con-
> tient pas de substances métalliques.
>
> (Ordonnance de police.)

Parmi les vases qui servent à la préparation des substances alimentaires, on doit placer en première ligne les vases
en poterie, vases qui sont employés, non-seulement dans les
cuisines des prolétaires, mais dans celles des personnes for-
tunées qui redoutent l'emploi des vases de cuivre pour la
préparation des aliments.

La fabrication de la poterie de terre est très ancienne.
L'origine est antérieure à l'art de travailler les métaux, et
quoiqu'il n'y ait point de province dans l'empire français, où
l'on ne trouve des terres convenables pour la fabrication de la
poterie, les potiers ne sont point arrivés à fabriquer des
produits qui puissent inspirer à l'Administration de la sécurité sous le rapport de l'hygiène.

Selon quelques auteurs, l'art du potier est encore dans son
berceau. On n'y fait ni les essais ni les tentatives nécessaires
pour arriver au progrès ; les bas prix auxquels sont vendus
les produits fabriqués, sont sans doute la cause de l'inexpérience des fabricants, de la mauvaise préparation des poteries,
de leur non-résistance au feu, du danger qui résulte des vernis dont elles sont recouvertes.

Le besoin d'améliorer ce genre de fabrication a fixé l'attention de l'Administration, celle des sociétés savantes ; des programmes furent publiés; des prix furent proposés. Si l'on recherche ce qui a été fait sur ce sujet, on voit : 1° qu'en 1779, l'Académie des sciences de Besançon fit connaître que le prix des arts qu'elle décerne serait, pour l'année 1781, décerné *à celui qui ferait connaître les moyens de perfectionner les produits fabriqués dans les fabriques de poteries établies en Franche-Comté, de telle sorte qu'ils puissent remplacer les vaisseaux de cuivre dont les inconvénients sont connus ; 2° les creusets qu'on tire de l'étranger.*

Le programme de ce prix demandait que les concurrents fissent connaître les localités de la province où se trouvent les terres et argiles qui, seules ou mêlées avec des sables, pourraient servir à faire des pots de grès ou des espèces de faïence susceptibles de résister à l'action du feu.

Nous n'avons pu savoir si ce prix a été remporté ; les renseignements que nous avions demandés étant restés sans réponse.

En 1780, la Société patriotique de Milan proposa, en laissant un temps indéterminé aux concurrents qu'elle se proposait de récompenser, la solution de la question suivante :

De quelle manière et avec quelle méthode peut-on faire des ustensiles de cuisine propres à prévenir les inconvénients, et à réunir la salubrité, l'économie et la commodité?

L'annonce de ce concours fut renouvelée en 1781, 1782, 1783, 1784 ; enfin, en 1785, aucun mémoire sur ce sujet n'avait été envoyé à la Société; nous ne savons si, depuis cette époque, elle a été plus heureuse.

A la même époque, 1785, l'Académie des sciences de Toulouse proposa pour sujet de prix à décerner en 1787, les questions suivantes :

1° *Indiquer dans les environs de Toulouse, et dans l'étendue de deux ou trois lieues à la ronde, une terre propre à fabriquer une poterie légère et peu coûteuse, qui résistât au feu, qui pût*

servir aux divers usages de la cuisine et du ménage, et aux opé-
rations de l'orfévrerie et de la chimie ;

2° *De faire connaître un vernis simple pour recouvrir la pote-*
rie destinée aux usages domestiques, sans nul danger pour la
santé.

Le programme posait les conditions suivantes : les concurrents devront joindre à leur mémoire : 1° des échantillons
de poterie faits avec la terre qu'ils indiqueraient comme propre à la fabrication ;

2° De la poterie faite avec cette terre et sans vernis ;

3° De la poterie vernissée faite avec cette terre.

Le prix ne fut pas décerné en 1787 ; le même sujet fut remis au concours pour les années suivantes.

Des renseignements que nous recevons de notre confrère
M. de Saint-Plancat, renseignements qui lui ont été donnés
avec la plus grande complaisance par M. Desbarreaux Besnard, secrétaire de l'Académie, il résulte que le concours
ouvert en 1787 fut stérile ; la question fut remise au concours pour 1790. Cette année, l'Académie reçut un mémoire
de M. Courini sur le sujet proposé, mémoire qui obtint une
médaille d'encouragement. La question fut encore remise au
concours pour 1793.

Les procès-verbaux de l'Académie s'arrêtent à cette époque
pour ne recommencer qu'en 1803.

Le mémoire de M. Courini, qui eût pu fournir quelques
documents, ne se trouve pas dans archives de l'Académie.

En 1798 (l'an VI de la république), l'Institut national mit
au concours la question que nous rapportons ici.

Indiquer les substances terreuses et les procédés propres à fa-
briquer une poterie commune résistant aux passages subits du
chaud au froid, et à la portée de tous les citoyens.

Lors de la proposition faite par l'Institut, la commission
qui avait été chargée d'étudier la question, établissait :

1° Que quelques nations voisines, qui ne font pas de porcehaines, fabriquent des poteries très utiles, et dont les propriétés sont bien supérieures à celles fabriquées en France.

En conséquence, on demandait aux concurrents :

1° *L'examen de la composition de ces bonnes poteries ;*

2° *L'exposé des terres naturelles qui peuvent servir à les obtenir, ou celui des mélanges artificiels qui sont susceptibles de les remplacer;*

3° *La manière dont on doit traiter ces terres, soit par le lavage, soit par la macération ou le pourrissage, pour leur donner les qualités nécessaires;*

4° *L'art de cuire ces poteries, c'est-à-dire le degré de feu, la forme des fourneaux, et surtout les procédés propres à faire des couvertes sans oxydes ou métaux nuisibles* (1).

On conçoit l'utilité de tous ces renseignements, car on sait qu'en France on faisait et qu'on fait encore usage, notamment à Paris, de poteries dont l'émail se fendille, s'écaille, et qui est attaqué par les substances qui entrent dans la préparation des substances alimentaires, de telle sorte, selon nous, qu'après les vases de cuivre, les poteries recouvertes de terre vernissée sont les vases les plus dangereux, lorsqu'on y laisse séjourner les aliments. Nous ferons connaître plus loin des faits qui démontrent que de ces poteries ont donné lieu à des accidents les plus graves.

Parmi les travaux relatifs à la fabrication de la poterie, on trouve dans les *Annales de chimie*, t. II, des observations sur les moyens de fabriquer de la bonne poterie à Montpellier, et sur un vernis qu'on peut employer pour les enduire. Ce travail, dû à M. Chaptal, avait été le sujet d'une lecture qu'il avait faite à l'Académie des sciences de Montpellier dans la séance du 10 juillet 1788.

Dans ce mémoire, M. Chaptal fait connaître 1° les essais

---

(1) On sait que la plupart des vernis appliqués sur la poterie sont préparés à l'aide du sulfure de plomb (l'*alquifoux*), les oxydes de plomb, le sulfate de plomb, diverses préparations de cuivre et d'étain.

qu'il a faits sur diverses terres pour reconnaître le parti qu'on pouvait en tirer ; 2° la préparation d'un vernis salubre qui est formé avec la terre argileuse de Murviel et de la poudre de verre vert. Voici le mode d'emploi de ce vernis décrit par M. Chaptal.

Lorsque les poteries sont bien sèches, on les plonge subitement dans de l'eau dans laquelle on a délayé de la terre argileuse de Murvielle, de manière à recouvrir toute la surface de la poterie d'une couche de cette terre fusible ; on laisse sécher ; cette opération faite, on plonge la poterie dans de l'eau dans laquelle on a délayé de la poudre de verre très fine, obtenue en pulvérisant des *cassons* de verre vert passant à un tamis très fin.

Il faut que la dernière opération soit faite rapidement pour que l'eau tienne en suspension la poudre de verre, et qu'elle ne se précipite pas, enfin qu'elle adhère à la poterie.

Cette dernière immersion étant pratiquée, on porte tout de suite les pièces au four, parce que le verre qui tient faiblement aux parois, se détacherait par le moindre mouvement, si la poterie était sèche.

D'après M. Chaptal, le feu des fourneaux à cuire la poterie suffit pour fondre les parcelles de verre, et cette action suffit pour déterminer la fusion de la couche d'argile de Murviel.

Par suite de ces opérations, on obtient sur les poteries une couche vitreuse bien unie, très égale, qui possède tous les avantages du vernis commun.

On conçoit qu'un vernis semblable qui ne contient point de substances toxiques, est tout à fait salubre.

M. Chaptal fait aussi connaître : 1° un vernissage par la fumée du charbon, fermant les issues du four pour que la fumée reste en contact avec la poterie, mais il fait connaître que nos fours à cuire la poterie ne sont pas chauffés assez fortement pour produire le vernissage ; 2° le vernissage de la poterie par la projection du sel marin dans le four pendant la cuisson.

On trouve dans un travail publié par M. Fourmy en 1810 et en 1811, un passage dans lequel, à propos de la salubrité, il cherche à démontrer qu'il y a des pâtes destinées à faire des poteries dans lesquelles on fait entrer des substances toxiques, mais en si petite quantité, qu'elles sont neutralisées par la vitrification, et que les poteries préparées avec ces pâtes ne peuvent être dangereuses pour la santé ; mais qu'il n'en est pas de même des *couvertes ;* que celles-ci contiennent des matières nuisibles qui sont d'autant plus dangereuses que les oxydes y sont en grande dose, et que presque toujours la vitrification est très incomplète.

Un pharmacien de Rouen, M. Poidevin, publia en 1812 (1) un article sur les dangers de l'usage des faïences et poteries de mauvaise qualité ; il décrit les opérations faites par les potiers de terre ; il fait connaître les défauts qui se font remarquer dans les faïences et poteries mal conditionnées. M. Poidevin signale dans les poteries les défauts qui peuvent les rendre impropres à la préparation des aliments, et ceux qui peuvent être les causes de dangers, en raison de l'altération des substances toxiques qui se mêlent aux aliments.

Il cite particulièrement :

1° L'*esgoussage*, qui est caractérisé parce que l'émail, le vernis, est réuni en gouttes plus ou moins fortes, et est resté vitrifié sous cette forme, au lieu de s'être étendu sur toute la superficie ;

2° L'*écaillage*, qui se reconnaît à ce que la couverte, l'émail, se détache par plaques, par suite de l'action de l'air humide ou au moindre attouchement ;

3° Le *moucuit* (2), qui est dû à ce que les pièces ont éprouvé trop peu de feu pour que l'émail ou la couverte ne soit qu'agglutinée, et quelquefois même encore pulvérulente ; ils

---

(1) *Annales de chimie*, t. LV, p. 97.

(2) Nous n'avons pas trouvé ce mot qui signifie *mal cuit* dans divers ouvrages qui traitent de la poterie.

est alors susceptible d'être divisé et enlevé par tous les liquides avec lesquels la poterie *mal façonnée* est mise en contact ;

4° Les picots ; on a donné ce nom à des aspérités ou bouillons creux, qui se trouvent dans les pièces où l'émail, en-
dommagé par l'*essai* ou trop peu poussé au feu, n'a pu se
réduire en matière vitreuse.

Selon M. Poidevin, l'*égoussage*, l'*écaillage* et le *fendillage*
produisent des effets nuisibles dans les poteries qui présentent ces défauts ; les liquides que l'on y garde s'introduisant
à travers les pores, s'y altèrent, s'y décomposent en y formant
un hydrosulfure qui corrompt ce qu'on y conserve.

Relativement aux *picots* et au *moucuit*, les dangers seraient
plus grands pour les picots ; les oxydes métalliques étant encore dissolubles par les matières graisseuses ou par les acides,
il y a alors altération des aliments par des substances nuisibles à la santé.

Pour le moucuit, M. Poidevin le considère comme le plus
dangereux, et cela s'explique facilement par ce que nous
avons dit plus haut.

Le travail de M. Poidevin se termine par les dires suivants :

Il est facile de déduire les dangers que court le public en
achetant à bas prix les poteries que l'on nomme de *rebut*, poteries que l'on devrait rejeter avec soin ; en vain dira-t-on qu'on
s'en sert chaque jour, sans qu'il arrive d'accidents *frappants* ;
pour en être plus ignorés, ces accidents n'en sont pas moins
terribles. On sait que le plomb et ses oxydes n'agissent qu'insensiblement sur les organes de la digestion, surtout pris à
petite dose, mais qu'ils n'en causent pas moins à la longue
l'amaigrissement, les coliques, des tremblements convulsifs, etc., et que les malheureux qui se servent de pareils
vases, sont les victimes de leur insigne ignorance et de l'imprudente cupidité du fabricant peu éclairé (1).

_____

(1) Autrefois les potiers de terre étaient réunis en communauté à Paris ;
ils étaient érigés en corps de jurande et leurs statuts étaient antérieurs au

Ce travail est terminé par ces mots : On peut ajouter qu'il ne serait pas au-dessous d'une police tutélaire d'empêcher le débit de pareilles marchandises (les poteries de mauvaise qualité), dont la modicité du prix ne peut effacer les qualités délétères.

Nous ne savons quel nom on pourrait donner à des poteries où le plomb réduit se trouve remplacer le vernis à la surface des vases ; nous avons dans notre laboratoire une marmite sur les parois de laquelle on voit le plomb réduit, plomb qui s'enlève avec la plus grande facilité.

De tout ce qui vient d'être dit, on voit quels sont les dangers qui peuvent résulter de l'emploi de certaines poteries ; cependant les faits positifs ne se trouvent pas inscrits dans la plupart des traités de toxicologie. Nous allons faire connaître ceux qui sont arrivés à notre connaissance.

PREMIER FAIT. — *Colique de plomb déterminée par des cornichons ayant séjourné dans un vase de terre vernissé* (1).

L'observation suivante, fort importante au point de vue de l'hygiène publique, est due à M. le docteur Émile Marchand, de Sainte-Foix (Gironde).

Le 6 février 1848, je visitai le nommé Bloyn, habitant un village près de Sainte-Foix (Gironde). Cet homme, cultivateur aisé, est dans de très bonnes conditions hygiéniques. Il se plaint de vives douleurs dans le ventre ; ces douleurs sont venues graduellement depuis six jours.

J'examine successivement toutes les fonctions et les organes ; je ne constate que de la faiblesse musculaire, de l'inappétence et des douleurs abdominales pour lesquelles j'étais

(1) Voy. *Journal de chimie médicale*, janvier 1849, t. **XXV**, p. 49.

consulté. Je prescris quelques lavements laudanisés, des tisanes aqueuses, la diète, etc.

Le 8 février, Bloyn est plus malade; ses douleurs ont augmenté; il a des vomissements répétés et très fatigants.

La langue est normale; il y a inappétence; mais la soif
est nulle; les vomissements sont bilieux. Le ventre, normalement développé, est insensible à la pression. La percussion
démontre que l'estomac, distendu par des gaz, remonte très
haut sous les fausses côtes gauches. Depuis six jours, il n'y a
pas eu de selles. Pouls à 68-70.

Faiblesse musculaire qui oblige à garder le lit. Visage
exprimant la souffrance; chaleur de la peau naturelle. Tous
les autres organes sont à l'état normal.

Le pouls et la chaleur animale à l'état normale; le peu de
développement et l'insensibilité du ventre éloignèrent de
mon esprit l'idée d'un étranglement intestinal, que pouvaient
faire naître les autres symptômes. J'interrogeai le malade et
sa famille, pour savoir s'il n'avait pas pu s'exposer à un empoisonnement par le plomb, mais je ne découvris rien.

Je prescrivis la diète, de la limonade gazeuse au citrate de
magnésie pour tisane et un purgatif drastique (60 centigrammes de gomme-gutte en six pilules, à prendre successivement dans une heure).

Le 9, le malade est dans le même état; seulement, il s'est
développé des crampes dans les muscles des jambes. En examinant sa bouche, j'y découvris, sur le bord libre du feston
gingival, un liséré bleu foncé, large de 2 millimètres, que
l'on ne put enlever par le frottement. Bloyn, qui a l'habitude
de se laver les dents toùs les matins, m'affirme que cette
ligne bleue n'existait pas avant sa maladie.

Persuadé que j'ai affaire à une colique de plomb, j'interroge de nouveau le malade, et, ne pouvant rien découvrir,
j'analyse son vin, son eau, et une confiture dont il use fréquemment. Mes recherches sont inutiles.

Le 10, même état. Il n'y a pas eu de selles ; vomissements plus rares ; insomnies; douleurs atroces dans le ventre, qui reste insensible à la pression.

Les parents me présentent des cornichons dont le malade faisait usage avant sa maladie. Ces cornichons sont renfermés dans un vase de terre verni. Le vinaigre dans lequel ils macèrent, est trouble, épais, laiteux. Le vernis est détruit presque partout. Il me fut alors démontré que le sujet avait été empoisonné par le plomb de ce vernis décomposé par l'acide acétique. En effet, après avoir décoloré et filtré une certaine quantité de ce liquide, son évaporation fournit une grande proportion d'acétate de plomb. Il est évident qu'il renfermait du chlorure, du sulfate et du carbonate, ce qui le rendait épais et blanc.

J'employai l'opium et les purgatifs répétés. La convalescence commença le 18 février, sans offrir rien d'extraordinaire, si ce n'est que je ne pus obtenir de selles qu'après la cessation des douleurs, et cependant Bloyn prit en quatre fois 3 grammes de gomme-gutte, et, en trois fois, 2 grammes de résine transparente de jalap.

Cette observation offrirait peu d'intérêt, si elle ne mettait sur la voie d'un fait général. Dans les campagnes, du moins dans mon département, on emploie à plusieurs usages domestiques de la poterie grossière, dont le vernis est composé presque exclusivement avec de l'oxyde de plomb. Ce vernis est peu coûteux, mais il est peu durable; il s'altère avec une déplorable facilité sous l'influence des acides. Ainsi, les substances alimentaires qui renferment du vinaigre, de l'oseille, les salaisons, le vin, le cidre, la piquette, les confitures, les corps gras qui ont ranci, etc., l'attaquent et se chargent de plomb. Pour en acquérir la preuve, il suffirait, du reste, d'examiner les vases qui ont renfermé quelque temps de ces substances; on trouve le vernis de leur surface interne plus ou moins détruit.

Habituellement, il n'en résulte pas d'accidents. Le métal est introduit en trop petites quantités pour déterminer des symptômes morbides, et il est peu à peu éliminé de l'économie, où l'analyse chimique le démontre sous le nom de plomb normal. Cependant, comme dans l'observation précédente, il peut arriver qu'il détermine un véritable empoisonnement aigu.

Mon attention étant appelée sur ce point, j'ai dû me demander si plusieurs accidents nerveux que j'observe souvent sur mes clients de la campagne, ne reconnaissent pas cette cause. Je n'en ai pas la démonstration directe. Cependant, puisque le plomb introduit de cette manière dans l'économie produit un empoisonnement aigu, ne peut-il pas produire également les gastralgies, les névralgies faciales, les crampes musculaires et les autres accidents si fréquents chez les cérusiers?

L'inconvénient le plus grave de l'action prolongée du plomb est d'user l'organisme en détruisant les globules du sang. Cet inconvénient est d'autant plus pernicieux aux personnes pauvres qui font usage de ces mauvaises poteries, qu'elles sont plus disposées à l'*aglobulie*, par suite de leur alimentation peu azotée. Ces deux causes réunies tendent à user l'organisme, et alors le plomb a une plus forte action sur une économie délabrée; il produit des accidents nerveux que les meilleures médications ne peuvent faire disparaître, et qui s'aggravent par la continuité d'action de la cause productive.

Ainsi, le plomb qui entre dans la composition des vernis des poteries grossières, est attaqué par plusieurs substances alimentaires. Ce plomb peut causer un empoisonnement.

Il est présumable qu'il occasionne des accidents chroniques.

Il contribue à détruire les globules du sang, et cette action est surtout funeste aux personnes qui usent de peu de substances azotées.

Si l'on considère qu'une très grande partie de la population emploie, pour les usages culinaires, ces poteries que leur bon marché fait rechercher, on comprendra l'importance de la question que je traite. Ne serait-il pas possible, sans augmenter sensiblement le prix, de changer la composition de ce vernis métallique, de manière à le rendre inattaquable par les acides végétaux, et, par conséquent, sans danger dans les usages domestiques ?

DEUXIÈME FAIT. — *Empoisonnement par une boisson préparée dans une terrine vernissée* (1).

Vous signaliez, d'après les observations de M. Émile Marchand, un cas d'empoisonnement causé par l'usage d'un pot de terre vernissé, dans lequel on avait fait séjourner des cornichons.

Chaque jour nous fait connaître le danger des vernis communs employés dans la poterie.

Voici ce qu'on lit dans un journal de notre ville à ce sujet : « Un honorable médecin, appelé ces jours derniers auprès d'un pauvre maçon qui se plaignait de fortes coliques, a reconnu, dans les accidents de sa maladie, les symptômes de l'empoisonnement par le plomb, et a fini par découvrir qu'ils avaient été déterminés progressivement par l'usage d'une boisson fabriquée dans une terrine vernissée, usage devenu de plus en plus fréquent, à mesure que la fièvre causée d'abord par la colique, excitait la soif chez ce pauvre malade, qui allait chercher ainsi un soulagement dans une boisson mortelle.

L'état de cet homme est fort grave, d'autant plus qu'il se complique d'accidents nerveux signalés par une douleur dans la moelle épinière et par des contractions dans les

---

(1) Ce fait nous a été communiqué par M. Lemonant du Chenais (de Nantes), 13 mars 1849. — *Journal de chimie médicale*, t. XXV, p. 290.

mains, suites très dangereuses de la colique atroce qu'il éprouve, et que l'on désigne ordinairement sous le nom de *colique de plomb.*

Frappé de la multiplicité de ces faits, j'ai voulu m'assurer par moi-même de la facilité avec laquelle les vernis qui recouvrent la poterie commune, sont attaqués par les acides végétaux.

J'ai, dans ce but, fait bouillir, avec de l'eau distillée, quatre petites pommes dans un pot vernissé d'environ 2 litres de capacité. Après avoir abandonné la liqueur à elle-même, deux ou trois jours, j'ai remarqué que le vernis était fortement attaqué dans plusieurs endroits.

L'analyse que j'ai faite de la liqueur, m'a procuré une *notable quantité de plomb,* tenu en dissolution par les acides végétaux.

Il serait nécessaire, selon moi, que des mesures fussent prises pour éviter le retour de semblables accidents.

TROISIÈME FAIT. — *Empoisonnement d'une famille par du cidre qui avait séjourné dans un vase de terre vernissée* (1).

Le 5 septembre 1853, M. Brunet, docteur en médecine, au Loroux-Bottereau (Loire-Inférieure), fut appelé à donner des soins à la famille Courgeau, composée des époux et d'un jeune homme. La femme Courgeau était seule alitée. Affectée d'une ancienne maladie du cœur, cette malade offrait néanmoins des symptômes qui frappèrent M. le docteur Brunet. Elle éprouvait des étouffements, des palpitations fréquentes, les bruits du cœur étaient anormaux. D'un autre côté, on constatait des *coliques incessantes* sans évacuations; le *ventre était rétracté;* il y avait *douleurs nocturnes* dans les membres

(1) Ce fait a été recueilli et nous a été communiqué par M. Bobierre, professeur de chimie à Nantes. Voy. *Journal de chimie médicale,* t. XXX.

inférieurs, la langue ordinaire ; haleine fétide, point de fièvre, *teint jaune terne*, amaigrissement très marqué. M. le docteur Brunet s'attacha spécialement à combattre les accidents de la région du cœur, et prescrivit quelques lavements émollients.

Deux jours après la visite de M. le docteur Brunet, le père dut se mettre au lit. C'était un homme de cinquante-neuf ans, d'une assez bonne santé jusqu'alors. On observa les symptômes suivants : maigreur considérable, coloration jaune terreuse de la face, figure défaite, appétit nul, langue couverte de quelques sécrétions blanchâtres, haleine fétide. Le malade accusait des coliques violentes, l'abdomen était rétracté ; il y avait de plus douleur assez vive dans les membres et notamment dans les muscles pectoraux. Les gencives étaient, à leur point d'union avec le collet de la dent, d'une coloration noirâtre ardoisée.

Le fils Courgeau, encore valide, tombait dans le même état que ses parents, bien que chez lui les symptômes fussent moins tranchés. Ce jeune homme ressentait des coliques ; il y avait constipation, inappétence, fétidité dans l'haleine, coloration des gencives, amaigrissement et prostration générale des forces.

Cette concordance des symptômes, la présence de l'ictère saturnin, la coloration des gencives, la rétraction de l'abdomen, les coliques, les douleurs dans les membres, portèrent M. le docteur Brunet à rechercher les causes d'une affection que déjà et à priori il regardait comme le résultat d'un empoisonnement saturnin.

Ce ne fut qu'après de longues recherches que ce praticien découvrit un grand vase de terre vernissée de la contenance de 1 hectolitre, et dans lequel on avait fait du cidre de cormes, qui servait à l'alimentation de la famille Courgeau. Ce vase servait depuis trois ou quatre années. On y conservait du lard salé. Depuis quelque temps seulement, on y avait soumis à la fermentation la liqueur, source de tout le mal.

Ce qu'il faut ajouter, c'est que depuis cinq semaines les époux Courgeau avaient additionné l'eau dans laquelle macéraient les cormes et les pommes, de 2 litres de vinaigre environ ; sous l'influence d'une telle boisson, les symptômes de l'empoisonnement saturnin n'avaient pas tardé à se mani fester.

Un échantillon du cidre trouvé chez les époux Courgeau, ayant été adressé à M. Bobierre par M. le préfet de la Loire-Inférieure, fut soumis immédiatement à l'analyse ; ce cidre offrait les caractères suivants :

La liqueur était limpide, jaunâtre et notablement acide ; elle donnait un précipité noir intense avec les sulfures, un trouble notable avec l'acide sulfurique, et un fil de zinc bien décapé s'y recouvrait, au bout de quelques heures, d'un précipité métallique facile à apprécier. Le chromate de potasse y produisait le dépôt caractéristique des sels plombiques.

Le résidu de l'évaporation de 1 gramme de ce liquide consiste en un volumineux charbon, qui, incinéré avec soin dans la partie antérieure de la moufle d'un fourneau de coupelle, donne une cendre pesant $1^{gr},160$. Dans cette cendre, M. Bobierre put déterminer l'élimination de l'oxyde de plomb, qui, converti en sulfate, a donné $0^{gr},160$ de substance, soit $0^{gr},110$ d'oxyde de plomb, soit enfin $0^{gr},190$ d'acétate cristallisé du commerce. Ces résultats confirmaient l'intelligent diagnostic de M. le docteur Brunet, qui, malgré le traitement énergique auquel il eut recours, ne put sauver le sieur Courgeau. La femme et le fils revinrent à la santé.

A cette époque où la cherté du vin motivait la fabrication de boissons fermentées de natures diverses, M. le préfet de la Loire-Inférieure a jugé utile, par une publication, de mettre les populations de son département en garde contre l'emploi des vases vernissés, dont l'oxyde de plomb se dissout si facilement sous l'influence des acides.

QUATRIÈME FAIT. — *Empoisonnement par des vases vernis au plomb*, par M. Gouriet (1).

Il existe dans certaines contrées, et notamment dans le Poitou, un usage qui peut avoir les plus graves inconvénients. De pauvres familles récoltent les raisins d'une ou deux treilles. N'en ayant pas assez pour remplir un fût, elles les mettent fermenter dans de petits vases, et presque toujours ces vases sont en poterie grossière, recouverte d'un vernis de plomb. Qu'arrive-t-il alors? Il se forme invariablement une certaine quantité d'acide acétique, qui attaque le vernis et le dissout pour en former de l'acétate de plomb, qui, par suite, peut donner lieu à une intoxication saturnine. Bien plus, le vase ainsi détérioré peut encore communiquer des propriétés malfaisantes à d'autres liquides succédant à cette sorte de vin. C'est ainsi que, dans le premier cas cité par M. Gouriet, l'empoisonnement avait eu lieu par du bouillon qui était resté une huitaine de jours dans un vase où l'on avait fait fermenter du raisin. Il n'y avait pas à se méprendre sur l'affection dont toute la famille était atteinte : c'était bien la colique de plomb la mieux caractérisée. Dans le second cas, c'était la boisson elle-même qui avait occasionné l'empoisonnement. La présence du plomb y fut d'ailleurs constatée. M. Gouriet, rappelant que l'usage dont nous avons parlé plus haut est très fréquent dans le Poitou, dans la Normandie, croit pouvoir y rapporter la fameuse colique qui porte les noms de de ces provinces (*la colique dite de Poitou.*)

Il ne faut pas croire que toutes les poteries qu'on trouve dans les divers départements, soient capables, mises en contact avec divers liquides contenant des acides, de déterminer des accidents aussi graves que ceux que nous avons fait con-

(1) *Journal de chimie médicale*, t. XXXVI, p. 26.

naître, accidents qui ne sont pas rares. En effet, il est de certaines localités où les potiers préparent des poteries qui sont bien cuites, d'autres où les vernis employés ne contiennent pas de matières toxiques. Les recherches que nous avons faites nous ont fait connaître :

1° Qu'en l'an X (1805), M. Fourmy fit connaître qu'on pourrait vernisser les poteries d'une manière salubre et économique en faisant usage pour l'obtenir d'une matière volcanique (1), la pierre ponce, qui est très fusible, qui est abondante et qui se trouve dans le commerce en de très grandes quantités.

2° Qu'en 1823, M. Meigh fit connaître un vernis qui se composait d'argile rouge de Durham et d'Exeter en poudre fine et réduite en bouillie, dont on recouvre les poteries séchées avant de les porter au four ; la dessiccation de cette bouillie opérée, on prépare un vernis composé de parties égales de feldspath, de verre et d'oxyde noir de manganèse bien pulvérisés et amenés à l'aide de l'eau à une consistance de crème. On plonge les poteries dans ce mélange, et quand le vernis est suffisamment sec, on porte la poterie au four et on la fait cuire selon la méthode ordinaire ; si l'on veut avoir un vernis brillant qui ne soit pas coloré en noir, on s'abstient de mettre dans ce vernis du manganèse. Ce vernis a été préparé et mis en pratique devant la Société d'encouragement de Londres, qui a décerné à M. Meigh sa grande médaille d'or.

A la même époque, M. Rochiaski, fabricant de poteries, à Berlin, annonçait qu'il employait un vernis composé de 5 parties de litharge, de 12 parties d'argile bien purifiée, de 1 partie de soufre ; que ces substances étaient pulvérisées et mêlées avec une suffisante quantité de soude caustique (*lessive des savonniers*) pour former un mélange facilement applicable sur les poteries.

(1) M. Chaptal avait antérieurement indiqué les matières volcaniques comme pouvant être employées dans la fabrication des poteries.

La poterie vernie par ce procédé *bien cuite* aurait été essayée en présence des membres du Collége de médecine et reconnue n'offrir aucun danger pour la santé.

En 1835, M. Leibl (de Munich) fit connaître un vernis salubre pour les poteries, vernis dans lequel le plomb n'entrait pas; voici la formule donnée par M. Leibl :

On prépare un vernis vitreux en prenant 15 parties de quartz pulvérisé, 10 parties de potasse et 1 partie de poudre de charbon; on fait fondre dans une marmite de fer ce mélange; après cette opération il est pulvérisé et mis à bouillir pendant trois ou quatre heures avec cinq fois son poids d'eau en remuant continuellement. Par cette ébullition, le liquide prend la consistance d'un sirop clair et une pellicule le couvre à sa surface : on conserve cette préparation dans un vase bien bouché.

Lorsqu'on veut faire l'application de cette préparation, on verse dans la dissolution concentrée du vernis vitreux, un lait de chaux, contenant 5 à 6 parties de chaux pour 100 parties de vernis ; on porte à une douce chaleur en remuant continuellement, et l'on fait évaporer à siccité ; on pulvérise le résidu et l'on fait passer la poudre à travers un tamis fin.

L'application se fait ensuite de la manière suivante : les poteries qui ont reçu un léger degré de cuite, sont enduites du vernis vitreux, qui pénètre dans leurs pores ; alors on les saupoudre avec le mélange pulvérisé, on les laisse sécher, puis on les couvre d'une nouvelle couche de vernis, enfin on les porte au four pour leur donner la dernière cuite.

Il serait utile de connaître tous les procédés mis en pratique pour préparer les poteries avec des vernis salubres. Il est probable qu'il en résulterait un très grand avantage pour la santé publique. Un grand nombre de potiers semblent être en possession de formules propres à fournir de ces vernis salubres, mais les recettes de ces vernis sont conservées dans les ateliers. Ce qui nous porte à considérer la question

comme étant résolue pour certains fabricants, c'est : 1° que
lorsque l'on consulte les volumes publiés lors des expositions des produits de l'industrie française, on voit que des
médailles d'or et d'argent ont été décernées à des fabricants
pour avoir fabriqué et exposé des poteries ayant des couvertes
ne se laissant pas entamer par des instruments d'acier, couvertes qui étaient salubres;

2° Que des expériences que nous avons faites sur diverses
poteries qui nous ont été présentées par M. Mallet, ces poteries, ainsi que le fera voir le rapport suivant, présentaient
des résultats assez satisfaisants pour quelques-unes, moins
pour d'autres.

Nous, Jean-Baptiste Chevallier, chargé par M. Mallet, marchand de poteries, boulevard de la Villette, 10, de l'examen
de poteries tirées d'une fabrique qui lui fait les fournitures,
à l'effet de dire si ces poteries sont altérées par les acides,
et si elles peuvent être nuisibles à la santé, déclarons avoir
fait les expériences, et avoir obtenu les résultats que nous
allons faire connaître.

Ces poteries sont de deux sortes : les unes colorées en jaune,
les autres colorées en brun foncé.

Pour mieux faire connaître les résultats obtenus, nous
avons placé, sur chaque vase, des numéros, puis nous les
avons soumis à l'action :

1° Du vinaigre à froid;

2° Du vinaigre à chaud;

3° De l'action de l'acide azotique, au vingtième, au tren-
tième et au quarantième.

On entend, par ces dénominations, 19 d'eau et 1 d'acide;
ou bien 29 d'eau et 1; ou encore 39 d'eau et 1 d'acide,
laissant séjourner pendant plus ou moins longtemps.

Voici ce que nous avons constaté :

N° 1. Le vase, portant le n° 1, est de couleur jaune inté-
rieurement, de couleur brune à l'extérieur.

Ce vase n'a pas été attaqué par le vinaigre à froid ; il ne l'a pas non plus été par le vinaigre à chaud ; il ne l'a pas été par l'acide azotique au vingtième. On conçoit que l'emploi de l'acide azotique est fait en exagérant l'acidité des liquides qui sont placés ordinairement dans les vases de terre.

Ce vase, si la couverture est toujours la même, est un vase qui présente toute sécurité.

N° 2. Le vase placé sous ce numéro est une petite terrine, dont la couverte intérieure est jaune, avec de petits points bruns ; la couverte extérieure est de couleur café, avec de petits points brun foncé.

Ce vase n'a pas été attaqué par le vinaigre à froid ;

Il ne l'a pas été par le vinaigre à chaud ;

Il ne l'a pas été par l'acide azotique froid, ni par l'acide azotique au quarantième à chaud.

Ce vase peut être employé : sa couverte est tout à fait salubre.

N° 3. Le vase placé sous ce numéro est un petit plat creux de couleur jaune citron.

Ce vase n'a pas été attaqué par le vinaigre à froid ;

Il a été attaqué et par le vinaigre chaud et par l'acide azotique au quarantième à froid.

Cette poterie est inférieure aux poteries n°° 1 et 2 ; elle n'est pas aussi salubre.

N° 4. Ce vase, qui a la forme d'une petite terrine, a une couverte de couleur brune à l'intérieur et à l'extérieur.

Cette couverte n'a pas été attaquée par le vinaigre à froid (nous avons laissé séjourner le vinaigre froid pendant dix à douze heures) ;

Elle ne l'a pas été par le vinaigre à chaud ;

Elle ne l'a pas été par l'acide azotique froid ;

Elle ne l'a pas été par l'acide azotique chaud.

La couverte de ce vase résiste, comme on le voit, aux agents chimiques ; c'est donc une poterie salubre.

Nº 5. Le vase placé sous le nº 5 est un petit plat creux, dont la couverte est de la même couleur que celle qui recouvre le vase précédent.

Cette couverte a aussi résisté aux agents chimiques. Cette poterie est bonne.

Nº 6. La couverte du vase nº 6 s'est comportée comme celle des vases placés sous les nᵒˢ 4 et 5. C'est donc une bonne poterie.

Nº 7. Le vase placé sous le nº 7 a une couverte de couleur jaune; il s'est bien comporté avec le vinaigre froid, et avec le vinaigre chaud; l'acide azotique l'attaque un peu. Cette poterie est moins salubre. Elle est donc inférieure aux précédentes.

Nº 8. Le plat placé sous ce numéro et dont la couverte est d'un rouge brunâtre, s'est bien comporté avec le vinaigre et l'acide azotique.

C'est une bonne poterie.

Nº 9. Le vase placé sous ce numéro a une couleur rouge; la couverte résiste bien aux acides.

C'est une bonne poterie.

Outre ces vases, M. Mallet nous a remis deux autres vases supportant une couverte jaune rougeâtre. Le vase A n'a été attaqué, ni par l'acide acétique à froid et à chaud, ni par l'acide azotique quarantième à froid et à chaud.

C'est une bonne poterie.

Le vase B, plat long, avait une couverte analogue à la couverte du vase A; mais cette couverte a résisté seulement aux acides acétiques à froid et à chaud, et à l'acide azotique au quarantième à froid. L'acide azotique à chaud l'avait légèrement attaqué. Cette poterie est inférieure à celle du vase A.

En résumé, les poteries que nous avons examinées sur la demande de M. Mallet, sont plus salubres que les poteries à *couvertes vertes* et à couleurs jaunâtres, qui sont en généra vendues à Paris ; nous en exceptons celles placées sous les n°s 3 et 7. Les couvertes qui sont les plus résistantes, sont : les poteries brunes, placées sous les n°s 4, 5, 6 et 8, puis la poterie placée sous le n° 9.

La poterie A est une poterie qui résiste à l'acide acétique et à l'acide azotique ; la poterie B a été attaquée par l'acide azotique à chaud.

La couverte du vase B ayant de la ressemblance à la vue avec la couverte du vase A, on se demande si la résistance qu'elle n'a pas présentée à l'action de l'acide azotique, n'est pas due à un moindre degré de cuisson.

Nous le répétons, les poteries brunes que nous avons examinées, sont des poteries qui peuvent être employées sans crainte.

Tel est le résultat des expériences que nous avons répétées à plusieurs reprises.

La salubrité ou l'insalubrité du vernis appliqué sur les poteries a semblé présenter assez d'intérêt sous le rapport de l'hygiène publique, pour qu'une enquête que nous croyons être administrative, ait été faite sur ce sujet (1).

Nous ne savons qui a posé les questions qu'on trouve dans le programme, mais ces questions sont les suivantes :

1° *Ce département est-il le siége d'une fabrication de poteries ?*

A la suite de cette question, on demande exactement quels sont les lieux de production, l'importance sans doute des fabriques, quels sont les débouchés, et dans le cas d'approvisionnement à l'étranger, quels sont les lieux de provenance;

2° Quels sont les procédés de fabrication, les préparations de plomb ou de cuivre entrent-elles dans la composition des vernis?

3° L'oxyde de plomb est-il vitrifié à la surface à l'état de silicate, ou est-il simplement fondu?

_____

(1) Nous disons nous croyons, parce qu'aucune indication ne fait connaître quelle est l'administration qui a rédigé ce programme, qu'aucun nom d'imprimeur ne fait connaître la localité où il a été imprimé.

On voit que dans cette question, il ne s'agit que de l'oxyde de plomb. Or, on sait que le sulfure de plomb, que les sulfates sont employés dans les vernis.

4° Les poteries sont-elles susceptibles d'être attaquées à froid, ou par l'action de la chaleur, par les acides faibles, tel que l'acide acétique dilué, l'acide azotique étendu, ou par les aliments acides, tels que la salade, les conserves au vinaigre, les fruits acides, le lait plus ou moins aigri?

A la suite de cette question, il est demandé de décrire les expériences qui ont été faites ; quel était l'état de concentration des acides employés, la durée du contact, pour avoir un point de comparaison uniforme ; d'examiner l'action de l'acide azotique du commerce étendu de vingt fois son poids d'eau, d'indiquer le degré acidimétrique de l'acide employé.

5° Les procédés de fabrication seraient-ils susceptibles de perfectionnements? En particulier, pourrait-on, sans modifier considérablement les conditions de la fabrication et le prix de revient des produits, ajouter à l'oxyde de plomb qui doit former le vernis, une certaine quantité de sable, de manière à le vitrifier par une cuisson suffisante?

6° L'interdiction d'employer pour les vernis les préparations de plomb seules et sans mélange de sable, jetterait-elle une grande perturbation dans l'industrie de la localité ?

La réponse à quelques-unes de ces questions sera impossible à obtenir ; ainsi, le fabricant qu'on interroge sur l'importance de sa fabrication, ne répond jamais avec sincérité. Il a toujours peur que sa réponse ne lui soit nuisible ; il en est de même sur celle qui se rapporte à ses débouchés commerciaux.

Relativement aux procédés de fabrication, il faudrait les étudier dans la fabrique même, car les fabricants nous répondront qu'ils n'emploient pas de plomb, mais de l'*alquifoux*; qu'ils n'emploient pas de cuivre, mais des *écaillures* ou de l'*écaillement*, etc.

Nous sommes plus apte que d'autres à nous occuper de cette question, en voici la raison. Depuis plus de vingt ans, nous nous occupons chaque année de l'examen des causes qui déterminent l'entrée dans les hôpitaux des malades atteints de coliques saturnines, et quelquefois nous avons pu nous assurer que de ces coliques étaient dues à l'emploi de vases culinaires dont le vernis tendre participait du plomb. De plus, en 1859, un de MM. les commissaires de police de la ville de Paris, M. Cazeaux, signalait à M. le préfet l'emploi par des charcutiers de vases en vernis plombique pour la conservation des substances alimentaires, et les inconvénients qui en résultaient sous le rapport de l'hygiène publique.

La lecture de la lettre de M. Cazeaux me suggéra l'idée de faire un travail général sur les poteries, et surtout sur celles qui étaient expédiées de Paris des diverses parties de la France. Je fus bientôt forcé de renoncer à ce travail :

1° En raison des dépenses que j'avais déjà faites, et que j'avais encore à faire ;

2° Parce que, la plupart du temps, l'origine des poteries qui m'étaient vendues, m'était inconnue, et que le vendeur ne voulait pas me donner de renseignements sur l'origine de la poterie qu'il me fournissait.

Ce que je fis de ce travail me démontra qu'il y a des localités en France où la couverture des poteries peut être considérée comme étant salubre, tandis qu'il en est d'autres qui sont attaquables par la plupart des aliments gras ou acides.

À notre avis, un travail utile sur les vernis des poteries ne pourrait être fait que de la manière suivante :

1° Il faudrait ouvrir à la manufacture impériale de Sèvres un crédit qui serait peu important.

2° Demander à MM. les préfets des départements qu'ils fissent collectionner les poteries qui sont fabriquées dans ces départements, poteries qui seraient dirigées sur la manufacture impériale.

La manufacture impériale possédant des locaux, des laboratoires, des chimistes habiles, qui pourraient s'adjoindre comme aides de jeunes chimistes, examinerait les vernis de ces poteries et statuerait sur leur salubrité ou leur insalubrité.

3° Demander à M. le directeur de la manufacture de Sèvres des formules pour l'obtention de vernis salubres pouvant, à la température des fourneaux de potiers, se fondre et donner des couvertes recouvrant parfaitement la matière poreuse sur lequel le vernis est placé.

Nous croyons que ce serait un bon moyen pour faire faire un pas utile à l'art du potier de terre, qui, dans quelques localités de l'empire, est encore dans l'enfance.

DE LA FABRICATION DES JOUETS D'ENFANTS

COLORÉS PAR DES PRÉPARATIONS TOXIQUES, ET DE L'UTILITÉ QU'IL Y AURAIT A LA RÉGLEMENTER,

Par M. A. CHEVALLIER,
Chimiste, membre du Conseil de salubrité du département de la Seine.

Parmi les dangers qui menacent l'enfance, on doit placer en première ligne celui qui résulte de l'ignorance ou de l'insouciance de certains parents, qui laissent entre les mains de leurs enfants des objets divers, que ceux-ci portent souvent à leur bouche, objets qui peuvent être la cause d'accidents et avoir les suites les plus graves.

On sait qu'à une certaine époque, ces intéressantes créatures furent exposées, par l'ignorance de certains fabricants, à être les victimes d'empoisonnements déterminés par les couleurs qui servaient à donner aux sucreries coloriées un aspect plus agréable. On peut citer des constatations faites à Paris, à Lyon, à Épinal, à Rouen, à Évreux, à Meissen (Saxe), à Berlin (Prusse), à Londres (Angleterre), qui firent connaître que de certains bonbons colorés en vert devaient leur coloration à l'arsenic et au cuivre; que d'autres renfermaient du cuivre, du jaune de chrome, du blanc d'argent, de la gomme-gutte, du sulfure de mercure, et que c'était à ces divers produits qu'il fallait rapporter les accidents et les maladies dont avaient été atteints divers enfants. L'Administration, éclairée sur la nature de ces accidents, prit des précautions convenables, et depuis cette époque, les établissements de confiseurs, de pastilleurs, de distillateurs, ont été soumis à des visites, et les couleurs maintenant employées sont des couleurs salubres et qui n'offrent pas de danger.

Une seconde cause d'accidents est celle qui résulte de l'usage d'employer pour envelopper les substances alimentaires, les sucreries coloriées, des papiers qui sont achetés par des marchands qui, ne connaissant pas la nature de ces papiers, ne conçoivent pas la conséquence de l'emploi de papiers toxiques ; souvent ces papiers sont jetés par terre, et ramassés par les enfants qui les portent à leur bouche; ou bien encore les parents, afin que les enfants ne se salissent pas les mains, déchirent une portion du papier-enveloppe pour entourer une partie du bonbon destiné à l'enfant qui suce ainsi à la fois et la matière sucrée, et la matière colorante toxique du papier.

On cite l'accident d'un enfant empoisonné parce que sa mère avait enveloppé une tablette de chocolat qu'elle lui faisait porter à la bouche avec du papier arsenical, du papier vert qui avait servi d'enveloppe au chocolat.

L'Administration a cherché à prévenir les accidents résultant de l'emploi de ces papiers, en défendant par une ordonnance d'envelopper des substances alimentaires dans des papiers colorés ou coloriés par des substances toxiques, en publiant une instruction qui permet de les reconnaître; mais quoique les membres du Conseil d'hygiène publique et de salubrité aient apporté tous leurs soins à rendre cette ordonnance et l'instruction qui la suit compréhensibles, on n'improvise pas des chimistes, et l'on sait que la pratique est nécessaire pour mettre à exécution des instructions théoriques.

L'Administration rencontre encore des difficultés qui proviennent des fabricants de papiers : ceux-ci, que l'ordonnance n'atteint pas directement, livrent encore aux marchands, contrairement à la volonté de ces derniers, des papiers qui sont prohibés par l'ordonnance de police.

On dira, il est vrai, qu'on peut faire faire au contrevenant un procès-verbal, et que celui-ci aura recours contre son vendeur ; mais là existe un grave danger pour le confiseur ; du papier étant saisi, le détenteur est traduit devant les tribunaux, puis condamné ; il peut avoir recours contre son vendeur, mais ce recours empêchera-t-il le tort que la condamnation aura causé à son établissement qui est discrédité? Le marchand de papiers sera-t-il condamné à une somme assez forte pour l'indemniser de tout le dommage qui lui aura été causé?

On a dit, il est vrai, que l'on ne pouvait pas interdire aux marchands de papiers la préparation et la vente de papiers colorés par des substances toxiques; que ces papiers pouvaient servir à envelopper toute autre marchandise que des substances alimentaires ; mais ce dire ne peut s'appliquer au marchand de papiers qui livre sa marchandise au confiseur, qui la livre souvent découpée, de telle manière qu'elle ne peut servir qu'à envelopper des matières sucrées ; qu'elle porte souvent des impressions indiquant la nature de la marchandise; il nous semble que dans ce cas, c'est le marchand de papiers qu'il faut poursuivre, et non le confiseur.

On a encore dit que dans certains départements l'*enveloppage* des substances alimentaires, des sucreries coloriées dans des papiers colorés par des substances toxiques, le papier coloré par le vert de Schweinfurst particulièrement, était toléré; si cela est vrai, c'est que dans ces départements, l'attention de l'Administration n'a pas été éveillée sur ce point; c'est aux membres des Conseils d'hygiène qu'il faudrait s'en prendre, car c'est à eux que l'Administration a confié l'examen de tout ce qui peut être nuisible à la santé des populations.

Une troisième cause de dangers pour les enfants, c'est l'achat que font les parents de certaines boîtes de couleurs destinées à l'enluminage des dessins.

Ces couleurs présentent de graves dangers, et nous les avons signalés dans divers écrits; nous faisions connaître : 1° divers accidents que nous avions observés ; 2° un cas d'empoisonnement par ces couleurs, constaté à Berlin par M. le docteur Lewinsten; 3° un cas d'empoisonnement observé en février 1843 sur un enfant appartenant à M. B..., demeurant alors rue Croix-des-Petits-Champs ; 4° enfin des cas observés dans des pensions. Le fait le plus grave est celui du fils du concierge du grand théâtre de Lyon, qui s'empoisonna avec les couleurs qui se trouvaient dans une boîte qui lui avait été donnée pour ses étrennes. Tous les secours de l'art furent inutiles.

D'habiles fabricants, instruits de tous ces malheurs, MM. Duret et Bourgeois, ont trouvé des procédés à l'aide desquels ils préparent des couleurs salubres, qui ne peuvent être la cause d'accidents ; mais réussiront-ils à faire le bien? Le cas est douteux, car, ayant examiné cette année des couleurs achetées dans ces boutiques improvisées en si grand nombre chaque année au 1ᵉʳ janvier, nous avons reconnu que ces couleurs contenaient des poisons très actifs, notamment la gomme-gutte, le vert de Schweinfurst.

Nous ne savons si plus tard le procédé Duret et Bourgeois l'emportera ; ce serait un bienfait sous le rapport de la salubrité.

La quatrième cause de danger, cause qui est la plus grave, est celle de la coloration des jouets d'enfants à l'aide de substances toxiques, particulièrement le vert de Schweinfurst, l'oxyde rouge de plomb, le sulfure d'arsenic. Ces produits donnent lieu à des colorations qui frappent l'œil ; elles sont adoptées de préférence, et si l'on examine les jouets vendus à Paris, on voit qu'elles l'emportent sur toutes les autres.

Déjà le danger qui résulte de l'usage de ces jouets a été signalé, et l'on peut citer les graves accidents dont a été atteint l'enfant de M. de V..., qui s'était empoisonné avec le vert de Schweinfurst formant la couleur verte, dont était peint un petit tonneau de porteur d'eau ; l'enfant fut très gravement atteint, et il ne dut son salut qu'à l'habileté du médecin, qui reconnut la cause du mal, et fit usage de remèdes efficaces ; la mort, à Bordeaux, d'un enfant de trois ans qui succomba après soixante-quinze jours de maladie. Cet enfant s'était empoisonné en jouant avec un *bateau chinois*, peint avec le vert de Schweinfurst.

Nous ne savons comment il se fait que d'autres accidents n'aient pas été signalés à l'autorité, car nous avons vu des enfants qui jouaient avec de ces objets achetés à bas prix, avoir les mains barbouillées de jaune rouge et de vert ; ces enfants, selon nous, étaient exposés à des accidents plus ou moins graves.

Nous rappellerons ici que ce n'est pas la première fois que des dangers dus à la coloration des jouets d'enfant sont signalés. En 1801, le landgrave de Hesse-Cassel défendit la vente dans ses États de jouets d'enfants dans la préparation desquels on aurait fait usage de substances toxiques : on signalait nominativement les préparations de plomb et de cuivre ; il n'était point fait mention des préparations d'arsenic et de cuivre, d'orpin qui sont bien plus dangereuses.

Cette interdiction se justifie d'elle-même, car on sait : 1° que les enfants ont toujours les mains humides, et que cette humidité peut dissoudre les matières qui tiennent en suspension les matières colorantes ; 2° qu'ils portent continuellement les mains au visage et à la bouche ; 3° que l'École de médecine, consultée, avait répondu que la vente des jouets d'enfants colorés par les composés de cuivre, de plomb, l'orpiment (à cette époque on n'employait pas le vert arsenical), devait être défendue avec d'autant plus de raison que les couleurs toxiques peuvent être remplacées par des couleurs végétales non toxiques.

Convaincu que les parents ne font pas tout ce qu'ils doivent faire pour soustraire leurs enfants aux accidents qui
peuvent être dus aux jouets qu'ils laissent entre les mains de
leurs enfants, nous avons cru devoir étudier la fabrication ;
nous avons consulté un homme habile, qui quelquefois
n'était pas très aimable pour nous, s'imaginant sans doute
que nous pouvions être nuisible à son commerce et à ses intérêts, mais qui nous a donné d'excellents renseignements,
renseignements qui, mis à profit, pourraient faire cesser le
danger ; il est vrai de dire que le jouet serait d'un prix un peu
plus élevé, mais le danger n'existerait plus, la santé des enfants serait protégée.

Des renseignements fournis par cet honorable fabricant,
renseignements que nous avons dû examiner, que nous avons
fait contrôler, que nous avons contrôlés nous-même en expé-
rimentant, il résulte pour nous que, dans la fabrication des
jouets d'enfants, quatre procédés sont mis en pratique pour la
fixation des couleurs qui enjolivent ces objets.

Dans le premier de ces procédés, les couleurs sont fixées
sur les jouets à l'aide de la colle de pâte ; on conçoit qu'au
contact de l'eau, de l'humidité des mains, les couleurs se détachent, et qu'alors elles peuvent salir les mains des enfants
et donner lieu à des accidents. Dans le second, les couleurs
sont fixées sur les jouets à l'aide de la colle de peau ; dans ce
cas, la couche appliquée peut se détremper à l'eau et présenter du danger pour les enfants. Dans le troisième, les couleurs
sont délayées dans une solution de colle de peau ; lorsque la
couche de peinture est séchée, on applique sur cette couche
un enduit fait avec du vernis préparé à l'esprit-de-vin ; ce
vernis préserve la couche de peinture fixée sur le jouet, de
l'humidité.

La couleur donnée par ce procédé résiste assez bien ; elle
ne se détache que par un frottement prolongé ; elle n'est point
altérée par le contact de l'eau, ni par celui des matières sucrées.

Dans le quatrième procédé, les couleurs sont délayées dans une solution de colle de peau, puis recouverte après dessiccation d'une couche de vernis gras.

Le dernier mode de faire est assurément le meilleur; il exclut le danger; mais il est peu souvent employé, par la raison que les jouets préparés par ce mode de faire exigent un laps de temps plus considérable pour la dessiccation des couches de peinture, que n'en exigent et les applications de colle et les applications de colle et de vernis à l'esprit-de-vin.

On conçoit, me disait un fabricant, que nos ouvriers n'ont que des locaux très resserrés, et qu'il y aurait encombrement en raison du temps exigé pour la dessiccation de la peinture.

Un cinquième procédé consiste à enduire le jouet d'une peinture à la colle, et de recouvrir cette couche par de la peinture à l'huile, puis par un vernis gras. Ce mode de faire n'est mis en usage que pour les jouets d'un prix assez élevé. Son emploi augmente le prix de fabrication; il exige un temps plus considérable; mais il présente toute sécurité.

Le fabricant nous disait que la peinture d'un jouet par ce dernier procédé exigeait un laps de temps d'au moins quatre jours employés et à la mise en couleur et à la dessiccation.

La coloration des jouets en métal, zinc, plomb, fer-blanc se fait à l'aide d'un vernis gras; les jouets préparés par ce mode de faire ne présentent aucun danger.

Nous nous sommes demandé si l'Administration ne pourrait pas faire pour les jouets d'enfants ce qu'elle a fait pour la coloration des sucreries coloriées; ce serait d'indiquer la nature des couleurs qui pourraient être employées, celles qui devraient être éliminées. L'indication de ces couleurs serait le sujet d'études spéciales. En effet, on obtiendrait facilement des couleurs bleues à l'aide du bleu de Prusse, de l'outremer factice; des couleurs jaunes à l'aide de l'ocre, de diverses laques, du chromate de zinc; des blancs salubres avec de l'oxyde de zinc et du carbonate de chaux; des rouges et des bruns avec des laques et avec l'ocre ; des verts avec le bleu de Prusse et les laques jaunes.

Les couleurs interdites seraient le blanc de céruse, les oxydes jaunes et rouges de plomb, les verts arsenicaux, les préparations de cuivre, le chromate de plomb, la gomme-gutte

On conçoit que l'interdiction de ces couleurs n'aurait d'effet que lorsque les couleurs seraient appliquées et fixées par les colles diverses, mais que toutes les fois que ces couleurs se-raient appliquées et fixées à l'aide de la peinture à l'huile, le danger n'étant pas à craindre, il n'y aurait pas lieu de les interdire.

C'est ici le cas de faire connaître un danger que courent les enfants.

On conçoit que si l'on s'occupait de la coloration des jouets d'enfants sous le rapport de l'hygiène publique, il faudrait aussi s'assurer que les jouets, qui nous sont expédiés de l'étran-ger, sont ou non coloriés par des substances toxiques, et dans le cas où il y aurait danger, ne pas les admettre à l'entrée.

Nous rappellerons à ce sujet la communication faite au *Journal de médecine de Bruxelles*, par M. Dumont, pharma-cien à Boussu, communication par laquelle il faisait connaître qu'une enfant de six mois que l'on faisait jouer avec une pou-pée, fut, le 21 juin, atteinte d'accidents graves dus à un empoi-sonnement qui fut reconnu provenir de ce que la poupée était peinte à la céruse, et que la petite fille avait, en embras-sant son jouet, détrempé la couleur fixée sur la poupée et avalé une petite quantité de ce sel de plomb.

L'enfant ne succomba pas, mais elle fut en danger.

Là se termine ce que nous voulions dire sur un sujet grave, qui mérite d'attirer l'attention de tous ceux qui s'occupent d'hygiène publique.

MÉDECINE LÉGALE.

NOUVELLE ÉTUDE MÉDICO-LÉGALE

SUR

LA SUBMERSION ET LA SUFFOCATION

A l'occasion

DES EXPÉRIENCES DE LA SOCIÉTÉ MÉDICO-CHIRURGICALE DE LONDRES

SUR LA MORT APPARENTE,

Par le Dr Ambroise TARDIEU,

Professeur de médecine légale à la Faculté de médecine de Paris.

Le travail que l'on va lire a un double objet : faire connaître en France des recherches et des expériences d'un haut intérêt, entreprises en Angleterre par quelques-uns des membres les plus éminents de la Société médico-chirurgicale de Londres, notamment par M. le docteur Brown-Séquard, à qui nous en devons l'obligeante communication ; et en second lieu, déduire de ces observations expérimentales les faits nouveaux qui peuvent recevoir une application utile à la médecine légale pratique.

Je commencerai par donner un exposé complet et textuel des soixante-dix-huit expériences sur les animaux et des cent observations faites sur les cadavres humains qui ont été consignées dans le rapport du comité anglais, dont les membres doivent être cités au début de ce travail. Les noms, en effet, de MM. J. B. Williams, président, Brown-Séquard, G. Harley, W. Kirkes, Hyde Salter, Sanderson, W. Savory et H. Sieveking sont la meilleure garantie de l'intérêt et de la confiance que méritent ces recherches. On ne saurait trop approuver la marche qu'a suivie la Commission en étudiant d'une manière en quelque sorte parallèle les questions qu'elle s'était posées, à l'aide des vivisections d'une part, de l'autre, à l'aide d'expériences instituées sur des sujets choisis dans les divers hôpitaux de Londres. Cette double base assure aux résultats obtenus une incontestable solidité.

Lorsqu'on aura médité avec le soin qu'elles méritent ces diverses observations, on reconnaîtra que, outre l'intérêt qu'elles présentent au point de vue de la physiologie expérimentale et du traitement des accidents trop souvent mortels et toujours si graves, produits par la privation d'air et par la submersion, elles peuvent être mises à contribution pour éclairer certaines questions médico-légales, qui, malgré des recherches nombreuses et récentes, gardent encore dans la science et dans la pratique tout l'attrait de problèmes non encore complétement résolus et d'une importance capitale.

La durée de la résistance que l'homme peut opposer à ces causes de mort violente ; les caractères anatomiques que présentent les organes des individus qui ont succombé à l'une ou à l'autre ; et notamment l'état des poumons chez les noyés ; les circonstances même de la mort, telles que l'agitation qui la précède ; enfin les chances de retour à la vie que donnent les différentes méthodes de traitement appliquées à la suffocation ou à la submersion, tels sont les principaux points sur lesquels il m'a paru que les expériences du comité de Londres pouvaient jeter de vives lumières, et à l'occasion desquels je m'efforcerai de les compléter par un commentaire succinct et par un rapprochement qui ne sera pas sans utilité avec d'autres recherches expérimentales, notamment celles du docteur Faure et celles que j'ai consignées moi-même dans mon *Mémoire sur la mort par suffocation* (1).   A. T.

___

(1) *Ann. d'hyg. et de méd. lég.*, 2ᵉ série, t. IV, p. 371.

PREMIÈRE PARTIE.

RAPPORT DE LA SOUS-COMMISSION CHARGÉE D'ÉTUDIER LA QUESTION
DE LA MORT APPARENTE AU MOYEN D'EXPÉRIENCES SUR LES ANI-
MAUX VIVANTS.

Dans cette étude reprise à nouveau de la question de
l'*apnée* (1), au moyen d'expériences sur les animaux de
petite taille, il a paru à propos de soumettre tout d'abord à
l'observation le phénomène principal de l'apnée, dans sa
forme la moins compliquée, c'est-à-dire quand elle est produite par simple privation d'air.

Expériences sur la simple privation d'air.

Dans ce but on adopta le plan suivant : on maintint l'animal renversé sur le dos et par une seule incision sur la ligne
médiane du cou, la trachée fut mise à nu. Après avoir jeté
une ligature autour de la trachée, on l'ouvrit par une incision
verticale, et l'on introduisit dans son intérieur un tube de
verre d'un diamètre tel qu'il pouvait être placé aisément ;
il fut enfoncé un peu en bas, et assujetti solidement par la
ligature. Quand le tube était ouvert, l'animal respirait librement ; mais on pouvait intercepter complétement l'entrée de
l'air en mettant à l'extrémité supérieure du tube un bouchon
très serré. On s'assura, par diverses expériences, que le tube,
ainsi muni de son bouchon, était hermétiquement fermé.

I. — Les faits principaux qui fixèrent l'attention pendant
la marche de l'apnée produite de la sorte, furent les suivants:
durée des mouvements respiratoires ; durée de l'action du
cœur (2).

(1) Le mot *apnée* (absence de respiration) est ici employé à dessein au
lieu du mot *asphyxie*.

(2) Il était facile de constater les battements du cœur au moyen
d'une longue aiguille enfoncée dans un point quelconque des ventricules
à travers les parois thoraciques. Tant que le cœur continua de battre,

La durée de l'action du cœur fut étudiée dans ses rapports avec la durée des mouvements respiratoires ; dans ses rapports avec le temps qui s'écoula après l'arrêt de la respiration.

Pour arriver à la solution de ces questions, on fit les expériences suivantes :

Exp. I. — On priva tout à coup d'air un chien adulte et sans maladie connue, en bouchant le tube qu'on avait placé dans sa trachée par le procédé décrit plus haut. 25 secondes après, apparurent les premières secousses. On ne nota pas l'instant des premiers efforts faits par l'animal pour respirer ; mais les derniers eurent lieu au bout de 4 minutes 40 secondes, et le cœur cessa de battre au bout de 6 minutes 40 secondes, c'est-à-dire 2 minutes après tout effort de respiration.

Exp. II. — Un chien adulte fut traité de la même manière. Les premiers efforts qu'il fit pour respirer eurent lieu au bout de 30 secondes, et les derniers au bout de 3 minutes 45 secondes ; le cœur cessa de battre après 7 minutes, c'est-à-dire 3 minutes 30 secondes après le dernier effort de respiration.

Exp. III. — Un gros chien (cally) fut privé d'air comme précédemment. Au bout de 40 secondes, premier effort pour respirer ; le dernier eut lieu au bout de 3 minutes 45 secondes, et le cœur ne s'arrêta qu'après 7 minutes 45 secondes. Il battait par conséquent 4 minutes encore après le dernier effort de respiration.

Exp. IV. — Un chien adulte et de taille moyenne fut traité de la même manière. Premier effort de respiration au bout de 35 secondes ; dernier, au bout de 3 minutes 40 secondes. Tout battement du cœur disparut au bout de 7 minutes 30 secondes, ou bien 3 minutes 50 secondes après le dernier effort pour respirer.

Exp. V. — Un petit chien, placé dans les mêmes conditions, fit un premier effort pour respirer au bout de 2 minutes 20 secondes, et cessa d'en faire au bout de 4 minutes 5 secondes. Le cœur s'arrêta au bout de 7 minutes, c'est-à-dire 2 minutes 55 secondes après toute tentative de respiration.

Exp. VI. — Un lapin adulte subit la même opération que les chiens. Premières secousses 30 secondes après qu'on eut bouché le tube, premiers efforts pour respirer au bout de 45 secondes ; der-

l'aiguille oscilla, et ces oscillations furent ainsi notées pendant quelque temps, alors que les bruits cardiaques avaient cessé d'être perceptibles à l'auscultation.

niers, au bout de 3 minutes 20 secondes ; arrêt des battements cardiaques après 5 minutes 30 secondes. Il y eut donc un intervalle de 2 minutes 40 secondes entre la cessation des efforts respiratoires et l'arrêt du cœur.

Exp. VII. — Une lapine ayant atteint tout son développement fut étouffée de la même manière. Les premières secousses survinrent en une minute, et ce ne fut qu'au bout de 3 minutes après la suppression de l'accès de l'air que l'animal fit un premier effort pour respirer. Le dernier eut lieu au bout de 3 minutes 10 secondes ; ainsi, les efforts de respiration ne durèrent que 10 secondes. Le cœur continua encore de battre pendant 9 minutes, c'est-à-dire 5 minutes 40 secondes, après la dernière tentative pour respirer.

Exp. VIII. — Un lapin adulte fut privé d'air par le même procédé; première secousse en 35 secondes ; efforts de respiration, pour la première fois, au bout de 3 minutes 15 secondes ; pour la dernière, 20 secondes plus tard (ou au bout de 3 minutes 35 secondes), arrêt du cœur au bout de 7 minutes, c'est-à-dire 3 minutes 25 secondes après tout effort pour respirer. Ce lapin avait lutté pendant 20 secondes, celui l'*expérience* VII, seulement pendant 10 secondes.

Exp. IX. — Un chatte adulte fut privée d'air comme précédemment. On ne nota pas sa première tentative pour respirer, mais la dernière survint au bout de 1 minute 35 secondes. Le cœur ne discontinua de battre qu'au bout de 7 minutes, de sorte qu'il y eut un intervalle de 5 minutes 25 secondes.

On voit par ces neuf expériences que, chez le chien, la durée des mouvements respiratoires, après que l'animal a été privé d'air, est, en moyenne, de 4 minutes 5 secondes, le minimum et le maximum étant de 3 minutes 30 secondes, et 4 minutes 40 secondes. D'un autre côté, la durée des battements du cœur est, en moyenne, de 7 minutes 11 secondes, les minimum et maximum étant 6 minutes 40 secondes, et 7 minutes 45 secondes.

Enfin ces expériences nous montrent que, en moyenne, l'action du cœur continue pendant 3 minutes 15 secondes, après que l'animal a cessé tout effort pour respirer, les durées maximum et minimum étant 2 et 4 minutes.

En ce qui concerne les trois lapins soumis à l'expérience, nous trouvons qu'ils ont en moyenne cessé toute tentative de respiration au bout de 3 minutes 25 secondes, et que le cœur n'a plus battu au bout de 7 minutes 10 secondes. Par conséquent l'intervalle entre le dernier effort pour respirer et l'arrêt du cœur a été 3 minutes 45 secondes.

Quant au chat, comme on n'a fait qu'une seule expérience de cette nature, on ne peut déduire aucune moyenne.

II.—La question examinée ensuite par la Commission fut la suivante :

A quelle période, après simple privation d'air, le retour à la vie est-il possible dans les circonstances ordinaires, sans le secours d'aucun moyen artificiel ?

On peut déduire, comme conséquence directe de nos expériences, que la circonstance qui eut le plus d'influence sur les chances de retour à la vie fut la longueur du temps pendant lequel se continuèrent les efforts respiratoires. On peut exprimer cette influence de deux manières :

1° L'apnée étant maintenue pendant un temps donné, plus les efforts de respiration dureront, c'est-à-dire plus sera court l'intervalle entre le dernier effort de respiration et l'entrée de l'air, plus grandes seront les chances de succès ;

2° L'air étant introduit à un moment donné après le dernier effort pour respirer, plus tôt cesseront ces efforts, plus les chances de succès seront grandes ; car plus aussi sera court l'intervalle entre le début de l'apnée et le moment où elle disparaît.

Les expériences faites à ce sujet furent les suivantes :

Exp. X. — Un chien adulte fut privé d'air par le procédé ordinaire, pendant 2 minutes. Il fit un premier effort pour respirer 10 secondes après qu'on eut retiré le bouchon, et se ranima parfaitement et vite.

Exp. XI. — Un chien de moyenne taille fut privé d'air pendant 3 minutes 5 secondes, et se ranima parfaitement après avoir fait sa première inspiration, 10 secondes après l'enlèvement du bouchon.

Exp. XII. — Un gros chien fut privé d'air par le même procédé, pendant 3 minutes 35 secondes, et se rétablit parfaitement.

Exp. XIII. — Un chien adulte et de taille moyenne fut privé d'air pendant 3 minutes 50 secondes ; 10 secondes après l'enlèvement du bouchon, il fit une inspiration et revint très bien.

Exp. XIV. — Un chien adulte mourut après avoir été privé d'air de la même façon que dans les cas précédents, pendant une durée de 4 minutes 10 secondes.

Dans trois des expériences déjà rapportées, tous les animaux moururent, quoique le bouchon eût été retiré du tube, en 4 minutes 30 secondes (*exp.* II); en 4 minutes 30 secondes (*exp.* III) ; et en 4 minutes 20 secondes (*exp.* IV).

Ces résultats conduisent à la conclusion suivante : 1° Un chien peut être privé d'air pendant une durée de 3 minutes 50 secondes et se ranimer ensuite sans le secours de moyens artificiels ; 2° un chien, abandonné à lui-même, est incapable de se ranimer si la privation d'air s'est prolongée pendant 4 minutes 10 secondes. D'autres expériences qui seront relatées plus tard à propos d'autres questions, tendent à confirmer les faits énoncés plus haut, à savoir que, chez le chien, la période douteuse entre l'époque où le retour à la vie est possible, et celle où la mort est réelle, oscille entre 3 minutes 50 secondes et 4 minutes 10 secondes (1).

[Quelque temps après l'occlusion du tube, l'énergie des efforts respiratoires était telle qu'on résolut de rechercher quelque moyen de la mesurer. Dans ce but, au lieu d'un tube droit et court, on prit un long tube de verre, recourbé presque à angle droit et tout près de la partie introduite dans la trachée; L'autre extrémité fut placée sous le mercure, de sorte que l'on pouvait mesurer la force des efforts respiratoires par la hauteur qu'atteignait dans le tube la colonne mercurielle. Les résultats obtenus furent les suivants :

Exp. XV. — Un chien de moyenne taille fut traité suivant le procédé décrit plus haut ; les efforts respiratoires commencèrent au bout

(1) La température moyenne de la pièce dans laquelle se faisaient les expériences était de 11 degrés centigrades.

de 2 minutes 5 secondes. A mesure que l'apnée augmenta, ils devinrent plus énergiques, et, à partir de 3 minutes 20 secondes, ils furent très violents jusqu'à 4 minutes 45 secondes, moment où ils cessèrent. L'aiguille indiqua que les battements du cœur continuèrent pendant 8 minutes. Le chien fit monter, par ses violents efforts inspirateurs, la colonne mercurielle à une hauteur de 4 pouces, et cette hauteur fut atteinte dans presque tous les derniers efforts de respiration, 4 minutes 45 secondes après le début de l'apnée. A l'examen des poumons on constata de la congestion, mais sans trace de points ecchymotiques, ni de sang dans les rameaux bronchiques.

Exp. XVI. — Un chien de même taille fut traité de la même manière. Les efforts respiratoires, chose assez curieuse, commencèrent exactement en même temps que dans l'expérience précédente, c'est-à-dire au bout de 2 minutes 5 secondes. Le mercure fut élevé à une hauteur de près de 4 pouces.

Exp. XVII. — Un gros chien fut traité tout à fait de la même manière. Les plus violents efforts d'inspiration firent monter le mercure dans le tube à une hauteur de 4 pouces.

Il résulte de ces expériences que, pendant l'apnée, chez un chien de moyenne taille, les efforts inspiratoires sont capables d'élever une colonne de mercure à une hauteur de quatre pouces. Il résulte, en outre, que l'énergie de ces efforts augmente à une certaine période.

Les expériences suivantes démontrèrent, d'une autre manière, la puissance des efforts inspiratoires, ainsi que les effets remarquables qui peuvent se produire alors dans certaines circonstances.

Exp. XVIII. — Un cochon d'Inde fut renversé la tête en bas, le nez plongeant dans le mercure à une telle profondeur que l'entrée de l'air était impossible. Les efforts respiratoires commencèrent au bout de 35 secondes, et cessèrent au bout de 1 minute 57 secondes. A l'examen des poumons, on les trouva remplis de gouttelettes de mercure que ce faible animal avait ainsi attirées à une hauteur de 1 pouce ou 2, malgré les lois de la gravitation.

Cette expérience permet de comprendre facilement comment certains corps étrangers peuvent être introduits dans les poumons dans les cas d'immersion. Pour plus ample démonstration, on fit l'expérience suivante :

Exp. XIX. — On priva d'air un terrier en lui plongeant la tête dans du plâtre liquide. Le but était de voir, grâce à la couleur blanche du plâtre, s'il pouvait en pénétrer dans les poumons. Les efforts respiratoires commencèrent au bout de 1 minute 35 secondes, et cessèrent au bout de 4 minutes. Le cœur continua de battre pendant 5 minutes; à l'examen des poumons, on trouva du plâtre blanc dans les tuyaux bronchiques.

Ces expériences, qui montrent clairement avec quelle énorme force des substances étrangères peuvent pénétrer dans les voies aériennes, prouvent aussi l'importance de ce fait dans la pathologie et le traitement de l'apnée. Dans tous les cas, on doit toujours songer à la possibilité de certaines circonstances qui auraient permis l'introduction de corps étrangers dans l'intérieur des poumons.

Expériences sur la submersion.

Après ces expériences préliminaires sur les effets produits chez les animaux par simple privation d'air, la Commission passa à l'étude de la submersion. Le premier point dont on s'occupa fut le suivant :

Pendant combien de temps un animal peut-il rester submergé et se ranimer ensuite sans le secours de moyens artificiels?

Exp. XX. — Un chien de moyenne taille fut attaché à une planche et submergé dans un grand bain. On le retira au bout de 4 minutes. Quoique le cœur battît encore pendant 4 minutes 30 secondes, il resta sans respirer ni bouger.

Exp. XXI. — Un petit chien traité de la même manière, succomba aussi. Le cœur continua de battre 4 minutes 40 secondes après que l'animal eut été retiré de l'eau.

Exp. XXII. — Un troisième chien de taille moyenne fut traité de la même façon, et pendant la même durée de temps. Quoique les battements cardiaques eussent persisté pendant 5 minutes 40 secondes après qu'on l'eut retiré du bain, la mort eut cependant lieu.

Après avoir déterminé ainsi qu'une submersion de 4 minutes tuait, on résolut de diminuer graduellement cette durée, afin de fixer la limite à laquelle la mort arrivait fatalement.

Exp. XXIII.— Comme précédemment, on attacha un chien à une planche, et on le submergea pendant 3 minutes 15 secondes. Quand on le retira de l'eau, l'animal ne fit aucun effort pour respirer ; il était mort. Une écume sanguinolente sortait de la bouche, et ses poumons étaient remplis du même liquide.

Exp. XXIV. — On procéda de la même manière, mais la tête du chien fut maintenue sous l'eau 2 minutes seulement. L'animal ouvrit la bouche deux ou trois fois pour respirer, et succomba ensuite. Les poumons étaient gorgés de sang et de liquide spumeux.

Exp. XXV.— Même expérience, mais le chien ne fut maintenu sous l'eau que 1 minute. L'animal se rétablit. On le sacrifia une heure après, et à peine trouva-t-on dans les poumons quelque peu d'écume.

Exp. XXVI. — Même expérience ; l'animal fut maintenu sous l'eau pendant 2 minutes. Il put cependant respirer à plusieurs reprises pendant la première demi-minute. Il fit un ou deux efforts convulsifs pour respirer, et mourut.

Exp. XXVII. — Même expérience. La tête fut immergée 1 minute 30 secondes. Le chien une fois retiré de l'eau ouvrit deux ou trois fois la bouche pour respirer sans faire une véritable inspiration, puis mourut. On trouva dans les bronches et les poumons une grande quantité d'écume sanguinolente.

Exp. XXVIII. — Un autre chien fut placé de la même manière, dans un bain à 10 degrés centigrades. On l'y laissa également 1 minute 30 secondes, mais quand on l'eut retiré, malgré quelques efforts de respiration imparfaite, il mourut.

Exp. XXIX. — Un chien de même taille fut traité exactement de la même façon. On le submergea pendant le même temps, 1 minute 30 secondes. Il poussa un cri après avoir été retiré, fit six ou sept respirations imparfaites, puis mourut.

Un chien meurt donc, si la submersion dure 1 minute 30 secondes ; il peut vivre, si elle n'a duré que 1 minute, comme le prouve l'expérience suivante.

Exp. XXX. — Un gros chien fut submergé pendant 1 minute 15 secondes, puis retiré. Il se ranima très bien et presque immédiatement.

Ainsi se trouve démontré ce fait remarquable :

Dans l'apnée simple, on peut ranimer un chien après l'avoir privé d'air pendant 3 minutes 50 secondes (*exp.* XIII), et même les expériences qui suivent, prouvent que le retour

à la vie, après simple privation d'air, est presque certain au
bout de 4 minutes, tandis qu'une submersion de 1 minute
et demie suffit pour amener la mort.

Or à quoi est due cette frappante différence? Pour répondre à cette question, on entreprit les expériences suivantes.

On voulut d'abord écarter l'épuisement causé par les efforts
violents de l'animal. On crut que les efforts qu'il faisait pour .
respirer, lorsqu'on avait attaché ses membres, pouvaient
l'épuiser et hâter l'époque de la mort.

Exp. XXXI. Un chat fut placé dans une cage, et celle-ci plongée
sous l'eau. Les membres de l'animal étaient parfaitement libres, et
il ne se débattit point violemment. Au bout de 2 minutes, on retira
la cage, le chat était mort.

Exp. XXXII. — On fit de même pour un chien qu'on laissa submergé 1 minute et demie seulement. L'animal mourut sans se dé-
battre.

On vit ainsi que les efforts violents de l'animal n'avaient
aucune influence sur l'issue fatale, puisque celle-ci arrivait
tout aussi vite lorsqu'il n'y avait pas eu d'efforts.

On résolut alors d'écarter l'action du froid, et, dans ce but,
on fit les cinq expériences suivantes, dans lesquelles la tête
seule de l'animal fut submergée.

Exp. XXXIII. — On renversa un petit chien la tête en bas, et on
plongea seulement celle-ci dans le bain, ne l'enfonçant que juste ce
qu'il fallait pour empêcher l'entrée de l'air dans les voies respiratoires. La tête resta dans l'eau 2 minutes, puis on la retira. L'animal
mourut après avoir essayé de respirer pendant une demi-minute.

Exp. XXXIV. — Un gros chien fut traité exactement de la même
manière, et pendant le même temps. Lorsque la tête fut sortie de
l'eau, il fit des efforts pour respirer pendant trois quarts de minute,
puis mourut.

Exp. XXXV. — Un petit chien subit le même sort. On le tint avec
soin par les oreilles pour éviter toute compression du cou. Au bout
de 2 minutes, la tête fut retirée de l'eau ; quelques faibles efforts de
respiration, puis mort.

Exp. XXXVI. — Expérience semblable sur un gros chien pendant
e même temps et avec les mêmes résultats ; seulement les efforts

pour respirer persistèrent pendant 1 minute et demie après que l'animal eut été retiré du bain. Au bout de 3 minutes, la mort était certaine.

Exp. XXXVII. — Même expérience sur un chien de taille moyenne. La tête, comme précédemment, fut maintenue 2 minutes sous l'eau. Le résultat fut également la mort.

Pour élucider mieux encore cette question, on résolut de mettre deux chiens tout à fait dans les mêmes conditions, avec cette différence toutefois que pour l'une, on permettrait l'entrée libre de l'air dans les poumons, et que, pour l'autre, on l'empêcherait. Les expériences suivantes furent instituées.

Exp. XXXVIII. — Deux chiens de même taille furent attachés sur la même planche et submergés au même moment, mais l'un d'eux avait l'orifice de son tube trachéal bouché, tandis que l'autre ne l'avait pas. Au bout de 2 minutes, on les retira de l'eau ensemble ; le premier, dont le tube avait été bouché, se ranima, et l'autre mourut.

Exp. XXXIX. — On répéta la même expérience ; les chiens furent maintenus sous l'eau pendant 2 minutes. Celui dont le tube était bouché revint comparativement bien, tandis que l'autre, après quelques inspirations pénibles, au sortir de l'eau, mourut au bout de 4 minutes.

Ces expériences montrent d'une manière satisfaisante que la différence entre l'apnée produite par simple privation d'air et celle qu'on détermine en plongeant l'animal dans l'eau, n'est due ni à l'abaissement de température, ni aux secousses convulsives. On voit, en effet, que les deux animaux sont placés dans les mêmes conditions avec cette importante différence toutefois, à savoir que dans un cas, l'air peut facilement sortir des poumons et l'eau y rentrer, et que, dans l'autre, la sortie de l'air et l'entrée de l'eau sont en même temps empêchées.

Sans aucun doute, ces deux circonstances influent sur la différence des résultats dans les deux expériences ; mais si l'animal ne peut se ranimer après une si courte période d'immersion, cela tient surtout à l'accès de l'eau dans les pou-

mons, et les effets ainsi produits semblent être établis par les
considérations suivantes.

L'examen *port mortem* a révélé l'état des poumons. Chez
les animaux qu'on a privés d'air en bouchant la trachée, on
a trouvé une simple congestion. Chez ceux, au contraire, qui
sont morts par submersion, indépendamment d'une congestion bien plus intense, accompagnée d'extravasations sanguines à la surface et à l'intérieur des poumons, les tuyaux
bronchiques étaient complétement remplis d'une écume
sanguinolente, formée d'eau, de sang et de mucus que les
efforts respiratoires de l'animal avaient mélangés d'air. Le
tissu pulmonaire lui-même était saturé d'eau, qui, mélangé
d'un peu de sang, suintait par tous les points quand on pratiquait une coupe. Cette écume qui suintait ainsi des surfaces
de section, venait-elle seulement des petites bronches ou des
cellules pulmonaires elles-mêmes ? C'est là un point qu'on n'a
pu bien déterminer. Certainement il en sortait d'endroits où
il n'y avait pas de bronches apparentes. Le poumon, ainsi
gorgé d'eau, était lourd (il flottait cependant), mollasse, gardait l'empreinte du doigt et ne s'affaissait pas. Il est facile de
comprendre comment une telle obstruction des conduits
bronchiques peut s'opposer à la sortie de l'air des cellules
pulmonaires. La non-rétraction des poumons, à l'ouverture
du thorax, est assurément la preuve de l'obstacle que, dans
les tuyaux bronchiques, l'eau oppose au passage de l'air.
Les efforts spasmodiques, mais vains que font pour respirer
les animaux noyés, après qu'on les a retirés de l'eau, contrastent singulièrement avec le fait suivant, à savoir que,
dans le cas d'apnée simple, un effort inspiratoire, après l'enlèvement du bouchon trachéal, est presque toujours suivi de
succès et de retour à la vie. C'est, du reste, parfaitement
d'accord avec la différence de lésion que nous montre l'examen cadavérique.

La conclusion à laquelle nous sommes arrivés est encore

confirmée par la longueur du temps pendant lequel les battements du cœur persistèrent après la submersion.

Les expériences suivantes montrent clairement que la rapidité de l'issue fatale dans le cas d'apnée par submersion, dépend entièrement d'une condition, à savoir que la trachée reste ouverte.

Exp. XL. — On boucha, suivant le procédé ordinaire, la trachée d'un vigoureux chien, et on le submergea dans l'eau pendant 4 minutes ; trois quarts de minute après qu'on l'eut retiré, il respira et fut parfaitement remis au bout de 4 minutes.

Exp. XLI. — On opéra exactement de même un gros chien, et on obtint un résultat semblable. L'animal se ranima immédiatement et très bien au bout de 4 minutes.

Exp. XLII. — Un chien de taille moyenne fut opéré et submergé comme précédemment. Le résultat fut le même; l'animal était très bien ranimé 4 minutes après.

Voici donc trois cas de retour à la vie après 4 minutes d'apnée, dans lesquels les chiens étaient tout à fait dans les conditions d'animaux noyés, avec cette seule restriction que leur trachée était bouchée. Ces expériences font un admirable contraste avec les cas de submersion sans occlusion de la trachée.

En voyant que l'entrée de l'eau dans les poumons et la formation d'écume au moyen de cette eau, de l'air et des mucosités bronchiques, sont dues aux violents efforts d'inspiration pendant les premières minutes de la submersion, on pensa qu'en diminuant ces efforts, on pourrait peut-être diminuer quelque peu ces résultats. Dans le but de constater la valeur de cette hypothèse, on fit les expériences suivantes :

Exp. XLIII. — Un chien de taille moyenne fut rendu insensible par le chloroforme, puis submergé. On le maintint sous l'eau pendant 2 minutes et demie. Les efforts respiratoires ne furent nullement violents, et, sous ce rapport, firent très grand contraste avec ceux qu'on observe chez les animaux non chloroformisés. Tout d'abord, le chien parut vouloir se ranimer, mais bientôt après les efforts respiratoires cessèrent et il mourut.

Exp. XLIV. — On répéta la même expérience; seulement, au lieu de prolonger l'apnée pendant deux minutes et demie, le chien ne fut maintenu submergé que pendant 2 minutes. On observa les mêmes phénomènes que chez le chien précédent et le résultat fut le rétablissement parfait.

Exp. XLV. — On répéta encore la même expérience sur un petit chien. Comme un des chiens précédents était mort au bout de 2 minutes et demie, et que l'autre était mort au bout de 2 minutes, on résolut de prendre un terme moyen et de maintenir le chien submergé pendant 2 minutes 15 secondes. L'animal se remit immédiatement et complétement.

On vit ainsi que, tandis qu'un chien meurt lorsqu'il est submergé pendant 2 minutes, sans chloroformisation préalable, un autre chien, préalablement chloroformisé, peut être submergé pendant 2 minutes 15 secondes et se remettre ensuite. De plus, en empêchant simplement, chez un animal, les efforts respiratoires violents, la période de submersion peut être prolongée ainsi que l'époque où le retour à la vie est encore possible. Il n'est pas besoin de faire remarquer la valeur de la conclusion à tirer de ces expériences par le chloroforme; elles démontrent la connexion intime qui existe, chez les animaux submergés, entre la rapidité de la mort et la violence des efforts respiratoires qui remplissent les poumons (1).

Traitement de l'apnée.

Divers moyens pour ranimer les animaux, furent employés par la Commission, dans maintes expériences, et avec des résultats variables.

Respiration artificielle.

La respiration artificielle a été employée par la méthode

(1) La différence de 15 secondes, qui mesure l'accroissement de résistance à la mort par submersion obtenue à l'aide de la chloroformisation, est vraiment trop faible et par trop insignifiante pour justifier une pareille conclusion.   A. T.

suivante et, quelquefois, comme le montrent les expériences,
avec succès.

Exp. XLVI. — Un petit chien adulte fut privé d'air par l'occlusion du tube trachéal. 1 minute après sa dernière respiration qui
survint au bout de 5 minutes 50 secondes, on enleva le bouchon et
la respiration artificielle fut faite au moyen de pressions successives
exercées sur la poitrine. Le chien mourut.

Exp. XLVII. — Un chien adulte fut submergé pendant 1 minute
30 secondes. Immédiatement après qu'on l'eut retiré de l'eau, on
pratiqua la respiration artificielle au moyen de pressions successives
exercées sur les côtes et prolongées pendant quelque temps, mais
l'animal ne donna plus aucun signe de vie.

Exp. XLVIII. — Un vigoureux chien fut submergé pendant
2 minutes. Aussitôt qu'on l'eut retiré, on commença la respiration
artificielle au moyen des pressions, et on la continua pendant 9 minutes 30 secondes, mais il n'y eut pas le moindre signe de vie.

Exp. XLIX. — Un gros et vigoureux chien fut privé d'air par
l'occlusion de son tube trachéal. Une minute après sa dernière respiration qui survint au bout de 5 minutes 10 secondes, on appliqua
l'instrument inventé par le docteur Marcet pour la respiration artificielle, mais le cœur s'arrêta aussitôt après et l'animal mourut.
C'était, du reste, un cas défavorable, car l'apnée datait de 6 minutes
10 secondes.

Exp. L. — Un chien de taille moyenne fut traité tout à fait de la
même manière. Son dernier effort respiratoire eut lieu au bout de
4 minutes 55 secondes. Une demi-minute après, l'appareil du docteur Marcet fut appliqué, et une demi-minute plus tard, l'animal
fit une respiration naturelle et se ranima.

Dans une autre expérience déjà mentionnée (exp. XIII),
le chien revint à lui après qu'on eut appliqué l'appareil du
docteur Marcet, 1 minute 10 secondes depuis sa dernière
respiration.

Exp. LI. — Le chien qui avait déjà servi dans l'expérience XIII,
fut de nouveau privé d'air comme auparavant. On le ranima ensuite au moyen de l'appareil du docteur Marcet, une minute après
que la respiration eut cessé.

Exp. LII. — Un chien adulte fut submergé pendant 2 minutes.
On commença la respiration artificielle au moyen de l'appareil du
docteur Marcet 10 secondes après qu'on l'eut retiré de l'eau, et on
continua pendant 9 minutes. Pas le moindre signe de vie.

On ne peut tirer aucune conclusion définitive de ces expériences sur la valeur relative des diverses méthodes de respiration artificielle. Sur ce sujet la Commission en réfère au *Rapport des expériences faites sur le cadavre*.

La Commission n'est pas disposée à recommander l'usage des divers appareils de respiration artificielle pour les raisons suivantes : 1° L'efficacité des moyens plus simples (*voir la deuxième partie du rapport*); 2° la perte du temps, considération de première importance, qu'entraîne forcément l'application de tout appareil ; 3° l'impossibilité d'avoir sous la main, en temps opportun, l'appareil nécessaire.

Bien d'autres moyens ont été employés, la cautérisation actuelle, la saignée, l'eau froide, l'application alternative de l'eau chaude et de l'eau froide, le galvanisme, la piqûre du diaphragme.

Cautérisation par le fer rouge.

Exp. LIII. — Un chien de moyenne taille fut privé d'air par le procédé ordinaire, l'occlusion de la trachée. Une minute après sa dernière respiration, on appliqua le cautère actuel, on promena rapidement sur divers points de la poitrine et du dos un fer chauffé à blanc à un bec de gaz. Le chien était mort, car on ne constata plus aucun signe de vie.

Exp. LIV. — Un gros chien fut traité exactement de la même manière et avec les mêmes résultats.

Exp. LV. — Un jeune chien subit la même opération que le précédent, et on appliqua le cautère une minute après sa dernière respiration. Au bout de 20 minutes 30 secondes, l'aiguille marquant les battements du cœur s'arrêta.

Exp. LVI. — Un cochon d'Inde fut noyé. Une minute après le dernier effort respiratoire, on appliqua le cautère actuel. L'animal ne se ranima pas et le cœur cessa de battre au bout de 1 minute 55 secondes.

Exp. LVII. — Mêmes résultats sur un autre cochon d'Inde traité de la même manière.

Ainsi, dans les cinq expériences précédentes où l'on appliqua toujours le cautère actuel, la mort fut le résultat invariable.

Saignée.

La saignée a été pratiquée dans les trois expériences suivantes :

Exp. LVIII. — Un chien de taille moyenne fut étouffé par le procédé ordinaire, l'occlusion de la trachée. 2 minutes 45 secondes après, dernier effort pour respirer. Trois quarts de minute après on ouvrit la veine jugulaire. Les battements du cœur se réveillèrent pendant un moment, mais le chien mourut.

Exp. LIX. — Un chien fut submergé pendant 1 minute 30 secondes. Immédiatement après qu'on l'eut retiré de l'eau, on ouvrit la jugulaire. Pas signe de vie.

Exp. LX. — Un chien fut submergé pendant 2 minutes. On ouvrit la jugulaire une minute après qu'on l'eut retiré. L'animal poussa quelques soupirs à différents intervalles et mourut.

Affusions froides et douches.

Exp. LXI. — On boucha la trachée d'un fort chien qui fit un dernier effort pour respirer au bout de 3 minutes 35 secondes. On enleva le bouchon une minute après et on fit des affusions froides. L'animal mourut.

Exp. LXII. — Un chien adulte fut privé d'air de la même façon que le dernier. Au bout de 3 minutes 40 secondes, il fit un dernier effort pour respirer. Une minute après, c'est-à-dire 4 minutes 40 secondes, depuis le début de l'apnée, le bouchon fut retiré, et le chien plongé dans l'eau froide. Au bout de 35 secondes, on répéta l'immersion, et 1 minute 20 secondes après, le chien respira et se ranima parfaitement.

Exp. LXIII. — Un petit chien fut traité de la façon précédente. Une minute après sa dernière respiration, on appliqua la douche froide et on la répéta deux fois à un intervalle de 25 secondes. Le cœur battit encore 9 minutes 30 secondes, mais le chien mourut.

Exp. LXIV. — Un chien de taille moyenne fut traité de la même manière et avec le même résultat, la mort.

Douches alternativement chaudes ou froides.

Exp. LXV. — On boucha la trachée d'un jeune chien par le procédé ordinaire. Au bout de trois minutes 45 secondes, dernier effort pour respirer. Une minute après, on enleva le bouchon, puis on administra alternativement et avec vigueur les deux espèces de douche; 45 secondes s'étaient écoulées quand l'animal fit une inspiration volontaire. Il se ranima parfaitement.

Exp. LXVI. — Un chien de moyenne taille fut traité de la même façon. Exactement au bout du même temps, à partir de l'instant où l'on commença les douches froides et chaudes, c'est-à-dire au bout de 45 secondes, l'animal fit une inspiration volontaire et comme l'autre se ranima.

Exp. LXVII. — Cette expérience fut la répétition des deux dernières, avec cette seule différence que les efforts respiratoires se prolongèrent pendant 4 minutes 55 secondes. On administra les douches chaudes et froides, mais sans provoquer de mouvements respiratoires ; l'animal mourut.

Galvanisme.

Le galvanisme, entre autres moyens, fut employé dans les sept expériences suivantes :

Exp. LXVIII. — On boucha la trachée d'un chien de moyenne taille. Une minute après le dernier mouvement respiratoire, on enleva le bouchon et on appliqua le galvanisme. Ça fut sans succès; le chien mourut.

Exp. LXIX. — Un chien fut traité exactement de la même façon que le précédent, mais on ne retira le bouchon et on n'appliqua le galvanisme que trois quarts de minute après les derniers efforts respiratoires. 1 minute 10 secondes après, le chien fit une inspiration naturelle et se remit promptement.

Exp. LXX. — Un chien fut traité exactement de la même façon que le précédent, fit son dernier effort pour respirer, au bout de 5 minutes 5 secondes. Trois quarts de minute après, on enleva le bouchon et on appliqua le galvanisme, mais le chien mourut. Du reste, les mouvements de l'aiguille indiquant l'action du cœur semblaient s'être arrêtés avant qu'on commençât l'emploi du galvanisme.

Exp. LXXI. — Le chien qui avait servi dans l'*expérience* XII, et qui s'était remis, fut privé d'air par l'occlusion de la trachée. Trois quarts de minute après le dernier effort respiratoire qui survint au bout de 4 minutes 55 secondes, on retira le bouchon et on appliqua le galvanisme, mais l'animal ne donna pas signe de vie.

Exp. LXXII. — Un chien de taille moyenne fut étouffé par le même procédé que le précédent. Au bout de 3 minutes 15 secondes, il fit un dernier effort pour respirer. Trois quarts de minute après, on retira le bouchon et on appliqua le galvanisme. Au bout de 2 minutes le chien fit une inspiration naturelle et se remit.

Exp. LXXIII. — Un jeune chien, de taille peu élevée, fut opéré de la même manière. Son dernier effort pour respirer eut lieu au bout de 3 minutes 50 secondes. Une minute après on retira le bouchon et on appliqua le galvanisme pendant 3 minutes. Ce fut sans résultat favorable.

Exp. LXXIV. — Un chien adulte et de moyenne taille fut privé d'air par le même procédé que les autres. Le dernier effort pour respirer se fit au bout de 4 minutes 10 secondes. Une minute après le bouchon fut enlevé et le galvanisme appliqué pendant 3 minutes 30 secondes. Ce temps écoulé, le cœur était arrêté et l'animal mort.

Acupuncture du diaphragme.

Exp. LXXV. — Un chien de taille moyenne fut étouffé par l'occlusion de la trachée, et fit son dernier effort pour respirer au bout de 3 minutes 25 secondes. Une minute après, on retira le bouchon, et on piqua le diaphragme au moyen d'une aiguille. Il en résulta une inspiration naturelle et l'animal se ranima.

Exp. LXXVI. — Le chien qui était revenu à la vie dans l'*expérience* LXXII, fut de nouveau privé d'air par l'occlusion de la trachée. Une minute après le dernier effort de respiration, le diaphragme fut piqué; enfin une autre minute après, on appliqua le galvanisme. Ce fut cependant sans résultat; le chien mourut.

Exp. LXXVII. — Le chien qui s'était ranimé dans l'*expérience* LXXV, et qui alors était très vif, fut placé dans les mêmes conditions par l'occlusion de la trachée. Une minute après, on retira le bouchon et on piqua le diaphragme. La piqûre fut instantanément suivie d'un mouvement respiratoire, et pour la seconde fois l'animal se rétablit.

Exp. LXXVIII. — Un chien fut privé d'air comme les autres; son dernier effort respiratoire survint au bout de 4 minutes 40 secondes; on retira le bouchon, on piqua le diaphragme et le galvanisme fut appliqué une minute après. Ce fut encore sans succès.

Bien que plusieurs des moyens énumérés plus haut aient présenté parfois des avantages manifestes, aucun d'eux, cependant, ne fut, dans un nombre suffisant de cas, d'une efficacité assez évidente pour autoriser la Commission à en recommander l'emploi.

DEUXIÈME PARTIE.

RAPPORT DE LA SOUS-COMMISSION CHARGÉE D'ÉTUDIER LA QUESTION DE LA MORT APPARENTE AU MOYEN D'EXPÉRIENCES SUR LE CADAVRE HUMAIN.

Expériences faites en vue de déterminer la valeur des différentes méthodes employées pour comprimer et dilater alternativement la cavité thoracique, de façon à imiter les mouvements naturels des parois thoraciques pendant l'acte de la respiration.

Les méthodes suivantes furent mises à l'étude :

1° La pression exercée par les mains sur la paroi antérieure du thorax, le corps étant dans la pronation. Le but de cette pression est de chasser une partie de l'air contenue dans la poitrine ; en interrompant la pression, la poitrine se dilate et l'air rentre ;

2° La méthode facile et fondée sur des changements de position, décrite par le docteur Marshall-Hall. Elle consiste essentiellement « à tourner doucement le corps sur le côté et un peu en arrière, puis à le ramener brusquement et cela alternativement. » On exerce, en outre, une pression sur la paroi postérieure du thorax chaque fois que le corps est amené dans la pronation ;

3° La méthode du docteur Silvestre, qui permet d'imiter, dans les profondes inspirations, l'action des muscles pectoraux et des autres muscles qui s'étendent des épaules aux parois de la poitrine. L'effet inspiratoire est produit par l'extension des bras et leur élévation de chaque côté de la tête. Quand on les replace dans leur position naturelle, sur les parties latérales du tronc, les parois dilatées reprennent leur position primitive, une expiration se fait. La quantité d'air expiré est en proportion directe avec la quantité d'air préalablement inspiré.

Dans ses recherches, la sous-Commission a mis à profit

toutes les occasions qu'ont pu lui offrir les hôpitaux de la métropole. On rencontra de grandes difficultés pour se procurer des sujets propres à l'expérimentation, car chez la plupart des malades morts dans les hôpitaux, les viscères thoraciques sont plus ou moins altérés. Les poumons sont fréquemment œdématiés, tuberculeux, atteints de pneumonie ou comprimés par un épanchement pleural ou péricardique, ou encore par un cœur hypertrophié. La trachée et les bronches peuvent être obstruées par des mucosités abondantes ou des liquides qui viennent de la bouche ou de l'estomac, immédiatement avant la mort. Il a semblé indispensable que les voies respiratoires fussent libres et les poumons à peu près sains ; on a jugé également désirable que les côtes, les cartilages costaux et le sternum fussent parfaitement mobiles et non devenus comparativement rigides, soit par l'âge, la maladie ou la rigidité cadavérique. La plupart des sujets, pour quelques-unes de ces considérations, ont été trouvés impropres au but qu'on se proposait ; aussi les résultats obtenus avec eux n'ont pas été appliqués à nos recherches.

Méthode d'investigation.

Jusqu'à présent on n'a point essayé de déterminer par mesure précise la quantité d'air alternativement introduite dans la cavité respiratoire et expulsée par les diverses opérations mécaniques énumérées plus haut. Le docteur Silvestre se contente d'établir que par l'emploi de sa méthode, on peut obtenir un effet dix fois plus grand que par la méthode du docteur Marshall-Hall, mais son travail n'indique point la quantité d'air échangée. Le traité du docteur Marshall-Hall ne fournit pas non plus de renseignements bien précis, quant aux résultats d'expériences faites avec un instrument dont il donne la description.

Comme il est nécessaire de mesurer la quantité d'air qui entre dans la cavité thoracique et qui en sort, dans les condi-

tions de pression tout à fait identiques avec celles de la respiration naturelle, on ne saurait employer aucun moyen qui
fût capable d'apporter une résistance quelconque au passage
de l'air. C'est pour ce motif que l'on construisit l'appareil
suivant :

Un cylindre de verre, de trois pouces de diamètre, est suspendu par son extrémité fermée dans un réservoir cylindrique
de plus large dimension, à moitié rempli d'eau, comme le
cylindre d'un spiromètre ordinaire. Cependant ce cylindre,
au lieu d'être, comme dans le spiromètre, supporté par un
système de poulies, est attaché au moyen d'une chaîne à
l'extrémité d'un fléau qui, à son extrémité opposée, porte un
contre-poids. La pesanteur du contre-poids est la même que
celle du cylindre, lorsque l'ouverture de ce dernier plonge à
une profondeur donnée dans le liquide du réservoir, à la
condition que l'air contenu dans le cylindre communique
librement avec l'atmosphère. Le fléau est traversé, en son
milieu, par un couteau dont le tranchant aigu repose sur une
chape d'acier, de manière à permettre une très grande mobilité. Dans ce même but, l'extrémité à laquelle se trouve suspendu le cylindre, est munie d'une arête vive pour le supporter.
A l'extrémité opposée est fixée une aiguille ou une pointe dont
les mouvements se marquent sur une échelle métallique, un
arc de cercle gradué. Le tout est ajusté de telle façon, par
rapport à la quantité d'eau contenue dans le réservoir, que
le fléau doit être horizontal, lorsque l'aiguille correspond au
zéro de la graduation. L'air entre et sort du cylindre mensu ·
rateur au moyen d'un tube en U. Une des branches de celui-ci
est placée dans l'axe du réservoir et s'ouvre au-dessus du
niveau de l'eau ; l'autre branche aboutissant au dehors, est
munie d'un robinet et en communication avec la cage thoracique quand l'appareil fonctionne. Pour établir cette communication, on emploie un tube de gutta-percha en forme
de T. La partie horizontale du T a une largeur d'environ

sept dixièmes de pouce, et s'adapte à la trachée par une de ses extrémités ; la partie verticale du T est mise en rapport avec le robinet au moyen d'un long tube flexible. Dans un tel instrument, il est évident que la quantité d'air contenue dans le cylindre est indiquée par la position du fléau et conséquemment par celle de l'aiguille. On gradue l'échelle en introduisant des quantités déterminées d'air à travers le robinet, et en marquant les positions successives de l'aiguille. L'appareil a été disposé dans le principe de façon à se maintenir à zéro au commencement de l'opération. Les chiffres de l'échelle expriment en pouces cubiques la quantité d'air en excès. Cette mensuration est sujette à une erreur qui vient de ce que le poids du cylindre varie en raison inverse de la profondeur de son immersion dans l'eau ; mais l'erreur est si minime qu'on peut la négliger. On mit dans le réservoir un manomètre à eau, qui, à chaque instant, indiquait les effets de ces différences de poids. Dans aucune position de l'appareil la dépression de la colonne liquide ne dépassa quatre dixièmes de pouce, de sorte que l'erreur ne pouvait être plus grande que la millième partie du volume d'air contenu à la fois dans l'appareil et dans le thorax.

Dans toutes les expériences on fit communiquer directement l'appareil avec la trachée, le but qu'on se proposait étant de déterminer les changements de capacité de la cavité respiratoire dans les conditions les plus simples possibles.

Expériences faites sur le cadavre pour déterminer la meilleure méthode d'introduction de l'air dans les poumons (le 24 février 1862, à l'hôpital Saint-Barthélemy).

PREMIER CADAVRE. — Homme d'âge moyen, bien constitué, mort depuis quelques jours ; commencement de putréfaction ; poitrine naturellement conformée, résonnance normale à la percussion, excepté à la région latérale droite où le son est obscur.

Obs. I. — *Méthode du docteur Silvestre.* — Le cadavre repose sur le dos, la tête légèrement pendante sur le bord de la table. L'extension et l'élévation graduelle des deux bras furent suivies de l'introduction de 17 pouces cubes d'air dans les poumons. En replaçant les bras le long des côtés, on produisit une expiration de 15 pouces cubes d'air,

Obs. II. — Même expérience que précédemment. A l'extension des bras correspondit une inspiration de 18 pouces cubes d'air; quand on les replaça sur les côtés du tronc, il y eut 16 pouces cubes et demi d'air expiré.

Obs. III. — Répétition des observations I et II. Extension des bras, 16 pouces cubes d'air inspiré; abaissement des bras, 14 pouces cubes et demi expirés. Ces observations furent répétées plusieurs fois, toujours avec les mêmes résultats.

Obs. IV. — *Faite pour montrer les effets de la pression sur le sternum.* — On exerça avec la main sur la partie inférieure du sternum une pression graduelle et modérée; 15 pouces cubes d'air furent expirés. En arrêtant la pression, 9 pouces cubes d'air furent introduits.

Obs. V. — *Effets de la méthode du docteur Silvestre combinée avec la pression sur le sternum.* — Extension du bras, 17 pouces et demi cubes inspirés; abaissement du bras, 15 pouces cubes expirés. En exerçant alors une pression sur le milieu du sternum, 8 pouces cubes furent expirés en plus, c'est-à-dire en tout 23 pouces cubes.

Obs. VI. — Répétition de la méthode Silvestre et de la pression; extension du bras, 17 pouces cubes inspirés; abaissement du bras, 13 pouces cubes expirés. En exerçant une pression sur la partie inférieure du sternum, 11 pouces cubes furent expirés en plus, c'est-à-dire en tout 24 pouces cubes.

Obs. VII. — Effets de la pression seule sur la partie inférieure du sternum; expiration de 10 pouces cubes d'air.

Obs. VIII. — Effets de la pression exercée avec la main simultanément sur les deux côtés de la poitrine; expiration de 10 pouces cubes d'air.

Obs. IX. — *Méthode du docteur Marshall-Hall.* — Au commencement de l'observation, le corps reposait sur le dos. Décubitus latéral gauche, expiration de 2 pouces et demi cubes d'air; décubitus sur le ventre, expiration de 7 pouces cubes. En remettant le sujet en supination, il y eut un très faible déplacement d'air. En répétant les autres méthodes sur ce sujet, on n'obtint plus de résultats uniformes ou définitifs. On pensa alors qu'il s'était produit quelque obstacle dans les voies aériennes, soit par des liquides, soit par d'autres substances, à la suite des changements de position qu'exige la méthode Marshall-Hall. En conséquence, on cessa de faire des observations avec ce sujet.

DEUXIÈME CADAVRE. — (*Même jour et même lieu.*) Jeune homme de bonne santé apparente, mort d'une commotion cérébrale à la suite d'une chute de voiture depuis trois jours ; aucun signe de putréfaction commençante ; pas trace de fracture de côte ou d'une blessure quelconque ; bonne résonnance à la percussion des parties antérieure et latérales du thorax.

Obs. X. — *Méthode Marshall-Hall.* — Le sujet est dans le décubitus dorsal au commencement de l'observation. Quand on le tourne sur le côté, l'air ne semble pas déplacé, l'aiguille restant immobile. Le corps est couché sur la face et 7 pouces et demi cubes d'air sont expirés. Décubitus dorsal pour la seconde fois, inspiration de 2 pouces cubes d'air. On répéta l'observation, le corps étant remis sur la face, puis ramené sur le dos, mais on ne nota aucun déplacement d'air. En raison de la petite quantité d'air déplacé dans la première de ces deux observations, on fit minutieusement l'inspection de l'appareil pour s'assurer si rien n'était dérangé; on trouva tout en ordre, ainsi que le prouvèrent du reste les observations suivantes.

Obs. XI. — *Faite pour montrer les effets de la pression sur la partie inférieure du sternum.*— Pression modérée, 10 pouces cubes d'air expiré ; cessation de la pression, inspiration d'une même quantité d'air, 10 pouces cubes.

Obs. XII. — Pression sur le milieu du sternum, 8 pouces d'air expiré; inspiration de la même quantité d'air lorsqu'on cessa la pression. Ces deux dernières observations furent répétées plusieurs fois et toujours avec les mêmes résultats, à savoir que la pression sur la partie inférieure du sternum déplaçait 2 pouces cubes d'air de plus que la pression du milieu de cet os.

Obs. XIII. — *Pour montrer les effets des pressions combinées sur le milieu du sternum et sur sa partie inférieure.* — Le résultat fut le même que par la pression seule de la partie inférieure, c'est-à-dire une expiration de 10 pouces cubes d'air, suivie d'une inspiration de 10 pouces cubes quand la première cessa.

Obs. XIV. — Effets de la pression latérale avec les deux mains. La pression exercée simultanément des deux côtés fit expirer 11 pouces cubes d'air; quand on la supprima, il y eut une inspiration de même volume. La pression était faite avec assez de force.

Obs. XV. — *Méthode du docteur Silvestre.* — Elévation du bras, 18 pouces cubes d'air inspiré ; abaissement le long du tronc, 16 pouces cubes d'air expiré. En répétant cette observation, inspiration de 14 pouces cubes d'air, expiration de 14 pouces cubes.

Obs. XVI. — Effets des pressions successives sur le sternum. L'expérience fut répétée plusieurs fois de suite, et toujours on constata une oscillation de 8 à 10 pouces cubes d'air. Dans cette observation, on entendait distinctement le murmure respiratoire ordinaire, en appliquant le stéthoscope sur la poitrine au moment du déplacement de l'air.

Obs. XVII. — *Méthode du docteur Silvestre.* — On la répéta de nouveau, et la moyenne obtenue chaque fois fut 17 pouces cubes d'air, tant inspiré qu'expiré.

Obs. XVIII. — *Faite pour montrer les effets de la pression au moyen d'un large bandage entourant la poitrine.*—On fit plusieurs fois l'expérience et la moyenne fut de 8 à 10 pouces cubes d'air inspiré ou expiré, suivant qu'il y avait ou non une pression exercée.

(Le 19 mars 1862, à l'hôpital Sainte-Marie.)

TROISIÈME CADAVRE. — (*Première série d'expériences.*) Homme d'âge moyen, maigre, mort depuis environ trois jours. Point de signes de décomposition ; rigidité cadavérique très prononcée ; sonorité normale de la poitrine à la percussion, excepté à la moitié inférieure du côté droit où le son était obscur.

Obs. I. — *Méthode du docteur Silvestre.* — Elévation graduelle des bras, inspiration de 24 pouces cubes d'air ; abaissement sur les côtés du tronc, expiration de 23 pouces cubes.

Obs. II. — Répétition de la précédente. Elévation des bras, 26,6 pouces cubes d'air inspiré ; abaissement, 27,8 pouces cubes expirés.

Obs. III. — Même manœuvre. Bras élevés, 25,4 pouces cubes d'air inspiré ; bras abaissés, 25,4 pouces cubes expirés.

Obs. IV. — En plaçant un poids de 5 livres et demie sur la partie inférieure du sternum, on nota une expiration de 0,25 pouce cube d'air.

Obs. V. — La même observation fut répétée plusieurs fois dans le but de déterminer la quantité d'air qui pouvait sortir sous l'influence de cette pression. La moyenne fut de 0,25 pouce cube.

Obs. VI. — Pression modérée, au moyen de la main, sur la partie inférieure du sternum : expiration de 12,1 pouces cubes d'air. La pression suspendue, inspiration de 8,4 pouces cubes.

Obs. VII. — Même observation ; pression 11 pouces cubes d'air expiré ; repos, 11 pouces cubes inspirés.

Obs. VIII. — Même répétition : pression, 11 pouces cubes expirés ; repos, 11 pouces cubes.

Ces observations qui montrent l'influence des pressions modérées avec la main sur la partie inférieure du sternum, ont été répétées plusieurs fois et toujours avec le même résultat, à savoir : expiration ou inspiration de 10 à 12 pouces cubes d'air suivant qu'on exerce ou non la pression.

Obs. IX. — Méthode du docteur Silvestre. Bras étendus, 29 pouces cubes d'air inspiré ; bras placés le long du tronc, 26,6 pouces expirés.

Obs. X. — Même expérience, mêmes résultats.

Obs. XI. — Même manœuvre. L'extension des bras donne une inspiration de 29 pouces cubes d'air ; leur abaissement une expiration semblable, 29 pouces cubes.

Obs. XII. — Résultats identiques.

Obs. XIII. — Effets de la méthode du docteur Silvestre combinée avec la pression du sternum. Elévation des bras, 39 pouces cubes d'air inspiré ; leur abaissement, 29 pouces cubes expirés. En ajoutant la pression du sternum, inspiration de 12 pouces cubes et plus, c'est-à-dire total 41 pouces cubes.

Obs. XIV. — Cette observation fut faite dans le but de déterminer la quantité d'air qu'on peut introduire dans le poumon par l'élévation des côtes inférieures, imitant ainsi l'action du diaphragme. En élevant en même temps les côtes inférieures de chaque côté au moyen des mains et en les laissant ensuite s'affaisser, on constate un déplacement de 5 pouces cubes d'air.

Obs. XV. — Même observation, mêmes résultats.

Obs. XVI. — *Faite dans le but de déterminer la quantité d'air déplacé par la compression et le relâchement successifs de chaque côté du thorax.* — En pressant simultanément les deux côtés avec les mains, puis en les laissant revenir sur eux-mêmes, on constata un déplacement d'environ 5,3 pouces cubes d'air. Ce déplacement s'é-

Obs. XVII. — Nouvel essai de la méthode du docteur Silvestre, mêmes résultats que précédemment.

Obs. XVIII et XIX. — Insuccès.

Obs. XX. — Méthode du docteur Marshall-Hall. Le cadavre fut porté de la supination dans le décubitus latéral, et il y eut 7,2 pouces cubes d'air inspiré. On le mit sur la face et il se fit une expiration de 7,2 pouces cubes. On exerça ensuite une pression sur le dos, ce qui fit sortir en plus 8,5 pouces cubes, en tout 15,7 pouces cubes d'air.

Obs. XXI. — L'observation précédente fut répétée, mais le résultat fut beaucoup moindre. Il y eut à peine 2 pouces cubes d'air déplacé pendant un seul mouvement de rotation. Cependant, lorsque le sujet fut couché sur la face, une pression exercée sur le dos amena l'expiration de 7 à 8 pouces cubes d'air en plus.

Obs. XXII. — Répétition de la même méthode, mêmes résultats que l'obs. XXI.

Obs. XXIII. — Nouvel essai de la méthode du docteur Silvestre. Élévation du bras, inspiration de 44 pouces cubes d'air; abaissement, expiration de 38,6 pouces cubes.

Obs. XXIV. — Même manœuvre. Résultats à peu près identiques, montrant que cette méthode produit un déplacement d'environ 40 pouces cubes d'air.

Obs. XXV. — Emploi de la même méthode. Extension des bras, inspiration de 38,6 pouces cubes d'air; leur abaissement, expiration d'une même quantité d'air, 38,6 pouces cubes.

Pendant les dernières expériences, la rigidité cadavérique avait beaucoup diminué, et le mouvement d'élévation du bras était beaucoup plus facile qu'au début; il le serait encore bien davantage pendant la vie ou l'état de mort apparente.

(Le 20 mars 1862, à l'hôpital Sainte-Marie.)

QUATRIÈME CADAVRE. — (*Deuxième série d'expériences.*) Même sujet que dans l'observation précédente.

Obs. I et II. — Méthode du docteur Silvestre. A l'extension des bras correspondit une inspiration du 44 pouces cubes d'air et à leur abaissement, une expiration de 44 pouces cubes. La pression du sternum augmenta cette dernière de 40 pouces cubes, ce qui fit un total de 52 pouces cubes d'air expiré. La pression suspendue, il se fit une nouvelle inspiration de 7 pouces cubes d'air.

Obs. III et IV. — Même manœuvre. L'élévation des bras amena une inspiration de 42 pouces cubes d'air, et leur abaissement une expiration exactement de même capacité. On pressa sur le sternum et il sortit encore 10 pouces cubes d'air, ce qui donna en tout 52 pouces cubes d'air expiré. Quand la pression eut cessé, 7 pouces cubes d'air furent encore expirés.

Obs. V. — *Faite dans le but de montrer l'influence d'un poids placé sur le sternum.*—Un poids de 7 livres posé sur le sternum fit expirer 1 pouce cube d'air ; quand on l'enleva, la même quantité d'air rentra dans la poitrine.

Obs. VI. — Poids de 14 livres : 3 pouces cubes d'air expiré. Inspiration tout à fait la même quand on retire le poids.

Obs. VII. — Poids de 20 livres, 4 pouces cubes d'air expiré. On ne nota pas la quantité d'air qui rentra dans la poitrine quand on enleva le poids. Dans les trois dernières observations, les poids étaient placés sur une planche étendue suivant l'axe du corps pour diviser la pression.

Obs. VIII. — Poids de 20 livres placé en travers de la partie inférieure du sternum, expiration de 6 pouces cubes d'air ; le poids enlevé, rentrée de 5 pouces cubes d'air dans la poitrine.

Obs. IX. — Répétition de l'observation VIII, mêmes résultats.

Obs. X.—Poids de 20 livres placé en travers de la partie supérieure du sternum, expiration de 5 pouces cubes d'air ; le poids retiré, inspiration de 4 pouces cubes. Il n'y eut pas plus d'air expiré en mettant le poids sur la partie inférieure du sternum.

Obs. XI.— Pression sur la partie inférieure du sternum, 6 pouces cubes d'air expiré ; 4 pouces cubes d'air rentrèrent dans la poitrine quand on suspendit la pression.

Obs. XII.—En appliquant le stéthoscope sur le thorax, pendant l'emploi de la méthode Silvestre qui imite la respiration, on entendit pendant l'inspiration, un râle sous-crépitant continu et distinct, perceptible aussi pendant l'expiration, mais avec moins de force et une durée moindre. Les parois thoraciques n'étaient pas œdémateuses comme le prouva l'incision de la peau. Les résultats furent les mêmes, quand on appliqua le stéthoscope sur les muscles dénudés du thorax.

(Le 24 mars 1862, à l'hôpital Saint-Barthélemy.)

CINQUIÈME CADAVRE. — Homme d'âge moyen, émacié, mort

depuis trois jours de phthisie et de privations ; rigidité cadavérique médiocre ; le sommet du poumon droit est un peu
obscur à la percussion.

Obs. I.— *Pour déterminer la quantité d'air introduit dans les poumons sans ouverture de la trachée.* — Le nez et la bouche furent
couverts par un appareil d'inhalation, et hermétiquement fermés ; il
existait seulement une ouverture communiquant avec le tube destiné
à l'observation. Le corps fut placé dans le décubitus dorsal, la tête
un peu pendante sur le bord de la table. On appliqua la méthode
Silvestre, et il n'y eut point introduction d'air dans les poumons.

Obs. II. — Répétition de l'observation précédente, seulement la
tête fut placée au niveau de la table; même résultats négatifs.

Obs. III. — Même manœuvre ; la tête fut tournée de côté, mêmes
résultats.

Obs. IV.— Même manœuvre ; le cadavre fut placé sur l'abdomen,
le front reposant sur le bras, mêmes résultats négatifs.

Obs. V. — Même position que dans l'observation IV. Une pression
exercée sur le dos chassa 1 pouce cube d'air qui rentra quand on
cessa la pression.

Ces observations montrèrent qu'il existait quelque obstacle
à la rentrée de l'air dans la poitrine. Les mâchoires étaient
assez fortement serrées, et on eut de la peine à ouvrir un peu
la bouche ; les narines étaient probablement libres ; on pensa
alors que l'obstacle devait siéger à la glotte et être occasionné
par la langue.

Obs. VI. — La trachée fut ouverte, on introduisit un tube et on
le fixa comme dans toutes les observations précédentes. Emploi de la
méthode Silvestre. Déplacement de 1 pouce et demi cube d'air
seulement. Probablement il existait quelque obstacle dans les poumons ou dans les bronches.

Obs. VII. — *Méthode Marshall-Hall.* Déplacement de 1 pouce et
demi cube d'air seulement, comme par la méthode précédente.

En conséquence, on ne tenta pas d'autres expériences avec
sujet.

(Le 24 mars 1862, à l'hôpital Saint-Barthélemy.)

SIXIÈME CADAVRE. — Femme d'âge moyen, morte d'épilepsie.

OBS. VIII (1). — *Méthode Marshall-Hall*. En portant le sujet du décubitus dorsal au décubitus latéral, on produisit une inspiration de 5 pouces cubes d'air: le sujet fut ensuite couché sur le ventre, le front reposant sur la main, et il n'y eut que 2 pouces cubes d'air expiré.

(Ici on note, à propos de cette observation, qu'elle n'est nullement concluante.)

OBS. IX. — Le système de rotation, suivant la méthode Marshall-Hall fut alors employé à plusieurs reprises avec les mêmes résultats généraux, à savoir un déplacement de 5 pouces cubes d'air chaque fois. Par la pression exercée sur le dos pendant que le sujet reposait sur l'abdomen, on augmenta l'expiration de 5 pouces cubes d'air.

OBS. X. — *Méthode du docteur Silvestre*. Élévation des bras, 9 pouces cubes d'air inspiré ; abaissement des bras, 6 pouces cubes d'air expiré.

OBS. XI. — L'observation précédente fut répétée plusieurs fois, avec un résultat moyen de 5 à 6 pouces cubes d'air déplacé.

On n'exerça point de pression sur le sternum dans ces observations, on se contenta d'élever et d'abaisser les bras.

OBS. XII. — Pression sur le sternum avec les mains, expiration de 8 pouces cubes d'air.

OBS. XIII. — Répétition de la méthode Marshall-Hall. Déplacement seulement de 2 pouces cubes d'air.

OBS. XIV. — Même expérience, les bras du sujet croisés sur la poitrine. Cette position augmenta l'expiration de 4 à 5 pouces cubes d'air.

OBS. XV. — On essaya d'insuffler les poumons au moyen de deux soufflets qui introduisirent 2 pouces cubes d'air.

On cessa alors d'expérimenter sur ce cadavre.

(Le 31 mars, au workhouse de Marylebone.)

SEPTIÈME CADAVRE. — Vieillard mort depuis environ vingt-quatre heures, de sénilité et de bronchite. Les poumons exa-

---

(1) Les numéros d'ordre de ces observations font suite à ceux des observations précédentes, toutes ayant été faites le même jour.

minés après les expériences furent trouvés très infiltrés de
sérosité sanguinolente et les petites bronches gorgées de
mucus visqueux.

Obs. I. — *Faite pour montrer l'influence qu'exerce la langue
comme obstacle à l'entrée de l'air dans les poumons.*

1° On tira la langue hors de la bouche, et on la maintint au moyen
d'une ligature ; l'air put alors être facilement introduit dans la trachée et l'œsophage, et distendit visiblement les cavités thoracique et
abdominale, une pression sur le larynx interrompit le passage de
l'air.

2° La langue fut repoussée fortement en arrière dans le pharynx,
et alors l'entrée de l'air fut interceptée à la fois dans le larynx et
dans l'œsophage.

3° La langue laissée dans la bouche sans y être maintenue, et
pouvant tomber en arrière par son propre poids, permit l'entrée de
l'air dans les deux conduits, mais moins librement que dans l'expérience I.

Obs. II. — La trachée fut alors ouverte, et l'on y introduisit un
tube : on insuffla de l'air dans les poumons, et on le laissa sortir ensuite ; on répéta plusieurs fois l'expérience pour imiter les mouvements ordinaires de la respiration. La pression qu'on dut faire pour
introduire un volume d'air égal à celui d'une inspiration normale,
correspondait au poids d'une colonne de mercure ayant 1 dixième de
pouce de hauteur environ.

Obs. III. — *Méthode du docteur Silvestre.* La tête du sujet pendant sur le bord de la table : on ne déplaça de la sorte que 4 à
6 pouces cubes d'air.

Obs. IV. — Même méthode, la tête reposant sur la table, résultats identiques.

Obs. V. — Même méthode, la tête dans la même position que précédemment. Un billot fut placé sous les épaules ; le déplacement
d'air fut augmenté d'un pouce cube environ.

Obs. VI. — La pression sur le sternum faite à la fin de l'observation suivante accrut l'expiration d'une quantité presque insignifiante.

Obs. VII. — Nouvel emploi de la méthode Silvestre, déplacement
de 6 pouces cubes d'air. On fit, en outre, la pression du sternum à
la fin de l'observation, et il y eut une expiration de 5 pouces cubes
d'air en plus. La faible quantité d'air déplacé dans ces observations
fit supposer qu'il y avait peut-être quelque obstacle, soit dans les
conduits aériens, soit dans le parenchyme pulmonaire, soit dans les
deux à la fois. L'existence de râles crépitants abondants que l'on

constata pendant les mouvements de respiration artificielle, confirma cette opinion, qui fut, du reste, vérifiée par l'examen cadavérique quand les expériences furent terminées. On continua néanmoins les observations quelque temps encore.

Obs. VIII. — *Méthode Marshall-Hall.* Sujet porté du décubitus dorsal au décubitus latéral, inspiration de 1 demi-pouce cube d'air, de nouveau décubitus dorsal, aucune expiration. On couche le sujet sur l'estomac, 4 pouces cubes d'air environ expiré. La pression sur le dos fit sortir 1 pouce cube d'air en plus.

Obs. IX. — Même observation ; la quantité d'air déplacée fut bien moindre.

Obs. X. — Emploi de la méthode Silvestre, presque sans résultat : 1 ou 2 pouces cubes d'air seulement furent déplacés.

Obs. XI. — On débarrassa les conduits bronchiques au moyen d'une sonde et d'une petite éponge, des mucosités épaisses et visqueuses qui les obstruaient. Application de la méthode Silvestre, mais avec le même résultat négatif que dans l'observation précédente. En conséquence, on abandonna les expériences sur ce sujet.

(Le 17 avril 1862, à l'hôpital Saint-Barthélemy.)

HUITIÈME CADAVRE. — Jeune homme de dix-sept ans, mort depuis cinq jours de typhus fever ; nombreuses pétéchies disséminées sur les cuisses ; déformation du tronc par suite d'une déviation latérale du rachis.

Obs. I. — Elévation des bras suivant la méthode du docteur Silvestre ; à trois reprises successives, inspiration de 18,5, 19,5 et 19,5 pouces cubes d'air.

Obs. II. — Pression sur le sternum, expiration de 14,5 pouces cubes d'air. On cessa la pression et 14 pouces cubes d'air seulement rentrèrent dans la trachée.

Obs. III. — On répéta l'observation précédente : 12 pouces cubes d'air furent expirés au moyen de la pression sur le sternum, et 11 pouces cubes rentrèrent quand la pression cessa.

Obs. IV. — Répétition de l'observation précédente ; expiration de 13 pouces cubes d'air au moyen de la pression sur le sternum ; quand celle-ci fut suspendue, inspiration de 12 pouces cubes d'air. L'expérience fut répétée plusieurs fois et toujours avec les mêmes résultats.

Obs. V. — 1° Elévation des bras suivant la méthode du docteur Silvestre, inspiration de 15 pouces cubes d'air ; bras ramenés sur les côtés du tronc, expiration de 10 pouces cubes. L'observation fut répétée à plusieurs reprises et avec les mêmes résultats.

2° La pression exercée sur le sternum, après l'observation précédente, suivant la méthode du docteur Silvestre, produisit une expiration de 17 pouces cubes d'air. On cessa la pression et il n'y eut que 11,5 pouces cubes d'air inspiré.

Obs. VI. — Les bras furent élevés de nouveau d'après la méthode Silvestre, et l'on essaya la compression immédiatement après qu'on les eut ramenés sur les côtés. Le résultat fut identique, et on répéta l'expérience plusieurs fois.

Obs. VII. — Le cadavre fut couché sur l'abdomen, le bras droit sous le front, puis on nota la position de l'aiguille. On plaça le sujet sur le dos, l'aiguille ne changea pas de position ; on le remit sur le côté, et 2 pouces cubes d'air pénétrèrent dans la poitrine. Il se fit une expiration équivalente, quand on ramena le cadavre sur le dos.

Obs. VIII. — On mit le cadavre sur le côté gauche et un peu en arrière ; 8 pouces cubes d'air furent alors inspirés. On le ramena dans le décubitus sur le ventre, et il y eut 5 pouces cubes d'air expiré.

En lui faisant prendre les deux positions alternativement et à plusieurs reprises, les quantités d'air suivantes furent inspirées et expirées:

Inspiration	Expiration
1,5 pouces cubes.	3 pouces cubes.
4	3
4	6
6	5
6	»

Le sujet fut placé sur le dos quand on vit que l'aiguille ne bougeait plus.

Obs. IX. — On employa de nouveau la méthode du docteur Silvestre : à l'élévation des bras correspondit une inspiration de 11,5 pouces cubes d'air ; à leur abaissement, une expiration de 11,5 pouces cubes. La compression du sternum augmenta l'expiration de 16 pouces cubes, ce qui donna une expiration totale de 27,5 pouces cubes d'air.

(Le 14 juin 1862, à London fever hospital.)

NEUVIÈME CADAVRE. — Homme bien constitué, âgé de cinquante-neuf ans (plus vieux en apparence), taille 5 pieds 10 pouces, mort du typhus la veille. Roideur cadavérique bien marquée ; l'éruption typhique est visible sur le tronc et les cuisses ; légère congestion hypostatique ; pas de signe de putréfaction.

Oss. I. — On comprima le thorax avec les mains (le sujet reposant sur le dos), mais il ne sortit pas d'air par la bouche tant qu'on, n'eut pas touché à la langue. Quand celle-ci fut amenée au dehors, l'air commença à s'échapper avec un bruit de glouglou. On maintint la langue dans cette position au moyen d'un fort fil d'archal recourbé à la façon d'une aiguille à anévrysme, et le passage de l'air dans les deux sens devint parfaitement libre. On répéta souvent cette expérience.

Oss. II. — La cavité thoracique, privée de communication avec l'air extérieur, fut mise en communication avec un manomètre à eau, au moyen d'un tube placé dans la trachée. Le manomètre marquant 0,0, on plaça une planche sur le sternum. Le manomètre marqua alors 0,15 pouce de hauteur. On mit sur la planche un poids de 4 livres, et le manomètre marqua 0,5 pouce. On remplaça ce poids par un autre poids de 14 livres, le manomètre marqua 1,7. La planche et le poids furent alors enlevés, le manomètre ne marqua plus que 0,0.

Oss. III. — On plaça le même poids, 14 livres, sans la planche, sur le sternum, à divers endroits avec les résultats suivants :

Position des poids.	Indications du manomètre.
3 pouces au-dessous du niveau des mamelons, qui, chez ce sujet, correspondaient aux quatrièmes articulations sternales.	1,3
1 pouce et demi au-dessous de la même ligne.	1,6
1 pouce plus bas.	1,75
1 pouce plus bas.	1,8
Au niveau des mamelons	1,75
1 pouce plus haut	1,7
2 pouces plus haut.	1,6
2 pouces et demi plus haut.	1,45

Chacune de ces observations fut répétée plusieurs fois.

Oss. IV. — Deux poids de 14 livres chacun furent placés comme précédemment, sur une planche, en travers du sternum. On mit la planche de façon que les poids fussent sur le sternum dans la position la plus avantageuse, le manomètre marqua $+$ 3,6. On laissa échapper l'air par l'ouverture du tube, puis on le reboucha. Le poids fut alors enlevé et le manomètre descendit à $-$ 3,5.

Oss. V. — « Un poids de 14 livres fut placé sur le sternum, et le manomètre marqua comme précédemment + 1,8; *b.* on laissa l'air s'échapper, puis on boucha le tube. Le poids fut alors enlevé et le manomètre descendit à — 1,8. On répéta *a*, le manomètre marqua + 1,7 ; on répéta *b*, et on nota — 1,7. On répéta encore une fois *a*, et on eut + 1,75; la même chose faite par *b* donna — 1,7.

Obs. VI. — On étendit les bras et on les éleva (Silvestre), le manomètre fut d'abord à — 8,0, mais il descendit presque immédiatement à — 5,0. Le premier résultat était évidemment dû à la rigidité des muscles qui s'opposait énergiquement aux mouvements des bras.

Obs. VII. — Extension des bras, manomètre à — 5,55 ; abaissement des bras, — 0,4 ; extension, — 5,0 ; abaissement, — 0,2; extension, — 4,5 ; abaissement, — 0,2; extension, — 4,5 ; abaissement, — 0,2.

Obs. VIII.— *Méthode du docteur Marshall-Hall* : le cadavre couché sur le dos et le manomètre à — 0,2. On tourna le sujet sur le côté gauche de manière à le faire reposer sur l'angle inférieur de l'omoplate, le manomètre resta constamment à — 4,0. Dans le décubitus, sur le ventre, il marqua — 0,4. Décubitus latéral (le corps appuyé sur l'angle de l'omoplate), — 4,0 environ ; décubitus dorsal, — 0,8 ; rotation sur le côté (le corps restant comme tout à l'heure) — 5,0 ; décubitus abdominal, — 0,4 ; décubitus sur le dos, — 0,4.

Obs. IX. — Des expériences faites avec un poids de 28 livres furent répétées avec le même résultat, à savoir : poids sur le sternum, + 3,6 ; enlèvement du poids, + 0,13 ; pression modérée avec les deux mains, + 4,0 ; pression énergique, + 4,5 ou 5,0. De la comparaison de cette pression avec celles qu'on employa dans les expériences précédentes, on peut établir que la pression qu'il faut mettre en usage dans la méthode Silvestre, doit s'élever à 30 livres.

RÉSULTATS GÉNÉRAUX.

I. — En ce qui concerne le volume d'air que l'on peut chasser de la poitrine par la compression des parois thoraciques et le volume qui peut être inspiré grâce à l'expansion élastique des poumons, les résultats suivants furent obtenus :

a. La pression exercée avec les deux mains sur le tiers inférieur du sternum, chez un homme adulte, déplace ordinairement de 8 à 10 pouces cubes d'air.

La pression qu'on exerça dans les expériences équivalait

à 30 livres environ (1); le volume d'air déplacé varia de 8 pouces cubes (5ᵉ *cadavre*, *obs. XII*) à 15 pouces cubes d'air (1ᵉʳ *cad.*, *obs. IV*).

b. La pression faite de la même manière sur la partie supérieure du sternum déplaça, en moyenne, 2 à 3 pouces cubes d'air en moins (2ᵉ *cad.*, *obs. XII*).

c. La pression exercée d'une main sur la partie supérieure du sternum, et de l'autre sur la partie inférieure, produisit à peu près les mêmes résultats que ceux qui furent observés en *a* (2ᵉ *cad.*, *obs. XIII*).

Dans ce cas la pression totale ne dépassa pas celle qui fut exercée en *a*.

d. La pression d'un poids placé sur le tiers inférieur du sternum donna des résultats identiques suivant son degré.

Ainsi un poids de 5 livres et demie chassa une fraction de 1 pouce cube d'air (3ᵉ *cad.*, *obs. IV et V*); un poids de 20 livres, chez le même sujet, chassa 5 pouces cubes d'air (3ᵉ *cad.*, 2ᵉ *série*, *obs. X*).

La quantité d'air déplacé chez le même sujet par des pressions manuelles fut de 10 pouces cubes d'air (2ᵉ *série*, *obs. III*).

e. La pression latérale et simultanée sur les côtes ou les espaces intercostaux de chaque côté ne fut jamais plus efficace, si même elle ne le fut pas un peu moins (1ᵉʳ *cad.*, *obs. VIII, et* 2ᵉ *cad.*, *obs. XIV*).

f. La compression au moyen d'une large bande entourant la poitrine et disposée de telle façon que les deux chefs, croisés sur le sternum, fussent tirés en sens inverse par deux personnes, n'a pas produit d'effet plus puissant que la pression exercée avec les mains sur le sternum ou sur les côtés, c'est-à-dire l'expiration de 8 à 10 pouces cubes d'air (2ᵉ *cad.*, *obs. XVIII*).

Les recherches sur ce mode de compression furent aban-

(1) Elle n'était donc pas trop considérable pour un vivant.

données au bout de quelques essais à cause de son inutilité apparente et de son application difficile sur le vivant.

II. — La méthode recommandée par le docteur Marshall-Hall pour imiter la respiration, fut appliquée sur tous les cadavres mis en expérience et suivant les instructions qu'il a publiées. Cette méthode fut essayée tantôt la première, avant toute autre, tantôt après. On la répéta généralement plusieurs fois sur le même cadavre et durant la même série d'expériences.

Quant à la partie de cette méthode qui consiste « à tourner successivement le sujet avec beaucoup de douceur sur le côté et un peu en arrière, puis à le ramener brusquement sur la face », on constata que le volume d'air échangé, chez le même sujet, variait, mais était toujours peu considérable. Quand le sujet était porté du décubitus sur le dos au décubitus latéral, il se faisait ordinairement une inspiration de 1 à 8 pouces cubes d'air, jamais supérieure, et le plus souvent bien inférieure à 8. Lorsque au contraire le sujet était placé sur l'abdomen, la tête reposant sur l'abdomen, la quantité d'air expiré était un peu plus considérable, sans jamais excéder 10 pouces cubes. Le cadavre était-il ramené au décubitus latéral, la quantité d'air inspiré était habituellement moindre que celle qui avait été expirée à la suite du décubitus dorsal. Du reste, le volume d'air inspiré et expiré à chaque mouvement ne fut presque jamais tout à fait le même.

Quand le cadavre reposait sur la face, on augmentait de beaucoup le volume d'air expiré, si, de plus, on exerçait en même temps une pression sur la région dorsale. Cet accroissement était proportionnel au degré de pression. Dans les expériences où l'on employa cette compression, on constata que la quantité d'air inspiré dans les mouvements de rotation du corps sur le côté, était bien moindre que la quantité d'air expiré par la compression.

Relativement au volume d'air déplacé par la méthode du

docteur Marshall-Hall « qui imite la respiration », il y eut de grandes variations suivant que le sujet était favorable ou non ; parfois il ne s'éleva qu'à quelques pouces cubes, jamais il n'en dépassa 18.

III. — Pour ce qui regarde la méthode du docteur Silvestre, on reconnut qu'à l'extension du bras et à leur élévation correspondait une inspiration variant, chez divers sujets, de 9 à 44 pouces cubes d'air. On trouva que les résultats obtenus dans les expériences successives sur le même sujet étaient remarquablement uniformes ; et que, sous ce rapport, il y avait un frappant contraste avec les résultats fournis par la méthode du docteur Marshall-Hall. Quand on ramenait les bras le long du tronc, l'air expiré avait généralement un volume égal à celui de l'air inspiré ; quelquefois il en avait un moindre.

Le docteur Silvestre recommande, lorsqu'on abaisse les bras, de les rapprocher doucement, puis avec force des côtés du thorax pour diminuer la cavité de ce dernier. On constata que la pression se faisait plus facilement si l'on plaçait les mains sur le tiers inférieur du sternum, comme on l'a décrit plus haut. Les mouvements alternatifs des bras combinés à une pression de ce genre amenaient un déplacement d'air régulier, qui, dans plusieurs circonstances, fut de 30, et, dans un cas, s'éleva jusqu'à 50 pouces cubes d'air.

Lorsqu'on ne produisait pas une respiration aussi active, on put toujours en rapporter la cause à quelques conditions défavorables, spécialement à l'existence d'obstacles dans les voies respiratoires.

Sans formuler une opinion sur l'efficacité de la méthode du docteur Silvestre pour faire cesser la mort apparente, dans les cas d'asphyxie par submersion, il nous semble bien établi qu'elle doit être considérée, à juste titre, comme un moyen puissant de produire des mouvements d'inspiration et d'expiration semblables à ceux de la respiration normale.

Comme l'a fait déjà remarquer le docteur Silvestre, après la cessation de la respiration, le thorax se trouve en état d'expiration ; il est donc désirable que la première manœuvre pour rétablir la fonction respiratoire soit un mouvement d'expansion ou d'inspiration ; or, sous ce rapport, la méthode qu'il a proposée a une supériorité marquée sur celle du docteur Marshall-Hall, dont le but est de chasser l'air d'une poitrine qui a déjà abandonné une partie de l'air qu'elle contenait normalement. Un autre avantage non moins important de cette méthode, c'est que dans chaque mouvement d'expiration, les deux côtés de la poitrine sont libres de toute compression et par conséquent fonctionnent facilement, tandis que la méthode du docteur Marshall-Hall laisse seulement à un côté la liberté d'expansion. Quant à l'application, au point de vue de la facilité et de la promptitude, il n'y a aucun doute que la méthode du docteur Silvestre ne le cède en rien, si même elle n'est pas supérieure à celle de Marshall-Hall.

IV. — Dans le cours des expériences sur le cadavre, on nota certains faits, on fit certaines observations sans rapport bien immédiat avec le sujet qu'on se proposait surtout d'étudier. Les principales ont été exposées dans les paragraphes suivants :

Insufflation. — On institua quelques expériences pour reconnaître quelle était l'efficacité de l'insufflation par la bouche du sujet. La conclusion à laquelle on arriva fut que l'insufflation est parfaitement praticable, pourvu qu'on prenne certaines précautions ; voici celles qui furent signalées :

1° Quant à la position de la langue et à son influence comme obstacle à l'entrée de l'air, on constata que, sur le cadavre, cet organe pouvait offrir un grand obstacle à l'inspiration, en tombant dans le pharynx et en fermant ainsi l'orifice du larynx.

Il ne fut pas possible, sur un sujet couché sur le dos, d'introduire de l'air tant que la langue resta dans sa position, mais une fois qu'on l'eut tirée au dehors et maintenue soit par une ligature, soit par la pression exercée avec les dents, il devint facile d'injecter de l'air dans l'œsophage et dans le larynx au point de distendre les cavités thoracique et abdominale. En laissant la langue libre dans la bouche, pendre par son propre poids, on put encore introduire de l'air, mais bien moins aisément que lorsqu'elle était amenée au dehors. En refoulant la langue dans le pharynx, on obstrua complétement le passage de l'air soit dans le pharynx, soit dans l'œsophage.

Quand la tête du sujet pendait sur le bord de la table, l'air semblait passer avec plus de facilité dans la poitrine que lorsque la tête reposait sur la table.

2° On reconnut qu'on pouvait, dans l'insufflation, faire parvenir dans la cavité respiratoire tout l'air qu'on avait insufflé, en repoussant la langue contre la colonne vertébrale. Par cette manœuvre, le passage de l'air dans l'œsophage se trouvait intercepté, tandis que dans la trachée il était aussi libre qu'auparavant. C'est un moyen facile d'éviter le passage de l'air dans l'estomac pendant la respiration artificielle.

3° Pendant l'insufflation des poumons, on entendit un bruit tout à fait semblable au murmure vésiculaire normal, ce qui prouve que l'air entra non-seulement dans les grosses bronches, mais pénétra aussi dans les vésicules pulmonaires. Après l'insufflation, on perçut aussi un murmure expiratoire marqué pendant le retrait des poumons et des parois thoraciques. Dans le cas où des produits de sécrétion obstruaient les tubes bronchiques, on put distinguer diverses sortes de crépitation.

Rigidité cadavérique. — Les effets de la roideur cadavérique ne furent surtout bien vus que sur un sujet. On observa qu'après des expériences prolongées, la rigidité, d'abord très marquée au début, disparaissait complétement à la suite des mouvements répétés des bras et des parois thoraciques. A

mesure que ce changement survenait, la quantité d'air inspiré
ou expiré augmentait, de sorte qu'à la fin de l'observation,
les résultats étaient presque le double de ceux du commencement.

Pour le *traitement de l'apnée* en général, la Commission
hasarde les réflexions suivantes :

On devra d'abord, aussi vite que possible, écarter tout
obstacle soit à l'entrée de l'air dans les poumons, soit à sa
sortie ; la bouche, les narines, par exemple, seront débar-
rassées des corps étrangers et des mucosités adhérentes.

En l'absence de respiration naturelle, il faudra pratiquer la
respiration artificielle par la méthode Silvestre, de la façon
suivante : le corps reposant sur le dos (soit sur une surface
plane ou mieux encore sur un plan légèrement incliné des
pieds à la tête), on place sous les épaules un solide coussin
ou tout autre support de même genre, la tête est mise en
ligne droite avec le tronc. On attire la langue un peu au
dehors de la bouche ; on lève les bras à peu près jusqu'à leur
rencontre avec la tête, puis l'opérateur les saisit un peu au-
dessus du coude, les élève d'un seul coup, puis les place le
long du tronc. Immédiatement après, il exerce, avec les deux
mains, une pression modérée sur le sternum. Cette manœuvre
doit être répétée douze à quinze fois par minute.

S'il ne survient pas d'efforts respiratoires naturels, on em-
ploiera, pour les provoquer, une douche chaude ou une douche froide.

On maintiendra la température du corps par des frictions,
des couvertures chaudes, un bain chaud.

Dans les cas de submersion, indépendamment des moyens
précédents, il faudra suivre la conduite suivante : placer le
sujet la face contre terre, la tête pendant un peu sur le bord
d'une table, d'une fenêtre ou d'une planche, de façon qu'elle
soit plus basse que les pieds ; ouvrir la bouche et attirer la
langue au dehors, maintenir le corps dans cette position pen-

dant quelques secondes ou un peu plus longtemps si des liquides continuent de s'écouler. On peut faciliter cet écoulement en pressant une ou deux fois sur le dos.

On voit que ces recherches se rapportent à deux formes d'apnée seulement, celle produite par les moyens les plus simples, apnée dans sa forme la moins compliquée, et celle qui est produite par la submersion. Il était impossible, dans le temps qui avait été fixé, d'étendre les recherches à d'autres formes d'apnée. Dans ces limites, la Commission s'est vue dans la nécessité de négliger certaines questions indirectes, bien que très importantes en elles-mêmes, pour concentrer exclusivement son attention sur le sujet principal.

TROISIÈME PARTIE.

CONSIDÉRATIONS MÉDICO-LÉGALES SUR LES EXPÉRIENCES QUI PRÉCÈDENT.

Ainsi que je le faisais remarquer au début de ce travail, les expériences qui viennent d'être rapportées, présentent, à bien des égards, un intérêt réel pour la pratique de la médecine légale. Il serait hors de propos de revenir sur cette observation générale, qui ne peut avoir échappé à ceux qui auront pris la peine de parcourir cette longue série de recherches expérimentales, aussi ingénieuses que fécondes en résultats.

Je me contenterai donc d'insister sur quelques points qui me paraissent particulièrement dignes d'attention. Un premier fait très remarquable, c'est la différence considérable qui a été constatée au point de vue de la durée de la résistance à la mort entre les cas de simple privation d'air, qui n'est qu'un des modes de ce que j'ai appelé la suffocation et les cas de submersion. Cette résistance est rendue manifeste par la possibilité constante de rappeler à la vie des individus privés d'air pendant un temps déterminé, alors que des noyés qui sont restés beaucoup moins longtemps submergés, ne peuvent plus être ranimés.

Ce fait capital se rattache à une circonstance extrêmement importante en médecine légale, je veux dire la pénétration de l'eau dans les poumons pendant la submersion. Il y a là un obstacle mécanique à la rentrée de l'air et par suite au retour de la respiration, qui ne se rencontre pas dans le cas de simple privation d'air. Mais cette condition même de la pénétration de l'eau dans les bronches, et jusque dans les vésicules pulmonaires chez les noyés, démontre la fausseté d'une théorie, ou, pour parler plus justement, d'une hypothèse récemment formulée qui prétendait expliquer la mort chez les noyés par la suffocation résultant de l'occlusion forcée et instinctive de la glotte, d'où résultait, en même temps qu'un empêchement à l'entrée de l'eau dans les bronches, un obstacle à l'accès de l'air. Il est et il demeure évident que, chez les animaux soumis à la submersion, les efforts d'inspiration s'exercent tant que le mouvement n'est pas aboli, et qu'en voulant aspirer l'air c'est l'eau que le noyé fait entrer dans la trachée. L'état des poumons examinés après la mort par submersion ne permet pas le moindre doute à cet égard.

Une réserve qui a sa gravité, doit toutefois être faite pour l'homme, ou du moins elle l'a été et peut être justifiée dans plus d'un cas. Je cite à ce sujet les paroles de M. Faure. « Les chiens sous l'eau périssent toujours en très peu de temps. Au contraire, chez l'homme, il n'est pas rare de voir le retour à la vie après un temps beaucoup plus long. Cela tient, à n'en pas douter, à ce que l'homme s'évanouit et reste dans un état de mort apparente pendant lequel les besoins de la respiration sont à peu près nuls, tandis que les animaux cherchent à respirer avec force, s'agitent, se débattent et déterminent dans leurs poumons de profondes lésions. » Je ne suis nullement disposé à m'élever contre cette proposition, car, sans admettre les récits fabuleux de certaines submersions prolongées au delà des limites du possible et non suivies de la mort, il est difficile de trouver une autre manière d'expliquer les exemples très réels de succès obtenus par l'emploi persévérant de secours bien dirigés chez des noyés, qui étaient restés sous l'eau beaucoup plus longtemps qu'il ne faut pour que la mort se produise dans les conditions ordinaires. Je ne peux cependant m'empêcher de faire remarquer ce que sembleraient offrir sur ce point de contradictoire les expériences extrèmement curieuses (*exp.* XLIII, XLIV et XLV) faites à Londres sur des chiens submergés après avoir été rendus insensibles par le chloroforme, et chez lesquels l'accroissement de résistance à la mort n'a été que de quinze secondes. On aurait pu croire que cet état de mort apparente artificiellement produit par l'agent anesthésique eût enrayé plus efficacement les effets meurtriers de la submersion. Mais il est juste d'ajouter que la contradiction est plus apparente que réelle, car, en analysant le détail des expériences, on voit que tout d'abord le chien submergé, après avoir été chloroformisé, parut vouloir se ranimer, ce qui, en d'autres termes, signifie que l'insensibilité fut interrompue par la submersion, et qu'elle ne peut ainsi être mise en parallèle avec la mort apparente que produit la syncope.

Ce n'est pas tout ; on connaît les discussions qui se sont élevées sur le fait de la pénétration des corps pulvérulents dans les voies aériennes, à l'occasion de certains cas d'enfouissement d'individus vivants ou morts. J'ai, pour ma part, longuement examiné cette question dans mon *Mémoire sur la mort par suffocation* (1), et je n'ai pas à rappeler les recherches expérimentales de M. Matthysen, et du docteur Béringuier, les observations de MM. Bidault (d'Évreux) et Raynaud (de Montauban) ; mais il est bon de signaler les faits intéressants que viennent ajouter à ceux que possédait la science, les expériences de la Société médico-chirurgicale de Londres.

(1) *Loc. cit.*

Un des points les plus nouveaux sur lesquels elles aient porté, c'est la mesure mathématique de l'énergie des efforts respiratoires chez les individus privés d'air ou noyés. Cette puissance, calculée à l'aide d'un appareil manométrique, rend parfaitement compte de certaines particularités constatées par l'examen nécroscopique des animaux sacrifiés. Ainsi, chez un chien maintenu la tête en bas submergée sous le mercure, après une minute et demie, on a retrouvé dans les poumons des gouttelettes du métal (*exp.* XVIII) ; chez un chien placé la tête dans du plâtre liquide, après 10 minutes, le cœur avait cessé de battre, et l'on trouvait du plâtre blanc dans les tuyaux bronchiques (*exp.* XIX). Mais si l'on acquiert de cette façon une démonstration nouvelle de l'énergie des mouvements inspiratoires dans l'agonie qui précède la mort par suffocation ou par submersion, il ne faut pas oublier que la seule présence de corps étrangers, poussières ou liquides, dans les poumons, abstraction faite de la connaissance des conditions matérielles dans lesquelles ils y ont pénétré, ne suffit pas pour prouver que l'enfouissement ou la submersion a eu lieu pendant la vie. Il est constant, et mes propres expériences ont confirmé sur ce point celles des auteurs que j'ai cités, que même dans les cas où l'individu enfoui ou noyé ne l'a été qu'après la mort, on a pu retrouver des débris pulvérulents ou liquides jusque dans les bronches. Il faudra donc de toute nécessité, dans l'appréciation médico-légale des faits de cette nature, tenir le plus grand compte des circonstances de temps dans lesquelles s'est opérée la pénétration, de la quantité de matières retrouvées dans les organes respiratoires, et de la profondeur à laquelle elles auront pénétré. Mais lorsque l'on aura ainsi acquis la certitude que l'enfouissement ou la submersion a eu lieu pendant la vie, on trouvera dans le fait dont je viens de parler, un moyen précieux de mesurer l'énergie des efforts et de la résistance de la victime.

Il est une particularité moins directement afférente à la pratique, mais qui, dans l'histoire de la submersion, est très intéressante à rappeler. J'ai déjà noté la différence de gravité relative qu'offrent la submersion d'une part, et de l'autre la simple privation d'air. On s'est naturellement demandé pour l'expliquer, si quelque cause accessoire ne venait pas ajouter son influence à celle de la submersion, et l'on a examiné à ce point de vue, entre autres circonstances, les effets du refroidissement du corps plongé dans l'eau. M. Faure avait fait remarquer que, outre l'action du froid chez les noyés, l'acte essentiel qui détermine l'entretien de la chaleur naturelle, la respiration, est supprimé. « La rapidité du refroidissement, ajoutait cet excellent observateur, est en raison de cette double influence. A supposer d'ailleurs que la respiration pût continuer sous l'eau, elle serait insuffisante pour combattre l'effet de l'eau froide. Gauthereau, selon Louis, a vu un chien à la trachée duquel on avait adapté un tuyau avant de le plonger dans l'eau, de manière qu'il pût encore respirer l'air du dehors, résister pendant quelque temps. J'ai répété la même expérience au moyen d'un tube de caoutchouc ; à la dixième minute, l'animal était mort. » Il est permis de faire observer que ces expériences ne donnent pas la démonstration directe de l'influence du refroidissement. Les savants et habiles Commissaires de la Société de Londres ont à leur tour repris cette question, et l'ont résolue d'une manière différente. Éliminant de leurs études des effets de la submersion l'action du froid, ils ont fait périr des animaux en ne plongeant dans l'eau que la tête, et en ne l'enfonçant que juste ce qu'il fallait pour empêcher l'entrée de l'air dans les voies respiratoires (*exp.* XXXIII et suiv.). La mort ne s'est pas fait attendre plus longtemps que dans les cas d'immersion du corps tout entier. La preuve a été complétée dans les expériences XXXVIII et XXXIX où deux chiens ont été simultanément submergés, l'un ayant la trachée obturée, l'autre libre, et où le premier survivait tandis que le second succombait après deux minutes de séjour sous l'eau. Il est clair en effet que c'est la pénétration de l'eau dans les voies respiratoires et dans les poumons qui est l'élément essentiel, sinon exclusif, de la mort par submersion, et qui rend compte de la rapidité avec laquelle elle s'accomplit, ainsi que des difficultés excessives que l'on rencontre à rappeler les noyés à la vie, difficultés que ne présentent au même degré ni la simple privation d'air, ni la strangulation, ni la pendaison, ni l'asphyxie par la vapeur du charbon.

Ces données théoriques et expérimentales doivent dominer l'appréciation des divers moyens conseillés pour secourir les noyés et les asphyxiés. Elles ont très heureusement dirigé les recherches et observations comparatives du comité de Londres. On a lu certainement avec intérêt, et l'on méditera avec fruit les expériences sur la respiration artificielle, la cautérisation par le fer rouge, la saignée, les affusions froides, les douches alternativement froides et chaudes, le galvanisme, l'acupuncture du diaphragme. Mais ce qui l'emporte surtout dans cette étude si habilement instituée et poursuivie avec tant de sagacité, ce sont les essais de respiration artificielle d'après les méthodes de Marshall-Hall et du docteur Silvestre. Je ne veux pas revenir sur le jugement que l'expérience elle-même a dicté, et que je craindrais d'affaiblir. Je me contenterai d'insister sur ce point capital que la méthode Silvestre commence la respiration artificielle par un mouvement d'inspiration, l'élévation des bras, tandis que Marshall-Hall débute par un mouvement d'expiration, différence essentielle qui donne à la première la supériorité incontestable d'un acte physiologique et rationnel ; et je terminerai en exprimant le vœu que l'instruction, si bien conçue d'ailleurs et si pratique par laquelle notre Conseil d'hygiène et de salubrité a organisé les secours publics à Paris, soit complétée sur ce point et mette à profit les sages données du docteur Silvestre, si brillamment mises en lumière dans le beau travail que la science doit à la Société médico-chirurgicale de Londres, et que je suis heureux d'avoir pu signaler à l'attention de tous ceux qui s'intéressent aux progrès de la médecine légale et de l'hygiène publique.

ET DE

LA RESPONSABILITÉ PARTIELLE,

Par A. BRIERRE DE BOISMONT.

Dans les différentes sessions des cours d'assises où nous avons assisté, soit comme juré, soit comme témoin, notre attention s'est naturellement portée sur les accusés. C'était une occasion trop favorable de rechercher les causes du mal et les rapports qui lient souvent les délits et les crimes à la folie, pour que nous n'apportassions pas à ces débats l'attention la plus scrupuleuse.

Un des premiers résultats que nous a révélé cette étude, ce sont les conditions réellement déplorables où sont placés un grand nombre d'inculpés. Ignorance profonde, mauvais exemples, démoralisation complète, absence de la famille, défaut de surveillance de la société, tels sont les obstacles contre lesquels viennent se briser successivement une grande partie des générations de la misère et du vice. Il faut le dire hautement, la société ne remplit pas d'une manière suffisante son devoir à l'égard de ces malheureux. Son droit est d'instruire et d'éclairer, et elle ne peut permettre que les enfants, surtout ceux des classes déshéritées, ne reçoivent pas les bienfaits de l'éducation même d'une manière obligatoire, et qu'ils errent librement dans les rues. L'Angleterre nous a donné un exemple que nous devrions suivre, c'est celui des écoles en haillons (ragged schools). Les conséquences de cet abandon répréhensible s'observent tous les jours, et nous en citerons un exemple que nous avons eu sous les yeux.

Dans une des séances du jury dont nous faisions partie, on amena devant nous un jeune homme de vingt-six ans, sans antécédents judiciaires, jusqu'au moment du vol dont il était accusé ; son extérieur prévenait en sa faveur et annonçait de l'intelligence. Fils naturel, il avait été abandonné, dès son enfance, à toutes les mauvaises influences des bas-fonds de la société. Ainsi préparé, sa mère l'appela auprès d'elle pour lui donner l'exemple d'un nouveau concubinage. Ce fut dans ce funeste milieu qu'il grandit. Sa mère, étant tombée malade, fut transportée à l'hôpital où elle mourut, sans que l'amant qui avait quelques ressources, voulût même faire les frais des funérailles. Irrité de ce refus et de ses procédés envers elle, l'accusé eut la fâcheuse idée de s'emparer d'une montre, d'une chaîne d'or qui avaient été portées par sa mère, et de prendre en outre une somme de cent vingt-cinq francs qu'il regardait comme une indemnité due pour le temps qu'elle était restée avec cet homme.

Un pareil raisonnement était coupable, mais il se conçoit chez un individu qui n'avait jamais entendu un précepte de morale. Il est à regretter que le jeune stagiaire qui fut chargé d'office de cette cause n'ait pas développé cet argument, car d'après ce que nous avons entendu, l'accusé qui n'avait aucune faute antérieure à se reprocher, eût probablement été acquitté.

Une autre circonstance qui, exposée avec chaleur, eût pu avoir une grande influence sur les jurés, fut celle-ci : l'accusé qu'une maladie avait fait placer à l'hôpital, avait vu entrer dans la salle quelques jours avant sa comparution devant le tribunal, un homme respectable et bien mis, qui, en lisant par hasard les pancartes attachées à chaque lit, l'avait interrogé, reconnu, et lui avait promis de le secourir et de lui créer une position convenable. La lettre du père qui contenait ces détails était parvenue la veille du jugement.

La délibération fut vive ; un instant, nous le crûmes sauvé, ce qui entraîna la condamnation fut l'impossibilité de trouver un lieu où l'on pût isoler un homme nuisible à la société. S'il y avait eu, comme en Angleterre, un asile pour les aliénés dits criminels, il y eût été envoyé. Or, nous pouvons affirmer que dans plusieurs des délibérations où nous nous sommes trouvé, c'est le seul motif qui ait empêché d'absoudre. L'arrêt qui fut mitigé par les circonstances atténuantes et entraîna l'emprisonnement dans une maison centrale, pendant plusieurs années, émut profondément le chef du jury, qui, au nom de tous ses collègues, présenta une requête au président pour obtenir la diminution de la peine.

Les suites de cet abandon de la famille et de la société ne sont pas seulement les défaillances morales, mais encore les maladies physiques. Il est aujourd'hui démontré, pour nous borner à une cause, que l'abus des boissons alcooliques amène dans des proportions considérables l'appauvrissement du sang, la dégénérescence graisseuse du cœur, la diminution relative du cerveau, les congestions des méninges, des exsudats plastiques à leur surface (1), les folies ébrieuses, la paralysie générale et l'imbécillité. Pour Bicêtre seulement, la proportion des aliénés, due à cette influence, a presque doublé en six ans : ainsi, en 1856, on a reçu dans cet hospice 91 alcooliques sur 668 aliénés, soit 13,62 pour 100, et, en 1861, il en est entré 200 sur 877, soit 22,80 pour 100 (2).

M. Casper s'exprime ainsi sur l'influence des boissons : « Un rapport officiel qui concerne Berlin, nous apprend que près du tiers des aliénés appartiennent aux basses classes du peuple, et sont tombés dans leur triste état par l'abus de l'eau-de-vie. Cette boisson agit d'une manière spéciale sur la production de cette maladie (3).

M. le professeur Magnus-Huss (de Stockholm), qui a publié un très bon livre sur l'*alcoolisme chronique*, a fait une peinture fort triste des effets de l'ivrognerie chez les Suédois.

(1) *Ann. d'hyg.*, janvier 1863, p. 238.
(2) Requin, t. IV, p. 754. Paris, 1863.
(3) *Beiträge zur Medicinischen Statistik*. Berlin, 1838, et *Maladies mentales (Bibliothèque du médecin praticien*, t. IX), par A. Brierre de Boismont.

D'après ses observations entreprises sur une large échelle, il
énumère comme conséquences de cette ignoble passion : la
stérilité des parents, la mort précoce des enfants, l'augmentation du tiers à la moitié dans la proportion des idiots aux
aliénés ; le nombre considérable d'ivrognes dans la folie,
porté à plus de la moitié ; l'élévation du chiffre des suicides,
fixé à 2157 (période de 1836 à 1845), proportion qui, à
raison de la mortalité naturelle dans le même temps de
61,212 individus du sexe masculin, âgés de vingt-cinq à
cinquante ans, et de celle par mort violente, de 1082 personnes du même âge, donne, à peu de chose près, 1 suicide
sur 57 hommes.

Avec de pareilles origines, on comprend que parmi les accusés, il se trouve des aliénés et des individus d'une inferio-
rité intellectuelle et morale évidente.

C'est un fait que MM. Lélut et Vingtrinier ont mis hors de
doute (1). M. Sauze dit que le nombre des condamnations
d'aliénés est considérable (2) ; or, voici des renseignements
qui viennent à l'appui de ces propositions. Un relevé a été fait
par ordre du Ministre de l'intérieur (3), d'où il résulte qu'on
trouva sur 10 845 prisonniers, 359 cas de folie. De 1827 à
1840, on constata que sur 24 cas d'aliénation notés dans le
pénitencier de Lausanne, seize fois la maladie existait avant
l'entrée (4). M. le docteur Bonacossa (de Turin) a donné
des détails étendus sur ce sujet (5).

---

(1) Lélut, *Note médico-légale à propos de condamnations prononcées
par les tribunaux sur des individus fous avant et pendant la mauvaise
action à eux imputée et écroués dans le même état* (*Annal. médico-psych.*,
t. I, p. 132. Paris, 1843.) Vingtrinier, *Réforme des lois pénales.* Rouen,
1854. Id., *des aliénés dans les prisons et devant la justice* (*Ann. d'hyg.*,
t. LXVIII et LXIX).

(2) *Études médico-psychologiques sur la folie*, 1862.

(3) *Moniteur* du 24 au 26 avril 1844.

(4) *Journal de la Société vaudoise d'utilité publique,* novembre et décembre 1841.

(5) Bonacossa, *Dell' importanza della perizia medica nell giudicare*

Un exemple récent démontre que des accusés dont l'aliénation mentale est notoire, peuvent même passer en Cours
d'assises, au grand préjudice de leur santé. L'observation à
laquelle nous faisons allusion, est trop instructive pour que
nous ne l'insérions pas dans ce travail :

Cour d'assises de Caen (Calvados), présidence de Piquet, audience
du 29 novembre 1862. — *Vols qualifiés.* — *Aliénation mentale.* —
Acquittement.

Un sentiment de profonde pitié saisit l'auditoire à l'aspect de la
malheureuse femme que les gendarmes amènent péniblement sur le
banc des accusés. Depuis son arrestation, qui remonte déjà à plus
d'un an, cette infortunée a été frappée d'aliénation mentale ; elle a
comparu déjà plusieurs fois devant le jury, mais son état ne lui a
pas permis de supporter les débats ; aujourd'hui, sa situation ne paraît pas s'être beaucoup améliorée. Néanmoins, comme il n'appartient qu'au jury de dire le dernier mot dans cette procédure criminelle, la justice étant saisie, l'honorable président des assises, après
avoir fait statuer par des hommes de l'art sur l'état de santé de l'inculpée, a cru devoir retenir l'affaire pour la présente session.

À peine est-elle introduite dans la salle, que cette femme, comme
une masse inerte, se laisse tomber sur son banc, et, la tête appuyée
sur la barre qui la sépare de son défenseur, elle reste plongée, pendant toute la durée de l'audience, dans une profonde torpeur que
rien ne peut troubler. Elle est complétement incapable de répondre
aux questions du président.

Le greffier donne lecture de l'arrêt de renvoi et de l'acte d'accusation, duquel il résulte que Marie-Louise Mauny, femme Loir, née
à Létauville, âgée de trente-neuf ans, demeurant en dernier lieu à
Bayeux, se serait rendue coupable, en 1861, de faux en écriture
privée et de vols commis à l'aide d'effraction et d'escalade, au préjudice de divers habitants des environs de Bayeux.

L'audition des nombreux témoins confirme les faits, et elle établit
qu'au moment de la perpétration des crimes, la femme Loir jouissait
de la plénitude de sa raison.

Le médecin chargé du service médical des prisons donne des
renseignements sur la position de l'accusée. Il résulte de ces explications qu'à la suite d'une affection hystérique, la femme Loir, il y
a un an environ, a été frappée d'aliénation mentale intermittente.

sullo stato mentale dell' uomo in alcune questioni del foro civile e crimi-
nale. Torino, 1846.

Dans ces derniers temps, son état physique semble s'être un peu amélioré ; mais elle est loin d'avoir recouvré la raison, car les éclairs de lucidité qui se manifestent chez elle, sont presque aussitôt suivis de signes de folie.

M. Dupray de la Mahérie, substitut du procureur général, rappelle au jury les faits qui ont motivé la mise en jugement de la femme Loir ; lors de son arrestation, fait-il observer, elle jouissait de toutes ses facultés intellectuelles ; ce n'est que depuis son emprisonnement qu'elle a perdu la raison, et, aujourd'hui, une des nécessités de la justice veut que les crimes qui lui sont reprochés, soient soumis à la décision souveraine du jury. Mais en présence de cette femme, si cruellement punie déjà, qui n'a pu articuler un seul mot pour se disculper des méfaits mis à sa charge, l'honorable organe du ministère public la livre aux sages appréciations et aux sentiments d'humanité de MM. les jurés.

Me Ricard s'en rapporte également à la sagesse du jury, qui, après une délibération de quelques instants, rapporte un verdict négatif sur toutes les questions.

En conséquence, la Cour prononce l'acquittement et la mise en liberté de l'accusée.

Aussitôt, les gendarmes s'emparent de cette malheureuse et la portent jusqu'à la prison, d'où elle ne sortira probablement que pour aller dans l'établissement d'aliénés du Bon-Sauveur (1).

La folie, même constatée, n'empêche donc pas le jugement ainsi que cela a eu lieu pour la femme Loir, et à son grand détriment, car si, au lieu de la garder en prison pendant une année parce qu'elle appartenait à la loi, elle eût été traitée dès le début de son mal, il y a de grandes chances pour qu'elle eût été guérie. Il y a plus, des aliénés dont l'affaiblissement de l'intelligence était hors de doute, ont été condamnés à des peines infamantes, témoin cet imbécile qui avait tué un enfant pour se rendre invisible afin de voler des moutons.

La doctrine de la responsabilité partielle, que nous examinerons plus tard chez les aliénés, a commencé à se faire jour dans ce travail, lorsque nous avons montré que le jury prenait en considération les influences dépressives qui avaient pu entraîner la perpétration du crime. Il était en effet impos-

(1) Journal le Droit, du 7 décembre 1862.

sible que des hommes habitués à discuter les sujets les plus importants de l'ordre religieux et social, à les soumettre à leur conscience, se bornassent à répondre oui ou non, sans apprécier les circonstances qui avaient amené les questions qui leur étaient posées ; aussi, pour tous ceux qui étudient les décisions du jury, cette tendance ne saurait être mise en doute.

Ces points préliminaires établis, notre attention va maintenant se porter plus spécialement sur les individus, qui, sans être réellement aliénés, présentent une infériorité intellectuelle et morale qui frappe les esprits non prévenus. Ce mémoire sur la responsabilité partielle de quelques incapacités civiles et criminelles nous servira d'introduction à l'étude que nous préparons sur la responsabilité des aliénés.

En ouvrant les recueils des tribunaux, et en évoquant nos propres souvenirs, il nous serait facile de réunir un groupe considérable d'inculpés, dont l'imperfection de l'organisme est si bien sentie par les jurés, qu'ils les font successivement descendre aux derniers échelons de la pénalité, et les déclareraient même non coupables, s'ils savaient où les mettre après leur verdict. Déjà les mœurs adoucies de ce siècle ont obligé à séparer les enfants punis des autres criminels, à isoler les condamnés, à substituer les colonies aux bagnes, à recommander l'envoi de tous les aliénés tranquilles dans des fermes agricoles (colonies); il faudra nécessairement faire un pas en avant, et, dans un avenir peu éloigné, ne plus pousser dans les rangs des scélérats ceux dont l'intelligence et le moral ont subi un abaissement par les influences de l'hérédité, de la prédisposition, de la maladie et du milieu social dans lequel ils ont été élevés.

L'exemple d'un de ces êtres inférieurs, dont nous allons raconter l'observation, montrera l'utilité de cette séparation, en même temps qu'elle établira l'impossibilité où sont ces

déclassés de résister aux influences mauvaises qui les entraînent et de suivre la voie commune.

Cour d'assises de la Seine, présidence de M. Pont. — *Tentative
d'assassinat sur un artiste dramatique par son camarade.* — *Question
de démence.* — *Renvoi de l'affaire à une prochaine session.*

Le 14 novembre 1862 comparaissait devant le tribunal de la
Seine, un artiste dramatique nommé Dumont, âgé de dix-neuf ans,
accusé d'avoir porté à son camarade Demangeot, dans la nuit du
5 juillet, quinze coups de poignard et de couteau, afin de le tuer et
de violer ensuite sa femme pour laquelle il avait conçu un amour
désordonné.

Il fut établi dans l'acte d'accusation, qu'il s'était blotti sous le lit
du mari, couché dans la même chambre à peu de distance de sa
femme ; que lorsqu'il les avait jugés endormis tous les deux, il s'était
levé, avait frotté des allumettes chimiques, et que Demangeot entendant du bruit avait sauté hors du lit, mis le pied sur la tête de
Dumont ; qu'une lutte s'était engagée dans laquelle le premier avait
reçu un grand nombre de blessures faites avec le plat de la lame,
mais dont aucune ne portait l'empreinte de la pointe ou du tranchant. Les cris de la femme avaient appelé les voisins et les sergents
de ville, qui séparèrent les deux hommes dont l'un perdait beaucoup
de sang, mais sans avoir aucune lésion grave.

Interrogé sur les motifs qui l'avaient poussé à commettre ce crime
sur un homme dont il était l'ami, il répondit plusieurs fois qu'il avait
assassiné Demangeot pour posséder sa femme ; il déclara même au
premier moment qu'il l'aurait tuée, et se serait ensuite suicidé si
elle lui eût résisté.

L'interrogatoire constata également que son orgueil intraitable, sa
prétention à courtiser toutes les femmes l'avaient rendu l'objet des
plaisanteries de tous et fait éloigner de la scène. Dans une circonstance, il avait été jusqu'à menacer un de ses camarades de le tuer,
s'il ne rompait pas les relations qu'il lui supposait avec une certaine
personne. Dans une des lettres qu'il adressait à madame Demangeot,
dont la conduite était fort honnête, il l'avertissait que si elle refusait
de l'écouter, il se jetterait à la rivière ou se tuerait à ses pieds.

Ses propos, sa conduite le faisaient regarder comme un fou par
ceux qui le connaissaient. C'est ainsi que M. le régisseur du théâtre
du Montparnasse s'exprima sur son compte, et comme le président
lui demandait ce qu'il entendait par là, il lui répondit : Eh bien !
j'entends par là qu'il passait d'une idée à une autre, sans motif,

qu'il était très inconstant, et puis enfin extrêmement drolatique dans tous les exercices de la vie ; il répétait sans cesse qu'il voulait se suicider. Personne n'y faisait attention, c'était d'ailleurs sa manie, et, depuis que je le connaissais, c'était toujours la même machine, si bien qu'on se disait en riant : « Se tuera-t-il? Ne se tuera-t-il pas? » On n'attachait aucune importance à ses paroles.

Cette déposition a une grande valeur pour les médecins spécialistes, car elle est une réponse catégorique à la demande du magistrat, et elle signale plusieurs des symptômes principaux des fous raisonnants, ainsi que nous le prouverons dans nos recherches sur la responsabilité partielle de ces malades, qu'on ne connaît bien que lorsqu'on les a observés longtemps et minutieusement, sans les perdre un instant de vue.

Le directeur du théâtre déposa qu'il avait remarqué chez Dumont beaucoup d'orgueil, une présomption sans égale, et qu'il dut finir par le congédier, en voyant qu'il ne tenait aucun compte de ses observations. Après son renvoi, il parcourut diverses villes de province; puis, à la suite d'engagements aussitôt rompus que formés, il revint à Paris.

M. de Courcelles, homme de lettres, et le propriétaire de la maison où le père de Dumont est concierge, déclarèrent également à l'audience qu'ils l'avaient toujours vu exaspéré et regardé comme un fou, si bien, dit le second, que l'accusation qui lui est reprochée ne m'a pas étonné.

Sur l'observation du président à l'accusé : On vous prend pour un fou; que dites-vous de cela? il s'écria, en se redressant avec fierté : « Je dis que cela n'est pas vrai. » Pour ceux qui ont passé une partie de leur vie avec les aliénés, cette réponse est décisive, car ils savent que si ceux-ci voient la paille qui est dans l'œil du voisin, ils n'aperçoivent point le plus généralement la poutre qui est dans le leur.

En présence de l'attitude de l'accusé aux débats et des dépositions presque unanimes des témoins, M. l'avocat général Sapey demanda que l'accusé fût soumis à l'examen de médecins spécialistes, qui apportassent la lumière qui manquait quant à présent.

La Cour, après en avoir délibéré, renvoya l'affaire à une prochaine session pour qu'il fût d'ici là procédé à une plus ample information et à l'examen de l'accusé par des médecins compétents.

Le 15 décembre dernier, Dumont a reparu devant le jury. Les faits étant suffisamment connus d'après l'exposition que nous venons d'en tracer, nous nous bornerons à publier, au lieu du réquisitoire, le rapport de M. le docteur Parchappe, inspecteur général de première classe des établissements d'aliénés, et les nouveaux faits acquis aux débats.

Ce rapport est ainsi conçu :

« Des renseignements qui m'ont été fournis par le directeur et les surveillants, il résulte que Dumont, depuis le moment de son entrée dans la maison de justice, n'a offert ni dans sa tenue, ni dans ses habitudes, ni dans ses paroles, ni dans ses actions, rien qui indiquât que son intelligence fût altérée, ni qu'il ne fût pas en pleine possession de sa raison.

» Dumont se soumet à la discipline de la prison dont il n'a troublé l'ordre en aucun cas ; il est calme, il a bon appétit, il dort bien ; ses discours sont cohérents et sensés. Le trait saillant de son caractère, d'après le témoignage du directeur et des surveillants, *c'est un développement excessif d'amour-propre et une passion exaltée pour la publicité.*

» Dumont n'offre dans son aspect extérieur, dans la disposition de ses vêtements, dans sa tenue, rien d'exceptionnel, si ce n'est l'arrangement prétentieux dans son désordre d'une chevelure noire, abondante et irrégulièrement bouclée.

» La tête est bien conformée, la figure est pâle, les yeux ont de l'éclat ; la physionomie, surtout dans le regard et les mouvements de la bouche, exprime l'intelligence, une certaine finesse, et surtout un sentiment de satisfaction de soi-même.

» Aux diverses questions que je lui ai posées, Dumont a répondu avec netteté, lucidité et cohérence, en montrant constamment qu'il comprenait parfaitement les questions dans leur sens et leur portée, en s'attachant évidemment dans ses réponses à atténuer la responsabilité des actions coupables qui peuvent lui être reprochées.

» Voici, en résumé, ce qui ressort de l'ensemble de ses réponses : Il est actuellement bien portant ; il a bon appétit ; il dort bien. Il n'était pas malade au moment où se sont accomplis les faits qui ont amené son arrestation. Il était habituellement d'une bonne santé, et, à sa connaissance, il n'a été atteint d'aucune maladie grave durant sa vie passée ; il ne peut expliquer à lui-même comment lui est venue l'idée d'accomplir les actions coupables auxquelles il s'est livré.

» Il aimait M. Franck comme son père. Sa passion pour madame Franck s'était, depuis un certain temps, effacée. Il n'avait, en achetant un poignard, qu'une intention, celle de se donner la mort. Ce projet de suicide, qui le préoccupait depuis assez longtemps, n'était pas né d'un désespoir d'amour, mais des déceptions qu'il avait rencontrées dans sa carrière dramatique.

» Il était avide de célébrité ; il se croyait du génie, les succès qu'il avait obtenus ne le satisfaisaient pas. Il aurait voulu montrer son talent dans ses rôles de prédilection, Hamlet, Antony, Borgia. Son âge n'était pas un obstacle. Avant vingt ans, Bocage et Frédérick-Lemaître étaient célèbres. Il voulait de la célébrité, au moins dans sa mort. C'est à cette idée d'obtenir la célébrité par le suicide que se rattachent ses actions dans la soirée et la nuit du 5 juillet. Le moment de réaliser son projet de suicide était arrivé, il s'en était procuré les moyens en achetant un poignard. Il en avait fixé le jour au 5 juillet; il avait fait allusion à ce projet, ce même jour, en montrant son poignard à madame Franck. Il avait écrit la lettre dans laquelle il indiquait les causes de son suicide; il avait montré cette lettre à sa camarade de théâtre, la demoiselle Elisa Bonnefoy.

» Il s'était maintenu dans son état d'excitation en buvant de l'absinthe, mais il ne s'était pas mis dans un état d'ivresse.

» C'est le soir au théâtre, en écoutant la *Folle de la cité*, que l'idée de ne pas se tuer bêtement s'était associée à sa passion soudainement réveillée pour madame Franck; qu'il a conçu le projet de ne se tuer qu'après l'avoir possédée; qu'il a combiné les moyens d'arriver à ce but, et qu'il s'est immédiatement mis à l'œuvre pour l'accomplissement de son plan. Il affirme à diverses reprises et énergiquement que le meurtre de M. Franck n'entrait pas dans ce plan; que son intention était seulement de surprendre madame Franck en se glissant furtivement dans son lit, et de se tuer dès qu'il aurait obtenu ses faveurs, afin qu'on le trouvât mort sur elle; ce sont ses propres expressions. Il dit que dans l'attente du retour de madame Franck, et quand il était seul dans son appartement, il a touché, baisé ses vêtements, et qu'il avait eu un instant l'idée de s'enfuir en emportant son corset. Il raconte les faits tels qu'ils se sont passés d'après la déposition des témoins.

Il reconnaît avoir pris dans la poche du paletot de M. Franck, au théâtre, la clef de son appartement, s'être servi de cette clef pour en ouvrir la porte, avoir laissé la porte ouverte de manière à pouvoir s'introduire sans clef dans l'appartement, avoir reporté la clef au théâtre, et l'avoir replacée dans la poche du paletot de M. Franck; être revenu dans l'appartement, avoir fermé la porte avec une clef qu'il y a trouvée; s'être emparé d'un couteau de cuisine plus solide que son poignard qui lui paraissait trop faible; s'être déshabillé pour être prêt à s'introduire dans le lit de madame Franck; s'être caché sous le lit de M. Frank; y avoir attendu que les époux Franck fussent rentrés, couchés et endormis, et seulement il prétend qu'en frappant Franck, au moment où il avait été saisi par lui, il n'a su ce qu'il faisait, que ç'a été un accident de lutte qu'il n'avait ni prévu, ni voulu à l'avance.

Je ne peux m'expliquer pourquoi il s'est abstenu de toute parole pendant la durée de cette lutte; il m'a assuré avoir eu pour intention d'éviter de se faire reconnaître par sa voix : il nie aussi avoir affecté un accent étranger, et avoir essayé de décomposer les traits

de son visage au moment où, arrêté et en face de la lumière, il a dû
parler et se laisser voir.

Relativement aux lettres qu'il a écrites en général, et particulièrement à celles qu'il a adressées, de sa prison, à mesdames Régnier
et Bonnefoy, il reconnaît qu'en les écrivant, il s'exerçait comme pour
des compositions dramatiques.

Le nom de sœur donné à madame Régnier, était un terme d'amitié, et les expressions blessantes contenues dans la lettre adressée
à mademoiselle Bonnefoy, étaient un acte de vengeance. Dumont n'a
rien perdu de sa confiance dans sa valeur personnelle ; il continue à
croire qu'il était appelé, par son génie, à la célébrité dramatique. Il
exprime le désir qu'on lui rende les pièces de théâtre qui étaient en
sa possession et dont on a dû le dessaisir.

· Il n'a pas d'illusions sur les suites de son procès ; il se croit perdu
et compte sur les travaux forcés, mais il saura bien trouver les
moyens de mettre fin à sa vie.

· Telles sont, en substance, les réponses de Dumont, aux nombreuses
questions que je lui ai adressées dans ma première visite. J'ai reproduit les mêmes questions dans une seconde visite à quelques
jours d'intervalle, et ses réponses, également lucides, cohérentes,
n'ont différé sur les mêmes sujets qu'en quelques points. . . . . . .

. . . .

· Il affirme que sa passion pour madame Franck a été pure jusqu'au
moment où, ayant décidé qu'il se tuerait, l'idée de ne se tuer qu'après
l'avoir possédée, et d'atteindre la célébrité par les circonstances de
son suicide, s'est emparée de son esprit.

Relativement à ses lettres, il reconnaît de nouveau qu'en les composant, il a voulu leur donner un caractère dramatique ; il s'attribue
le talent d'écrire, il a composé des drames.

Ramené à s'expliquer sur l'appréciation de la situation qu'il s'était
faite et sur les conséquences qu'elles peuvent entraîner, il exprime
l'opinion que cette situation n'est pas, après tout, d'une gravité extrême. Il dit que Franck a guéri de ses blessures et lui a pardonné,
que ses intentions n'ont jamais été criminelles.

De l'ensemble des données qu'il m'a été possible de recueillir sur
l'état mental de Dumont, soit dans le passé, soit dans le présent, et
plus expressément des données que j'ai directement obtenues dans
l'examen auquel je l'ai soumis, je conclus :

1° Que Dumont n'est pas actuellement atteint d'aliénation mentale.

2° Que rien ne prouve qu'au moment où il a accompli les actes
dont la responsabilité lui est imputée, il ait été réellement sous l'influence d'un état maladif qui puisse être rapporté à l'aliénation
mentale.

3° Que les sentiments qui paraissent avoir dominé toute sa vie et qui se traduisent encore actuellement dans toutes ses manifestations, un orgueil excessif, une confiance démesurée dans ses talents dramatiques, une avidité effrénée de célébrité, ont pu, en l'absence d'un sens moral suffisamment développé, et sous l'influence d'une imagination habituellement pervertie par la préoccupation incessante de succès, de passions amoureuses, de suicide et de meurtre, qu'il se croyait évidemment apte à reproduire sur la scène, et actuellement troublée par l'action de l'absinthe, l'entraîner, ainsi que lui-même l'explique, à se donner le rôle tragique qu'il a réellement joué dans la nuit du 5 juillet (1).

On voit par ce rapport que, sans admettre la folie, M. Parchappe reconnaît que Dumont était en proie à des idées fixes (ridicules, déraisonnables, c'est notre appréciation), qui, en l'absence d'un sens moral suffisamment développé, et sous l'influence d'une imagination habituellement pervertie et troublée par l'action de l'absinthe, ont pu l'entraîner à commettre l'action qui lui est reprochée !

Il faut dire, cependant, qu'un médecin également habitué à voir des aliénés, à les observer avec soin, M. le docteur Blanche a professé une opinion contraire et considéré Dumont comme un fou.

En se plaçant même sur le terrain que la haute expérience de M. Parchappe lui a fait adopter, peut-on affirmer que ces idées d'orgueil indomptable, de désir sans frein de célébrité impossible, que cette préoccupation incessante de scènes de passions amoureuses, de suicide et de meurtre, laissent à l'esprit la liberté nécessaire pour échapper aux entraînements impétueux des sentiments et des instincts?

C'est ici le lieu de nous expliquer nettement sur le rôle capital qu'on fait jouer à l'éducation, et sur les exemples tant de fois cités de Socrate et du duc de Bourgogne. Suivant les maîtres en pédagogie, l'éducation aurait pour résultat de discipliner les esprits, de triompher des penchants, et si ses

---

(1) Journal le *Droit*, numéros des 15 et 16 décembre 1862.

efforts ne sont pas toujours couronnés de succès, c'est qu'elle rencontre des natures perverses qui rentrent dans le domaine de la loi.

Est-on bien dans le vrai en attribuant à l'éducation une aussi puissante influence, et en proposant de pareils modèles? Quoi, l'instruction qui a pour but d'imprimer dans les esprits des faits de mémoire, obtient à peine ce résultat chez vingt élèves sur cent, de sorte que la plupart d'entre eux sortent des colléges sans savoir leur langue, hors d'état de traduire Horace, Homère, et l'on voudrait que l'éducation triomphât des penchants, des inclinations, des sentiments. L'expérience est là pour démontrer l'inanité de pareilles prétentions. Vivez dans le monde, soyez en contact avec beaucoup de vos camarades, vous les retrouverez, à trente ans de distance, avec les mêmes prétentions, les mêmes travers, les mêmes goûts, les mêmes penchants qu'ils avaient sur les bancs. Sans doute, la raison, la religion, le respect de l'opinion publique, la crainte de la loi, préservent du mal l'immense majorité des hommes, mais les marquis de Tuffière, les Turcaret, les menteurs, les envieux, etc., et tant d'autres resteront ce que vous les avez connus.

Les habiles se couvriront du manteau de l'hypocrisie; leurs traits invisibles feront des blessures plus cruelles et plus incurables que celles des véritables assassins. Pour nous, il est possible que nous soyons dans l'erreur; il n'y a que les esprits droits et les véritables grands hommes qui puissent se corriger de leurs défauts et de leurs vices. Encore répéterons-nous avec Solon, ce n'est qu'en mourant qu'on peut dire : J'ai été heureux et vertueux !

Ainsi, prenons un exemple entre mille :

Un de nos camarades, que nous n'avons jamais perdu de vue, ne pouvait réciter ses leçons d'histoire, sans défigurer les noms et changer les dates. Lui faisait-on une question fort simple, il répondait de la manière la plus saugrenue. Son raisonnement était nul, et, mal-

gré ces imperfections, il ne doutait de rien. Que pouvaient obtenir
l'instruction et l'éducation d'une aussi défectueuse organisation ? Bien
peu de chose. Son orthographe n'était pas même irréprochable. Grâce
à une extrême déférence pour les supérieurs, à une grande habileté
de main, il put faire sa petite route comme des milliers d'autres ;
mais s'il n'avait pas eu près de lui un gardien énergique, il se serait abandonné à toutes les sottises possibles ; fortune, considération,
existence même auraient été perdues! Malgré les avis les plus sages,
les remontrances les plus fortes, son outrecuidance n'a fait que pro-
gresser. Dans les réunions d'hommes graves, à qui sont familières
une foule de connaissances, il avance les propositions les plus fausses
et les plus ridicules, tranche sur tout, même lorsque les sujets lui
sont complétement inconnus. On hausse les épaules et il sort enchanté de lui-même. Pour éviter les crises nerveuses auxquelles
avaient donné lieu quelques avertissements mérités, il a fallu se résoudre à le laisser parler, en ayant soin de lui épargner le plus possible les occasions. Aux prises avec une sotte passion, il se fût abandonné à quelque tentative désespérée ; il l'avait même essayé ; l'ami
dévoué qui ne le quittait pas, put détourner le malheur, mais il lui
est resté la conviction que, sans son intervention continuelle, il y
aurait eu tout à redouter ; et cependant, si cet homme se fût rendu
coupable de quelque acte répréhensible, il se serait trouvé des voix
autorisées, pour appeler sur lui les peines de la loi, sans tenir compte
de l'infériorité native de son intelligence, et de l'impossibilité d'y
faire entrer un raisonnement sensé.

L'observation que l'on vient de lire est une preuve concluante de l'influence du caractère sur la conduite; dans celle
que nous allons rapporter, on verra de quel poids pèsent dans
la balance l'hérédité, l'exemple, tandis que, par un contraste
saisissant, ces deux causes si puissantes, seront sans action
sur l'un des individus de la même famille.

Un négociant d'une quarantaine d'années, possesseur d'une belle
fortune gagnée par son travail, nous conduisit, il y a quelques années,
son frère en proie depuis plusieurs années à une folie ébrieuse (dipso-
manie). Les renseignements qu'il nous donna, furent les suivants :
notre famille, originaire de province, se composait du père, de la
mère et de quatre enfants. Dès mes plus jeunes années, je souffris
toutes les privations de la misère. Souvent nous étions sans pain ;
le travail de nos parents était dissipé en boisson. Mes frères con-
tractèrent de bonne heure le même vice. Le taudis que nous habitions
était le théâtre des scènes les plus douloureuses. Un pareil genre de

vie m'inspira un profond dégoût, et un jour, j'avais alors huit ans, je quittai le toit paternel et me rendis dans une ville voisine bien déterminé à gagner ma vie comme je pourrais. J'entrai dans une des premières maisons de commerce qui se trouva sur mon passage, et, m'adressant aux personnes de la maison, je les priai de vouloir bien m'occuper. Mon âge, ma physionomie parurent les intéresser ; on me demanda d'où je venais, ce que je savais faire, je dis la vérité et ajoutai qu'on m'emploirait comme l'on voudrait, que j'exécuterais ponctuellement les ordres : je fus accepté. Quelques années après j'étais appointé et j'avais déjà quelques économies. Je fis venir un de mes frères auprès de moi ; les autres étant malades, ne pouvaient rien faire ; on lui donna un emploi, et j'eus soin qu'il s'instruisît, comme je l'avais fait, car lorsque j'abandonnai mes parents, je ne savais ni lire, ni écrire. Pendant longtemps il se conduisit très bien et montrait même de l'aptitude ; mais peu à peu il devint peu communicatif, taciturne, il recherchait alors la solitude, et disparaissait sans qu'on sût où il était allé. Il revenait ensuite, n'entrait dans aucune explication, et reprenait ses travaux. Le mystère finit par se découvrir ; nous eûmes la preuve qu'après des intervalles plus ou moins éloignés, il éprouvait un désir ardent de boire. Il combattait d'abord ce triste penchant, puis il succombait. Aucune considération ne l'arrêtait ; dettes, mensonges, moyens déloyaux, orgies ignobles, actes de violence, arrestations, furent les conséquences de cette funeste passion. Revenu à lui, il faisait les plus belles promesses, restait plusieurs mois tranquille, puis il recommençait ses excès. J'avais juré de lui fermer ma porte, et de ne plus m'en mêler, mais mon médecin, en me démontrant que cette conduite était le résultat de l'hérédité et de l'exemple, et qu'il fallait la considérer comme une maladie, m'a fait changer de résolution, et je me suis déterminé à vous le confier.

Le malade nous confirma tous ces détails et convint qu'il avait besoin d'être séquestré, ne se sentant pas la force de résister au mal, lorsqu'il en était repris. Il a fait plusieurs séjours dans notre établissement, de plus en plus prolongés à mesure que les rechutes avaient lieu ; une grande surveillance, la menace d'être laissé sans ressources, la crainte d'être mis en prison, ont amené de l'amélioration ; mais il vit dans notre voisinage et sait qu'au premier écart, il serait replacé dans l'établissement. Livré à lui-même, il redeviendrait ce qu'il a été, pour descendre encore plus bas.

Nous venons de citer deux faits d'influences diverses, sans que l'éducation ait pu en triompher ; nous allons dire quelques mots de l'action des maladies sur le moral, en rapportant également une troisième observation, recueillie par nous : « Un jeune homme, fils d'un de nos meilleurs amis, éprouve, dans son enfance, les atteintes d'une fièvre cérébrale, dont la gravité est telle, pendant un jour, que le médecin qui le soignait écrit au père qu'il tremble pour sa vie. Les symptômes se dissipent promptement et l'enfant entre en convalescence. Il grandit et se développe convenablement sous le rapport physique, mais on remarque qu'il est fort apathique et très indifférent. Dans ses classes, il ne fait aucun progrès. Sa mémoire est faible ; il ne peut apprendre ses leçons ; son raisonnement est cependant juste. Ses maîtres prennent pour des actes de paresse ce qui n'était que la conséquence de la maladie et l'accablent de punitions. L'affection cérébrale lui avait laissé une impressionnabilité telle, que ses larmes coulaient facilement ; au lieu de se servir de cette corde sensible, véritable ancre de salut, on redouble de châtiments ; son caractère acquiert une opiniâtreté invincible, aussi est-il noté comme un des plus mauvais élèves des divers pensionnats où il est successivement placé. Cette opiniâtreté, sans cesse combattue par une pédagogie ignorante, se change en un sentiment vindicatif qui devient un élément constitutif de son tempérament. Heureusement, ses autres sentiments sont bons, mais il ne pardonne jamais une blessure faite à son amour-propre, quelque faible qu'elle soit, et il lui serait impossible de remplir aucune occupation sérieuse par son défaut de mémoire. »

Cette action des maladies sur le moral, à peine soupçonnée des personnes étrangères à la médecine, nous engage à consigner encore plusieurs faits, empruntés à des hommes qui ont été conduits par leur profession à faire de ce sujet une étude spéciale.

Qui n'a pas eu sous les yeux, dit le docteur Rush (1), des exemples de personnes chez lesquelles des maladies ont déve-

(1) Benjamin Rush, *Medical inquiries and observations upon the diseases of the mind*, fifth edition ; Philadelphia, 1835.

loppé des germes de bienveillance et d'honnêteté dont elles n'avaient jamais donné d'indices auparavant? Ces métamorphoses s'observent aussi dans les rêves ; sous leur influence, on devient dévoué, passionné, affectueux, imaginatif et bavard. Les docteurs Bucknill et Tuke qui ont défendu cette opinion, la confirment par plusieurs observations. Un enfant avait présenté des symptômes d'hydrocéphalie dont il guérit ; il se manifesta ensuite une perversion morale, sans altération des facultés perceptives.

Un jeune homme fit une chute sur la tête ; il avait alors douze ans et se montrait très capable. Plusieurs mois après, il survint un affaiblissement de l'esprit auquel succéda graduellement le retour des facultés. A vingt ans, il fut pris de mélancolie, avec alternatives d'excitation et de dépression. On fut obligé de l'enfermer, parce que la folie morale avait remplacé cette dernière forme (1).

Le révérend père Denman raconte dans un de ses excellents mémoires *Sur les rapports du physique et du moral*, l'observation d'un gentleman avec lequel il était lié et qui avait été aussi blessé à la tête. Peu de temps après l'accident il manifesta un orgueil exalté, inclination qui, jusqu'alors, avait été complétement étrangère à son caractère et qui continua jusqu'à la fin de sa vie (2). Ce fait et d'autres semblent favorables à l'opinion de ceux qui sont portés à admettre que le meilleur signe diagnostique, entre les penchants vicieux et la folie morale, est dans le mode de production.

Le docteur Wigan a publié (3) l'observation d'un jeune enfant auquel un instituteur brutal donna un coup de règle sur la tête. Il s'ensuivit un désordre général des facultés morales. Le docteur Clive ayant constaté une légère dépression

(1) J. Bucknill and D. Tuke, *A Manual of psychological medicine*, 2ᵉ édition, London, 1842.

(2) Forbes Winslow, *Journal de médecine psychologique*.

(3) Wigan, *The duality of the mind*, London, 1844.

à l'endroit frappé, pratiqua le trépan qui mit à découvert une portion d'os comprimant le cerveau. Le rétablissement fut rapide.

On peut donc, par suite du développement incomplet de l'organisme et en particulier du cerveau, de l'altération due à une maladie quelconque, présenter une infériorité morale qui, chez les individus où ces deux ordres de faits ne sont pas contre-balancés par de bons sentiments, d'heureuses aptitudes, affaiblit de beaucoup la part de responsabilité dans les actes répréhensibles.

Il n'est pas moins incontestable qu'on aurait beau soumettre à tous les enseignements ceux qui se trouvent dans ces conditions, on ne parviendrait jamais à leur donner ce qui leur fait défaut pour se conduire. Depuis quelques années ou a discipliné les faibles d'esprit, les imbéciles et un certain nombre d'idiots, on a presque accompli des prodiges, mais on n'a pu remplacer chez ces déshérités l'initiative qui leur manquait.

On ne comprend pas, en effet, pourquoi les choses iraient ici autrement qu'elles ne se passent dans la vie.

Les parents transmettent à leurs enfants leurs traits, leur tempérament, leurs qualités, leurs défauts, leurs vertus, leurs vices, leurs maladies et leurs difformités. Ces transmissions héréditaires s'observent dans cinq ou six générations successives, malgré l'éducation, l'hygiène, la médecine, et l'on voudrait faire une exception pour les infériorités intellectuelles et morales.

Ainsi la famille des Condé, dit Saint-Simon, présente chez presque tous les princes de ce nom, une chaude et naturelle intrépidité, une remarquable entente de l'art militaire, de brillantes facultés de l'intelligence ; mais à côté de ces dons, des travers de l'esprit, voisins de la folie, des vices odieux du cœur et du caractère, la malignité, la bassesse, la fureur, l'avidité du gain, une avarice sordide, le goût de la rapine et de la tyrannie, et cette sorte d'insolence qui, remarque-t-il, a plus fait détester les tyrans que la tyrannie même (1).

De cet exemple, nous pouvons en rapprocher un autre, extrait de l'histoire contemporaine, celui de lord Byron. Dans la rapide esquisse qu'il trace des ancêtres de cet homme illustre, Moore fait l'observation qu'il est impossible de ne pas reconnaître, dans ce génie dont les chants portent l'originale et si profonde empreinte des nuances de son âme, la réunion la plus étrange dans le même homme, de ce qu'il y avait de meilleur et peut-être de pis dans les qualités de ses prédécesseurs, à savoir la générosité, l'amour des aventures, l'élévation d'esprit des plus irréprochables représentants de sa race, mais aussi tout le dérèglement des passions, toute l'excentricité, toute la bizarrerie, jointe au plus téméraire et au plus souverain mépris de l'opinion, qui caractérisaient si fortement les autres (2).

Il faut donc admettre que, dans un bon nombre de cas, les types se transmettent tout d'une pièce, sans que l'éducation, la morale, la religion puissent les modifier en quoi que ce soit.

Il y a dans le second exemple, celui de Byron, un fait des plus curieux, et que nous indiquons en passant, c'est la reprise, par un seul homme, des qualités et des défauts qui étaient disséminés dans ses ancêtres (atavisme).

La persistance de ces défauts et de ces vices chez des hommes célèbres qui ont été à même d'entendre les jugements des contemporains, sans que leurs hautes facultés leur aient servi à se corriger, doit singulièrement peser dans la balance de la justice. Si ces riches d'intelligence n'ont pu exercer aucun contrôle sur eux, comment les esprits inégaux, limités, sans

(1) Saint-Simon, *Mémoires*, t. III, p. 131 à 140.

(2) Thomas Moore, *Vie de lord Byron*; Prosper Lucas, *Traité philosophique et physiologique de l'hérédité naturelle*. Paris, 1847-1850, 2 vol.

rênes solides pour se diriger, qui font le sujet de ce travail, auraient-ils plus de forces qu'eux pour se redresser ?

Cette digression, essentiellement liée à notre sujet, et que nous n'avons fait qu'effleurer, nous a éloigné de Dumont; nous revenons à lui, en ajoutant, à ce que nous avons déjà fait connaître, ce qui peut contribuer à expliquer son acte, au point de vue où nous nous sommes placé.

Dans cette seconde session (15 décembre), Dumont fournit des preuves de l'exagération de son orgueil; écrivant à une de ses anciennes amies, il dit : J'ai tort de m'emporter contre toi qui tiens trop peu de place dans l'immensité de mon jugement, pour valoir même la peine que je donne un coup de pied dans la pierre qui voudrait me faire trébucher. Qui es-tu ? Qu'est-elle, elle-même, ma ci-devant folle passion, la madame Franck-Demongeot des salons ?... Quelle pâture pour sa vanité ! un pareil amoureux !

Lorsque le président, à l'occasion de cette lettre qui n'a pas été envoyée à son adresse, lui fait observer qu'il n'a pas agi par passion, mais par vanité (l'une n'exclut pas l'autre), pour faire du bruit, il répond : Je n'arrivais pas assez vite au théâtre. Ce qui lui vaut cette répartie : C'est cela, vous avez voulu arriver par la célébrité du crime, et, plus loin, ne pas mourir *bêtement*.

Dans l'interrogatoire, le président pose à l'accusé cette question : On dit que vous êtes fou, vous n'en croyez rien, n'est-ce pas ? Eh bien ! on ne le croira pas non plus, car vous avez parfaitement raisonné et suivi vos actes.

Déjà, nous avons fait remarquer que les fous ne conviennent jamais qu'ils sont malades, par la raison fort simple qu'ils se croient plus raisonnables que ceux qui les entourent; les criminels, au contraire, qui simulent la folie, n'hésitent pas à tenir des propos et à faire des actes, souvent à contre-sens, mais qu'ils croient confirmer leur prétendue maladie.

Quant à la logique des raisonnements, de la conduite, et à

la dissimulation même, sur lesquelles on s'est appuyé pour combattre la folie, c'est tout simplement une proposition qui démontre qu'on n'a jamais vécu avec les malades. Le fou n'est pas ce que pense le vulgaire, un furieux ou un grotesque ; c'est un homme comme nous, le plus souvent avec ses idées, ses croyances, ses passions, ses instincts, ses erreurs, mais qui, ordinairement, ne cache pas sa marotte, sa conception délirante, parce qu'il a perdu le pouvoir de se commander sur ce point, ce que les Anglais ont si justement nommé le *self-control*, ou parce que s'il en a la notion, il ne peut plus s'en servir. Mais lors même que l'aliéné déraisonne sur ce sujet, il n'a pas perdu pour cela son individualité ; ses facultés et ses instincts sont au service de son idée fixe. Il ruse, dissimule, combine pour atteindre son but, et c'est un spectacle que nous avons, tous les jours, sous les yeux dans nos établissements.

Nous avons cité ailleurs le fait de cet aliéné, enfermé dans un asile anglais, qui, traité durement par un de ses gardiens, jura de se venger. Pour réussir dans son projet, il changea sa manière d'être, se fit humble, serviable, et trompa si bien celui qu'il regardait comme son ennemi, que celui-ci l'employa aux travaux intérieurs de la maison. Un jour, il s'empara d'un couteau de cuisine qu'il cacha soigneusement. Quelque temps après, comme le gardien qui ne se défiait plus du malade, passait à ses côtés, il lui plongea le couteau dans le corps et le tua. Haslam qui le vit à Bethlem où il avait été transféré, l'interrogea ; il ne témoigna aucun regret de son action, et montra même une véritable satisfaction de sa conduite. Cet homme avait par moments des transports de rage qui obligeaient à l'isoler. Il mourut complétement aliéné.

Un exemple récent démontre une fois de plus que les fous savent prendre leurs précautions pour se venger et arriver à leurs fins.

Un sieur B..., presseur d'huile, domicilié à Valence, en proie depuis longtemps à des accès d'aliénation mentale, avait été abandonné par sa femme qui avait eu trop souvent à souffrir de ses égarements. Furieux de cet abandon, le monomane résolut de s'en venger, et voici comment il mit à exécution son funeste projet :

Dans l'après-midi du 11 décembre, B... guetta sa femme, et la voyant sortir de son domicile, il la suivit jusque dans la rue Sainte-Marie, dont l'isolement devait lui permettre de frapper sa victime sans témoins. Profitant, en effet, de ce qu'elle lui tournait le dos, le malheureux plongea son couteau, à deux reprises, dans la partie gauche du cou de sa femme qui tomba baignée dans son sang. Effrayé probablement du meurtre qu'il avait commis, l'assassin n'eut pas la force de retirer l'arme de la plaie. Puis, s'éloignant de quelques pas de celle qu'il croyait morte, il sortit un pistolet de sa poche et s'en tira dans la bouche un coup qui lui fit sauter la cervelle.

Au bruit de l'explosion, les voisins accoururent et relevèrent l'infortunée femme B..., dont les blessures n'ont pas été heureusement déclarées mortelles par l'homme de l'art qui lui a donné ses soins (1).

On peut donc affirmer que l'opinion qui prétend que les aliénés ne savent pas user de dissimulation, qu'ils sont privés de discernement, est une erreur véritable ; c'est par conséquent à tort, d'après l'expérience commune, que l'éminent avocat général Sapey, en recherchant et en trouvant dans l'*incommensurable* orgueil de l'accusé la cause qui l'a poussé au crime, a conclu que Dumont a tout combiné, tout exécuté avec un soin, une logique, une habileté qui excluent toute idée d'un dérangement dans son état mental.

Les témoins appelés dans cette seconde session se sont

(1) *Courrier de la Drôme*, 16 décembre et journal *le Droit*, 19 décembre 1862.

presque tous accordés à déclarer que Dumont présentait des
excentricités, qu'il était fantasque et *possait souvent d'une
gaieté folle au marasme le plus complet* (la folie à double
forme). Il était toujours en opposition avec ses camarades.
Un des témoins a même déclaré qu'il tenait toute la famille
de l'accusé pour un peu folle; le père, a-t-il dit, est une
espèce de fou; le frère l'est un peu plus que son père, et
l'accusé un peu plus que son frère.

La conformité de ces témoignages a engagé la Cour à poser
comme résultant des débats, la question subsidiaire de coups
et de blessures volontaires ayant occasionné une incapacité
de travail de plus de vingt jours.

M. l'avocat général, dans son remarquable réquisitoire, s'est
rattaché aux conclusions de M. le docteur Parchappe sur le
troisième point de son rapport, et reconnaissant que l'état de
l'accusé peut diminuer l'étendue de sa responsabilité devant
la loi pénale, il déclare ne pas s'opposer à ce que les jurés
modifient par un peu d'indulgence le verdict qu'il sollicite
de leur justice.

Le rôle de l'avocat, M. J. Jones, lui était tracé par les circonstances mêmes de l'affaire et les débats. Il montre son
client comme ayant conçu un projet déraisonnable, celui de
posséder madame Franck après avoir assassiné sous ses yeux
son mari et couvert de son sang! Il le représente comme
ayant eu recours à des moyens absurdes pour réaliser son
projet insensé. Il trouve dans le sang-froid, dans le calme des
combinaisons de l'accusé, non pas un motif, mais un des
caractères constitutifs de la folie.

Cette folie, dit le défenseur, il l'a trouvée dans les précédents de sa famille. Le père de Dumont a été soigné, il y a
quelques années, pour un délire hypochondriaque dont il
était atteint. Il avait des idées ambitieuses, il se croyait un
auteur distingué, et faisait des vers et des chansons (concierge!). Il a guéri, mais il a transmis ses idées désordonnées
à son fils.

L'avocat, qui paraît s'être identifié avec son sujet, en consultant des hommes expérimentés, n'avait garde d'oublier les papiers qu'écrivent les fous, et qui ont une si grande importance dans la constatation de leur maladie! Eh bien! Dumont a ces papiers significatifs. Voici un énorme cahier, un fratras incohérent fait par lui et intitulé :

JOURNAL D'UN FOU
ou
Histoire de ma vie,
Faits par faits, mots par mots,
Depuis mon entrée au théâtre Montparnasse,
Jusqu'à nos jours.

M. J. Jones se rattache aussi à la conclusion de M. Parchappe, et il s'appuie sur l'opinion exprimée par le docteur Blanche, et probablement sur les faits consignés par le docteur Trélat (1) pour démontrer qu'on ne peut imposer à son malheureux client la responsabilité criminelle des actes qu'il a commis.

A ces considérations, tirées de l'état mental de la famille et de l'accusé, l'avocat ajoute l'influence d'un amour malheureux, et par cela même plus profond, celle de la profession qui devait servir à exciter cette passion au dernier point. Habitué à s'élever par l'imagination au-dessus de la réalité, à vivre de la vie des personnages qu'il représente, que ne fera-t-il pas, au milieu de ce mirage continuel, pour la femme aimée? Une telle existence d'illusions et de fièvre était un immense danger où devait se perdre sa raison déjà ébranlée. On conçoit très bien alors comment, avec cette disposition d'esprit, le rôle d'Antony, séparé sur terre de la femme qu'il aimait et qui ne peut être unie à lui que par une mort commune, développe outre mesure dans la tête de Dumont l'idée du suicide qu'il a toujours présente à l'esprit, et dont il attend d'ailleurs la célé

---

(1) *De la folie lucide étudiée et considérée au point de vue de la famille et de la société*, Paris, 1861.

brité qui ui a manqué. Mais Antony était aimé, et lui n'avait
aucun droit à ce douloureux bonheur d'un suicide commun.
Il lui fallait donc mourir seul.

Le défenseur développe cette pensée avec beaucoup de
force. Il termine en faisant ressortir ce qu'a de fatal la situation de son client, et rappelant l'état mental de Dumont reconnu par la presque totalité des témoins, il demande aux
jurés de déclarer qu'à aucun point de vue son client ne doit
être responsable de ses actes devant la loi pénale qui le
menace.

Au bout de vingt minutes, le jury rentre à l'audience avec
un verdict négatif sur la question principale d'homicide et
sur les circonstances aggravantes volontaires qui s'y rattachent, mais affirmatif sur la question subsidiaire, posée
comme résultant des débats. Le jury a en outre accordé à
Dumont une déclaration de circonstances atténuantes.

En conséquence, la Cour a condamné l'accusé à quatre années d'emprisonnement.

Dans cette affaire, comme dans plusieurs de celles où nous
avons siégé en qualité de juré, les magistrats populaires ont
écarté non-seulement le chef capital de l'accusation, les accessoires aggravants volontaires, mais même, en admettant la
question subsidiaire de coups ayant entraîné une incapacité
de travail de plus de vingt jours, ils en ont mitigé la rigueur
par des circonstances atténuantes.

A Dieu ne plaise que nous recherchions les motifs qui ont
décidé le verdict du jury ! Il est impossible, cependant, de n'y
pas trouver une application de la doctrine de la responsabilité
partielle. Nous ne pouvons oublier que, dans des causes identiques, nous avons entendu nos collègues gémir de la nécessité
où ils étaient d'appliquer une peine quelconque à ces inférior-
rités intellectuelles et morales, et se retrancher, par la condamnation, dans la défense de la société à laquelle cette catégorie d'accusés ne pourrait être rendue sans danger.

Mais lorsque nous leur apprenions qu'il existait en Angleterre des établissements spéciaux pour ces déclassés de l'esprit, comme nous en avons déjà rappelé le souvenir dans ce recueil (1), nous devons dire que presque tous proclamaient qu'une semblable institution établie en France serait un bienfait réel. En défendant la société, chacun d'eux, en effet, sentait qu'il y avait injustice à punir comme des délinquants, des coupables, une classe d'hommes présentant un abaissement intellectuel et moral qui les plaçait dans des conditions difficiles pour la lutte.

En résumant les faits principaux de ce travail, on peut établir les conclusions suivantes:

Dans la punition des délits et des crimes, il faut tenir compte de l'abandon des individus par les parents et la société, de l'impossibilité où ils ont été de recevoir des principes religieux et moraux, et du milieu où ils ont vécu.

L'étude attentive des accusés qui comparaissent devant les tribunaux ne permet pas de douter que, parmi eux, il ne se trouve une forte proportion de malheureux, frappés de déchéance intellectuelle, morale et physique, par les influences de l'hérédité, de la maladie, de la prédisposition et des conditions sociales au milieu desquelles ils ont été forcément jetés.

Ces vérités, entrevues par les jurés et qu'une éducation plus pratique élèverait au rang d'axiomes, les conduisent, dans beaucoup de ces cas, à abaisser le degré de pénalité, à écarter les circonstances aggravantes volontaires, à ne prendre en considération que les questions subsidiaires et à les mitiger encore par les circonstances atténuantes.

Il est impossible, en effet, que dans l'appréciation des faits qui leur sont soumis, les jurés habitués à porter devant leur conscience toutes les questions importantes, ne fassent pas

(1) A. Brierre de Boismont, *De la nécessité de créer un établissement spécial pour les aliénés vagabonds et criminels* (*Ann. d'hyg. et de méd. lég.*, 1846, t. XXXV, p. 394).

l'examen le plus scrupuleux des causes qu'ils ont à juger, et se bornent à répondre par un oui ou par un non.

Une conséquence fort grave qui résulte de l'analyse de ces infériorités intellectuelles et morales dues à l'une des causes précédemment indiquées, c'est que l'éducation ne peut avoir sur elle qu'une action très limitée, et qu'elle ne peut pas plus leur donner l'initiative qu'elle ne la réveille dans l'esprit des imbéciles et des idiots.

Lorsque l'instruction, mieux dirigée, aura appris ce qu'elle sait sur les rapports du physique et du moral, il deviendra impossible de nier l'existence de ces infériorités.

Cette vérité admise, le bon sens public ne permettra plus de placer les individus de cette catégorie sur la même ligne que les criminels doués de raison.

La responsabilité partielle qui leur incombe exigera leur isolement de la société, ce que la demande en dommages et intérêts rendra d'ailleurs indispensable.

Il sera donc nécessaire de créer des établissements spéciaux pour ces individus, comme il faudra le faire également pour les aliénés coupables de délits ou de crimes et désignés en Angleterre sous le nom de fous criminels (1).

_____

(1) Dans un autre article, nous traiterons de la responsabilité partielle des aliénés et des établissements consacrés en Angleterre aux fous dits criminels. Nous avons entendu avec un vif intérêt la communication que M. Legrand du Saulle a faite à la Société médico-psychologique, dans sa séance du 23 février 1863, sur la *responsabilité partielle dans la folie et les névroses.* Il a séparé, comme nous, les aliénés dits criminels des accusés ordinaires, et demandé qu'on créât pour eux des quartiers ou un asile distinct, en s'appuyant sur la proposition que nous avions formulée il y a dix-sept ans.

QUELQUES CAUSES D'ERREUR

DANS LES RECHERCHES MÉDICO-LÉGALES,

Par le D' **BERGERET**,

Médecin en chef de l'hôpital d'Arbois (Jura).

Le mémoire qu'on va lire m'a été inspiré par un certain nombre de faits qui se sont passés sous mes yeux, et qui m'ont prouvé que, dans le cours des instructions criminelles, mais surtout à leur début, le médecin et le magistrat étaient souvent entourés d'une foule de circonstances capables de les induire en erreur, s'ils ne s'avançaient pas sur ce terrain délicat avec la circonspection et la prudence les plus sévères.

Je n'ai pas la prétention, dans cet écrit, de donner une leçon aux magistrats et aux médecins doués d'une longue expérience, mais les exemples que je vais rapporter peuvent devenir un salutaire enseignement pour les médecins et les magistrats qui sont au début de leur carrière. D'ailleurs, quand il s'agit de la vie des individus, de leur liberté, de l'honneur et du repos des familles, on ne saurait trop mettre en lumière toutes les circonstances capables de dénaturer les faits soumis à la justice, et l'égarer dans une voie qui pourrait la conduire, soit à voir échapper de ses mains un criminel que doit frapper le glaive de la loi, soit, ce qui serait beaucoup plus grave, à persécuter injustement une innocente victime. Ce travail sera divisé en deux parties. Dans la première, je présenterai les cas dans lesquels j'ai vu la justice sur le point d'amnistier de grands coupables, parce que des apparences trompeuses lui avaient fait croire à leur innocence ; dans la seconde partie, je ferai voir comment la sévérité de nos lois pénales était sur le point de s'appesantir sur

des prévenus qui n'étaient point coupables, lorsqu'un rayon
de lumière est venu à temps éclairer les magistrats.

On ne doit point être surpris de voir tant de causes d'erreur entourer les instructions criminelles. Chaque fois qu'une
prévention s'élève contre un membre de la société, et donne
lieu à une enquête à son sujet, ne voit-on pas la rumeur publique, les haines personnelles, les animosités locales dénaturer les faits et les envenimer, ou bien les pallier et les tra-
vestir selon leurs caprices? C'est le plus souvent au milieu de
ce chaos des passions déchaînées que le magistrat et le médecin sont obligés de démêler la vérité. On ne saurait donc
trop répandre le récit des faits où un hasard providentiel,
une inspiration heureuse ou quelque autre circonstance ont
fait jaillir la lumière au milieu des ténèbres et épargné à la
justice une de ces erreurs qui peuvent diminuer la considération et le prestige dont elle doit être entourée.

Oss. I. — *Coups violents ayant occasionné la rupture de l'oreillette droite du cœur et la déchirure du foie. Rien d'apparent à l'extérieur du corps. Possibilité d'une erreur médico-légale très grave.* —
Le 23 août 1848, de grand matin, le commissaire de police de la
ville d'Arbois (Jura) fut prévenu que la nommée Jeanne-Louise Boisson, demeurant rue de l'Orme, à Arbois, venait d'être trouvée morte
dans son lit. Le commissaire vint aussitôt me trouver et nous nous
transportâmes dans la maison désignée. La fille Boisson était dans
son lit, privée de vie. Le lit n'offrait pas de désordre extraordinaire.
La mort était toute récente, car le corps n'avait presque rien perdu
de sa chaleur et là flaccidité des membres était complète. L'extérieur
du cadavre, examiné de la tête aux pieds, ne présentait aucune lésion
bien digne d'attirer l'attention. On voyait bien quelques excoriations
aux mains et une sur l'aile droite du nez, mais les voisins dirent
qu'elle était allée la veille à la forêt voisine couper des fagots et on
attribuait ces excoriations à des épines. Ces mêmes voisins, interrogés par le magistrat sur la santé habituelle de Louise Boisson,
dirent qu'elle était depuis longtemps un peu souffrante, qu'elle tous-
sait souvent, qu'elle faisait habituellement des remèdes, parce qu'elle
craignait d'être poitrinaire. Ils ajoutèrent que, le matin même, avant
qu'on allât prévenir le commissaire de police, on avait couru chercher M. Sternemann, médecin de la famille Boisson, que celui-ci

était venu sur-le-champ, et, après avoir examiné le corps de Louise Boisson, avait déclaré que, sans doute, elle était morte ainsi subitement par suite de la rupture intérieure d'un anévrysme ou d'un dépôt, puis il était parti n'emportant pas le moindre soupçon d'un crime.

En présence de ces témoignages, de l'absence de blessures apparentes à l'extérieur du corps, le commissaire déclara que la mort lui paraissait naturelle et il se retirait déjà en disant qu'il n'y avait rien à faire que de retarder l'inhumation de vingt-quatre heures comme dans les cas de mort subite. Mais je l'arrêtai en lui signalant une circonstance qui m'avait vivement frappé, c'était que le corps de cette jeune fille offrait l'embonpoint de la santé parfaite et que je ne comprenais pas, en admettant chez elle la préexistence d'une maladie capable de la frapper mortellement d'une façon aussi soudaine, qu'il ne se fût pas déclaré quelques signes de dépérissement dont j'aurais remarqué les traces sur le cadavre. J'avouerai aussi que je n'étais pas fâché, au point de vue de la science, de vérifier ce qui avait pu la faire mourir si subitement. Je déclarai donc qu'à mon avis il était prudent de faire l'autopsie et il fut convenu qu'elle aurait lieu le lendemain matin. Le corps fut transporté immédiatement dans la salle des morts de l'hospice où, le lendemain, je procédai à l'examen cadavérique de concert avec mon confrère Sternemann, médecin de la fille Boisson.

Voici le procès-verbal que nous rédigeâmes après l'autopsie : Nous, soussignés L. F. E. Bergeret, docteur médecin, et P. Sternemann, officier de santé, déclarons avoir, en vertu d'une ordonnance de M. le juge d'instruction près le tribunal de la ville d'Arbois, procédé, le 23 août 1848, à l'autopsie du cadavre de J. L. Boisson. Nous avons reconnu les lésions suivantes : quatre ecchymoses sur la paupière de l'œil gauche ; large ecchymose sur le pavillon de l'oreille du même côté. Sur plusieurs points des lèvres, du menton, des ailes du nez, de petites dépressions linéaires, ressemblant à des coups d'ongle. Sur la partie antérieure et latérale droite du cou, la peau offre des points qui sont comme parcheminés ; à gauche, le cou présente plusieurs ecchymoses.

Un grand nombre d'ecchymoses se montrent sur la face antérieure du sternum, le côté gauche de la poitrine, l'épigastre, l'hypochondre droit, l'ombilic, les genoux, les poignets, le dos des mains ; au niveau du pubis, large ecchymose avec peau parcheminée, plusieurs ecchymoses à la région inguinale droite et sur la face antérieure des deux genoux. Trois ecchymoses sur le poignet droit, autant sur l'avant-bras gauche ; quatre fortes ecchymoses sur la face dorsale de la main gauche et une excoriation.

Des incisions pratiquées sur la plupart de ces ecchymoses nous

démontrèrent qu'elles correspondaient à de larges suffusions sanguines qui infiltraient le tissu cellulaire sous-cutané.

Thorax. Larges ecchymoses entre le feuillet pariétal de la plèvre
et la face postérieure du sternum. Les deux poumons sont sains.

Le péricarde est rempli d'un sang noir, liquide. L'oreillette droite
du *cœur offre en avant une large déchirure à bords frangés, irréguliers.*

Abdomen. Le péritoine renferme environ un litre et demi de sang
noir, liquide. *Le foie présente une énorme déchirure, située vertical-
ment et séparant presque entièrement le grand lobe du petit; la face
postérieure du petit lobe est aussi le siége d'une autre déchirure
moins étendue et moins profonde que la première.*

Large suffusion sanguine entre le feuillet pariétal du péritoine et
l'un des muscles droits. Très vaste ecchymose dans le mésentère,
commençant au-dessous de la déchirure du foie et s'étendant au-
devant de la colonne vertébrale et des muscles psoas jusque dans le
petit bassin.

Rien à noter dans le tube digestif et la vessie.

Organes génitaux. L'hymen ne présente aucune déchirure ni
aucune trace de dilatation. Le vagin ne renferme ni sang ni liqueur
séminale. Matrice à l'état normal.

Ouverture du crâne. Ecchymose assez large entre le cuir chevelu
et le péricrâne au niveau de la bosse pariétale gauche. Rien de particulier dans les méninges et le cerveau.

Nous devons, pour compléter les renseignements médicaux destinés à éclairer les magistrats instructeurs, déclarer que nous n'avons
trouvé nulle part, dans l'intérieur du corps de la fille Boisson, des
traces de maladies antérieures au jour de sa mort. Cependant elle
subissait un traitement que lui avait prescrit un empirique des environs de Dôle. Je savais que, depuis deux ans au moins, elle était
sujette à une indisposition ou plutôt une sorte d'infirmité habituelle
qui consistait dans une légère sécrétion muqueuse des premières
voies aériennes qui, se mêlant avec un mucus pultacé d'une odeur
un peu fétide que fournissaient les amygdales, lui faisait rendre,
surtout le matin à jeun, quelques crachats qui l'inquiétaient et lui
faisaient craindre beaucoup d'être poitrinaire. Elle s'était même, à
une certaine époque, fait admettre à l'hôpital pour cette indisposition. Mais je n'y avais reconnu aucune gravité; elle n'avait nullement miné la santé de cette jeune fille qui, au moment où elle avait
perdu la vie, présentait tout l'embonpoint d'un sujet de son âge,
jouissant d'une santé parfaite. D'ailleurs, une autopsie minutieuse
ne nous a fait découvrir ni ulcérations, ni abcès auxquels on pût
attribuer cette sécrétion anormale.

Conclusions. — La fille Boisson a succombé à des coups

très violents qu'elle a reçus dans les régions épigastrique et précordiale, et qui ont eu pour conséquences la déchirure du foie et de l'oreillette droite du cœur.

La mort a été précédée d'une lutte violente, comme le témoignent les traces de contusions qui se montrent si nombreuses et si étendues sur divers points du corps. La place occupée par ces lésions, leur forme et leur disposition portent à croire que la main droite du meurtrier était occupée à étouffer les cris de la jeune fille, en pressant sur la bouche et sur le cou, tandis que la main gauche opérait les traces de violence observées dans le voisinage des parties sexuelles. Tout porte à croire que le coupable n'avait peut-être pas d'autre intention que de violer sa victime. La multiplicité des ecchymoses prouve que la lutte a été vive. C'est lorsqu'il a vu ses efforts impuissants que le meurtrier, poussé au dernier degré d'exaltation, a, dans sa fureur, porté sur la région du foie et du cœur, soit avec le poing, soit plutôt avec le genou, des coups si violents que la mort a dû en être la conséquence immédiate.

Le même jour, à la requête de M. le juge d'instruction, je me suis transporté à la maison d'arrêt pour y visiter le nommé Barrot qui venait d'y être écroué. J'ai remarqué sur la face dorsale de ses mains et de ses poignets des égratignures transversales, très étroites, linéaires, fort allongées, paraissant dater de trois à quatre jours et qu'il dit s'être faites en cueillant des épines au bois, le 24 août; mais, sur la face antérieure de la poitrine, au-dessous de la clavicule, se trouvent des excoriations d'un aspect beaucoup plus récent, qui ne peuvent pas avoir été produites par des épines et ressemblent parfaitement à des coups d'ongles. Barrot est d'une taille et d'une force athlétiques.

Pourquoi avait-il été arrêté? — Lorsque les magistrats connurent le résultat de l'autopsie, ils interrogèrent les voisins de la fille Boisson et apprirent les circonstances suivantes : Barrot logeait chez la fille Boisson, dont la mère était sa tante maternelle. Louise Boisson était donc cousine germaine de Barrot. Le plus souvent celui-ci couchait hors de la ville, dans des fermes isolées où il était employé comme journalier. Il ne lui était arrivé que rarement de revenir pour la nuit à son domicile en l'absence de sa tante.

La veille du jour où le crime avait été consommé, un voisin avait
vu Barrot rentrer fort tard et sans bruit chez sa tante (1). Le lendemain matin, un autre voisin avait aperçu Barrot s'éloigner à pas
précipités dans la direction d'une ferme où il avait travaillé la veille.
C'est là que les magistrats le firent arrêter. Il résulta encore des
dépositions des voisins que Barrot était depuis longtemps à la poursuite de sa cousine, qu'il aurait voulu l'épouser ou la séduire; que
celle-ci, fille sage et toute préoccupée d'ailleurs de sa maladie de
poitrine, qu'elle croyait grave et menaçante, était restée insensible
à toutes ses avances.

Barrot fut jugé à la session suivante des assises du Jura. Il commença par tout nier, comme il l'avait fait dans l'instruction. Mais, à
la fin de son réquisitoire, le magistrat qui remplissait les fonctions
du ministère public, passant en revue les désordres observés sur le
cadavre de Louise Boisson, montra d'une façon si saisissante l'histoire de l'attentat écrite sur le corps de la victime, il fit un tableau
si émouvant des horribles dilacérations opérées dans l'intérieur de ce
corps par les coups du meurtrier, que Barrot cacha sa tête dans ses
mains et se mit à fondre en larmes. Quand le réquisitoire fut terminé, le président demanda au prévenu s'il persistait dans ses dénégations. Celui-ci ne répondit que par des sanglots.

Ces témoignages de repentir valurent à l'accusé le bénéfice des
circonstances atténuantes. Il ne fut condamné qu'aux travaux forcés
à perpétuité.

Je finirai en tirant des faits exposés plus haut les conséquences suivantes, qui me paraissent mériter la plus sérieuse
attention :

1° La constatation d'un décès et l'examen de l'extérieur du
corps faits peu de temps après la mort peuvent donner lieu à
des erreurs graves. Le sang extravasé profondément n'a pas
eu le temps de faire, par imbibition des taches apparentes à
la surface de la peau; les contusions, les froissements violents
dont celle-ci a pu être le siége, principalement au niveau des
saillies osseuses, n'ont pu prendre encore cet aspect *parche-
miné* qui est l'effet de la dessiccation. Il ne faut donc pas se
contenter, comme on le fait trop souvent, non pas peut-être
à Paris, mais dans nos départements, de cet examen trop pré-

(1) Celle-ci était partie dans l'après-midi pour Moreg et devait être
absente deux jours. La fille L...... était donc seule dans la maison.

cipité. Il est indispeusable de revoir le cadavre vingt-quatre heures après le décès.

2° Dans tous les cas de mort subite, à quelques rares exceptions près, il est prudent de faire ouvrir le cadavre, parce que des coups violents portés avec un corps contoudant à extrémité large et obtuse, comme le poing, le genou, le talon, peuvent produire des lésions intérieures très graves, sans laisser au dehors des traces bien apparentes, et qui soient surtout en rapport avec les désordres profonds.

Obs. II. — *Infanticide par asphyxie. Tampon de filasse dans le gosier.* — Le 20 août 1852, le juge d'instruction, près le tribunal d'Arbois, fut prévenu par le maire de Vers, village du canton de Champagnole, qu'une fille, nommée Eléonore Jacquet, était soupçonnée d'avoir accouché secrètement, donné la mort à son enfant et fait disparaître son cadavre. Nous étant transportés dans le lieu indiqué, on fit venir la fille inculpée qui nia énergiquement avoir accouché et commis le crime qu'on lui imputait. Je fus chargé de procéder à son examen et je constatai sur elle toutes les traces d'un accouchement récent. Malgré nos affirmations, elle continuait à tout nier, lorsque le maire du village, qui était un. ancien magistrat, lui dit d'un ton amical et presque suppliant : « Ma chère fille, dites » donc à ces messieurs où vous avez caché votre enfant : j'ai rendu » autrefois la justice ; j'ai encore de l'influence, je vous promets » d'implorer votre pardon et j'espère l'obtenir. » Ces paroles la décidèrent à avouer qu'elle avait accouché. Mais elle prétendit que son enfant n'avait fait que respirer une ou deux fois, qu'il n'avait pas donné d'autre signe de vie et qu'il avait succombé sur-le-champ. Elle nous conduisit ensuite au milieu de la campagne et là, dans un champ de pommes de terre, elle nous montra l'endroit où elle avait enfoui le cadavre. On lui demanda pourquoi elle l'avait ainsi fait disparaître : elle répondit que c'était pour cacher son déshonneur.

Le cadavre exhumé fut transporté à la mairie où je procédai à l'autopsie. Je ne trouvai, ni à l'extérieur du corps, ni dans les cavités splanchniques, aucune lésion qui pût expliquer la mort. Et pourtant cet enfant avait respiré, comme le démontraient les expériences de docimasie pulmonaire. Quelle pouvait donc être la cause de la mort? J'avais cherché des traces de contusion autour de la bouche, du nez, sur la partie antérieure du cou, dans la pensée qu'on avait pu l'étouffer par la pression de la main sur ces régions : rien. J'avais disséqué les profondeurs de la nuque pour voir s'il ne s'y rencontrerait pas quelque fracture des vertèbres cervicales résultant d'une torsion violente : rien. J'avais ouvert la bouche pour voir si son intérieur portait quelque trace d'un poison corrosif : rien. Le juge d'instruction, le procureur et moi-même commencions à penser que, dans un premier accouchement, chez une fille jeune, vigoureuse, à fibre résistante, l'enfant avait pu rester longtemps au passage et naître dans un état de syncope si profonde qu'après avoir donné quelque signe léger et fugace de son existence, il n'avait pu s'emparer de la vie complétement. Nous étions tous sous l'impression d'un fait de ce genre, arrivé tout récemment sous nos yeux dans une maison où le nouveau-né était attendu avec une joie profonde comme le premier héritier d'une famille riche et entourée de l'estime publique. Les magistrats étaient donc sur le point de renvoyer la jeune fille lorsque, voulant que mon opération ne laissât pas la moindre obscurité, j'eus la pensée de vérifier si la partie antérieure des vertèbres cervicales, notamment l'atlas et l'axis, n'offraient pas plus de lésion que leur partie postérieure que j'avais déjà examinée par la nuque. J'incisai donc les deux commissures de la bouche jusqu'aux oreilles, afin d'enlever la mâchoire inférieure en la désarticulant.

J'arrivai ainsi dans les profondeurs du pharynx. Quelle ne fut pas alors ma surprise en y découvrant un tampon de filasse dont le bord pesait sur l'extrémité de l'épiglotte et dont le reste occupait le milieu du pharynx ! Ce tampon, serré et condensé dans ce lieu étroit, n'avait que le volume d'une grosse noisette ; mais il était facile de comprendre que, introduit sec dans le gosier, il avait dû avoir un volume plus que suffisant pour maintenir l'épiglotte abaissée et étouffer l'enfant.

On fit venir la jeune fille et je lui montrai ce que je venais de découvrir; à cette vue, une vive rougeur empourpra son visage et elle se mit à fondre en larmes. Le juge lui demanda si elle reconnaissait ce tampon : elle ne répondit que par ses sanglots.

Traduite en cour d'assises, elle fut condamnée à vingt années de réclusion.

Obs. III. — *Présomption de tentative de meurtre. Circonstances bizarres.* — Le 15 mai 1853, on vint m'appeler en toute hâte au secours de J. L...., petite fille du village de Montigny-les-Arsûres, âgée de onze ans, qui, disait-on, avait été victime des coups de deux voleurs qu'elle avait trouvés pillant l'intérieur de la maison au service de laquelle elle était entrée en qualité de bergère. J'y allai immédiatement. La nouvelle de cet événement s'était déjà répandue dans le pays et, à chaque rencontre que je faisais sur ma route, j'entendais ces mots : *C'est horrible ! tuer ainsi une pauvre enfant !*

Quel affreux malheur, allez vite, me disait-on, *et faites en sorte que le coupable n'échappe pas à la justice.*

Je trouvai l'enfant au lit, la moitié inférieure du visage rougie de sang desséché. Elle me raconta que, étant seule dans la maison, pendant que ses maîtres étaient aux champs, elle avait vu entrer deux hommes *déguisés avec des vêtements de femme* et le *visage charbonné;* ces hommes avaient pénétré dans la chambre où se trouvait un grand bahut renfermant la bourse et les effets de sa maîtresse ; la clef était à la serrure ; ils l'avaient ouvert. Mais, quand elle vit qu'ils cherchaient dans le tiroir où elle savait qu'était l'argent, elle avait eu le courage de crier *au secours !* Les malfaiteurs, pour arrêter ses cris, l'avaient frappée. Elle était tombée sans connaissance sous leurs coups et ne savait pas ce qui s'était passé plus tard.

Tel était son récit. Ces faits avaient dû s'accomplir à onze heures du matin. La maîtresse de la maison étant rentrée un peu avant midi pour chercher son dîner et celui de son mari, avait trouvé l'enfant étendue au milieu de la chambre et paraissant ne pas avoir sa connaissance pleine et entière. Près de sa figure le plancher présentait une petite flaque de sang. A côté d'une de ses mains se trouvait un *bouquet de lilas et de boules de neige.*

Le buffet était ouvert et le tiroir, au lieu d'être à sa place, gisait sur le plancher non loin de l'enfant. Une partie des objets qu'il renfermait était éparse çà et là.

La maîtresse de maison était dans un état de surexcitation inimaginable : « Voyez-vous, monsieur, me dit-elle, les scélérats, après » avoir assassiné cette enfant, lui ont mis, par une abominable déri- » sion, un bouquet de fleurs dans la main ! » Je lui demandai quelle somme ils lui avaient volée. Elle me répondit qu'elle avait trouvé son *argent intact :* « Mais, disait-elle, cette pauvre enfant ayant » crié, ils se sont sauvés à la hâte de peur d'être découverts, et ils » n'ont pas eu le temps de chercher l'argent. »

J'examinai l'enfant de la tête aux pieds pour y découvrir des traces de violence. Je ne vis rien. Tout le sang avait coulé du nez. Mon attention se reporta donc entièrement sur cette partie, et en palpant soigneusement le nez dans toute son étendue, je découvris, à un centimètre environ de sa racine, un endroit qui était très douloureux au moindre contact. On y sentait une petite dépression transversale formant comme un sillon. Sur ce point la peau offrait une teinte légèrement bleuâtre, profonde, annonçant un commencement d'ecchymose.

Je lui demandai quelle tournure avaient ces voleurs. Elle répéta qu'ils avaient un déguisement de femme et la figure toute noircie avec du charbon. Cette version me parut si improbable qu'elle m'inspira les doutes les plus grands sur la véracité de cette enfant qui avait, du reste, un air fort embarrassé et passait pour être très espiègle. Aussitôt que la pensée qu'elle pouvait mentir eut traversé mon esprit, je devinai tous les faits qui lui étaient arrivés et leur enchaînement.

L'histoire des voleurs ne devait être qu'une fable. La petite drôlesse, qui était rentrée seule dans la maison, ayant vu la clef au buffet de sa maîtresse, l'avait ouvert, voulant chercher dans le tiroir pour y trouver, soit de l'argent, soit autre chose. Mais elle l'avait tiré trop fort et, comme il était de bois de chêne, fort lourd et plein de toutes sortes d'objets, il lui était tombé violemment sur le nez à l'endroit de la dépression transversale. Il l'avait peut-être même renversée en tombant, soit par la force du choc, soit en lui donnant un moment de commotion cérébrale. Elle était étendue depuis un certain temps, le sang coulant de son nez, lorsque sa maîtresse entra inopinément.

Quant à l'histoire si touchante du bouquet de fleurs, il fut reconnu qu'elle le portait à sa main quand elle était rentrée dans la maison : un voisin m'apprit qu'il l'avait vue les cueillant à des massifs du jardin de M. le baron Le Pin dont les rameaux s'étendaient jusque sur la rue.

Mon opinion étant arrêtée sur cet événement et sur ses conséquences, je me retirai sans faire part encore de mes idées à personne et j'allai voir des malades dans le village. Peu d'instants après mon départ M. le juge d'instruction arriva : il interrogea longuement l'enfant qui répéta, en l'amplifiant encore, son histoire des deux voleurs déguisés. Les parents, interrogés à leur tour, déclarèrent qu'ils soupçonnaient fortement les voisins, avec qui ils avaient eu de graves querelles, d'avoir profité de leur absence pour se livrer à cet acte de vengeance. Le juge d'instruction alla les interroger fort minutieusement et deux gendarmes étaient déjà prêts à les arrêter; mais ces braves gens parvinrent à établir leur alibi d'une manière irrécusable. Ils étaient bien loin, dans la campagne, au moment où le prétendu crime s'était accompli. Les magistrats firent venir le maire, le garde champêtre, un grand nombre d'autres personnes pour savoir si des étrangers avaient rôdé dans le village. On n'avait rien vu. Le juge d'instruction était aux abois et m'avait envoyé chercher pour avoir mon avis. J'étais retourné à Arbois précipitamment pour un accouchement.

Le lendemain je me rendis au cabinet de M. le juge; il m'étala un énorme dossier résultant des interrogatoires de la veille qui avaient duré toute l'après-midi. Quand je lui eus exposé ma manière de voir, il fut comme illuminé d'une manière soudaine ; ma version lui parut si vraisemblable que toute cette fantasmagorie de vol et d'assassinat s'évanouit dans son esprit comme un rêve. Bientôt je vis entrer dans

son cabinet la petite fille qu'il avait envoyé chercher pour lui faire
subir un nouvel interrogatoire. Il lui dit ce que je pensais de la
fable qu'elle avait inventée. Aussitôt elle rougit, balbutia et finit par
avouer que la crainte d'être battue par sa mère, pour avoir fureté
dans son buffet, lui avait inspiré la pensée de se faire passer pour
victime.

Le juge, fort confus d'avoir été dupe d'un enfant, m'a avoué plus
tard qu'il lui avait fallu le sentiment profond de sa dignité magis-
trale pour ne pas lui administrer de ses mains, dans le moment
même, une correction paternelle.

Mais cette bizarre aventure devait avoir le privilége de donner lieu à toutes sortes de singularités. Avant que la vérité ne
fût connue du public, l'histoire tragique formulée par la petite fille avait couru de bouche en bouche, brodée et aggravée à chaque nouvelle édition. Un correspondant de la *Senti-
nelle du Jura*, journal de la préfecture, heureux d'avoir une
si bonne aubaine, s'était empressé d'écrire à Lons-le-Saulnier
au rédacteur qui, le lendemain, servait à ses lecteurs l   tar-
tine suivante : « Un crime horrible, entouré de circonstances
» comme les annales criminelles n'en ont peut-être jamais
» présenté, vient de jeter l'épouvante dans le canton d'Arbois.
» Une petite fille a été assassinée par des malfaiteurs parce
» qu'elle poussait des cris *au secours*, pendant qu'ils dévali-
» saient la maison de ses parents. Après avoir consommé leur
» forfait, ils ont, par un raffinement de cruauté qu'on pour-
» rait appeler le *cynisme railleur du crime*, ils ont déposé un
» bouquet de fleurs dans la main de leur innocente et mal-
» heureuse victime. »

Obs. IV. — *Présomption d'infanticide. Fœtus non viable enfoui au
milieu d'une forêt.* — Le 24 avril 1855, le juge d'instruction près
le tribunal d'Arbois fut prévenu que la fille Coubatit, de Cramans,
canton de Villers-Farlay, était soupçonnée d'avoir, à la suite d'une
grossesse dont les apparences frappaient tous les regards, accouché
clandestinement et mis à mort son enfant. Nous nous transportâmes
à la mairie de ce village, et la prévenue nous fut amenée. Elle nia
tout énergiquement. L'examen que je fis de sa personne me fit découvrir des traces certaines d'une parturition récente, et j'en fis

part aux magistrats. On ramena la jeune fille, et le procureur impérial lui dit, d'un ton fort acerbe : *Mademoiselle, vous avez menti; monsieur le docteur affirme que vous avez accouché.* Le ton menaçant du magistrat produisit sur la prévenue une vive impression de terreur; elle s'exalta les dangers de sa position, et, voulant faire bonne contenance, elle répondit sur un ton très décidé : *Non, monsieur, cela n'est pas vrai. — Comment, cela n'est pas vrai,* répliqua le magistrat, *vous osez le dire après l'affirmation du médecin. — Non, non, cela n'est pas vrai.* — Le juge d'instruction appela les gendarmes et déclara à la jeune fille qu'elle allait être conduite en prison. — *Conduisez-moi tant que vous voudrez,* dit-elle, *mais je suis innocente.* Les gendarmes allaient la saisir; alors je demandai aux magistrats de me permettre d'avoir avec la jeune fille un entretien particulier. Nous passâmes dans la chambre voisine. Voici le motif pour lequel j'avais sollicité cet à parte. En examinant la jeune fille, j'avais reconnu les traces d'un accouchement récent, comme un écoulement lochial, une dilatation anormale de l'entrée du vagin, le col utérin ouvert, le corps de la matrice gros comme les deux poings; quelques gouttes de lait séreux avaient coulé à la pression des seins, qui étaient développés et durs. Mais le ventre n'offrait aucune vergeture; la fourchette n'était point effacée ni déchirée; l'aréole des mamelons n'était pas bistrée comme chez les femmes brunes avancées dans leur grossesse, et cette fille était brune au plus haut degré. Je présumai donc qu'elle avait pu faire une fausse couche de cinq à six mois, et que son enfant n'était pas né viable. Je lui fis part de ces soupçons en lui disant que, s'il en était ainsi et si elle voulait me mettre en mesure d'en donner la preuve aux magistrats, cette affaire n'aurait pas de suites. A ces mots, les traits de sa figure s'épanouirent, et elle me dit : *Serait-il bien vrai, monsieur? —Oui, j'en réponds,* lui dis-je; *ayez confiance en moi.* Alors elle se leva en me disant : *Venez avec moi.* Elle me conduisit au milieu de la forêt voisine, et là, derrière un buisson, elle creusa avec ses mains à environ un pied de profondeur et découvrit un linge ensanglanté dans lequel se trouvait un fœtus arrivé au cinquième mois de la grossesse. Non-seulement il n'avait pas respiré, mais encore il était évident qu'il était mort dans le sein de la mère plusieurs jours avant la fausse couche, car il offrait tous les signes d'une macération prolongée dans les eaux de l'amnios.

Il n'y avait donc plus lieu de penser à un infanticide. Mais quelle avait été la cause de la fausse couche? Les magistrats interrogèrent plusieurs témoins à ce sujet. Ils apprirent que la rumeur publique accusait la jeune fille d'avoir fait usage de fortes doses de *sabine*; que cette sabine lui aurait été préparée par *un monsieur* auquel on attribuait la paternité de l'enfant, et qui avait pu cueillir des rameaux de sabine dans le jardin d'un de ses voisins où j'allai, en effet, constater l'existence d'un fort beau sujet de cette espèce. Mais toutes ces allégations ne reposaient sur aucun fait matériel dont la preuve pût être fournie aux magistrats. La jeune fille attribuait sa fausse couche à une chute sur le ventre.

Bref, les magistrats mirent la jeune fille en liberté. Mais supposons que je ne l'eusse pas amenée par la douceur et le raisonnement à nous découvrir le corps du délit; que, se roidissant toujours contre l'interrogatoire plein d'aigreur du magistrat, elle eût persisté dans ses dénégations, cette fille eût été traînée en prison par les gendarmes au milieu de toute la population attirée par l'événement, puis condamnée, sinon pour infanticide, au moins pour défaut de déclaration de naissance et inhumation irrégulière.

Obs. V. — *Fille accusée d'avoir donné la mort à son enfant en incisant une hernie ombilicale.* — Le 11 juillet 1850, le juge d'instruction près le tribunal d'Arbois reçut du maire de Mont-sur-Monnet, village du canton de Champagnole, une lettre qui le prévenait qu'une pauvre fille de sa commune, nommée Jobard (Jeanne-Louise), était accusée d'avoir donné la mort à son enfant, âgé de sept semaines, en ouvrant, avec un instrument tranchant, une grosseur qui était venue à l'ombilic de l'enfant quelques jours après sa naissance. Sur sa requête, je me transportai avec lui au lieu indiqué. Nous fîmes exhumer le cadavre qui était enterré depuis quelques jours. Je trouvai, au niveau de l'ombilic, un paquet d'intestins du volume du poing, sortant par l'ouverture ombilicale et tout à fait à nu. Je le coupai et pus constater l'état dans lequel se trouvait l'ombilic. La peau qui l'entourait, et qui avait dû recouvrir le paquet intestinal, était à bords irréguliers, frangés et déchiquetés. On voyait qu'elle avait dû subir une grande distension et être fortement amincie. Une partie des bords de l'ouverture cutanée offrait des plaques gangréneuses autour desquelles la peau était d'un rouge vif. Comme l'aspect de l'ouverture éloignait tout à fait la pensée d'une section nette opérée par un instrument tranchant; que, d'ailleurs, ces points sphacélés, entourés de rougeurs vives, ne pouvaient se rapporter à ce genre de lésion, je pensai que quelque cause irritante, comme un séjour trop prolongé dans des langes imprégnés d'urine, avait pu provoquer une rougeur érysipélateuse dans cette peau distendue et amincie qui recouvrait la hernie, qu'un point gangréneux s'y était établi et qu'un des bords de l'eschare, en se détachant, avait livré passage aux intestins, dans un moment où l'enfant criait fortement.

En effet, les dépositions de plusieurs voisines, qui avaient vu l'enfant avant sa mort, vinrent confirmer mes présomptions. Le maire avait écrit au juge d'instruction sur une dénonciation anonyme qui lui était arrivée d'un ennemi de cette pauvre fille.

Indépendamment de l'intérêt que peut présenter cette observation sous le rapport médico-légal, elle m'a paru mériter d'être livrée à la publicité, parce qu'elle démontre combien il est important de contenir de bonne heure, avec un appareil convenable, ces hernies ombilicales si fréquentes dans le jeune âge, et quels soins attentifs il faut appliquer sans retard à toute rougeur inflammatoire qui vient à s'y montrer.

Les faits que j'ai encore à retracer, se rapportent tous à des sujets atteints d'hystérie. On sait que les femmes affectées de cette singulière maladie sont, en général, remarquables par la vivacité de leur esprit, la fougue de leur imagination et l'exaltation de leurs sentiments. Cette disposition morale les conduit aux actes les plus bizarres, les plus audacieux, et quelquefois les plus criminels, pour satisfaire la passion qui les domine, que ce soit l'amour ou la haine, la jalousie, l'orgueil ou toute autre passion. Il peut arriver que ces actes, dénaturés par la rumeur publique, les préventions locales ou les haines individuelles, donnent lieu à des plaintes, à des dénonciations, et, par suite, à des commencements d'informations judiciaires, qui, sans être très graves, ont toujours l'inconvénient de porter à faux, et quelquefois d'être ridicules. Mais on peut voir aussi la justice égarée au point d'infliger des peines sévères à des innocents, tandis que le vrai coupable reçoit des ovations. C'est ce que l'on verra dans ma dernière observation. Les hystériques, comme les aliénés, mettent souvent la sagacité des magistrats et des médecins à la plus rude épreuve.

Obs. VI. — *Fille hystérique se faisant, dans ses attaques, des contusions qu'elle attribuait à d'autres causes.* —V. P..., âgée de vingt-six ans, brune, forte, œil vif, était sujette à des attaques d'hystérie assez fortes, pour lesquelles je l'ai soignée pendant longtemps. Elle était visitée quelquefois par des religieuses qui, me rencontrant un jour non loin de la maison qu'elle habitait, me firent part de l'intérêt tout particulier qu'elles lui portaient à raison de ce que cette fille leur paraissait une *sainte*, une *inspirée*, une *illuminée*. Elles me dirent que leur opinion était fondée sur ce qu'elles avaient observé chez la jeune malade; elles me racontèrent, par exemple, que, dans une de leurs dernières visites, la fille P... avait présenté tout à coup un regard fixe, une figure radieuse, et elle avait interrompu brusquement la conversation. — Qu'y a-t-il? Qu'avez-vous donc? lui demandèrent les bonnes sœurs. — *Je vois*, répondit-elle, *mon doux Jésus, qui vient à moi portant sa croix*. — Puis, tout à coup, ses yeux se fermèrent, son visage prit l'expression d'une indicible frayeur, et elle se mit à crier : *Ma sœur, ma sœur, il tombe, il tombe, sa croix va l'écraser, allez donc le soutenir*. — Les bonnes sœurs, avec ce penchant irrésistible au merveilleux qui entraîne toutes les femmes, avaient déjà raconté cette histoire aux âmes pieuses de la ville, et V... P. allait devenir l'héroïne du jour. Elles ajoutèrent que la malade leur avait montré, sur divers points de son corps, notamment sur les cuisses, des taches noires provenant des contusions que le *diable lui avait faites en la frappant rudement avec sa queue de fer, parce qu'elle ne voulait pas céder à ses tentations*. Mais quel fut le désappointement des vénérables religieuses, quand elles virent que je souriais ironiquement, en leur disant qu'elles étaient dupes. En effet, ces taches noires, que la jeune hystérique attribuait *à des coups du diable*, venaient de ce que, dans une crise de nerfs violente, dont j'avais été témoin, elle s'était heurtée contre les murs et les meubles dont elle était entourée. Le lendemain de cette crise, elle avait donné à une de ses parentes, qui lui demandait l'origine de ces contusions, une explication bien différente. La jeune hystérique avait un amant que sa famille repoussait. Irrité d'un refus qu'il avait essuyé récemment en la demandant en mariage à ses parents, il avait, en l'absence de ces derniers, pénétré jusqu'à elle, et, la trouvant couchée, l'avait saisie violemment dans ses bras en lui criant, avec l'accent du désespoir : *Tu ne seras jamais à d'autres qu'à moi*. Les taches noires, d'après cette autre version, résultaient des trop vives étreintes de l'amant désolé. Mais cette parente ne put garder le secret; elle en fit part au père, qui se préparait à porter plainte en justice contre le jeune homme. Mais, comme j'avais vu les contusions, il vint, fort heureusement pour sa famille, me demander préalablement un certificat. Je lui fis connaître la vérité et arrêtai ainsi des poursuites

qui auraient pu avoir pour résultat, soit la condamnation d'un innocent, soit un scandale qui aurait couvert de confusion une honorable
famille.

Obs. VII. — *Femme hystérique se faisant, dans ses crises, des
contusions qu'on attribue à des coups donnés par le mari.* — Madame M... était une grande femme brune, très vive, dont les regards
lançaient des traits de flamme. Elle n'avait pas pu vivre longtemps
avec son mari et l'avait quitté. Mais celui-ci venait de temps en
temps lui faire des scènes violentes et la menaçait de la faire rentrer
à son domicile par les voies légales.

Madame M... était depuis longtemps sujette à des attaques d'hystérie très fortes. Un jour que son mari était venu chez elle, la crise
nerveuse dont elle fut atteinte, devint si violente, que les voisins, l'entendant crier, vinrent me chercher ; je n'ai jamais vu d'attaque
d'hystérique aussi effroyable. Elle échappait à toutes les mains qui
voulaient la contenir. Elle glissait de son lit comme un serpent, bon-
dissait sur le parquet comme un chevreuil, ou se tordait comme un
reptile, se heurtant violemment à tous les meubles sans paraître
éprouver le moindre sentiment de douleur, s'emparant de tout ce
qui lui tombait sous la main et le brisant sans pitié. Elle saisit un
moment le pied d'une petite table d'acajou et elle l'agita comme un
éventail avec une force surhumaine.

Pendant ces scènes de bacchante, se heurtant à tout ce qui l'entourait, elle s'était fait des contusions nombreuses. Dans la journée,
on alla chercher son père, qui, voyant les taches noires qui avaient
succédé, sur son visage, aux coups qu'elle s'était donnés, crut que
son mari s'était livré sur elle à des actes de violence ; il entra dans
une fureur extrême et se disposait à aller trouver les magistrats pour
leur porter plainte, lorsqu'un voisin, témoin de son émotion, lui
conseilla de venir me parler de cette affaire. J'eus beaucoup de
peine à le détourner de son projet, parce qu'il en voulait beaucoup à
son gendre.

Mais je ne peux omettre un épisode, qui n'est pas le côté le moins
piquant de ce drame bizarre. La terrible crise dont j'avais été témoin, et
qui avait donné lieu aux contusions dont on voulait rendre responsable
le malencontreux mari, n'avait point été provoquée par ce dernier.
J'appris plus tard de source certaine que le mari, ce jour-là, n'avait
rien dit à sa femme de bien pénible et de bien menaçant, mais que
la scène, qui avait mis les nerfs de la dame en état de révolte, avait été
faite *par son amant*, qui, ayant vu sortir le mari, s'était montré
jaloux au point de reprocher amèrement à la femme la visite de
l'homme dont il avait usurpé la place.

Si je n'étais pas parvenu à apaiser le père, on aurait donc pu voir un mari incriminé et peut-être condamné pour des violences sur sa femme, dont il était parfaitement innocent, et qui étaient plutôt le fait de cet amant déjà si coupable à son égard.

Obs. VIII. — *Fille hystérique surprise par un garde dans une forêt. Attaque de nerfs causée par la frayeur et attribuée par la malveillance à une tentative de viol de la part du garde. Commencement d'instruction contre ce dernier.* — Le 2 octobre 1840, le commissaire de police de la ville d'Arbois vint me trouver pour me prier de l'accompagner aux baraques de bûcherons, sises dans la forêt de la ville, où une jeune fille de Pupillin, nommée F. S..., était au lit gravement malade, parce que dans un endroit solitaire de la forêt, elle venait d'être victime d'une tentative de viol de la part du garde, le nommé Bonnedouce.

On voit que l'affaire présentait une gravité inaccoutumée, puisqu'il s'agissait d'un fonctionnaire public ayant accompli un acte criminel dans l'exercice de ses attributions. Le commissaire de police avait déjà prévenu le juge d'instruction et le procureur du roi, qui, fort irrités contre le garde, vinrent à leur tour me prier de me rendre aux baraques sans délai et de leur faire mon rapport à mon retour, afin qu'ils pussent faire arrêter sur-le-champ l'inculpé et commencer l'instruction relative à cette grave affaire, qui avait mis ces honorables magistrats dans le plus grand émoi. Ils paraissaient convaincus qu'un crime avait été commis ; ils avaient appris qu'un médecin, appelé sur-le-champ par les parents, ayant trouvé la jeune fille sans parole, sans signes de connaissance, avait déclaré que l'acte de violence accompli sur elle l'avait jetée dans un position inquiétante. Cette opinion du médecin était arrivée, par la rumeur publique, à l'oreille des magistrats dont elle avait surexcité au plus haut degré la sollicitude. Nous partîmes donc en toute hâte pour la forêt. Quelle ne fut pas ma surprise en reconnaissant, dans la victime présumée du garde, une jeune fille que j'avais soignée à l'hôpital pour des attaques d'hystérie violentes et prenant souvent une forme syncopale qui durait plusieurs jours? Au moment de notre visite, elle était encore au milieu de sa crise.

Voici ce que nous apprîmes sur la scène de la forêt : la jeune fille s'y était rendue pour y couper un fardeau de bois sec. Le garde parut tout à coup à sa vue, et son arrivée soudaine lui fit une telle impression qu'elle tomba roide sur le sol en poussant des cris; elle était prise d'une de ses attaques. Dans le voisinage se trouvaient deux délinquants de profession, ennemis jurés du garde; attirés par les cris de la malade, et voyant le garde courbé sur le corps de la jeune fille, dont la chute l'avait effrayé, et à qui il cherchait à porter secours, ils conçurent immédiatement la pensée que le garde voulait s'emparer de la jeune fille par la violence. Les mouvements auxquels se livrait, dans sa crise, la jeune hystérique, étaient de nature à leur inspirer un pareil soupçon. Ils allèrent en toute hâte au village chercher les parents. La mère partit aussitôt pour rejoindre sa fille, tandis que son mari allait prévenir la police. On sait le reste. Je ne trouvai chez la malade aucune trace de violence, et, quand sa crise fut calmée, ce qui n'arriva que le lendemain dans le milieu du jour, elle déclara elle-même que le garde n'avait occasionné sa crise que par son arrivée soudaine à ses côtés, dans un moment où elle s'y attendait le moins. Supposons maintenant que la justice s'en fût tenue à l'opinion du premier médecin et à la déclaration des deux délinquants. Ces trois témoignages n'auraient-ils pas suffi pour justifier la mise en prévention du garde et peut-être même son arrestation ? Cette erreur eût été d'autant plus regrettable, que l'inculpé était un homme déjà âgé, appartenant à une famille très estimable, et dont les précédents étaient irréprochables.

Je veux intercaler ici brièvement deux faits qui prouvent que certaines formes d'hystérie peuvent en imposer au point de faire croire au médecin que la malade est à l'agonie, si bien que le médecin prévient les parents qui envoient en toute hâte chercher le prêtre pour rendre les derniers devoirs à la malade (1).

OBS. IX. — *Fille hystérique que l'on croit à l'agonie, et à qui on administre les derniers sacrements.* — La fille V..., rue Dessous, à Arbois, grande virago à cheveux roux, au visage couvert d'éphélides, d'un caractère violent, emporté, était sujette à des attaques de nerfs pour la moindre contrariété. Ces attaques devinrent, à une certaine époque, si fréquentes, qu'elle se mit au lit. Les crises portaient principalement sur le cœur. Elle y éprouvait des déchirements *atroces*, des élancements affreux et des suffocations qui, pour un observateur frappé seulement de la décomposition du visage, de l'état anxieux de la respiration, pouvaient faire croire que cette fille allait expirer. Je l'avais vue plusieurs fois au milieu de ces terribles orages, mais ils ne m'inspiraient aucune inquiétude, parce

_____

(1) Je cite ces faits parce que si, le jour où ces malades sont tombées dans cet état, le hasard avait fait naître des circonstances capables d'éveiller quelque soupçon de violences exercées sur elles, les magistrats, recevant une plainte, auraient pu être entraînés à faire une enquête dérisoire comme celle que l'on avait commencée contre le garde B.....

que, malgré ce désordre profond du système nerveux, j'avais toujours trouvé le pouls très naturel.

Un jour qu'elle était dans une crise pareille, une voisine effrayée vint me chercher, et, ne me trouvant pas, elle alla chez le docteur N..., qui courut au secours de la jeune fille. Frappé des désordres qu'il observait du côté du cœur, il crut que cette fille avait une maladie grave de cet organe, arrivée à sa dernière période et déclara que la situation était très critique On courut chercher un prêtre, qui donna à la malade les secours de la religion. Celui-ci avait tout naturellement partagé les craintes du médecin sur la position de la fille V.... Il me rencontra quelques heures après dans la ville, et m'aborda en me disant : *Votre malade de la rue Dessous, la fille V'..., est probablement morte en ce moment;* et il me raconta ce qui était arrivé. Quelle ne fut pas sa surprise quand il vit que je riais en lui disant : Monsieur l'abbé, ma malade ira vous remercier demain de votre sollicitude pour elle. En effet, le lendemain, j'envoyai la fille V... faire une visite à l'abbé.

J'ai encore vu un autre fait du même genre se passer à l'hôpital d'Arbois.

Obs. X — Une fille nommée C. A..., profondément hystérique, tombait par moment dans un état syncopal tel, que les bonnes sœurs, malgré leur habitude de voir des maladies de toutes sortes, crurent un jour qu'elle allait expirer ; ne me trouvant pas pour les tirer de leur perplexité, elles envoyèrent chercher M. l'abbé de V..., un des vicaires, et la firent administrer. Le lendemain, elle n'était pas plus malade que d'habitude. Les sœurs furent confuses de leur méprise. Les autres malades se moquèrent de la fille C..., et, peu de jours après, elle s'enfuit de l'hôpital. Tous ces événements avaient déjà opéré en elle une révolution salutaire. Mais elle acheva de se guérir en prenant, devinez quoi ?... Un mari. Elle devint enceinte immédiatement et ses nerfs rentrèrent dans le calme le plus complet. C... fait un enfant tous les quinze à dix-huit mois, est toujours grosse ou nourrice, souvent tous les deux à la fois; elle se porte à merveille.

Obs. XI.— *Fille hystérique abandonnée par son amant. Vengeance abominable qu'elle exerce, non-seulement sur lui, mais sur toute sa famille, qui l'avait éloigné d'elle. Innocents condamnés par les tribunaux à des peines sévères. Ovation faite à la coupable qui s'était posée en victime.* — Lorsque ces faits se sont accomplis et ont vivement ému toute la contrée que j'habite, j'étais encore

fort jeune, mais ils m'ont singulièrement frappé, parce que
j'avais vu de mes propres yeux un certain nombre d'entre eux,
et ma mémoire en a conservé fidèlement l'impression. Mais
afin de n'omettre aucun des détails importants de cette déplorable affaire, j'ai eu recours à l'obligeance de M. Papillard, en
ce moment juge au tribunal d'Arbois, et qui, à l'époque où
ces faits ont eu lieu, remplissait près du même siége les fonctions de substitut du procureur du roi. Tous les détails de
cette singulière histoire étaient restés parfaitement conservés
dans sa mémoire. Je vais donc résumer dans ce récit ses souvenirs et les miens.

En l'année 1828 vivait, dans le village de Mesnay, près d'Arbois,
une jeune fille âgée de vingt-six ans, nommée M. J... Elle était
courtisée par un jeune homme de son âge nommé B..., dit C...,
qu'elle comptait épouser. Mais elle acquit un jour la certitude que
son amant lui était infidèle. Son dépit fut si amer qu'elle jura de
s'en venger, non-seulement sur lui, mais sur toute sa famille qui,
d'après la rumeur publique, avait contribué beaucoup à l'éloigner
d'elle.

M... était d'une organisation très nerveuse. On avait vu plusieurs fois une simple contrariété la faire tomber en syncope ou lui
causer des mouvements spasmodiques. Mais le fond de son tempérament était très vigoureux, et, dans plusieurs circonstances, elle
avait donné des preuves d'une force de résolution inébranlable, d'une
ténacité d'humeur invincible et d'une audace que rien ne pouvait
intimider.

Nous allons voir comment elle réalisa ses projets de vengeance.

Un matin, on trouva dans une vigne appartenant à M. d'Ou-
nières, conseiller à la cour de Besançon, un grand nombre de ceps
qui avaient été coupés pendant la nuit. M... va, dans la journée,
dénoncer à la justice le frère de son ancien amant et son amant lui-
même comme étant les auteurs de ces mutilations. Elle prétendit
que, étant sortie fort tard de la maison d'une de ses amies, elle avait
vu les frères B... coupant les ceps de vigne et les avait parfaitement reconnus. Au tribunal, elle affirma, sous la foi du serment, la
vérité des faits par elle articulés. Le père et la mère des jeunes B...
eurent beau assurer que, cette nuit-là, leurs enfants étaient couchés
près d'eux; comme ils étaient suspects dans la question et ne pouvaient prêter serment, le tribunal crut à la déposition de la jeune

fille, faite avec un aplomb et un sang-froid remarquables ; les deux prévenus furent condamnés à quelques mois de prison.

L'année suivante, M... rentre un jour dans le village en criant : A l'assassin ! à l'assassin ! Elle montre sa poitrine toute sanglante et une plaie qui saignait encore au-dessus du sein gauche. Plusieurs autres petites blessures se montraient sur le cou et l'épaule. Elle dit que l'oncle des jeunes B..., des deux frères emprisonnés pour les ceps de vigne, l'ayant rencontrée dans un lieu écarté qu'elle désigna, s'était précipité sur elle et lui avait porté plusieurs coups de couteau. Cet homme fut arrêté et, à la session suivante des assises, condamné à cinq ans de réclusion.

Peu temps après, M... fit venir le procureur du roi et le juge d'instruction pour leur montrer de nouveaux coups, faits par un instrument tranchant, qu'elle avait reçus sur la poitrine, les épaules et les bras. Elle déclara aux magistrats qu'un autre oncle des frères B..., qui habitait Besançon où il travaillait dans un atelier, était entré brusquement dans sa chambre, s'était précipité sur elle, avait essayé de l'étrangler, et, n'en pouvant venir à bout, lui avait donné plusieurs coups de couteau ; puis, craignant que ses cris n'attirassent du secours, il s'était enfui à toutes jambes. L'accusé fut arrêté deux jours après à Besançon et amené à Arbois. Lorsqu'il arriva dans la ville, entre deux gendarmes, la chaîne au cou, il n'était bruit que de la tentative d'assassinat commise sur la jeune fille du Mesnay et de l'arrestation du coupable. B... fut introduit dans la maison d'arrêt au milieu des huées et des imprécations d'une foule ameutée. Ce fut bien pis le lendemain lorsqu'on le conduisit à Mesnay pour le confronter avec M... Toute la population du pays était sur pied ; une foule immense, agitée, exaspérée, l'accompagna jusqu'à Mesnay. En présence de B..., M... ne changea point de langage. L'accusé lui disait d'un ton calme, paternel : *Malheureuse, que faites-vous? songez donc à votre âme. Si vous trompez les hommes, vous n'échapperez pas à la justice de Dieu.* Elle persista opiniâtrément dans ses allégations.

B... fut reconduit en prison. Au moment où il en franchissait le seuil, un homme s'élança de la foule, et, avant que les gendarmes eussent le temps de l'arrêter, il se jeta sur le prisonnier avec des gestes furieux et le poussa rudement dans la prison aux applaudissements de la foule qui entourait.

Mais le malheureux B... ne resta pas longtemps dans la maison d'arrêt. Les magistrats instructeurs de Besançon avaient fait, de leur côté, une enquête de laquelle il était résulté que, le jour où M... disait avoir reçu les blessures de la main de l'accusé, celui-ci était à Besançon. Vingt témoins, le chef d'atelier à leur tête, vinrent déposer qu'il était impossible que B... eût commis le crime qui lui était imputé. Il fut relâché (1).

Peu de temps après, la mère de C. J..., arrivant à l'étable pour traire sa vache, lui trouva les pis coupés. Marguerite en accusa encore les B... Un jour le feu prit à sa maison ; tout le pays y courut, les fourrages furent entièrement consumés. M... répétait sans cesse : Ce sont toujours les B...

Une instruction fut commencée contre eux. Mais, loin de découvrir des faits accusateurs, elle ne rencontra que des circonstances qui démontraient leur innocence.

Depuis la tentative d'assassinat imputée à celui des B .. qui habitait Besançon, M... était devenue l'héroïne de la contrée. Durant l'instruction faite par les magistrats, tant à Arbois qu'à Besançon, le bruit se répandit qu'on avait trouvé un matin à côté d'elle, sur son oreiller, une couronne de fleurs artificielles portant ces mots : *Corona martyri M. J...* Une foule de curieux, de désœuvrés, de dévots et de badauds alla voir la *vierge martyre*. On ne parlait plus que d'elle dans toutes les conversations. M. J... faisait vraiment le pendant de Marie Merle, la fameuse stigmatisée du Tyrol, vers laquelle se sont dirigés tant de saints pèlerinages et qui a exercé tant de plumes mystiques.

Les personnes pieuses affluaient de toutes parts et déposaient sur son lit des fleurs et de l'argent. Cette dernière offrande était particulièrement agréable à la mère de M... Lorsque la munificence des curieux et des pèlerins du canton d'Arbois fut épuisée, cette femme partit un jour *avec la couronne* pour la Montagne et se mit à parcourir les villages. Elle allait de porte en porte, récitant l'histoire du martyre de sa fille et montrant la *couronne qu'un ange était venu déposer sur sa tête*. Quand elle voyait les auditeurs émus, elle ouvrait une quête au profit de la *malheureuse victime de cet horrible attentat* et les pièces de monnaie tombaient dans son escarcelle.

Cette conduite de la mère, quand elle fut connue à Arbois, commença à dessiller les yeux. Le curé de Mesnay, qui avait été dupe comme tant d'autres, s'écria un jour : *Je crois que cette drôlesse n'est qu'une farceuse.* Bientôt il se fit dans l'opinion publique un revirement complet. Comme il arrive souvent en pareil cas, on passa d'une extrémité à une autre : celle qu'on allait visiter comme une sainte n'entendit plus autour d'elle que des menaces et des imprécations.

Elle fut obligée de quitter le pays. Un cabaretier de Gray la prit à

(1) Le docteur Dumont, qui avait visité toutes les blessures de la fille J....., m'a dit qu'elles étaient superficielles, n'intéressaient que le derme et n'avaient aucune gravité. Elle se les pratiquait elle-même avec un rasoir.

son service. Six mois après, son maître la surprenait en flagrant délit de vol domestique, accompagné de plusieurs circonstances aggravantes. La cour d'assises de la Haute-Saône la condamna à une réclusion perpétuelle.

Cet arrêt prononcé contre elle fit obtenir la grâce de celui des B... qui était détenu à Einsisheim, parce que l'on comprit que la déposition de M..., qui seule avait servi à le faire condamner, perdait sa valeur par la sentence qui venait d'être prononcée contre cette fille. Mais le malheureux B... avait puisé dans les prisons le germe d'une maladie mortelle à laquelle il succomba six semaines après sa mise en liberté.

Il y avait quelques années que ces derniers événements s'étaient accomplis, lorsque M. J... reçut sa grâce à l'occasion d'un grand événement politique. Elle revint à Arbois où un vigneron eut le courage de l'épouser. Elle le rendit très malheureux ; à la moindre observation qu'il lui faisait, elle avait une attaque de nerfs. On sait que sa crise avait pris une forme syncopale. Ce pauvre homme fut si effrayé qu'il vint me chercher en toute hâte. Quand j'eus reconnu la fameuse M. J... et constaté l'état de son pouls, qui était très naturel, j'éprouvai un mouvement assez légitime d'impatience en voyant qu'on m'avait dérangé pour une indigne comédie que cette femme jouait à son mari. Je dis à celui-ci, de manière à être entendu d'elle : Mon brave homme, votre femme n'a besoin, pour tout remède, que d'une petite correction paternelle et, d'un geste significatif, je me fis comprendre, au moment où je franchissais la porte pour regagner mon domicile.

Quelques jours après, je vis le mari venir à moi avec des airs triomphants. Il me dit que mes paroles avaient suffi pour guérir la malade, qui s'était levée immédiatement. Les jours suivants, ses nerfs avaient continué à rester dans le calme le plus parfait. *Mais*, me dit-il, *si l'occasion s'en présente plus tard, j'userai de votre remède : je l'en ai prévenue.* Cette occasion ne revint point. On vit bientôt la santé du mari décliner peu à peu et il mourut quelques mois après. M... produisit un testament olographe qui l'instituait héritière de tout ce que laissait le défunt.

On eut des soupçons d'empoisonnement qu'on ne parvint pas à justifier. Mais le testament fut reconnu faux, et M..., traduite de nouveau devant la cour d'assises, fut renvoyée dans une maison de détention pour le reste de ses jours.

On n'en a plus entendu parler.

VARIÉTÉS.

ÉTUDES SUR LES EAUX POTABLES.

M. Poggiale, au nom d'une Commission dont il faisait partie avec MM. Boudet et Tardieu, a donné lecture à l'Académie de médecine, dans la séance du 18 novembre dernier, du rapport suivant sur un mémoire de M. J. Lefort intitulé : *Expériences sur l'aération des eaux et observations sur le rôle comparé de l'acide carbonique, de l'azote et de l'oxygène dans les eaux douces potables. Propriétés physiques et chimiques de ces eaux* (1).

L'auteur du mémoire dont nous avons à vous rendre compte, est connu de l'Académie par de nombreux travaux de chimie, et particulièrement par un excellent traité de chimie hydrologique et des recherches intéressantes sur les eaux de Néris, de Royat, de Saint-Nectaire, du Mont-Dore, de Plombières, etc.

Dans le travail qu'il a soumis à votre appréciation, il a soulevé les questions les plus délicates de l'hydrologie, telles que l'aération des eaux potables, les effets de la filtration, la température et la composition chimique des eaux, les matières organiques, les substances utiles ou nuisibles qu'elles contiennent, etc.

Aucune question n'est assurément plus digne de fixer l'attention de l'Académie que l'étude des eaux potables. L'eau est tellement nécessaire pour nos besoins domestiques, elle joue un rôle si considérable dans l'industrie et dans l'alimentation de l'homme et des animaux, ses qualités hygiéniques ont une si grande influence sur la santé des populations, que cette question a toujours préoccupé les plus grands hygiénistes et les gouvernements des peuples civilisés. Depuis Hippocrate jusqu'à nos jours, on a recherché les eaux qui réunissaient les meilleures conditions de salubrité. Les nombreux aqueducs qui, assure-t-on, versaient tous les jours dans Rome 1 000 litres d'eau par habitant, ceux que les Romains ont fait construire dans tous les pays soumis à leur domination, les préoccupations de l'administration municipale de la ville de Paris pour livrer aux habitants de l'eau de bonne qualité, les travaux qui ont été exécutés à Lyon, Marseille, Bordeaux, Toulouse, etc., les nombreuses études faites par les corps

(1) *Bulletin de l'Académie de médecine*, t. XXVIII, p. 90 et suiv.

savants, les conseils d'hygiène, les chimistes et les médecins, attestent
que rien ne peut intéresser davantage la science et l'administration
que le choix et l'abondance des eaux potables.

Jusqu'ici cette intéressante question n'a pas été soulevée devant
l'Académie de médecine; nous avons donc pensé qu'il pourrait être
utile de la soumettre à son examen et de provoquer au besoin une
discussion. Personne ne contestera sa grande autorité et sa compé-
tence dans une pareille matière. Sans nous préoccuper en aucune
façon des polémiques ardentes de ces derniers temps, nous ferons cette
étude sans passion, au nom de la science, et guidés par l'amour du
bien.

Nous examinerons donc successivement les caractères physiques
des eaux potables, tels que la limpidité et la température, la filtration
et le rafraîchissement, les expériences si intéressantes de M. Lefort
sur l'aération des eaux, leur composition chimique, le rôle des sels
et des matières organiques, et enfin, après avoir spécialement examiné les eaux de sources et de rivières, la commission émettra un
avis, et elle espère que l'Académie voudra bien donner sa haute
approbation aux conclusions qu'elle aura l'honneur de lui présenter.

Caractères physiques des eaux potables. — L'eau destinée à la
boisson doit être limpide, incolore, inodore, aérée et d'une saveur
fraîche et pénétrante. Depuis Hippocrate, tous les hygiénistes ont
assigné ces caractères à l'eau potable, et la science moderne n'a fait
que confirmer l'expérience de tous les siècles. Aujourd'hui, comme
il y a deux mille ans, nous voulons que l'eau soit fraîche et limpide,
et les populations les plus pauvres la repoussent lorsqu'elle est
trouble et chaude en été. L'hygiène considère également comme
insalubres les eaux qui sont odorantes ou qui ont une saveur désagréable. Cette règle ne présente aucune exception, et l'on peut répéter ici avec l'ingénieur anglais cité par Arago : *L'eau, comme la femme
de César, doit être à l'abri de tout soupçon.*

Limpidité des eaux potables. — Quelle que soit la qualité hygiénique des eaux, elles sont toujours limpides, quand elles ne contiennent aucune substance étrangère en suspension. La limpidité est
un caractère essentiel de l'eau potable, mais il est insuffisant pour en
reconnaître la bonne qualité; ainsi l'eau distillée, l'eau de glace ou
de neige, l'eau de puits chargée de sulfate de chaux sont mauvaises
et pourtant elles sont incolores et transparentes.

Spivant Dupasquier, les matières terreuses contenues dans les
eaux troubles, peuvent amener des désordres dans les fonctions
digestives. Sans admettre que les substances terreuses exercent
directement une action fâcheuse sur le tube digestif, il est certain
que l'usage des eaux troubles provoque le dégoût, et que partout on
a reconnu la nécessité de les rendre limpides par la filtration.

Les eaux de sources et particulièrement celles qui jaillissent des rochers, sont généralement limpides à toutes les époques de l'année. Les eaux de rivières, au contraire, sont troubles, notamment dans les temps de crues ; telles sont les eaux du Nil, de la Seine, de la Marne, du Rhône, de la Saône, de la Loire, etc. L'eau du Nil est constamment salie par un limon grisâtre, et pendant l'inondation, elle contient, par litre, jusqu'à 8 grammes de matières terreuses en suspension. L'eau de la Seine est trouble pendant 179 jours par an ; j'ai déterminé la proportion des matières tenues en suspension dans l'eau de cette rivière puisée au pont d'Ivry en plein courant, et j'ai consigné, dans mon mémoire sur la composition de l'eau de la Seine, à diverses époques de l'année, les résultats de 17 analyses faites dans l'espace d'une année. Il résulte de ces recherches :

1° Que la proportion maximum des matières tenues en suspension, dans un litre d'eau de Seine, s'est élevée à $0^{gr},118$ et que le minimum a été de $0^{gr},017$;

2° Que, d'une manière générale, la quantité des matières en suspension est proportionnelle à la hauteur de l'eau ;

3° Que les chiffres les plus élevés ont été obtenus pendant l'hiver, à la suite des pluies abondantes.

MM. Boutron et Boudet ont également déterminé les quantités de matières tenues en suspension dans l'eau de la Marne, puisée au pont de Charenton et dans l'eau de la Seine puisée à divers points de son cours, depuis le pont d'Ivry jusqu'à la machine à feu de Chaillot. Ils ont reconnu que, dans la Marne, la proportion maximum ne dépasse pas $0^{gr},180$ par litre, et dans la Seine prise au pont d'Ivry, la proportion maximum est de $0^{gr},120$. MM. Boutron et Boudet ont également constaté que c'est au pont Notre-Dame que la quantité des matières en suspension est représentée par le chiffre le plus élevé, et qu'à la machine de Chaillot, cette quantité se rapproche de celle que donne la Seine au pont d'Ivry avant sa jonction avec la Marne.

Le limon contenu dans l'eau de la Seine est composé, d'après mes expériences, de matières organiques 3,39 ; de carbonate de chaux et de magnésie, 60,34, et d'acide silicique, 35,60. La proportion des matières organiques augmente considérablement après une longue sécheresse et pendant la saison chaude ; de là, la nécessité de clarifier complétement l'eau en été et de nettoyer les réservoirs avec le plus grand soin.

J'ai fait remarquer, dans mon mémoire sur l'eau de Seine (1), que les matières organiques ne sont pas nuisibles, si elles se trouvent dans l'eau en faible quantité et non altérées ; mais si, au contraire,

(1) *Rapport sur la composition de l'eau de Seine* (*Recueil de médecine et pharmacie militaires*, 1856).

leur proportion est élevée ou si elles ont éprouvé un commencement de fermentation, l'eau doit être considérée comme insalubre ; on peut même affirmer que des quantités inappréciables de substances organiques putréfiées et de produits gazeux provenant de leur décomposition rendent les eaux dangereuses. Tant que la température atmosphérique se maintient au-dessous de 15 à 20° centigrades, les matières végétales et animales contenues dans les eaux n'éprouvent aucune altération ; celles-ci présentent même tous les caractères des eaux de bonne qualité ; mais dès que la température s'élève à 20 ou 25°, et que l'eau est renfermée quelque temps dans les réservoirs, la fermentation putride produit des principes gazeux, lesquels, en pénétrant dans l'économie, donnent naissance aux affections du tube digestif.

Lorsque les eaux sont rendues troubles par les substances terreuses, lorsque surtout elles contiennent des matières organiques putréfiées, qui, comme on l'a observé quelquefois dans les réservoirs de Passy, répandent une odeur nauséabonde, il est indispensable de les filtrer avant de les livrer à la consommation. La clarification par le repos qui est encore employée dans plusieurs villes, est un moyen insuffisant ; il exige des bassins d'une grande capacité, et l'eau que l'on obtient ainsi n'est jamais transparente comme celle qui est filtrée. Des expériences faites à Paris avec l'eau de Seine, à Lyon avec l'eau du Rhône, et à Bordeaux avec l'eau de la Garonne, constatent que dix jours de repos absolu ne suffisent pas pour rendre l'eau limpide. Il importe d'ajouter que, si la température est suffisamment élevée, les matières organiques qui se déposent au fond des bassins, s'altèrent, de nombreux infusoires se développent et l'eau devient infecte.

On a imaginé un grand nombre de procédés pour la filtration de l'eau, et c'est par millions, dit Arago, qu'il faudrait compter les sommes que l'on a employées en Angleterre pour perfectionner les moyens connus : « Ces essais, cependant, n'ont pas réussi ; ils sont devenus, au contraire, la cause de la ruine de plusieurs puissantes compagnies. » Nous n'avons pas à décrire ici les divers systèmes proposés pour la filtration des eaux. Nous rappellerons seulement que, jusqu'ici, les appareils les plus ingénieux, tels que ceux de Chelsea en Angleterre, de MM. Fonvielle, Souchon, Nadault de Buffon, etc., n'ont pas permis de clarifier rapidement et à bon marché des masses considérables d'eau. Les filtres épurateurs ne peuvent réussir qu'autant qu'on a des moyens prompts et économiques de les nettoyer. En effet, le dépôt qui se forme à la surface des couches de sable, est un obstacle à la filtration ; il est donc nécessaire d'enlever souvent la couche supérieure et de la remplacer par de nouveau sable ; de là une dépense considérable, et une cause d'interruption dans le service.

Lorsqu'on dispose de terrains sablonneux, on peut les utiliser pour faire des filtres naturels. C'est ainsi que les eaux de Toulouse sont clarifiées en les faisant passer à travers un banc naturel de sable et de cailloux qui s'étend sur les rives de la Garonne. On assure cependant que ce système ne donne pas constamment de bons résultats et qu'on a souvent recours aux filtres artificiels.

Les galeries filtrantes de Toulouse fournissent, depuis plusieurs années déjà, un volume d'eau beaucoup moins considérable. Le même fait a été observé à Glascow ; on avait creusé sur les rives de la Clyde, dans un banc de sable, des galeries filtrantes qui donnèrent d'abord une abondante quantité d'eau, mais elle diminua peu à peu et l'on fut obligé de creuser d'autres galeries. Il importe de faire remarquer aussi que les eaux se chargent des matières solubles qu'elles rencontrent, et que l'eau obtenue avec le second filtre établi à Toulouse, avait un léger goût de vase. M. Terme a reconnu, d'un autre côté, que l'eau d'un puisard qu'on avait renouvelée pendant sept jours et sept nuits, et qui recevait par infiltration les eaux du Rhône, avait une composition chimique différente de celle du fleuve.

Quelques personnes ont eu la singulière pensée d'employer ce moyen pour filtrer l'eau de Seine, mais elles ont promptement reconnu qu'un pareil filtre ne donnerait que de l'eau chargée de sulfate de chaux et exactement semblable à celle des eaux de puits de Paris. De nombreuses recherches ne laissent absolument aucun doute sur ce point. J'ai observé moi-même, il y a quelques mois, que l'eau, qui s'écoule si abondamment de l'emplacement du nouvel Opéra, laisse un résidu de $2^{gr},04$, et marque $99°$ hydrotimétriques.

Aucun procédé connu ne paraît donc propre à filtrer l'eau nécessaire au service d'une grande ville. Selon M. Guérard, « avant de recourir, pour alimenter une grande ville, à des eaux qu'on est dans la nécessité de filtrer, on doit avoir la conviction qu'il est impossible de s'en procurer d'autres. »

« Ce n'est assurément pas moi, dit M. Dumas, qui voudrais limiter les pouvoirs de l'industrie humaine et de la science. On arrivera quelque jour, sans doute, à filtrer exactement de grandes masses d'eau avec économie et rapidité ; j'en ai la conviction. Cependant, jusqu'ici, toutes les fois qu'il a été question de fournir 400 000 mètres cubes d'eau filtrée par jour, soit qu'on ait voulu opérer au moyen d'un filtrage spontané à travers les sables qui forment le fond du fleuve, soit qu'il ait été question de filtres artificiels, on n'a jamais prétendu fournir de l'eau réellement filtrée, mais seulement de l'eau dégrossie par un filtrage rapide, qui ne dispenserait pas dans les ménages de la nécessité de recourir à l'emploi des fontaines filtrantes. »

Les filtres actuellement en usage, composés de sable, de gravier, de laine, etc., n'agissent, d'ailleurs, que d'une manière mécanique, ne débarrassent l'eau que des matières tenues en suspension et n'absorbent pas les substances organiques putréfiées et les gaz provenant de leur décomposition. Tout le monde sait qu'il n'existe pas de véritables filtres à charbon, en raison de la dépense considérable qu'ils occasionnent.

M. Lefort a fait ressortir, dans son mémoire, le rôle important que l'acide carbonique, soit libre, soit combiné, joue dans les eaux, et a signalé une cause d'élimination de ce gaz dans les eaux douces qui sont filtrées et conservées dans les fontaines ménagères. Nous reviendrons sur cette question qui offre un véritable intérêt, mais nous voulons appeler tout de suite l'attention de l'Académie sur l'élimination de l'acide carbonique par les matières filtrantes employées dans l'économie domestique.

On sait que, dans les ménages, on filtre l'eau au moyen de pierres calcaires minces et poreuses. L'eau douce, qui contient toujours un léger excès d'acide carbonique, se dépouille de ce gaz, en traversant la pierre calcaire. Pour démontrer cette action, il suffit d'ajouter à l'eau douce ordinaire, de l'eau saturée d'acide carbonique, de manière à communiquer au mélange une réaction acide. Le liquide, qui, avant la filtration, colorait en rouge vif la teinture de tournesol, sort tout à fait neutre après qu'il a traversé la pierre calcaire. Cette expérience explique la qualité de certaines eaux douces courantes, et notamment de celles qui sourdent, à une basse température, des terrains granitiques, comparativement aux eaux de rivières qui ne sont livrées à la consommation qu'après avoir été filtrées. Celles-ci ont une saveur légèrement fade, tandis que les premières ont une saveur agréable qui est due, en partie, à l'acide carbonique.

Désirant savoir si l'élimination de l'acide carbonique des eaux tient à une cause chimique ou physique, voici les expériences que nous avons faites avec MM. Lefort et Lambert. On a traité du sable fin par l'acide chlorhydrique, afin de le dépouiller des carbonates qu'il pouvait contenir, puis on l'a lavé avec le plus grand soin avec de l'eau distillée. L'eau qui en sortait à la fin ne rougissait plus la teinture de tournesol.

L'eau gazeuse simple contenant ordinairement un peu d'acide chlorhydrique qui aurait pu nous induire en erreur, en colorant en rouge la teinture de tournesol, nous avons opéré sur une eau minérale naturelle, celle de Condillac, qui est gazeuse et qui rougit fortement la teinture de tournesol. Or, en filtrant à travers le sable cette eau minérale; étendue de son volume d'eau distillée, on a remarqué qu'elle abandonnait, comme dans la fontaine, son acide carbonique.

Nous avons voulu savoir également si l'eau filtrée à travers le

sable perd une partie des éléments de l'air, et voici les résultats que
nous avons obtenus M. Lambert et moi :

	EAU NON FILTRÉE.			
	1re expérience.	2e expér.	3e expér.	Moyenne.
Azote. . . .	14,92	14,92	14,53	14,79
Oxygène. . .	7,18	7,18	6,57	6,97
Total de l'air.	22,10	22,10	21,10	21,76

	EAU FILTRÉE.			
Azote. . . .	13,06	13,06	12,23	12,78
Oxygène. . .	5,91	5,91	5,77	5,86
Total de l'air.	18,97	18,97	18,00	18,64

Il résulte de ces expériences que l'eau filtrée a perdu 3cc,12
d'air par litre, et que c'est par une simple action physique qu'elle
abandonne, en traversant les corps poreux, une partie des gaz qu'elle
renferme. On sait qu'avec le charbon la perte des principes gazeux
est très considérable.

M. Lefort ignorait, lorsqu'il a présenté son travail à l'Académie,
que Parmentier eût émis, il y a bientôt un siècle, une opinion semblable à la sienne dans une intéressante dissertation sur les qualités
de l'eau de Seine. Les observations de Parmentier sont trop importantes pour que nous ne les citions pas textuellement :

« La limpidité et la température de l'eau de Seine, obtenues par le
» moyen des fontaines filtrantes, sont toujours, dit-il, aux dépens
» d'une partie surabondante d'air dont cette eau se trouve impré-
» gnée, et qui constitue sa bonté, sa légèreté, son *gratter* et la supé-
» riorité qu'elle a sur toutes les eaux de rivières connues. On pour-
» rait même, en réitérant ces filtrations à plusieurs reprises, rendre
» l'eau de la Seine fade et lourde.

» En passant à travers les petits tuyaux que forment les grains
» de sable, les uns vis-à-vis des autres, l'eau de Seine se dépouille,
» non-seulement du limon qui la rendait bourbeuse et malpropre,
» mais encore d'une partie de son air auquel elle doit ses qualités
» bienfaisantes, de manière que, quoique l'usage de filtrer les eaux
« destinées à servir de boisson remonte à la plus haute antiquité, il
» n'en est pas moins vrai de dire que le pauvre, qui boit l'eau de la
» Seine sans autre apprêt que celui de la laisser simplement déposer
» dans son vase de terre, a de meilleure eau que le riche avec toutes
» ses recherches. »

Ces observations sont confirmées par les expériences de M. Lefort, qui n'a connu, je le répète, le mémoire de Parmentier que lorsque son travail était terminé, et grâce à l'obligeance de notre honorable collègue M. Robinet.

Température. — Rien n'est plus digne d'attention dans l'étude des eaux potables, que leur température. Les meilleures eaux, a dit Hippocrate, sont tempérées en hiver et fraîches en été : « *Optima sunt et hyeme calidœ, sunt œstate vero frigidœ.* » Ce précepte est tellement vrai, que, quelle que soit la composition chimique de l'eau, elle est toujours insalubre, si elle ne se trouve pas dans ces deux conditions de température. L'eau fraîche, pendant l'été, est agréable au palais, elle étanche rapidement la soif, procure une sensation de bien-être durable, et, par une excitation salutaire, elle favorise la digestion.

L'eau qui se rapproche trop, pendant les chaleurs, de la température de l'atmosphère, est, au contraire, fade et désagréable, ne désaltère pas, même quand on en boit des quantités considérables, provoque le dégoût au lieu de procurer une sensation agréable, et trouble les fonctions digestives ; son usage, longtemps continué, rend les digestions lentes, difficiles, et peut causer, particulièrement dans les pays chauds, la diarrhée, la dysenterie et l'engorgement des viscères abdominaux.

L'eau froide est désagréable en hiver et présente de graves inconvénients. En effet, lorsque la température de l'atmosphère est à 0° ou à quelques degrés au-dessous de 0, la membrane muqueuse des voies aériennes est disposée à s'enflammer, et l'eau froide peut donner lieu à des congestions de l'appareil pulmonaire. Il convient d'ajouter que, même pendant les chaleurs de l'été, l'ingestion de l'eau froide cause de nombreux accidents lorsque le corps est échauffé, soit par la chaleur atmosphérique, soit par un exercice violent. L'eau, à une basse température, produit alors un refroidissement de la peau, la suppression de la transpiration et diverses affections de la poitrine et du tube digestif. M. Guérard a publié, dans les *Annales d'hygiène et de médecine légale* (1), un travail fort important sur les dangers de l'eau froide ; mais les limites que j'ai dû assigner à ce rapport ne me permettent pas de rappeler à l'Académie les faits intéressants signalés par notre savant collègue.

La température de l'eau est donc une condition hygiénique essentielle, et généralement on s'accorde à reconnaître qu'une eau est bonne, sous le rapport de la température, quand elle marque de 10 à 14° centigrades. Elle paraît alors fraîche, lorsque la température

_____

(1) 1re série, t. XXVII, p. 43.

de l'atmosphère est à 20 ou 25°, et tempérée, quand elle est à 0° ou au-dessous.

Si l'on compare les eaux de source aux eaux de rivière, on constate que la température des premières est ordinairement entre 12 et 14° centigrades, tandis que celle des eaux de rivière varie avec la température de l'atmosphère. Ces variations sont quelquefois considérables; ainsi, Dupasquier a observé que l'eau du Rhône est, pendant l'hiver, à 0°, et que, pendant les chaleurs de l'été, elle s'élève à 25°. M. Grellois a constaté, en 1857, que la température des eaux de la Moselle a oscillé entre 0°,1 et 24°,3, et que les moyennes de la température extérieure ont été un peu moins élevées que celles de l'eau.

D'après les observations faites pendant quatre années par le service des eaux de Paris, la température de l'eau de Seine s'est élevée en août 1856 à 24°,50; en août 1857, à 25°,50; en juin 1858, à 27°, et en juillet 1859, à 27°. J'ai reconnu moi-même, dans mon travail sur les eaux de la Seine, que, dans l'espace de deux années, la température de ces eaux a oscillé entre —5°,1 et + 26°,3.

Il résulte évidemment de ces faits que les eaux de rivières généralement estimées sous le rapport de leur composition chimique, sont, au point de vue de la température, inférieures aux eaux de sources; aussi, toutes les populations recherchent celles-ci, et un grand nombre de villes sont alimentées, au prix de lourds sacrifices, par des eaux de sources. Nous citerons Rome, Bruxelles, Glascow, Edimbourg, Metz, Strasbourg, Besançon, Dijon, Grenoble, Montpellier, Bordeaux, Narbonne, le Havre, etc.

Peut-on fournir, à une ville, pendant les chaleurs de l'été, de l'eau de rivière à la température de 12 à 14 degrés? Nous pouvons répondre sans hésiter que le rafraîchissement de l'eau destinée à l'alimentation d'une ville, présente encore plus de difficultés que le filtrage, et que, dans l'état actuel de l'industrie, nous ne possédons aucun moyen qui soit propre à rafraîchir des masses considérables d'eau. En effet, l'eau qui circule dans des conduits, perd d'abord de la chaleur, la température du sol s'élève graduellement et ne tarde pas à se mettre en équilibre de température avec l'eau.

On a proposé d'abaisser la température des eaux, en les faisant séjourner dans de grands réservoirs; mais, outre les inconvénients qui se rattachent à ce système, l'expérience démontre que les parois des réservoirs se mettraient également peu à peu en équilibre de température, et il faudrait, peut-être après, une année entière pour que l'eau éprouvât un abaissement de température. M. Terme, qui a recommandé ce moyen, reconnaît lui-même « que la température d'un grand volume d'eau se modifiera moins que celle des parties environnantes du sous-sol, à qui le liquide communiquera une partie de son calorique. Ce résultat aura lieu d'autant plus sûrement, ajoute-t-il, que chaque jour une nouvelle masse de liquide échauffé viendra remplir le réservoir. » Ce fait paraît tellement certain que, parmi les projets présentés à l'administration municipale de Paris, il en est un qui consiste à recevoir dans de grands réservoirs voûtés l'eau nécessaire à la capitale pendant plusieurs mois. Les bassins seraient remplis au printemps et à l'automne afin d'avoir constamment de l'eau à la température d'environ 12 degrés.

Les habitants des villes qui sont alimentées par des eaux de rivières, boivent de l'eau tiède, pendant les chaleurs de l'été, et de l'eau froide pendant l'hiver. Ainsi, MM. Rougier et Glénard ont constaté que les eaux du Rhône, distribuées dans les parties nord de Lyon, avaient, pendant l'été, une température moyenne de 20 à 25 degrés centigrades et 2 à 3 degrés en hiver. Sur la demande de notre collègue, M. Robinet, on a déterminé, les 21 et 22 juin 1861, la température des eaux distribuées à Lyon, et l'on a trouvé qu'elle était de 17 à 20 degrés après un long parcours et après avoir traversé une couche épaisse de gravier.

Le service des eaux de Paris a fait, pendant plusieurs années, des observations qui ne laissent aucun doute sur l'exactitude des faits que je viens de signaler à l'attention de l'Académie. Il suffira de rappeler les résultats suivants :

TEMPÉRATURE DES EAUX DE LA SEINE.

	En rivière.	Dans les réservoirs de Chaillot, bassins découverts.	A la fontaine de la Boule rouge à 5 kilomètres des réservoirs.
Août 1856. .	24°,50	24°,70	23°,60
Août 1857. .	25°,50	25°,00	24°,00
Juin 1858. .	27°,00	27°,20	25°,20
Juill. 1859. .	27°,00	26°,20	25°,00

Il résulte des considérations qui précèdent, que le rafraîchissement de l'eau destinée à alimenter une grande ville n'est pas possible avec les moyens dont l'industrie dispose aujourd'hui.

Les eaux de source arrivent-elles après un long parcours dans un aqueduc avec leur température initiale? Si l'aqueduc est bien établi et à une profondeur suffisante, le succès ne me paraît pas douteux. Tout le monde sait que la température des caves de l'Observatoire de Paris est de 11°,82, et que cette température n'a pas varié d'un quart de degré depuis 1783. Les physiciens admettent que dans nos climats la température est invariable à une profondeur de 8 à 10 mètres, et M. Quételet a démontré par de nombreuses observations, que les maxima et les minima diurnes ne pénètrent jamais à 1 mètre de profondeur ; que les maxima et les minima mensuels se propagent en s'affaiblissant de plus en plus jusqu'à la couche invariable ; qu'il faut six mois pour qu'ils arrivent à la profondeur de 10 mètres, et que, dans les hivers les plus rigoureux, la gelée ne descend pas à plus de 50 à 60 centimètres. On peut donc admettre que les variations qu'éprouve la température de l'eau à 1^m,50 ou 2 mètres au-dessous du sol, sont très faibles.

Les faits que j'ai cités précédemment, les aqueducs des Romains et l'expérience si connue de la fontaine du Rosoir qui alimente Dijon, permettent de croire qu'on peut fournir à une ville éloignée de l'eau de source à la température de 12 ou 14 degrés. L'eau que l'on boit à Dijon, a constamment, comme à la source, une température de 10 degrés bien qu'elle parcoure un aqueduc de 16 kilomètres. Elle est enfermée sous une voûte qui la préserve du contact de l'air extérieur. Les eaux d'Arcueil ont également à peu près la même température à leur arrivée à l'Observatoire qu'à la source. Si l'on a constaté une température plus élevée à l'École polytechnique, au lycée Louis-le-Grand et dans d'autres établissements, cela tient évidemment au mélange de l'eau d'Arcueil avec l'eau de Seine et du puits artésien de Grenelle.

Dans des recherches très intéressantes et faites avec un soin extrême sur les eaux potables du bassin de Rome, deux pharmaciens militaires distingués, MM. Commaille et Lambert, ont reconnu que les eaux des sources qui alimentent Rome, sont toujours fraîches pendant l'été. Ainsi, l'eau *Félice* qui prend sa source à environ 22 kilomètres de Rome, est amenée dans un aqueduc au sommet du Quirinal. Sa température est de 16°, quand le thermomètre marque à l'ombre 28°. Elle possède une température presque invariable malgré son long parcours dans un *aqueduc élevé au-dessus du sol.*

Une autre source, l'*eau Vergine*, arrive à Rome par la villa Borghèse, dans un aqueduc souterrain d'environ 14 milles. Elle est très agréable, d'une limpidité parfaite et d'une température de 14°.

L'*eau Argentine*, l'*eau du Soleil*, etc., sont limpides, fraîches en été, agréables à boire ; leur température est de 15°.

L'*eau Pauline*, au contraire, qui provient, en très grande partie, des lacs Bracciano et Martignano, et qui arrive au sommet du Janicule par un souterrain, a une température variable, chaude en été et froide en hiver. Ainsi, MM. Commaille et Lambert ont trouvé que sa température était, en juillet, de 23° ; le thermomètre s'était élevé, ce jour-là, à 35° ; mais, au moment de l'expérience, la température de l'air, sur le Janicule, n'était que de 22°,5.

Il importe de faire remarquer cependant que, lorsque les conduits ou les aqueducs sont aérés, il est impossible de préciser l'élévation ou l'abaissement de température que l'eau pourra éprouver. Dans une détermination faite le 25 septembre 1861, sur les eaux de Narbonne, on a observé qu'à la source, leur température moyenne était de 15°, et qu'elles marquaient 20° à la fontaine de l'Hôtel-de-Ville. Cette élévation de température tenait à un aménagement défectueux qui ne mettait pas les eaux à l'abri des variations atmosphériques.

Aération des eaux. — Dès la plus haute antiquité, on a attaché avec raison une grande importance à la présence de l'air dans les eaux douces destinées à la boisson ; mais, suivant la remarque de M. Lefort, l'expression d'eaux aérées a prévalu dans le langage ordinaire, pour désigner des eaux qui renferment en dissolution une proportion convenable des principes gazeux qui constituent l'atmosphère. Cependant les gaz dissous dans l'eau ne sont pas seulement formés d'oxygène et d'azote, mais encore d'acide carbonique. Par conséquent, les eaux dites aérées contiennent une proportion notable, et constamment variable, d'oxygène, d'azote et d'acide carbonique.

Tous les hygiénistes et les chimistes admettent aujourd'hui que les eaux, pour être potables, doivent contenir une certaine quantité d'air et d'acide carbonique. L'acide carbonique donne à l'eau une saveur plus agréable et exerce une action utile sur les voies digestives ; l'air atmosphérique la rend aussi plus agréable, plus légère, et favorise également la digestion. On sait que les eaux qui sont privées de gaz, comme l'eau distillée, sont fades et indigestes.

L'origine de l'air et de l'acide carbonique n'est pas toujours la même. L'oxygène et l'azote proviennent constamment de l'atmosphère, tandis que l'acide carbonique est fourni, en grande partie, par le sol que les eaux ont traversé. MM. Boussingault et Lévy ont démontré, en effet, que l'air confiné dans un sol qui n'a pas été fumé depuis un an, contient vingt-deux à vingt-trois fois autant d'acide carbonique que l'air atmosphérique, et que, dans un sol fumé depuis huit jours, on en trouve deux cent quarante-cinq fois autant. Cependant l'eau emprunte à l'air une notable quantité d'acide carbonique, et, suivant M. Péligot, elle absorbe l'acide carbonique qui n'a pas été décomposé par les végétaux et contribue ainsi à purifier l'atmosphère.

Quel est le volume d'oxygène, d'azote et d'acide carbonique que renferment les eaux douces de bonne qualité? Parmi les analyses qui ont été publiées depuis trente ans, on trouve dans quelques-unes des erreurs tellement considérables, que nous ne devons en tenir aucun compte. Mais la science en a enregistré un grand nombre d'autres dues à des chimistes dont l'habileté ne peut être mise en doute, et dont les travaux inspirent la plus grande confiance. Il suffira de citer MM. Deville, Maumené, Boussingault, Péligot, Bineau, Dupasquier, Langlois, etc. Si l'on rapproche quelques analyses d'eaux de sources et de rivières faites par ces chimistes, on trouve, pour les gaz, les résultats suivants :

I. EAUX DE SOURCES.	Observateurs.	Azote. Litre.	Oxygène. Litre.	Acide carb. Litre.
Puits foré de l'abattoir de Reims......	Maumené. .	0,016	0,005	0,017
Source de Brégille à Besançon (1)......	Deville. . .	0,014	0,007	0,022
Source d'Arcier, près de Besançon (2).. . . .	Deville. . .	0,015	0,005	0,020
Source de la Mouillère, près de Besançon (3).	Deville. . .	0,015	0,006	0,039
Source de Roye, près de Lyon (4).	Boussingault	0,015	0,006	0,031
Source de Ronzier, près de Lyon.......	Dupasquier .	0,015	0,006	0,033
Source de Fontaine, près de Lyon..	Dupasquier .	0,015	0,006	0,031
Source de Neuville, près de Lyon.......	Dupasquier .	0,015	0,005	0,039
Source du Sablon à Metz	Langlois.. .	0,013	0,006	0,017
Source de Dijon (5).. .	Deville. . .	0,016	0,007	0,023

II. EAUX DE RIVIÈRES.				
Eau de la Vesle.... .	Maumené. .	0,018	0,008	0,004
Eau de la Garonne... .	Deville. . .	0,015	0,008	0,017
Eau du Doubs..... .	Deville. . .	0,018	0,009	0,017
Eau du Rhône à Genève.	Deville. . .	0,018	0,008	0,008
Eau du Rhône à Lyon (mars).	Bineau. . .	0,016	0,008	0,012
Eau de la Saône.... .	Bineau. . .	0,013	0,006	0,012
Eau de la Loire.... .	Janicot. . .	0,017	0,008	0,012
Eau du Rhin...... .	Deville. . .	0,015	0,007	0,007

Dans les recherches auxquelles je me suis livré, pendant plus de deux ans, j'ai déterminé treize fois la proportion des gaz contenus dans l'eau de Seine, puisée au pont d'Ivry, dans des conditions dif-

(1) Puisée à l'une des fontaines de la ville.
(2) Puisée à la source.
(3) Puisée à l'orifice d'un canal souterrain.
(4) Puisée dans un des réservoirs de la ville.
(5) Puisée à l'une des fontaines de la ville.

férentes de température, de pression barométrique, de crue, de sécheresse, etc ; j'ai obtenu les résultats suivants :

1° L'eau de la Seine contient en moyenne, pour 1000 grammes,
$0^{lit},023$ d'acide carbonique, $0^{lit},009$ d'oxygène et $0^{lit},020$ d'azote.

2° La proportion des gaz, et particulièrement celle de l'air, est
susceptible de grandes variations.

3° La quantité d'air et d'acide carbonique est plus considérable
en hiver qu'en été.

4° Cette eau est moins riche en oxygène, en été qu'en hiver.

5° La proportion d'oxygène est, en moyenne, de 31,03 pour 100
parties d'air.

J'ai constaté en outre que l'eau de Seine, que l'on regarde comme
saturée d'air, absorbe une proportion considérable d'oxygène lorsqu'on la met en contact avec ce gaz.

On voit que les eaux de sources de bonne qualité contiennent de
5 à 7 centimètres cubes pour 1000 d'oxygène, de 13 à 16 centimètres cubes d'azote, et de 17 à 39 centimètres cubes d'acide carbonique. Dans les eaux de rivières, on trouve de 6 à 9 centimètres
cubes d'oxygène, de 13 à 20 centimètres cubes d'azote et de 7 à
23 centimètres cubes d'acide carbonique. Les eaux de sources renferment donc moins d'oxygène et plus d'acide carbonique que les
eaux de rivières.

La pression atmosphérique exerce une grande influence sur le
volume d'air et d'acide carbonique contenus dans les eaux. Ainsi,
M. Boussingault n'a trouvé, pour 1000 centimètres cubes, dans
l'eau du torrent de la Basa, dans les Cordillères, à 3000 mètres
au-dessus du niveau de la mer, que 3 centimètres cubes d'acide
carbonique et 11 centimètres cubes d'air atmosphérique, et à 3600
mètres, l'eau ne renferme plus assez d'air pour entretenir la vie des
poissons. On sait que cet observateur a admis que certaines maladies endémiques dans les hautes montagnes, telles que le goître,
sont causées par l'usage de ces eaux.

Quelques personnes assurent que, non-seulement la présence de
l'acide carbonique dans les eaux potables n'est pas indispensable,
mais que la quantité de cet acide en mesure ordinairement la mauvaise qualité. Nous pensons que cette opinion n'est pas fondée, ou
au moins qu'elle est mal formulée. L'acide carbonique nous semble,
au contraire, aussi utile que l'oxygène et l'azote ; en effet, on sait
avec quelle facilité l'estomac digère les eaux minérales bicarbona-
tées chargées d'acide carbonique, bien qu'elles soient privées d'air.
L'expérience démontre, en outre, que les eaux d'excellente qualité
que l'on fait bouillir, cessent d'être potables, même après les avoir
agitées au contact de l'air pendant douze heures. C'est que l'oxygène
et l'azote seuls, que l'on restitue ainsi à l'eau bouillie, ne suffisent

pas ; il manque des bicarbonates et de l'acide carbonique libre que
l'agitation ne peut lui rendre en suffisante quantité.

Toutes les eaux potables de bonne qualité contiennent d'ailleurs
de l'acide carbonique. Ainsi, M. Péligot a trouvé dans l'eau de la
Seine 22^{cc},6 de ce gaz, et j'ai reconnu que, dans les mois les plus
froids de l'année, en décembre, janvier, février et mars, la proportion d'acide carbonique s'élève dans cette eau à 24 ou 25 centimètres cubes, volume plus considérable que celui qu'on trouve dans un
grand nombre d'eaux de sources.

Est-ce à dire pour cela que plus une eau fournit d'acide carbonique, meilleure elle est ? On se tromperait d'une manière étrange
si l'on tirait cette conclusion des considérations qui précèdent. Nous
croyons, au contraire, que, lorsque la quantité d'acide carbonique est
considérable, elle est ordinairement un indice de sa mauvaise qualité, parce qu'on y trouve alors peu d'oxygène et beaucoup de bicarbonate de chaux. Nous citerons comme exemple l'eau de Saint-
Allyre qui donne à l'analyse 1^{gr},407 d'acide carbonique et 1^{gr},634
de carbonate de chaux. Nous pensons aussi que les sources des terrains cristallisés, bien qu'elles soient riches en acide carbonique, ne
sont pas préférables aux sources des terrains sédimentaires, par la
raison qu'elles sont chargées de silice et pauvres en carbonate de
chaux. M. Lefort donne la préférence aux eaux des terrains crayeux
sédimentaires « qui, par leur contact prolongé à l'air, ont dissous
la plus grande quantité possible d'acide carbonique, d'oxygène et
d'azote, et qui contiennent du bicarbonate de chaux en proportion
telle qu'elles dissolvent le savon sans produire de grumeaux ». Ces
eaux, ajoute M. Lefort, ne laissent rien à désirer, soit pour la boisson, soit pour l'économie domestique.

Il est incontestable que les eaux de sources, et je ne veux parler
que de celles de bonne qualité, renferment moins d'oxygène que les
eaux de rivières, mais doit-on pour cela les rejeter, ainsi qu'on l'a
proposé, comme impropres à la boisson? M. Lefort et votre commission ne le pensent pas. Si l'on fait abstraction de la nature et de
la quantité des principes minéraux, de la température et de la limpidité des eaux douces, on peut admettre que, pour être potables, elles
doivent contenir en moyenne 17 centimètres cubes d'azote et 8 centimètres cubes d'oxygène. Telle est du moins la composition de l'air
contenu dans les eaux douces de rivières et de sources, lorsque leur
contact avec l'air est suffisamment prolongé. Celles-ci doivent être
alors considérées comme des eaux courantes et non plus comme des
eaux de sources. Suivant M. Lefort, toute eau de source qui, en
s'épanchant sur le sol, reçoit pendant un certain temps, le contact
direct de l'air, perd par cela même le caractère de son origine première. S'il en était autrement, ajoute ce chimiste, toutes les eaux

des ruisseaux et même des rivières qui, après une longue succession de beaux jours, n'ont pas été mélangées avec des eaux atmosphériques, ne seraient plus que des eaux de sources. Pour lui, une eau de source vaut une eau courante, toutes les fois qu'elle a reçu suffisamment le contact de l'air, qu'elle marque de 45 à 25° à l'hydrotimètre, qu'elle dissout le savon sans produire de grumeaux, et enfin que les bicarbonates sont les sels essentiels de sa minéralisation.

Le moyen le plus sûr d'aérer les eaux douces consiste évidemment à les faire circuler à l'air libre et à renouveler leur surface par des chutes ou par des écoulements prolongés ; on remarque alors que les gaz ont une grande tendance à se mettre en équilibre stable avec ceux de l'atmosphère ambiante. Mais combien de temps faut-il pour que les eaux de sources se saturent des éléments de l'air, à partir du moment où elles sourdent du sol jusqu'à celui de leur emploi ? quelles sont les conditions les plus favorables pour que ces eaux puissent être assimilées, sous le rapport de leur aération, aux eaux courantes ? Telles sont les questions que M. Lefort a essayé de résoudre par l'expérience et que la commission a étudiées avec le plus grand soin.

Dans ces expériences, on a fait bouillir, pendant une heure environ, de l'eau douce légèrement acidulée par l'acide sulforique, afin de la priver complétement de l'oxygène, de l'azote et de l'acide carbonique qu'elle contenait. L'eau encore bouillante était introduite dans des vases de grès que l'on bouchait aussitôt avec soin. Cette eau, ainsi privée d'air, était soumise ensuite, pendant un temps déterminé, à une filtration active et continue, afin de lui faire absorber le plus promptement possible les gaz éliminés par l'ébullition. Voici les résultats obtenus par M. Lefort, et qui ont été vérifiés par votre commission.

De l'eau de Seine, puisée au pont de la Concorde, au mois de novembre, contenait par litre 60 centimètres cubes d'acide carbonique libre et combiné, et 14cc,64 d'azote et 7cc,69 d'oxygène. La même eau bouillie a donné, après son exposition à l'air :

	Après 1/2 heure. Cent. cubes.	Après 1 h. Cent. cubes.	Après 2 h. Cent. cubes.	Après 6 h. Cent. cubes.
Acide carbonique libre et combiné.	24,75	24,20	25,05	25,44
Azote..	13,36	12,74	12,94	13,20
Oxygène.	4,90	5,32	6,07	6,57
Total de l'air. . . .	42,04	42,26	44,06	47,18

Ainsi, après une agitation active, l'eau, absolument privée d'air, avait repris à l'atmosphère presque tout l'azote et l'oxygène éliminés par l'ébullition.

Dans d'autres expériences que j'ai faites avec M. Lambert, l'eau bouillie a repris, par son exposition à l'air, les volumes d'oxygène et d'azote indiqués ci-après :

	Après 1/2 heure. Cent. cubes.	Après 1 heure 1/2. Cent. cubes.	Après 2 heures 1/2. Cent. cubes.
Azote.	13,44	12,40	12,79
Oxygène.	5,63	6,54	6,87
Total de l'air. .	19,07	18,84	19,66

Il importe de noter que la température de l'eau, au moment de l'expérience, était de 17°. On sait, en effet, que l'eau dissout moins de gaz pendant l'été que pendant l'hiver. Ainsi, j'ai trouvé de 5 à 7 centimètres cubes d'oxygène dans l'eau de la Seine pendant les mois de juillet et d'août 1853, la température variant de 19 à 26°,3, tandis que le volume de ce gaz s'est élevé pendant l'hiver, à 10,11 et même 12 centimètres cubes.

Une expérience déjà ancienne, faite par Bineau, sur une source voisine du sommet du mont Pilat, et qui alimente le Gier, confirme ces résultats. Bineau a trouvé, en effet, dans cette eau les volumes suivants de gaz, à la température de 8° et sous la pression de 0^m,657 :

	Eau prise à la source de Gier. Cent. cubes.	Eau prise après plusieurs cascades. Cent. cubes.
Acide carbonique. . .	5,9	4,6
Oxygène.	4,9	7,8
Azote.	4,0	16,4
	14,8	25,2

Cette eau perd donc, comme la plupart des eaux de source, après avoir parcouru un certain espace au contact de l'air, une grande partie de l'acide carbonique qui se trouve remplacé par l'oxygène et de l'azote ; il se dépose en même temps du carbonate de chaux.

Poursuivant cet ordre d'expériences, M. Lefort a déterminé le volume d'air que l'eau du puits artésien de Paris absorbe dans un temps déterminé. On sait que cette eau a une odeur sulfureuse assez prononcée à sa sortie du tube, que sa température est de 27° centigrades, qu'elle est légèrement ferrugineuse et alcaline, et que, d'après une analyse récente que j'ai faite en commun avec M. Lambert, 1000 centimètres cubes de cette eau renferment 7 centimètres

cubes d'acide carbonique libre ou provenant des bicarbonates, et
17ᶜᶜ,10 d'azote sans traces d'oxygène. M. Lefort a trouvé 33ᶜᶜ,84 d'a-
cide carbonique libre et *combiné*. Il est donc nécessaire d'aérer l'eau
de Passy, si l'on veut l'employer comme boisson. Exposée à l'air
libre, en l'agitant sans cesse, pendant un temps déterminé, elle ne
tarde pas à acquérir, sous le rapport des gaz, les propriétés des eaux
douces ordinaires. Voici en effet les résultats consignés dans le travail de M. Lefort :

	Après 1/2 heure.	Après 1 heure.	Après 2 heures.	Après 5 heures.	Après 10 heures.
Acide carbonique.	33,89	33,92	33,98	34,05	34,55
Azote.	19,90	19,08	18,38	17,30	15,55
Oxygène.	5,07	7,30	8,61	8,90	9,17
	59,49	60,30	60,97	60,22	59,27

Est-il rationnel, après cela, de considérer comme eaux de sources
toutes celles qui ont reçu pendant un certain temps le contact de l'air
atmosphérique? N'est-il pas évident que, sauf certains principes
minéraux, leurs caractères se confondent avec ceux des eaux de
rivière?

Lorsque les eaux de source faiblement aérées se trouvent en contact avec l'air atmosphérique, la première modification qu'elles
éprouvent est de perdre une certaine quantité d'acide carbonique
combiné, et de dissoudre de l'oxygène et de l'azote, comme le prouvent les recherches de Bineau sur l'eau qui alimente le Gier ; puis, à
mesure que les surfaces se multiplient, elles absorbent peu à peu de
l'acide carbonique de l'atmosphère, qui déplace un volume correspondant d'oxygène et d'azote. Ainsi, plus une eau douce contient
d'acide carbonique, moins on y trouve d'oxygène et d'azote. Le même
phénomène de déplacement s'accomplit encore entre l'oxygène et
l'azote. Si l'on agite au contact de l'air l'eau saturée d'azote comme
celle du puits artésien de Passy, on remarque que plus le volume
d'oxygène s'élève, plus elle perd d'azote, comme le démontrent les
expériences suivantes, que nous avons faites M. Lambert et moi :

	Azote. C. cubes.	Oxygène. C. cubes.	Total. C. cubes.
Eau prise dans le tube central avec des flacons remplis d'acide carbonique. .	17	0	17
Eau prise au robinet le 22 février 1862.	14	2	16
Eau prise le 26 décembre 1861 et expo-sée au contact de l'air.	12	5	17

MM. Lefort et Jutier avaient du reste observé déjà ces faits de

.déplacement des gaz les uns par les autres, dans leur remarquable travail sur les eaux minérales de Plombières (1): Nous en citerons ci-après un exemple :

	Volume de gas par litre.	Oxygène pour 100 parties.	Azote pour 100 parties.
Source n° 5 de l'aqueduc de thalweg, à 65°,24 (eau prise à l'émergence)......	12,6	15,9	84,1
Source n° 5. Eau abandonnée pendant vingt et une heures à la température et dans le bassin de la source.....	13,5	27,7	72,3
Source n° 5 de la galerie des Savonneuses à 40°,46 (eau prise à l'émergence).......	16,4	25,1	74,9
Source n° 5. Eau abandonnée pendant vingt et une heures à la température et dans le bassin de la source.....	16,3	29,7	70,3

On voit par ces expériences intéressantes, que l'eau minérale abandonnée au contact de l'air, absorbe rapidement de l'oxygène et perd un volume correspondant d'azote, jusqu'à ce que le rapport s'établisse à peu près dans les proportions de 29 à 71.

D'après les considérations qui précèdent, on est amené à conclure que, lorsqu'on veut alimenter une grande ville avec des eaux de source, il importe de les faire circuler dans des aqueducs aérés, afin qu'elles puissent se charger d'oxygène et d'azote et se débarrasser d'une partie du carbonate de chaux qu'elles renferment. Il importe également de les mettre à l'abri des matières organiques qui, par leur décomposition, altèrent l'eau et lui enlèvent de l'oxygène. Nous n'avons pas à examiner ici dans quelles conditions les aqueducs doivent être construits, c'est une question qui appartient tout entière au corps des ponts et chaussées. Il suffit que nous sachions que l'ingénieur a à sa disposition *des moyens très actifs d'aération qui ont été adoptés dans certains aqueducs* (1); on n'aura pas à redouter alors que l'acide carbonique *ne forme au-dessus de l'eau une couche permanente d'acide carbonique qui empêcherait tout contact de l'eau avec l'air atmosphérique* (2). On ne saurait admettre, du reste,

---

(1) *Études sur les eaux minérales et thermales de Plombières*, Paris, 1862.

(2) M. Dugué, ingénieur en chef du département de la Marne.

qu'une eau de source de *bonne qualité* donne un volume aussi considérable d'acide carbonique, que le gaz ne soit pas déplacé par le mouvement de l'eau, même en le supposant faible, que l'air atmosphérique et l'acide carbonique ne se mêlent pas, puisque, d'après les expériences de Berthollet, le mélange de deux gaz de densités différentes s'opère facilement. Ajoutons à ces remarques que les expériences de M. Lefort sur l'aération des eaux, les analyses de Bineau sur l'eau de source qui alimente le Gier, celles de l'eau d'Arcueil puisée à son point de départ et à son arrivée à Paris par M. Hervé-Mangon, démontrent que les eaux de sources peuvent absorber facilement dans des aqueducs bien construits, le volume d'air qui leur manque.

Dans leurs recherches sur les eaux potables du bassin de Rome, MM. Commaille et Lambert ont reconnu que les eaux de sources qui alimentent Rome sont convenablement aérées. Ainsi, l'*eau Felice* contient, pour un litre, $24^{cc},70$ d'acide carbonique, $23^{cc},55$ d'azote et $6^{cc},90$ d'oxygène, l'*eau Vergine* $24^{cc},44$ d'acide carbonique, $15^{cc},75$ d'azote et $7^{cc},89$ d'oxygène.

L'*eau Pauline*, qui, comme nous l'avons dit, provient des lacs Bracciano et Martignano, et qui est peu estimée, donne pour un litre, $7^{cc},78$ d'acide carbonique, $16^{cc},06$ d'azote et $6^{cc},92$ d'oxygène.

L'eau du Tibre renferme 16 centimètres cubes d'acide carbonique, 20 centimètres cubes d'azote et 8 centimètres cubes d'oxygène; mais elle est constamment trouble; elle contient $0^{gr},546$ de matières fixes, elle marque 29° à l'hydrotimètre et a une température qui varie avec celle de l'atmosphère. Il n'est donc pas étonnant qu'elle n'ait jamais été utilisée pour la boisson de l'homme.

Substances fixes et matières organiques. — On a prétendu que les eaux les plus pures sont les meilleures. Ainsi, les eaux du lac de Gérardmer dans les Vosges, dont la limpidité n'est nullement troublée par le chlorure de baryum, l'oxalate d'ammoniaque et l'azotate d'argent, qui ne contiennent que des traces de silicate alcalin ; ainsi, les eaux du chalet de Compas près d'Allevard, qui jaillissent du milieu des roches de protogyne, et qui ne contiennent que quelques milligrammes de matières fixes par litre; ainsi, les eaux de la Loire, puisées près de la source, qui ne renferment que de très petites quantités de sels, seraient préférables à toutes les eaux de sources et de rivières. C'est une erreur qu'il importe de combattre.

Les matières salines, ces assaisonnements des eaux communes, selon l'expression de notre honorable collègue M. Jolly, sont nécessaires à l'entretien de la vie; elles sont absorbées comme les substances alimentaires, font partie de nos organes, y jouent un rôle important et sont renouvelées, comme toutes les parties de l'organisme. Dupasquier, dont l'autorité n'est contestée par personne dans

ces sortes de questions, pensait « que la qualité des eaux potables
n'est pas en rapport avec leur degré de pureté ; que les eaux les plus
pures, relativement à la quantité de matières, ne sont pas les meilleures pour cela, et que c'est par une prévision vraiment providen-
tielle de la nature que les eaux contiennent une plus ou moins grande
quantité de matières étrangères en solution. » Cette opinion est
confirmée, ce qui vaut mieux encore, par l'expérience de tous les
peuples, qui ne boivent que de l'eau contenant des matières salines,
et par l'observation de tous les voyageurs. « Nous buvions, dit
M. Boussingault, sur le pic de Tolima, de l'eau de neige qui nous
paraissait, ainsi qu'aux guides, assez désagréable, cependant elle
était parfaitement pure. »

On connaît les intéressantes recherches de M. Chossat sur les
effets que produit un aliment qui ne renferme pas assez de matière
calcaire, et l'on sait que les animaux augmentent instinctivement
leur boisson ; mais rien ne prouve mieux l'absorption et l'assimilation des principes minéraux de l'eau que les expériences si curieuses
de M. Boussingault sur l'ossification du porc. Ce chimiste a démontré que la chaux assimilée ou excrétée par un porc en quatre-vingt-
treize jours s'est élevée à 268 grammes, quoique les aliments consom-
més dans le même temps n'en renfermassent que 98 grammes. L'eau
bue par l'animal contenait 179 grammes de chaux qui, ajoutés aux
98 grammes des aliments, donnent 277 grammes pour la quantité
totale de chaux ingérée pendant la durée du régime. Il résulte de ce
fait la preuve certaine que les substances salines de l'eau intervien-
nent dans l'alimentation des animaux, et que, sans leur concours, les
os n'auraient pas reçu, dans l'expérience que je viens de rappeler,
la quantité de chaux indispensable à leur formation.

Convient-il de diviser, comme l'a fait Dupasquier, les substances
salines contenues dans les eaux en substances utiles et en substances nuisibles? Tout en reconnaissant, comme lui, que le chlorure de
sodium et le bicarbonate de chaux en proportion convenable, sont
éminemment utiles, indispensables même, qu'ils favorisent la digestion et qu'ils aident puissamment au travail de l'ossification, tout en
admettant que les sels les plus utiles sont ceux que l'on trouve dans
l'organisme, rien ne prouve que les autres principes, tels que le
sulfate de chaux, le chlorure de calcium et l'azotate de chaux, soient
nuisibles lorsqu'ils se trouvent dans l'eau en petite quantité. Ils ne
sont dangereux que par leur excès.

Quelle est la quantité de matières salines que doit contenir une
eau potable? Il est facile de répondre à cette question en consultant
les analyses des eaux de sources et de rivières qui alimentent les populations. On trouve, en effet, dans les eaux de bonne qualité de 1
à 3 décigrammes de principes fixes par litre, contenant de 5 à
15 centigrammes de carbonate de chaux. Au-dessous de 1 déci-

gramme, elles se rapprochent de l'eau distillée : au-dessus de 3 décigrammes, elles deviennent incrustantes, suivant M. Belgrand, cuisent mal les légumes et décomposent le savon. Lorsque le poids des matières salines dépasse 5 décigrammes, les eaux potables sont très peu estimées et on ne les boit que quand on ne peut pas faire autrement.

M. Lefort pense qu'une eau potable doit marquer de 10 à 24 degrés à l'hydrotimètre de MM. Boutron et Boudet, qu'elle doit contenir assez de sels minéraux pour contribuer au travail de l'ossification, qu'elle doit être beaucoup plus riche en bicarbonates alcalins et terreux qu'en sulfate de chaux, qu'elle doit avoir, autant que possible, une composition constante à toutes les époques de l'année. Mais hâtons-nous d'ajouter, dit M. Lefort, que toutes les eaux qui servent de boisson habituelle à l'homme, ne sont pas douées de ces heureuses qualités, et cela parce que quelques-unes de ces propriétés se modifient sans cesse, suivant les conditions dans lesquelles ces eaux se présentent à nous. Aussi, une classification régulière devient-elle indispensable.

Considérées au double point de vue de leurs propriétés physiques et chimiques, les eaux douces, dites potables, doivent être divisées, suivant M. Lefort, en deux groupes distincts, ce sont :

1° Les eaux courantes de ruisseaux et de rivières ;

2° Les eaux de sources qui se subdivisent en eaux de sources des terrains sédimentaires, et en eaux de sources des terrains cristallisés.

Les eaux de fleuves et de rivières soumises d'une manière incessante aux intempéries des saisons et à l'action de l'air, de la chaleur et de la lumière, présentent des caractères physiques et chimiques qui varient constamment. Ainsi, leur température est variable, comme celle de l'atmosphère, elles sont souvent troubles et la proportion de leurs principes gazeux et minéraux s'élève ou s'abaisse sous diverses influences, telles que la fonte des neiges, les pluies, les variations continuelles de température, etc. J'ai constaté, il y a quelques années, que la proportion des matières solubles contenues dans l'eau de la Seine, atteint généralement son maximum lorsque la hauteur de cette rivière est entre 2 et 3 mètres, et qu'elle décroît en dessus et en dessous. J'ai reconnu également, à la suite d'un grand nombre d'analyses : 1° que le maximum de principes fixes a été pour un litre d'eau de Seine, $0^{gr},277$, et le minimum, $0^{gr},090$; mais dans ce dernier cas, la crue de la rivière avait été occasionnée par la fonte des neiges ; 2° que, d'une manière générale, l'eau de la Seine est plus chargée de substances solubles en été qu'en hiver. On sait que le Rhône contient, au contraire, plus de sels en hiver qu'en été, mais on connaît la cause de cette sorte d'anomalie.

Si on examine les eaux de rivières depuis le moment où elles jaillissent du sein de la terre jusqu'à celui où elles se jettent dans la mer, on observe qu'elles ont une composition qui varie à chaque instant : claires, limpides et fraîches à la source, contenant, en général, beaucoup d'acide carbonique et une faible quantité de matières salines, elles deviennent troubles, moins fraîches pendant l'été, décomposent lentement les roches silicatées, et dissolvent divers sels, et notamment du carbonate de chaux et de magnésie, sous l'influence de l'acide carbonique ; puis, à mesure qu'elles s'éloignent de la source, elles absorbent de l'oxygène et de l'azote, et perdent de l'acide carbonique, de la silice et du carbonate de chaux et de magnésie. C'est ainsi que la Seine contient beaucoup moins de matières fixes à Rouen qu'à Paris.

Les eaux de rivières se chargent, en outre, d'une quantité plus ou moins grande de matières organiques, provenant soit des pluies torrentielles, soit des plantes, soit des égouts dans lesquels sont versés les produits putrescibles, les déjections et les immondices des grandes villes. « Ces matières altèrent d'une manière notable la qualité des eaux de rivières, et, indépendamment de la répugnance qu'elles inspirent, du goût et de l'odeur désagréables qu'elles communiquent à l'eau, elles doivent, dit M. Boudet, dans son remarquable rapport sur la salubrité de l'eau de Seine, exercer une influence fâcheuse sur la santé des consommateurs. »

Le dosage direct des matières organiques présente de grandes difficultés ; aussi est-on obligé de recourir à un moyen en quelque sorte détourné et qui consiste à déterminer l'ammoniaque qui provient de leur décomposition, et dont la quantité est en rapport avec les matières azotées putréfiées. Ce dosage se fait par le procédé ingénieux de M. Boussingault, avec une telle précision qu'on retrouve facilement dans l'eau 1 ou 2 centièmes de milligramme d'ammoniaque. C'est à l'aide de ce procédé que j'ai constaté, en 1853 et 1854, que l'eau de la Seine puisée au pont d'Austerlitz est beaucoup plus chargée d'ammoniaque sur la rive gauche, qui a reçu l'affluent de la Bièvre, que sur la rive droite. En effet, la moyenne de trois expériences a donné pour la rive gauche : ammoniaque, 135 centièmes de milligramme, et pour la rive droite, 20 centièmes de milligramme seulement.

M. Boudet a trouvé, en 1859, dans l'eau recueillie à la prise d'Asnières, 513 centièmes de milligramme, tandis que l'eau recueillie en plein courant ne contenait que 28 centièmes de milligramme. Suivant M. Bussy, l'eau prise au Port-à-l'Anglais, renferme 17 centièmes de milligramme, et à Passy, 43 centièmes de milligramme. Aussi, comme MM. Boudet et Chatin, exprime-t-il le vœu, dans un rapport au Comité consultatif d'hygiène publique, que l'eau de Seine soit puisée en amont, et que les machines en aval soient supprimées ou réduites au service des fontaines monumentales, à l'arrosage et au lavage de la voie publique.

En ce qui concerne les matières organiques, une analyse chimique raffinée des eaux potables ne semble pas nécessaire, suivant la remarque de M. Dumas. Qu'on mette dans une jarre l'eau à examiner, qu'on la conserve dans un appartement chaud pendant un mois, et si elle ne s'altère pas, si elle conserve son goût et sa limpidité, l'épreuve est décisive, elle ne contient pas ou elle ne contient que des traces de matières organiques.

Les eaux de rivières puisées loin des grands centres de population sont cependant justement estimées pour la boisson et pour les usages industriels; si elles sont assez souvent troubles, si leur température est variable, elles sont très aérées, d'une digestion facile, et ne contiennent généralement qu'une proportion peu élevée de principes minéraux. Elle est, en effet, de $0^{gr},241$ pour la Seine, de $0^{gr},434$ pour la Loire, de $0^{gr},436$ pour la Garonne, de $0^{gr},483$ pour le Rhône, de $0^{gr},474$ pour la Saône, de $0^{gr},487$ pour l'Isère, de $0^{gr},234$ pour le Rhin, de $0^{gr},446$ pour la Moselle.

Les eaux douces des terrains cristallisés qui ont, suivant M. Lefort, leur point d'émergence direct dans les massifs des terrains primitifs, de transition et volcaniques, ont une température plus uniforme que les sources d'eaux plus superficielles. Elles sont beaucoup moins aérées que les eaux courantes et les eaux des terrains sédimentaires. Elles sont très limpides, et ont une saveur fraîche et agréable à toutes les époques de l'année. Leur degré hydrotimétrique est le plus souvent inférieur à 20. Elles sont riches en acide carbonique et en azote, mais la proportion d'oxygène y est généralement faible. La quantité de principes minéraux n'est pas très élevée; les analyses démontrent, en effet, que les eaux les plus pures jaillissent des terrains cristallisés. La faible proportion des matières salines contenues dans ces eaux, une alimentation mauvaise et insuffisante qui ne fournit pas aux hommes les sels nécessaires à la nutrition, pourraient être rangées parmi les causes des maladies endémiques que l'on observe dans les montagnes.

Les sources qui émergent des terrains sédimentaires, renferment les substances des couches terrestres qu'elles ont traversées. Leur composition est, par conséquent, très variable, leur saveur est moins agréable que celle des eaux des terrains primitifs, leur température est plus uniforme que celles des eaux courantes, leur degré hydrotimétrique est souvent supérieur à 20, elles contiennent moins d'azote et d'oxygène que les eaux de sources, de rivières, et la somme des principes minéraux est ordinairement plus élevée que dans les eaux courantes.

Si l'on rapproche les analyses les plus importantes et les mieux soignées des eaux de sources de bonne qualité employées pour boisson par les populations, on trouve, par exemple, pour la ville de Besançon, que la source de Brégille contient $0^{gr},279$ de matières fixes, la source de la Mouillère $0^{gr},308$, la source de Billecul $0^{gr},330$, la source d'Arcier $0^{gr},283$; pour la ville de Lyon, la source de Koye $0^{gr},264$, la source de Ronzier $0^{gr},263$, la source de Fontaine $0^{gr},265$, la source de Neuville $0^{gr},230$; pour la ville de Paris, la source d'Arcueil $0^{gr},527$, la source de la Dhuis $0^{gr},293$; pour l'eau de source de Dijon $0^{gr},260$. Suivant M. Langlois, les eaux des sources de la vallée de Monveaux, près de Metz, contiennent de $0^{gr},170$ à $0^{gr},214$ de matières salines. M. Fleury, pharmacien militaire, a reconnu que le degré hydrotimétrique des eaux de puits du camp de Châlons est de 8 à 22. MM. Commaille et Lambert ont trouvé, dans l'eau Félice à Rome, $0^{gr},270$ de principes minéraux, et dans l'eau Vergine ou de Trevi $0^{gr},263$: la première marque $22°,5$ à l'hydrotimètre, et la seconde $18°,25$. Mais il s'en faut de beaucoup que toutes les eaux de sources présentent cette composition. La proportion des matières fixes dépasse souvent $0^{gr},500$.

Il existe donc des eaux de sources de bonne et de mauvaise qualité, comme il y a de bonnes et de mauvaises eaux de rivières.

Doit-on donner la préférence aux eaux de sources ou aux eaux de rivières pour l'alimentation d'une grande ville? La solution de cette question, qui a tant agité les esprits dans ces derniers temps, présente quelques difficultés; MM. Michel Lévy (1) et Tardieu (2) pensent même qu'on ne saurait établir une opinion à priori sur ce sujet, et que l'analyse chimique et l'expérience médicale peuvent seules prononcer sur leurs qualités.

Les eaux de sources sont préférables sous le rapport de la limpidité et de la température, mais généralement elles ne sont pas suffisamment aérées et elles contiennent une proportion trop élevée de matières salines; les eaux de rivières sont plus aérées et préférables au point de vue de leur composition chimique; mais elles sont souvent troubles, chargées de matières organiques, tièdes en été et froides en hiver. Ces caractères généraux sont incontestables et admis par tout le monde. Ainsi un savant ingénieur, partisan des eaux de rivières, pense qu'à part la *température* et la *limpidité*, ces eaux sont excellentes. Nous sommes de cet avis, mais à la condition de les filtrer et de les rafraîchir, et ce sont là, il doit le reconnaître, de très graves inconvénients pour l'approvisionnement d'une grande ville.

En 1835, l'Académie des sciences, consultée par la municipalité de Bordeaux sur l'eau de source et l'eau de la Gironde que plusieurs compagnies lui proposaient, avait exprimé la même pensée. Elle

(1) *Traité d'hyg. publ. et privée*, 4ᵉ édit. Paris, 1862, t. I.
(2) *Dict. d'hyg. publ*, 2ᵉ édit. Paris, 1862, t. II, art. Eau.

répondit, en effet, sur la proposition d'une commission composée de Thenard, Girard, Robiquet, MM. Dumas et Poncelet :

« L'eau filtrée de la Garonne doit être préférée à celles qui lui sont opposées, si l'on ne veut avoir égard qu'à leur composition. Sous le rapport de la pureté, on ne saurait refuser la supériorité à l'eau de la Garonne filtrée ; mais reste à savoir jusqu'à quel point la filtration d'une aussi grande masse d'eau est possible.

» Au reste, la commission n'hésite pas à reconnaître que la limpidité constante des eaux de sources, jointe à l'uniformité de leur température, doit militer en leur faveur et même leur mériter la préférence. Beaucoup de personnes, comme on le sait, répugnent à faire usage de l'eau de rivière, surtout quand cette rivière reçoit et charrie une partie des immondices de toute une grande cité. »

Votre commission partage entièrement l'avis émis par l'Académie des sciences.

Quand on n'envisage cette question qu'au point de vue hygiénique, les eaux de rivières comme les eaux de sources peuvent être employées aux usages domestiques, si elles sont limpides, fraîches en été et tempérées en hiver, si elles ont une saveur agréable, si elles marquent à l'hydrotimètre de 10 à 18°, comme le voudrait M. Belgrand, ou 25° au plus, si elles sont aérées, si elles contiennent peu de matières organiques et assez de principes minéraux pour le travail de l'ossification, et enfin si l'observation médicale n'a révélé aucun fait qui prouve l'influence des eaux dans la production des maladies endémiques.

Mais les difficultés de la filtration et du rafraîchissement de grandes masses d'eau sont telles, qu'on donnera la préférence aux eaux de sources, naturellement fraîches et limpides toutes les fois qu'elles seront assez abondantes, qu'elles présenteront les caractères que nous venons de retracer, qu'elles seront aérées comme les eaux de rivières, et qu'elles se rapprocheront de celles-ci par leur composition chimique. Toutefois, il est indispensable de conduire les eaux de sources depuis leur point d'émergence jusqu'aux réservoirs de distribution dans des aqueducs larges, aérés et couverts, afin qu'elles conservent leur fraîcheur, qu'elles soient saturées d'oxygène et d'azote et garanties des intempéries des saisons.

La commission a l'honneur de proposer à l'Académie d'adresser à M. Lefort une lettre de remercîments et de renvoyer son travail au comité de publication.

Le rapport qu'on vient de lire a donné lieu à une discussion prolongée, dont nous présenterons l'analyse dans le prochain numéro.

REVUE DES TRAVAUX FRANÇAIS ET ÉTRANGERS,

Par le docteur É. BEAUGRAND.

De l'huile de kérosène. — De son emploi pour l'éclairage. — Ses inconvénients, par M. le docteur L. PAPPENHEIM. — Nous parlions dans notre dernière revue de quelques accidents qui auraient été occasionnés par l'huile de kérosène, et nous nous demandions quelle pouvait être cette substance dont les livres classiques ne font pas mention. Notre savant et honorable confrère de Berlin, M. le docteur L. Pappenheim, a eu la gracieuse obligeance de venir à notre secours et nous donnons ici un extrait étendu de la lettre qu'il a bien voulu nous adresser.

L'huile de kérosène n'est autre chose que du pétrole américain raffiné (*coal-oil* des Américains, en allemand *Kohlenöl* ou *huile de charbon*). Cette huile commence à se répandre dans le commerce dans le nord de l'Allemagne, et se vend à bas prix, environ 1 franc la bouteille. Elle est limpide, très fluide, et passe pour un excellent moyen d'éclairage, ce qui peut être vrai, si l'on ne tient pas compte de l'action que son odeur et les produits de sa combustion semblent exercer sur le cerveau. Cette odeur est faible, *sui generis*, quelques personnes ne la trouvent pas trop désagréable. Cependant une personne chargée du nettoyage d'une lampe dans laquelle on brûlait l'huile en question, assura à M. Pappenheim qu'elle en avait trouvé l'odeur très pénétrante et qu'elle en avait éprouvé des étourdissements et un malaise pendant dix ou douze heures. Jusqu'à présent, à Berlin, ce sont seulement des gens pauvres qui ont employé le pétrole américain, et malgré les éloges intéressés des commerçants, son usage ne s'est point répandu dans les classes riches ; aussi M. Pappenheim ne se montre-t-il nullement partisan de ce nouveau moyen d'éclairage.

Et même au point de vue de l'usage, on a quelque peine à allumer la mèche imbibée de pétrole ; il faut préalablement chauffer un peu, soit l'huile, soit le vase dans lequel on la verse. Elle nécessite l'emploi de lampes spéciales, dites américaines, dont le mécanisme a déjà subi diverses modifications, ou de lampes à photogène. La mèche, le bec de la lampe exigent des dispositions particulières ; enfin, on est souvent obligé, pour déterminer la combustion, d'ajouter de l'huile de navette.

La flamme obtenue sans ce mélange est blanche, pure, et ne fatigue pas trop la vue.

Quant à la production des exanthèmes, M. Pappenheim n'en a pas observé chez les personnes qui font usage de l'huile de kérosène. Ses investigations suivies minutieusement ne l'ont mis sur la trace d'aucun accident autre que les étourdissements, les vertiges passagers dont nous avons parlé plus haut. Du reste, notre savant confrère ne s'est pas borné, dans son enquête, à rechercher ce qui a eu lieu à Berlin ; il l'a étendue jusqu'en Amérique, et il veut bien nous promettre de nous tenir au courant de ce qu'il pourra apprendre du pays même où l'on fabrique le kérosène.

Quelques mots encore sur la préparation de cette substance. La distillation du pétrole donne d'abord une substance très volatile et très facilement inflammable, dont, par conséquent, l'emploi comme moyen d'éclairage serait très dangereux ; c'est le photogène ou *naphtha*. Vient ensuite une autre matière moins volatile, moins facilement combustible, qui est précisément le kérosène.

Les auteurs n'ont donc parlé que des dangers de l'inflammation de certaines huiles, mais non de leur action physiologique que signale notre savant correspondant.

Action de l'ozone sur les animaux vivants. — Incertitudes relatives à l'action de ce corps sur la production de certaines maladies et particulièrement du choléra. — Nous n'avons point à nous occuper ici de la question de savoir si, comme on l'admet généralement, l'*ozone* est bien réellement de l'oxygène électrisé, ni s'il existe une autre modification de l'oxygène qui serait l'*antozone;* nous voulons seulement nous occuper des effets de ce corps, quel qu'il soit, sur l'économie animale.

Bien que l'ozone ait été l'objet de nombreuses recherches particulièrement en Allemagne, la presse médicale française s'est tenue à cet égard dans une très grande réserve, que justifie jusqu'à un certain point le peu d'accord qui règne entre les résultats signalés par les divers observateurs.

M. le docteur Ireland, d'Edimbourg, s'est livré récemment à une série d'expériences sur l'action physiologique de l'oxygène électrisé, et nous avons pensé qu'il serait intéressant de les faire connaître, en rappelant en même temps ce qui s'était fait d'autre part et donnant ainsi à peu près l'état de la science sur ce sujet.

En 1854, l'auteur de la découverte de l'ozone, M. Schönbein, racontait que, ayant été soumis pendant ses recherches à l'action prolongée de l'ozone, il avait été forcé de les interrompre à cause d'une violente irritation de poitrine ; et, d'un autre côté, qu'il avait vu une souris placée dans une atmosphère fortement ozonisée succomber assez rapidement (*Uber einige unmittelbare physiol. Wirkungen*, etc., in *Henle's und Pf.'s Ztschr*. N. F. Bd. I, S. 384).

Vers le même temps, le docteur Schwarzenbach se livra à une série d'expérimentations sur des animaux d'un plus grand volume. Des lapins, placés dans de grands cylindres de verre remplis d'air ozonisé au moyen du phosphore, périssaient au bout de quelques heures avec les symptômes suivants): d'abord mouvements de redressement, puis sorte d'ivresse, gêne extrême de la respiration, râle muqueux à grosses bulles, apparition d'une écume abondante à l'extrémité du museau, tremblement, convulsions, et mort. A l'ouverture, on trouvait les poumons rouges par places, gorgés de sang et emphysémateux dans quelques parties. Les bronches étaient remplies d'une matière spumeuse presque incolore, qui se rencontrait aussi dans la trachée artère, le larynx, et s'étendait jusque dans les fosses nasales. Les veines de la tête, du cou, le cœur, les grandes cavités veineuses viscérales contenaient beaucoup de sang très foncé.

L'air expiré ne bleuissait pas le papier réactif et, dans aucun organe, on ne trouva de traces d'ozone.

Si l'on fait respirer l'air ozonisé à plusieurs reprises, l'action léthifère semble plus prompte dans les dernières expériences. Des souris présentèrent les mêmes phénomènes ; seulement la marche fut plus rapide. L'auteur conclut de ses expériences que l'ozone ne borne pas son action à l'appareil respiratoire, mais qu'il l'étend aussi à certaines parties du système nerveux et surtout au nerf vague.

La matière spumeuse examinée soigneusement ayant offert des débris d'épithélium semblables à ceux que renferment les liquides de la cavité buccale, il fallait se demander si cette écume ne se serait pas formée d'abord dans cette cavité, d'où elle aurait passé ensuite dans les voies respiratoires. Pour s'en assurer, on lia, chez un lapin, la trachée à son union avec le larynx, puis on l'ouvrit et l'on y plaça une canule recourbée en verre. L'animal fut mis ainsi dans l'appareil. Retiré au bout de deux heures, il présenta presque aussitôt les phénomènes de l'asphyxie ; les résultats de l'autopsie furent les mêmes que dans les cas précédents. La masse spumeuse remplissait les bronches et la trachée.

M. Schwarzenbach pense que de l'air atmosphérique contenant seulement un dix millième d'ozone pourrait être nuisible pour les organes respiratoires (*Uber die Einwirkung des Ozons auf Thiere*. Verhandl. d. phys. med. Gesellsch. in Würzburg, 1850, et Canstatt's Jb., 1851, I, 128).

Un jeune médecin fort distingué de Strasbourg, M. E. Böckel, dont le père s'est beaucoup occupé de l'ozone, a choisi l'étude de ce corps pour sujet de sa dissertation inaugurale, et il s'est livré à quelques expérimentations. Seulement il a pris la précaution de faciliter le renouvellement de l'air dans les appareils où il enfermait ses animaux. Il se servit de cages en bois de 150 décimètres cubes, avec des ouvertures conduisant à de petites consoles placées à l'intérieur de la cage, protégées par un grillage en fer, et sur lesquelles on pouvait mettre des soucoupes contenant du phosphore et de l'eau. Alors, l'air qui entrait, se chargeait d'ozone, l'acide phosphorique restant dessous dans l'eau. D'abord gais et dispos, tant que l'on n'avait pas encore ozonisé l'air qu'ils respiraient, les animaux ne tardaient pas à présenter l'aspect de la souffrance quand on avait placé les soucoupes, et ils succombaient au bout d'un temps plus ou moins long, suivant que l'ozonisation de l'air était poussée plus ou moins activement. Ils présentèrent les mêmes phénomènes pathologiques et anatomiques que dans les expériences de M. Schwarzenbach. M. Böckel constata aussi la résistance plus grande des oiseaux. (Thèses de Strasbourg, 1856, in-4, n° 369.)

Enfin, à Paris, un médecin possédant des connaissances spéciales en physique et en chimie, M. Desplats, a soutenu, il y a quelques années, une thèse fort bien faite sur l'ozone. Il a répété avec le même résultat les expériences précédentes ; seulement il n'a pas eu recours à l'ozone formé au moyen de phosphore ; redoutant quelque action particulière due à cette substance, il a employé l'air directement ozonisé par l'électricité, soit avec la pile, soit avec l'étincelle. Un cochon de lait est mort au bout de sept heures ; un oiseau au bout d'une demi-heure. (Thèses de Paris, 1857, in-4, n° 175).

Voyons maintenant les expériences de M. Ireland.

L'auteur, pour se procurer l'ozone qu'il faisait respirer aux animaux, s'était d'abord servi du phosphore. Le gaz produit traversait une couche d'eau où il se débarrassait de l'acide phosphorique dont la présence eût manifestement vicié l'expérience. De plus, dans ce procédé, la proportion d'oxygène de l'air que doit respirer l'animal est notablement diminuée, à cause de la forte proportion de ce gaz nécessaire à la combustion du phosphore. Il fallut donc s'adresser à un autre moyen. Deux parties de permanganate de potasse en poudre et trois parties en poids d'acide sulfurique furent introduits par portions dans un flacon de verre : l'oxygène ozonisé qui se dégage par le fait de la réaction de l'acide sur le permanganate, est conduit dans un bocal renversé sur une couche d'eau. Les petits animaux mis en expérience par M. Ireland sont placés sur le rebord intérieur du bocal entre la paroi latérale et le goulot.

Première expérience. — Une souris exposée pendant une heure à l'air ozonisé était dans un état d'excitation extrême, courant, sautant, et ne paraissant pas avoir perdu de sa vigueur pendant toute la durée de l'expérience. Mais après sa sortie, elle s'affaiblit graduellement et mourut au bout d'une heure et demie. (Cette expérience eut lieu avec l'air ozonisé par le phosphore, les suivantes furent faites suivant le procédé au permanganate de potasse.)

Deuxième expérience. — Une souris est soumise au gaz pendant une heure, excitation extrême; quand on la retire, elle cherche à s'échapper avec beaucoup de vivacité, mais elle s'affaiblit graduellement et meurt au bout de dix heures.

Troisième expérience. — Une grenouille, deux heures de séjour, respiration accélérée; yeux fixes. Semble épuisée, se rétablit cependant si bien, que le lendemain il n'y paraissait plus.

Quatrième expérience. — Un moineau, renfermé seulement pendant une demi-heure; respiration précipitée, agitation très grande accompagnée d'une espèce de colère, puis il tombe dans l'affaissement; respiration accélérée d'un tiers. Il se rétablit et subit le lendemain la même épreuve dont il est moins affecté.

Une autre souris, après une période d'excitation, tombe dans l'abattement et meurt au bout de trois heures dans l'air ozonisé.

A l'examen anatomique de trois souris mortes ainsi, le sang veineux parut plus clair que de coutume. Dans un cas, le poumon était engorgé, cependant il flottait; dans tous, le cœur contenait du sang.

Un lapin fut placé dans une boîte bien fermée où se rendait l'air ozonisé. La respiration était accélérée d'un tiers, mais pas d'excitation apparente; retiré, l'animal se met immédiatement à manger et se rétablit parfaitement.

Un autre lapin qui était resté dans la boîte pendant quatre heures, sans autre phénomène appréciable qu'une accélération très grande de la respiration, est retiré abattu, épuisé. On l'assomme, les organes ne présentent rien de particulier et les principaux viscères essayés par l'ozonoscope ne bleuissent pas le papier.

Voici les conclusions que l'auteur tire de ses expériences :

1° L'air ozonisé accélère la respiration, et, comme on peut le présumer, la circulation.

2° L'air ozonisé excite le système nerveux.

3° Il provoque la coagulation du sang, probablement en augmentant sa fibrine. Cependant l'ozone disparaît dans le sang, sans doute parce qu'il se combine avec quelques-uns des éléments de ce fluide.

4° Un animal peut être soumis à l'influence d'une forte proportion d'ozone sans souffrances bien marquées. Cependant le gaz peut continuer son action après que l'animal y a été soustrait et causer la mort. (*Edinb. med. Journ.*, febr. 1863).

Ces effets d'une substance encore peu connue chez nous au point de vue de son action physiologique, nous ont paru mériter d'être reproduits avec quelques détails. Il serait important d'entrer d'une manière plus suivie qu'on ne l'a fait, dans la voie des expérimentations.

En effet, malgré les nombreuses recherches dont nous avons parlé, on sait encore peu de chose de positif sur l'influence réelle de la substance découverte par M. Schönbein On a beaucoup insisté sur la *coïncidence* notée par quelques personnes entre l'abondance de l'ozone atmosphérique et les affections catarrhales des voies respiratoires (Schönbein, *Das Ozon vielleich Ursache von`Krankeiten*, in Henle's und Pfeuffer's Zeitschr., VI, 2, 1847. — Spangler, *Influenza und Ozon*, in même journ., VII, 1, 1848. — Heidenreich, *Ozon und Katarrh.*, in Neue med. chir. Ztg., VII, 3. — Clemens, *Wirkungen Ozonzerstörender Gase auf den menschlichen Organismus*, etc., in Henle's und Pfeuffer's Zeitschr., VII, 2, 1848).

Je me sers du mot coïncidence, car l'ozone abonde surtout pendant les temps froids et secs qui suffisent très bien, par eux-mêmes, pour donner naissance à des affections des voies respiratoires; et d'ailleurs, M. de Piétra Santa a constaté qu'à Alger, pays chaud, où les affections bronchiques sont rares et bénignes, l'ozone est plus abondant qu'à Strasbourg (*Lettres sur les Eaux-Bonnes*, in l'*Union méd.*, 30 mai 1861). Enfin M. Faber a vu, au commencement de mai 1848, une épidémie de grippe régner à Schorndorf (Wurtemberg), alors que le papier réactif offrait sa teinte la plus pâle (*Wurtemb. Corr.-Bl.*, I, 1849, et Canstatt's, *Ibid.*, 1850, II, 60).

On a voulu aussi établir que l'abaissement de l'ozonomètre était la cause du développement des maladies gastro-intestinales, constituant ainsi une sorte d'antagonisme avec le cas précédent. Mais, ici encore, tous les faits ne concordent pas avec les observations sur lesquelles Schönbein s'était appuyé. Ainsi le docteur Speck décrivant une épidémie de dysenterie observée à Strass-Ebersbach (duché de Nassau) pendant les mois d'août et septembre 1859, fait remarquer que la proportion d'ozone contenue dans l'air n'était point alors inférieure à ce qu'elle est d'ordinaire à la même époque de l'année (*Archiv. fur Wissensch. Heilk.*, V, p. 369, 1860). M. Schiefferdecker, membre et rapporteur d'une commission de l'Académie des sciences de Königsberg, après une suite de recherches continuées pendant une année, sur le rapport qui peut exister entre la présence ou l'absence de l'ozone et les maladies régnantes, est arrivé à cette conclusion, *qu'il n'y a aucune relation* appréciable *entre le degré d'ozone et les maladies régnantes* (*Bericht über den Ozongehalt der atmosph. Luft und sein Verhalln*, etc., in Canstatt's, *Ibid.*, II, 106, 1856).

Une idée purement théorique a fait admettre que la diminution de l'ozone dans l'air devait favoriser le développement du choléra. L'ozone, disait-on, jouit d'une propriété oxydante très énergique, il est un puissant désinfectant; donc il doit agir sur les miasmes pour les détruire. Or comme, suivant beaucoup de personnes, le choléra est une affection miasmatique, l'ozone doit en être le contre-poison. Cette opinion, si j'en juge par quelques ouvrages récents, semble avoir prévalu en France. Elle s'appuie plus particulièrement sur les observations de Wolff à Berne, de Böckel à Strasbourg et de Bérigny à Versailles, qui ont noté l'abaissement de l'ozonoscope pendant la durée de l'épidémie, et la décroissance de celle-ci lors du retour de l'ozone. (*Compt. rend. de l'Acad. des sc.*, 1855, 1856.)

Déjà, lors de la grande épidémie de 1849 à Londres, le docteur Hunt entrant dans les idées de M. Schönbein, notait l'abaissement de l'ozone coïncidant avec la violence du choléra, et établissait entre ces deux faits une relation de causalité. A l'appui de son opinion, il faisait valoir qu'à Birmingham, là où de grandes usines métallurgiques donnent lieu à un dégagement d'ozone considérable, le choléra ne s'était pas montré. Mais, comme le fit observer le rédacteur du *London medical Gazette*, les villes de Manchester, Marthyr-Tydwill et Glasgow, qui renferment des usines non moins considérables que celles de Birmingham, ont cependant été fortement atteintes par l'épidémie. (*Lond. med. Gaz.*, t. LXIV, p. 463 et 473, 1849.) En outre, le professeur Péter, à Lexington, n'a, vers la même époque, trouvé aucune relation entre l'oxygène électrisé et le choléra. (*Amer. journ. of med. sc.*, XIX, 274 ; 1850.)

Mais c'est surtout pendant l'épidémie de 1853-54 que l'ozone, alors mieux connu, fut surtout étudié au point de vue de son influence. D'un côté, M. Böckel, à Strasbourg (*Compt. rend. Acad. des sc.*, 19 fév. 1855, t. LX, p. 419), Flemming, à Dresde (*Med. centr. Ztg.*, n° 99, 1855), etc., constatent que, lors de la plus grande violence de l'épidémie, l'ozonomètre se maintient à zéro, et que la disparition du fléau est signalée par le retour de l'ozone. D'un autre côté, le docteur Schultz, à Berlin, suivant simultanément la marche de l'épidémie et celle de l'ozonomètre dans un quartier de la ville, est arrivé aux résultats suivants :

	Nombre des malades.	Degrés de l'ozonomètre.
Août.	16	2,677
Septembre.	121	2,900
Octobre.	91	1,258
Novembre.	5	0,366

L'épidémie et l'ozone avaient donc été en rapport direct (*Preuss. ver. Ztg.*, 9, 1844, et Schmidt's Jbb., t. XCII, p. 263). Quelque chose d'analogue s'est produit à Vienne, où le choléra et l'ozone ont diminué en même temps, en janvier 1855.

A Bâle, les observations de Wette ne lui ont fourni aucun résultat satisfaisant. L'ozonomètre s'éleva et retomba; sans que l'on remarquât des oscillations correspondantes dans la marche de l'épidémie (in Schmidt's Jb., t. XCII, p. 263). Voltini, réunissant les observations ozonométriques faites simultanément pendant le mois de septembre à Friedland, où régnait le choléra, et à Falkenberg, qui en était exempt, trouva une moyenne de 4,0 dans la première ville, et de 4,5 seulement dans la seconde (Schmidt's Jbb., t. C, p. 90).

Rien n'est donc moins démontré que le rapport que l'on a voulu établir. Ajoutons encore qu'il est bien difficile d'avoir des données exactes sur la proportion réelle d'ozone que renferme une localité un peu étendue, puisqu'on la voit varier dans une même maison d'un étage à l'autre, d'une pièce à l'autre, d'une exposition à une autre. Quant à l'idée de rattacher la malaria à l'ozone, cette idée paraît aujourd'hui complétement abandonnée.

En conséquence, sans nier le moins du monde que l'ozone puisse exercer une action sur la santé, nous pouvons dire que, jusqu'à présent, il y a ; trop de divergence entre les faits signalés, pour que l'on puisse poser des conclusions autrement que sous forme de probabilités.

Que dire maintenant de la proposition qui a été émise dans ces derniers temps par un médecin militaire, M. le docteur Delahousse, de faire développer artificiellement de l'ozone dans les salles de malades, au moyen de l'électricité et avec un simple élément de Bunsen ? (Gaz. des hôp., 25 mars 1862.) C'est une idée ingénieuse qui trouvera son application, quand on saura au juste à quoi s'en tenir sur l'influence réelle de l'ozone dans la production de telle ou telle maladie.

Compte rendu d'une mission médicale au Guadarrama (Espagne), par M. le docteur MEUNIER (thèse inaugurale, 30 janv. 1863). — La thèse de M. le docteur Meunier traite d'un sujet bien intéressant pour l'hygiéniste, et auquel ajoute encore la manière dont l'auteur l'a compris et exposé.

On sait que, renonçant à son incurie séculaire, l'Espagne semble vouloir suivre l'exemple des autres nations de l'Europe et entrer dans la voie du progrès. Divers chemins de fer vont relier entre elles les différentes parties du royaume. Parmi les embranchements qui doivent se réunir pour former les principales lignes, se trouve celui qui va de l'Escurial à Avila, traversant une chaîne de montagnes, la Sierra de Guadarrama ; or, les travaux, dans cette fraction du parcours, ayant été depuis 1859 ralentis ou même interrompus chaque année par l'état sanitaire de la population ouvrière, le conseil d'administration résolut d'y envoyer un médecin instruit et actif pour remédier à un état de choses déplorable à tous les points de vue. M. Meunier a parfaitement justifié le choix qui avait été fait de lui pour cette mission. Suivons donc notre jeune confrère, examinons avec lui la région qu'il devait explorer, et cherchons ensemble l'origine et la nature réelle de l'épidémie qu'il allait combattre.

Un mot d'abord sur la topographie des localités que doit couper le chemin de fer. La Sierra de Guadarrama appartient à la grande chaîne de l'intérieur de l'Espagne, qui sépare le Duero du Tage, la vieille Castille de la nouvelle. Dirigée du nord-est au sud-ouest, elle limite du côte du nord un grand plateau, le plus élevé de l'Europe, aride, nu, monotone, au milieu duquel s'assied, sur quelques hauteurs inégales et sablonneuses, la ville de Madrid. Large de 30 à 40 kilomètres environ, atteignant la hauteur de 2700 mètres dans les points culminants, et de 1400 au niveau du col le plus bas, cette sierra est d'un passage difficile et même dangereux à certaines époques de l'année

Le sol, à partir des environs de Madrid, est d'abord formé d'alluvions, mais à mesure qu'on se rapproche de la montagne, on voit d'abord de grosses pierres, puis des blocs énormes, manifestement entraînés là par les eaux, et enfin de véritables granits, tantôt complétement dénudés, tantôt recouverts d'une petite couche de sable ou de schistes désagrégés. Un pareil terrain semble d'abord éminemment salubre ; mais, en l'examinant de plus près, on reconnaît que ce sol granitique, tourmenté, creusé d'anfractuosités, entremêlé de feldspaths décomposés, de schistes micacés et argileux, est recouvert d'une couche terreuse d'une épaisseur variable. Il en résulte que les eaux qui tombent pendant la saison des pluies, sont absorbées en grande quantité ; rencontrant bientôt une couche dure et imperméable, elles sont retenues, stagnent dans ses anfractuosités, et constituent, pour la saison des chaleurs, une réserve presque inépuisable d'évaporations.

Ce qui confirme les assertions de M. Meunier, c'est le petit nombre et le peu d'importance des cours d'eau dans le Guadarrama. Malgré la présence de montagnes dont les neiges se fondent pendant l'été, et l'abondance des pluies, l'eau ne peut se réunir de manière à descendre dans les parties basses ; elle s'arrête dans les inégalités du sol, et, dans certaines parties, un bon nombre des ruisseaux qui existent, ont des berges basses, chargées de matières organiques restant sous l'eau pendant une partie de l'hiver, puis découvertes pendant l'été, nouvelle source d'émanations miasmatiques.

Une chose digne de remarque, c'est que le versant nord du Guadarrama n'a point ou presque point souffert des épidémies, et que, dans le versant méridional, les vallées qui peuvent être balayées par

le vent du nord ont joui de la même immunité. *Saluberrimus aquilo*,
répète avec les anciens l'auteur de la thèse.

Malgré ce qui a été dit et constaté maintes fois de l'influence
favorable de l'altitude relativement aux émanations paludéennes,
M. Meunier a constaté l'existence des accidents à des hauteurs assez
considérables ; mais il n'y a rien là d'étonnant, puisque les causes
d'insalubrité ont précisément leur siége sur les hauteurs.

Quant à la température, le Guadarrama, bien que sous la même
latitude que Naples, étant au milieu des terres, est soumis à toutes
les variations, à tous les excès de température, de courants atmosphériques, d'états hygrométriques et électriques. Pendant l'été, le
thermomètre, dans les plaines, s'élève jusqu'à 38 degrés, et souvent
même, dans les parties hautes, la situation et l'encaissement des vallées amènent une élévation plus considérable de température.

A ces causes locales d'insalubrité, il faut ajouter celles qui prove-
naient des travaux eux-mêmes ; on sait que ces grands remuements
de terre, ces affouillements du sol, et surtout d'un sol vierge, sont
fréquemment suivis de graves accidents.

L'hygiène privée ou *extrinsèque* des ouvriers devait jouer ici un
grand rôle. Les neuf dixièmes de ces ouvriers (13 à 14 000 hommes
en tout) étaient des Espagnols tirés de diverses provinces. Les étrangers, Français ou Italiens, savaient s'organiser, s'entendre et se
créer des ressources ; aussi furent-ils moins atteints par l'épidémie.
Les Espagnols, à l'exception des Basques, plus intelligents, plus in-
dustrieux, vivaient d'une façon tout à fait misérable ; vigoureux,
bien constitués d'ailleurs, mais s'imposant par avarice les plus dures
privations, mal nourris, ne buvant que de l'eau, s'abritant sous de
misérables huttes ou dans des trous couverts de branchages, à peine
vêtus de manteaux en guenilles, croupissant dans la plus extrême
malpropreté, on voit quelle proie facile ils offraient non-seulement
aux influences miasmatiques, mais encore aux cachexies telles que
le scorbut.

En général, la durée du travail était douze heures par jour, depuis quatre ou cinq heures du matin jusqu'à sept ou huit heures du
soir, avec sieste de midi à trois heures.

Quelles avaient été les conséquences de l'état de choses que nous
venons de faire connaître ? Quelle était précisément la nature de la
maladie qui avait sévi sur les travailleurs? C'est ce dont M. Meunier
dut s'enquérir tout d'abord ; mais l'absence presque complète de documents médicaux et la discordance des éléments fournis laissaient
la question dans une grande incertitude. Cependant il résultait de
tous les témoignages, 1° que les fièvres intermittentes étaient les
maladies dominantes depuis le mois de juillet jusqu'au mois d'octobre ; 2° qu'il s'y mêlait des affections plus redoutables, auxquelles

les malades succombaient en quelques heures, parfois même subitement. Sur ce second point, les explications variaient considérablement; on parlait d'insolations, d'apoplexies, de fièvres cérébrales,
d'empoisonnements par les eaux, etc., etc.

M. Meunier, rassemblant tous ces témoignages et les discutant
avec une remarquable sagacité, finit par en dégager la vérité. Les
fièvres intermittentes de 1864, qui avaient commencé à se montrer
au printemps chez un petit nombre d'ouvriers seulement, et avec
un véritable caractère de bénignité, s'étaient peu à peu développées
dans les mois suivants comme fréquence et comme gravité; en juillet, elles révélaient déjà quelques caractères pernicieux, et ce fut
avec leur aggravation la plus grande que coïncida l'apparition des cas
foudroyants.... Il s'agissait donc d'une intoxication paludéenne.

C'est ce que l'examen des localités justifia parfaitement, comme
nous l'avons vu.

Pour empêcher le retour de semblables accidents, il fallait avoir
recours à une prophylaxie énergique qui neutralisât, s'il était possible, les causes diverses *intrinsèques* et *extrinsèques* qui les avaient
occasionnés.

Relativement aux premières, on ne pouvait songer à changer la
nature du sol; on dut, en conséquence, se rejeter sur les secondes,
et s'attacher à fortifier l'économie de manière à la mettre en état de
résister aux influences miasmatiques.

L'auteur aurait bien voulu pouvoir abréger la durée du travail
en la rognant à ses deux extrémités, de sorte qu'en fermant les
chantiers au coucher du soleil, et forçant les ouvriers à s'en éloigner aussitôt pour gagner des campements bien situés, on les aurait
soustraits aux chances les plus efficaces de l'intoxication paludéenne. Mais cette proposition ne pouvait être acceptée ni par les
ouvriers ni par les entrepreneurs.

M. Meunier proposa les mesures suivantes :

1° Détruire les huttes informes que les ouvriers occupaient dans
une grande partie de la ligne, et les remplacer par des baraques
mieux construites, situées dans des endroits secs et élevés présentant
des pentes suffisantes pour l'écoulement des eaux, et aussi éloignés
que possible des terres fraîchement remuées;

2° Faire distribuer des ceintures de flanelle aux ouvriers travaillant dans les chantiers insalubres;

3° Faciliter l'usage d'une alimentation plus réparatrice, par l'établissement de cantines bien fournies et bien surveillées;

4° Mettre à leur disposition, pendant les chaleurs, de l'eau de
bonne qualité, additionnée de tafia ou d'*aguardiente* (eau-de-vie ani-
sée) dans la proportion d'un vingtième;

5° Distribuer le matin et le soir une infusion de café chaud;

6° Enfin améliorer le service médical, en agrandissant les hôpitaux créés par l'administration et multipliant le nombre des ambulances, avec la précaution de les munir de tout le matériel nécessaire pour le transport facile des blessés et des malades, leur traitement, leur nourriture, etc....

Ces propositions furent acceptées, mais l'exécution en fut entravée souvent par une foule de résistances, dont les plus opiniâtres vinrent, cela va sans dire, de la part des ouvriers espagnols, race à demi sauvage qui croupit dans la plus profonde barbarie. Il ne faut donc pas être surpris si le résultat n'a pas entièrement répondu aux excellentes dispositions indiquées par l'auteur.

Pendant les chaleurs de l'été, l'épidémie éclata avec une grande violence, et atteignit son summum d'intensité à la fin du mois d'août et au commencement de septembre; il y eut même à cette époque un peu d'encombrement dans les ambulances. Mais enfin, résultat immense, tous les malades furent soignés, et cette certitude maintint les ouvriers dans les chantiers.

Jusqu'à la fin de juin, le chiffre journalier des malades ne dépassa pas 4 et demi pour 100; c'est à partir du mois de juillet que la progression fut rapidement croissante, et on arriva à un chiffre supérieur à 5 pour 100. Il y eut, sur une population de 12 000 à 13 000 ouvriers environ, 5846 malades ou blessés, dont 3909 fiévreux, et 102 décès, dont 67 par l'influence paludéenne. A ces derniers il convient d'ajouter 10 cas de morts presque subites par le fait d'accès pernicieux, ce qui porte à 77 le nombre des morts par la fièvre.

Ce résultat était à coup sûr bien plus avantageux que celui de l'année précédente, où, sur une population moitié moindre, on avait eu une mortalité de 200 hommes en six semaines! Cette différence si notable, cette autre circonstance que les travaux n'avaient point été interrompus un seul instant, doivent, sans aucun doute, être rapportées à la bonté des dispositions prises par notre jeune confrère, et qui peuvent servir d'exemple et de modèle aux médecins qui seraient appelés à donner leurs conseils en semblable occurrence (thèses de Paris, 1863. In-4°).

Rapports de la phthisie avec l'altitude, par M. GUILBERT. — « L'homme ne naît, ne vit, ne souffre, ne meurt pas d'une manière identique sur tous les points de la terre. Naissance, vie, maladie et mort, tout change avec le climat et le sol, tout se modifie avec la race et la nationalité. » Tel est le début des belles et savantes recherches de l'un des plus éminents hygiénistes de notre époque, sur la géographie médicale. Cette vérité reçoit chaque jour sa confirmation par les travaux des voyageurs et des observateurs, et dernièrement, l'auteur même des paroles que nous venons de citer,

M. Boudin, rendant compte dans ce recueil du traité de M. Jourdanet sur les altitudes de l'Amérique tropicale, signalait, d'après ce
dernier, l'extrême rareté, sinon l'absence de la phthisie sur les
hauts plateaux du Mexique. M. Jourdanet regarde l'altitude comme
exerçant la plus heureuse influence sur la production et la marche
de la tuberculisation, et, dans un travail subséquent (*L'air raréfié
dans ses rapports avec l'homme sain et avec l'homme malade*, p. 47),
il fait observer qu'au Mexique elle est extrêmement rare parmi les
gens aisés qui suivent les règles de l'hygiène. « Les étrangers qui
ne varient pas leur séjour et résident constamment sur les points
élevés du plateau, *en sont généralement préservés ;* plusieurs y *guérissent* de cette maladie, acquise dans d'autres lieux avant l'arrivée
des sujets sur les hauteurs de la Cordillère. » Du reste, M. Jourdanet
est tellement convaincu de l'efficacité de la densité moindre de l'air
sur la maladie en question, qu'il propose de traiter celle-ci par les
bains d'air raréfié.

Quoi qu'il en soit de cette dernière idée, le fait principal vient
d'être de nouveau vérifié et affirmé par un jeune médecin très distingué, M. le docteur Guilbert, qui a choisi ce sujet pour sa dissertation inaugurale.

Déjà, dans un voyage à la mer du Sud, M. Guilbert avait constaté
la fréquence extraordinaire de la phthisie dans ces régions, douées
d'un climat délicieux. Il avait bien entendu vanter l'influence curative du climat des Cordillères sur les tubercules, mais il était
resté incrédule, jusqu'à ce qu'enfin l'observation directe sur les
lieux mêmes lui eût démontré la vérité de cette proposition.

M. Guilbert arrive d'abord au Pérou, cette étroite et longue bande
de terre située entre l'océan Pacifique et le versant occidental des
Cordillères. Là règne un climat d'une douceur infinie, un printemps
perpétuel ; en hiver, le thermomètre ne descend jamais au-dessous
de 15 degrés centigrades ; en été, il ne s'élève jamais au-dessus de
30 degrés ; jamais de pluies.... Eh bien, malgré ces conditions en
apparence si favorables, la phthisie est la maladie dominante ; elle
forme les trois dixièmes de la mortalité totale, et là, comme dans
les autres pays équatoriaux, la chaleur hâte et active la marche de
la tuberculisation ; la durée ordinaire est de trois à six mois ; la
forme galopante, si rare chez nous, est excessivement commune.

Relativement à l'influence exercée par la race, on trouve par
ordre de fréquence, les nègres, les descendants des anciens Espagnols,
les métis, les Européens, et enfin, les naturels qui sont presque
complétement indemnes.

Si l'on recherche les causes de cette fréquence chez les uns, et de
cette immunité chez les autres, on voit d'abord pour les nègres l'application de cette loi posée par M. Boudin, que les nègres éloignés

de leur pays sont la proie presque certaine de la phthisie. La vie
molle et indolente des descendants de la conquête, la misère et la
débauche chez les métis expliquent le rang qu'ils occupent. Les Européens nouvellement arrivés menant une vie plus active, échappent
davantage à la maladie. « L'Indien fuyant le contact de l'Européen,
a continué sa vie nomade. Une existence nécessairement active a
entretenu l'exercice complet et habituel de toutes les grandes fonctions organiques, et s'il a pu se soustraire au fléau de la tuberculisation, il le doit à ses habitudes d'indépendance et de liberté. »

Pour arriver aux localités privilégiées, il faut donc quitter les
basses régions et s'élever sur les hauts plateaux. Quand on monte
du Pérou en Bolivie, on éprouve les effets ordinaires du mal de
montagne (*Soroche* des Indiens). Mais ces effets sont éminemment
transitoires, et l'on s'habitue promptement à vivre dans ces hautes
régions qui ne sont pas à moins de 4000 à 4500 mètres, c'est-à-dire
presque aussi élevées que le sommet du Mont-Blanc. Et cependant
on mène là une vie aussi active, les habitants sont doués d'autant
d'énergie que dans n'importe quelle basse contrée.

Du reste, ces phénomènes dus à l'ascension, ne sont pas particuliers à l'homme ; les animaux souffrent également du soroche et ils y
succombent même quelquefois. Les Indiens des hauts plateaux ne
l'éprouvent jamais ; ils fournissent les courriers pour la poste ; le
dos chargé d'un volumineux paquet, ils font en quatre jours les
90 lieues qui séparent Tocna de la Paz.

Les Cordillères, sur lesquelles se trouvent les plateaux de la Bolivie, atteignent, dans la partie péruvienne, leur plus haute élévation.

La pression barométrique est, à :

Corocoro, à . 4,430 mèt. de 430 millim.; l'eau bout à +85°,0
La Paz. . . . 4,100   —   450   —   86°,3
Antisana. . . 4,100   —   450   86°,3
Quito 2,900   —   527   —   90°,0
Bogota. . . . 2,661   —   544   —   90°,9

Les moyennes de température varient non-seulement suivant la
hauteur, mais aussi dans des lieux situés à la même hauteur suivant
le voisinage des glaciers.

Au total, les moyennes de température sont disposées comme il
suit, pour chaque saison :

	Hiver.	Printemps.	Eté.	Automne.
Corocoro. . . .	+3°	+7°	+8°	+8°
La Paz.	+2°	+6°	+8°	+8°
Antisana. . . .	+3°,5	+4°,9	+5°,7	+5°,6
Quito	+15°,4	+15°,7	+15°,6	+15°,7
Bogota.	+15°,1	+15°,3	+15°,3	+14°,5

Mais les moyennes ne peuvent donner qu'une faible idée de ce climat ; ce qu'il faut surtout considérer, ce sont les variations diurnes qui sont ordinairement et partout très considérables. Dans le jour, au printemps, le thermomètre monte souvent à 25 degrés pour descendre pendant la nuit à 3, 4 et même 5 degrés *au-dessous* de zéro !...

Ainsi le climat des Cordillères serait un climat plutôt froid, si l'on considère les moyennes de l'année, constant si l'on considère les faibles variations d'une saison à l'autre, excessif sous le rapport des variations diurnes.

Ces variations sont très brusques ; elles ont lieu au moment où, suivant la disposition du terrain, le soleil paraît le matin et disparaît le soir, ce qui ne correspond point au moment du lever et du coucher de cet astre.

A ces hauteurs, l'atmosphère présente toujours une très grande sécheresse ; les plus grandes pluies ne laissent pas de traces ; en quelques instants, toute humidité a disparu par évaporation, et même alors, l'atmosphère est bien loin de contenir l'humidité qu'elle contient dans des conditions identiques avec des stations moins élevées.

Assurément ces brusques alternatives de température, cet état d'une atmosphère sèche et raréfiée qui semble devoir gêner l'hématose, toutes ces conditions sont en apparence favorables au développement de la tuberculisation pulmonaire, et pourtant la phthisie n'existe point parmi les indigènes. Ce fait est confirmatif de ce qu'avait signalé M. Boudin, pour les Cordillères du Pérou, le plateau du Mexique, et les montagnes à l'ouest du Texas. (*Géogr. méd.*, t. II, p. 639.) Il est confirmatif des observations de M. Jourdanet, rappelées plus haut.

Indiens, descendants d'Espagnols, y échappent également. Si l'on trouve des tuberculeux dans les villes, ils arrivent des côtes et sont venus chercher une amélioration dans les montagnes.

Ici, M. Guilbert cite un certain nombre de guérisons de phthisiques dues à l'ascension dans les hautes localités des Cordillères, et il se donne lui-même comme exemple de cette heureuse influence. Issu d'une famille où la phthisie est héréditaire, atteint ici de symptômes alarmants, hémoptysies, amaigrissement, fièvre et sueurs nocturnes, diarrhée, etc., il vit son état s'améliorer pendant la navigation ; la guérison se confirma pendant son séjour dans les altitudes de la Bolivie.

D'après son observation, chez ceux mêmes qui ne guérissent pas, il y a un ralentissement dans la marche de la maladie, et très souvent des guérisons temporaires.

L'auteur termine par des considérations sur la fréquence relative de la phthisie suivant les différents climats, et il fait ressortir particulièrement, d'après les savantes recherches de M. Boudin, cette circonstance bien imprévue que les localités élevées partagent avec les pays très froids le privilége de l'immunité à l'égard de la maladie qui décime l'espèce humaine dans les autres contrées (thèses de Paris, 1862. In-4°, n° 462).

Des grands cours d'eau au point de vue de l'hygiène. — Un auteur américain, le docteur B. Dowler, et un jeune médecin de Paris, M. Dagrève, dans sa dissertation inaugurale, viennent, à une année d'intervalle, de traiter ce même sujet.

Comme le fait observer M. Dowler, il est bien évident que les grands cours d'eau, par leur influence sur le développement du commerce, sur l'extension et les progrès de la civilisation, fournissent des éléments très importants à l'hygiène et à la topographie médicale. La longueur, la largeur, la profondeur, la rapidité du cours, la disposition des rives, le nombre et la situation des affluents, etc., jouent à cet égard un rôle très important et dont il faut tenir grand compte. Un courant très étendu qui, dans sa partie inférieure, ne reçoit aucun tributaire, qui forme des chutes ou qui coule entre des rives aplanies, et va ainsi déverser les eaux de pluies et les débris des cités dans des lacs ou à l'Océan, doit à coup sûr être plus salubre et plus exempt de détritus, animaux et végétaux, qu'un courant peu étendu, rapide et de même largeur. Tel est le Mississipi. Celui-ci, alors même que ses sources et ses affluents seraient impurs, se débarrasse, dans un cours de plus de 400 lieues, des matières organiques et des gaz nuisibles, ce qui fait qu'à la Nouvelle-Orléans, dans la partie inférieure du fleuve, les eaux sont douces, sans odeur et potables. Au contraire, les cours d'eau peu étendus et doués d'un mouvement très rapide entraînent avec eux une grande quantité de détritus organiques et inorganiques. Le bas Mississipi coule pendant longtemps dans un pays plat, et fait beaucoup de détours, ce qui ralentit sa marche; il ne saurait donc emporter bien loin les impuretés qui peuvent troubler la limpidité de ses eaux. L'auteur termine par un parallèle avec le Nil et le fleuve des Amazones, dans lequel il fait ressortir l'influence salutaire de ces grands courants (*New. Orleans med. and surg. Journ.*, jan. 1861, et *Canstatt's Jahresb.*, 1862, VII, 30).

De son côté, M. Dagrève, partant des mêmes principes, suppose un fleuve coulant sur un fond de sable et de roches, et convenablement encaissé. L'atmosphère sera toujours chargée de vapeur d'eau, sans être pour cela plus humide, puisque l'humidité n'est que le rapport au degré de saturation, et que la quantité d'eau que peut contenir l'atmosphère, augmente avec la température. D'ailleurs, les grands cours d'eau sont incessamment balayés par les vents, qui

entraînent les vapeurs aqueuses, les dispersent et les poussent vers
les montagnes, où elles s'amoncellent et forment les nuages qui se
résolvent en pluie. L'atmosphère des fleuves, de même que celle de
la mer, n'est donc pas plus humide que les pays de forêts, et même
moins encore, car, dans ceux-ci, le sol abrité conserve son humidité,
et, de leur côté, les arbres en exhalent continuellement.

Ainsi, sauf certaines conditions géologiques indépendantes du
cours de l'eau, les bords d'un fleuve *bien entretenu* ne sont pas plus
malsains que ne le sont les montagnes et les côtes de la mer (thèses
de Paris, 1862, n° 135).

**Des conditions qu'exige l'emploi du gaz d'éclairage dans
les appartements,** par le docteur P. KNUDSEN. — Le gaz d'éclairage est constitué par de l'hydrogène, de l'hydrogène carboné, des
vapeurs de naphte et quelques autres hydrocarbures mal déterminés. Quand ce gaz doit être brûlé dans les appartements, il faut
qu'il soit très pur, et c'est à quoi l'on peut arriver si l'on veut bien
s'en donner la peine et ne pas s'occuper exclusivement du point de
vue d'économie. Les produits du gaz pur, après une combustion
complète, sont de l'acide carbonique et de l'eau. Pour arriver à ce
résultat, il faut que le brûleur soit bien construit. Une condition essentielle aussi pour l'emploi du gaz dans les appartements, c'est de
faire en sorte que l'air atmosphérique forme un courant plus rapide
et plus actif que cela n'a lieu d'ordinaire. Si l'on néglige cette précaution, la combustion sera incomplète, une portion du gaz se ré-
pandra sans avoir été modifiée ; on devra donc établir une combustion active et permanente. Ainsi, par exemple, on adaptera à la partie supérieure de la chambre, près de la cheminée, un ventilateur de
Gamst (ou tout autre aspirateur), tandis que l'air libre du dehors
trouve un accès suffisant par les ouvertures et les fissures naturelles ou accidentelles. Lorsqu'on assure une issue facile et sans
obstacle à l'air intérieur, on entraîne en même temps les produits de
la combustion, ce qui est très avantageux quand le gaz est impur, et
il brûle entièrement quand il est pur, ce qui a une grande importance
au point de vue de l'hygiène. Ainsi, en résumé, suivant M. Knudsen, pour rendre sans danger l'emploi du gaz d'éclairage dans les
appartements, il faut : 1° du gaz soigneusement purifié ; 2° une combustion complète ; 3° une bonne ventilation (In *Henke's Ztschr.*,
1861, 3, Hft. et *Canstatt's Jahresb.*, VII, 8, 1862).

**Dangers que présente le cyanure de potassium chez les
photographes,** par M. DAVANNE. — Les photographes manient
habituellement deux poisons très énergiques, et en quantités relativement énormes : le cyanure de potassium et le bichlorure de mer-

cure. Or, en dépit des avertissements répétés, ils se mettent en contact avec ces substances dangereuses de la manière la plus imprudente. En voici un exemple : le sieur M....., voulant faire disparaître les taches noires laissées à l'une de ses mains par le nitrate d'argent, les frotta avec un assez gros morceau de cyanure de potassium, et il s'en glissa un petit fragment sous l'ongle d'un des doigts. N'y ayant pas fait d'abord attention, M..... ne tarda pas à y éprouver une vive douleur, et, en quelques instants, il fut pris de vertiges, de telle sorte que tout semblait tourner autour de lui. Pour se débarrasser promptement, il eut la malheureuse idée d'employer du vinaigre ; le cyanure fut aussitôt décomposé, et de l'acide cyanhydrique se trouva mis à nu. Les vertiges arrivèrent au plus haut point, accompagnés de frissonnements ; pâleur de la face, œil éteint, dépression profonde des forces, impossibilité de parler, mais conservation de l'intelligence ; puis, refroidissement des extrémités, diplopie..... Cet état dura près de dix heures. Des frictions froides sur la colonne vertébrale, des inspirations d'ammoniaque, une forte infusion de café noir, mirent un terme à ces graves accidents. (*Canstatt's Juhresb.*, t. VII, p. 51. 1862.)

Des soies chargées de plomb, par le docteur EULENBERG. — Le docteur Eulenberg appelle l'attention sur la présence du plomb dans les fils de soie, ce qui a lieu par fraude, pour les rendre plus lourds, dans la plupart des fabriques d'Allemagne, de Belgique, de France et de Suisse. Cette addition est loin d'être innocente, car les personnes qui se servent de ces fils, et particulièrement les couturières, les tailleurs, etc., ont coutume de les porter souvent à leur bouche et de les conserver ainsi en contact avec les liquides qui baignent cette cavité. Or, quand la soie renferme une forte proportion de sels de plomb, un semblable contact produit des accidents dont l'origine est trop souvent méconnue. Dans ces derniers temps, il est tombé entre les mains du docteur Eulenberg, une certaine soie noire, de fabrique allemande, qui se distinguait, comme l'analyse l'a démontré, par la quantité de plomb qu'elle contenait. 28,33 de soie noire donnèrent, après les recherches chimiques rigoureusement exécutées, 6,84 de sulfure de plomb, répondant à 5,03 de métal, c'est-à-dire 17,71 pour 100 de la soie en poids. Un pareil résultat est très grave, et doit sérieusement fixer l'attention. (Papp's *Beitr.*, Hft. I.) Rappelons que des faits semblables ont déjà été signalés en France par M. Chevallier.

Les rizières du pays de Parme, par le docteur C. Ughi. — On a beaucoup écrit sur les rizières et sur les inconvénients si graves dont elles sont la source. Voici de nouvelles considérations sur celles du pays de Parme, qui nous ont semblé mériter ici une mention abrégée.

La culture du riz exigeant une très grande humidité, donne lieu au développement de miasmes de nature paludéenne; de là tous les dangers de l'impaludation. Mais ce n'est pas tout : suivant le docteur Ughi, l'agriculture souffre de ce genre d'exploitation, d'abord par le manque de bras, puis par le manque de fourrages, et par suite de bestiaux, cette véritable richesse des exploitations agricoles. L'action exercée sur les cultivateurs est plus nuisible encore, car à l'activité elle fait succéder l'inertie, et la maladie à la santé. Pour réparer ses forces qui s'en vont, l'ouvrier cherche un excitant qui lui permette de continuer son travail, et il le trouve dans les alcooliques. Mais bientôt l'usage engendre l'abus, qui finit par ruiner entièrement la santé. Ainsi, au triple point de vue sanitaire, économique et moral, la culture du riz peut être regardée comme un fléau.

Les rizières, comme on le sait, ont des effets pathologiques très énergiques. A quelle distance les miasmes peuvent-ils exercer leur influence? Cette question a été soulevée à plusieurs reprises, mais il est évident qu'elle ne peut être résolue d'une manière absolue et constante, car on ne peut mesurer ni la force ni l'intensité des vents, ni le degré de puissance des miasmes. Ceux-ci agissent sur l'homme d'une manière très variable, surtout suivant le degré d'acclimatation. Les habitants des plaines en souffrent moins que les ouvriers qui descendent des montagnes ou des plateaux élevés pour travailler aux rizières. Mais toujours est-il que, chez les premiers, la mortalité est extrêmement considérable, car sur 100 cas de mort, 56 portent sur les enfants au-dessous de cinq ans; des survivants, les deux tiers succombent avant leur vingtième année, et le reste végète plusieurs années encore dans un état d'affaiblissement physique et moral vraiment digne de pitié.

Bien que le riz soit cultivé depuis bien longtemps dans le pays de Parme, les fièvres se sont étendues depuis quelques années au delà de leurs limites ordinaires, ce qui tient à ce que, depuis trois ans, le nombre des rizières a beaucoup augmenté. Si l'on veut mettre un terme à ce fléau, c'est de dessécher les marais et de renoncer à la culture du riz. M. le docteur Ughi établit, en terminant, qu'il existe un antagonisme marqué entre la fièvre des marais, d'un côté, et la phthisie et les scrofules, de l'autre. Ce fait serait même bien connu des cultivateurs, assertion qui vient en aide à la doctrine si controversée de M. le docteur Boudin. (*Gaz. med. ital. prov. sard.*, 1861.)

Huîtres contenant du cuivre. — M. Cuzent, pharmacien en chef de la marine à Rochefort, ayant remarqué que certaines huîtres, que l'on vend comme huîtres vertes de Marennes, ont reçu cette coloration par une addition de sel de cuivre, s'est enquis des moyens de reconnaître cette dangereuse falsification :

« Appelé, dit-il, en qualité d'expert, à démontrer la présence du cuivre dans des huîtres vertes saisies sur le marché de Rochefort, et à déterminer la quantité qu'elles renfermaient de ce toxique, j'ai eu recours à deux procédés qui se sont montrés efficaces et très prompts dans leurs indications. Le premier consiste à employer l'ammoniaque pure. On en verse une quantité suffisante sur la chair du mollusque. Si l'huître contient du cuivre, sa teinte qui, dans ce cas, est d'un *vert clair*, prend la couleur *bleu foncé* qui distingue le sel de cuivre ammoniacal. On suit parfaitement, grâce à cette coloration, la trace du poison jusque dans les vaisseaux les plus déliés du corps de l'animal. Il arrive parfois que les huîtres vertes sécrètent, après qu'on a séparé les valves en les ouvrant, une matière verte visqueuse qui ressemble à un précipité de *vert-de-gris;* l'alcali, par son contact avec cette matière verte, la fait aussitôt devenir bleue. Le second procédé a pour but d'isoler le cuivre à l'état métallique. On implante une aiguille à coudre dans les parties vertes de l'huître, et on verse ensuite une quantité suffisante de *vinaigre* pour immerger le mollusque. On laisse le tout en contact pendant quelque temps. Il suffit quelquefois de trente secondes pour que la réaction soit complète et que la partie de l'aiguille enfouie se recouvre d'un enduit de cuivre rouge. Cette seconde méthode a l'avantage d'être à la portée de tout le monde; il faut seulement avoir la précaution de s'assurer de la pureté du vinaigre, c'est-à-dire s'il ne rougit pas l'aiguille, ce qui pourrait arriver. Toutes deux, très sensibles, ont permis à M. Cuzent de déceler la présence du cuivre (avant d'avoir recours aux moyens ordinaires) dans des huîtres qui n'en contenaient que de faibles quantités. Les huîtres que l'on drague sur un sol imprégné de cuivre, ou bien celles qu'on détache des carènes de vieux navires doublés de ce métal, sont toujours plus ou moins malsaines ; cette opinion a pourtant trouvé des contradicteurs. Mais le fait qui vient de se produire à Rochefort, prouve une fois de plus qu'on ne saurait impunément faire usage de mollusques recueillis dans de pareils gisements. Des huîtres vertes, dites de Marennes, vendues sur le marché, ont occasionné presque subitement de graves symptômes d'empoisonnement au sein de plusieurs familles. Informée de ces accidents (survenus aussitôt l'ingestion des aliments), la police opéra la saisie du reste des huîtres pour les soumettre à l'analyse chimique. La moyenne de sel de cuivre pour une douzaine d'huîtres a dépassé 23 centigrammes. Or, cette dose est plus que suffisante pour justifier les accidents dont les consommateurs ont été atteints. Ceux qui d'ordinaire mangent plusieurs douzaines d'huîtres, se fussent bien certainement trouvés bel et bien empoisonnés avec ces mêmes coquillages. D'après les renseignements obtenus, ces huîtres proviennent de la baie de Falmouth, au voisinage de laquelle se trouve une mine de cuivre en exploitation. Les eaux chargées de ces sels de cuivre viennent se rendre sur le banc où ces mollusques se récoltent. Il arrive chaque jour en France des quantités prodigieuses de ces huîtres qu'on vend à très bon marché à tous les propriétaires des parcs de notre littoral. Ceux-ci, après un temps de séjour plus ou moins long de ces coquillages empoisonnés dans le parc, les revendent comme huîtres vertes naturelles, et réalisent ainsi de très gros bénéfices. C'est là une fraude criminelle qui nécessite une prompte répression. D'après M. Cuzent, qui a fait de nombreuses observations sur les huîtres vertes cuivrées, il faut toujours considérer comme au moins suspectes, sinon dangereuses, celles dont le foie ou les lobes du manteau sont parsemés de teintes *vert clair* (vert malachite). On peut, au contraire, manger avec sécurité les huîtres dont la nuance est foncée et d'un *vert bleuâtre*. » (*Académie des sciences*, séance du 2 mars 1863.)

L'insertion dans le *Moniteur* du 3 mars, de l'article qu'on vient de lire, a provoqué la réponse suivante de M. le maire de Marennes, réponse que nous empruntons au numéro du 11 mars du même journal.

« Monsieur le directeur, permettez-moi d'appeler l'attention de vos lecteurs sur un article publié dans votre numéro du 3 courant, relatif à une prétendue falsification des huîtres vertes de Marennes.

» Il me suffira d'expliquer simplement, après l'avoir fait précéder de quelques observations préliminaires, le fait qui a donné lieu à l'expertise de M. Cuzent, pour dissiper les craintes mal fondées qu'a pu faire naître dans l'esprit de vos abonnés l'article auquel je réponds.

» Le commerce des huîtres vertes de Marennes a pris depuis environ une quinzaine d'années, une telle extension, que les bancs d'huîtres blanches de nos parages étant devenus insuffisants pour l'approvisionnement des parcs, dans lesquels l'huître acquiert cette couleur verte et ce goût exquis qui la font rechercher sur toutes nos tables, il a fallu nécessairement faire venir des côtes d'Espagne, de Bretagne, d'Angleterre et d'Irlande, les milliers d'huîtres qui chaque année partent des cantons de Marennes et de la Tremblade, pour être vendues dans toutes les villes de France ou mieux encore de l'Europe.

» L'extension des lignes de fer a beaucoup contribué à cette immense augmentation du commerce des huîtres, et l'on peut avec certitude affirmer que le nombre des huîtres de provenance étrangère qui viennent verdir dans nos parcs, s'élève en moyenne à plus de 15 000 000 par an.

» L'huître de Marennes est, comme toutes les autres, blanche par sa nature, et elle n'acquiert son goût particulier et sa couleur verte que par un séjour de plusieurs mois dans nos parcs, dont le fond, tapissé d'une petite mousse ou sédiment vert, se trouve composé d'un terrain particulier, produit des dépôts successifs des vases de la mer sur les rivages du petit golfe improprement appelé rivière de Seudre. J'ajoute que, depuis plus de dix ans, des huîtres provenant des bancs de Falmouth sont achetées par nos éleveurs ; que ces huîtres contiennent en effet à leur arrivée une certaine addition de sel de cuivre, et qu'elles ont un goût âcre très prononcé. Ces huîtres sont en arrivant déposées dans des parcs particuliers, où elles séjournent environ six mois, laps de temps que l'expérience a démontré nécessaire pour faire disparaître tout toxique de cuivre, leur enlever le goût si désagréable qu'elles ont naturellement, et enfin leur faire acquérir cette saveur particulière qui fait rechercher les huîtres élevées dans les parcs de la Seudre. Voici maintenant, ces explications données, le récit exact du fait qui a donné lieu aux poursuites dirigées par le parquet de Rochefort.

» Un pêcheur de Marennes qui ne fait qu'un bien petit commerce d'huîtres, en avait acheté quelques milliers provenant de Falmouth. Après quinze jours ou trois semaines seulement de séjour dans son parc, poussé par l'amour illicite d'un gain prématuré, ce pêcheur a commis la faute de faire vendre ses huîtres sur le marché de Rochefort. Le toxique qu'elles renfermaient encore, a produit des accidents qui ont éveillé l'attention de la justice, et nous n'avons ici qu'à applaudir à la sollicitude éclairée des magistrats qui instruisent cette affaire.

» Voilà le fait. Y trouve-t-on, comme semble le croire M. Cuzent, la preuve de la falsification des huîtres de Marennes ? Non, assurément, et ce fait, d'ailleurs complétement isolé, prouve, au contraire, la délicatesse commerciale de nos marchands d'huîtres, puisque depuis plus de dix ans, il ne s'est encore présenté qu'une seule fois. Certainement l'expertise faite par M. Cuzent a eu pour heureux résultat de signaler au public un excellent moyen de constater la présence du sel de cuivre dans les huîtres, mais nous sommes certain , et nous en avons fait nous-même l'expérience, qu'un empoisonnement complet n'est pas possible en mangeant des huîtres arrivant de Falmouth. Il faudrait, en effet, pour cela, en absorber plusieurs douzaines, et leur goût détestable ne permettra jamais d'en manger plus de cinq ou six. »

BIBLIOGRAPHIE.

Annuaire pharmaceutique ou Exposé analytique des travaux de pharmacie, physique, histoire naturelle pharmaceutique, hygiène, toxicologie et pharmacie légale, précédé des programmes de l'enseignement en France, et du service des hôpitaux civils de l'armée et de la marine, suivi des rapports sur l'exposition de Londres, par O. Reveil, pharmacien en chef de l'hôpital des Enfants malades, professeur agrégé à l'École de pharmacie et à la Faculté de médecine de Paris. 1ʳᵉ année, 1863. In-18 jésus, xx-396 pages, avec figure. J.-B. Baillière et fils. 4 fr. 50.

Tout le monde s'accorde aujourd'hui pour reconnaître le rôle important du pharmacien dans la société; comme chimiste, physicien, naturaliste, hygiéniste; il est l'auxiliaire indispensable de la justice dans les questions de chimie légale; du commerçant, lorsqu'il s'agit d'altérations spontanées ou frauduleuses des marchandises; de l'industriel qui a un minerai à faire essayer, un produit à faire titrer, etc. Enfin, les administrations publiques et privées trouvent dans le pharmacien un homme instruit, laborieux, dévoué et honnête, qui ne consultera ni ses forces ni ses intérêts, toutes les fois qu'on fera appel à sa science et à son dévouement.

On ne s'étonnera donc pas que la pharmacie ait ses journaux spéciaux et son annuaire, qui est comme un *journal annuel*.

Dans la première année de cet *Annuaire pharmaceutique*, après avoir tracé le tableau de l'enseignement en France, des sociétés savantes qui se rattachent aux études pharmaceutiques, et du service des hôpitaux civils de l'armée et de la marine, l'auteur a présenté l'ensemble des travaux de pharmacie générale, de pharmacie chimique, de pharmacie pratique, de physique, d'histoire naturelle pharmaceutique, d'hygiène et de toxicologie. C'est sur cette partie que nous voulons nous arrêter en donnant un sommaire des matières analysées par M. Reveil; ce sont les travaux de M. Béchamp (de Montpellier), sur l'altération du vin; de M. Robinet, sur la congélation de l'eau; de M. Tellier, sur la fabrication de la glace; de M. Lancelot, sur la propriété que possèdent les corps gras de dissoudre les sels de cuivre; de MM. Demarquay et Leconte, sur l'application de l'acide carbonique au traitement des plaies; de M. J. Lefort, sur les eaux potables; de M. Wright, sur l'empoisonnement par le chlorure de zinc; de M. Poggiale, sur les poteries vernissées; de MM. Mannoury et Salmon, sur l'épidémie de coliques saturnines causées par des farines contenant du plomb; de MM. Gallard, sur l'empoisonnement par la strychnine; de MM. Uslar et Erdmann, sur l'extraction et la recherche des alcaloïdes vénéneux ; de M. Morin, sur l'existence de la nicotine dans les viscères des fumeurs et des priseurs ; de M. Blondlot, sur la recherche toxicologique du phosphore ; de M. Niklès, sur la recherche de l'argent au point de vue médico-légal, etc., etc.

Le chapitre intitulé : *Pharmacie légale*, comprend deux parties : d'abord, les questions d'intérêts professionnels relatives à l'exercice de la pharmacie par les sœurs de charité, les sophistications, etc., puis, l'année judiciaire, c'est-à-dire le relevé des dix-neuf affaires qui se sont présentées dans le courant de l'exercice 1861-1862 devant les tribunaux français, avec l'indication des considérants.

Enfin, l'exposition de Londres et la révision du Codex ont fourni à l'auteur des documents qu'il n'a pas cru devoir passer sous silence.

Nous croyons que M. Reveil a écrit un livre utile à la pharmacie et aux pharmaciens, et nous l'en félicitons ; nous croyons qu'il y a intérêt pour tous à connaître d'année en année le tableau de nos conquêtes scientifiques ; aussi nous espérons que l'an prochain, nous reverrons encore l'*Annuaire* de M. Reveil donnant plus d'extension, comme il nous le promet, à l'exposé analytique des travaux, et recueillant avec soin tout ce que publient les journaux allemands, anglais, italiens, portugais et espagnols, et dans cet espoir, nous prendrons la liberté de terminer par un conseil ; nous engageons l'auteur à s'exercer un peu au style des encyclopédistes et des vulgarisateurs, nourri d'idées, mais net et précis dans la forme, et surtout à indiquer avec soin les sources, pour que ceux qui désirent recourir aux travaux originaux, le puissent faire en toute célérité.

De la bière, sa composition chimique, sa fabrication son emploi comme boisson, par G. J. MULDER, professeur de chimie à l'Université d'Utrecht, traduit du hollandais, par AUGUSTIN DELONDAR. Paris, 1864, 1 vol. in-18 jésus, VIII, 444 p. J. B. Baillière et fils. 5 fr.

Deux produits fermentés principaux sont particulièrement utilisés comme liquide potable dans la plus grande partie de l'Europe : le vin et la bière.

Favorisée presque outre mesure sous ce point de vue, la France produit des vins qui satisfont à tous les besoins par leur variété, et dont certaines espèces jouissent du privilège de pouvoir subir sans altération les plus longs transports sur mer. C'est dire assez que le vin est la boisson la plus employée dans notre pays.

La bière, dont l'usage est à peu près général en Belgique, en Hollande, en Allemagne et en Angleterre, a, depuis l'apparition de

l'oïdium surtout, acquis chez nous une importance qui semble devoir
se maintenir et s'accroître même.

Si, en raison de la variété des ceps et des expositions, nos vins
présentent une si grande variété de caractères, les procédés suivis
pour la préparation de la bière permettent de modifier, dans d'énormes proportions, ceux de ce produit et d'obtenir ainsi des boissons
qui n'ont de rapport entre elles que l'emploi de l'orge pour leur confection. Il est difficile en effet de trouver, dans un produit dont la
base est toujours la même, des qualités plus différentes que celles
de l'ale, du porter, du faro, de la bière blanche de Louvain, de la
bière de Bavière, par exemple.

D'assez nombreux ouvrages ont été publiés sur la fabrication de
ce produit; beaucoup d'entre eux sont écrits en allemand, langue
malheureusement peu pratiquée en France; le plus important et le
plus complet l'a été dans un idiome qui y est presque inconnu, le
hollandais; aussi doit-on signaler comme chose très utile la traduction qu'en a donnée M. Delondre, et le louer de s'être dévoué à un
travail pénible et par là même plus méritant, sans lequel nous igno-
rerions peut-être jusqu'à l'existence d'un traité auquel les connaissances de son auteur, la nature spéciale d'importants travaux sur
un grand nombre de produits organiques, tels que les substances
protéiques, et le milieu dans lequel il se trouve placé, donnent un
intérêt tout particulier.

C'est avec le concours de l'auteur lui-même que M. Delondre a
publié sa traduction, moyen efficace de la rendre aussi correcte que
possible et en l'accompagnant de notes qui relatent les faits nouveaux
et les résultats obtenus par le professeur Stein (de Dresde) et par
M. Oudemans.

La nature de ce recueil ne nous permet pas de donner une analyse détaillée de l'important ouvrage du professeur Mulder, nous le
regrettons, et nous devons d'autant plus nous borner à quelques
points principaux que déjà il a été publié dans ce recueil (t. XVI,
p. 233 et 430; 1861) deux extraits qui permettent de comprendre
l'importance de ce travail.

C'est particulièrement au moyen de l'orge que l'on fabrique la
bière; le froment et quelques autres céréales peuvent aussi être employés : la substance amylacée que contiennent ces semences, se
modifie dans l'acte de la germination et se transforme en produit
sucré qui subit plus tard la fermentation alcoolique.

Mais, de même que le produit de la fermentation du raisin ne ressemble à celui que fournit un mélange de sucre, d'eau et de levûre
que par l'alcool qu'ils renferment l'un et l'autre, les qualités du vin
provenant des diverses substances que fournit le raisin, de même
la bière emprunte les siennes aux produits qu'y apportent les di-

verses semences employées à sa fabrication, avec cette différence que, suivant le mode adopté pour l'opérer, les conditions de l'opération et la nature spéciale des semences, le produit renferme une plus ou moins grande quantité et un plus ou moins grand nombre de substances diverses qui en modifient profondément les qualités.

Une autre différence importante entre les vins et les bières, consiste en ce que les premiers renferment en eux-mêmes les principes de leur conservation, tandis que les bières contiennent des produits qui y détermineraient dans un temps très court des altérations profondes, si l'on n'y introduisait quelques principes de nature à les enrayer.

C'est dans le houblon qu'on les puise; les produits qu'il apporte procurent en même temps à la bière un arome et une saveur pour lesquels il ne peut être remplacé plus favorablement par aucune autre substance.

Qu'on ait tenté cependant d'y substituer des matières d'un prix moins élevé, c'est ce que l'on conçoit facilement; mais quand il s'agit d'un liquide potable, ce ne devrait jamais être qu'à des substances dont l'innocuité pût autoriser l'emploi. Il n'en a pas été malheureusement ainsi, et quand on songe que l'on a été jusqu'à y introduire de la *strychnine*, on ne saurait appeler d'une manière trop sévère l'application des lois sur les auteurs de si coupables fraudes, là où la société protège l'individu; les livrer à un véritable anathème, dans les pays où, comme en Angleterre, chacun se protège lui-même. Cet emploi de la *strychnine* doit avoir acquis, à une certaine époque au moins, une bien sérieuse importance. Le fait suivant le démontre.

Peu après l'époque de la découverte qu'il en fit avec Caventou, Pelletier, qui s'occupait en grand de la fabrication des alcalis organiques, ne pouvait suffire à fournir les quantités de *strychnine* qui lui étaient demandées d'Angleterre. Il ne fut pas peu surpris d'apprendre enfin que toutes celles qu'il expédiait étaient utilisées en remplacement du houblon dans la fabrication de la bière.

Si l'on peut contester quelques-unes des opinions du professeur Mulder, par exemple, en ce qui concerne la composition du houblon et la nature des produits auxquels il donne naissance, on peut dire qu'il est difficile de réunir sur un sujet donné plus de notions complètes et exactes que celles qu'on rencontre dans son ouvrage. Signalons, en outre, un appendice où la bière est considérée au point de vue économique, physiologique, hygiénique et médical. C'est par cette conclusion que nous terminerons cet article, et nous ne saurions trop engager l'industriel, le chimiste, l'économiste, le médecin, enfin tous ceux qu'à un titre quelconque intéresse la question de la production ou de l'emploi de la bière, à le consulter; il n'est nul d'entre eux qui ne le fasse avec profit.   H. GAULTIER DE CLAUBRY.

Recherches sur les causes d'altération des bières d'une brasserie incendiée, à l'occasion d'une contestation survenue entre le brasseur et des compagnies d'assurances, par I.-L. PIERRE. Caen, *Hardel*, 1861, in-8.

Les chimistes sont souvent appelés à éclairer la justice dans des conditions qui rendent bien difficile l'accomplissement de leur mission, et c'est alors qu'une sagacité profonde, un examen minutieux de toutes les parties des questions, peuvent seules leur permettre de fournir des documents qui ne laissent aucune incertitude dans l'esprit des magistrats.

Si, lorsque les objets, sur lesquels il s'agit de prononcer, peuvent être placés entre leurs mains, les experts trouvent souvent de grandes difficultés pour émettre une opinion qui ne puisse être contestée, les difficultés s'accroissent dans une énorme proportion, quand ces objets ont disparu par un incendie, et l'étude approfondie des plus minutieux détails qui s'y rapportent, peut seule conduire dans ce cas à la découverte de la vérité.

C'est dans une condition semblable que M. Isidore Pierre a été appelé à se prononcer sur les questions suivantes, à l'occasion d'un sinistre qui détermina un procès entre le propriétaire d'une brasserie et des compagnies d'assurances :

L'altération des bières contenues dans les caves du sinistre, était-elle due à l'incendie ou à une autre cause antérieure au sinistre ?

Fixer la valeur des bières à l'état sain.

Fixer la valeur de ces bières dans l'état où elles se trouvaient à l'époque de l'expertise.

Les experts commis s'étaient contentés, pour l'analyse de ces bières, d'opérer sur des échantillons extraits, sans agitation préalable, au moyen d'une ouverture pratiquée dans la région moyenne du fond des réservoirs, d'où résultait que la densité des liquides, comme la proportion des résidus, ne représentait pas la moyenne réelle qu'on ne pouvait obtenir qu'en mélangeant ensemble liquide, dépôts et écumes.

Il s'agissait de savoir si la température déterminée dans les caves par l'incendie et la quantité d'eau qui y avait pénétré lors de l'extinction du feu, avaient pu altérer les bières. Pour prononcer sur de semblables questions, il ne faut pas seulement en étudier à fond jusqu'aux plus minimes détails, il était indispensable de les éclairer par toutes les considérations scientifiques de nature à faire disparaître les causes diverses qui peuvent empêcher d'apercevoir la vérité.

En raison de la nature et de la proportion des divers produits qui la constituent, de la facilité avec laquelle ils se transforment ou se modifient par de faibles changements dans la température, d'évaporation spontanée déterminée par l'état hygrométrique de l'atmosphère, la bière la mieux préparée peut, en un temps très court, s'altérer profondément, se décomposer même.

C'est à l'aide d'expériences exécutées dans des conditions qui reproduisaient, autant que possible, celles dans lesquelles avaient dû se trouver les produits, en s'aidant de toutes les données de la science et de tous les renseignements relatifs aux conditions du sinistre, que M. Isidore Pierre est parvenu à démontrer qu'en admettant l'exactitude des résultats analytiques obtenus par les experts, en tant que ces résultats s'appliqueraient aux échantillons sur lesquels ils avaient opéré, il n'était pas permis d'en conclure que l'une quelconque des bières n'était altérée ou avariée par une cause antérieure au sinistre, parce que rien ne prouvait suffisamment que les échantillons représentassent exactement la composition moyenne de la bière, telle qu'elle était avant le sinistre, et que ces échantillons ne devaient pas même la représenter; qu'il était tombé dans les caves une quantité d'eau considérable durant l'incendie; que cette eau était très chaude, et qu'elle pouvait, d'après les évaluations même les plus modérées, fournir plus de chaleur qu'il n'en fallait pour déterminer l'altération des bières qui se trouvaient dans les caves au moment de l'incendie.

Si nous nous sommes étendu sur ce sujet, c'est qu'en réalité le travail de M. Isidore Pierre a trait à des produits dont l'hygiène tire un utile parti, que la question se lie intimement à celle qu'a traitée le professeur Mulder de l'ouvrage duquel nous venons de nous occuper, mais surtout parce que le travail de M. Isidore Pierre est un excellent modèle à imiter dans un grand nombre de cas d'expertises.

Les occasions dans lesquelles la science est appelée à éclairer la justice sont si nombreuses et si variées, des difficultés de tout genre s'accumulent si fréquemment autour d'une question donnée, qu'on ne saurait trop répandre la connaissance des travaux qui mettent à même de les apprécier et d'en comprendre toute la portée ceux qui peuvent recevoir la mission de prononcer dans des conditions plus ou moins analogues.

H. Gaultier de Claubry.

Notice sur l'hôpital de Rotterdam, suivie de considérations sur l'hygiène des hôpitaux, par M. le docteur R. Marjolin. Paris, 1861, in-8.

Tout le monde se rappelle comment la grande question de l'hygiène des hôpitaux de Paris a été portée récemment devant l'Académie de médecine (1) et les débats passionnés auxquels elle a donné lieu. On sait également que de cette mémorable discussion il est ressorti cette vérité que, malgré les efforts de l'administration dont personne n'a contesté les excellentes intentions, tout n'était pas pour le mieux dans les meilleurs des hôpitaux possibles. Aussi, deux commissions ont-elles été formées : l'une par M. le directeur de l'assistance publique, l'autre par M. le ministre de l'intérieur, pour aviser aux moyens de remédier aux inconvénients signalés.

M. Marjolin, qui était déjà intervenu dans le débat académique par sa lettre à M. Gosselin (2), lettre qui renfermait de judicieuses appréciations présentées sous une forme très modérée, vient aujourd'hui fournir de nouveaux documents aux commissions chargées de remettre à l'étude cette question si importante. Il ne sera sans doute pas le seul, et nous allons, très probablement, voir se renouveler la polémique et les publications qui eurent lieu à la fin du siècle dernier et qui ont leur plus haute expression dans le célèbre rapport de Tenon.

Le travail de M. Marjolin est divisé en deux parties. Dans la première, il rend un compte très circonstancié d'une visite qu'il a faite à l'hôpital de Rotterdam, dont l'aménagement mérite d'être pris en considération pour des constructions ultérieures. Le plan figuré de cet hôpital aide beaucoup l'intelligence du texte.

La seconde partie est consacrée à des considérations générales sur l'hygiène hospitalière, dans le détail desquelles nous regrettons que le défaut d'espace ne nous permette pas d'entrer. L'auteur a, du reste, rassemblé à la fin sous forme de conclusions, les faits principaux qui ressortent de la discussion à laquelle il s'est livré. Nous citerons en terminant la huitième conclusion, qui nous paraît d'une très haute importance. « Comme dernière conclusion, je dirais qu'il serait bien utile que l'on en revînt à l'article 18 du règlement de 1830, qui dit que tous les ans, les médecins, chirurgiens et pharmaciens des hôpitaux et hospices civils de Paris, se réuniront en assemblée générale, et qu'une commission composée de quatre médecins, de deux chirurgiens et d'un pharmacien, sera chargée de recueillir les observations relatives au service de santé pour en faire un rapport au Conseil général. Rien ne prouvait plus toute la sollicitude du Conseil pour les malades que cet article de nos règlements. Comment se fait-il donc que, depuis près de dix ans, il n'y ait eu aucun rapport? M. le docteur Michel Lévy a eu soin, dans son discours à l'Académie (3), de faire remarquer cette lacune si fâcheuse, et il a insisté pour que cet article du règlement fût remis en vigueur. »

(1) *Bulletin de l'Acad. de méd.*, t. XXVII, passim.
(2) *Ibid.*, t. XXVII, p. 486.
(3) *Ibid.*, t. XXVII, p. 619.

Nous répétons la question posée par M. Marjolin. Pourquoi le règlement sur un point aussi important n'est-il pas exécuté? Pourquoi l'administration se prive-t-elle ainsi des lumières que lui fourniraient de semblables rapports? Nous ne nous rappelons pas que, parmi les défenseurs officiels ou officieux de l'administration, personne ait répondu à la remarque si précise et si judicieuse de M. Michel Lévy.   BEAUGRAND.

Hygiène de la première enfance, comprenant les lois organiques du mariage, les soins de la grossesse, l'allaitement maternel, le choix des nourrices, le sevrage, le régime, l'exercice et la mortalité de la première enfance, par E. BOUCHUT, médecin de l'hôpital des Enfants malades. Paris, J. B. Baillière et fils, 1862. In-18 jésus, VIII, 376 p. 3 fr. 50.

De l'éducation des enfants, par le docteur E. LE ROY. Paris, V. Masson et fils, 1862. 2 fr.

Lettres à une mère sur l'alimentation et l'hygiène du nouveau-né, par le docteur A. DEHOUX. Paris, L. Leclerc, 1861. 3 fr. 50.

Du danger des mariages consanguins sous le rapport sanitaire, par Francis DEVAY. Paris, V. Masson et fils, 1862. 2 fr. 50.

Ces quatre ouvrages sont consacrés à l'hygiène pédagogique. Les uns prenant l'enfant à la naissance avec ses aptitudes morbides héréditaires, les acceptant comme faits accomplis et le conduisant, à l'aide des préceptes d'une hygiène bien entendue, à travers les épreuves de la première enfance; le dernier allant chercher dans les conditions mêmes des alliances, une des causes les plus graves de la malformation embryonnaire. Il y a donc un lien évident entre ces travaux.

Les ouvrages de MM. Bouchut, Le Roy et Dehoux ont un but commun, celui de formuler les règles de l'hygiène qui convient à la première enfance. Le sujet est le même, mais chacun de ces auteurs l'a traité à sa manière et a pris la voie qui lui a paru la meilleure pour la vulgarisation des préceptes d'hygiène qu'il formule.

Le premier, M. Bouchut, après avoir tracé, dans un ouvrage arrivé rapidement à sa quatrième édition, la pathologie spéciale des enfants à la mamelle (1), a eu la pensée de compléter ce travail par une hygiène de la première enfance. Son livre peut être lu avec fruit par les gens du monde qui ont une certaine teinture scientifique; mais il est destiné surtout, et nous aimons mieux cela, aux médecins qui y trouveront un guide très sûr et très compétent. Son plan indi-

_____

(1) *Traité pratique des maladies des nouveau-nés*, 4ᵉ édit. Paris, 1862.

qué par la nature même du sujet, le conduit à s'occuper successivement des lois organiques du mariage (question un peu parasitique,
mais qui a sa justification dans son actualité), de l'hygiène de la
grossesse, du lait, du choix d'une nourrice, des diverses sortes d'allaitement, de l'hygiène de l'enfant considérée sous les rapports divers
de l'alimentation, des soins, des vêtements, des exercices, etc. Tous
les détails qui se rapportent à ces sujets différents, sont exposés avec
méthode et clarté et accusent l'incontestable compétence de l'auteur.
Il condense enfin ses idées sur l'hygiène pédagogique dans un dernier
livre auquel, par une habitude qui lui est familière, il a cru devoir
donner la forme aphoristique. Nous ne lui chercherons pas querelle
sous ce rapport, mais plusieurs de ses aphorismes n'ont pas force de
chose jugée, et un certain nombre d'entre eux affirment des faits trop
évidents pour que le dogmatisme dont il les enveloppe puisse en
masquer l'inutilité. Mais c'est là au fond chose peu importante ; le
livre de M. Bouchut est utile et bien fait et nous estimons qu'il a sa
place tout indiquée dans la bibliothèque des médecins qui s'occupent
spécialement des maladies et de l'hygiène des nouveau-nés.

Le livre de M. Le Roy a une compréhension plus vaste : il traite
en effet de l'éducation physique des enfants depuis la naissance jusqu'à l'évolution pubère. L'auteur l'a divisé en trois parties : la première embrasse l'ensemble des soins qu'exige la période d'allaitement, la seconde est relative à la première enfance, la troisième
prend l'enfant à ce point de son éducation physique et le conduit
jusqu'à la puberté. Émile et Sophie reparaissent sur cette scène
nouvelle, mais s'ils y figurent avec moins d'originalité et d'invention que dans l'œuvre du philosophe génevois, par compensation, ils
ne servent pas de thème à une hygiène fantaisiste et paradoxale. Les
règles d'éducation physique formulées dans ce petit traité n'ont
assurément rien de bien nouveau, mais là où l'on ne peut innover il y
a encore avantage à vulgariser, et les parents soucieux de bien
accomplir cette partie de leur tâche, liront ce livre avec fruit. Ils le
liront aussi avec plaisir, car il est agréablement écrit et l'auteur y
fait preuve d'un instruction littéraire qui devient trop rare dans les
productions médicales de notre temps.

M. le docteur Dehoux bornant davantage son sujet, ne traite que
de l'alimentation et de l'hygiène du nouveau-né. Son livre se rapproche pour le plan et la nature des matières, de celui déjà classique
de M. Donné. Comme cet auteur, M. Dehoux, a cru devoir s'adresser directement aux mères et il formule ses conseils dans une série
de lettres adressées à une jeune femme. Ce sont de nouvelles lettres
à Sophie et il renouvelle une tentative qu'ont déjà faite dans des
sujets différents, Isidore Bourdon et Demoustiers. Cette forme est
plus directe, plus pressante, plus persuasive, mais elle expose inévi-

tablement à l'écueil d'être trop ou pas assez scientifique, trop pour les mères, pas assez pour les médecins. Disons, au reste, que M. Deboux a déployé beaucoup d'industrie et d'intelligence pour éviter ce danger et qu'il a pu, sans déroger, mettre plusieurs de ses chapitres à la portée de la classe de lecteurs à laquelle il destine son livre. Quelques-uns d'entre eux (nous citerons en particulier ceux relatifs à l'allaitement maternel) sont d'une précision et d'une sobriété scientifique remarquables. La Société médicale d'Amiens en couronnant ce travail a fait preuve de sagacité et de justice.

M. Devay est, comme chacun sait, auteur d'une *Hygiène des familles* (1), ouvrage auquel il a eu le bon esprit de donner des allures exclusivement scientifiques et qui renferme des vues philosophiques très élevées, en même temps qu'il formule les préceptes hygiéniques les plus utiles. La question si grave du mariage envisagé au point de vue des prédispositions morbides, du produit, rentrait naturellement dans son cadre, mais il lui a attribué avec raison une assez grande importance pour en faire l'objet d'un traité spécial sur les dangers des mariages consanguins. Ce livre a paru il y a moins d'un an, et l'agitation qu'il a provoquée dans la presse et au sein des académies donne une mesure de l'importance sociale de la question qu'il a soulevée. Le grand fait de l'hérédité morbide, comme celui de l'hérédité physiologique et morale attesté par une observation séculaire, n'a jamais fait et ne pouvait pas faire l'objet d'un doute ; déjà l'ouvrage si remarquable et si peu remarqué (soit dit avec une intention de reproche) de M. P. Lucas sur l'hérédité (2), a réuni autour de cette question un ensemble de preuves si formidable, qu'on ne saurait désormais récuser la puissance de cette condition étiologique. Plus récemment, la disproportion d'âge des conjoints, l'alcoolisme chronique, l'état d'ébriété au moment de la conception, l'empreinte profonde laissée dans la constitution par le virus syphilitique ont été étudiés avec soin comme causes d'hérédité morbide, et l'hygiène qui est une science éminemment sociale, a pu, s'appuyant sur des résultats positifs, formuler à ce sujet des interdictions rigoureuses. Mais la question de la consanguinité dans le mariage, quoique présentée depuis longtemps, vient de nos jours seulement d'être présentée d'une manière scientifique, et si les assertions de M. Devay ne sont pas acceptées dans tout ce qu'elles ont d'absolu, il n'en aura pas moins eu le mérite d'en avoir singulièrement préparé la solution. La consanguinité est une cause de dégradation dans les formes, les qualités physiques, la longévité, la fécondité des races animales; le croisement, au contraire, conserve et perfectionne leurs types: c'est là

(1) Paris, 1858, 2ᵉ édition.
(2) *Traité philosophique de l'hérédité naturelle*. Paris, 1847-1850.

ce que l'observation a toujours appris et ce que les éleveurs éclairés par l'expérience n'ont jamais méconnu. Cette grande loi de la nécessité du croisement n'est pas moins profondément inscrite dans les destinées de la race humaine : les mariages consanguins ne s'en écartent qu'au prix de graves déviations dans les formes et la santé des produits, attestées par l'infécondité, les anomalies d'organisation, le sexdigitarisme, diverses monstruosités, le rachitisme, la scrofule, la surdi-mutité, l'idiotie, le crétinisme, l'épilepsie, etc. M. Devay déroule dans autant de chapitres ces lugubres conséquences de la consanguinité matrimoniale, mais, quand il lui faut proposer un remède, il s'arrête comme effrayé devant la pensée de demander au législateur d'élargir le cercle des interdictions légales basées sur la parenté, et il adjure seulement les médecins de donner aux familles de sérieux avertissements et de travailler ainsi à éclairer l'opinion sur les dangers d'alliances de cette nature. Il ne va pas plus loin et nous l'approuvons. Portalis aurait lu l'argumentation de M. Devay au moment où il préparait son lumineux rapport au conseil d'Etat qu'il n'eût pas modifié ses conclusions. Si l'homme est un être physique, il est surtout un être affectif et moral, et nul intérêt ne donne le droit de dédoubler sa nature et de gêner la liberté de ses sentiments. D'ailleurs nous n'habitons pas les bords de l'Eurotas.

FONSSAGRIVES.

Le no-restraint, ou de l'abolition des moyens coercitifs dans le traitement de la folie, par M. le docteur B. A. MOREL. Paris, Victor Masson, 1860, in-8. 2 fr. 50.

La tendance générale des esprits éclairés de ce siècle est à l'amélioration du sort des hommes, au soulagement des malheureux, à l'abaissement des peines. Jusqu'à présent, ces excellents principes ont été plus théoriques que pratiques, car nous voyons encore les peuples s'entr'égorger aujourd'hui comme dans l'antiquité, au moyen âge, pour des idées qu'ils interprètent suivant leurs désirs et leurs passions. Les malheureux ont, il est vrai, profité de ces tendances généreuses, et il était juste, en effet, que ceux qui souffrent beaucoup des maux qui résultent de l'état social, fussent secourus. Les aliénés qui reçoivent surtout les coups de toute nature portés à la sensibilité morale, et qu'on peut considérer comme les victimes de la civilisation, sans doute à raison de leur nature trop impressionnable, devaient être l'objet d'une attention particulière. Aussi leur a-t-on élevé de splendides asiles, qu'ils n'ont pas tardé à encombrer. Après les avoir maltraités si longtemps, une réaction des plus heureuses s'est opérée en leur faveur. On a voulu les débarrasser de tous leurs liens et leur donner le plus de liberté possible ; de là le système de *no-restraint* de l'éminent docteur Conolly, et celui de la colonisation, d'après l'exemple de Gheel.

M. le docteur Morel, qui a publié un bon mémoire sur *les mesures adoptées par M. Conolly*, nous apprend qu'on oppose aux malades qui ont l'habitude de se déshabiller, des vêtements qui se ferment par derrière soit avec des crochets, soit avec des lacets. Chez ceux qui déchirent avec les dents leurs parements et leurs manches, on substitue en ces parties le cuir aux étoffes ordinaires. Aux malades qui se lacèrent la figure, déchirent leurs couvertures, on conserve un habillement supérieur qui se termine en forme de gant unidigitaire. — Les suicides et les furieux devaient être l'objet de mesures particulières dans cette réforme.

En France, on a souvent recours à la camisole et à l'isolement dans les cas de ce genre. En Angleterre, on se borne, pour les suicides, à une surveillance continuelle de jour et de nuit, et l'on éloigne d'eux les moyens qui pourraient servir à accomplir leurs funestes desseins. Quant aux aliénés furieux, ils sont livrés à eux-mêmes dans une cour qui leur est destinée, et après quelques heures d'exercice en plein air, on les place dans des cellules dont on a revêtu les murs et le plancher d'un mélange de caoutchouc et de liége. Aujourd'hui, fait observer M. Morel, la plupart des établissements anglais jouissent des bienfaits du no-restraint, et la sécurité y est parfaite.

Le système de M. Conolly a eu les résultats les plus avantageux pour l'Angleterre, et il a contribué à diminuer de beaucoup, en France, les mesures coercitives; il y a cependant deux points sur lesquels il nous reste des doutes et des inquiétudes, nous voulons parler des infirmiers et de la demande en dommages-intérêts qui découle des accidents. Pour dresser des infirmiers et des surveillants comme ceux dont nous parle M. Morel, il faut employer des moyens qui ne sont pas encore bien connus dans notre pays. Depuis près de trente ans que nous pratiquons la médecine mentale, nous avons reçu des infirmiers de toutes les parties de la France, et nous sommes encore à rencontrer les modèles anglais. Quant aux conséquences des accidents que la surveillance la plus active ne peut empêcher, ainsi que le prouvent les catastrophes qui ont fréquemment lieu dans les prisons, nous nous demandons si le système anglais, dans toute sa plénitude, pourrait les éviter complétement. Ce qui nous laisse de l'incertitude à cet égard, c'est que nous croyons savoir de source certaine que le système lui-même, lorsque le cas peut avoir des suites graves, juge plus prudent de s'en débarrasser. Or, si cela est, comme nos établissements privés ne jouissent pas de l'heureux privilége des établissements publics, celui

de n'être mis en cause qu'avec l'autorisation du Conseil d'Etat, nous
croyons que les mesures de sûreté sont encore les meilleures : ce
qui nous confirme dans cette opinion, c'est que nous savons à quoi
nous en tenir sur l'art de battre monnaie à l'aide de moyens qui
honorent le génie inventif des chercheurs d'or, et dont la liste s'al-
longe chaque jour dans les colonnes du *Droit* et de la *Gazette des
tribunaux*.   A. B. DE B.

— M. Brierre de Boismont vient de publier la troisième édition
de son *Traité des hallucinations*. Nous en avons déjà deux fois analysé le fond et la forme dans les colonnes de ce journal (1). Mais cela
ne saurait nous dispenser de rappeler l'attention de nos lecteurs sur
un livre à la fois si intéressant et si instructif. Faire l'*histoire raisonnée* des apparitions, des visions, des songes, de l'extase, des
rêves, du magnétisme et du somnambulisme, c'est toucher à des
sujets qui auront toujours le mérite et le privilége d'émouvoir et de
passionner les intelligences ; car c'est l'histoire publique et privée de
l'humanité tout entière. L'opinion de M. Brierre de Boismont n'est
pas douteuse : il est spiritualiste, il est religieux dans ses discussions,
dans ses affirmations, dans ses réserves ; il a peut-être octroyé aux
actes de la raison une limite trop étendue, il leur a donné, comme
associés ou comme complices, des accidents et des résultats d'une
sanité douteuse ; il a même admis parfois des distributions que la
Théologie peut accepter, quand la *Science* pose à bon droit un point
d'interrogation philosophique..... Mais on ne saurait blâmer un écrivain de signaler souvent et en gros caractères la nature de ses convictions, lorsque surtout elles sont exprimées avec ce style charmant
et cette chaleur douce et pénétrante qui caractérise tout ce qui sort
de la plume de notre honoré collaborateur.   M. V.

Études médico-psychologiques sur la folie, par le docteur Alfred
    SAUZE. Paris, V. Masson, 1862, in-8. 5 fr.

Le recueil que nous sommes chargé d'analyser, contient des
études sur la stupidité, les paralysies générales progressives, les
symptômes physiques de la folie, la folie pénitentiaire, les rémissions dans le cours de la paralysie générale, la kleptomanie des
déments et plusieurs cas de médecine légale. Nous ne pouvons
donner qu'une rapide appréciation de ces mémoires qui intéressent
surtout les hommes spéciaux ; nous appellerons plus particulièrement
l'attention sur ce qui a rapport à la médecine légale.

Dans la première étude relative à la stupidité, l'auteur, après un
examen très étendu de la question, appuyé sur des observations
recueillies avec soin, se prononce pour l'opinion qui fait de la stupi-

_____
(1) 1re série, t. XXXIII, p. 465.

dité un genre particulier d'aliénation mentale parfaitement distinct de la lypémanie et de la démence.

A raison des différences d'opinion qui existent sur ce sujet parmi les médecins aliénistes, le travail de M. Sauze doit être consulté.

Les recherches sur la paralysie générale présentent quelques considérations importantes. On trouve en effet, dans la deuxième étude, des faits intéressants qui viennent à l'appui de ceux que nous avons rapportés, concernant la perversion des facultés morales et affectives dans la période prodromique de la paralysie générale (*Ann. d'hyg.*, 1861); M. Sauze les rattache à un affaiblissement particulier des facultés. La cinquième étude, consacrée aux rémissions de la paralysie générale, établit que les malades qui semblent plus ou moins améliorés, et même jusqu'à un certain point rétablis par suite de ces rémissions, sont tous en démence, et qu'il y a chez eux lésion du libre arbitre. S'ils commettent un crime ou un délit, dit M. Sauze, ils doivent être considérés comme irresponsables. Ils ne sont aptes ni à administrer leurs biens, ni à lutter. Dans leur intérêt, comme dans celui de leurs familles, ils doivent être interdits. Il y a, en effet, un point capital dans la symptomatologie de la paralysie générale, c'est cet affaiblissement général qui semble frapper l'individu, comme un coup de foudre et le modifie dans tout son être.

L'une des causes pour lesquelles la folie a été jugée du domaine de tous, c'est l'oubli où ont été laissés les symptômes physiques. Les auteurs, en ne décrivant que les troubles des facultés intellectuelles et morales, ont contribué à imprimer cette fausse direction aux idées. Il était cependant de la dernière évidence que la folie ne pouvait être considérée comme une maladie surnaturelle, purement, psychique ; à l'exemple de toutes les autres maladies du corps humain, elle devait avoir son siége dans un organe, et c'est pour cette raison qu'elle a été justement nommée affection cérébrale. M. Sauze s'est attaché à prouver, comme l'avaient déjà fait M. Moreau (de Tours) et d'autres, que les symptômes physiques sont surtout manifestes au début de la folie ; on les observe également à la période d'état et à celle de déclin. Ils précèdent toujours de quelque temps l'explosion du délire, mais il a soin de faire remarquer que les deux ordres de symptômes, les uns physiques, les autres moraux, sont également indispensables pour caractériser la folie. L'existence des phénomènes physiques a une extrême importance pour la médecine légale ; car elle établit qu'il y a là un élément dont les désordres ne peuvent être appréciés que par ceux qui font de la maladie l'objet de leurs méditations. Or, c'est ce qu'a très bien compris le parlement anglais, lorsque sur la pétition du célèbre aliéniste, M. le docteur Forbes Winslow, il a admis dans le projet de loi, qui est maintenant en discussion (*The Lunacy regulation bill*), un amendement qui porte

que les médecins peuvent donner leur avis dans les cas d'aliénation
mentale. (*Union médicale*, p. 290, août 1862.)

L'étude sur la folie dite pénitentiaire vient à l'appui des travaux
de MM. Lélut et Baillarger, qui établissent, d'après les statistiques,
que les causes de la folie dans les prisons sont le plus ordinairement
indépendantes de l'emprisonnement, quel que soit le système. Cette
opinion est aussi celle de Ferrus. Suivant M. Sauze, l'aliénation est
le plus souvent antérieure à l'entrée dans la prison et même au jugement. Les causes les plus nombreuses de la maladie sont inhérentes
au prisonnier et non à la prison. Elles consistent surtout dans des
prédispositions individuelles, telles que l'hérédité, l'imbécillité,
l'idiotie, l'épilepsie, des accès antérieurs, ou une vie de privations
ou de débauches. Il existe les plus grandes analogies entre les
aliénés et une certaine classe de détenus composée d'hommes à organisation incomplète. Une partie de la population des prisons serait
mieux placée dans les asiles d'aliénés. — Le nombre des condamnations d'aliénés est considérable. A l'appui de ces propositions,
nous pouvons ajouter les renseignements suivants : On lit dans le
Moniteur du 24 au 26 avril 1844, que, d'après un relevé fait par
ordre du ministre de l'intérieur, on trouva, sur 10 845 prisonniers,
359 cas de folie. Le *Journal de la Société vaudoise d'utilité publique*
(novembre et décembre 1841) annonce que, de 1827 à 1840, on
constata que sur 24 cas d'aliénation notés dans le pénitencier de
Lausanne, 16 fois la maladie existait avant l'entrée. (Voy. pour de
plus amples détails le mémoire du docteur Bonacossa : *Dell'importanza della perizia medica nel giudicare sullo stato mentale dell'uomo
in alcune questioni del foro civile e criminale*. Torino, 1860.) Cette
question des peines appliquées à certaines incapacités devra un jour
ou l'autre être l'objet d'un examen sérieux.

Une dernière étude par laquelle nous terminons cette analyse, est
celle de la kleptomanie des déments. M. Sauze rapporte plusieurs
condamnations pour vol chez des individus évidemment atteints de
la paralysie générale avant leur jugement. Le vol n'a été, dans ces
cas, qu'un des symptômes de la maladie dont le caractère pathognomonique est de frapper, dès le début, l'individu d'un affaiblissement
qui envahit presque toujours les facultés, le mouvement et la sensibilité ; aussi, par suite de ces changements profonds, les paralytiques
sont-ils loin de montrer dans leurs actes la même habileté et la
même ruse que les voleurs de profession.

L'ouvrage de M. Sauze touche donc à des sujets importants, et
les faits qu'il rapporte contribueront à grossir les matériaux à l'aide
desquels on écrira un jour le traité de médecine légale dans lequel
l'aliéné sera étudié au point de vue de la société, de la médecine et
de la loi.   A. B. DE B.

Histoire médicale du choléra-morbus épidémique qui a régné en 1854 dans la ville de Gy (Haute-Saône), par le docteur Niobey. Paris, J. B. Baillière, 1858, in-8, 197 pages avec 1 planche. 3 fr.

Il y a longtemps que l'auteur nous a remis cet ouvrage, et nous lui faisons nos excuses de ne pas en avoir parlé plus tôt, mais nous lui dirons tout bas que nous analysons fort rarement les livres qui ne rentrent pas dans nos études ordinaires. La narration du choléra-morbus de Gy apporte cependant des matériaux utiles à l'histoire de cette terrible épidémie, dont Paris, nous l'espérons du moins, sera débarrassé par le percement de ses rues et boulevards. Le premier cas de choléra fut observé à Gy, sur un émigrant arrivé malade d'une localité voisine infectée; le même jour, d'autres personnes furent frappées, et cinq d'entre elles succombèrent. La durée de l'épidémie fut de quarante jours; d'abord faible au début, elle augmenta tout à coup considérablement, persista ainsi seize jours, et fut ensuite en s'affaiblissant. M. Niobey a dressé un certain nombre de tableaux qui donnent des renseignements précis sur différentes questions afférentes au sujet. Le peu d'étendue de la localité permettait de suivre le fléau de maison en maison. M. Niobey raconte que sur 180 habitations, 171 ont eu des malades et 241 des décès. Les maisons des quartiers plus propres, plus sains et plus élevés, et qui sont habitées en grande partie par la bourgeoisie, ont eu la moins forte proportion de malades et de morts. Dans une des maisons des quartiers moins sains, on a compté 13 morts sur 21 habitants. Parmi les maisons atteintes, 52 ont été entièrement vidées. Dans plus de la moitié des maisons, de celles du moins où la mort a pénétré, deux ou un plus grand nombre de personnes ont été frappées mortellement. Les cas où le choléra est resté tout à fait isolé et n'a touché qu'un individu par maison, sont les cas exceptionnels.

M. Niobey, qui avait été envoyé en mission dans cette petite ville, nous apprend que les quatre médecins de l'endroit furent plus ou moins malades, et qu'un d'eux succomba, mais que là aussi le dévouement ne fit pas défaut, et il en cite un exemple des plus honorables, donné par M. Lélut qui, avec toute sa famille, ne cessa de prodiguer ses soins aux malheureux habitants de la ville de Gy, dont il est originaire.   A. B. DE B.

Traité des désinfectants sous le rapport de l'hygiène publique, etc., par A. Chevallier. Paris, P. Asselin, 1 vol. in-8, 180 pages.

Détruire ou neutraliser les émanations insalubres ou seulement incommodes, est un problème dont la science est souvent appelée à

donner la solution, et cette solution, facile dans un grand nombre
de circonstances, présente parfois des difficultés qu'il n'est pas toujours possible de surmonter.

M. Chevallier, dans l'ouvrage que nous allons analyser, a eu pour
but de rappeler les résultats obtenus par l'emploi des matières *désinfectantes*, de fixer les conditions de préparation et d'application de
ces matières, et enfin d'établir les droits de chacun dans les questions de priorité, qui se rattachent à ce procédé d'assainissement
des habitations publiques ou privées.

L'auteur partage les *désinfectants* en trois classes fondées sur leur
état physique et leur mode d'action : la première comprend les désinfectants gazeux, tels que le *chlore*, l'*iode*, le *gaz sulfureux*, le
gaz chlorhydrique, etc. ; dans la seconde sont réunis les désinfectants liquides ou solides comme le *chlorure de chaux*, les solutions,
chlorurées, les solutions *métalliques*, et notamment l'*acétate de plomb*
les *sulfates de zinc*, de *fer*, de *cuivre*, le *goudron de houille*, le *lait
de chaux*, etc.

Les substances étudiées dans ces deux premières classes agissent
chimiquement sur les émanations qu'il s'agit de détruire.

La troisième classe se compose des diverses espèces de *charbons*
de bois, de tourbe, d'os, de schiste. L'action de ces charbons, quand
on les mêle avec les matières à désinfecter, est d'abord physique :
ils *absorbent* l'élément miasmatique, le fixent et en préviennent la
dissémination dans l'atmosphère ; ce n'est qu'ultérieurement que la
décomposition en est effectuée par combustion lente, à l'aide de
l'oxygène atmosphérique.

Le *chlore* ouvre la série des agents chimiques de désinfection, et
après avoir pris connaissance des faits relatifs à l'emploi de ce puissant antiputride que rapporte M. Chevallier, on se demande avec lui :
Comment se fait-il que les fumigations chlorées aient trouvé tant de
détracteurs et soient pour ainsi dire abandonnées? — Pourquoi,
puisqu'il est démontré que le chlore peut être employé avec succès
contre les maladies épidémiques, n'en fait-on pas un usage plus
fréquent dans les localités ravagées par ces maladies?

M. Chevallier pense qu'il conviendrait de pratiquer, dans ces localités, des fumigations chlorées sur une grande échelle, afin de
fixer par l'observation les limites de leur efficacité.

Nous en dirons autant à propos des fumigations d'*acide chlorhydrique* employées avec un merveilleux succès par Guyton-Morveau
en 1773, pour détruire les émanations putrides des caves sépulcrales
de la cathédrale de Dijon, dont la diffusion dans les maisons voisines avait donné lieu au développement de fièvres de mauvais caractère. — Mojon, en 1800, a obtenu des résultats aussi prompts et
aussi heureux, à Gênes, dans des circonstances analogues. — Et

cependant, on ne parle plus aujourd'hui de recourir à ces fumigations, lors même qu'elles semblent le mieux indiquées. Enfin, les belles expériences faites par Smith à Winchester et à Scheernen, n'ont pas eu le pouvoir de sauver de l'oubli les fumigations d'acide nitrique, et c'est à peine si on les trouve mentionnées aujourd'hui comme agents de désinfection dans les traités classiques d'hygiène les plus répandus. — Et cependant, il est des cas, et ce ne sont ni les moins graves ni les moins fréquents, dans lesquels l'assainissement s'obtient d'une manière à la fois plus facile, plus prompte et plus efficace par l'emploi des fumigations de *chlore*, d'*acide chlorhydrique* ou d'*acide nitrique*, que par tout autre procédé.

Les *chlorures alcalins* sont employés de nos jours de préférence au *chlore* et aux *acides minéraux* pour assainir les hôpitaux et les ateliers, ou désinfecter les plombs, les latrines, les boyauderies, les étables et les écuries, les magnaneries, les paniers servant à la vente du poisson, les vêtements, etc.

M. Chevallier donne à cet égard les détails les plus circonstanciés. Il rappelle que l'on s'en est servi avec avantage dans le traitement de l'asphyxie par les gaz émanés des fosses d'aisances, et dans la préparation de produits destinés à combattre la fétidité de l'haleine. On les a employés aussi comme antiseptiques dans le pansement des plaies gangréneuses, dans la pourriture d'hôpital, etc.

Les applications des *sels métalliques* comme agents de désinfection sont plus récentes encore, et elles présentent parfois l'avantage d'utiliser une masse considérable de résidus de fabriques. Tel est le *chlorure de manganèse*, résidu de la fabrication du chlore, qui peut servir à désinfecter les fosses d'aisances, le gaz de l'éclairage, etc.

Le *sulfate de fer* et celui de *zinc* ont la même propriété. Ce dernier sel donnant lieu à un sulfure blanc doit être préféré aux autres dans l'intérieur des habitations pour la destruction de l'odeur des bains de Baréges, l'entretien des cabinets d'aisances, etc.

Une foule d'autres substances isolées ou mélangées ont été proposées comme *désinfectantes*, et, en particulier, pour opérer la désinfection des matières fécales et des urines dans les fosses d'aisances. M. Chevallier en donne une liste, qui commence à 1762 et se termine à 1846. Cette liste ne comprend pas moins de soixante recettes, et ce nombre s'est encore augmenté depuis.

Mais, comme le fait observer M. Chevallier, les *seuls désinfectants qu'on peut utiliser avec avantage sont jusqu'ici les solutions métalliques à bas prix et les chlorures*. Ajoutez à cette considération d'un très grand poids par elle-même, que ces substances étant dans le domaine public, chacun est libre d'en faire usage, sans avoir à redouter les chicanes de prétendus inventeurs brevetés.

Le dernier agent dont s'occupe M. Chevallier est le *charbon ;* l'au-

teur rappelle qu'on s'en est servi pour désinfecter l'eau, assainir les
étangs et en maintenir les poissons en bon état de santé, assurer la
conservation des sangsues, purifier l'air, enlever aux liquides diverses substances métalliques qui s'y trouvaient en solution, opérer
la désinfection des fosses d'aisances, etc., etc. — Il donne la formule
d'un certain nombre de préparations antiseptiques, dont le *charbon*
forme la base; il indique la confection de la charpie, de la ouate, du
papier et du carton *carbonifères*, et il termine ce chapitre par la description des *ballons filtres* en charbon de la fabrique de Berlin, sur
lesquels il a fait des expériences suivies qui en prouvent l'efficacité.

Les détails dans lesquels nous venons d'entrer suffisent pour donner une idée de la valeur du nouveau travail de M. Chevallier.
Comme tous ceux qu'a produits cet auteur infatigable et conscien-
cieux, ce travail est conçu et exécuté dans un esprit essentiellement
pratique, et il ne peut manquer d'être recherché par tous ceux qui
s'intéressent aux progrès de l'hygiène et de la salubrité.   A. G.

Des eaux publiques et de leur application aux besoins des grandes
villes, des communes et des habitations rurales, etc., par G. Grimaud de Caux. — Paris, Dezobry, F. Tandou et Cᵉ, 1 vol. in-8 de
348 pages et préface.

Le livre de M. Grimaud de Caux, indépendamment de sa valeur
réelle, emprunte un mérite d'actualité à la discussion qui a rempli
pendant plus de quatre mois les séances de l'Académie de médecine.

L'auteur termine son ouvrage par les lignes suivantes, qui en résument parfaitement l'esprit : « Chaque pays boit les eaux qu'il a
sous la main ; là où il n'y a ni source ni rivière, on recueille les eaux
du ciel. Le présent livre a précisément pour objet d'indiquer le
moyen d'utiliser les unes et les autres, et, quand on a le choix, d'apprendre à distinguer les meilleures, sans s'inquiéter si elles proviennent d'une source ou d'une rivière, les qualités de l'eau tenant essentiellement à sa composition et non pas à son origine. »

Nous ne pouvons rien ajouter à ces sages paroles; nous ferons
seulement remarquer que, comme l'ouvrage de M. Grimaud de Caux
renferme entre autres particularités intéressantes les données les
plus curieuses sur les *citernes*, que l'on a complétement laissées de
côté dans la discussion académique, et qui servent à l'approvisionnement de grandes cités, comme des plus modestes populations rurales, c'est là un motif de plus pour que le *Traité des eaux publiques*
soit recherché, non-seulement par les médecins, mais encore par les
ingénieurs et les magistrats municipaux.   A. G.

TABLE DES MATIÈRES

CONTENUES DANS LE TOME DIX-NEUVIÈME.

FIN DE LA TABLE DU TOME DIX-NEUVIÈME.

ANNALES

D'HYGIÈNE PUBLIQUE

ET

DE MÉDECINE LÉGALE

—

DEUXIÈME SÉRIE.

TOME XX.

ANNALES D'HYGIÈNE PUBLIQUE ET DE MÉDECINE LÉGALE, *première série*, collection complète de 1829 à 1853, *vingt-cinq années* formant 50 volumes in-8, avec planches. 450 fr.
Il ne reste que très-peu d'exemplaires de cette première série.
TABLE GÉNÉRALE ALPHABÉTIQUE des 50 volumes de la première série. Paris, 1855, in-8 de 136 pages. 3 fr. 50 c.
La deuxième série commence avec le cahier de janvier 1854. Prix de chaque année. 18 fr.

DICTIONNAIRE D'HYGIÈNE PUBLIQUE ET DE SALUBRITÉ, ou Répertoire de toutes les questions relatives à la santé publique, considérées dans leurs rapports avec les Subsistances, les Professions, les Etablissements et institutions d'Hygiène et de Salubrité, complété par le texte des lois, décrets, arrêtés, ordonnances et instructions qui s'y rattachent, par le docteur Ambroise TARDIEU, professeur de médecine légale à la Faculté de médecine de Paris, médecin des hôpitaux, membre du Comité consultatif d'hygiène publique; 2e édition, considérablement augmentée. Paris, 1862, 4 forts vol. grand in-8. (Ouvrage couronné par l'Institut de France.) 32 fr.

TRAITÉ D'HYGIÈNE PUBLIQUE ET PRIVÉE, par le docteur Michel LÉVY, directeur de l'Ecole de médecine du Val-de-Grâce, membre de l'Académie impériale de médecine. Quatrième édition, revue et augmentée. Paris. 1862, 2 vol. in-8. Ensemble, 1900 pages. 18 fr.

OEUVRES COMPLÈTES D'HIPPOCRATE, traduction nouvelle, avec le texte grec en regard, collationné sur les manuscrits et toutes les éditions ; accompagnée d'une introduction, de commentaires médicaux, de variantes et de notes philologiques; suivie d'une table des matières, par E. LITTRÉ, membre de l'Institut de France. — Ouvrage complet. Paris, 1839-1861, 10 forts v. in-8, de 700 p. chacun. Prix de chaq. vol. 10 fr.

DICTIONNAIRE GÉNÉRAL DES EAUX MINÉRALES ET D'HYDROLOGIE-MÉDICALE, comprenant la géographie et les stations thermales, la pathologie thérapeutique, la chimie analytique, l'histoire naturelle, l'aménagement des sources, l'administration thermale, etc., par MM. DURAND-FARDEL, inspecteur des sources d'Hauterive à Vichy, E. LE BRET, inspecteur des eaux minérales de Baréges ; J. LEFORT, pharmacien ; avec la collaboration de M. Jules FRANÇOIS, ingénieur en chef des mines, *pour les applications de la science de l'ingénieur à l'hydrologie médicale.* OUVRAGE COURONNÉ PAR L'ACADÉMIE IMPÉRIALE DE MÉDECINE. Paris, 1860, 2 forts vol. in-8. 20 fr.

TRAITÉ PRATIQUE D'HYGIÈNE INDUSTRIELLE ET ADMINISTRATIVE, comprenant l'étude des établissements insalubres, dangereux et incommodes, par le docteur VERNOIS, membre titulaire et vice-président du Conseil d'hygiène publique et de la salubrité de la Seine, médecin de l'hôpital Necker. Paris, 1860, 2 forts v. in-8, de chacun 700 p. 16 fr.

TRAITÉ DE GEOGRAPHIE ET DE STATISTIQUE MEDICALES ET DES MALADIES ENDÉMIQUES, comprenant la météorologie et la géologie médicales, les lois statistiques de la population et de la mortalité, la distribution géographique des maladies, et la pathologie comparée des races humaines, par M. J. C. M. BOUDIN, médecin en chef de l'hôpital militaire Saint-Martin. Paris, 1857, 2 volumes in-8 avec 9 cartes et 8 tableaux. 20 fr.

ANNALES
D'HYGIÈNE PUBLIQUE
ET
DE MÉDECINE LÉGALE

PAR MM.

ANDRAL, BOUDIN,

BRIERRE DE BOISMONT, CHEVALLIER, DEVERGIE, FONSSAGRIVES,

H. GAULTIER DE CLAUBRY, GUÉRARD, MICHEL LÉVY,

MÊLIER, P. DE PIETRA-SANTA, AMBR. TARDIEU, A. TREBUCHET,

VERNOIS, VILLERMÉ,

AVEC UNE

REVUE DES TRAVAUX FRANÇAIS ET ÉTRANGERS
Par M. le docteur BEAUGRAND.

DEUXIEME SÉRIE.

TOME XX.

PARIS
J.-B. BAILLIÈRE ET FILS,
LIBRAIRES DE L'ACADÉMIE IMPÉRIALE DE MÉDECINE,
Rue Hautefeuille, 19.

LONDRES	NEW-YORK
Hippolyte Baillière, 219, Regent street.	Baillière brothers, 440, Broadway.

MADRID, C. BAILLY-BAILLIÈRE, PLAZA DEL PRINCIPE ALFONSO, 16.

Juillet 1863.

ANNALES
D'HYGIÈNE PUBLIQUE
ET
DE MÉDECINE LÉGALE.

HYGIÈNE PUBLIQUE.

HISTOIRE MÉDICALE DU RECRUTEMENT DES ARMÉES

ET DE QUELQUES

AUTRES INSTITUTIONS MILITAIRES

CHEZ DIVERS PEUPLES ANCIENS ET MODERNES,

Par M. BOUDIN,

Les opérations du recrutement dans l'ancienne Rome offrent de nombreuses analogies avec la même opération chez divers peuples modernes. Le sénat ordonnait les appels, distingués en *légitimes* et en *tumultuaires ;* ces derniers n'avaient lieu que dans les circonstances exceptionnelles, *in tumultu,* quand la patrie était en danger, d'où les expressions *tumultuarius miles, subitarius exercitus.* L'appel légitime qui se faisait régulièrement tous les ans, avait pour objet de désigner les jeunes gens destinés à remplacer les hommes qui avaient accompli leur temps de service. A un jour non férié, tous les jeunes gens ayant atteint l'âge du service militaire étaient réunis au Capitole, sur la place de l'Intermont, quelquefois au Forum ou au champ de Mars, dans la *Villa-Pu-*

blica. La réunion était présidée, autant que possible, par le chef même de l'armée ; le choix des hommes, *delectus*, était confié à des tribuns militaires (1). Les hommes exemptés pour défaut de taille étaient dits *parvitate deformes.*

La première condition exigée pour l'admission dans une légion était d'être né citoyen romain ; les étrangers, les esclaves et les affranchis en étaient exclus, et la loi punissait sévèrement toute usurpation du titre de soldat. « Dare se mi- » litem cui non licet, dit le Digeste, grave crimen habetur. » Saint Jean Chrysostôme raconte que, de son temps, tout individu reconnu esclave était immédiatement expulsé de l'armée. On possède encore un rapport de Pline le Jeune, alors gouverneur de Bithynie, relatif à deux esclaves qui s'étaient introduits dans l'armée. Dans sa réponse, l'empereur Trajan décide qu'il n'y a lieu à punition que s'ils sont engagés volontaires, mais qu'il faut sévir contre les officiers du recrutement, si les esclaves sont simplement remplaçants, *vicarii,* ou appelés. A l'époque des triumvirs, un militaire reconnu esclave fut précipité du haut de la roche tarpéienne, mais on commença par l'affranchir, afin, dit l'historien Dion, que la punition eût quelque dignité, ἵνα ἀξίωμα ἡ τιμωρία λάβῃ.

Sous Auguste, on se relâcha de cette sévérité, et l'on forma des corps entiers avec des esclaves. Les affranchis furent admis dans l'armée pour la première fois dans la guerre sociale ; ils étaient placés de préférence dans la marine, beaucoup moins considérée que l'armée de terre, appelée *honoratior militia.* Les bons auteurs ne désignent jamais les marins sous le nom de *milites,* mais ils leur réservent le nom de *socii navales.* Pompée fut le premier qui se permit, dans la guerre civile, d'admettre des étrangers dans les légions ; plus tard,

(1) Consultez : Lebeau, *Mémoires sur la légion romaine (Acad. des inscrip.)*; Dureau de La Malle, *Économie politique des Romains.* Paris, 1840; Dezobry, *Rome sous Auguste.* Paris, 1847 ; Tite-Live, l. VI, c. 6 ; Cicér., *De orat.*, liv. II, c. 78.

César composa une légion entière de Gaulois. Sous Auguste,
l'Italie entière fut exemptée du service militaire, et les légions
durent être recrutées dans les provinces, d'où l'expression
miles provincialis. Des barbares furent admis dans les légions
pour la première fois par Claude ; plus tard, cette dérogation
devint pour ainsi dire la règle.

Pour être admis au service, il fallait posséder une certaine
fortune, *res pecuniaque.* Polybe raconte que tous les citoyens
dont la fortune ne dépassait pas 4000 as, étaient exempts du
service militaire ; Aulu-Gelle réduit cette fortune limite à
1500 as, qui était celle des *proletarii ;* on appelait *capite censi*
ceux qui ne possédaient rien du tout. Les uns et les autres
n'étaient admis au service que dans les grands dangers, *in
tumultu,* d'où le nom de *tumultuarii.* Les commerçants et les
gladiateurs étaient également exclus de l'armée. Après l'expulsion d'Italie des Carthaginois, Rome déclara indignes
de servir les Lucaniens et les Picentins qui avaient embrassé
le parti de ces derniers.

La loi exemptait du service les prêtres et les augures, les
magistrats et les sénateurs ; ces derniers cependant pouvaient
contracter des engagements volontaires, ainsi que cela eut
lieu avant la bataille de Cannes, où, selon Tite-Live, quatre-
vingts sénateurs servant comme volontaires furent tués.

L'an de Rome 307, les consuls ordonnèrent dans une alarme
à tous les jeunes gens, sans distinction, de se réunir le lendemain au champ de Mars, et ils menacèrent de traiter
comme déserteur, après la guerre, tout individu qui n'aurait
aucun motif légitime d'exemption : « Tempus non esse, disait
» l'ordre, causas cognoscendi ; omnes juvenes postero die,
» prima luce, in campo martio adessent ; pro desertore futu-
» rum cujus non probassent causam. » Tite-Live ajoute :
« Postero die omnis juventus affuit. »

Après avoir fait prêter le serment à la troupe, les tribuns,
dit Polybe, indiquent à chaque légion le jour et le lieu du

rendez-vous. Ils choisissent les·hommes les plus jeunes et les plus pauvres, τους νεωτατους χαι πτνιχρωτᾶτους, pour les armes légères; viennent ensuite les *hastats*; les hommes les plus vigoureux sont classés parmi les *principes* (1), et les plus âgés parmi les *triaires*.

Pendant plus de trois siècles, Rome pauvre n'accorda d'autre payement à ses armées que la gloire de vaincre, *vicisse stipendium erat*. La solde fut instituée définitivement en l'an 347; allouée d'abord aux seuls fantassins, elle fut accordée cinq ans plus tard, au siége de Veies, aux cavaliers. D'après Polybe (c. VI), le soldat recevait par jour deux oboles, le centurion le double et le cavalier le triple; or, deux oboles représentaient le tiers de la drachme, mesure grecque qui équivalait au denier romain. Ainsi la solde du soldat était de trois as et un tiers. Dans la comédie de Plaute intitulée *Mostellaria*, un esclave qui se croit perdu et menacé de la corde, s'écrie tout effrayé : « Où sont donc ces braves qui, pour la somme de trois as, montent à l'assaut : *ubi sunt isti qui trium nummorum causa subeunt sub falas*. Sous la dictature de Fabius, la solde fut portée à cinq as; enfin cette solde fut, d'après Suétone, doublée par César : « Qui legionibus stipendium in » perpetuum duplicavit. » On voit, dans Tacite, le séditieux Percennius se plaindre que la vie du soldat ne soit estimée que dix·as par jour : « Denis in diem assibus animam et cor- » pus æstimari. » Il ne voit d'autre remède au mal que d'élever la solde à un denier par jour, c'est-à-dire à seize as de cette époque. D'après Suétone, la solde fut portée par Domitien à treize as et un tiers. « Addidit et quartum stipendium » militi, aureos ternos. »

La troupe était rangée en bataille pour recevoir la solde, et les chefs procédaient à l'appel nominal :« Citati milites nomi-

---

(1) « Principes qui a principio gladiis, hastati qui primi hastis pu- » gnabant. » (Varron.)

» natim... stipendiumque ad nomen singulis persolutum (Tit.-Liv., l. XXVIII, c. xxix). » Le baudrier et la ceinture servaient de bourse : « Acceptum stipendium in zonis haben-
» tes (Tit.-Liv., l. XXXIII, c. xxix). » L'historien Josèphe parle de la cérémonie militaire du payement des troupes romaines occupées du siége de Jérusalem. « Les troupes étant rangées en bataille ; ce fut un spectacle brillant pour les Romains, terrible pour les 'Juifs, dont la foule couvrait les murailles de la ville et les toits du temple. Toute la plaine semblait embrasée par l'éclat des armes ornées d'or et d'argent, et frappées des rayons du soleil. La distribution dura quatre jours. »

Voici quelle a été la solde du soldat romain à diverses époques (1) : 25 centimes entre 536 et 703, 54 centimes sous Jules-César, 49 centimes sous Auguste, 48 centimes sous Tibère, 49 centimes sous Caligula, 57 centimes sous Domitien.

Vivres. — Le blé paraît avoir été toujours le principal aliment du soldat romain, qui en recevait environ 7 kilogrammes 1/2 pour huit jours. Les hommes broyaient le blé sur une pierre après l'avoir torréfié ; de là le vers de Virgile :

> . . . . . Frugesque receptas
> Et torrere parant flammis et frangere saxo.

La farine était ordinairement préparée en bouillie, appelée *puls fritilla*, et Pline raconte que, pendant longtemps, le peuple romain ne fit point usage du pain : « Pulte, non pane, vixisse longo tempore Romanos manifestum. » Plaute appelle l'ouvrier romain *pultiphagus opifex* pour le distinguer de l'ouvrier grec. Dans une expédition en Perse, l'empereur Julien se contentait d'une faible portion de bouillie : « Pultis portio » parabatur exigua, etiam militi fastidienda gregario. » Plus tard, lorsque l'usage du pain fut introduit dans l'alimentation

---

(1) Letronne, *Considérations sur les monnaies grecques et romaines*, p. 86.

de l'armée, les hommes recevaient un certain nombre de
meules portatives, et ils faisaient cuire la pâte sous la cendre;
L'armée romaine fit également usage de biscuit appelé *buccel-
latum*, dont Procope parle dans les termes suivants : « On
met deux fois au four le pain de la troupe destiné à être conservé longtemps... On retranche alors au soldat le quart du
poids de sa ration ordinaire de pain. » Le même auteur raconte
qu'une maladie meurtrière se déclara dans l'armée de Béli-
saire à Méthone, à la suite d'une distribution de prétendu
biscuit, qui n'avait pas subi le degré de cuisson nécessaire,
par suite d'une fraude du préfet du prétoire.

Indépendamment du blé, le soldat recevait encore une ration de viande de porc ou de mouton, des légumes, du fro-
mage, de l'huile, du sel, du vin et du vinaigre. Plutarque raconte que Crassus, après avoir passé l'Euphrate, fit distribuer
à l'armée des lentilles et du sel, ce qui fut considéré comme
de mauvais augure, parce que le sel et les lentilles faisaient
partie des repas funèbres. Schelius pense que, lorsque le soldat romain recevait de la viande, il la payait sur sa solde.
Lorsque Scipion prit le commandement des troupes devant
Numance, il permit l'usage de la viande, mais seulement au
repas du soir ; le matin, le soldat devait se contenter d'aliments non cuits, ἄπυρον ὄψον (*Palyœm. strat.*, lib. VIII).
Les seuls ustensiles permis étaient une marmite, une broche
et une tasse. Souvent le soldat buvait dans son casque; c'est
ce que Claudien appelle *in galea potare nives*. Sous l'empereur
Constance, il fut décidé que le soldat recevrait pendant deux
jours de suite du biscuit, et du pain le troisième jour ; de la
viande de porc un jour et du mouton les deux jours suivants.
La boisson réglementaire du soldat était un mélange d'eau et
de vinaigre, qui s'appelait *posca*, quelquefois simplement *ace-
tum*. Pendant une expédition en Égypte, l'armée ayant ré-
clamé du vin, son chef Pescennius Niger s'écrie : « Quoi, vous
avez le Nil, et vous demandez du vin! »   .

Le fantassin recevait par mois deux tiers d'un médimne de froment; les cavaliers, deux médimnes de froment, et sept médimnes d'orge pour la nourriture de trois chevaux; or, le médimne étant de six *modii*, et le *modius* étant de 8ᴸᴵᵗ,159, il s'ensuit que le soldat avait un peu plus de 32 kilogrammes de blé par mois. On appelait *duplares* ou *duplicarii*, les hommes qui, par récompense, avaient droit à la double ration : « Quibus ob virtutem duplicia ut darentur institutum. (Tite-Live.) » Les *sesquiplares* étaient ceux qui recevaient une ration et demie. Les *duplicarii* étaient exempts des corvées militaires.

Le blé était distribué pour un mois (d'où le mot *menstruum*, devenu synonyme de nourriture du soldat), quand la troupe occupait une garnison ou un camp, *in stativis*, quelquefois même quand l'armée était en marche. Ainsi, le consul Cassius ayant, sans y être autorisé, résolu de faire une expédition en Macédoine, le sénat romain en est informé par les députés d'Aquilée qui se fondent sur ce fait, que l'armée marche de la Gaule vers l'Illyrie, et que chaque homme porte du blé pour trente jours. Le blé était renfermé dans un sac que le soldat portait sur ses épaules.

Une des punitions infligées à la troupe consistait dans la réduction de la quantité ou dans une modification de la ration réglementaire de blé. Marcellus battu par Annibal punit les cohortes qui avaient perdu leurs enseignes, en leur faisant donner de l'orge en place du blé (1). Auguste infligea, selon Appien, la même punition à des troupes qui avaient abandonné leur poste. Le contrôle de la qualité du blé était dévolu aux tribuns, et s'appelait *probatio frumenti*.

Il était sévèrement défendu au soldat de vendre son blé; Salluste signale entre autres désordres qui s'étaient introduits dans l'armée d'Albinus en Numidie, l'habitude du sol-

(1) Tite-Live, liv. XVII, c. 13.

dat de vendre son blé et son pain : « Frumentum publice
» datum vendere, panem in dies mercari. » Dans une grande
disette, un soldat ayant vendu cent deniers un boisseau de
blé, Galba ordonna qu'il fût exclu des distributions, et le fit
ainsi mourir de faim. Les distributions de blé étaient réglées
avec une grande sévérité. Ammien Marcellin parle d'un commissaire des vivres de l'armée de Julien, qui fut condamné à
mort pour avoir causé un retard de vingt-quatre heures. On
voit sur la colonne Trajane, la représentation d'une distribution de blé faite à la troupe.

Le soldat romain faisait deux repas par jour, le premier,
prandium (peut-être dérivé de πραν, mot qui, en dorien,
signifie *manne*), à la sixième heure du jour ; le second, *ves-
pernu*, à la dixième heure. Les hommes mangeaient devant
leur tente, *in propatulo*, et faisaient leur premier repas debout,
statarium prandium; il leur était permis de s'asseoir au second.

Dans la guerre contre les Gaulois, l'armée reçut l'ordre de
se rendre à Sutrium en emportant ses vivres ; de là cette lo-
cution *aller à Sutrium*, dont se sert Plaute dans sa pièce intitulée *Casina*. Un avare dit à son ami : Envoyez-moi vos serviteurs, mais surtout qu'ils apportent leur nourriture, comme
s'ils allaient à Sutrium :

> Cibo cum suo.... quasi eant Sutrium.

A Rome, l'âge requis pour le service militaire était celui
de dix-sept ans (1); dans le cas d'engagement volontaire
avant cet âge, le temps du service ne comptait qu'à dater du
jour où l'homme avait atteint sa dix-septième année. Il ne
fut dérogé à cette règle que lors de la seconde guerre puni-
que (2), pendant laquelle les tribuns proposèrent au peuple
de compter comme service le temps passé sous les drapeaux

(1) Dionys-Halicarn, l. IV.
(2) Tite-Live, XX, c. 5.

avant l'âge légal. Après la bataille de Cannes, on enrôla sans
distinction d'âge (1) : « Quosdam prætextatos scribunt, » dit
Tite-Live. L'obligation militaire s'étendait, dans les circonstances ordinaires, de dix-sept à quarante-cinq ans ; dans les
cas extraordinaires, de dix-sept à soixante. Comme motif
d'exemption, un certain Ligustinus, dont parle Tite-Live,
invoque son âge : « Major sum annis quinquaginta (2). » Sous
la république, il suffisait d'avoir servi vingt ans dans l'infanterie ou dix ans dans la cavalerie, depuis l'âge de dix-sept
jusqu'à celui de quarante-cinq ans (3); alors il fallait avoir
fait dix campagnes pour pouvoir occuper une magistrature.
Sous Auguste, un militaire ne pouvait quitter l'armée avant
d'avoir accompli vingt années de service. On voit, dans
Tacite, les vétérans se plaindre d'être retenus sous les drapeaux après trente et même quarante ans de service (4).
Après quarante-cinq ans d'âge, les hommes rappelés au service exceptionnellement prenaient le titre de *evocati*. Sous les
empereurs, l'âge pour l'admission au service fut fixé, tantôt à
seize et tantôt à vingt ans (5). L'empereur Adrien était entré
au service à quinze ans.

D'après Tite-Live, il fut décrété, pour la guerre de Macédoine, qu'il n'y aurait pas d'exemption pour les hommes âgés
de moins de cinquante ans : « Nulli qui non major annis quin-
» quaginta esset vacationem militiæ esse. » En 354, on enrôla
non-seulement les *juniores*, c'est-à-dire les hommes de
dix-sept à quarante-cinq ans, mais encore les *seniores*, de
quarante-cinq à soixante ans, et on leur confia la garde de la
ville (Varron). Un passage fort intéressant de César (*Bell.*
Gall., 1, 29) nous apprend que l'on trouva dans le camp des

(1) Liv. XXII, c. 57.
(2) Liv. XLII, c. 34.
(3) Polyb., liv. VI, c. 4.
(4) *Annal.*, liv. I, c. 17.
(5) Cod. Théodos., liv. VI et VII.

Helvétiens, des registres indiquant nominativement (*nomi-natim*) le nombre des hommes en âge de porter les armes, et séparément (*separatim*) celui des enfants, des vieillards et des femmes. Le nombre des premiers était de 92 000 ; le total de tout sexe et de tout âge était de 368 000, nombre remarquablement justificatif de l'opinion moderne, d'après laquelle on évalue le chiffre de toute une population en multipliant par 4 le chiffre des hommes en état de porter les armes.

Documents concernant spécialement l'âge des recrues.

Le général Préval a démontré que les pertes de l'armée française suivent la marche décroissante ci-après :

1re année, 7,5 p. 100 ; 2e année, 6,5 p. 100 ; 3e année, 5,25 p. 100 ; 4e année, 4,5 p. 100 ; 5e année, 3 p. 100 ; 6e année, 2 p. 100 ; 7e année, 2 p. 100.

Il est certain aussi qu'à vingt ans la taille de l'homme ne peut pas être considérée comme complète. Sous ce rapport, les résultats suivants ont été constatés, en Belgique par M. Quételet, dans trois séries de jeunes soldats de 300 hommes chacune et appartenant à diverses catégories d'âges.

Dix-neuf ans.	Vingt-cinq ans.	Trente ans.
1m,6630	1m,6822	1m,6834
1m,6695	1m,6735	1m,6873
1m,6620	1m,6692	1m,6817
1m,6648	1m,6650	1m,6841

Les 900 hommes observés se classaient ainsi qu'il suit :

	Nombre d'individus.		
	de dix-neuf ans.	de vingt-cinq ans.	de trente ans.
De 15 à 16 décimètres,	32	17	15
16 à 17	173	174	163
17 à 18	92	193	109
18 à 19	3	5	12
19 à 20	»	1	1
	300	300	300

't ue la croissance de l'homme, en Bel ' ue, n'est

pas même terminée à vingt-cinq ans, et que la plus grande proportion des hautes tailles se trouve parmi les hommes de trente ans.

Dans une séance du conseil d'État, l'amiral Truguet disait à Napoléon Ier : « A nous, Sire, il nous faut de vieux » marins pour vaincre, tandis que vous, vous pouvez gagner » des batailles avec des soldats de deux mois. » L'empereur lui répondit : « Monsieur l'amiral, vous ne savez ce que vous » dites. C'est une habitude de dire en France que tout » le monde est né soldat ; mais cela est faux : on ne naît » pas soldat, on le devient (1). » Et, appliquant cette maxime

(1) « Je suis désolé, disait M. Thiers, en 1849, à la chambre des députés, d'être forcé de citer à cette tribune un événement funeste dans nos annales : je veux parler de Baylen. Voulez-vous savoir la vraie cause du désastre de Baylen ? Pressé d'envahir l'Espagne, Napoléon avait pris des conscrits et les avait envoyés dans ce pays. Le général Dupont fut surpris de voir venir à lui des enfants. Cela est contenu dans toutes les notes diplomatiques de l'Europe ; les ambassadeurs écrivaient à leurs cabinets quel singulier effet avait produit la vue de ces jeunes soldats sur les Espagnols, et quelles espérances de soulèvement ils avaient conçues en face d'un tel spectacle. Ces enfants se conduisirent le premier jour comme des héros ; ils firent des prodiges de courage ; mais, les jours suivants, abattus, ils jetaient leurs armes. En vain le général Dupont, qui avait été blessé, les pressait, les conjurait de reprendre leurs armes et de marcher sur l'ennemi, il ne put rien en obtenir, il ne put se faire écouter ; et cependant, je vous le répète, ces glorieux enfants avaient été héroïques le premier jour, mais voilà le résultat déplorable des *armées trop jeunes*.. .. Après la bataille de Wagram, Napoléon conduisit son armée sur le champ de bataille d'Austerlitz ; là, entouré de ses officiers, il leur dit tristement : « Je n'ai plus mon armée d'Austerlitz. » Un officier lui demanda s'il n'était pas content de l'armée de Wagram. « Oui, » sans doute, répondit Napoléon, mais si sur le champ de bataille de » Wagram j'avais eu l'armée d'Austerlitz, la monarchie autrichienne » n'existerait plus. » Et il expliqua alors entièrement sa pensée. L'archiduc Charles avait voulu se jeter sur les ponts ; les jeunes soldats victorieux montrèrent un instant d'hésitation et n'osèrent pas entièrement couper la retraite. Ce mouvement d'hésitation se serait-il produit avec une armée expérimentée, avec cette vieille armée d'Austerlitz dont parlait Napoléon ? »

aux Italiens, il disait qu'au bout de dix ans il avait des Italiens fait des troupes excellentes.

Les deux tableaux suivants résument, d'après M. Quételet (1), l'influence de l'âge sur la force des mains et sur la force rénale des individus des deux sexes.

Influence de l'âge sur le développement de la force des mains, observée au moyen du dynamomètre de Régnier.

Ages.	Force des hommes.			Force des femmes.		
	2 mains	Main droite	Main gauche	2 mains	Main droite	Main gauche
ans.	k.	k.	k.	k.	k.	k.
6	10,3	4,0	2,0	. . .	. . . .	. . .
7	14,0	7,0	4,0			
8	. . .	. . .	. . .	11,8	3,6	2,8
9	20,0	8,5	5,0	15,5	4,7	4,0
10	26,0	9,8	8,4	16,2	5,6	4,8
11	29,2	10,7	9,2	19,5	8,2	6,7
12	33,6	13,9	11,7	23,0	10,4	7,0
13	39,8	16,6	15,0	26 7	11,0	8,4
14	47,9	21,4	18,8	33,4	13,6	11,3
15	57,4	27,8	22,6	35,6	15,0	14,4
16	63,9	32,3	26,8	37,7	17,3	16,5
17	71,0	36,2	31,9	40,9	20,7	18,2
18	79,2	38,6	35,0	43,6	20,7	19,0
19	79,4	35,4	35,2	44,9	21,6	19,7
20	84,3	39,3	37,2	45,2	22,0	19,7
21	86,4	43,0	38,0	47,0	23,5	20,5
25	88,7	44,1	40,0	50,0	24,5	24,6
30	89,0	44,7	41,3	. . .	. . .	. . .
40	87,0	44,3	38,3	. . .	. . .	. . .
50	74,0	36,4	33,0	47,0	23,2	20,0 .
60	56,0	30,3	26,0	. . .	. . . .	. . .

Influence de l'âge sur le développement de la force rénale observée au moyen du dynamomètre de Régnier.

Ages. Ans.	Hommes. myriagr.	Femmes. myriagr.	Rapport.
6.	2,0	»	-
7.	2,7	»	-
8.	. . .	2,4	-

(1) *Dictionn. d'écon. politique*, art. TABLES DE MORTALITÉ.

Age.	Hommes.	Femmes.	Rapport.
9 ans	4,0 myriag.	3,0 myriag.	1,33
10.	4,6	3,1	1,48
11.	4,8	3,7	1,30
12.	5,1	4,0	1,28
13.	6,9	4,4	1,57
14.	8,1	5,0	1,62
15.	8,8	5,3	1,66
16.	10,2	5,9	1,72
17.	12,6	6,4	1,97
18.	13,0	6,7	1,94
19.	13,2	6,4	2,06
20.	13,8	6,8	2,03
21.	14,6	7,2	2,05
25.	15,5	7,7	2,01
30.	15,4	. .	. . .
40.	12,2	. .	. . .
50.	10,1	5,3	1,71
60.	9,3	. .	. . .

Fardeau. — « C'est dans les jambes du soldat, disait le
maréchal de Saxe, qu'est tout le secret des manœuvres et des
combats. »

N'est-ce pas dire aussi qu'il est dans le fardeau, et que
celui-ci doit être pris en sérieuse considération dans le choix
des hommes appelés sous les drapeaux (1).

Le général Rogniat (*Considérations sur l'art de la guerre*) a
trouvé que le soldat romain portait quatre-vingt-dix livres. La
vérité est qu'aucun document historique ne permet d'évaluer
avec quelque précision le fardeau dont il s'agit. D'abord,
nous ne savons absolument rien sur le poids de l'armement,
de l'équipement et de l'habillement de l'armée romaine ;

(1) Consultez, sur cette matière : 1° un mémoire de M. Gilgenkrantz,
Sur la charge que portent les troupes du génie en route, dans le 45° volume, 1re série, du *Recueil des mémoires de médecine militaire*, p. 166 ;
2° l'article FARDEAU, dans l'ouvrage de M. Périer, ayant pour titre : *De
l'hygiène en Algérie*, t. II, p. 45 ; 3° Boudin, *Hygiène militaire comparée*. Paris, 1848, p. 109.

nous ignorons même jusqu'au poids de la ration de blé, éva-
luée par Polybe (1) à *deux parties du médimne attique* : Ἀττικοῦ
μεδίμνου δύο μέρη, passage traduit par les uns : « le double »,
par les autres : « la moitié du médimne. » Tout ce que nous
savons, c'est que le soldat romain portait, dans certaines circonstances, jusqu'à quinze et dix-sept jours de vivres : « Ferre
» plus quam dimidiati mensis cibaria ». (Cicéron.) —« Anno-
nam decem dierum et septem vehebat cervicibus miles. »

Le soldat romain portait un casque et une longue épée à
gauche, une épée courte à droite, un bouclier et un javelot.
En campagne, il était en outre chargé d'une bêche, d'une
scie, d'une faux, d'un panier, d'une courroie destinée à lier
les prisonniers, enfin de ses ustensiles de cuisine. Souvent il
portait pour dix-sept jours, quelque fois pour trente jours de
blé ou biscuit; dans quelques circonstances il était chargé de
trois ou quatre palissades. Pendant la marche, le casque,
suspendu à l'épaule droite, tombait sur la poitrine; le bouclier était fixé à l'épaule gauche. Le soldat est ainsi représenté sur la colonne Trajane, et c'est cet énorme fardeau qui
fait dire, à l'historien Josèphe, que le soldat romain est chargé
comme un mulet. Pendant le combat, le fardeau était déposé
à terre; c'est ce qui s'appelait : *Sarcinas conjicere.*

Il est curieux de lire dans les règlements du dernier siècle
ce que les hommes les plus sévères accordaient à un sous-
lieutenant.

« Le petit équipement de l'officier est suffisant quand il est
composé de dix-huit chemises garnies de mousseline : les
manchettes et le jabot doivent être à ourlet plat; ces objets
auront quinze lignes de hauteur; douze cols de bazin; dix-huit
mouchoirs; six vestes et six culottes de toile de coton; six
paires de bas de soie blancs; douze paires de bas de fil blancs;
six paires de bas de gros fil pour les exercices; trois bonnets

_____

(1) Lib. XLIV, cap. II,

de coton ; trois serre-tête ; six serviettes ; deux paires de
guêtre de toile blanche, une de laine noire ; deux paires de
manchettes de bottes ; trois paires de souliers ; des boucles de
souliers uniformes ; une paire de buttes molles ; deux habits
complets ; une lévite ; un manteau ; une robe de chambre de
ratine. »

D'après **M.** l'intendant Denniée, la charge du soldat d'infanterie de la garde, sous le premier empire, représentait
soixante-dix livres, tout compris. Le tableau suivant, dont
nous sommes redevable à l'obligeance du général Duhot,
résume le poids du fardeau du soldat français d'infanterie,
avant l'adoption de la nouvelle tenue qui, somme toute, n'a
apporté que de très-faibles modifications au point de vue
qui nous occupe.

Habillement.

	kilogr.	
Capote	2,150	
Habit.	1,400	
Veste.	0,850	
Pantalon 1 (quelquefois un second). . .	0,720	7,025
Bonnet de police	0,220	
Schako garni	0,665	
Epaulettes '. . . . . , . . .	0,120	
1 sac à distribution	0,900	

Grand équipement.

	kilogr.	
Giberne.	0,870	
Porte-giberne	0,370	1,690
Bretelle de fusil	0,080	
Baudrier de sabre	0,370	

Armement.

	kilogr.	
Fusil et baïonnette.	4,580	
Sabre	1,331	
Nécessaire d'armes	0,110	
Tire-balle	0,025	7,206
Monte-ressort	0,110	
Fourreau de baïonnette	0,050	
Hache de campement	1,000	

Munitions.

2 paquets de cartouches à 15 le paquet.
(Décis. ministér. du 9 septemb. 1825.).   1,450   1,450

Linge et chaussures.

3 chemises, 558 grammes l'une.	1,650	
2 cols, 30 grammes l'un.	0,060	
1 paire de guêtres de cuir.	0,380	
1 paire — de toile	0,220	
2 paires de souliers à 690 grammes l'une.	1,380	
1 caleçon.	0,440	
2 paires de gants, à 25 grammes l'une.	0,050	
2 calottes, 43 grammes l'une.	0,090	
1 couvre-giberne	0,070	
1 livret.	0,030	
1 étui d'habit.	0,120	
1 coiffe de schako.	0,100	6,808
1 pompon	0,050	
1 trousse garnie	0,070	
1 musette.	0,140	
1 tampon de fusil.	0,020	
1 épinglette.	0,008	
1 paire de bretelles de pantalon	0,090	
1 havre-sac avec planchettes.	1,333	
1 grande courroie	0,120	
2 petites planchettes rondes pour l'étui		
d'habit, à 50 grammes l'une.	0,100	
1 gamelle de fer-blanc.	0,275	

Récapitulation.

Habillement	7^k,025
Grand équipement	1^k,690
Armement	7^k,206
Munitions	1^k,450
Linge et chaussures.	6^k,808
Total.	24^k,179^{gr}

Pour peu que l'on ajoute à ce fardeau les vivres et quelques objets dont le soldat est porteur en campagne, on
arrive à bien près de 30 kilogrammes ou soixante livres.

Ainsi :

Report. , ...	24^k,179
Pain et viande pour deux jours . .	2^k,500
Petit bidon rempli de liquide . . .	0^k,500
Marmite de fer-blanc	1^k,750
Couverture de campement.	2^k,000
Total.	30^k,879^{gr}.

Marshall a constaté que le poids du fardeau porté par le soldat anglais d'infanterie, en marche, est représenté par les chiffres suivants (1) :

Régiments.	Poids moyen.
1er	65 livres 3 onces.
2^e	58 — 1 —
3^e	64 — 2 —
4^e	64 — 10 —
5^e	64 — 14 —
6^e	62 — 12 —

L'infanterie française, marchant par étapes, fait en moyenne une lieue de poste par heure, y compris la durée des petites haltes. Les espaces parcourus dans le même temps, en rampe et en terrain horizontal, sont dans le rapport de 2 à 5. Un piéton isolé peut parcourir 6 kilomètres par heure en poursuivant une longue route, ou 100 mètres par minute. On estime à 8 décimètres la longueur du pas de route : le piéton fait donc 125 pas dans une minute et 7500 dans une heure. Il peut marcher ainsi pendant huit heures et demie par jour sans altérer sa santé. En évaluant son poids à 70 kilogrammes, il transporte donc 70 kilogrammes à 51 kilomètres, ou 3570 kilogrammes à 1 kilomètre.

Voici quelle est la vitesse estimée de l'infanterie française en marche :

(1) H. Marshall, *Military Miscellany*, p. 39. La livre anglaise est de 453 grammes, l'once de 28 grammes : 60 livres anglaises (*avoir du poids*) représentent donc 55 livres françaises de 500 grammes.

Désignation des pas.	Nombre dans une minute.	Espace parcouru dans une minute.	Espace parcouru dans une heure.
Pas ordinaire (de 66 centimètres).	76	49^m,40	2,954^m ou 3 kil.
— de route	100	65^m,00	3,900^m ou 4 kil.
— accéléré	110	71^m,50	4,290^m
— id.	120	78^m,00	4,680^m
— de charge	128	83^m,20	4,992^m ou 5 kil.
— maximum	153	100^m,00	6,009^m ou 6 kil.

Les allures du cheval sont estimées ainsi qu'il suit :

	Espace parcouru dans une minute.	Espace parcouru dans une heure.
Pas	86^m	5,160^m
Trot.	190^m	11,400^m
Galop	390^m	23,400^m

La cavalerie marchant par étapes fait, en moyenne, une lieue de poste en trois quarts d'heure.

DOCUMENTS CONCERNANT LA TAILLE DE L'HOMME.

La taille de l'homme a-t-elle subi des modifications depuis les temps historiques, comme on l'a souvent avancé? Haller (1), d'Ancora (2) et I.-G. Saint-Hilaire (3) ont démontré le contraire. « Des auteurs Grecs, dit M. Godron, nous ont, d'ailleurs, laissé une foule d'indications précises relativement à la mesure elle-même de la taille de l'homme, à la longueur des lits, etc., qui ne permettent pas de penser que, depuis l'époque où vivait Aristote, c'est-à-dire depuis 2400 ans, notre espèce se soit rapetissée. La dose d'ellébore, comme le fait remarquer Riolan (4), qu'Hippocrate administrait à ses ma-

(1) Haller, *Elementa physiologiæ corporis humani*, éd. 2. Lausaniæ, in-3°, t. VIII, part. 2, p. 43.

(2) D'Ancora, *Sull'istoria e la natura dei giganti*, dans *Memorie della Societa italiana*, t. VI, p. 371.

(3) J. G. Saint-Hilaire, *Essai de zoologie générale*. Paris, 1841, in-8, p. 412.

(4) Riolan, *Gigantomachie*, etc.

lades, c'est-à-dire 5 oboles, qui correspondent à 4 grammes, est encore celle qu'on donne aujourd'hui à un homme d'une force moyenne. Il nous reste des anneaux, des poteries, des casques, des armes d'une haute antiquité et qui appartenaient évidemment à des peuples dont la stature n'était pas supérieure à la nôtre. La hauteur des portes des plus anciens monuments de la Babylonie et de l'Égypte, les sarcophages et surtout les momies elles-mêmes, conservées dans les hypogées, qui datent de l'époque des Pharaons, nous prouvent, d'une manière positive, que, depuis 4000 ans, notre espèce n'a rien perdu sous le rapport de la taille (1). »

On peut considérer la taille de 9 pieds ou de $2^m,923$ comme la plus élevée que l'on connaisse dans l'espèce humaine. Sans doute, Pigafitta, l'historien du voyage de Magellan, a prêté aux Patagons une taille de *treize pieds*, c'est-à-dire *quatre mètres vingt centimètres ;* mais les mesures prises par A. d'Orbigny réduisent la moyenne de la taille des Patagons à $1^m,730$ et les maxima de ce peuple à $1^m,920$. Selon Pline, on amena à Rome, de son temps, un arabe nommé Gabbara, dont la taille était de 9 pieds 9 pouces romains, c'est-à-dire de 8 pieds 10 pouces français. Deux autres géants, dont parle le même auteur, et qui vivaient sous Auguste, avaient même plus de 9 pieds. Au XVI° siècle, on vit à Rome, selon del Rio, un géant qui avait aussi cette taille. On a trouvé un squelette humain de 9 pieds 4 pouces (anglais), près de Salisbury (*Gazette de France* du 21 septembre 1719); un Suisse haut de 8 pieds a été vu par Gaspard Bauhin (*Des hermaphrodites*, p. 78) ; un Frison avait aussi cette taille (van der Linden, *Physiologica reformata*, p. 242); un garde-du-corps du roi de Prusse avait 8 pieds et demi (Staller, *Wachsthum des Menschen*, p. 18). Haller cite encore d'autres faits (*Dissertatio de gigantibus*, 1157) (2).

(1) Godron, *De l'espèce et des races.* Paris, 1859, t. II, p. 199.
(2) Godron, *op. cit.*, t. I, p. 174 à 183.

Parmi les nains, on cite entre autres celui à la mémoire duquel Auguste fit élever une petite statue dont les yeux, dit-on, étaient figurés par deux diamants : le nain et la naine de sa fille Julie, l'un nommé Canapas, l'autre Andromède ; le nain que Tibère admettait à sa table, et qui ne craignait pas de dire à ce terrible amphytrion, des vérités qu'un autre citoyen n'eût osé répéter ; enfin les nains dont Domitien avait formé une troupe de gladiateurs grotesques. Au temps de Jamblique, vivait Atypius d'Alexandrie, philosophe renommé, qui n'avait pas 2 pieds de haut ; il louait Dieu de n'avoir chargé son âme que d'une si petite portion de matière corruptible. Carachus, conseiller intime du grand Saladin, était un nain. Tel était aussi Wladislas Cubitalis, qui régnait en Pologne vers 1306, et qui fut vaillant et heureux à la guerre. Cardan dit avoir vu en Italie, un nain que l'on portait de ville en ville dans une cage à perroquet. Aux noces d'un duc de Bavière, un petit gentilhomme, armé de pied en cap, brisa tout d'un coup avec sa tête le dôme d'un pâté ; il sortit vivement son épée du fourreau, fit le salut d'armes, tira au mur contre la croûte de sa prison, s'escrima contre les plats, tailla en pièces un verre de Bohême et coupa la tête à un faisan ; après tout ce tapage, il traversa fièrement la table en entonnant un chant de victoire, et sauta légèrement à terre, son trophée à la main, aux grands applaudissements de la compagnie. La première femme de Joachim Frédéric, électeur de Brandebourg, s'était entourée d'un grand nombre de nains et de naines, et s'était donné le triste plaisir de les marier ensemble. On raconte que Catherine de Médicis eut la même fantaisie. Enfin, la princesse Natalie, sœur du czar Pierre, du côté maternel, célébra aussi le mariage d'un nain et d'une naine.

Dans l'espèce chevaline on constate des écarts plus considérables. D'un peu moins d'un mètre et demi au garrot, qui est la moyenne, la taille du cheval s'élève, dans plusieurs races, jusqu'à près de 2 mètres, et descend à 1 mètre, et même moins, chez quelques autres, qui se trouvent ainsi en volume, *huit, dix, douze fois moindres*. Deux chevaux d'une petite race propre à la Laponie, presque au terme de leur accroissement, mesurés au garrot, ont donné à I. Geoffroy Saint-Hilaire, l'un 947 millimètres, l'autre 892 seulement. La taille du cheval s'abaisse plus encore aux îles Hébrides, aux Orcades et aux îles Shetland, où elle descend à 36 et même à 30 pouces anglais, c'est-à-dire à 91 et 76 centimètres (1).

Voici quelles sont les dimensions des principales races de chiens, d'après les mesures prises, les unes par Daubenton, les autres par I. Geoffroy Saint-Hilaire :

Noms des races.	Longueur (la queue non comprise).	Hauteur du train de devant.
Grand chien de montagne	1,332	0,770
Autre chien de montagne	1,240	0,761
Dogue de forte race	1,191	0,776
Grand danois	1,137	0,690
Chien de Terre-Neuve	1,056	0,690
Grand lévrier	1,042	0,629
Mâtin	0,947	0,636
Chien des Esquimaux	0,900	0,595
Chien courant	0,892	0,588
Dogue de moyenne race	0,825	0,541
Barbet	0,812	0,487
Basset à jambes torses	0,812	0,297
Braque du Bengale	0,771	0,469
Chien marron de la Nouvelle-Hollande.	0,744	0,568
Chien de berger	0,734	0,546
Lévrier de moyenne race	0,645	0,365
— de petite race	0,534	0,365
Epagneul de Pékin	0,450	0,245
— à museau court du Japon	0,415	0,240
Petit Danois	0,365	0,225
Epagneul de petite taille	0,309	0,162
Petit bichon	0,220	0,112

(1) D. Low, *Domesticated Animals of Great Britain*. Londres, in-4°, 1842, traduction de Boyer, sous ce titre : *Histoire naturelle agricole des animaux domestiques*. Paris, in-8, 1846, t. I, p. 95 et 96.

La taille ordinaire du chien est donc de 8 décimètres environ. Les extrêmes étant 1^m,332 et 0^m,220, 0^m,770 et 0^m,112,
la taille maximum n'est pas seulement, comme le dit Cuvier,
quintuple, mais *plus que sextuple* linéairement du minimum;
par conséquent, la plus grande race n'est pas centuple, mais
plus de deux fois centuple en volume de la plus petite.

Il est peu de parties du monde où l'on ait plus exagéré la
taille de l'homme qu'en Amérique; on y a vu tour à tour
des géants, des colosses de 3 mètres (1), à côté de nains, de
pygmées de 5 à 6 palmes (2) seulement.

A. d'Orbigny a fixé ainsi qu'il suit la taille des hommes et
des femmes de trente-huit peuplades de l'Amérique du Sud (3):

Nº d'ordre.	Nations.	Taille			Limites d'habitation	
		moyenne des hommes.	extrême des hommes.	moyenne des femmes.	en latitude méridionale.	en élévation au-dessus du niveau de la mer.
1	Patagon . .	1,730	1,920	1,620	39° au 53°	»
2	Puelche . .	1,700	1,800	1,620	34° au 44°	»
3	Movinna. .	1,690	1,740	1,620	14°	
4	Charrua . .	1,680	1,760	1,600	31° au 53°	»
5	Mbeoobi . .	1,680	1,730	1,590	24° au 32°	»
6	Abipones. .	1,680	1,000	. . .	28° au 30° .	»
7	Lengua. . .	1,680	. . . .	. . .	27°	
8	Moxo. . . .	1,677	1,785	1,552	13° au 16°	»
9	Canichana .	1,677	1,785	1,550	13° au 14°	»
10	Cayuvava .	1,777	1,785	1,552	12° au 13°	»
11	Ilénès . . .	1,777	. . . .	. . .	12° au 13°	»
12	Jacaguara .	1,670	. . . .	. . .	10°	
13	Motaguayo.	1,670	1,720	. . .	22° au 28°	»
14	Chapacura .	1,663	1,760	1,535	15°	
15	Samucu . .	1,663	1,760	1,535	18° au 20°	»
16	Chiquito . .	1,663	1,000	1,535	16° au 18°	»

(1) Sarmiento, dans Argensola, *Conquista de las Molucas*, lib. III,
p. 117, 125, dit *tres varas*, qu'on a traduit par *trois aunes*, ce qui présentait tout de suite une augmentation de plus d'un tiers.

(2) Expédition de Cavendish en 1592, par Knivet, *Collection de Pur-
chas*, t. VI, lib. VI, c. 7.

(3) *L'homme américain*. Paris, 1839, t. I, p. 100.

N° d'ordre.	Nations.	Taille			Limites d'habitation	
		moyenne des hommes.	extrême des hommes.	moyenne des femmes.	en latitude méridionale.	en élévation au-dessus du niveau de la mer.
17	Saravéca. .	1,663	. . .	1,535	16°	»
18	Otuké . . .	1,663	. . .	1,535	17° au 18°	»
19	Curuminaca	1,663	. . .	1,535	16°	
20	Covaréca. .	1,663	. . .	1,535	17°	
21	Curavès . .	1,663	. . .	1,535	19°	
22	Tapiis . . .	1,663	. . .	1,535	17°	
23	Curucanéca.	1,663	. . .	1,535	16°	
24	Jaiconéca .	1,663	. . .	1,535	16°	»
25	Fuégiens. .	1,663	. . .	1,540	50° au 56°	»
26	Yuracarex .	1,660	1,760	1,530	16° au 17°	600 à 1000
27	Mocéténès .	1,650	1,680	. . .	16°	1000 ?
28	Maropa . .	1,650	. . .	. . .	13°	
29	Tacana . .	1,649	1,700		13° au 15°	1200 ?
30	Itonama . .	1,649	1,730	1,550	13° au 14°	»
31	Guarani . .	1,620	1,730	1,490		
32	Botocudo .	1,620	1,000	. . .		
33	Opolistas. .	1,620	. . .	. . .	15°	»
34	Arancanol .	1,620	1,730	1,490	30° au 50°	»
35	Quichua . .	1,600	1,700	1,460	0° au 28°	2500 à 5000
36	Aymara . .	1,600	1,650	1,460	15° au 20°	2500 à 5000
37	Atacama . .	1,600	. . .	. . .	19° au 22°	2500 ?
38	Changol . .	1,590	1,650	1,455	22° au 24°	

« La taille, dit d'Orbigny, comme la couleur, paraîtrait dépendre d'un caractère primitif propre à chaque nation en particulier. Voyons cependant si l'on ne devrait pas attribuer quelques effets des différences signalées à l'influence de la latitude, de l'élévation au-dessus du niveau des mers ou de la nature des lieux. Les hommes les plus grands, les Patagons, habitent les régions froides comprises entres le 39° et le 53° degré de latitude australe, tandis que les plus petits, les Péruviens, vivent sous la zone torride. Il ne faudrait pas conclure trop vite de ces premiers faits que la région chaude est moins favorable à l'accroissement de l'homme, puisque les Movimas de Moxos nous offrent une moyenne peu inférieure à celle des Puelches, voisins des Patagons, comme taille et comme habitation, et que, d'ailleurs, en nous écartant de nos limites, nous voyons d'autres peuples des régions plus chaudes rivaliser encore avec la nation patagone. En comparant soigneusement tous les matériaux que nous possédons, nous ne trouvons rien qui puisse prouver que la chaleur ait la moindre influence sur la taille (1). Tout nous porterait à croire qu'au moins dans l'Amérique australe, le froid n'a pas une grande influence ; car, bien qu'on ait voulu systématiquement faire des Fuégiens des nains, pour trouver, au pôle sud, la décroissance observée vers le pôle nord, cette opinion reste sans fondement, puisque, d'après nos observations personnelles et d'après le témoignage des voyageurs, cette nation offre encore une taille moyenne de 1m,663 (ou près de cinq pieds un pouce et demi). »

L'influence de l'élévation, de l'habitation permanente sur les montagnes, paraît en effet entrer pour beaucoup dans la taille moyenne relative de l'homme américain : Ainsi, par exemple, tous les Péruviens restent les plus petits entre les nations que nous comparons ; ils habitent plus particulièrement des plateaux compris entre les limites d'élévation, de 2000 à plus de 4700 mètres au-dessus du niveau de la mer, où l'air est fortement raréfié. Si nous suivons les autres peuples montagnards, nous les voyons, en nous avançant vers le Sud, à mesure que la latitude plus froide les force de descendre des plateaux sur des points moins élevés ; nous les voyons, disons-nous, prendre une taille plus élevée ; les Araucanos sont plus grands que les Péruviens ; et les Fuégiens, qui, au milieu de leurs montagnes glacées, en suivent le littoral seulement, sont plus grands que les Araucanos. Sous les zones chaudes, nous trouvons les mêmes circonstances, en descendant des plateaux sur le versant oriental des Andes.

« De tout ce qui précède, continue d'Orbigny, il est difficile de ne pas conclure que l'action prolongée de la raréfaction de l'air sur les plateaux peut influer sur le rapetissement de la taille moyenne de l'homme, puisque ce fait est démontré, non-seulement par l'ensemble des peuples, mais encore par les preuves qu'en offre le lieu même où vivent les tribus d'une même nation. »

« C'est aussi dans les plaines, dit M. Godron, que le cochon

(1) Buffon croyait que le froid rapetissait l'homme. (Édition de Sonnini, *Homme*, t. II, p. 303.)

acquiert ses plus grandes dimensions; plus son habitation
est élevée, plus il devient petit et trapu, son col est court,
son train de derrière arrondi (1). Les plus belles races de
bœufs des montagnes de la Suisse, transportées dans les plaines de la Lombardie, et sans se mélanger avec les races du
pays, perdent, au bout d'un petit nombre de générations,
les caractères qui les distinguent (2). Les chevaux de montagne sont construits d'une tout autre manière que les chevaux de plaine, et sont surtout remarquables par la solidité
de leurs pieds (3) ; ils ont toujours ¡bien plus de force et de
vigueur (4). »

*L'alimentation peut-elle exercer une influence sur la taille
des populations ?*

I. Geoffroy Saint-Hilaire rapporte d'après Watkinson, « que
le célèbre évêque Berkeley voulut essayer s'il ne serait pas
possible, en élevant un jeune enfant suivant certains principes hygiéniques, de le faire parvenir à une taille gigantesque,
et il tenta cette expérience aux dépens d'un pauvre orphelin,
nommé Macgrath. L'expérience réussit complétement, au
moins pour le philosophe ; car le pauvre Macgrath, déjà acca-
blé au sortir de l'enfance de toutes les infirmités de la vieillesse, mourut à vingt ans, victime d'un essai que l'intention
louable qui l'a dicté, ne saurait faire pardonner entièrement
à son auteur. Macgrath avait 7 pieds anglais à seize ans, et sa
croissance était loin d'être achevée : il parvint, assure-t-on,
à 7 pieds 8 [pouces, mesure d'Angleterre. On ne sait rien de
positif sur la méthode et les procédés hygiéniques ¡à l'aide

----

(1) Sturm, *Ueber Racen Kreuzung und Veredlung der landwirthschaf-
tlichen Hausthiere*. Elberfeld, 1825, p. 57.

(2) Huzard, *De quelques questions relatives au métissage dans les races
d'animaux domestiques*, 1831, p. 6.

(3) F. Villeroy, *L'éleveur de bêtes à cornes*, 2ᵉ éd., p. 93.

(4) Magne, *Traité d'hygiène vétérinaire appliquée*, t. I, p. 193.

desquels Berkeley a produit chez le jeune Macgrath ce développement excessif qui lui a été si funeste, et l'on pourrait
tout au plus conjecturer, avec M. Virey, que l'usage habituel
d'une nourriture et de boissons mucilagineuses, et en général, de ce qu'on appelle l'alimentation relâchante, était au
nombre des moyens employés par l'évêque de Cloyne » (1).

Lors même que cette expérience de Berkeley eût mieux
réussi, elle ne prouverait pas que la taille des populations
est subordonnée à leur alimentation. Sans doute plusieurs
auteurs ont admis la dépendance dont il s'agit, mais sans la
démontrer.

Volney (2), par exemple, s'exprime ainsi : « En général les Bé-
» douins (de Syrie) sont petits, maigres et hâlés, plus cependant
» au sein du désert, moins sur la frontière du pays cultivé, mais
» là même toujours plus que les laboureurs du voisinage. Un même
» camp offre aussi cette différence et j'ai remarqué que les Cheiks,
» c'est-à-dire les riches, et les serviteurs étaient toujours plus
» grands et plus charnus que le peuple. On n'en doit attribuer
» la raison qu'à la nourriture qui est plus abondante pour la pre-
» mière classe que pour la dernière. On peut même dire que le
» commun des Bédouins vit dans une misère et une famine habi-
» tuelles. Il paraîtra peu croyable parmi nous, mais il n'est pas
» moins vrai, que la somme ordinaire des aliments de la plupart
» d'entre eux ne passe pas six onces par jour ; c'est surtout chez les
» tribus du Nadji et de l'Hedjaz que l'abstinence est portée à son
» comble. Six à sept dattes, trempées dans du beurre fondu, quel-
» que peu de lait doux ou caillé suffisent à la journée d'un homme. »
Il ajoute (3) plus loin : « Les Fellahs d'Egypte sont des Arabes qui
» ont envahi l'Egypte en l'an 640 ; ils sont agriculteurs ou artisans.
» Ils ont conservé leur physionomie originelle, mais ils ont pris une
» taille plus forte et plus élevée, *effet naturel d'une nourriture plus*
» *abondante que celle des déserts.* »

C'est cette étiologie reproduite depuis lors par divers auteurs qui
nous paraît essentiellement contestable et même erronée. Forster a
constaté qu'à Taïti les Arées ou chefs sont très-supérieurs aux Tou-

---

(1) Isid. Geoffroy Saint-Hilaire, *Tératologie*, t. Ier, p. 185 et 186.

(2) *Voyage en Égypte et en Syrie pendant les années* 1753 à 1785.
Paris, 1825, in-0, t. I, p. 342.

(3) *Voyage en Égypte*, etc., t. I, p. 61.

tons ou gens du bas peuple par leur haute stature, leur corpulence et l'élégance de leurs formes.

Bougainville avait fait antérieurement les mêmes observations; et Cook, dans son premier voyage, dit aussi que les Taïtiennes de bonne famille sont d'une taille audessus de la moyenne, tandis que les femmes de la classe inférieure sont bien moins grandes et même très-petites. Aux îles Sandwich, les chefs se distinguent aussi des autres indigènes par leur stature élevée et des formes athlétiques.

L'auteur de *L'homme américain* nous paraît plus dans le vrai.

« Si nous cherchons les effets produits sur la taille des Américains par l'abondance ou par la disette d'aliments, dit A. d'Orbigny (1), nous ne trouvons que des faits négatifs. Les Péruviens, qui, de tous temps, ont eu des troupeaux et ont poussé très-loin l'art de l'agriculture, les Chiquitiens, toujours cultivateurs et chasseurs, les premiers, parmi notre race ando-péruvienne, les seconds parmi notre race pampéenne, sont les plus petits. De toutes les nations de leur race respective, les Fuégiens et les Yuracarès, chasseurs et pêcheurs montagnards, les Patagons chasseurs, sur les plaines, sont au contraire les plus grands de tous, et l'on sait de combien de privations momentanées est entourée la vie nomade et hasardeuse du chasseur, surtout dans la Patagonie, le pays le plus stérile du monde ! De ces considérations et de beaucoup d'autres inutiles à reproduire ici, qu'avons-nous conclu? Que parmi nos peuples américains cette influence est entièrement nulle. »

DE LA TAILLE MILITAIRE.

Chez tous les peuples anciens et modernes, un minimum

(1) *L'homme américain*. Paris, 1839, t. I, p. 100.

de taille a constamment figuré parmi les principales conditions d'admissibilité au service. A ce titre, l'étude de la taille de l'homme, déjà si importante au point de vue ethnologique, se présente avec un intérêt spécial, politique · et militaire que l'on ne saurait méconnaître.

Dans l'ancienne Rome, la taille la plus petite dont il soit fait mention, est celle de 5 pieds et demi, qui équivalent, d'après d'Anville et Barthélemy, à 5 pieds et un demi-pouce de France ou 1ᵐ,638. Le grammairien Dosithée (1) nous a conservé une conversation entre l'empereur Adrien et un jeune homme qui demandait son admission dans la garde : « Quelle taille as-tu? demande l'empereur, ποῖον μῆκος ἔχεις. — Cinq pieds et demi, πέντε πόδας καί ἥμισυ, répond le jeune homme. Adrien ordonne son incorporation dans la garde, avec promesse de le faire passer, après trois ans de service, dans la garde prétorienne, s'il se conduit en brave soldat : Εαν καγοσ έςι στρατιώτης. »

Une loi de Valentinien fixe en ces termes la taille du soldat : *In quinque pedibus et septem unciis usualibus delectus habeatur* (2). Déjà cette mesure correspond à 1ᵐ,665. Végèce parle d'une taille de 5 pieds 4 pouces 7 lignes, comme représentant la moyenne de la taille des fantassins des premières cohortes. Néron exigea la taille de six pieds, pour l'admission dans la légion appelée *phalange d'Alexandre* (3) destinée à faire campagne en Asie.

L'instrument servant à mesurer la taille, c'est-à-dire la toise, se nommait *incoma* ou *incuma*, peut-être à cause des entailles, κομματα, qui indiquaient les pieds et les pouces. On

(1) *Sentent. Hadriani*, liv. III.
(2) Cod. Theodos, liv. VII , tit. 13. — Le mot *uncia usualis* se rapporte au *pes monetalis* dont l'étalon était déposé à Rome dans le temple de Junon. — Moneta, de même que l'étalon de l'amphore, était déposé au Capitole, et celui des mesures de poids, dans le temple d'Opis.
(3) Suetone, dans *Néron*, c. 19.

trouve la première trace de ce mot dans les actes du martyr saint Maximilien, qui eut lieu sous Dioclétien, en 295. Le proconsul ordonne d'appliquer Maximilien à la toise : *Apta illum ;* l'officier du recrutement, après avoir obéi, fait la déclaration suivante : *Habet pedes quinque uncias decem.*

Une ordonnance de Louis XIV du 26 janvier 1701 avait fixé le minimum de la taille à 5 pieds, c'est-à-dire à 1^m,624.

De 1799 à 1803, le minimum de la taille resta fixé à 1^m,598; en 1804, on l'abaissa à 1^m,544 (4 pieds 9 pouces), et ce minimum fut maintenu jusqu'à la Restauration. La loi du 10 mars 1818 porta le minimum de la taille à 1^m,570 : celle du 11 décembre 1830, le fit descendre à 1^m,540; enfin la loi du 11 mars 1832, remonta le minimum de la taille à 1^m,560 millimètres, et depuis lors, ce minimum n'a pas été modifié.

DE L'ACCROISSEMENT DE LA TAILLE DE L'HOMME EN FRANCE.

Le minimum de la taille fixé par la loi du 21 mars 1832, à 1^m,560 millimètres n'ayant subi aucune modification, il nous a paru digne d'intérêt d'étudier les changements qu'avait pu subir en France, la taille de l'homme parvenu à l'âge du service militaire. Or, en comparant les classes depuis celle de 1831, la première à laquelle on ait appliqué les dispositions de la loi dont il s'agit, jusqu'à la classe de 1860, la dernière dont il soit fait mention dans les *Comptes rendus sur le recrutement*, nous avons obtenu les résultats suivants :

	Exemptés par défaut de taille sur 10 000 examinés.	Nombre de jeunes gens ayant la taille sur 10 000 examinés.		Exemptés par défaut de taille sur 10 000 examinés.	Nombre de jeunes gens ayant la taille sur 10 000 examinés.
1831 . . .	929	9071	1835 . . .	834	9169
1832 . . .	900	9100	1836 . . .	828	9172
1833 . . .	875	9125	1837 . . .	790	9210
1834 . . .	842	9158	1838 . . .	758	9242

	Exemptés par défaut de taille sur 10 000 examinés.	Nombre de jeunes gens ayant la taille sur 10 000 examinés.		Exemptés par défaut de taille sur 10 000 examinés.	Nombre de jeunes gens ayant la taille sur 10 000 examinés.
1839 . . .	718	9282	1850 . . .	623	9377
1840 . . .	784	9216	1851 . . .	596	9404
1841 . . .	727	9273	1852 . . .	618	9382
1842 . . .	740	9260	1853 . . .	560	9440
1843 . . .	706	9294	1854 . . .	687	9313
1844 . . .	680	9320	1855 . . .	688	9312
1845 . . .	676	9328	1856 . . .	630	9370
1846 . . .	672	9328	1857 . . .	638	9362
1847 . . .	858	9142	1858 . . .	617	9383
1848 . . .	706	9294	1859 . . .	580	9420
1849 . . .	667	9333	1860 . . .	600	9400

On voit que le nombre des jeunes gens exemptés pour défaut de taille qui était en 1831, de 929 sur 10 000 examinés, s'est abaissé en 1860 à 600, et qu'il n'a pas même atteint ce chiffre en 1859. C'est-à-dire que 10 000 examinés qui ne donnaient en 1831 que 9671 jeunes gens ayant la taille légale, en donnaient 9400 en 1860, ou TROIS CENT TRENTE *en plus.*

Cet accroissement de la taille en France n'a au reste rien de surprenant, si l'on considère que les six classes placées en tête du tableau, 1831 à 1836, correspondent aux naissances des dernières années du premier empire, époque à laquelle la presque totalité des hommes grands et forts, enlevée par la conscription, ne prenait aucune part à la procréation en France, tandis que, avec le retour de la paix, le contraire a dû se produire et d'une manière progressivement croissante, d'autant que les hommes grands et forts ont, tout égal d'ailleurs, plus de facilité que d'autres à se procurer la somme nécessaire pour se faire remplacer ou exonérer quand ils sont désignés par le sort.

L'accroissement de la taille étant mis hors de contestation pour l'ensemble de la France, il nous a paru digne d'intérêt d'examiner la même question dans chacun de nos départements. Les *Comptes rendus sur le recrutement de l'armée* pu-

bliés par le ministère de la guerre ne comportent ce genre
de recherches qu'à dater de l'année 1837, et nous avons
publié dans le tome II du *Traité de Géographie et de Statistique médicales* (page 238), un premier résumé des exemptions pour défaut de taille pour les classes de 1837 à 1849
inclusivement. Le tableau suivant permet de comparer le
rendement de cette période avec celui de la période décennale de 1850 à 1859.

*Tableau des modifications survenues dans la proportion des jeunes
gens reconnus aptes au service, sous le rapport : 1° de la taille ;
2° de l'ensemble des conditions d'admissibilité au service, pendant
la période de 1850 à 1859 comparée avec la période de 1837 à
1849.*

Départements.	Accroissement ou diminution sur 1000 examinés.		Départements.	Accroissement ou diminution sur 1000 examinés	
	Quant à la taille.	Quant à l'aptitude militaire.		Quant à la taille	Quant à l'aptitude militaire.
Ain.	10	50	Creuse	»	5
Aisne.	»	12	Dordogne	27	103
Allier	29	104	Doubs.	1	2
Alpes (Basses-).	11	69	Drôme.	3	36
Alpes (Hautes-).	—11	2	Eure :	11	91
Ardèche.	—3	—20	Eure-et-Loir. . .	1	123
Ardennes	5	—28	Finistère	18	—2
Ariége.	11	85	Gard	0	35
Aube	10	50	Garonne (Haute-).	10	88
Aude	5	15	Gers	11	55
Aveyron.	9	79	Gironde.	4	22
Bouch.-du-Rhône.	5	77	Hérault	6	12
Calvados.	—5	20	Ille-et-Vilaine. .	21	—43
Cantal.	16	65	Indre	7	73
Charente.	15	87	Indre-et-Loire. .	36	94
Charente-Infér. .	8	—50	Isère	—3	108
Cher	22	1	Jura	1	33
Corrèze	49	74	Landes	—17	64
Corse	38	15	Loir-et-Cher. . .	16	37
Côte-d'Or	7	23	Loire	—3	—9
Côtes-du-Nord. .	33	68	Loire (Haute-). .	—19	11

Départements.	Accroissement ou diminution sur 1000 examinés.		Départements.	Accroissement ou diminution sur 1000 examinés.	
	Quant à la taille.	Quant à l'aptitude militaire.		Quant à la taille.	Quant à l'aptitude militaire.
Loire-Inférieure .	14	148	Pyrénées-Orient.	29	2
Loiret .	6	143	Rhin (Bas-) . . .	5	49
Lot .	22	116	Rhin (Haut-) . .	7	—39
Lot-et-Garonne . .	3	93	Rhône .	6	86
Lozère .	22	21	Saône (Haute-) . .	1	11
Maine-et-Loire . .	»	62	Saône-et-Loire. .	29	11
Manche .	12	—3	Sarthe .	10	70
Marne .	—7	104	Seine .	18	39
Marne (Haute-) .	14	121	Seine-Inférieure .	14	70
Mayenne .	29	23	Seine-et-Marne .	—2	62
Meurthe .	3	28	Seine-et-Oise. . .	—8	30
Meuse .	64	48	Sèvres (Deux-). .	—1	89
Morbihan	22	—39	Somme .	—3	11
Moselle .	8	—64	Tarn .	14	181
Nièvre .	—14	64	Tarn-et-Garonne .	14	90
Nord .	—18	164	Var .	—1	70
Oise .	6	16	Vaucluse . . .	—1	63
Orne .	23	73	Vendée	—12	—11
Pas-de-Calais. . .	6	47	Vienne .	19	12
Puy-de-Dôme . .	12	5	Vienne (Haute-) .	17	65
Pyrénées (Basses-)	23	84	Vosges	12	—117
Pyrénées (Hautes-)	3	87	Yonne .	10	78

Nota. — Les chiffres précédés du signe — indiquent les diminutions ; les chiffres non précédés de ce signe indiquent les augmentations sur 1000 examinés.

Il résulte du tableau qui précède :

1° Que le nombre proportionnel des exemptions est resté stationnaire dans quatre départements, savoir : Aisne, Maine-et-Loire, Gard et Creuse ;

2° Qu'il y augmenté dans dix-neuf départements ;

3° Qu'il a diminué dans SOIXANTE-TROIS.

Nous ajouterons que l'augmentation dans les dix-neuf départements n'a été que de 7,5 en moyenne, tandis que la diminution s'est élevée dans soixante-trois départements à une moyenne de 15,4. En d'autres termes, l'augmentation a été à la diminution comme 1,425 à 9,702, ou comme 1 à 7.

Enfin le maximum des augmentations n'a pas dépassé 19 sur 1000 examinés, tandis que le maximum des diminutions s'est élevé à 61.

Sur 1000 examinés il y a eu augmentation :

De 1 exemption dans 3 départements (Deux-Sèvres, Vaucluse, Var).
De 2 exemptions dans 1 département (Seine-et-Marne).
De 3 exemptions dans 4 départements (Somme, Indre, Loire et Ardèche).
De 5 exemptions dans 1 département (Calvados).
De 7 exemptions dans 1 département (Marne).
De 11 exemptions dans 1 département (Hautes-Alpes).
De 12 exemptions dans 2 départements (Vosges, Vendée).
De 14 exemptions dans 1 département (Nièvre).
De 17 exemptions dans 1 département (Landes).
De 18 exemptions dans 1 département (Nord).
De 19 exemptions dans 1 département (Haute-Loire).

Nous ferons encore remarquer qu'une certaine fixité se manifeste dans les départements placés en tête et à la fin de la liste, fixité qui se traduit par les numéros d'ordre. Ainsi, parmi les départements les mieux partagés sous le rapport de la taille, nous voyons dans les deux périodes :

Le Doubs, avec les nos 1 et 1.
Le Jura, avec les nos 2 et 4.
La Côte-d'Or, avec les nos 3 et 3.

Parmi les départements les moins favorisés, on voit :

La Dordogne, avec les nos 83 et 81.
Le Puy-de-Dôme, avec les nos 84 et 82.
La Haute-Vienne, avec les nos 85 et 86.
La Corrèze, avec les nos 86 et 85.

Si l'on compare les maxima avec les minima dans les deux périodes, on constate les résultats suivants :

	Période de 1837 à 1847.		Période de 1850 à 1859.
Doubs	977	Doubs	978
Corrèze. . . .	811	Haute-Vienne.	811
Différence.	166	Différence.	137

Ainsi, la différence entre le maximum et le minimum s'élève au chiffre énorme de 166 dans la première période et à 137 dans la seconde.

Nous donnons dans le tableau suivant la taille moyenne des trente classes, de 1831 à 1860.

Taille moyenne pour chaque classe (1831 à 1860).

	m.		m.
1831. . . .	1,625	1846. . . .	1,656
1832. . . .	1,625	1847. . . .	1,654
1833. . . .	1,625	1848. . . .	1,653
1834. . . .	1,655	1849. . . .	1,654
1835. . . .	1,656	1850. . . .	1,654
1836. . . .	1,670	1851. . . .	1,654
1837. . . .	1,655	1852. . . .	1,656
1838. . . .	1,655	1853. . . .	1,654
1839. . . .	1,655	1854. . . .	1,653
1840. . . .	1,655	1855. . . .	1,653
1841. . . .	1,654	1856. . . .	1,653
1842. . . .	1,659	1857. . . .	1,652
1843. . . .	1,654	1858. . . .	1,652
1844. . . .	1,654	1859. . . .	1,655
1845. . . .	1,656	1860. . . .	1,653

On voit que la taille moyenne des dernières années excède de plus de 25 millimètres celle des classes de 1831 à 1834.

Le tableau suivant donne la répartition des diverses tailles des recrues sur un contingent de 10 000 hommes, à trois époques différentes, depuis 1836, jusqu'à la classe de 1860.

Tableau du nombre des jeunes gens de chaque taille sur un contingent de 10 000 hommes à trois époques différentes.

m. m.	De 1836 à 1840.	De 1846 à 1850.	De 1856 à 1860.
1,560 à 1,569 . . .	346	307	328
1,570 à 1,597 . . .	1,107	1,068	1,143
1,598 à 1,624 . . .	1,609	1,577	1,769
1,625 à 1,651 . . .	2,120	2,022	2,065
1,652 à 1,678 . . .	1,603	1,508	1,471
1,679 à 1,705 . . .	1,483	1,456	1,546
1,706 à 1,732 . . .	976	864	920
1,733 à 1,760 . . .	498	449	463
1,761 à 1,787 . . .	174	159	163
1,788 à 1,814 . . .	72	69	90
1,815 à 1,841 . . .	24	21	27
1,842 à 1,862 . . .	5	5	6
1,869 à 1,895 . . .	2	2	2
1,806 à 1,922 . . .	0,7	0,5	0,8
1,923 et dessus. . .	8,2	6,2	0,2
Ensemble. . .	10,000	10,000	10,000

De la distribution géographique des hautes tailles en France.

Les *Comptes rendus* du ministère de la guerre indiquent pour chaque département, la proportion des diverses tailles, sur un contingent de 10 000 hommes. C'est à l'aide de ce document qu'a été construit le tableau suivant qui résume, pour une période de cinq années (de 1836 à 1840), la proportion des recrues de chaque département ayant une taille supérieure à 1^m,732 (taille de cuirassier), sur un contingent de 10 000 hommes.

Tableau de la répartition des hautes tailles en France sur un contingent de 10 000 hommes par département.

Départements.	1^m,815 à 1^m,841	1^m,842 à 1^m,868	1^m,869 à 1^m,895	1^m,896 à 1^m,922	1^m,923 et au-dessus.	Totaux des tailles supérieures à 1^m,732.
Ain	52	9	»	2	»	1,185
Aisne	35	7	6	»	»	1,099
Allier	7	2	»	»	»	380
Alpes (Basses-). . .	10	»	5	»	»	454

Départements.	1m,815 à 1m,841	1m,842 à 1m,868	1m,869 à 1m,895	1m,896 à 1m,922	1m,923 et au-dess.	Totaux des tailles supérieures à 1m,732.
Alpes (Hautes-). . .	7	7	»	»	»	362
Ardèche	18	7	4	»	»	680
Ardennes	37	9	»	»	»	893
Ariége.	14	3	»	»	»	554
Aube	43	17	»	»	»	1,427
Aude	19	3	»	»	»	652
Aveyron	7	2	2	»	»	686
Bouches-du-Rhône .	21	3	»	»	»	460
Calvados	38	6	»	»	»	858
Cantal	16	»	»	4	»	517
Charente.	9	4	2	»	»	442
Charente-Inférieure .	29	4	»	»	»	947
Cher.	13	»	»	»	»	656
Corrèze	13	2	2	»	»	427
Corse	15	10	»	»	»	661
Côte-d'Or.	32	4	6	2	»	952
Côtes-du-Nord . . .	6	3	»	»	»	434
Creuse.	9	3	»	»	»	439
Dordogne	11	»	»	»	»	388
Doubs	100	22	3	»	»	1,560
Drôme.	16	5	»	»	»	521
Eure.	17	2	2	»	»	791
Eure-et-Loir	17	5	2	»	»	724
Finistère.	7	1	»	»	»	344
Gard.	28	»	»	»	»	670
Garonne (Haute-). .	22	4	»	»	»	545
Gers.	6	»	6	»	»	602
Gironde	16	3	3	»	»	651
Hérault	30	8	»	»	»	843
Ille-et-Vilaine . . .	»	1	1	»	»	353
Indre	17	»	»	»	»	575
Indre-et-Loire . . .	11	»	5	»	»	580
Isère	30	5	2	»	»	974
Jura.	53	8	2	»	»	1,289
Landes.	20	»	2	»	»	344
Loir-et-Cher	22	»	»	»	»	684
Loire	18	12	2	»	»	752
Loire (Haute-). . .	6	6	»	»	»	446
Loire-Inférieure. . .	7	1	3	3	»	661
Loiret	13	15	2	2	»	1,067
Lot	12	6	»	»	»	460
Lot-et-Garonne. . .	2	5	2	»	»	492

Départements.	1=,815 à 1=,841	1=,842 à 1=,868	1=,869 à 1=,895	1=,896 à 1=,922	1=,923 et au-dessus	Totaux des tailles supérieures à 1=,732.
Lozère	»	6	»	»	»	542
Maine-et-Loire . . .	33	3	3	»	»	664
Manche	31	4	»	1	»	1,089
Marne	35	13	2	»	2	023
Marne (Haute-). . .	57	18	7	»	»	1,412
Mayenne.	13	4	2	»	»	526
Meurthe	55	6	4	2	»	1,227
Meuse	44	2	2	»	»	1,042
Morbihan.	24	2	»	»	»	432
Moselle.	17	9	3	»	»	1,006
Nièvre	12	»	»	»	5	543
Nord.	65	15	8	6	1	1,344
Oise	19	19	4	2	2	1,428
Orne.	18	»	»	»	»	694
Pas-de-Calais. . . .	38	9	»	»	»	1,108
Puy-de-Dôme. . . .	9	6	3	»	»	419
Pyrénées (Basses-) .	11	»	»	»	»	534
Pyrénées (Hautes-).	15	7	»	»	»	643
Pyrénées-Orientales.	»	»	5	»	»	635
Rhin (Bas-).	18	6	3	»	»	1,227
Rhin (Haut-). . . .	12	12	2	»	»	1,048
Rhône	37	2	13	»	»	1,015
Saône (Haute-) . . .	42	2	2	»	»	998
Saône-et-Loire . . .	22	6	»	1	»	818
Sarthe	9	5	»	»	»	555
Seine.	25	9	3	»	»	787
Seine-Inférieure . .	28	9	»	1	»	884
Seine-et-Marne. . .	37	»	»	»	»	1,048
Seine-et-Oise. . . .	26	6	2	»	»	983
Sèvres (Deux-) . . .	26	»	8	2	»	825
Somme.	46	10	4	»	»	1,354
Tarn.	13	»	»	»	»	536
Tarn-et-Garonne . .	29	»	»	»	»	541
Var	18	10	»	»	»	675
Vaucluse.	18	»	»	»	»	578
Vendée.	7	»	2	4	»	515
Vienne.	2	5	»	»	»	562
Vienne (Haute-) . .	8	»	»	»	»	346
Vosges.	23	3	9	9	7	736
Yonne	27	18	»	4	»	958
FRANCE.	24	5	2	0,7	0,2	776

On voit que la taille de 1^m,732, qui est celle des Patagons d'après d'Orbigny, et aussi celle de nos cuirassiers,
se rencontre cinq fois plus souvent dans le Doubs que dans la
Haute-Vienne, et que, si dans les vingt premiers départements
on la trouve dans une proportion de plus de 10 pour 100, on
ne l'observe pas même dans la proportion de 5 pour 100 dans
les dix-huit derniers départements.

Ainsi, par exemple, si l'on compare les départements de
l'ancienne province de Bretagne (1) avec ceux de la Normandie (2) on constate les résultats suivants :

Bretagne.	Proportion sur 10 000 recrues.	*Normandie.*	Proportion sur 10 000 recrues.
Finistère.	344	Eure.	791
Ille-et-Vilaine	353	Calvados	858
Morbihan.	432	Seine-Inférieure.	884
Côtes-du-Nord	434	Manche	1089
Loire-Inférieure.	664		
Moyenne.	444	Moyenne.	904

On voit que dans deux provinces, placées l'une à côté de
l'autre et dans des conditions pour ainsi dire identiques quant
au milieu, la proportion des hommes de haute taille varie en
moyenne de 444 à 904 sur 10 000 recrues, et il nous semble
difficile d'attribuer cette différence à une autre cause qu'à la
race.

En portant notre examen sur des tailles plus élevées encore,
nous trouvons qu'une taille supérieure à 1^m,895 ne se
rencontre que dans dix-huit de nos anciens départements,
encore n'est-ce que dans les faibles proportions ci-après :

> Manche . . . .⎫
> Saône-et-Loire .⎬ 1 sur 10 000 recrues.
> Seine-Inférieure.⎭

(1) Nous laissons de côté le département de la Vendée dont une portion seulement faisait partie de la Bretagne.
(2) Nous omettons le département de l'Orne qui n'appartenait qu'en
partie à la Normandie.

Ain . . . . . . ⎫
Côte-d'Or . . . ⎪
Loiret . . . . . ⎬ 2 sur 10 000 recrues.
Marne . . . . . ⎪
Meurthe . . . . ⎪
Deux-Sèvres. . . ⎭

Loire-Inférieure.   3 sur 10 000 recrues.

Cantal . . . . . ⎫
Oise . . . . . . ⎬ 4 sur 10 000 recrues.
Vendée. . . . . ⎪
Yonne . . . . . ⎭

Nièvre . . . . .   5 sur 10 000 recrues.
Nord. . . . . .   7 sur 10 000   —
Vosges. . . . . 16 sur 10 000   —

Une taille supérieure à 1^m,922 ne se trouve plus que dans les cinq départements dont les noms suivent :

Nord. . . . . .   1 sur 10 000 recrues.
Marne . . . . .   2 sur 10 000   —
Oise. . . . . .   2 sur 10 000   —
Nièvre . . . . .   5 sur 10 000   —
Vosges. . . . .   7 sur 10 000   —

De la taille des hommes de l'armée française.

Au 1er janvier 1862, l'armée française comptait sous les drapeaux 428 018 sous-officiers, caporaux ou brigadiers et soldats de toutes armes, dont la taille est résumée dans le tableau suivant :

			Effectif au 1er janv. 1862.	Proportion sur 100.
1°	1^m,560 à 580 millim.		27 325	6
2°	1^m,580 à 600	—	40 363	9
3°	1^m,600 à 620	—	55 159	13
4°	1^m,620 à 640	—	58 173	13
5°	1^m,640 à 660	—	49 592	12
6°	1^m,660 à 680	—	44 638	12
7°	1^m,680 à 690	—	33 633	8
8°	1^m,690 à 710	—	40 562	10
9°	1^m,710 à 730	—	33 792	8
10°	1^m,730 à 760	—	26 850	6
11°	1^m,760 millim et au delà.		17 631	3
			428 018	100

Un décret impérial du 13 avril 1860 a fixé ainsi qu'il suit la taille exigée pour l'admission dans les divers corps de l'armée :

Armes.	Taille.
	m.
Carabiniers.	1,76
Cuirassiers.	1,73
Artillerie.	1,69
Pontonniers	1,69
Dragons et lanciers.	1,69
Ouvriers du génie	1,69
Ouvriers d'artillerie	1,68
Train d'artillerie	1,68
Train des équipages	1,68
Ouvriers constructeurs des équipages militaires	1,66
Chasseurs et hussards.	1,66
Chasseurs d'Afrique.	1,66
Génie	1,66
Sapeurs-pompiers de Paris.	1,61
Infanterie de ligne.	1,56
Chasseurs à pied.	1,56
Ouvriers d'administration.	1,56
Infirmiers militaires	1,56

Un décret impérial du 17 juin 1857 contient les dispositions suivantes en ce qui concerne le recrutement de la garde impériale (1) :

1° Par des militaires en activité qui, ayant au moins deux années de service effectif et deux ans de service à faire à l'époque de leur admission, et par des militaires qui, se trouvant dans leur dernière année de service, consentent à contracter un rengagement ;

2° Par des militaires retirés du service, âgés de moins de trente-cinq ans, présentant les garanties de conduite et de moralité nécessaires, et qui demandent à contracter un rengagement. La durée de cet engagement peut, par exception, n'être que de trois ans.

Le minimum de la taille des hommes de troupe est fixé ainsi :

	m
Gendarmerie à pied.	1,70
Gendarmerie à cheval	1,72
Grenadiers.	1,68
Voltigeurs.	
Zouaves.	1,56
Chasseurs à pied.	

(1) *Journal militaire*, 1er semestre 1857, le 17 juin, p. 451, 452.

	m
Artilerie à pied et à cheval.	1 ,70
Génie.	1 ,68
Cuirassiers.	1 ,76
Dragons et lanciers	1 ,70
Guides et chasseurs.	1 ,67
Train des équipages.	1 ,67

Sont dispensés de toute condition de taille : les musiciens, tambours, clairons, trompettes et ouvriers des divers corps de la garde.

De l'aptitude militaire en France.

Nous entendons par aptitude militaire la réunion de l'ensemble des conditions d'admissibilité au service, et à ce sujet nous croyons devoir rappeler quelques dispositions de la loi du 21 mars 1832 :

Art. 2. Sont exclus du service militaire et ne pourront, à aucun titre, servir dans l'armée :

1° Les individus qui ont été condamnés à une peine afflictive ou infamante;

2° Ceux condamnés à une peine correctionnelle de deux ans d'emprisonnement et au-dessus, et qui, en outre, ont été placés, par le jugement de condamnation, sous la surveillance de la haute police, et interdits des droits civiques, civils et de famille.

Art. 5. Le contingent assigné à chaque canton sera fourni par un tirage au sort entre les jeunes Français qui auront leur domicile légal dans le canton, et qui auront atteint l'âge de vingt ans révolus dans le courant de l'année précédente.

Art. 8. Les tableaux de recensement des jeunes gens du canton soumis au tirage d'après les règles précédentes, seront dressés par les maires :

1° Sur la déclaration à laquelle seront tenus les jeunes gens, leurs parents ou tuteurs;

2° D'office, d'après les registres de l'état civil et de leurs autres documents ou renseignements.

Art. 9. Si, dans l'un des tableaux de recensement des années précédentes, des jeunes gens ont été omis, ils seront inscrits sur le tableau de l'année qui suivra celle où l'omission aura été découverte, à moins qu'ils n'aient trente ans accomplis.

Art. 13. Seront exemptés et remplacés, dans l'ordre des numéros subséquents, les jeunes gens que leur numéro désignera pour faire partie du contingent, et qui se trouveront dans un des cas suivants, savoir :

1° Ceux qui n'auront pas la taille d'un mètre cinquante-six centimètres ;

2° Ceux que leurs infirmités rendront impropres au service ;

3° L'aîné d'orphelins de père et de mère;

· 4° Le fils unique ou l'aîné des fils, ou, à défaut de fils ou de gendre, le petit-fils unique ou l'aîné des petits-fils d'une femme actuellement veuve, ou d'un père aveugle ou entré dans sa soixante-dixième année.

Dans les cas prévus par les paragraphes ci-dessus, notés 3° et 4°, le frère puîné jouira de l'exemption, si le frère aîné est aveugle ou atteint de toute autre infirmité incurable qui le rende impotent;

5° Le plus âgé de deux frères appelés à faire partie du même tirage, et désignés tous deux par le sort, si le plus jeune est reconnu propre au service.

6° Celui dont un frère sera sous les drapeaux à tout autre titre que pour remplacement ;

7° Celui dont un frère sera mort en activité de service, ou aura été réformé, ou admis à la retraite pour blessures reçues dans un service commandé, ou infirmités contractées dans les armées de terre et de mer.

L'exemption accordée conformément aux n°° 6 et 7 ci-dessus, sera appliquée dans la même famille autant de fois que les mêmes droits s'y reproduiront ; seront comptées néanmoins, en déductions desdites exemptions, les exemptions déjà accordées aux frères vivants, en vertu du présent article, à tout autre titre que pour infirmités.

Il résulte des considérations qui précèdent, que l'on peut apprécier l'aptitude militaire d'après la proportion des exemptions pour défaut de taille et infirmités sur un nombre donné de jeunes gens examinés. Nous résumons, dans le tableau suivant, la proportion des jeunes gens reconnus aptes au service sur 10,000 examinés de 1831, époque de la première application de la loi qui fixe à 1^m,560 le minimum de la taille, jusqu'à 1860, époque à laquelle s'arrêtent les derniers *Comptes rendus sur le recrutement de l'armée*.

Tableau des jeunes gens reconnus aptes au services,
classes de 1831 à 1860.

Classes.	Exemptés pour défaut de taille et pour infirmités sur 10 000 examinés.	Reconnus aptes au service sur 10 000 examinés.	Classes.	Exemptés pour défaut de taille et pour infirmités sur 10 000 examinés.	Reconnus apres au service sur 10 000 examinés.
1831...	3700	6300	1846...	3893	6107
1832...	3540	6460	1847...	3468	6532
1833...	3669	6331	1848...	3653	6347
1834...	3655	6345	1849...	3639	6361
1835...	3651	6349	1850...	3569	6431
1836...	3827	6173	1851...	3510	6490
1837...	3845	6155	1852...	3494	6506
1838...	3727	6273	1853...	3038	6962
1839...	3914	6086	1854...	3082	6918
1840...	3842	6158	1855...	3129	6871
1841...	3853	6147	1856...	3497	6503
1842...	3969	6031	1857...	3424	6576
1843...	3975	6025	1858...	3005	6995
1844...	3826	6174	1859...	3280	6720
1845...	3810	6490	1860...	3245	6755

En comparant la moyenne des trois dernières classes, qui est de 6823 jeunes gens reconnus aptes au service sur 10 000 examinés, avec le chiffre d'aptitude de la classe de 1831, qui est de 6300, on constate en faveur des trois dernières années une augmentation de 523 ; en d'autres termes, 100 000 examinés donnent aujourd'hui l'énorme augmentation de CINQ MILLE DEUX CENT TRENTE jeunes gens aptes au service !

Voilà assurément une réponse péremptoire aux allégations des journaux qui représentent la France comme étant en pleine décadence au point de vue de sa population recrutable.

Le tableau que nous avons donné plus haut (page 35), montre combien l'aptitude militaire est inégalement répartie entre les divers départements, et combien il est désirable que l'impôt du recrutement soit désormais réglé d'après cette iné-galité de répartition.

Sous le premier Empire, la base de la répartition du contingent reposait sur le chiffre de la population générale; une
première répartition était faite par le ministre, entre les divers départements; les préfets et les sous-préfets réglaient la
sous-répartition entre les arrondissements et les cantons. La
loi du 10 mars 1828 se borna à conférer au ministre seul,
le soin de cette triple répartition. Jusque-là, l'inégalité était
peu sensible; en effet, sous l'Empire, la conscription attei-
gait à peu près la totalité des hommes valides, et, sous la
Restauration, les appels étaient très-faibles comparativement
aux appels d'aujourd'hui. Dès le 1er décembre 1830, le maréchal Soult proposa de répartir les hommes appelés d'après
la moyenne des jeunes gens inscrits des cinq années précédentes. La loi du 21 mars 1832 ne fixe pas le mode de répartition;
celle du 5 juillet 1836 prescrivit de répartir le contingent:
1° entre les départements, d'après la moyenne des jeunes gens
inscrits des dix classes précédentes; 2° entre les cantons, proportionnellement au nombre des jeunes gens de la classe
appelée. Ce nouveau mode de répartition, maintenu jusqu'à
ce jour, consacre, avec l'apparence de l'équité, une inégalité,
nous dirons même une injustice criante; en effet, il ne tient
aucun compte de l'inégalité d'aptitude dans les divers départements.

Existe-t-il un moyen de faire cesser cette inégalité? Certainement, et ce moyen consisterait à établir la répartition, non
plus d'après le nombre des jeunes gens inscrits, mais seulement d'après l'*aptitude militaire* des jeunes gens de la classe
appelée. Nous avons publié ailleurs (1) un tableau destiné à
mettre en lumière la différence de cette aptitude dans les
divers départements, aptitude déduite du rapport du contingent au nombre des jeunes gens examinés.

Si maintenant nous passons à l'examen des conséquences

(1) *Rec. de Mém. de méd. milit.*, juillet 1863.

qui découlent de cette inégalité d'aptitude militaire, nous trouvons que, dans certains départements favorisés, plus de la moitié des jeunes gens valides sont laissés à la vie civile, lorsque d'autres départements en conservent à peine un cinquième. Il est évident aussi que ceux des cantons qui présentent un *déficit*, ont dû, par cela même, être épuisés. Or, chaque année, le *déficit* se présente, en moyenne, dans neuf ou dix départements et dans plus de quarante cantons. Cet inconvénient, déjà si considérable, emprunte encore une autre gravité de la loi du 19 avril 1832, qui règle la répartition des contingents mobilisables de la garde nationale d'après les bases de la répartition des contingents de l'armée.

On comprend aussi que l'inégalité de répartition de l'aptitude militaire devait, au point de vue du remplacement, causer de grandes dépenses à certains départements, obligés de payer plus cher ce qui était plus rare ou venait de plus loin. M. de Bondy estime que le département de l'Yonne, qui, de 1825 à 1839, a payé 1156 remplaçants, dont 73 seulement nés dans le département, a dû exporter chaque année, pour le payement d'une moyenne de 200 remplaçants, de trois à quatre cent mille francs; c'était l'équivalent de toute sa contribution personnelle et mobilière.

Documents concernant le recrutement de l'armée belge (1).

L'armée belge se recrute par des engagements volontaires et par la voie du sort. Les hommes appartenant à la catégorie des volontaires, constituent l'armée permanente, les autres appartiennent à la milice. La destination des miliciens est de compléter, en cas de guerre, l'armée permanente. Ils ne passent sous les drapeaux que le temps strictement nécessaire à leur instruction. Le contingent de l'armée voté annuellement par la législature, est réparti entre les provinces et les communes, proportionnellement au nombre des jeunes gens inscrits pour la levée. Le tirage au sort a lieu par commune.

(1) *Statistique générale de la Belgique. Exposé de la situation du royaume* (période de 1841 à 1850). Bruxelles, 1852, in-4°, p. 588 à 595.

Tout Belge bien conformé et jouissant de toutes ses facultés appartient au service militaire de l'Etat depuis l'âge de dix-neuf ans accomplis jusqu'à l'âge de vingt-six ans inclusivement. Le tirage au sort décide de son passage réel sous les drapeaux. En temps de paix, la durée du service des volontaires et des miliciens est de huit années. Les miliciens appartenant à la 6ᵉ, à la 7ᵉ et à la 8ᵉ classe, forment la réserve et obtiennent des congés illimités, ils peuvent contracter mariage ; les étrangers appartenant à un pays où les Belges ne sont pas astreints au service militaire, sont exempts du service de la milice en Belgique. Le mariage n'exempte pas du service de la milice.

Les substitutions de numéros entre les miliciens et les remplaçants sont admises. Le remplaçant doit être entré dans sa vingt-cinquième année sans avoir atteint la trente et unième. Celui qui a déjà servi peut être admis jusqu'à l'âge de trente-cinq ans accomplis. L'homme marié peut être accepté comme remplaçant lorsqu'il prouve qu'il a été pourvu aux besoins de sa famille pour tout le temps qu'il sera en activité de service. Le remplacé est tenu de verser dans la caisse du receveur le plus voisin, la somme de 25 à 75 florins, suivant les facultés de la personne, pour subvenir autant que possible aux frais causés par la levée de la milice. Le milicien qui se fait remplacer doit verser en outre dans la caisse du corps auquel il appartient, une somme de 150 francs, laquelle est remise au remplaçant ou au remplacé lorsque le remplaçant reçoit son congé définitif. Les miliciens de la plus ancienne classe de milice de même que les volontaires dont le terme de service est sur le point d'expirer, peuvent être admis comme remplaçants. En cas d'admission, ils conservent les droits acquis, les grades dont ils sont revêtus et les chevrons d'ancienneté. Un arrêté royal détermine le mode à suivre pour que les miliciens de toutes les provinces puissent se servir de ces remplaçants sans recourir à d'autre intermédiaire que celui du département de la guerre. Les engagements et les rengagements des volontaires et des miliciens sont encouragés par des primes. Les engagements et les rengagements se font pour huit ans.

Tout Belge non marié, de dix-neuf à trente ans non révolus, peut être admis comme volontaire Il est admissible jusqu'à l'âge de trente-cinq ans, s'il a servi précédemment dans l'armée. Le milicien incorporé dans l'infanterie passe ordinairement la première année de son service au corps pour y recevoir l'instruction. Il est renvoyé ensuite dans ses foyers; pendant les quatre années suivantes, il peut être rappelé à l'époque des grandes manœuvres.

La loi admet des exemptions définitives ou provisoires pour un an. Sont exemptés définitivement : 1° les hommes qui, ayant atteint l'âge de vingt-trois ans, n'ont point la taille de 1ᵐ,57 ; 2° ceux qui sont jugés impropres au service militaire pour cause de difformités ou d'infirmités incurables ; 3° ceux qui prouvent par un congé définitif que, pour cause d'infirmités, ils ont été réformés du service ; 4° les ministres des différents cultes ; 5° le frère de celui qui a rempli son temps de service ou qui est décédé au service; 6° le frère de celui qui a fourni un remplaçant, lequel a rempli son temps de service ou a été congédié pour défauts corporels contractés dans le service, ou est décédé au service. Sont exemptés pour un an : 1° les hommes qui, au-dessous de l'âge de vingt-trois ans, n'auraient point la taille de 1^m,57; 2° ceux qui, par des infirmités quoique curables, sont jugés incapables de servir dans le cours de l'année ; 3° le frère unique de celui ou de ceux qui sont atteints de paralysie, de cécité, de démence complète, ou d'autres maladies et infirmités présumées incurables ; 4° l'unique frère non marié d'une famille, habitant avec ses père et mère ou le survivant d'entre eux, s'il pourvoit à leur entretien par le travail de ses mains ; 5° les étudiants en théologie ; 6° les élèves aux frais de l'Etat dans les deux établissements érigés pour la formation d'instituteurs dans les écoles primaires ; 7° les marins de profession qui font des voyages de long cours ; 8° les veufs ayant un ou plusieurs enfants, pourvu que ces enfants ne soient pas élevés dans les établissements de bienfaisance ; 9° celui des fils, et, en cas de décès des parents, celui des petits-fils d'une veuve ou d'une femme légalement séparée, divorcée ou abandonnée depuis quatre ans, qui pourvoit, par le travail de ses mains, à la subsistance de sa mère ou grand'mère ; 10 tout fils unique et légitime, ainsi qu'en cas de décès des père et mère, tout petit-fils unique et légitime, dans le cas seulement où il est le soutien de ses parents, 11° le fils unique légitime qui est en même temps enfant unique ; 12° l'aîné de deux frères appelés au service, lorsqu'il n'existe ni pour l'un ni pour l'autre aucun motif d'exemption ; 13° l'aîné de frères nés dans la même année et appartenant ainsi à la même classe ; 14° celui de deux jumeaux qui a tiré le numéro le plus élevé, si celui qui a amené le numéro le plus bas n'a aucun motif d'exemption ; 15° celui des frères ou demi-frères d'orphelins, qui doit pourvoir à la subsistance de ses frères et sœurs ; 16° celui dont le frère unique ou demi-frère unique se trouve, soit en personne, soit par remplacement ou substitution, en service actif dans l'armée et dans un rang inférieur à celui de sous-lieutenant ; 17° les détenus dont la cause est pendante aux tribunaux ; 18° les détenus en prison correctionnelle. Les individus condamnés à une peine afflictive ou infamante sont exclus du service.

Conseils de milice. — Des Conseils de milice, dont le nombre et le ressort égalent ceux des commissariats de milice, ont dans leurs attributions l'examen des motifs d'exemption, l'examen des rempla-

çants, ainsi que l'admission des substituants. Ils se bornent, quant
à l'état physique des hommes, à examiner et à décider s'ils sont ou
non propres au service militaire.

Le Conseil de milice est composé d'un membre des Etats provinciaux, président ; d'un membre d'une des administrations commu-
nales du ressort du Conseil de milice, et d'un officier supérieur de
l'armée. Le commissaire de milice assiste au Conseil, en qualité de
rapporteur, mais sans voix délibérative. Le Conseil de milice se fait
assister par un médecin et un chirurgien nommés par le Conseil
même. Les opérations des Conseils se font en quatre séances. La
première est ouverte le second lundi de février, la seconde commence, au plus tard, le 1er avril ; la troisième, le 16 avril ; la quatrième et dernière, le 1er mai suivant. Les décisions des Conseils
peuvent être attaquées par la voie d'appel devant les députés des
Etats provinciaux. Ceux-ci jugent en dernier ressort, leurs décisions
doivent être motivées et affichées. Lorsqu'elles sont relatives à des
questions de droit, elles peuvent être attaquées par un recours en
cassation. Lorsque la députation permanente est appelée à examiner,
soit des miliciens, soit des remplaçants que l'autorité militaire juge
impropres au service, elle est assistée d'un officier supérieur de
l'armée qui a voix délibérative, d'un médecin civil désigné par le
président de la députation et d'un médecin militaire désigné par le
commandant provincial.

Contingent de l'armée.—Le contingent de l'armée, voté annuellement par la législature, a été uniformément de 10 000 hommes
pendant les années 1841, 1842, 1843, 1844, 1845, 1846, 1847,
1849 et 1850. La loi du 8 mai 1847, qui porte de dix-huit à dix-
neuf ans accomplis l'âge de l'inscription des miliciens, a eu pour
effet de priver l'armée d'une classe de milice, puisqu'il n'y a pas eu
de levée en 1848, mais, comme on l'a dit plus haut, le gouvernement n'en a pas moins gardé à sa disposition huit classes de milice,
en retardant l'époque du licenciement des miliciens de la plus ancienne classe. De cette manière, l'effectif de l'armée, fixé transitoi-
rement à 70 000 hommes par la loi, est resté de fait à 80 000
hommes.

Perte annuelle. — Le nombre des miliciens réformés
par l'autorité militaire après leur incorporation, s'élève, pour
les neuf contingents, à 2 763 hommes, ce qui établit une
perte de 307 hommes sur chaque levée. Le contingent annuel
n'a donc été en définitive que de 9 700 hommes au plus,
pendant la période décennale. Il a été constaté, d'une manière

officielle, que, sur 9 795 miliciens de la classe de 1841, qui
ont été incorporés en 1843, 308 ont dû être congédiés par réforme et 38 envoyés à la 2ᵉ compagnie sédentaire de fusi-
liers, comme impropres au service actif. Les hommes reconnus hors d'état de servir ont été fournis par les diverses
provinces dans les proportions suivantes :

Namur. . . . . 1 1/2 pour 100.
Anvers 2
Hainaut et les deux Flandres. 3
Brabant. 3 1/2
Limbourg. 4 1/2
Luxembourg. 6
Liége. 6 1/2

Voici quelle est la taille exigée pour l'admission dans les
diverses armes :

			Taille.
			m. m.
Cuirassiers			1,72 à 1,76
Artillerie.	Batteries montées et à cheval.	Canonn. n. montés — montés Conduct. et train.	1,69 à 1,72
	Batteries de siége.		1,70 à 1,74
	Pontonniers		1,70 et au-dessus.
Régiment du génie			1,65 et au-dessus.
Régiment des guides			1,69 à 1,71
Régiments de chasseurs à cheval			1,65 à 1,68
Régiments de lanciers.			1,65 à 1,68
Régiment de grenadiers			1,72 et au-dessus.
1ᵉʳ chasseurs carabiniers			1,62 à 1,65
Infanterie de ligne.			1,57 et au-dessus.

Ces tailles sont également applicables aux volontaires.
Toutefois, une tolérance en plus de 2 centimètres est accordée
aux volontaires des régiments de lanciers, de guides et de
cuirassiers. Une tolérance en moins de 3 centimètres est également accordée pour le régiment du génie, et de 2 centimètres
pour les cuirassiers. Dans l'artillerie, les volontaires sont admis à toute taille au-dessus de 1ᵐ,65, sauf à incorporer de
préférence ceux de haute stature dans les batteries de siége.

Résultats des opérations de la levée selon les provinces.

Le nombre des miliciens inscrits, joint à celui des miliciens ajournés, s'élève pour le royaume à 450 833. Ce chiffre comparé à la population générale du pays au 1er janvier 1850, est dans le rapport de 0,103. Les. provinces, si on compare les miliciens qu'elles ont présentés aux conseils avec la population de chacune d'elles, viennent se ranger dans l'ordre ci-après :

```
        Flandre occidentale . . . . .  118 sur 1000
        Flandre orientale. . . . . . .  112    —
        Brabant. . . . . . . . . . . .  103    —
        Anvers. . . . . . . . . . . . . 104    —
        Hainaut . . . . . . . . . . .    98    —
        Limbourg. . . . . . . . . . .    97    —
        Luxembourg. . . . . . . . .      91    —
        Liége et Namur . . . . . . .     90    —
```

Sur .450 833 miliciens qui ont été examinés par les conseils, 48 088 ont été exemptés définitivement et 198 085 ont été exemptés provisoirement, ensemble 246 173 exemptions ; ces chiffres mis en rapport entre eux donnent pour le royaume les proportions suivantes ;

```
    Exemptions définitives . . . . . .  107 sur 1000
    Exemptions provisoires . . . . . .  139    —
    Exemptions définitives et provisoires.  546    —
```

Les provinces comparées de la même manière donnent les résultats suivants :

Exemptions sur 1000. — Définitives.

```
        Brabant . . . . . . . . . . . . . . .   152
        Flandre orientale . . . . . . . . . .   112
        Flandre occidentale . . . . . . . . .   110
        Limbourg . . . . . . . . . . . . . .    104
        Liége . . . . . . . . . . . . . . . .   100
        Anvers. . . . . . . . . . . . . . . .    97
        Luxembourg . . . . . . . . . . . . .     79
        Hainaut . . . . . . . . . . . . . . .    78
        Namur. . . . . . . . . . . . . . . .     72
```

Exemptions sur 1000. — Provisoires.

Flandre occidentale. 512
Brabant 488
Limbourg 462
Anvers. 464
Flandre orientale 445
Liége 426
Hainaut 377
Namur. 339
Luxembourg. 244

Exemptions sur 1000. — Définitives et provisoires.

Brabant 646
Flandre occidentale. 622
Limbourg. 566
Anvers. 558
Flandre orientale 557
Liége. 526
Hainaut 455
Namur. 444
Luxembourg 323

Les miliciens exemptés définitivement et provisoirement pour défaut de taille sont au nombre de 60,591. Voici les rapports qu'ils présentent tant pour le royaume que pour les provinces :

Le royaume. . . . . 134 sur 1000
Flandre orientale . . . . . . 187 —
Flandre occidentale . . . . . 163 —
Liége. . . . . 139 —
Limbourg. . . . . 126 —
Anvers . . . . 124 —
Brabant. . . . . 122 —
Hainaut. . . . . 101 —
Luxembourg. . . . . 70 —
Namur . . . . 56 —

Les exemptions définitives et provisoires pour difformités, infirmités et maladies sont dans les proportions suivantes :

Le royaume. . . . . 110 sur 1000
Brabant. . . . . 153 —
Flandre occidentale . . . . . 146 —

Limbourg	132 —
Anvers	129 —
Flandre orientale	102 —
Liége	85 —
Hainaut.	68 —
Namur	57 —
Luxembourg. . . . . :.	42 —

Les miliciens exemptés comme étant ministres des différents cultes, appartiennent, à peu d'exceptions près, aux provinces d'Anvers et de Limbourg, c'est-à-dire à cette partie du pays qu'on appelle la Campine anversoise et limbourgeoise.

Les marins faisant des voyages au long cours qui, en raison de leur profession, ont été exemptés provisoirement, appartiennent presque tous aux provinces d'Anvers et de la Flandre occidentale. Sur 574 miliciens de cette catégorie, celle d'Anvers en a fourni 401 et la Flandre occidentale 129.

Les miliciens en service, comme volontaires dans les armées de terre ou de mer, sont dans le rapport suivant :

Le royaume	21 sur 1000
Brabant	37 —
Anvers.	26 —
Flandre occidentale.	25 —
Liége	18 —
Flandre orientale et Namur . .	10 —
Hainaut.	14 —
Limbourg	10 —
Luxembourg.	9 —

Sur 80 000 miliciens formant le contingent général des huit années, 4 710 se sont fait remplacer avant leur incorporation.

Le nombre des remplaçants comparés aux contingents est de :

Le royaume.	52 sur 1000
Hainaut.	143 — .
Flandre occidentale	62 —
Flandre orientale	38 —
Namur	37 —
Limbourg.	33 —
Brabant et Luxembourg . . .	27 —
Liége.	20 —
Anvers.	13 —

Le nombre des substituants a été de 5 634. Ils se répartissent dans la proportion suivante entre les provinces :

Le royaume. . . . .   70 sur 1000
Flandre orientale   122   —
Flandre occidentale   114   —
Anvers. . . . .'. . .   80   —
Hainaut   45   —
Brabant.'   44   —
Liége. . . . . 4   43   —
Limbourg.   28   —
Namur   27   —
Luxembourg   23   —

Les tableaux des opérations de la levée donnent encore lieu de remarquer qu'après avoir fait la déduction des hommes exemptés définitivement et provisoirement, il reste 204 660 miliciens valides remplissant toutes les conditions exigées pour être soldats. La législature a autorisé le gouvernement à prélever 80 000 hommes sur ce chiffre; de sorte qu'il reste encore sur les huit classes, 124 660 miliciens disponibles.

Voici quelle est dans chacune des provinces la proportion des hautes tailles sur 1 000 recrues :

Miliciens de 1^m,670 à 1^m,799.

Namur.   398
Anvers   350
Luxembourg   341
Liége   340
Limbourg , ...   328
Hainaut . . . . , . .   304
Brabant   292
Flandre occidentale. . . . . }
Flandre orientale. . . . . }   276

Miliciens de 1^m,800 et au-dessus.

Limbourg . . . . ,   17
Liége. . . . , ... }
Namur . . . . }   12
Anvers   11
Brabant. . . . . }
Flandre occidentale . . . . }
Flandre orientale . . . . }   7
Hainaut . . . . }
Luxembourg   0

Dans les villes en particulier, les hautes tailles se répartissent ainsi sur 1 000 recrues :

Miliciens de 1ᵐ,670 à 1ᵐ,799.

Anvers.   433
Namur.   384
Liége   358
Bruges.   335
Louvain. . . . . }
Tournay. . . . . } 333
Mons   329
Malines.   320
Courtrai   300
Verviers.   296
Bruxelles.   274
Gand.   256

Miliciens de 1ᵐ,800 et au-dessus.

Anvers   20
Liége. . . . . }
Louvain. . . . . } 13
Mons   12
Namur.   11
Bruges . . . . }
Bruxelles . . . . } 10
Malines . . . . }
Tournay. . . . . }   9
Gand . . . . {
Verviers. . . . . {   8
Courtrai.   5

De 1842 à 1850 (1), voici quel a été sur 1000 jeunes gens examinés le nombre des exemptions :

Années.	Exemptions		
	Définitives.	Provisoires.	Définitives et provis. réunies.
1842	108	450	558
1843	104	445	549
1844	108	435	543
1845	104	445	546
1846	102	460	562
1847	96	467	563
1849	119	403	522
1850	116	404	520
Moyenne des 8 années	107	439	546

(1) Il n'y a pas eu de tirage au sort en 1848.

Le nombre des miliciens exemptés définitivement et provisoirement pour défaut de taille a été :

En 1842. . . .	de 132 sur 1000 examinés.	
1843. . . .	133	—
1844. . . .	136	—
1845. . . .	133	—
1846. . . .	143	—
1847. . . .	158	—
1849. . . .	121	—
1850. . . .	113	—
Moyenne des huit années.	134	—

Le nombre des miliciens exemptés définitivement et provisoirement pour infirmités et maladies a été :

En 1842 . . .	de 101 sur 1000 examinés.	
1843 . . .	99	—
1844 . . .	103	—
1845 . . .	107	—
1846 . . .	118	—
1847 . . .	118	—
1849 . . .	117	—
1850 . . .	116	—
Moyenne des huit années.	110	

Sur 1000 miliciens de chaque année, les tailles se sont réparties ainsi :

Années.	Miliciens.			
	De 1^m,560 et au-dessous.	De 1^m,561 à 1^m,669.	De 1^m,670 à 1^m,799.	De 1^m,800 et au-dessus.
1842. . .	165	528	299	8
1843. . .	166	524	303	7
1844. . .	151	527	313	9
1845. . .	177	511	304	8
1846. . .	187	515	291	7

Documents relatifs à l'armée anglaise.

Dans l'armée anglaise, les recrues admises par les commissions militaires, en 1860, étaient ainsi réparties sous le rapport de l'âge (1) :

Au-dessous de 17 ans (2).	101
De 17 à 18 ans.	433
De 18 à 19 ans.	2 501
De 19 à 20 ans.	1 283
De 20 à 21 ans.	1 272
De 21 à 22 ans.	848
De 22 à 23 ans.	756
De 23 à 24 ans.	534
De 24 à 25 ans.	580
De 25 ans et au-dessous	1 692
Total. . . .	10 000

On voit que le quart des jeunes gens examinés avait de 18 à 19 ans, et qu'un sixième avait 25 ans et au delà.

Le minimum de la taille pour le service militaire étant de 5 pieds 4 pouces, c'est-à-dire de 1^m,62 centimètres, ce n'est qu'en vertu d'une dispense que les individus d'une taille inférieure peuvent être admis dans l'armée. Le tableau suivant résume la répartition des diverses tailles sur 10,000 hommes.

Au-dessous de 1^m,59.	150
De 1^m,59 à 1^m,62.	580
De 1^m,62 à 1^m,64.	2 409
De 1^m,64 à 1^m,67.	2 075
De 1^m,67 à 1^m,70	1 764
De 1^m,70 à 1^m,72.	1 243
De 1^m,72 à 1^m,75.	811
De 1^m,75 à 1^m,77.	480
De 1^m,77 à 1^m,80.	293
De 1^m,80 à 1^m,82.	138
De 1^m,82 et au-dessus	57
Total. . . .	10 000

(1) *Statistical, sanitary, and medical reports for the year* 1860. (*Army medical department.* London, 1862, in-8, p. 39.)

(2) Au-dessous de dix-sept ans, les jeunes gens ne sont admis que comme tambours ou musiciens,

Ainsi, près de 4,500 hommes sur 10,000 recrues avaient de 1ᵐ,62 à 1ᵐ,67 centimètres.

Sous le rapport de la race (1), voici quelle était la répartition des tailles :

Taille exprimée en mètres	Anglais.	Écossais.	Irlandais.
De 1ᵐ,62 à 1ᵐ,64. .	2 458	2 475	3 235
De 1ᵐ,64 à 1ᵐ,67. .	2 276	2 026	2 238
De 1ᵐ,67 à 1ᵐ,70. .	1 995	1 785	1 622
De 1ᵐ,70 à 1ᵐ,72. .	1 368	1 397	1 190
De 1ᵐ,72 à 1ᵐ,75. .	845	1 083	852
De 1ᵐ,95 à 4ᵐ,77. .	519	571	478
De 1ᵐ,77 à 1ᵐ,80. .	320	372	260
De 1ᵐ,80 à 1ᵐ,82. .	159	176	89
De 1ᵐ,82 et au-dessus.	60	115	28
Totaux. . . .	10 000	10 000	10 000

Il résulte de ce tableau de la manière la plus évidente que la taille moyenne du soldat irlandais est de beaucoup inférieure à celle du soldat anglais et surtout à celle du soldat écossais. En effet, d'une part, le minimum de la taille, celle de 1ᵐ,62 à 1ᵐ,64, qui ne se rencontre sur 10,000 recrues, que 2,458 fois chez les Anglais, et 2,475 fois chez les Écossais, se constate 3,235 fois chez l'Irlandais ; par contre, on voit que sur 10,000 recrues, on trouve une taille supérieure à 1ᵐ,72 (5 pieds 8 pouces); 2,317 fois chez les Écossais, 1,903 fois chez les Anglais, et seulement 1,707 fois chez les Irlandais.

Enfin, la taille de 1ᵐ,82 et au-dessus, qui se trouve chez 115 Écossais sur 10,000 recrues, ne se rencontre plus que chez 60 Anglais, et que chez 28 Irlandais.

(1) Les comptes rendus ne signalent pas la taille des recrues selon le lieu de naissance des hommes ; mais ils classent ces derniers selon les localités dans lesquelles ils ont contracté leurs engagements. Or, comme très-peu d'Anglais et d'Écossais s'engagent en Irlande, peut-être n'est-il pas impossible de tirer quelques déductions de ce tableau, alors même que quelques Irlandais contracteraient des engagements en Angleterre et en Écosse.

En d'autres termes, une taille supérieure à 1^m,82 centimètres se rencontre deux fois plus souvent chez l'Anglais, et
quatre fois plus souvent chez l'Ecossais que chez l'Irlandais.

Quant au poids, voici quelle était la répartition de l'ensemble des recrues :

Au-dessous de 45 kil., 34	457
De 45 kil., 34 à 49,8	663
De 49,8 à 54,4.	2 296
De 54,4 à 58,9.	2 447
De 58,9 à 63,4	2 090
De 63,4 à 68.	4 254
De 68 à 72,5	488
De 72,5 à 77	480
Au delà de 77 kil.	55
Total. . . .	10 000

On voit : 1° que 457 hommes seulement sur 10,000 recrues
avaient un poids de moins de 45 kilogrammes ; 2° que les
7/10 des recrues pesaient de 54 à 63 kilogrammes ; enfin que
55 hommes seulement sur 10,000 recrues pesaient plus de
77 kilogrammes.

Taille et poids du soldat cipaye. — H. Marshall, ancien
inspecteur général des hôpitaux militaires en Angleterre, a
résumé dans le tableau suivant la taille et le poids des
hommes de deux régiments cipayes appartenant à deux provinces différentes (1).

(1) *Military miscellany ; a History of the recruiting of the army,* etc.
London. 1846, in-8, p. 90. L'auteur, qui paraît avoir emprunté ce
document au *Foreign Quarterly review,* vol. XXXIII, p, 397, rappelle
qu'un ordre du 9 janvier 1809, non abrogé, déclare non admissible au
service tout cipaye ayant moins de 5 pieds 6 pouces, et âgé de moins de
seize ans ou de plus de trente ans.

| | Infanterie indigène du Bengale. | | Infanterie indigène de Madras. | |
	Taille en mètres.	Poids en kilogr.	Taille en mètres.	Poids en kilogr.
Grenadiers . .	1.803	64,995	1,729	54,246
1re compagnie.	1,745	57,984	1,678	49,150
2e —	1,713	56,172	1,668	46,092
3e —	1,727	58,437	1,676	49,037
4e —	1,719	55,492	1,650	50,283
5e —	1,719	57,304	1,676	51,868
6e —	1,713	57,491	1,676	45,526
Tirailleurs . .	1,713	57,304	1,668	52,774
Moyenne (1). .	1,733	58,438	1,682	50,397

D'après ce document, le poids moyen du soldat de la province du Bengale excéderait celui du soldat de la province de Madras, de plus de HUIT KILOGRAMMES !

En France, 705 hommes appartenant au régiment des chasseurs à cheval de la Garde impériale, ont présenté une taille moyenne de 1m,679 millimètres et un poids moyen de SOIXANTE-QUATRE KILOGRAMMES ET DEMI (2).

Ainsi, le poids du soldat français excéderait de 6 kilogr. celui du soldat cipaye du Bengale, et de *quatorze kilogrammes* celui du soldat de la province de Madras.

Voilà assurément un fait d'anthropologie comparée tout à fait inattendu, et qui, s'il était reconnu d'une parfaite exacti-

(1) Le poids moyen indiqué dans le document original est de 9 *stones* 3 livres pour le soldat du Bengale, et de 7 *stones* 13 livres et demie pour le soldat de Madras. Nous avons admis le *stone* à 14 livres de 453 grammes chacune.

(2) Allaire, médecin-major de ce régiment, a bien voulu se charger de mesurer la taille et le poids des hommes de ce corps. Nous attendons des documents analogues de quelques autres régiments, et, ce qui ne manquera pas d'intérêt, le poids et la taille des troupes indigènes de l'Algérie nouvellement arrivées à Paris. Nous avons pris aussi des mesures pour obtenir des documents analogues sur les troupes mexicaines et sur le régiment égyptien récemment débarqué à la Vera-Cruz. La science anthropologique y trouvera également son intérêt.

tude, serait digne d'une sérieuse attention. Sans doute, on ne manquera pas d'objecter que les soldats français appartiennent à une arme d'élite. D'accord, mais nous répondrons que la taille moyenne de nos soldats n'était que de 1^m,679 millimètres, tandis que celle des cipayes de la province de Madras dépassait 1^m,680, et que celle des cipayes de la province du Bengale s'élevait même à 1^m,733 millimètres, taille supérieure à celle de nos cuirassiers qui n'est que de 1^m,730. En résumé, des soldats français, d'une taille très-inférieure à celle des soldats hindous, n'en avaient pas moins un poids de beaucoup supérieur à celui de ces derniers. Un pareil fait ne peut manquer de provoquer sur ce point de nouvelles investigations (1).

Nous aurions désiré pouvoir établir aussi une comparaison entre le poids du soldat français et celui du soldat anglais, mais nous manquons de renseignements sur ce dernier point. Seulement, il résulte des documents exposés plus haut, la preuve que, sur 10,000 recrues admises dans l'armée anglaise en 1860, 3,023, c'est-à-dire plus des quatre cinquièmes, avaient un poids *inférieur* à 63 kilogrammes et demi, et, à plus forte raison, inférieur à celui de nos chasseurs de la garde.

Si le poids du soldat français était réellement supérieur à celui du soldat anglais, le résultat serait d'autant plus curieux, que le premier présente une taille moyenne de beaucoup inférieure à celle du dernier, comme le montre le tableau suivant que nous empruntons à sir H. Marshall (2) :

(1) Consultez : William Aitken, *On the grawk of the recruit and young soldier, with a view to a judicious selection of growing lads for the army.* London, 1862.

(2) H. Marshall, *Military Miscellany.* London, 1846, in-8, p. 89.

*Tableau comparatif de la taille du soldat français et du
soldat anglais.*

		Armée anglaise, proportion sur 10000 h.	Armée française d'après M. Hargenvilliers, sur 1000 h.
5 pieds 1 pouce à 2 pouces.	1ᵐ,560 à 1ᵐ,570	»	218
5 — 3	1 — 595	»	147
5 — 4	1 — 620	»	178
5 — 5	1 — 645	4	178
5 — 6	1 — 670	114	107
5 — 7	1 — 695	180	69
5 — 8	1 — 720	252	49
5 — 9	1 — 745	184	22
5 — 10	1 — 770	128	9
5 — 11	1 — 795	73	5
6 — 0	1 — 824	40	2
6 — 1	1 — 850	15	1
6 — 2	1 — 875	7	»
6 — 3	1 — 900	4	
6 — 4	1 — 925	1	
6 — 5	1 — 950	1	

En supposant ce document exact, on trouverait que
583 soldats français sur 1,000 auraient une taille inférieure
au minimum de la taille du soldat anglais. Mais peut-on,
de cette infériorité sous le rapport de la taille, conclure
à une infériorité de force physique? En aucune manière, et
nous avons démontré plus haut qu'il n'y a, même en France,
aucune solidarité entre la distribution géographique de la
taille et celle de l'aptitude militaire. Cette remarque est
d'ailleurs très-ancienne. Ainsi, on voit dans le Vᵉ chant de
l'Iliade, Minerve faire le reproche suivant à Diomède : « Le
fils de Tydée ne ressemble pas à son père; celui-ci *était de
petite taille, mais quel guerrier!* Vainement je voulus faire
trêve à sa valeur, modérer sa furie, lorsque, seul des Ar-
giens, il fut envoyé dans Thèbes, près des nombreux fils de
Cadmus. Je lui ordonnai de prendre paisiblement part aux

festins, dans leurs palais, mais, excité par son cœur, et comme toujours plein d'audace, il provoqua les jeunes Thébains et *les vainquit tous, et sans effort.* »

Pour montrer combien la force de l'homme peut se montrer indépendante de la taille, et combien elle peut, au contraire, se rattacher à la race, nous rappellerons les expériences faites par le professeur James Forbes, de l'Université d'Édimbourg (1), expériences qui ont donné, d'après le dynamomètre de Régnier, les résultats suivants pour des étudiants âgés de 20 à 25 ans : Anglais, de 366 à 385 livres anglaises ; Écossais, de 374 à 404 ; Irlandais, de 397 à 413. En supposant, ce qui est très-probable, que la taille relative des étudiants des trois provenances ait été conforme à celle des recrues dont nous avons parlé plus haut, il s'ensuivrait que le *maximum* de la force appartiendrait ici précisément aux plus petits, aux Irlandais, c'est-à-dire aux Celtes.

En 1785, Tenon avait trouvé le poids moyen suivant pour 60 hommes et 60 femmes âgés de 25 à 40 ans, appartenant aux environs de Paris :

	Maximum.	Minimum.	Moyenne.
Hommes.	83^k,307	51^k,398	62^k,071
Femmes.	74^k,038	36^k,805	54^k,916

On trouve dans les procès-verbaux de l'enquête du gouvernement anglais *sur l'état sanitaire des grandes villes,* les indications suivantes pour la taille et le poids de l'homme moyen dans divers pays de l'Europe :

| | Taille. | | Poids. |
	Pieds.	Pouces.	Livres anglaises.
Belgique . . .	5 1/2	6	140 1/2
Suisse	5	7	141
Russie	5	8	143
Angleterre . .	5	9	151

(1) *Proceedings of the Royal Society of Edinburgh,* january 16 th, 1837.

Il est à regretter que le document auquel nous emprun
tons ces renseignements, n'ait pas indiqué les sources auxquelles ils ont été puisés.

M. Quetelet a publié le tableau suivant sur la marche de
la taille et du poids de l'homme (1) sous l'influence de l'âge :

	Taille.	Poids.
	m.	kil.
17 ans . .	1,634	52,85
18 . . .	1,638	57,85
20 . . .	1,674	60,06
25 . . .	1,680	62,93
30 . . .	1,684	63,65
40 . . .	1,684	63,67
50 . . .	1,674	63,46

En pesant un minimum de cent prisonniers de chaque
âge, M. Danson a constaté, en Angleterre, la progression
suivante de la taille et du poids de l'homme (2) :

	Taille moyenne en mètres.	Poids en kilogrammes.
	m.	kil.
18 ans. . . .	1,634	55.623
19	1,648	58,939
20	1,652	59,605
21	1,664	59,352
22	1,679	62,799
23	1,679	64,656
24	1,673	64,326
25	1,683	65,979
26	1,682	·63,900
27	1,685	65,574
28	1,691	64,606
29	1,704	65,925
30	1,684	64,122

Documents concernant le recrutement de l'armée prussienne (3).

« Il est formé, dans chaque chef-lieu de cercle, une commission

(1) *Dict. de l'économie politique*, t. II, p. 709, art. TABLES DE MORTA-
LITÉ.

(2) *Statist. Society's Journal*, mars 1862.

(3) Nous empruntons les passages suivants, marqués de guillemets, à

composée d'un conseiller de cerle, du commandant du bataillon de
la landwehr, d'un officier de cavalerie et de deux chirurgiens, dont
un civil et l'autre militaire ; c'est cette commission qui est chargée
en premier ressort du travail de la levée. Il existe également au
chef-lieu du département de régence une autre commission supérieure
de révision, qui se compose d'un conseiller de régence, du général
inspecteur de la landwehr, de deux officiers supérieurs, un de l'infanterie et un de cavalerie, d'un officier d'artillerie, d'un officier du
génie et d'un chirurgien supérieur militaire. Aussitôt que l'ordre de
recrutement est parvenu dans les districts (fin de juillet), on s'y
occupe de dresser la liste des jeunes gens qui ont atteint leur
vingtième année, et celle de tous ceux qui ont de vingt à vingt-cinq
ans ; ces listes sont affichées assez longtemps pour que les réclamations puissent être établies s'il y a lieu, puis elles sont remises en
présence des intéressés, et en séance publique, aux commissions de
recrutement, qui procèdent par la voie du sort à la formation de
cinq séries (par année d'âge) (1), sur chacune desquelles les individus sont classés suivant le numéro qu'ils ont tiré. Ces dispositions
préliminaires terminées, chacun, suivant son ordre de numéro à
commencer par la série de vingt ans (première série), est appelé à
tour de rôle devant la commission, qui l'admet ou le reporte dans la
catégorie suivante (de vingt et un ans), si elle juge que sa constitution n'est pas encore suffisamment développée, et qui le renvoie
définitivement si elle le trouve tout à fait incapable de faire un bon
service.

» Cette commission désigne les hommes qui, par leur force ou
leur stature, sont les plus aptes à servir dans la garde royale, la cavalerie ou les corps spéciaux ; elle classe dans les compagnies de
chasseurs les fils de forestiers les plus renommés par leur adresse,
et dans les carabiniers les jeunes gens qui par leur habitude du tir
sont les plus propres à cette arme. Elle réserve pour le train des
équipages tous les individus qui ayant l'habitude des chevaux, ne
réunissent pas toutes les conditions requises pour le service de la
cavalerie (ceux-ci attendent dans leurs foyers qu'ils soient requis de
marcher); enfin, indépendamment du complet des différentes armes,
elle désigne supplémentairement un nombre d'hommes équivalant au
dixième du contingent, de manière à pourvoir tout de suite au remplacement de ceux qui seraient rejetés par la commission supérieure, ou de ceux qui, par un motif quelconque, ne rejoindraient

un mémoire de M. le général de Courtigis, qui n'a été publié qu'à une
vingtaine d'exemplaires.

(1) La première série est de 20 à 21 ans ; la deuxième, de 21 à 22
ans ; la troisième, de 22 à 23 ans ; la quatrième, de 23 à 24 ans ; la
cinquième, de 24 à 25 ans.

pas leur corps (1). Si la série de vingt à vingt et un ans ne suffit pas pour les besoins de l'armée, on passe à celle de vingt et un à vingt-deux, jusqu'à vingt-cinq ans, et immédiatement après la clôture des opérations, cette dernière catégorie est classée dans la landwehr du premier ban. Quelques jours après cette opération, les recrues sont dirigées sur le chef-lieu de la régence, où elles sont examinées de nouveau par la commission supérieure, tant sous le rapport de leur validité, que de l'arme dans laquelle ils ont été classés ; leurs motifs d'exemption y sont jugés en dernier ressort, après quoi la répartition est définitivement arrêtée et mise à exécution par l'envoi immédiat des hommes dans leur corps, qu'ils doivent avoir rejoint le 15 octobre.

» Dans l'ancienne loi prussienne, la durée du service sous le drapeau était fixée à douze ans, elle est encore la même aujourd'hui, mais sa répartition est autrement établie; ces douze ans ne se passent plus exclusivement dans l'armée active, mais pour la plus grande partie dans la réserve et dans le landwehr, où l'homme, sans cesser d'être à la disposition de l'Etat, lui coûte peu et jouit de presque tous les avantages de la vie civile. D'après le mode actuel du renouvellement de l'armée, le soldat ne doit plus que cinq ans tant à l'armée active qu'à la réserve, et il passe sept ans dans la landwehr du premier ban, plus huit autres années dans la landwehr du deuxième ban. Le service actif est fixé à trois ans pour la garde et pour toutes les troupes à cheval, et à deux ans seulement pour les autres corps ; ainsi un jeune homme qui entre au service à vingt ou vingt et un ans passe dans la réserve à vingt-deux ou vingt-trois ans, et dans le premier ban de la landwehr de vingt-cinq à vingt-six ; enfin, vers sa trente-troisième année, il quitte la landwehr du premier ban pour être inscrit sur les contrôles de la landwehr du deuxième ban jusqu'à quarante ans. »

Le nombre des jeunes gens examinés pendant une période de neuf années (2) a été de 3 248 561 ; sur ce nombre, 1 029 591 ont été exemptés pour défaut de taille (*wegen Untermaas*), et 1 296 841 pour infirmités, soit un total de 2 326 432 exemptés, ou 7161 sur 10 000 examinés. Le chiffre des jeunes gens aptes au service a donc été de 922 129 ou

(1) La plus grande responsabilité pèse à cet égard sur les familles, qui encourent depuis la prise de corps jusqu'à la confiscation de leurs biens, dans le cas où le fils ou le plus proche parent refuserait de satisfaire à la loi sur le service militaire.

(2) Ces années étaient : 1831, 1837, 1840, 1843, 1846, 1849, 1852, 1853, 1854.

2 839 sur 10 000 examinés. D'après M. Dieterici (1), la proportion des jeunes gens de vingt à vingt-quatre ans reconnus aptes au service, a été :

En 1831 . . . .   de 451,0 sur 1000.
    1837   389,7   —
    1840   357,5   —
    1843   374,1   —
    1846   399,6   —
    1849   423,7   —
    1851   414,7   —
    1853   399,1   —
    1854   392,1   —

Pendant la même période, on a compté sur 100 jeunes gens appelés (*Einberufenen*) (2) :

ANNÉES.	Enga-gés volon-taires pour un an. 1	Con-damnés pour avoir manqué à l'hon-neur ou pour s'être mutilés. 2	Im-propres au service pour infirmi-tés. 3	Ajournés pour cause d'infirmi-tés et défaut de taille 4	Exemp-tés par des considé-rations spé-ciales. 5	Absents. 6	Total des colonnes 1 à 6. 7	Propres au service. 8
1831	2,47	0,13	8,89	46,01	4,27	13,76	75,53	24,47
1837	2,53	0,10	5.89	55,14	2,90	1 ,29	78,85	21,15
1840	2 05	0,06	6,25	58,00	2,86	12,75	81,97	18.03
1843	1,89	0,09	6,35	56,24	2,72	13,95	81,24	18,76
1846	2,31	0.08	6,35	53,69	3,68	16,57	82,48	17,52
1849	2,55	0,12	6.50	51,13	4.95	16,33	81,58	18,42
1852	2,72	0,08	6,33	52 20	3,88	18.34	84,05	15,95
1853	2,77	0.07	6,00	54,09	3,25	19,24	85,42	14.58
1854	2,82	0,06	5,04	55,72	3,08	19,12	85,84	14,16
	2,46	0,09	6,40	53,58	3,50	15,85	81,88	18,12

Nous résumons dans le tableau suivant la proportion des

(1) *Mittheilungen des statist. Bureaus in Berlin*, VIII Jahrg. 1855, p. 334.

(2) Wappæus, *op. cit.*, t. II, p. 140.

exemptions pour défaut de taille (5 pieds de Prusse), dans
les huit provinces du royaume de Prusse et pendant la période de 1831 à 1839 (1) :

Westphalie. . .	74,7	sur 1000 examinés.
Saxe.	158,2	—
Rhin.	163,5	
Brandebourg. .	163,8	
Poméranie . . .	264,2	—
Posnanie. . . .	303,4	—
Prusse.	311,4	—
Silésie	339,4	—
Royaume. . . .	237,4	—

Documents relatifs au Danemark, à l'Autriche, à la Saxe
royale et aux États sardes.

Danemark (2) — En Danemark, on a compté, de 1852 à
1856 exclusivement, sur 56 512 jeunes gens examinés, 8509
exemptions pour défaut de taille, ou 150 sur 1000.

Autriche (3). — Dans l'empire d'Autriche, le nombre des
jeunes gens examinés par les conseils de révision en 1857 et
1858 a été de 1 984 780. Sur ce nombre, 996 714 ont été
exemptés, dont :

278 305 pour défaut de taille,
718 409 pour infirmités.

Le nombre des jeunes gens reconnus propres au service a
donc été de 988 066, y compris 21 822 individus placés provisoirement dans les hôpitaux *pour y être soumis à une déci-*
sion ultérieure.

Il résulte de là que l'on a compté, sur 1000 examinés :

(1) Casper, *Denkwürdigkeiten zur mediz. Statistik.* Berlin, 1846.
(2) *Om den vaernepligtige Befolknings Legenshöide efter Maalingerne*
ved Sessionerne i Quinqvenniet, 1852-1856, p. 26, tab. VIII.
(3) Wappæus, *Allgem. Bevölkerungsstatistik.* Leipzig, 1861, in-8,
t. II, p. 141.

150,2 exemptions pour défaut de taille,
362,0 exemptions pour infirmités,
497,8 admissions, y compris
12,0 d'individus douteux.

Saxe (1). — Dans la Saxe royale, le nombre des jeunes
gens examinés dans les trois années de 1849 à 1851, a été
de 117 023 ; celui des exemptés pour défaut de taille, de
24 805, ou de 211 sur 1000 examinés.

*Aptitude au service selon les professions. Nombre des jeunes gens
reconnus propres au service sur 1000 examinés ; royaume de Saxe,
années 1852, 1853 et 1854 (2).*

Professions.	Examinés.	Ajournés.	Définitivement exemptés.	Déclarés aptes au service.
Agriculteurs, domestiques, journaliers, chasseurs. .	16749	79	623	297
Mineurs.	196	66	612	290
Meuniers	1208	86	598	315
Boulangers, confiseurs. .	953	79	654	268
Bouchers	789	98	505	395
Pêcheurs	21	95	428	476
Brasseurs	168	53	529	416
Distillateurs d'eaux-de-vie.	7	141	571	285
Garçons d'hôtel	109	100	660	238
Tailleurs	1446	67	799	133
Cordonniers	2455	106	705	188
Chapeliers.	115	165	643	191
Gantiers.	53	169	698	132
Boutonniers	13	153	769	76
Passementiers.	598	80	775	143
Fabricants de bas	3382	91	723	185
Barbiers, coiffeurs	81	130	738	130
Tailleurs de pierres. . . .	80	62	637	300
Tuiliers.	38	78	710	210
Maçons.	1316	98	548	353

(1) *Zeitschrift des statist. Bureaus des Sächsischen Minist. des Innern.*
(2) Ce tableau, emprunté à la source officielle, est extrait du journal
du docteur OEsterlen, intitulé : *Zeitschrift für Hyg.', Med. Statist. und
Sanitätspolizey.* Tubingen, 1860, in-8, t. I, p. 377.

Professions.	Examinés.	Ajournés.	Définitivement exemptés.	Déclarés aptes au service.
Couvreurs.	75	146	626	226
Poseurs de pierres	13	76	538	384
Ramoneurs	60	150	566	283
Charpentiers.	944	86	522	391
Potiers	158	107	702	190
Verriers.	145	75	779	144
Menuisiers	984	102	696	204
Serruriers.	419	71	742	186
Peintres en bâtiments . .	63	79	764	158
Tapissiers.	59	118	661	220
Maréchaux ferrants . . .	850	90	592	316
Orfévres, argentiers . . .	32	31	812	156
Horlogers.	85	47	882	70
Mécaniciens, opticiens . .	59	16	830	152
Epingliers.	82	73	780	146
Carrossiers..	357	84	644	271
Tourneurs.	300	83	756	160
Fabricants de peignes . .	37	108	783	108
Fabricants de brosses. . .	49	84	632	285
Vanniers	157	140	675	184
Selliers	228	142	505	250
Cordiers.	174	97	707	195
Relieurs	178	134	775	89
Fileurs	86	46	790	162
Tisserands	6 638	87	727	184
Drapiers.	587	126	662	211
Teinturiers	105	104	647	247
Imprimeurs sur étoffes. .	84	411	728	160
Tanneurs	120	66	616	316
Papetiers	21	95	666	232
Savonniers	62	64	664	271
Fabricants de cigares . .	350	100	734	168
Ouvriers en verrerie et porcelainerie	15	266	466	266
Ouvriers de fabrique en général	609	87	709	203
Pharmaciens.	67	29	925	44
Fabricants d'instruments de musique	25	128	612	260
Fondeurs de caractères d'imprimerie.	19	105	842	52

Professions.	Examinés.	Ajournés.	Définitivement exemptés.	Déclarés aptes au service.
Imprimeurs	480	55	850	94
Lithographes	54	18	851	129
Graveurs	14	. .	1000	. .
Cochers.	1 540	74	631	293
Copistes.	464	80	845	73
Teneurs de livres, commis de tous genres	1 119	84	796	118
Marchands de tous genres.	102	58	637	304
Instituteurs	206	82	873	43
Etudiants des Universités et candidats	439	79	790	129
Co'légiens, séminaristes .	377	47	886	66
Peintres, dessinateurs . .	74	70	788	140
Sculpteurs.	24	250	625	125
Musiciens.	133	97	729	173
Total des professions :				
1° Dans les villes	18 613	93	709	197
2° Dans les campagnes. .	33 805	81	652	265
Totaux et moyennes . . .	52 418	85	672	241

États sardes (1). — Dans les États sardes, le *minimum* de la taille pour l'admission au service est de 1^m,541, c'est-à-dire de 19 millimètres au-dessous du *minimum* admis en France par la loi de 1832. De plus, les jeunes gens sont reçus à titre provisoire et classés dans la catégorie des hommes à revoir (*rivedibili*), pourvu qu'ils aient seulement 1^m,413. Ils sont examinés de nouveau chaque année, et ne sont définitivement exemptés qu'à l'âge de vingt-trois ans révolus, s'ils n'ont pas atteint alors la taille de 1^m,541.

Comparaison de divers États de l'Europe au point de vue de l'aptitude militaire, de la composition de la population et de la vie moyenne.

Si l'on rapproche les documents statistiques relatifs aux opérations du recrutement, on obtient les résultats suivants :

(1) *Informazioni statistiche raccolte dalla R. commissione superiore.*— *Statistica medica*, parte II, vol. IV. Torino, 1849-1852, in-4°.

	Prusse, 9 années.	Belgique, 1850 à 1855 inclus.	Saxe, 1815 à 1854 inclus.	Danemark, 1852 à 1856 inclus.
Nombre des examinés.	3 248 561	204 790	117 023	56 512
Exemptés pour défaut de taille	114 049	13	17 672	8 509
Exemptés pour infirmités		12 821	55 833	18 457
Totaux des exemptés.	114 049	12 834	73 505	26 966
Impropres à faire campagne.	130 268	. . .		
Ajournés pour cause d'infirmités	1 182 792	10 067	13 209	
Ajournés pour défaut de taille.	899 323	18 960		
Totaux.	2 212 383	29 027	13 209	.
Totaux généraux des exemptés et des ajournés.	2 326 432	41 861	86 714	26 966

Ces documents ont été mis à profit par le professeur Wappæus (1), de Gœttingue, pour la construction du tableau ci-après, qui permet d'apprécier le degré relatif d'aptitude militaire dans divers États européens :

	Nombre des examinés.	Défaut de taille.		Infirmités.		Ensemble des individus reconnus impropres.		Aptes au service.	
		Définitivement exemptés.	Ajournés.	Définitivement exemptés.	Ajournés.	Nombre.	Proportion sur 100 examin.	Nombre.	Proportion sur 100.
France . .	1591193	116435	. . . . .	498289	. . . . .	514724	38,63	976469	61,37
Prusse. . .	3248561	. . . . .	1022591	114049	1182792	2326432	71,61	922129	28,39
Saxe. . . .	117023	17672	7133	55833	6076	86714	74,10	30309	25,90
Danemark.	56512	8509	. . . . .	18457	. . . . .	26966	47,72	29546	52,28

(1) *Bevölkerungsstatistik*. Leipzig, 1861, in-8°.

Il est superflu de faire remarquer combien la France l'emporte au point de vue de l'aptitude militaire. Passons à l'examen de la composition de la population masculine.

D'après les recensements de 1851 et de 1856, la population masculine de la France se composait, au point de vue de l'âge, des éléments ci-après (1) :

1851.

Age.	Population masculine.	Sur 1000.	
De 0 à 5 ans. . . .	1 682 986	94,6	
5 à 10 ans. . . .	1 676 290	94,2	
10 à 15 ans. . . .	1 602 340	90,1	
15 à 20 ans. . . .	1 593 943	89,6	436,2
20 à 25 ans. . . .	1 454 062	81,7	
25 à 30 ans. . . .	1 434 845	80,6	
30 à 35 ans. . . .	1 352 884	76,0	148,7
35 à 40 ans. . . .	1 294 111	72,7	
40 à 45 ans. . . .	1 184 762	66,6	125,8
45 à 50 ans. . . .	1 053 767	59,2	
50 à 55 ans. . . .	1 039 601	58,4	99,9
55 à 60 ans. . . .	738 089	41,5	
60 à 65 ans. . . .	591 024	33,2	59,6
65 à 70 ans. . . .	469 668	26,4	
70 à 75 ans. . . .	333 690	18,8	28,4
75 à 80 ans. . . .	170 901	9,6	
80 à 85 ans. . . .	73 338	4,1	
85 à 90 ans. . . .	24 044	1,4	
90 à 95 ans. . . .	5 287	0,3	5,8
95 à 100 ans. . . .	1 308	»	
100 ans et au-dessus.	102	»	
Ages non constatés.	17 952	1,0	
Total. . . .	17 794 964	1000	

1856.

Age.	Population masculine.	Sur 1000.	
De 0 à 5 ans. . . .	1 740 820	97,5	
5 à 10 ans. . . .	1 658 121	92,9	
10 à 15 ans. . . .	1 612 976	90,3	
15 à 20 ans. . . .	1 535 725	86,0	424,1
20 à 25 ans. . . .	1 352 241	75,7	
25 à 30 ans. . . .	1 414 705	79,2	
A reporter. . .	9 314 588	521,6	

(1) *Statistique de la France*, 2e série, t. II, p. 25, t. IX, p. 50.

Age.	1856.	
	Population masculine.	Sur 1000.
Report. . .	9 344 588	521,6
30 à 35 ans. . . .	1 366 523	76,5 ⎫ 150,3
35 à 40 ans. . . .	1 317 082	73,8 ⎭
40 à 45 ans. . . .	1 211 694	67,9 ⎫ 128,9
45 à 50 ans. . . .	1 089 164	64,0 ⎭
50 à 55 ans. . . .	956 688	53,6 ⎫ 101,7
55 à 60 ans. . . .	858 974	48,1 ⎭
60 à 65 ans. . . .	628 923	35,2 ⎫ 60,5
65 à 70 ans. . . .	451 038	25,3 ⎭
70 à 75 ans. . . .	322 344	18,0 ⎫ 28,3
75 à 80 ans. . . .	183 227	10,3 ⎭
80 à 85 ans. . . .	71 260	4,0 ⎫
85 à 90 ans. . . .	22 836	1,3 ⎪
90 à 95 ans. . . .	5 035	0,2 ⎬ 5,5
95 à 100 ans. . . .	797	» ⎪
100 ans et au-dessus.	52	» ⎭
Ages non constatés.	57 220	3,2
Total. . . .	17 857 439	1000

Si l'on rapproche les documents qui précèdent de ceux qui ont été publiés par divers gouvernements européens, on constate la répartition suivante sur 10 000 habitants (1) :

Répartition de la population sur 10 000 habitants.

Age.	France.	Pays-Bas.	Prusse.	Hanovre.	Saxe.	Wurtemberg.
De 0 à 5 ans.	929	1127	1527 ⎫			
5 à 14 ans.	1625	2001	1979 ⎭	3191	3146	3185
14 à 45 ans.	4827	4765	4762	4742 ⎫		
45 à 60 ans.	1604	1337	1142	1359 ⎭	6440	6058
au delà de 60	0015	770	590	708	714	757
0 à 14 ans.	2554	3128	3506	3191	3146	3185
14 à 60 ans.	6431	6102	5904	6104	6440	6058

On voit ici encore que la France possède le premier rang en ce qui concerne la proportion de la population la plus essentiellement productive, celle de 14 à 60 ans. La prééminence de la France devient plus saisissante encore lorsque

(1) Wappæus, *op. cit.*, t. II.

l'on examine sa population d'une manière plus détaillée, de
19 à 45 ans, et comparativement à la population de la Prusse,
comme le montre le tableau suivant (1) :

Age.	Prusse en 1852, sur une population de 16 869 786 habitants.		France en 1851, sur une population de 35 783 170 habitants.	
De 19 à 24 ans	707 714	4,16 %	1 450 388	4,05 %
24 à 32. .	1 104 253	6,55	2 399 066	6,45
32 à 39. .	800 398	4,74	1 856 295	5,19
39 à 45. .	564 382	3,35	1 397 878	3.91
19 à 45	3 170 747	18,80 %	7 043 627	19,60 %

Si l'on examine la population masculine seule des deux
pays, l'avantage est encore plus prononcé en faveur de la
France :

Sur 100 individus du sexe masculin, âgés de 14 à 45 ans, on
constate la répartition ci-après :

Age.	Prusse.	France.
De 14 à 16 ans. . . .	9,03 %	7,63 %
16 à 19 ans. . . .	11,97	11,19
19 à 24 ans. . . .	17,48	16,78
24 à 32 ans. . . .	27,51	26,73
32 à 39 ans. . . .	19,94	21,49
39 à 45 ans. . . .	14,07	16,18

On sait combien la population rurale est supérieure à la
population des villes, au point de vue de l'aptitude militaire.
A ce titre, il n'est pas sans intérêt de comparer la composition de la population des divers Etats de l'Europe à ce nouveau
point de vue. Voici quelle était, dans ces dernières années,
cette composition, d'après M. Wappæus :

	Epoques.	Population urbaine.	Population rurale.
Grande-Bretagne.	1851	50,37 %	49,63 %
Angleterre et pays de Galles.	»	50,15	49,85
Ecosse.	»	51,82	48,18
Pays-Bas	1859	36,17	63,33
Saxe.	1855	35,47	64,53

(1) Wappæus, op. cit.

	Époques.	Population urbaine.	Population rurale.
Bavière	1852	30,34	69,66
Prusse.	1855	28,06	71,94
France.	1856	27,31	72,69
Belgique.	1856	26,08	73,92
Danemark	1855	21,91	78.09
Holstein	1855	20,42	79,58
Schleswig	1855	17,86	82,14
Hanovre	1855	13,73	86,27
Norvége	1855	13,28	86,72
Suède	1855	10,40	89,60

On voit que, parmi les *grands* États de l'Europe, la France occupe encore le premier rang. Terminons ce parallèle par le tableau suivant, qui résume, d'après les documents officiels les plus récents, la vie moyenne dans plusieurs États de l'Europe et de l'Amérique :

	Vie moyenne. Ans.	Années improductives.	Années productives.	Proportion sur 100.	
				Ann.impr.	Ann.prodact.
France.	31,06	12,93	18,13	41,63	58,37
Belgique	28,63	12,48	16,15	43,59	56,44
États pontificaux.	28,15	12,49	15,66	44,37	55,63
Danemark	27,85	12,39	15,46	44,49	55,51
Pays-Bas.	27.76	12,47	15,29	44,92	55,08
Suède.	27,66	12,59	15,27	44,79	55,21
Norvége	27,53	12,20	15,33	44,32	55,68
États sardes . . .	27,21	12.39	14,82	45,53	54,47
Grande Bretagne .	26,56	12,22	14,34	46,01	43,99
Irlande.	25.32	12,12	13,20	47,87	52,13
États-Unis	23,10	11,80	11,30	54,08	45,92

Ce document, tout en faveur de notre pays, est d'autant plus décisif, que nous l'empruntons au célèbre professeur de statistique de l'Université de Gœttingue, que personne assurément n'accusera de partialité en faveur de la France.

RÉSUMÉ ET CONCLUSIONS.

1° Le minimum de la taille du soldat a été fixé ainsi qu'il suit à diverses époques et chez divers peuples :

		m.
Soldat romain, d'après une loi de Valentinien. . .		1,665
Soldat français, d'après une ordonnance de Louis XIV, du 26 janvier 1701.		1,624
Soldat français, de 1799 à 1803.		1,598
—	de 1804.	1,544
—	d'après la loi du 10 mars 1818.	1,576
—	d'après la loi du 11 décemb. 1830.	1,540
—	d'après la loi du 11 mars 1832.	1,560
Soldat belge.		1,570
— prussien.		1,624
— anglais		1,620
— cipaye.		1,650
— sarde.		1,544

2° Le nombre des exemptions pour défaut de taille, en France, a diminué d'une manière notable depuis trente ans ; ce nombre, qui était de 929 sur 10 000 jeunes gens examinés dans la classe de 1831, n'était plus que de 600 dans la classe de 1860 ; en d'autres termes, 100 000 jeunes gens examinés ont donné en 1860 une augmentation de trois mille deux cents quatre-vingt-dix hommes ayant au moins 1m,560.

3° La taille est restée stationnaire dans quatre départements, savoir : Aisne, Maine-et-Loire, Gard et Creuse ; elle a diminué dans dix-neuf départements et augmenté dans soixante-trois.

4° La proportion des jeunes gens ayant une taille supérieure à 1m,732 (taille de cuirassier) est au-dessous de 5 pour 100 dans dix-huit de nos départements ; elle s'élève à plus de 10 pour 100 dans vingt autres départements ; elle varie de 5 à 10 pour 100 dans quarante-huit.

5° Le minimum de ces hautes tailles correspond à la Haute-Vienne, représenté par 306 ; le maximum correspond au Doubs, qui est représenté par 1560 sur 10 000 recrues.

6° La taille d'une population n'est nullement, comme on l'a répété, l'expression du bien-être et de la misère, mais, avant tout, celle de la race ; en d'autres termes, la taille est affaire d'hérédité.

7° Le nombre des jeunes gens d'une taille supérieure à 1^m,732 qui n'est que de 444 sur 10,000 recrues dans les départements de la Bretagne, s'élève à 904, c'est-à-dire à plus du double, dans les départements voisins de la Normandie.

8° Il est permis d'attribuer l'accroissement de la taille en France à ce que, sous l'influence de la cessation des grandes guerres de la république et du premier empire, les hommes de haute taille ont pu prendre une part plus active à la procréation des enfants, part dont ils se trouvaient antérieurement plus ou moins exclus, par suite du prélèvement par la conscription et de l'éloignement du sol français, de la presque totalité des hommes reconnus aptes au service.

9° Cette interprétation de la cause de l'accroissement de la taille en France s'accorde d'ailleurs avec ce fait, que la proportion des exemptions pour défaut de taille pour les individus nés de 1811 à 1816 (classes de 1831 à 1836) a constamment excédé 800, et s'est même élevée au chiffre énorme de 929 sur 10 000 examinés pour les naissances de 1811 (classe de 1831) ; tandis que, dès 1817, un an et demi après la cessation de la guerre, la proportion des exemptions a été constamment au-dessous de 800, et qu'elle s'est même abaissée à 600 et au-dessous pour les deux dernières classes sur lesquelles nous possédons des renseignements officiels.

10° Une taille supérieure à 1^m,895 ne s'est rencontrée que dans dix-huit de nos départements, une taille supérieure à 1^m,922 que dans cinq.

11° Parmi les recrues de l'armée anglaise, une taille supérieure à 1^m,720 a été constatée :

Chez les Irlandais, 1707 fois sur 10 000 recrues ; chez les Anglais, 1903 ; chez les Écossais, 2317.

12° En ce qui regarde le poids, 157 hommes sur 10 000

recrues de l'armée anglaise ont présenté un poids inférieur
à 45 kilogrammes ; les sept dixièmes des recrues pesaient
de 54 à 63 kilogrammes ; 55 hommes seulement sur 10 000
recrues avaient un poids supérieur à 77 kilogrammes.

13° Le poids moyen du soldat a été trouvé, dans un régiment de cipayes de Madras, de 50^{kil},397 ; dans un régiment
de cipayes du Bengale, de 58^{kil},438 ; dans le régiment français des chasseurs à cheval de la garde, de 64^{kil},500.

14° Les années 1858 à 1860, comparées à 1831, ont donné
l'énorme augmentation de CINQ MILLE DEUX CENT TRENTE jeunes
gens aptes au service, sur 100 000 examinés.

15° La proportion des exemptions pour défaut de taille
varie ainsi qu'il suit dans sept États de l'Europe :

	Exemptés sur 10 000 examinés.	Ayant la taille légale, sur 10 000 examinés.
France	587	9413
Belgique.	1340	8660
Autriche.	1402	8598
Danemark.	1506	8494
États sardes	1950	8050
Saxe	2110	7890
Prusse	2374	7626

16° Dans ces mêmes États, l'aptitude militaire suit la
marche décroissante ci-après :

	Aptes au service.	
France (1). . . .	682	
Belgique (2) . . .	630	
États sardes (3). .	598	
Danemark (4). . .	522	sur 1000 jeunes gens examinés.
Autriche (5) . . .	497	
Prusse (6). . . .	283	
Saxe (7)	259	

(1) De 1858 à 1860 inclusivement.
(2) De 1842 à 1850 inclusivement.
(3) De 1828 à 1837 inclusivement.
(4) De 1852 à 1860 inclusivement.
(5) De 1857 à 1858 inclusivement.
(6) Années 1831, 1837, 1840, 1843, 1846, 1849, 1852, 1853, 1854.
(7) De 1845 à 1854 inclusivement.

MÉMOIRE

SUR LES ACCIDENTS QUI ATTEIGNENT LES OUVRIERS

QUI TRAVAILLENT LE BICHROMATE DE POTASSE,

PAR MM.

BÉCOURT,

Docteur en médecine,

ET

A. CHEVALLIER,

Chimiste, membre de l'Académie impériale de médecine,
du Conseil de salubrité du département de la Seine, officier de la Légion d'honneur,
professeur à l'École supérieure de pharmacie, etc., etc.

Les maladies qui atteignent les ouvriers sont nombreuses ;
cependant, les faits le démontrent, elles échappent souvent à
l'investigation des personnes qui se sont vouées à l'étude de
ces maladies. La difficulté qu'on éprouve pour les étudier tient
principalement à l'insouciance qu'on rencontre dans les personnes qui en sont atteintes, et il faut souvent, pour arriver à
les connaître, être mis sur la voie par des circonstances particulières.

Le hasard ayant fait connaître à l'un de nous que des ouvriers qui travaillaient à la fabrication du chromate de potasse, dans une fabrique des environs de Paris, avaient été
atteints, à la figure et aux mains, d'ulcérations de nature
particulière, nous fîmes tout ce qu'il était possible pour avoir
des renseignements sur ces ouvriers. Mais toutes nos recherches furent infructueuses ; tout ce que nous pûmes savoir,
c'est que l'un de ces ouvriers avait été très-malade.

Nous résolûmes alors, pour avoir des renseignements certains, de nous adresser aux industriels s'occupant de la fabrication de ce sel ; l'un de nous s'adressa à M. Am. Ruder, qui
demanda des détails à M. Jean Zuber, de Rixheim (Haut.

Rhin), qui fabrique les chromates qu'il emploie dans sa manufacture de papiers.

Par une lettre du 27 janvier 1851, M. Ruder nous faisait
connaître que M. Jean Zuber, qui a fabriqué lui-même en
grand le *chromate de potasse neutre*, lui avait déclaré qu'il
n'avait jamais été incommodé par suite de ce travail, pas
même à la suite d'une brûlure qu'il s'était faite à la jambe en
tombant dans une chaudière bouillante remplie de chromate
de potasse concentré ; qu'il fut guéri très-promptement,
comme si cette brûlure eût été produite par de l'eau.

M. Zuder nous faisait, en outre, connaître que M. Ehrmann
avait dirigé plus tard la fabrication du chromate, qu'il l'avait
lui-même souvent remplacé pendant ses absences, et que
jamais ni lui ni M. Ehrmann n'avaient été incommodés ; que
les ouvriers qui travaillaient à la fabrication du chromate
n'avaient jamais été malades, par suite de leurs manipula-
tions, soit en le fabricant, soit en s'en servant pour l'impression (1).

De plus amples renseignements furent demandés au directeur d'une fabrique établie à Graville. Voici ceux qui nous
furent donnés, et qui sont relatifs aux influences de la fabrication des bichromates sur les ouvriers qui s'y livrent ; ils
sont extraits d'une lettre écrite du Havre, et qui porte la date
du 1er *février* 1851.

La fabrication du chromate offre une particularité remarquable.

Quand nous transformons, au moyen d'un acide et par
l'ébullition, le chromate neutre de potasse en bichromate, la
vapeur entraîne avec elle une infinité de molécules pulvéru-
lentes de ce produit qui se répandent dans l'atelier, et que
l'on distingue très-bien surtout dans un rayon solaire. Ces

_____

(1) On voit que, dans ces renseignements, il est question du chromate
neutre.

molécules aspirées en abondance donnent au palais une saveur amère métallique très-désagréable ; mais comme les glandes salivaires renouvellent sans cesse le liquide de la bouche, le chromate aspiré n'a pas le temps d'agir d'une manière nuisible.

Il n'en est pas de même quand on respire par le nez ; alors les molécules dont nous avons parlé viennent se dissoudre dans le liquide qui recouvre la cloison interne qui sépare les deux narines ; elles déterminent un violent picotement ; les yeux se remplissent de larmes, et l'*éternument* commence. Cet éternument est irrésistible et répété ; l'ouvrier est forcé de se moucher, et, chaque fois qu'il le fait, une portion de la cloison membraneuse qui est détruite vient avec les matières qui sont recueillies par le mouchoir, de telle sorte qu'au bout de six à huit jours, après avoir éprouvé des picotements, du larmoiement, des éternuments, la cloison s'amincit, *se perce* et se détache. A cette époque, tous les symptômes que nous venons de décrire cessent, et l'ouvrier ne s'aperçoit pas de la disparition de la cloison, si ce n'est que parce que les symptômes maladifs qu'il éprouvait ont cessé.

Les ouvriers qui ont perdu cette membrane ne semblent point affectés de cette perte, et le beau-frère de l'un d'eux que nous avons vu nous assurait qu'ils ne s'en apercevaient pas, et qu'ils ne se plaignaient nullement.

Toutes les personnes qui séjournent pendant quelques jours dans les ateliers où l'on fabrique le bichromate de potasse, éprouvent les accidents que nous venons de signaler. Il y a cependant exception pour les priseurs : la couche de tabac répandue sur la membrane semble la préserver du contact des molécules de chromate, et l'usage du mouchoir, souvent répété par ceux qui font usage de la nicotiane, s'oppose à ce que ces molécules restent assez de temps en contact avec la membrane pour exercer leur funeste influence.

Le bichromate n'a aucune action sur la peau à l'état nor-

mal, lorsque l'épiderme est intact. Ainsi l'on peut, sans la
moindre crainte, plonger sa main dans une dissolution concentrée et chaude de bichromate; elle peut même rester couverte de ce sel pendant une journée entière, sans qu'on observe le moindre effet nuisible; mais si la peau présente des
déchirures, quelque petites qu'elles soient, *une piqûre d'é-
pingle* par exemple, une douleur cuisante se fait sentir, et si
on laisse le bichromate en contact pendant quelques minutes
avec la plaie, ce sel agit comme un véritable caustique; le
tissu cutané se décompose, une inflammation violente s'établit; ces symptômes sont accompagnés de violentes douleurs,
surtout en hiver, quand le froid est rigoureux; l'action du
sel ne cesse que lorsque le cautère a pénétré jusqu'à l'os.

Lorsqu'un ouvrier est soigneux, propre, qu'il évite avec
soin de s'entamer la peau, il prévient ces accidents; s'il s'é-
corche, il doit préserver soigneusement la partie attaquée du
contact des molécules et des liqueurs tenant en dissolution du bichromate. Néglige-t-il ces précautions, alors des
symptômes alarmants se déclarent, et il faut se hâter d'y
porter remède.

M. Cloquet, qui dirige la fabrique du Havre, nous a donné tous
les renseignements que nous lui avons demandés; il se sert
du traitement suivant pour combattre les accidents qui atteignent les ouvriers employés à la fabrication du bichromate:

On lave bien soigneusement la plaie, de manière à enlever
autant que possible le bichromate qui pourrait s'y trouver;
s'il y a inflammation, on applique des cataplasmes. Cette inflammation est quelquefois si prononcée, que les doigts atteints
doublent de volume, et deviennent durs comme de la pierre;
l'inflammation une fois disparue, on lave souvent la plaie
avec un mélange de sous-acétate de plomb et d'alcool faible,
et on laisse en contact des compresses trempées dans ce liquide. Après quelques jours, la plaie se referme, une nouvelle
peau se forme, et vient remplir le vide formé par la *matière*

cautérisante; malgré cela, la trace de la partie affectée est ineffaçable : il reste toujours une dépression plus ou moins prononcée. On a aussi remarqué que des ouvriers trop légèrement vêtus ont été atteints de violentes démangeaisons et d'une suppuration qui s'était établie sur les parties humides du membre viril.

Les animaux, de même que les ouvriers, sont sujets à ces accidents; on les guérit par les mêmes traitements. On a constaté que des chevaux employés dans l'usine, et qui avaient marché sur du bichromate en dissolution dans de l'eau, avaient été pris par les pieds ; le sabot tomba, l'inflammation se prolongea jusqu'à la partie supérieure de la jambe ; dans ces parties, il y eut chute du poil et même dénudation. Des chats, des rats, qui s'introduisaient dans la fabrique, et qui furent tués, présentaient des traces qui démontraient qu'ils avaient été atteints par le bichromate, et que ce sel avait produit sur eux les mêmes effets que sur les chevaux.

On sait 1° que Gmelin (de Tubingue) a fait connaître l'action toxique du chromate neutre de potasse sur les animaux; 2° que Cumin a, dans le *Journal d'Édimbourg*, année 1827, donné des détails sur l'emploi du bichromate de potasse pour toucher les verrues et les végétations de nature syphilitique. Lors de ces expérimentations, il a remarqué : 1° que, dans quelques-unes des applications, la végétation disparaissait sans donner lieu à des ulcérations ; 2° que, dans quelques cas, il y avait production d'ulcérations, mais qu'elles étaient circonscrites et faciles à guérir ; qu'alors la guérison était toujours prompte. Cet auteur assure avoir parfaitement guéri, par l'emploi de la *dissolution saturée de ce sel*, en peu de temps et sans causer de vives douleurs, une personne affectée d'un nombre immense de *végétations verruqueuses*, qui avaient résisté à d'autres moyens de traitement.

M. Clouet nous a aussi donné des renseignements sur l'action du bichromate de potasse pris à l'intérieur ; il nous a fait connaître :

1° Que, pris à petite dose (quelques centigrammes), il agit comme purgatif ; qu'à plus forte dose (1 gramme), il agit comme toxique.

2° Qu'un ouvrier de la fabrique crut faire une plaisanterie en introduisant quelques morceaux de bichromate de potasse dans un baril de cidre, qui avait été mis à la disposition des ouvriers pendant les chaleurs de l'été ; que ce chromate, par suite des réactions qui s'étaient opérées, avait donné au cidre une couleur noire ; des camarades de cet ouvrier ayant fait usage, sans défiance, de cette boisson, furent, quelques heures après, atteints de coliques violentes qui les forcèrent de quitter la fabrique : ce sel avait agi sur eux comme un purgatif violent, sans cependant déterminer de vomissements..

On voit, par ce qui précède :

1° Que les ouvriers qui travaillent à la préparation du bichromate de potasse sont sujets à des accidents qui méritent d'être étudiés.

2° Que ces accidents affectent les ouvriers qui ne font pas usage de tabac à priser, et que la membrane muqueuse du nez est détruite.

3° Que les ouvriers qui font usage de tabac à priser n'éprouvent pas les mêmes accidents.

4° Que les ouvriers qui ont la peau dénudée en quelques parties sont vivement atteints lorsque le bichromate est en contact avec ces parties, et qu'ils doivent avoir le soin de préserver la partie dénudée du contact de la solution de bichromate.

5° Que les ouvriers vêtus trop légèrement sont exposés à quelques inconvénients que nous avons fait connaître, inconvénients qu'ils peuvent facilement éviter.

6° Que les animaux sont, comme les hommes, exposés aux accidents que nous avons signalés.

Ce travail commencé, nous ne discontinuâmes pas nos investigations. Nous eûmes de nouveau recours à Clouet ; nous lui posâmes diverses questions, auxquelles il répondit de la manière suivante. On verra que ces derniers documents sont plus complets et plus explicites.

« 1° *Quel que soit leur âge*, tous les ouvriers employés à la transformation du chromate neutre en bichromate ont été victimes de la maladie ; tous ceux qui, par leurs fonctions, étaient appelés à séjourner aux environs de la chaudière où se faisait cette opération, étaient atteints sans exception, aussi bien les jeunes gens que les hommes faits et les vieillards. Ainsi les enfants du directeur de la fabrique, M. A. Jannal, l'un âgé de cinq ans, l'autre de sept, qui fréquentaient quelquefois l'atelier, ont été atteints, et ont perdu leur cloison nasale. C'est après un séjour d'ordinaire de cinq à six jours que la maladie se déclare ; on comprend, du reste, qu'elle puisse être hâtée, si l'ouvrier se trouve exposé plus longtemps aux émanations de la chaudière bouillante, et surtout s'il a l'habitude de mettre le doigt dans son nez , car son doigt est jauni souvent par du chromate, et la maladie se déclare au premier contact.

» Lorsque l'on sature à l'ébullition le chromate neutre par un acide, les bouillons du liquide augmentent dans la chaudière ; la température s'élève considérablement, et alors les flots de vapeurs qui s'échappent entraînent avec eux une grande quantité de bichromate qui remplit l'atmosphère ambiante, et retombe en pluie excessivement fine dans tous ses alentours. C'est ce bichromate pulvérulent qui, venant par la respiration à se mettre en contact avec la membrane toujours humide du nez, s'y dissout et l'attaque. Je me suis assuré et par l'analyse et par la synthèse, que c'est bien le bichromate ou l'acide chromique qui produit cet effet.

» Autrefois, pour mettre en cristallisoir les liquides préparés à point contenant le bichromate, presque tous les ouvriers de l'usine étaient appelés au transport dans des seaux du liquide bouillant, et par conséquent séjournaient dans une atmosphère pleine de bichromate en suspension. Alors commençaient les éternuments, et tous, sans exception, après cinq à six jours de cette besogne, étaient dépourvus de leur cloison nasale.

» Aujourd'hui ce travail se faisant seulement à l'aide de deux ouvriers (ceux-là ont subi la maladie), les nouveaux venus qui ne fréquentent pas les alentours de la chaudière à saturation, échappent à l'accident, pourvu toutefois qu'ils n'introduisent pas dans leur nez leur doigt chargé de chromate.

» Jamais un ouvrier ayant perdu sa cloison ne s'est plaint de rhume de cerveau.

» 2° Les ouvriers qui, avant d'entrer à la fabrique, prisaient et ont continué depuis cette habitude, se sont soustraits ainsi à la maladie, car la membrane du nez, constamment couverte de tabac, ne se trouvait pas en contact avec le bichromate, et le fût-elle, l'ouvrier en se mouchant souvent, en neutralisait l'action malfaisante. Ceux qui prisent seulement depuis la disparition de la cloison nasale éprouvent du plaisir à l'usage du tabac ; la sensibilité de l'odorat n'est nullement altérée.

» 3° Je n'ai pas pu me procurer les noms des fabricants de Liverpool et de Norvége; celui de Baltimore aux États-Unis se nomme Isaac Thyson.

» 4° Pour employer à la fabrication des chromates la mine de chrome (chromate de protoxyde et bichromate de protoxyde de fer), il est nécessaire de la pulvériser. Les appareils employés à cet effet jettent dans l'atmosphère des nuages de minerai en poudre impalpable. Ce minerai étant insoluble dans les acides même les plus énergiques, et dans l'eau régale, on comprend qu'il ne peut avoir aucune action chimique sur l'économie, fût-il charrié dans l'estomac.

» Le nez seul et quelquefois la gorge de l'ouvrier en reçoi-

vent ; alors il se mouche et crache après avoir toussé, et il
s'en débarrasse facilement sans éprouver le moindre malaise.

» Pour prévenir ce désagrément, les ouvriers occupés à la
pulvérisation ont l'habitude de se mettre sous le nez, et soutenue par un cordon noué derrière la tête, une éponge humide ; elle arrête au passage les molécules aspirées par le nez,
et laisse alors cet organe toujours libre. Il n'existe aucun
accident inhérent à cette partie de la fabrication.

» 5° Outre les accidents provenant de la saturation, il en est
d'autres auxquels sont sujets l'homme et tous les animaux.
Tant que l'épiderme est intact, on peut, sans inconvénient,
manier le bichromate solide et en dissolution. Il tache seulement la peau, et cette tache disparaît facilement par un
simple lavage à l'eau ; mais il n'en est plus de même lorsque
la peau ayant été déchirée, les couches inférieures ont été
mises à nu. Si, dans une coupure, écorchure ou piqûre, on
introduit une molécule de bichromate, à l'instant même du
contact, on éprouve un sentiment de douleur. Il faut se hâter
alors d'enlever le bichromate, et de bien laver la plaie soit
avec de l'eau un peu alcalinisée, soit même avec de l'eau pure.
Dès que la douleur cesse, on est sûr que tout le bichromate
a disparu. Si l'on néglige cette précaution, alors la douleur
persiste, elle augmente ; bientôt une enflure survient ; la partie attaquée s'enflamme ; les chairs recouvrent la plaie, dans
laquelle s'établit bientôt une suppuration régulière ; la peau
blanchit, verdit, et la plaie gagne jusqu'à l'os.

» Le moyen qui a le mieux réussi pour combattre cet accident est le suivant : s'il y a inflammation, la détruire par les
moyens ordinaires (cataplasmes) ; quand elle a disparu, bien
laver la plaie à l'eau d'abord, puis avec une dissolution de
sous-acétate de plomb étendue de moitié son poids d'eau ;
enfin tenir constamment sur la plaie un linge de toile imbibé
de pareille dissolution. Après quelques jours de ce traitement
(huit à dix jours), la suppuration a cessé, et les chairs re-

prennent leur état normal ; mais jamais la trace de la plaie
ne disparaît entièrement. Les douleurs produites par ces accidents sont extrêmement vives ; j'ai entendu des ouvriers
pousser des cris, surtout lorsque le froid de l'hiver est piquant ; les douleurs commencent dès le contact du bichromate avec le sang, et ne finissent qu'à la guérison complète
de la plaie ; jour et nuit elles sont persistantes, et privent par
conséquent le malade de tout sommeil, de tout repos.

» C'est principalement aux pieds et surtout aux mains que
les plaies se forment. J'ai eu des ouvriers pris aux deux pieds,
et qui ne pouvaient plus marcher ou même se tenir debout ;
d'autres avaient plusieurs doigts de la main extrêmement
enflés, et tous attaqués de plaies suppurantes. Dans ces deux
cas, des bains de sous-acétate de plomb prolongés pendant
quatre à cinq minutes et répétés, amenaient une assez
prompte guérison.

» Ce qu'il y a de remarquable dans cette maladie, c'est
qu'une fois commencée, l'action décomposante persiste
indéfiniment : c'est une véritable métamorphose des tissus
cutanés et de la chair, tout à fait analogue à la fermentation.
Ainsi, il y a quelques années, le voiturier qui faisait les transports de la fabrique, eut son cheval pris à un des pieds de
derrière. La plaie devint assez douloureuse pour nécessiter
le repos absolu du cheval ; elle avait son siége dans le sabot et
la couronne. Le maître du cheval, sans me consulter, et igno-
rant la cause de la maladie ainsi que sa nature, fit appeler
le vétérinaire, qui, ne connaissant pas, non plus, les effets du
bichromate, prescrivit un traitement où entrait, je crois, de
la teinture d'aloès. Le cheval n'éprouva aucun soulagement,
la plaie s'étendit ; bientôt elle avait gagné jusqu'à la croupe,
la peau des deux jambes tombait, et une énorme suppuration
avait envahi la moitié du cheval. La mort survint un mois
après le commencement de la maladie. Plusieurs faits analogues se seraient reproduits depuis ; mais ils ont été arrêtés,

parce que, dès le principe, nous employons maintenant le sous-acétate de plomb. Le voiturier a soin de laver souvent les pieds de son cheval, et aperçoit-il la moindre plaie, immédiatement il le laisse à l'écurie, et lui lave soigneusement la partie malade, sur laquelle il place des compresses de toile imbibées de sous-acétate non étendu. Deux jours de ce traitement remettent le cheval sur pied.

» Les chiens, les chats, sont sujets aussi à ces accidents : viennent-ils à marcher dans les résidus de la fabrication toujours alcalins, la peau de leurs pieds est mise à nu, et comme ces résidus contiennent toujours un peu de chromate, tout de suite la suppuration s'établit. C'est ainsi que tous les chiens de garde à l'usine qui se sont échappés de leur niche, et qui ont parcouru la cour, ont été pris de véritables cautères aux pattes. Les chats du voisinage n'ont pas été plus heureux. Enfin, un rat un jour fut tué dans l'atelier ; il avait les quatre pattes rongées et en pleine suppuration.

» 8° Je n'envoie pas l'échantillon promis à M. Chevallier pour ses expériences, les ayant faites moi-même, et m'étant assuré, par l'analyse, que le produit entraîné par les vapeurs de la chaudière est du bichromate.

» 9° Je ne connais pas assez l'anatomie pour pouvoir donner le dessin d'une narine avec le changement apporté par l'accident du chromate, d'une manière bien précise ; mais je sens cependant avec le doigt que l'ouverture faite a la forme suivante :

» C'est la partie *charnelle* du diaphragme séparant les deux narines comprises dans l'espèce de cadre formé par les os de cette cloison ; elle peut avoir chez moi 1 centimètre 1/2 de haut sur 1 centimètre de large. On pourrait y placer dans un anneau (x) la partie A à l'autre partie B.

» Les phases de cette maladie de la cloison sont les suivantes :

» On commence par sentir des picotements douloureux;

les éternuments et le larmoiement apparaissent d'une manière fréquente. La peau s'attaque et s'en va par morceaux, tout à fait pareils à l'œil, aux chairs qui enveloppent d'ordinaire les écorchures, les coupures, et en forment comme les bords ; un besoin fréquent de se moucher, et c'est dans le mouchoir que l'on trouve les morceaux de la cloison. Quand elle a disparu, les symptômes s'arrêtent, et ne se renouvellent plus. Il n'y a plus de douleurs, et jamais je ne me suis aperçu de la perte de cette partie ; je crois même m'apercevoir que le nerf olfactif est plus sensible : est-ce parce que les molécules odorantes lui arrivent par une ouverture plus grande ?

» J. CLOUET. »

Nos recherches ne s'étaient pas bornées à ce qui avait été observé en France ; nous avions écrit en Allemagne, en Angleterre et en Amérique ; mais la seule réponse qui nous fut faite a pour date le 12 avril 1852.

Voici la lettre que nous écrivait M. Isaac Thyson :

Baltimore, le 12 avril 1852.

A M. Chevallier, membre de l'Académie, etc.

« RESPECTABLE AMI,

« J'ai bien reçu votre aimable lettre du 18 mars, et j'ai noté avec un grand intérêt les observations des accidents arrivés par la fabrication du bichromate de potasse.

» J'avais fait les mêmes remarques durant ces dernières années. Un grand nombre de personnes ont perdu la cloison du nez. Je n'ai pu vérifier l'efficacité du remède qui consiste à priser du tabac, car tous les ouvriers étant Irlandais, nous ne faisons pas usage du tabac de cette manière.

» Quant à ce qui regarde l'effet du bichromate en solution sur les coupures et sur les plaies de la peau, j'ai encore fait les mêmes observations. Ce sel semble exciter une action corrosive et devoir la continuer jusqu'à ce qu'elle atteigne l'os, à moins qu'on ne l'arrête, ce à quoi nous arrivons maintenant aisément en lavant la partie attaquée avec une solution de nitrate d'argent qui paraît être un spécifique contre ce mal et qui l'arrête instantanément.

» Les ouvriers sont aujourd'hui dans l'habitude d'appliquer un

morceau d'éponge sous les narines, ce qui empêche la poussière d'y
pénétrer et de devenir ainsi la source du mal. Ces hommes paraissent,
du reste, jouir d'une santé parfaite et n'éprouver aucun autre inconvénient ni de la poussière, ni de la solution de bichromate.

» Cet effet du bichromate pourrait faire penser qu'il serait peut-
être un remède efficace dans quelques maladies de la peau qu'on
traiterait d'après le principe de l'homœopathie, *simila similibus*,
mais je ne sache pas qu'on l'ait employé.

» On ne s'en sert que pour sécher et imprimer les étoffes de
coton ; cependant on me dit qu'on l'emploie aussi dans le même but
pour les étoffes de laine.

» Si vous appreniez quelque chose de nouveau sur cet intéressant
sujet, je vous serais très-reconnaissant de m'en faire part.

» Je suis, etc.   ISAAC THYSON. »

Le travail que nous venons de faire connaître a été, comme
on le voit, commencé en 1852, puis mis en réserve pour être
utilisé plus tard.

DES DANGERS QUI PEUVENT RÉSULTER

DU SÉJOUR DANS LES LOCALITÉS

OÙ L'ESSENCE DE TÉRÉBENTHINE OU D'AUTRES PRODUITS ANALOGUES SE TROUVENT EN EXPANSION,

Par M. A. CHEVALLIER.

On sait en général que les vapeurs d'essence de térébenthine
sont pénibles, fatigantes, et quelquefois nuisibles pour les
ouvriers qui exécutent des peintures dans lesquelles on fait
entrer cette essence ; mais on ne sait pas assez qu'elles font
courir de graves dangers aux personnes qui se trouvent dans
la nécessité d'habiter des appartements nouvellement peints.
Un fait qui nous a vivement frappé, c'est la mort du docteur
Corsin, qui habitait la Villette en 1838. Ce médecin fut atteint
d'une maladie grave, suivie d'une mort prompte, maladie

qui résultait de ce que ce médecin avait habité beaucoup trop
tôt un appartement nouvellement peint (1).

Les auteurs qui ont écrit sur l'hygiène professionnelle ne
se sont pas assez occupés des maladies qui peuvent résulter
du séjour continuel dans un air chargé d'essence de térébenthine ; nous avons cherché à l'établir dans les rapports que
chaque année nous faisions au Conseil d'hygiène et de salubrité, sur les malades affectés de coliques saturnines ; selon
nous, il serait nécessaire que les causes qui déterminent
chaque année l'entrée d'un très-grand nombre de peintres dans
les hôpitaux fussent plus sévèrement étudiées ; nous sommes
convaincu que, de ces recherches, il résulterait que la plupart
de ces ouvriers doivent leur maladie, non au plomb, mais aux
vapeurs dans lesquelles ils ont séjourné pendant leur travail.

Le docteur Patissier est, je crois, le premier qui fit connaître l'action délétère de l'essence de térébenthine ; en effet,
dans son TRAITÉ DES MALADIES DES ARTISANS (d'après Rama-
zini), 1822, p. 62, il dit : « Les peintures en détrempe et à la
colle sont sans inconvénients pour la santé ; *il n'en est pas de
même des peintures à l'huile, qui contiennent des préparations
de plomb et de cuivre. Les couleurs à l'essence de térébenthine
exhalent une odeur vive et pénétrante qui irrite les voies pulmonaires et gastriques.* »

Il dit avoir éprouvé lui-même les effets de l'air chargé
d'essence de térébenthine ; il s'exprime ainsi : « L'an dernier,
en visitant un appartement que l'on peignait à l'essence, je
fus saisi sur-le-champ par une toux sèche, et pris de coliques
qui se terminèrent par une diarrhée très-douloureuse. »

M. Patissier émet une opinion trop prononcée sur les causes
des maladies qui affectent les peintres ; en effet, il dit : « On
attribue généralement les maladies des peintres à l'introduction des molécules métalliques dans l'intérieur des organes ;

(1) M. Corsin a succombé le samedi 31 avril 1838.

mais il est fort probable que ce sont seulement les émanations dégagées de ces substances qui incommodent les peintres. »

Nous ne partageons pas l'avis de notre excellent collègue; pour nous, les peintres sont malades, les uns, par suite de la respiration des vapeurs térébenthinées; les autres, par suite de l'absorption des matières plombiques contenues dans les peintures. Cela est parfaitement démontré par des observations qui nous sont particulières; ainsi, nous avons vu des peintres atteints de coliques saturnines pour avoir opéré des grattages de peintures anciennes; dans ce cas, l'essence n'avait pas été la cause des accidents, mais les ouvriers avaient été exposés aux poussières plombiques provenant de ces grattages.

J'ai été à même d'observer : 1° sur moi-même, 2° sur de jeunes dames qui peignaient sur porcelaine, les effets de vapeur d'essence de térébenthine; pour moi, ces vapeurs ont une telle action, que j'ai été à plusieurs reprises, et toutes les fois qu'on a fait de la peinture dans les locaux que j'habitais, forcé de quitter la maison, et d'aller passer quinze jours à la campagne; encore les premiers jours que j'habitais l'appartement nouvellement peint, j'étais obligé de tenir les croisées ouvertes, et de me relever la nuit pour respirer en les ouvrant de nouveau, et de me soustraire par là à des maux de tête qui m'incommodaient gravement (1).

Quant à ce qui se rapporte aux personnes qui peignent sur porcelaine, il en est qui éprouvent des indispositions qui les empêchent de continuer leurs travaux.

Cependant tout le monde n'est pas d'accord sur cette manière de considérer les résultats de l'absorption des vapeurs

_____

(1) Lorsque je fus atteint d'une ophthalmie qui me força, pendant six mois, d'aller vivre à Passy, dans une maison appartenant à un sieur B....., je fus forcé d'avoir un procès avec ce peintre, qui avait choisi la cour de la maison que j'habitais pour en faire un atelier de peinture.

d'essence; en effet, l'opinion de l'un de nos peintres les plus distingués, M. Leclerc, est contraire.

M. Lefebvre, ayant trouvé un procédé pour la peinture des appartements, avait fait connaître à la Société d'encouragement, le résultat de ses travaux ; les faits avancés ayant été vérifiés, la Société lui décerna une médaille d'argent.

M. Lefebvre ayant fait connaître le résultat de ses recherches à l'Institut, M. Leclerc adressa à ce corps savant quelques observations sur la peinture à l'essence ; il réfutait les opinions émises par M. Lefebvre, en cherchant à établir que l'influence que peut avoir l'essence de térébenthine sur la santé des ouvriers peintres en bâtiments et sur celle des personnes qui habitent des appartements nouvellement peints, est nulle; il concluait, d'observations qu'il avait faites pendant sa longue carrière, que les émanations d'essence de térébenthine ne sont dangereuses ni pour les ouvriers, ni pour les personnes qui habitent les appartements où il y a des courants d'air.

M. Michel Lévy, dans une des séances du conseil de salubrité, s'exprimait ainsi, à propos d'une fabrique où l'on faisait usage d'un vernis préparé avec la gomme-laque et l'essence de térébenthine.

Rappelant l'opinion des personnes qui soutiennent que les effets imputés aux émanations plombiques dans des appartements récemment peints, sont déterminés par les vapeurs d'essence de térébenthine, il fit connaître les faits qu'il avait recueillis dans une fabrique de laque où l'on préparait la tôle vernie :

« En entrant dans les ateliers dont les fenêtres étaient fermées, j'ai été fortement impressionné, dit notre collègue, par l'odeur de térébenthine ; les ouvriers n'en étaient nullement incommodés ; trois d'entre eux y travaillent depuis six à douze ans; le plus âgé a cinquante-huit ans ; tous ont une expression de santé florissante, et s'accordent à reconnaître l'innocuité des vapeurs de térébenthine mêlées presque constamment à l'atmosphère des ateliers. Il est vrai que, lorsque le temps le permet, ils ouvrent des vasistas ou des fenêtres communiquant avec la cour. Le fabricant qui, pendant quinze ans, a manié lui-même le vernis, et employé, toute la journée, l'essence de térébenthine pour exciter les teintes à sécher, et pour les rendre moins épaisses, moins empâtées, n'a jamais éprouvé que des maux de tête passagers lorsqu'on ne pouvait point ouvrir les fenêtres ; aucun ouvrier de ses ateliers n'a eu de coliques sèches, ni éprouvé d'autre trouble nerveux. Je ne conclus pas de ces faits trop peu nombreux, ajoute M. Lévy, que l'on puisse respirer impunément les vapeurs de térébenthine ; mais j'ai pensé qu'il n'était pas inutile de les consigner à la suite de ce rapport, comme élément d'une discussion qui ne pourra manquer d'occuper quelque jour le conseil de salubrité. »

Voyons maintenant les faits qui démontrent que les vapeurs d'essence de térébenthine ne sont pas aussi inoffensives qu'on a cherché à l'établir.

OBSERVATION J..... — E. J....., élève en pharmacie, âgé de vingt-quatre ans, d'une constitution nerveuse et sanguine, vint habiter, en 1843, quai Saint-Michel, 27 (alors n° 25), une petite chambre dont le papier avait été recouvert d'une couche de colle de pâte, puis d'un vernis préparé avec les résines, l'alcool et l'essence de térébenthine. La couche de vernis appliquée depuis huit jours paraissait entièrement sèche ; elle répandait cependant encore de l'odeur, mais cette odeur paraissait supportable. La première nuit que E. J..... coucha dans cette chambre, la saison ne lui permettant pas de laisser la fenêtre ouverte, il la ferma ; l'odeur de l'essence se développa et elle devint de plus en plus intense ; elle fut surtout très-sensible au bout de quelques heures, sans doute par suite de la chaleur produite par un séjour prolongé dans ce petit local.

J....., malgré l'odeur de térébenthine qui se développait dans sa chambre, se coucha et s'endormit sans rien ressentir. Il était couché depuis quelques heures, lorsqu'un de ses amis vint pour le voir ; mais à peine fut-il entré dans la chambre qu'il éprouva du malaise. Il ouvrit tout de suite la fenêtre. J....., qui s'était réveillé par suite de cette visite, fut tout surpris de se voir en quelque sorte inondé de sueur. Il était dans un état d'affaissement considérable, il éprouvait des convulsions nerveuses, ressentait un très-violent mal de tête, et il éprouvait une soif inextinguible.

Au bout de quelque temps, l'air de la chambre ayant été renouvelé, il se trouva soulagé, mais il fut obligé de laisser toute la nuit sa croisée ouverte.

La deuxième nuit, ces mêmes inconvénients se renouvelèrent, mais à un degré bien moindre ; il avait eu le soin d'entretenir pendant le jour dans sa chambre un dégagement de chlore, toutes les issues ayant été parfaitement fermées.

Quelques heures avant de se coucher, il avait ouvert la croisée afin de permettre à l'odeur du chlore de se dissiper. Enfin à dix heures du soir, heure du coucher, l'odeur du chlore et celle de térébenthine ne se faisaient plus sentir. Il ferma sa fenêtre et se disposa à prendre du repos ; au bout de quelque temps, l'odeur se fit encore percevoir, mais à un degré moindre, cependant elle n'était pas encore supportable. La troisième et la quatrième nuit, il fut obligé de laisser la croisée ouverte ; la cinquième il put sans inconvénient coucher dans chambre, la croisée étant fermée.

En 1845, M. Bouchardat se livra à des expériences sur les effets de la vapeur d'essence de térébenthine. Ces expériences lui ont permis d'établir que, chaque fois qu'il distillait cette essence sur de la brique, et qu'il restait cinq ou six heures au laboratoire dans une atmosphère chargée de vapeurs, il ne ressentait d'abord qu'un peu de céphalalgie en conservant un pouls régulier et un appétit ordinaire, mais que, pendant la nuit qui suivait, des symptômes de maladie commençaient à se manifester ; que ces symptômes consistaient en insomnie, agitation continue, chaleur de la peau, pulsations s'élevant de 65 à 86, difficulté d'émission de l'urine, qui possédait alors à un haut degré l'odeur spéciale que lui communique la térébenthine ; le lendemain, une courbature excessive, accompagnée de pesanteur et de douleurs dans la région des reins, succédait à cette agitation ; qu'enfin un état de lassitude, de défaillance avec incapacité de travail, persistait pendant deux ou trois jours. M. Bouchardat a répété les mêmes expériences à trois reprises différentes : chaque fois les mêmes phénomènes se sont reproduits en présentant des caractères identiques.

M. Bouchardat pense que si les peintres et vernisseurs, continuellement exposés aux vapeurs d'essence, n'éprouvent pas les incommodités qu'il a ressenties, et qu'en général s'ils ne sont pas affectés comme les personnes qui habitent des appartements fraîchement peints, c'est que l'habitude seule a émoussé leur sensibilité.

Observations dues à M. Marchal (de Calvi).—Ce savant a fait connaître à l'Académie des sciences, en 1855 et 1856, deux cas d'empoisonnement par les vapeurs d'essence de térébenthine. La première fois, il s'agissait d'une dame rapidement atteinte par les symptômes les plus alarmants, pour avoir habité un appartement fraîchement peint, et qui n'a été sauvée, au bout d'un mois, que grâce à un traitement énergique. La seconde fois, les mêmes phénomènes se sont présentés chez une autre dame par le seul fait d'avoir fait repeindre les portes et fenêtres de la chambre dans laquelle elle couchait ; cette dame dut être transportée immédiatement dans une autre maison, elle ne s'est rétablie que longtemps après.

M. Marchal (de Calvi), en se basant sur ses observations, a établi :

1° Que la céruse est fixe dans la peinture dont elle forme la base, et qu'elle n'est pour rien dans les accidents qui peuvent résulter d'un séjour dans un appartement fraîchement peint.

2° Que les accidents sont dus aux vapeurs de térébenthine.

3° Que le danger est le même dans un appartement fraîchement peint, quel que soit le composé, blanc de plomb ou blanc de zinc, qui forme la base de la peinture.

4° Qu'il y a danger d'empoisonnement par les vapeurs de térébenthine, tant que la peinture n'est pas parfaitement sèche ; que le plus sûr est de n'habiter un appartement peint que lorsque toute odeur d'essence a disparu.

M. Letellier, en 1856, faisait aussi connaître à l'Académie,

dans la séance du 4 février, les accidents qu'il avait éprouvés,
à trois reprises différentes, pour être resté dans une citerne
remplie d'air atmosphérique chargé de vapeurs d'essence de
térébenthine. Il avait été pris de vertige, avait éprouvé un
peu de moiteur, des fourmillements aux poignets; mais ces
symptômes avaient disparu dès qu'il s'était retrouvé à l'air
libre.

OBSERVATION DE M. B.... — Depuis cinq ou six jours, des peintres
travaillaient dans ma chambre à coucher, et y déposaient en outre
les couleurs et vernis dont ils avaient besoin pour les autres pièces,
lorsque je perdis tout à coup l'appétit.

Si je ne mangeais pas, je n'éprouvais aucune souffrance, mais la
moindre nourriture, un peu de potage même, me causait des douleurs
très-fortes dans l'estomac, et un quart d'heure ou une demi-heure
après, je rejetais ce que j'avais mangé.

Cet état dura un mois environ pendant lequel trois médecins que
je consultai successivement, me firent appliquer des sangsues et
prendre des lavements et tisanes, sans me procurer de soulagement
bien sensible.

Enfin, un des ouvriers peintres vint chez moi par hasard et me
trouvant considérablement changé, m'en demanda la cause ; je lui
dit ce que j'éprouvais. Il m'assura que j'avais la *colique des peintres*,
et que je n'avais qu'à prendre un verre d'eau-de-vie, d'huile et de
sucre battus ensemble, par égales portions. Je suivis son conseil et
m'en trouvai très-bien.

OBSERVATION DE M. V..... — En août 1858, je prends un jour le
train de midi, au chemin de fer de Strasbourg, pour me rendre à
une heure de là à la station d'Ebly. J'entre avec ma femme dans un
wagon récemment repeint et verni, qui donnait lieu à une odeur
d'essence très-sensible. A peine dans le train survient un orage
affreux qui nous oblige à *tout* fermer. Nous étions seuls dans le
wagon. Au bout d'un quart d'heure à vingt minutes, sans avoir
éprouvé aucun étourdissement, l'intelligence étant *très-nette* et me
permettant d'analyser toutes mes sensations, je me sentis pris peu à
peu de cet engourdissement torpide qui précède ou annonce le sommeil ; mais cependant mon intelligence restait éveillée. Peu à peu
mes bras, mes jambes, refusent presque tout service, et je suis
comme cloué à ma place, n'ayant plus de corps à mon service, mais
pouvant parler et dire à ma femme tout ce que j'éprouvais. A 6 kilomètres de là, à Lagny, le convoi s'arrête. Il m'aurait été impossible
de faire le moindre mouvement ; nous ouvrons toutes les croisées.

L'état général de torpeur se dissipe en partie, mais je suis pris d'une migraine intense. J'étais à demi arrivé à la station d'Ebly. J'eus la plus grande peine à descendre de wagon et à me tenir sur mes jambes. J'étais comme un homme ivre, de *corps* seulement, la tête très-saine. J'étais resté un heure et quart en wagon, et pendant trois quarts d'heure enfermé. Je fis cinq cents pas à pied, montai en voiture et me rendis à une heure et demie de là ; j'étais toujours étourdi. Je voulus déjeuner comme tout le monde, mais une demi-heure après le déjeuner, en route, par le chemin fer, j'eus une indi-gestion stomacale. Je rentrai à Paris très-fatigué. Le lendemain, je fus toujours tout étourdi et tout étonné. J'allai voir mon collègue B....., qui m'ordonna une purgation ; j'obéis. La pupille était des deux côtés plus dilatée qu'à l'état normal ; il y avait un sentiment d'ivresse général. Cet état dura une huitaine de jours.

Incontestablement, dans ces circonstances, j'ai été empoisonné par l'essence de térébenthine. Je dois dire que je suis peut-être plus qu'un autre et par nature très-sensible à l'action des vapeurs d'éther et de chloroforme ; mais je suis certain que si j'eusse été seul dans le wagon et que j'eusse dû faire une longue route, on m'eût trouvé *mort* au bout d'un certain temps.

Il est probable qu'un grand nombre de faits de la même nature ont été observés, mais nous ne sachions pas qu'ils aient été publiés.

L'essence de térébenthine n'est pas la seule essence qui puisse déterminer des accidents semblables.

Nous citerons seulement quelques faits :

1° Celui publié par M. Larue du Barry, qui, le 3 septem-bre 1843, ayant laissé dans sa chambre à coucher un bouquet de fleurs de jasmin, eut un cauchemar affreux, qui fut suivi de sueurs, de céphalalgie, de douleurs aux articulations, de malaise général, état qui le laissa indisposé pendant deux jours. (*Journal de chimie médicale*, 1844, p. 38.)

2° La mort d'un officier français à Milianah pour avoir couché dans une alcôve, qu'il avait décorée de branches de laurier-rose entrelacées. S'étant endormi dans cette alcôve, on le trouva asphyxié le lendemain. (*Journal de chimie médi-cale*, 1843, p. 649.)

3° L'asphyxie partielle d'une dame du quartier des Bour-donnais (Paris), qui s'était endormie dans une chambre dans laquelle se trouvait une immense jardinière contenant des fleurs odoriférantes. (*Journal de chimie médicale*, 1857, p. 689.)

4° L'asphyxie de la dame veuve J..., rentière, demeurant à Lyon, rue du Mail, à la Croix-Rousse, qui s'était couchée dans une chambre dans laquelle elle avait accumulé des abricots contenus dans plusieurs tasses, et qu'elle destinait à faire des confitures.

Si le fils de la dame J... ne fût pas venu le matin voir sa mère, il est probable qu'elle eût succombé. (*Journal de chimie médicale*, 1858, p. 697.)

5° L'asphyxie partielle de madame Louise B..., femme d'un des principaux négociants de Lyon, qui avait accumulé dans sa chambre à coucher les nombreux bouquets qu'elle avait reçus pour sa fête.

Madame Louise B..., longtemps après son rétablissement, se plaignait de douleurs névralgiques, quelquefois intolérables. (*Même journal.*)

6° L'asphyxie d'un garçon épicier qui s'était couché dans un cabinet où l'on conservait des oranges.

Ce cas, qui présentait la plus grande gravité, a été rapporté par le *Mémorial de Lille*, année 1862.

On peut encore assimiler les accidents dont nous venons de parler à ceux qui peuvent résulter de l'absorption des hydrocarbures. Nous allons faire connaître un fait qui démontre l'action de ces produits sur l'organisme.

Ce fait se trouve consigné dans une lettre adressée, en 1856, par MM. A. Chevallier fils et Poirier à M. le président de l'Académie des sciences.

Voici le texte de cette lettre :

MONSIEUR LE PRÉSIDENT,

Dans une note adressée à l'Académie des sciences, dans la séance du 19 novembre 1855, M. Delpech signalait les accidents déterminés par l'exhalation des vapeurs de sulfure de carbone *chez les ouvriers employés à la fabrication du caoutchouc.* Dans la séance du 10 décembre, M. Marchal (de Calvi) a fait connaître, dans un mémoire du plus haut intérêt, les effets toxiques de la vapeur d'essence de térébenthine.

La lecture de ces travaux nous a portés à faire connaître un fait physiologique analogue, dont nous avons éprouvé les effets.

Des circonstances particulières nous ayant forcés de séjourner pendant quinze jours dans une fabrique pour procéder *à des études sur l'épuration de la paraffine à l'aide de l'huile de naphte* retirée des schistes bitumineux, au bout de quelques jours d'absorption quotidienne, ces vapeurs de carbures d'hydrogène déterminèrent chez nous les accidents suivants : faiblesse générale, sueurs froides, étourdissements, céphalalgies, manque d'appétit, maux de cœur. L'un de nous (M. Poirier), d'une constitution plus robuste en apparence, éprouva ces accidents avec plus d'intensité : ayant été obligé de se tenir debout pendant quelques instants, il fut pris d'une grande lassitude, une sueur glacée couvrit ses membres, et bientôt il perdit connaissance ; depuis cette époque sa santé a toujours été sensiblement chancelante.

L'ouvrier employé dans cette fabrique nous affirma avoir éprouvé les mêmes accidents que nous au commencement de son travail.

Ces vapeurs eurent un effet toxique sur un chien qui nous accompagnait chaque jour à cette fabrique. Cet animal perdit l'appétit, devint triste et eut pendant quelques jours une abondante transpiration.

Voici, monsieur le président, les faits que nous avons l'honneur de vous signaler ; ils nous paraissent, rapprochés de ceux signalés par MM. Delpech et Marchal (de Calvi), mériter l'attention ; car si quinze jours ont suffi pour déterminer chez nous les accidents cités plus haut, la santé des ouvriers qui respirent toute l'année ces vapeurs de carbures d'hydrogène, doit être profondément altérée, à moins toutefois qu'après des accidents primitifs, ils ne soient pour ainsi dire habitués à ces vapeurs.

Les *observations* dues à M. Poirier et à M. A. Chevallier fils ont une importance à l'époque actuelle, qu'elles n'avaient pas en 1856. En effet, l'essence de térébenthine ayant augmenté de prix, on a cherché à la remplacer dans la peinture par des hydrocarbures; mais cet emploi économique ne convient que pour des peintures exécutées à l'extérieur. En effet, nous avons fait peindre des bois formant une basse-cour, des portes, des volets, avec ces hydrocarbures, et l'on n'a pas

eu à se plaindre de l'emploi de cette peinture. Il n'en a pas
été de même pour les intérieurs : continuant des expériences
que nous avions faites sur la demande de la Société d'encouragement, nous avons fait peindre, il y a un an, une chambre
de domestique, dans une maison sise à Bondy ; mais, malgré
que cette chambre puisse être ventilée par un courant d'air
qui se fait du nord au midi, l'odeur des hydrocarbures a persisté, et quand on a voulu habiter cette chambre, il y a eu
impossibilité de le faire, il a fallu y renoncer. Nous avons
essayé d'enlever l'odeur par des fumigations de chlore gazeux,
résultat du traitement du peroxyde de manganèse par l'acide
chlorhydrique, et, aujourd'hui, nous avons trouvé que la
chambre pouvait être habitée.

DE L'EMPOISONNEMENT PAR LES VAPEURS
DE TÉRÉBENTHINE,

Par le docteur LIERSCH (de Cottbus).

(Extrait du *Vierteljahrschrift f. gerichtl. Medic.*, oct. 1862,
par le docteur BEAUGRAND.)

A la suite du travail de M. Chevallier, et comme constituant la preuve expérimentale de faits déjà maintes fois
énoncés et trop souvent contestés, nous donnons ici un extrait détaillé d'un mémoire très-bien fait que le Dr Liersch
(de Cottbus) a publié récemment dans le journal de Casper.

L'attention des personnes qui s'occupent d'hygiène publique
a, dit-il, été attirée dans ces derniers temps, et surtout par
M. Marchal (de Calvi), sur les dangers des émanations de
l'huile de térébenthine. Après avoir rappelé en quelques mots
les observations de M. Marchal, il poursuit ainsi. « Quand on
voit tant d'ouvriers en contact, pendant des heures, des journées, des mois, avec des vapeurs abondantes de térébenthine,

soit dans la préparation de cette substance, soit dans son
emploi pour la peinture et le vernissage, on demeure surpris
de l'existence des cas isolés d'empoisonnement rapportés par
les auteurs.» Suivant Henock (*Suppl. Band zu Canstatt's spe-
cielle. Pathol. und Therap.*, p. 434), Skoda aurait employé
avec succès dans un cas de gangrène du poumon des inhalations de vapeurs de térébenthine développées au moyen de la
chaleur. Pfeufer, en temps de choléra, conseille de faire peindre
les portes et les fenêtres à l'huile de térébenthine, ou de placer dans les appartements des planches recouvertes de papier
et enduites d'une couche d'essence fréquemment renouvelée.
(*Zum Schutze wider die Cholera.* Heidelberg, 1854, p. 37.)
Enfin, tout le monde sait que l'on emploie fréquemment les
bains de vapeurs de térébenthine, dont Macario a vanté les
bons effets (*Union méd.*, 1857), sans qu'il ait jamais été fait
mention d'accidents toxiques, malgré l'abondance des vapeurs
employées. M. Liersch lui-même les a mis en usage avec succès
chez un jeune homme atteint de paralysie incomplète, et qui
prit ainsi plus de vingt bains. Le malade, enveloppé d'une
couverture de laine, était placé sur un siége de canne, au-dessous duquel était un vase rempli d'eau maintenue chaude et
sur laquelle on plaçait l'huile essentielle. Non-seulement le
malade endurait pendant un quart d'heure à une demi-heure
les vapeurs très-abondantes qui se dégageaient, mais encore
il restait dans cette même chambre, dont l'atmosphère était
fortement imprégnée, livré pendant plusieurs heures à une
abondante transpiration (1).

(1) Dans un article sur ce sujet, publié par nous il y a deux ans
(*Ann. d'hy.*, 2° série, 1861, t. XVI, p. 444), nous rappelions qu'à cette
objection déjà faite, M. Marchal avait répondu qu'un homme couché
dans son lit et respirant les vapeurs qui s'exhalent des murs et boiseries,
n'est pas dans la même situation qu'un homme placé dans une étuve,
et qui se défend par la *surexcitation vitale due à l'élévation de température et par l'élimination de l'essence au moyen de la transpiration.*

(E. B.)

La littérature médicale n'a, jusqu'ici, fourni qu'un petit nombre de cas d'intoxication par les émanations de térébenthine, et la plupart des auteurs en signalent seulement les inconvénients d'une manière générale. Ainsi Most (*Encyclop. der Staatsarzneik*, Th. I, p. 546) indique comme conséquences, les convulsions, le coma, un état de mort apparente, et, enfin, la mort même. Orfila, dans sa *Toxicologie*, ne parle pas de la substance qui nous occupe, quoiqu'il fasse mention des effets toxiques des exhalations provenant des fleurs. Pappenheim dans son Traité récent de police médicale (Berlin, 1858) appelle à plusieurs reprises l'attention sur ce sujet ; il note la viciation de l'air dans le voisinage des fabriques où l'on distille le goudron de houille et surtout la térébenthine. Il fait remarquer que Fonssagrives, dans son *Hygiène navale*, se loue de la préférence que l'on a donnée à la peinture à la chaux sur la peinture à la céruse et à l'essence, dans les différentes parties des vaisseaux, et que cet auteur attribue les dangers, plutôt à l'huile volatile qu'à des particules plombiques. Enfin, dit encore M. Pappenheim, les vernis à l'esprit-de-vin, colorés ou non, contiennent de l'essence de térébenthine qui, respirée par les ouvriers, leur cause souvent des maux de tête sans autre suite fâcheuse.

Depuis qu'il a eu connaissance des observations de M. Marchal, répétées par plusieurs journaux, M. Liersch a vainement cherché des cas analogues, mais il n'en a ni vu ni entendu raconter. Beaucoup de personnes, et il est du nombre, peuvent rester des heures entières dans des chambres closes où s'exhalent d'abondantes vapeurs d'essence, et cela sans en ressentir la moindre incommodité ; d'autres y éprouvent des maux de tête, de la torpeur, des vertiges ; ce sont particulièrement des personnes jeunes, des hommes d'une faible constitution, des femmes nerveuses et anémiques. En général, cette odeur est trouvée désagréable, mais une antipathie aussi prononcée, une idiosyncrasie, telle que des accidents nerveux graves se déclarent sur-le-champ, voilà ce que l'auteur n'a jamais vu ; les artisans que leur profession met en rapport continuel avec les émanations dont il s'agit, les ébénistes, les ferblantiers, les peintres en bâtiments, etc., n'éprouvent souvent aucun accident; d'autres se plaignent pendant leur noviciat, d'engourdissements, de maux de tête, mais ni de nausées ou de vomissements, ni de coliques, et l'habitude ne tarde pas à faire disparaître ces inconvénients.

Voulant faire intervenir l'expérimentation dans une question aussi obscure, aussi controversée, M. Liersch s'est livré à une série d'essais que nous devons faire connaître.

Il s'est servi pour ses recherches, d'une caisse de bois de 18 pouces de long sur 10 de large et 9 de haut, avec un couvercle mobile. Les six faces intérieures de la boîte étaient peintes avec de l'huile de térébenthine rectifiée, et il en consommait environ 10 drachmes. Aussitôt que l'huile était sèche et la boîte remplie de vapeurs, on y plaçait l'animal et le couvercle était abaissé jusqu'à ce qu'il y eût entre lui et le bord de la caisse un intervalle d'un pouce, de sorte que l'animal pouvait se mouvoir librement et recevoir une dose suffisante d'air atmosphérique ; une lumière placée dans la boîte ainsi disposée continuait d'y brûler tranquillement.

Les expériences de M. Liersch sont au nombre de huit, Elles ont eu pour sujets des chats et des lapins, nous rapporterons seulement les suivantes :

N° 1. Le 4 juin, à six heures du matin, une lapine bien portante est placée dans la caisse ; au bout de quelques minutes elle est agitée, change souvent de place, elle lève le nez et semble chercher une issue, sans toutefois se livrer à des mouvements désordonnés ; peu à peu les paupières se ferment. L'aspect général de l'animal est celui de l'affaissement ; au bout de seize minutes il commence à chanceler, les membres postérieurs se dérobent et sont comme paralysés, il se tient cependant encore dressé sur les pattes de devant, il fait de brusques mouvements avec la tête et finit par tomber. Ses poils sont hérissés, les mouvements respiratoires très-lents, les battements du cœur précipités ; les excréments s'échappent, il n'y a cependant ni vomituritions ni vomissements. Après vingt-cinq minutes l'animal pousse des cris aigus, et semble sur le point d'expirer. On le retire alors de la caisse, et on le dépose sur le plancher de la chambre : les respirations sont rares et profondes, la sensibilité cutanée est éteinte, les pupilles moyennement dilatées, sans réaction ; bientôt des convulsions se déclarent, l'animal, couché sur le flanc, tourne en rond ; ces convulsions durent avec des intermissions pendant un quart d'heure, et se transforment peu à peu en légères secousses spasmodiques ; la respiration redevient aussi progressivement plus aisée et plus fréquente ; bientôt les yeux s'ouvrent, les paupières répondent aux excitants, les poils reprennent leur direction couchée, les pattes de devant recouvrent leur motilité, cependant l'animal semble encore engourdi et à demi paralysé ; porté près d'une fenêtre ouverte, il revient à lui dans l'espace d'une heure, il se met à marcher et à manger ; huit heures après, il était aussi alerte qu'auparavant.

N° 6. Une lapine de trois mois et demi, vive et bien portante, succomba au bout de trente-quatre minutes de séjour dans la boîte, avec les mêmes symptômes que dans les autres cas ; l'animal était promptement tombé sur le flanc avec respiration anxieuse et, tout aussitôt, les convulsions étaient survenues. Peu de temps après la mort, les pupilles étaient contractées. Au bout d'une demi-heure l'autopsie fut pratiquée. Les méninges sont fortement hyperémiées ; le sang, dans les vaisseaux du cerveau, comme dans les grosses veines du col et du tronc, est très-coloré et non coagulé. Les poumons sont d'un rouge vif avec des ponctuations ecchymotiques à la surface. Le cœur droit est mou et flasque, rempli de sang noir et fluide ; le gauche est ressserré et vide. Les reins et le foie sont gorgés de sang ; la vessie est fortement dilatée par l'urine.

N° 7. Un chat très-fort périt également au bout de trente-trois minutes dans une boîte plus grande, sur les parois de laquelle on avait étendu deux onces d'huile de térébenthine; une ouverture d'un pouce et demi de large, de 2 pouces de long, avait été laissée béante et l'animal y tint longtemps son museau appliqué jusqu'à ce que les forces l'ayant abandonné, il tomba au fond de la caisse. On ne peut pas ici, non plus que pour le n° 6, invoquer une asphyxie; les résultats de l'autopsie y répondent d'ailleurs en partie. Au total, les phénomènes observés pendant la vie furent les mêmes que dans les autres cas. L'autopsie fut pratiquée au bout d'une heure, la rigidité cadavérique étant encore très-prononcée; on trouva les vaisseaux de l'encéphale gorgés de sang noir, les pupilles énormément dilatées, la conjonctive injectée, l'œil semblait prêt à sortir de son orbite, il était très-brillant. La gueule, colorée en rouge, contenait beaucoup d'écume; la langue était entre les dents. Poumons d'un rouge vif, parsemés de taches ecchymotiques; cavités gauches du cœur flasques et remplies de sang fluide, les droites rétractées et vides; les reins, le foie, la rate hypérémiée; la veine cave inférieure remplie de sang noir et fluide; l'urine qui distendait la vessie n'exhalait qu'une faible odeur de violette.

N° 8. Une lapine forte, mais paresseuse, fut, à trois reprises différentes, placée dans la boîte que l'on avait disposée comme de coutume. Les symptômes de prostration se montrèrent chaque fois au bout de quinze à vingt minutes, et ainsi des autres phénomènes, comme dans les cas précédents, et l'animal était laissé dans la caisse, gisant sur le flanc; mais au bout de quatre à cinq heures il commençait à revenir à lui, se relevait et ne tardait pas à reprendre ses fonctions. L'action toxique n'eut pas chez lui son entier effet.

L'auteur conclut de ces expériences :

1° Que l'air rempli de vapeurs de térébenthine peut tuer, non-seulement des insectes, mais encore qu'il peut amener de graves accidents chez de petits animaux domestiques et même la mort.

2° Que des animaux de même espèce ou d'espèces différentes ne sont pas affectés de la même manière.

3° Que les symptômes essentiels de l'intoxication par les vapeurs de térébenthine sont : l'agitation, puis l'affaissement, la titubation, des troubles divers du mouvement, des paralysies des extrémités et surtout des extrémités postérieures, et enfin des mouvements convulsifs tantôt partiels, tantôt généraux. La respiration, accélérée au début, devient lente, profonde, anxieuse ; les battements du cœur sont habituellement accélérés.

4° Que l'action d'un air fortement chargé d'émanations de térébenthine offre beaucoup de ressemblance avec celle d'une atmosphère imprégnée de vapeurs carboniques. Siebenhaar et Lehmann (*Die Kohlendunstvergiftung*. Dresde, 1858, et *Schmidts Jahrb*. Bd. 101, S. 274) donnent les symptômes suivants comme ceux qu'ils ont observés chez les animaux empoisonnés par les vapeurs du charbon. « Les animaux chez lesquels les vapeurs carboniques ont agi pendant quelque temps, commencent par s'agiter, ils changent de place, courent anxieusement çà et là le long des parois de la caisse où ils sont enfermés, cherchant une issue, sans toutefois se montrer exaltés jusqu'à la fureur, ou accuser une douleur locale. Chez tous les animaux mis en expérience, la perte de l'action de la volonté sur les muscles, ou la paralysie, remontait progressivement à partir de l'extrémité inférieure de la moelle épinière jusqu'à ce qu'il y eût abolition complète de la sensibilité et du mouvement. Les animaux perdaient d'abord la faculté de mouvoir leurs membres postérieurs, et ils pouvaient encore se tenir droits sur leurs pattes de devant, alors que le train de derrière traînait péniblement sur le sol ; enfin après quelques convulsions partielles, irrégulières, ils tombaient couchés sur le flanc ;... les battements du cœur, d'abord plus forts, plus fréquents, dégénéraient bientôt en véritables palpitations, tandis que la respiration était lente et profonde. »

5° Que la mort par l'inspiration des vapeurs de térébenthine est vraisemblablement le résultat, non-seulement d'une
asphyxie, mais plutôt encore d'une dépression du système nerveux. M. Roche (*Union méd.*, 1856) admet cette double action.

6° Que l'éloignement hors de l'atmosphère imprégnée de
vapeurs, et que la respiration d'un air pur est le premier et
le meilleur moyen à employer contre l'intoxication par les
émanations de térébenthine.

M. Liersch, comparant ensuite les phénomènes observés par
lui dans ces expériences avec ceux qui ont été mentionnés
dans les observations de Marchal et autres, et notant les différences qu'il rencontre, ne peut s'empêcher de croire qu'à l'action de la térébenthine il s'est ajouté quelque autre influence.
Remarquant surtout l'existence de coliques violentes, signalées par les auteurs, il pense qu'il peut bien y avoir là l'intervention de particules plombiques entraînées dans la
prompte et énergique évaporation de la térébenthine. Ce
n'est pas tout, chez les personnes intoxiquées, la sensibilité,
l'intelligence étaient intactes, il n'y avait ni tremblement, ni
titubation, ni mouvements convulsifs, ni paralysie; les malades n'étaient pas arrivés au dernier degré du collapsus.

Au total, il pense que le danger n'est peut-être pas aussi
grand que ne l'a fait M. Marchal. Que l'air d'une chambre
fermée et remplie de vapeurs de térébenthine puisse être
nuisible pour l'homme, les faits cités plus haut mettent la
question hors de doute. Il est bien évident aussi que le séjour
dans une chambre ainsi infectée, au moment du repos et
pendant le sommeil, doit être évité avec soin. L'influence
d'une disposition individuelle à l'égard de la térébenthine
signalée par M. Marchal, trouve ses analogies dans les effets
des fleurs et du chloroforme, et rencontre un appui dans les
expériences relatées plus haut. C'est donc en faveur des
personnes ainsi disposées, que l'on est en droit d'invoquer
l'intervention de la police sanitaire.

MÉDECINE LÉGALE.

NOUVELLES OBSERVATIONS
SUR L'EXAMEN DU SQUELETTE
DANS LES RECHERCHES MÉDICO-LÉGALES CONCERNANT
L'IDENTITÉ

D'APRÈS LE Dr ANTONIO TARCHINI BONFANTI (DE MILAN),

Par le Dr Ambroise TARDIEU,
Professeur de médecine légale à la Faculté de médecine de Paris.

Un procès criminel de la plus haute gravité, intenté il y a un an devant la justice milanaise à Antonio Boggia, a soulevé deux questions de médecine légale extrêmement importantes qui ont fourni à notre savant confrère, le docteur Antonio Tarchini Bonfanti, une nouvelle occasion de montrer la sagacité et le talent qu'il apporte dans les expertises qui lui sont confiées. L'une de ces questions se rattache aux difficiles problèmes d'identité que ramène si fréquemment l'examen d'ossements découverts après un temps parfois très-long dans les circonstances les plus mystérieuses. Nous l'avons dit déjà, il est peu de missions plus délicates pour le médecin légiste ; et nous ne laisserons pas échapper les faits qui viendront s'ajouter à ceux que possède déjà sur ce sujet la riche collection des *Annales* (1). Nous ne craignons pas de dire qu'il n'en est pas de plus complet et de plus instructif que celui dont nous empruntons la relation à la

(1) Nous avons cité déjà, et rappelé ces divers travaux, dans un mémoire inséré sous le même titre que celui-ci dans les *Ann. d'hyg. et de méd. lég.*, t. XLI, p. 434.

Gazette médicale italienne (1) en traduisant textuellement le rapport de notre excellent et distingué confrère de Milan. On verra comment, dans ce cas, le succès couronna les recherches, dans lesquelles le docteur Tarchini Bonfanti fut efficacement aidé par son collègue, le docteur Auguste Barbieri.

Des fouilles ayant été pratiquées dans une ancienne cave à l'occasion des recherches nécessitées par l'instruction du quadruple assassinat imputé à Antonio Boggia, amenèrent la découverte d'ossements. On retira peu à peu et avec soin divers os qui formaient presque un squelette entier, couché en supination, les bras pendant à côté du tronc, le long du mur qui était en face des fenêtres, alors que la cave n'était pas comblée. On trouva deux boucles d'oreilles en or, un double bandage herniaire, un fragment de ceinture lombaire, ainsi qu'un reste de cravate de soie noire. Chacun de ces objets conservait la position qu'il aurait dû avoir si le cadavre eût été couché dans la fosse au moment où il les portait tous sur lui. Il y avait encore un morceau d'étoffe de laine, d'un bleu foncé.

En continuant les fouilles on découvrit le lendemain un autre cadavre (n° 2) en face du premier et couché dans une espèce de petit puits souterrain, circulaire, dont les murs paraissaient avoir été détruits pour l'y placer. Il reposait sur le flanc droit ; le membre inférieur gauche était dans la flexion sur le bassin et sur lui-même ; le droit l'était aussi, mais à un degré moindre. La face regardait en haut, les mains touchaient à celle-ci, et les os des bras avaient une position qu'il est aisé de se représenter en songeant à celle des mains. Le même jour on trouva encore un autre squelette (n° 3) le long du mur près duquel était placé le n° 1 ; il était en supination, mais légèrement tourné sur le côté droit, les bras croisés sur la poitrine.

(1) *Gaz. med. ital. lomb.* (*Append. med. leg.*), mai 1862.

Tous les os de ces trois squelettes étaient privés de leurs parties molles, et, pour ce motif, ils s'étaient affaissés par leur propre poids et suivant leur position respective; par exemple, dans les squelettes n° 1 et n° 3, le sternum reposait sur la colonne vertébrale et les côtes étaient également tombées, comme il arrive dans des cas analogues. Seulement, le thorax du squelette n° 2 avait conservé sa conformation naturelle, parce que les côtes du côté droit reposant sur la terre dont le petit puits était presque rempli, celles du côté gauche avaient conservé leur situation normale par suite de la pression qu'elles exerçaient contre le mur du puits. La profondeur des fosses était d'environ 30 centimètres; le terrain était argileux et silicéo-calcaire, médiocrement humide. Il faut noter qu'à une époque où la maison fut reconstruite, cette ancienne cave (qui plus tard fut comblée) avait servi à faire de la chaux. Celle-ci avait pénétré à travers le plancher et l'on en voyait des traces sur les squelettes, surtout sur celui du n° 3, qui en renfermait beaucoup dans l'intérieur du crâne et dont presque toutes les vertèbres étaient soudées les unes avec les autres par de la chaux, de telle sorte que l'on put enlever la colonne dorsale d'une seule pièce. Il est inutile d'ajouter que les deux derniers squelettes furent retirés avec des soins extrêmes et soumis à une description minutieuse dans chacune de leurs parties par les docteurs Tassani et Tarchini Bonfanti appelés comme experts.

Nous donnerons d'abord la description des os du premier squelette, qu'on nettoya au moyen de plusieurs lavages avec une solution aqueuse de chlorure de chaux faite avec de grandes précautions pour ne pas les altérer, et qu'on laissa ensuite deux jours exposés à l'air. Nous résumerons les points principaux, en avertissant que, dans le rapport déposé au tribunal, les moindres particularités ont été notées.

I. — *Généralités.* — *a.* Il manque à ce squelette plusieurs osselets du carpe et du métacarpe, plusieurs phalangettes des deux mains, le second cunéiforme des deux pieds, la seconde phalange du gros orteil gauche, ainsi que la seconde et la troisième phalange des autres orteils de chaque pied. Il y a en outre les cartilages cricoïde, thyroïde et aryténoïdes qui sont ossifiés ; le premier est isolé et les deux autres réunis.

b. Tous ces os offrent de plus çà et là des taches de chaux et de terre qui adhèrent à leur surface et sont pour ainsi dire incorporés dans le tissu lui-même. Les vertèbres, la surface postérieure du sacrum, la face interne des os crâniens et, en général, les parties saillantes de tous les os, sont aussi revêtues de la même matière qui leur est unie d'une façon intime. Quelques vertèbres ont leurs faces articulaires soudées entre elles par une couche de chaux dont l'épaisseur est de 2 à 4 millimètres, et qui tient en quelque sorte la place des cartilages intervertébraux ; cette soudure est si tenace, qu'il faut une force considérable pour la rompre.

Les autres vertèbres sont séparées les unes des autres, mais les surfaces articulaires de leur corps sont également recouvertes de chaux.

A part cette soudure de quelques vertèbres, tous les os de ce sque-lette sont isolés et ne présentent pas la moindre trace de parties molles ni de tissus cartilagineux. On voit des restes de cartilages sterno-costaux qui sont imparfaitement ossifiés ; l'appendice xiphoïde est au contraire ossifié dans ses deux tiers. Presque toutes les surfaces articulaires ont leur cartilage d'encroûtement converti en une mince couche osseuse qui fait corps avec l'os lui-même ; leur surface est lisse, de couleur blanc jaunâtre, excepté aux extrémités inférieures où la coloration est brune et même noirâtre.

c. Tous ces os sont jusqu'à un certain point graisseux, et surtout ceux qui sont salis par beaucoup de terre et peu de chaux (tous ceux de l'extrémité inférieure du corps).

A part cette différence, la plus grande quantité de graisse se ren-contre sur les parties spongieuses et les os courts ; la diaphyse et les os longs n'en présentent que peu.

d. La coloration varie avec la quantité de graisse ; ainsi elle est d'un blanc jaune sale, mêlé de taches et de stries rougeâtres, dans les parties où la chaux abonde et dont le tissu est compacte ; elle est au contraire d'un brun rougeâtre avec des taches et des stries d'un rouge mat plus ou moins sombre, dans celles qui sont chargées de terre et dont la structure est spongieuse Les deux condyles des deux fémurs, les os du tarse et les extrémités supérieures des tibias sont presque noirâtres, sans trace de coloration rouge.

Il va sans dire que les os recouverts de chaux en ont la couleur, qui toutefois est sale, et ne sont pas dépourvus tout à fait de graisse.

e. Leur conformation est normale, leur degré de développement remarquable et leur ossification complète. Seulement le tibia gauche présente une légère déformation ; il est plus volumineux que le droit depuis son épine antérieure jusqu'à son cinquième inférieur ; ses autres dimensions sont également plus grandes ; sa crête est arrondie et ses faces latérales forment des saillies rugueuses.

La circonférence de ce tibia a, dans sa plus grande épaisseur, 14 millimètres de diamètre ; celle du tibia droit est moindre de quelques millimètres. De plus, la longueur du premier dépasse celle du second de 2 millimètres. Ce fait est contraire à la loi physiologique d'après laquelle le développement est plus considérable à droite qu'à gauche.

Les aspérités, les saillies, les canaux et les trous sont bien marqués sur ces différents os, dont la forme est ainsi très-distincte, malgré la terre et la chaux qui les a salis.

Leur poids est considérable et pour ainsi dire en rapport avec leur volume ; leur consistance n'est que médiocre vu la prédominance du tissu spongieux sur le tissu compacte.

f. En général ce squelette est assez bien conservé, seulement quelques-unes de ses parties, comme nous le verrons dans la suite, présentent un commencement d'érosion a leur surface.

g. En plaçant tous ces os dans leurs rapports normaux et en tenant compte de l'espace que devraient occuper les cartilages interarticulaires, ainsi que de l'incurvation de la colonne vertébrale, on trouve que la distance qui sépare le vertex de la face inférieure du calcanéum est de $1^m,77$; elle est de $1^m,70$, si l'on mesure après avoir rapproché les os.

A l'exception de la tête et d'une côte, on n'aperçoit sur aucun os de solutions de continuité autres que les érosions mentionnées plus haut.

II. — *a. Tête.* — Elle présente, tant au crâne qu'à la face, plusieurs solutions de continuité avec perte de substance ; et à celles-ci correspondent divers fragments rencontrés en partie dans la cavité crânienne elle-même, en partie dans la terre qui environnait la tête.

b. Crâne — Si l'on met en place les différents fragments qui le composent, on le trouve volumineux, de configuration normale, mais avec un développement très-prononcé de la région occipitale, dont les saillies proéminent beaucoup. Le frontal est médiocrement large, de moyenne hauteur, sans aucune trace de division sur sa partie médiane ; les bosses pariétales ne sont pas très-accusées. Le diamètre antéro-postérieur (du trou borgne à la protubérance occipitale interne) mesure 15 centimètres ; le diamètre vertical (du trou occipital à la voûte crânienne) ne mesure que 12 centimètres et demi.

L'épaisseur des diverses parties est moyenne, mais il y a proéminence du tissu spongieux à larges aréoles vides, tandis que les lamelles du tissu compacte sont amincies. La surface externe est parsemée çà et là de petites taches de chaux dont la coloration est d'un blanc sale ; le reste offre une teinte jaune rougeâtre plus ou moins sombre.

La surface interne, au contraire, est recouverte d'une couche légère de terre et de chaux qui fait en quelque sorte corps avec la substance osseuse.

Sur les deux faces on note quelques traces d'érosion superficielles et très-limitées ; l'os a perdu de son poli, et paraît rugueux et poreux.

L'ossification est très-avancée, car c'est à peine si l'on peut distinguer la suture coronaire à sa partie supérieure ; il en existe encore quelques rudiments de chaque côté. Les dentelures de la suture sagittale ont presque disparu, le sphénoïde et l'occipital ne forment qu'une seule pièce ; enfin les lamelles de la suture écailleuse sont très-amincies.

Le crâne a perdu plus d'un tiers de ses parois, presque toute sa partie postérieure et inférieure gauche et un peu de sa partie postérieure droite. Cette perte de substance donne lieu à une ouverture de forme irrégulière et dont le contour a des directions variées.

Commençant la description par en haut et à gauche, pour aller de là à droite puis en bas, et enfin revenir à gauche, nous noterons :

1° Un segment correspondant au pariétal gauche, dirigé transversalement, de forme rectiligne, long de 55 millimètres, à bords lisses et nets au niveau de la table externe, irréguliers dans toute l'épaisseur et au niveau de la lame interne ; il forme un angle presque droit avec le pariétal droit. De cet angle on voit partir une fente à bords sinueux et irréguliers, longue de 4 centimètres, intéressant toute l'épaisseur de l'os.

2° De cet angle droit et à quelques lignes en arrière, naît, aux dépens du pariétal droit, un second segment dirigé obliquement de gauche à droite, d'avant en arrière, suivant une ligne droite, long de 3 centimètres, offrant des bords semblables à ceux du premier segment, et tombant à angle obtus sur le suivant. Il part de cet angle une fente qui divise l'os dans toute son épaisseur, qui présente une direction et des bords irréguliers, et est longue de 35 millimètres.

3° A cet angle obtus fait suite un troisième segment d'une longueur de 4 centimètres, à direction verticale, rectiligne, presque lisse dans toute son épaisseur, aboutissant à la base de l'occipital en formant un angle droit.

Il naît aussi de cet angle une troisième fente intéressant la table externe seulement, dirigée transversalement sur la moitié droite de l'occipital, longue de 4 centimètre, se terminant à une fracture de forme ovale, à un grand diamètre antéro-postérieur de 4 centimètre et demi, large de 9 millimètres, à contour irrégulier avec dépression de l'os qui est divisé en trois fragments; le point où la dépression est le plus prononcée, se trouve sur la moitié droite. La lame interne correspondante fait, dans la cavité crânienne, une saillie conoïde qui est fracturée tout autour de sa base. Les bords de cette lame interne qui limite la dépression, sont irréguliers et présentent des esquilles.

On ne remarque pas de fracture de la partie spongieuse qui est aussi déprimée, elle semble avoir cédé par le seul fait de sa souplesse. .

4° Un autre segment se continue sur l'occipital; il a également une direction verticale et en ligne droite; sa longueur est de 3 centimètres, et son bord externe est parfaitement lisse. Il finit encore à angle droit sur l'occipital et à ce niveau on voit :

5° Un autre segment à direction ainsi qu'à bords irréguliers ;

6° Sur ce qui reste de l'occipital, une partie à bords externes lisses et nets, presque rectilignes, dirigés transversalement à gauche dans une étendue de 2 centimètres.

7° Le segment suivant est dirigé de bas en haut, long de 35 millimètres, presque rectiligne et à bord externe lisse dans toute sa longueur; il correspond à la portion mastoïdienne du temporal gauche, et est également lisse dans son épaisseur et au niveau de la lame interne.

8° Le reste de ce contour, qui correspond pour la plus grande partie à la base du crâne, offre une direction et des bords irréguliers.

Toutes les parties osseuses qui font défaut existent en plusieurs fragments de grandeur et de formes diverses, aucun ne dépassant 3 centimètres carrés ; la disposition et la direction de leurs bords sont en rapport avec celles des segments auxquels ils correspondent. Notons aussi combien les bords correspondants de ces fragments sont irréguliers dans leurs bords et leur direction, et la manière dont ils convergent vers le centre de la fracture.

Mis en place, tous ces fragments ferment complétement l'ouverture que nous avons décrite. Chacun d'eux ne présente aucune trace d'érosion.

L'épaisseur du crâne et celle des fragments sont de 6 millimètres pour l'occipital au niveau des segments 3 et 4, de 5 millimètres pour le pariétal gauche au niveau du segment 3, et de 6 à 7 millimètres au niveau du segment 1.

Tout le contour de cette perte de substance et les bords des fragments sont salis par de la chaux durcie et incorporée à la substance aréolaire. On trouve également de la chaux dans la fracture ovale décrite avec le segment 3 et sur les esquilles.

c. *Face.* — Il ne reste plus de la face que la voûte orbitaire, une portion de l'arcade zygomatique et du maxillaire supérieur droits, et la mâchoire inférieure.

Les parties qui font défaut existent encore, mais à l'état de fragments retrouvés près de la tête au moment où fut déterré le cadavre. Tous ces os de la face semblent fragiles, recouverts d'érosions nombreuses et petites, salis par la chaux sur leurs deux faces, à bords irréguliers.

Un de ces fragments, portion du maxillaire supérieur droit, conserve dans ses alvéoles les deux premières dents molaires dont la première est cariée à sa face antérieure au niveau de son collet, et à son côté qui regarde l'autre dent au niveau de sa couronne.

En dehors de ces deux molaires, le bord alvéolaire est fermé, ossifié, rétréci et sans trace aucune de cavité dentaire.

En dedans, au contraire, on aperçoit une bonne partie de la racine de la canine arrivant jusqu'à la partie supérieure de l'alvéole et dont l'extrémité est irrégulière et cariée.

A gauche de celle-ci, l'alvéole de la seconde incisive contient de la terre et de la chaux ; du reste il est rétréci au point de ne pouvoir contenir plus d'un grain de riz, c'est-à-dire qu'il est déjà dans un état avancé d'ossification. Enfin, dans l'alvéole de la première incisive se voient les restes de la racine de cette dent qui se termine par une extrémité cariée.

Sur un autre fragment, également du maxillaire supérieur, mais du côté gauche, l'alvéole de la canine est rempli d'un mélange de terre et de chaux.

En passant au crible la terre qui entourait la tête, on trouva une canine qui correspondait à cet alvéole. Sur ce même fragment l'alvéole de la première molaire renferme aussi de la terre et de la chaux. Après l'avoir vidé, on reconnaît qu'il est de profondeur et de grandeur normales et fracturé dans sa lame antérieure. La molaire qui lui correspond fut trouvée à côté de la canine décrite plus haut. Nous devons encore noter une petite cavité, reste de l'alvéole de la seconde molaire, occupée par la matière terreuse et calcaire. Les autres parties du bord alvéolo-dentaire de ce fragment, et le bord des trois autres petits fragments qui, réunis au premier, con-

stituent tout l'os maxillaire supérieur, sont amincis et aplatis d'avant
en arrière, sans trace d'alvéole.

La mâchoire inférieure existe en une seule pièce, et est dépourvue
de l'apophyse coronoïde et du condyle gauches. La solution de continuité dans le maxillaire aussi bien que sur la portion qui en est dé-
tachée et qu'on trouva parmi les autres fragments est irrégulière et
dirigée transversalement du côté du condyle, lisse et oblique, de
l'apophyse coronoïde.

La face antérieure du corps de cette mâchoire est recouverte d'in-
crustations terreuses et calcaires. On y voit, surtout sur la partie
médiane, des filaments très-minces de couleur blanc sale, longs de
1 à 3 millimètres, adhérents plus ou moins à l'os et à la chaux ; ce
sont des restes de la barbe. Le menton proémine en avant et le bord
alvéolaire contient en place les deux incisives latérales, mobiles au
point de pouvoir être enlevées, et la racine presque entière de la première incisive gauche dont l'extrémité est cariée. L'alvéole de la première incisive droite est rétréci et au tiers de son ossification ; ce
qui reste est également rétréci, saillant, parfaitement ossifié, sans
aucune trace d'ancienne cavité alvéolaire.

Ajoutons qu'indépendamment des altérations spéciales notées sur
quelques-unes d'entre elles, toutes les dents, tant à la mâchoire supérieure qu'à l'inférieure, sont diminuées de volume, presque dé-
pourvues d'émail ; leur collet est rétréci et leurs racines qui font
saillie hors des alvéoles, sont atrophiées.

III. — *Sternum.*—Cet os est divisé en deux pièces : d'un côté,
le manubrium ou pièce supérieure et le corps ; de l'autre, les deux
tiers supérieurs de l'appendice xiphoïde, qui sont ossifiés. Pas la
moindre trace du tiers inférieur de cet appendice, qui certainement
a dû subir le même genre de destruction qui a consumé les autres
cartilages non envahis par l'ossification. Les faces par lesquelles se
correspondent le corps et le manubrium sont lisses et recouvertes
d'une mince couche de cartilage ossifié.

Cet os est bien conservé et d'une coloration rouge brunâtre
sale ; en quelques points il offre de petites taches de chaux ; il est
rugueux et présente une saillie notable au niveau de l'union des
pièces qui le composent. Sur ses côtés on voit des débris ossifiés de
cartilages sterno-costaux. La longueur du manubrium du corps et
des deux tiers de l'appendice est de 165 millimètres ; celle du manubrium seul était de 50 et celle du corps de 106. La largeur du
manubrium à sa base, est de 6 centimètres, et celle du corps, au
point où elle est le plus considérable, de 34 millimètres.

IV. — *Clavicules.* — De longueur notable, en rapport avec les
autres parties du squelette ; la droite a 16 centimètres, la gauche

158 millimètres. Elles sont solides, marquetées de taches roussâtres ; sans autres caractères spéciaux.

V. — *Côtes.* — La cinquième côte gauche est le siége d'une
fracture comminutive oblique vers son tiers sternal, et autour de
ce point elle est érodée notablement. Trois autres côtes présentent
aussi à leur extrémité sternale des fissures et des érosions.

Toutes sont d'un blanc sale, parsemé de taches roussâtres ; cette
dernière teinte est plus prononcée à leur extrémité vertébrale.

On ne distingue rien autre chose qui mérite une mention spéciale ;
leur conformation est normale. Il en est de même pour les dernières
fausses côtes.

VI. — *Omoplate.* — Rien de spécial à signaler ; nous dirons
seulement qu'il existe dans quelques points des traces d'érosion.

VII. — *Os hyoïde et cartilages du larynx.* — La grande corne
de l'os hyoïde est émoussée. Les cartilages cricoïde, thyroïde et ary-
ténoïde (ces deux derniers sont soudés ensemble) sont ossifiés,
comme nous l'avons vu ; leurs surfaces présentent de petites rugosités par suite d'un commencement d'érosion.

VIII. — *Colonne vertébrale.* — Au-dessous de la couche de
chaux qui, ainsi que nous l'avons décrit, recouvre les surfaces articulaires de presque toutes les vertèbres dorsales et lombaires, on
reconnaît qu'il existe encore des traces, mais ossifiées, des disques
intervertébraux. Le corps de ces vertèbres est d'un rouge brunâtre ;
du reste, elles sont bien conservées et de conformation normale. Si
on les rapproche, il en résulte une colonne vertébrale avec ses cour-
bures, comme à l'état naturel.

IX. — *Bassin.* — Les os du bassin sont bien conservés, de
configuration normale ; leur ossification est complète, et il n'y a aucune division ni sur les os innominés ni sur le sacrum. Le coccyx est
ossifié et soudé a la dernière fausse vertèbre du sacrum ; enfin une
portion des ligaments sacro-coccygiens a subi aussi un commencement d'ossification.

La surface de ces os est rugueuse, les aspérités anatomiques ainsi
que les tubérosités proéminent d'une manière notable ; les fosses
iliaques sont amincies, comme si elles étaient composées d'une seule
lame, et leur partie centrale est presque transparente.

Après avoir mis en rapport les deux os innominés et le sacrum,
on obtient les mesures suivantes :

20 centimètres entre les deux épines iliaques antérieures et supérieures ; 20 millimètres entre les épines iliaques antérieures et inférieures ; 104 millimètres pour le diamètre sacro-pubien au niveau
du détroit supérieur ; 128 millimètres pour le diamètre transverse
bis-iliaque ; 122 millimètres pour le même diamètre oblique ; 1 décimètre pour le bi-ischiatique ; 105 millimètres pour le diamètre sacro-

coccygien ; 103 millimètres pour la longueur du sacrum ; 110 millimètres pour sa largeur au niveau de son extrémité supérieure ;
3 centimètres pour la hauteur du sacrum, c'est-à-dire son degré de
courbure mesuré par une ligne allant du centre de la face antérieure
au milieu de la droite qui représente sa longueur ; 215 millimètres
de largeur entre le centre des deux fosses iliaques, largeur prise en
rasant la face antérieure du promontoire ; 235 millimètres du point
le plus élevé de la crête iliaque à l'extrémité inférieure de la tubéro-
sité ischiatique correspondante ; 105 millimètres de hauteur pour la
fosse iliaque de la ligne innominée au point le plus élevé de la crête
iliaque.

Les fosses iliaques sont presque verticales et très-peu larges. La
forme du trou ovale est à peine triangulaire.

Les os du pubis sont élevés et rapprochés ; les branches descendantes et ascendantes sont un peu dirigées en dehors.

X. — *Membres.* — Nous avons déjà indiqué les os qui manquent
aux pieds et aux mains ; nous avons également signalé le volume
anormal du tibia gauche.

Tous les os des membres ont une coloration rougeâtre en quelques
points, rouge brunâtre dans presque tout le reste de leur étendue ;
la teinte brune est bien plus accusée sur les extrémités inférieures
et la teinte roussâtre sur les supérieures. Leur développement est
en rapport avec le reste. L'humérus droit est long de 34 centimètres
et le gauche de 334 millimètres.

Le radius droit a 245 millimètres et le gauche en a 242.

Le cubitus droit a 262 millimètres et le gauche 260, y compris
l'olécrâne.

Le fémur droit, du point le plus élevé de la tête circulaire à l'extrémité du condyle, mesure 485 millimètres, et le gauche 480. La
circonférence de cet os, prise où elle est la moindre, c'est au milieu
de la diaphyse, est de 1 décimètre pour le fémur droit et au-dessous
de 8 millimètres pour le gauche.

Çà et là on aperçoit quelques érosions : mais elles sont superficielles aux extrémités supérieures qui sont parfaitement sèches. Les
extrémités inférieures n'offrent aucune perte de substance, mais elles
sont humides et onctueuses.

Après cette description qui suffit pour donner une idée générale
de l'état dans lequel se trouvaient ces ossements, devrait venir celle
des squelettes 2 et 3, mais nous l'omettons pour abréger ; du reste,
elle sera résumée dans la partie suivante.

I. — Tous les os trouvés dans chaque fosse appartiennent à un même squelette.

Nous sommes conduits à porter ce jugement : 1° par la disposition naturelle où ils furent trouvés, au moment où on les déterra ; 2° parce que les différentes parties de chaque squelette se correspondaient anatomiquement entre elles ; 3° par la proportion du développement et par l'harmonie des autres caractères entre les différents os ; 4° par les modifications à peu près égales subies par tous les os retrouvés dans chaque fosse, et par le degré d'ossification et d'altération commençante.

II. — L'âge des individus auxquels appartiennent ces trois squelettes a été déterminé ainsi qu'il suit :

a. Le *premier squelette* révélait un âge au delà de la cinquantaine et cela pour les raisons suivantes : 1° L'absence de toute trace d'épiphyse et de division des os qui, avant leur développement complet, résultent de plusieurs parties séparées, par exemple, l'os frontal, le sternum, les os des iles et le sacrum. En outre, le volume, la forme, la solidité des différents os indiquent un développement complet. Il en est de même de la taille de 1 mètre 77 centimètres, de la longueur et de l'épaisseur de chaque os et des traces de barbe. 2° La saillie très-marquée des aspérités et des apophyses, les rugosités manifestes de la surface des os en général ; l'apparence sensible des sillons, des trous, des dépressions ; le relief notable des lignes d'union entre les différentes parties dans lesquelles se trouvent divisés les os jusqu'à leur parfaite ossification, par exemple, le sacrum, le sternum, la prédominance en général de la substance spongieuse sur la substance compacte, notamment aux os du crâne ; le développement plus avancé de la partie postérieure du crâne, comparé à celui de l'antérieure ; la saillie des bosses frontales ; le degré d'ossification des différentes surfaces articulaires du manubrium et du corps du

sternum. De semblables caractères appartiennent aux individus qui ont dépassé l'âge moyen de la virilité. 3° L'état des
sutures crâniennes, à peine visibles sur quelques points du
squelette, ossifiées dans presque toute leur étendue ; l'état des
deux mâchoires et de la dentition qui nous montre l'existence
de quatre dents entières, seulement à la mâchoire supérieure,
à savoir la canine gauche, la première molaire du même côté,
et les deux premières molaires du côté droit avec les racines
de la première incisive et de la canine droites qui sont cariées;
l'alvéole de la seconde incisive droite rétréci plus que de
moitié par l'ossification ; celui de la deuxième molaire gauche
considérablement rétréci par le même mécanisme ; le reste
du bord alvéolaire de la mâchoire supérieure aminci, rétréci,
sans traces d'alvéoles ; l'état de la mâchoire inférieure faisant
une saillie notable par sa partie moyenne et offrant aussi un
bord aigu et aminci, garni seulement de deux incisives latérales et de la racine de la première incisive gauche, l'alvéole
de la première incisive droite étant réduit au tiers de sa cavité
par le même processus d'ossification ; la condition des dents
restées aux deux mâchoires, et qui présentent leur émail
devenu plus mince et presque disparu, leur collet rétréci,
leurs racines atrophiées et plus saillantes dans les alvéoles;
l'ossification complète des cartilages du larynx et d'une partie considérable des cartilages sterno-costaux et des disques
intervertébraux ; le coccyx uni au sacrum par l'ossification
du cartilage intermédiaire ; l'ossification d'une partie des
ligaments sacro-coccygiens ; celle des deux tiers de l'appendice xiphoïde et son union par ossification au corps de l'os ;
d'un autre côté, l'absence de la partie inférieure de cet appendice qui s'est détruit comme toutes les parties qui n'étaient
pas encore ossifiées. De semblables caractères prouvent que
l'individu devait, non-seulement avoir dépassé la virilité, mais
bien être déjà, quoiqu'à un degré peu avancé, dans l'âge
sénile.

b. Deuxième squelette.— L'âge de ce squelette est de trente à quarante ans pour les raisons suivantes : 1° L'absence de toute trace d'épiphyse et de division des os, qui, avant l'âge viril, forment plusieurs segments, et le degré de développement des différentes parties du squelette ; l'état lisse de la surface des os comparativement au premier et au troisième squelette ; les modifications qu'ont subies les aspérités, les apophyses, les éminences articulaires, les sillons, les dépressions et les trous qui sont moins prononcés ; la prédominance de la substance compacte sur la substance spongieuse ; la faible saillie des bosses frontales et des rugosités de l'occipital ; le peu d'épaisseur des os du crâne, et leur consistance rendue plus grande par la prédominance des lames compactes. 2° L'absence du cartilage ensiforme ; la présence de quelques débris seulement des cartilages sterno-costaux qui sont ossifiés ; celle de quelques fragments ossifiés aussi des disques intervertébraux ; l'absence des cartilages du larynx et du coccyx ; l'état des sutures crâniennes dont les unes sont médiocrement apparentes, les autres encore existantes ; la mâchoire supérieure garnie de presque toutes ses dents, à l'exception de la première molaire droite, à la place de laquelle il n'y a aucune trace d'alvéole, mais un aplatissement du bord alvéolaire ; le rétrécissement par un travail d'ossification commençante de l'alvéole de la première incisive gauche ; la forme arrondie du maxillaire inférieur ; la conservation de toutes les dents qui sont bien développées dans leurs alvéoles, les dents de sagesse elles-mêmes ont leur couronne au niveau des autres, avec leur émail presque intacte ; les éminences des molaires bien distinctes, et seulement amincissement superficiel de l'émail des dents de devant, tous caractères de l'âge viril peu avancé.

c. Troisième squelette.— Quarante ans environ ; en effet, les os de ce squelette, par leur développement et par leur ossification, par l'état des sutures crâniennes et par celui des dents,

appartiennent à cet âge de la vie; leur surface est moins
rugueuse que celle du premier squelette et plus que celle du
second; la hauteur du squelette est de 1 mètre 65 centimètres et son épaisseur proportionnelle; l'ossification est
complète dans toutes les parties, et il y a même un commencement de période régressive, en ce sens que la substance
spongieuse tend à prédominer sur la substance compacte,
surtout aux os du crâne; l'ossification des cartilages du larynx,
sauf le cricoïde, est presque complète; le coccyx est uni par
ossification au cartilage du sacrum; les ligaments sacro-coccygiens sont en grande partie ossifiés; les bosses pariétales
font une saillie médiocre, tandis que les aspérités occipitales
sont notablement prononcées; la suture sagittale est à peine
indiquée extérieurement en quelques points, et les bords de la
suture coronaire sont complétement confondus, excepté sur
les parties latérales; l'ossification de la suture lambdoïde est
presque complète et la suture occipito-temporale à peine
reconnaissable; l'état des dents et des mâchoires est tel, qu'à
la mâchoire supérieure, il manque la troisième molaire droite
et son alvéole qui n'est plus représenté que par une ligne
rugueuse, indice du travail de cicatrisation, la dernière molaire droite, dont l'alvéole n'a pas cette longueur ni cet écartement qu'il possède lorsqu'il a livré passage à la dent,
ni cette étroitesse propre au vieillard. L'état de cette portion
du bord alvéolaire est semblable à celui qu'on rencontre dans
les mâchoires bien développées, mais où la dent n'a pas fait
irruption; l'alvéole de la première molaire gauche est effacé
par le dépôt de substance spongieuse, de même que les
alvéoles de la troisième et quatrième molaires gauches; les
autres dents de cette mâchoire, ainsi que celles de l'inférieure,
sont bien développées, et même les dernières molaires sont
au niveau des dents voisines. L'émail dans certaines dents a
complétement disparu; dans d'autres, il n'est qu'aminci, et les
éminences restent encore suffisamment distinctes. Il résulte

de ceci que l'usure des dents est moindre que chez le premier individu, plus grande que chez le second ; ensuite l'ossification du cartilage ensiforme et la réunion des trois pièces du sternum sont autant de données qui prouvent un âge parfaitement mûr, et qui touche déjà à la période de décroissance.

III. — Le sexe a été reconnu masculin dans les trois squelettes, par les caractères suivants : 1° la taille, déjà considérable pour un homme chez le premier, moyenne chez les deux autres, eût été assurément extraordinaire pour une femme ; 2° le degré de force des os, leurs formes accentuées, anguleuses, à surface plus ou moins rugueuse, avec des saillies prononcées chez tous les trois ; ces différents caractères sont très-marqués dans le premier squelette, et suffisamment dans les deux autres; 3° la forme et la figure des os pelviens, la prédominance des diamètres verticaux sur les horizontaux, la direction plutôt verticale des os des iles, l'énergie de tous les os, en particulier des aspérités du sacrum, des épines antéro-supérieures et inférieures des os iliaques et des tubérosités ischiatiques ; la forme rugueuse des branches ascendantes et descendantes du pubis, qui d'ailleurs ne sont pas écartées en dehors ; l'arcade pubienne peu ouverte, la forme du trou obturateur tendant à celle d'un ovale, surtout chez le premier. Une autre donnée importante peut être tirée de la forme régulière des dernières vraies ou fausses côtes chez les trois individus, tandis que, dans le sexe féminin, elles se trouvent constamment déformées dans leur direction par l'usage du corset : ajoutons comme un fait de quelque importance, la longueur deux fois plus considérable du manubrium signalée chez les trois individus.

IV. — La taille, d'après les mesures prises, est grande dans le premier squelette, moyenne chez les deux autres, mais un peu plus petite chez le second.

La force remarquable du premier squelette et la saillie très-marquée des apophyses et rugosités d'insertion muscu-

laire, nous disposent à croire que l'individu était robuste et
musclé ; dans le second squelette, le développement est médiocre, et par conséquent l'énergie musculaire aussi ; pour le
troisième squelette, les formes osseuses sont un peu moins
accentuées encore.

V. — La **conformation** des os des trois squelettes est normale, excepté l'épaississement signalé au tibia gauche chez
le premier, et que nous considérons comme une hyperostose.
Nous constatâmes aussi une plus grande longueur que celle du
tibia droit, quoique le côté gauche ordinairement reste au-dessous de quelques millimètres comparativement au côté droit.
Dans ce premier squelette, le fémur droit, au lieu de présenter,
comme c'est la règle générale, 2 millimètres de plus que le
gauche, avait une longueur plus grande de 5 millimètres, et
une circonférence qui dépassait de 8 millimètres celle du côté
gauche ; on pouvait se demander si cette différence anormale
ne serait pas due à un défaut d'action du membre inférieur
gauche, conséquence d'une maladie dans le tibia atteint
d'hyperostose. La nature de cette affection aurait pu être
syphilitique, ou moins probablement rhumatismale, ou
scrofuleuse ; il est très-peu probable qu'elle soit due à une
hypérémie par excès d'action, telle que la station, la déambu-
lation, etc.

A propos de la conformation dont nous nous occupons
maintenant, rappelons que le volume du crâne du premier
squelette était assez considérable, avec prédominance de la
région occipitale, avec des bosses frontales prononcées, et un
front médiocrement élevé ; que la tête du second squelette
est de moyenne grandeur, avec un front plutôt étroit, et des
bosses frontales peu prononcées.

Le second squelette offre comme particularité les os du
nez très-arqués, assez longs, de sorte que l'individu devait
avoir un nez très-saillant, assez long, et une courbure sensible vers sa racine.

L'individu du premier squelette devait avoir un menton assez aigu ; en outre, le défaut presque complet des dents du maxillaire inférieur et de quelques-unes de la mâchoire supérieure, devait avoir probablement causé quelque défaut dans la prononciation, et la perte de la salive dans l'articulation des sons.

L'individu du premier squelette devait aussi avoir le menton plutôt aigu, mais non pas autant que le précédent.

L'individu du premier squelette était certainement pourvu de barbe, car nous en avons trouvé des débris comme collés à la surface externe du corps du maxillaire, et adhérents à la chaux qui salissait cette partie : au moment de la mort, la barbe devait être de la longueur de 1 à 3 millimètres, puisque telle était celle des restes déterrés. Il n'est pas possible de faire aucune supposition sur la couleur des poils, la couleur d'un blanc sale que nous avons constatée étant celle qu'ils acquièrent habituellement par la destruction cadavérique.

L'individu auquel appartient le premier squelette était peut-être atteint de hernie inguinale double, car un bandage élastique approprié entourait le bassin au moment de l'exhumation.

VI. — Pour ce qui est de la **cause des différentes lésions** notées dans les trois squelettes, nous pouvons dire que :

1° Les solutions de continuité décrites et désignées sous le nom d'érosions, dépendent de la destruction cadavérique dont l'action s'était fait sentir même sur les os, très-peu dans ceux du premier, un peu plus dans ceux du second, et médiocrement dans le troisième squelette.

Ces érosions sont :

a. Dans le premier squelette, superficielles aux deux lames du crâne, plus profondes aux os de la face, autour de la fracture signalée dans la cinquième côte gauche, aux scapulums, aux cartilages du larynx.

b. Dans le second squelette, elles sont superficielles à la face

externe du crâne et de la face, avec décollement de fines
lamelles, aux os unguis, aux parois de l'orbite constituées
par l'ethmoïde et le sphénoïde, et dont quelques fragments
ont disparu; au sternum, au scapulum gauche, et à la colonne
vertébrale, à l'orifice du centre de l'os iliaque gauche, et sur
d'autres points des os du bassin et des extrémités.

c. Dans le troisième squelette, les érosions superficielles
sont celles de la table externe du crâne accompagnées de
détachement de petites lamelles, celles de la face, avec perte
de quelques fragments; celles des cartilages du larynx, du
sternum, de la clavicule gauche dont quelques millimètres
d'une des extrémités font défaut; celles des côtes, des scapulums perforés au centre, avec perte d'une partie du bord ver-
tébral; celles des vertèbres, des os pelviens et des extrémités.

2° *Premier squelette.* — *a.* La lésion constatée sur le crâne
de ce squelette, sous forme de trou, a été assurément déterminée en petite partie par un instrument tranchant, et en plus
grande partie par un instrument contondant. Plusieurs points
du pourtour de la rupture offrent le bord de la table externe
lisse et net, mais, comme nous l'avons déjà dit, ce caractère
appartient également à l'action des corps contondants sur la
voûte crânienne; et nous admettons plus volontiers cette dernière cause, parce qu'il n'y a pas de caractères aussi tranchés
que ceux qu'on observe à l'occiput dans une fente verticale de
3 centimètres, et dans une autre horizontale de 2 centimètres,
et enfin dans une autre dirigée verticalement, de 3 centimètres d'étendue à l'apophyse mastoïde du temporal gauche;
là, en effet, l'action d'un instrument tranchant ne peut pas
être contestée. Un corps contondant peut tout au plus déterminer une fracture avec des bords lisses au niveau de la table
externe constituée de substance compacte; mais là où il y a
de la substance spongieuse même à la surface externe, comme
à l'apophyse mastoïde, un corps contondant aurait nécessairement produit une fracture à bords irréguliers.

Le reste du pourtour de la fracture, les différents bords des fragments, nous prouvent qu'il y a eu l'action d'un corps contondant ; leur disposition étoilée nous fait admettre que la violence a porté vers leur centre.

b. La fracture constatée à l'extrémité de la fêlure qui part de l'angle d'union de la partie du contour formée par le pariétal et l'occipital, de forme ovale avec une esquille déprimée, résultait à coup sûr d'un fort instrument pointu mû avec force. .

c. Des faits indiqués il résulte que ces lésions sont l'effet de plusieurs violences ; celles par instrument tranchant sont l'indice de plusieurs chocs, au moins au nombre de trois ; celles par un corps contondant sont peu vraisemblablement l'effet d'une chute, à moins que ce ne soit contre un corps dur et anguleux sur deux endroits, déterminant ainsi et la grande fracture et cette autre à forme ovale. Beaucoup plus probablement elles sont le résultat de plusieurs coups directs frappés avec force et au moyen d'un corps lourd ; et cela quoi que ce crâne eût une épaisseur moyenne avec prédominance de la partie spongieuse, et des lames compactes assez minces.

d. Les lésions de la face sont dues à un corps contondant ayant agi à plusieurs reprises sur les différentes parties et par action directe, à l'exception de la lésion signalée à la base de l'apophyse coronoïde, à bord net, lisse, due à un instrument tranchant ; celle qui intéresse la branche ascendante du maxillaire inférieur a été causée par un corps contondant. Cependant, comme cette lésion à bord irrégulier est continue à l'autre, elle pourrait aussi avoir été le résultat d'un instrument tranchant, manié avec vigueur et lourd, car dans ce cas il agit partie en coupant et partie en fracturant.

e. La fracture de la cinquième côte gauche oblique et comminutive, avec corrosion notable alentour, est produite par un corps contondant.

3° *Deuxième squelette.*— *a.* Les lésions des fémurs avec des

bords nets et lisses, et celles du tibia gauche furent produites
assurément par un instrument tranchant, agissant à plusieurs
reprises et avec force ; la lésion de la lettre *b* et *b'* indique, la
première, deux coups et huit coups la seconde, dirigés tous
transversalement au fémur ; les lésions de la lettre *c* indiquent
plusieurs coups dans tous les sens, et celles de la lettre *d* en
sens longitudinal.

b. Les lésions à bords irréguliers sur le tibia et le fémur du
côté gauche, continues aux précédentes et faites par instrument tranchant, furent certainement produites par un agent
contondant, entré en action probablement après l'instrument
tranchant, car il serait difficile autrement de comprendre
comment les lésions du tranchant seraient tombées juste sur la
direction des ruptures mentionnées. A la vérité, quelques-
unes de ces ruptures sont dues à un instrument tranchant
volumineux et lourd, d'autant plus qu'à l'extrémité inférieure
du fémur gauche il existait plusieurs lésions par le tranchant
et quelques éclats seulement.

Il est certain que toutes les fractures du tibia et du fémur
gauche ne peuvent être le résultat d'une seule chute faite
après les solutions causées par un instrument tranchant, et
qu'elles doivent être envisagées comme l'effet de plusieurs
coups portés sur la région.

La position dans laquelle fut trouvé ce squelette, et spécialement la flexion du tibia et du fémur, et la présence du
fragment du tibia auprès de cet os auquel il avait appartenu,
nous feraient penser que l'instrument tranchant a agi pour
mieux fléchir et enfoncer ce membre et le cacher ainsi dans
une profondeur appropriée ; les corps contondants, eux, auraient eu pour but d'écraser et de déprimer le membre jusqu'au
niveau voulu.

c. La lésion du crâne de ce deuxième squelette paraît due
à un corps contondant, mais le trait de 2 centimètres à l'extrémité droite, du côté supérieur de la fracture, pourrait avoir

été déterminé par un instrument tranchant. S'il en est ainsi, il faut admettre qu'il y ait eu au moins deux coups, l'un par instrument tranchant et l'autre par instrument contondant, presque au centre de la fracture.

4° *Troisième squelette.* — *a.* Les lésions crâniennes de ce squelette sont faites par un instrument tranchant et contondant.

b. La lésion de la lettre b' a été assurément produite par un instrument tranchant qui a dû être assez lourd.

c. Les lésions de la lettre b^2, b^4 sont faites par un corps contondant, et il est probable que la cause n'en est pas une chute contre un corps contondant, mais bien un choc direct, ou mieux plusieurs coups, vu la disposition irrégulière des fragments qui sont loin d'être disposés sous une forme étoilée.

d. La lésion de la lettre b^3 fut faite par un fort instrument pointu et manié avec force.

e. Les différentes lésions à la face sont à coup sûr l'effet d'un corps contondant qui aurait agi à plusieurs reprises ; par conséquent, il ne peut pas être question de chute, mais de chocs directs.

f. La fracture à la partie antéro-médiane du maxillaire inférieur est faite par un agent contondant qui peut être une chute ou un choc direct.

g. La lésion de la partie gauche du maxillaire inférieur avec absence d'une partie de l'apophyse coronoïde, est due à un instrument tranchant énergique et mû avec force.

h. La lésion à la base de l'apophyse condyloïde du côté gauche du maxillaire, ayant une direction différente de celle de la lettre *g*, doit être l'effet d'une contusion et d'un choc distinct de celle-là.

Il y a donc eu deux coups distincts frappés par un corps tranchant.

VII. — Nous ne pouvons pas déterminer si ces différentes lésions ont été faites durant la vie ou après la mort.

Les bords des différentes lésions n'offraient aucune trace d'altération morbide, telles que, exfoliation, carie, nécrose, etc., ni aucun produit de cicatrisation.

Il est certain qu'il ne faut pas moins de vingt jours pour la formation d'un cal osseux capable de résister au degré d'altération osseuse qui avait agi sur ces cadavres. Il nous est donc impossible d'apprécier si les lésions ont été produites une vingtaine de jours avant la mort, plutôt qu'après celle-ci; mais nous pouvons établir qu'aucune d'elles n'a été faite vingt jours avant le décès.

VIII. — Pour la gravité des différentes lésions, nous dirons :

Premier squelette. — Quoique la grande lésion au crâne ait été décrite comme étant unique, il faut la scinder en deux parties au point de vue de la gravité, c'est-à-dire celle qui a été produite par un instrument tranchant et celle qui a été déterminée par un instrument contondant.

a. Les lésions par instrument tranchant, au nombre de trois, provenant de trois coups différents, étaient graves par elles-mêmes, et par leur ensemble presque mortelles. Si par extraordinaire il pouvait y avoir guérison, celle-ci ne pouvait être obtenue avant deux mois, et très-difficilement, sans quelques complications, telles que la paralysie de quelques-unes des extrémités, ou d'une moitié du corps, ou de la parole, ou l'affaiblissement, et même la perte absolue d'une ou plusieurs facultés intellectuelles et des sens.

b. Le reste de la lésion, conséquence de l'action d'un corps contondant, est tellement grave que c'est à peine si l'on peut concevoir la possibilité de la guérison, laquelle, en tout cas, n'aurait pas pu se faire en moins de trois mois, et avec l'un des reliquats déjà mentionnés.

c. La lésion à forme ovale, siégeant dans la moitié droite de l'occipital, est également grave, et non guérissable en moins d'un mois.

d. Nous regardons les lésions par corps contondant trouvées à la face comme ayant une grande gravité et souvent même mortelles ; leur guérison, au surplus très-exceptionnelle, ne demanderait pas moins de trois mois, tout en laissant après elle des altérations fonctionnelles profondes.

e. La lésion de la base de l'apophyse coronoïde du maxillaire inférieur est grave ; elle n'est pas guérissable en moins d'un mois, et elle est suivie d'une gêne dans les mouvements.

f. Les autres lésions de cette mâchoire sont aussi graves, et demandent au moins trente jours pour le travail de cicatrisation.

g. La fracture de côte n'exige aussi pas moins de trente jours.

Deuxième squelette. — *a.* Les plaies par instrument tranchant des fémurs et du tibia gauche que nous avons décrites, sont en général graves, et cela à cause des incisions des parties molles qui ont dû nécessairement entamer des gros vaisseaux avant d'arriver à la lésion de la partie postérieure et inférieure du fémur droit.

b. Les lésions par instrument contondant du fémur et du tibia gauche sont graves et n'exigent pas moins de deux mois pour guérir ; elles guérissent rarement sans difformité, ou gêne des mouvements.

c. La lésion du crâne est presque toujours suivie de mort. Il faudrait au moins deux mois pour en obtenir la guérison, et encore, très-probablement, il s'ensuivrait une abolition plus ou moins complète des mouvements d'une ou plusieurs parties, et même des fonctions intellectuelles.

Troisième squelette. — *a.* La lésion du crâne est grave, de même que les lésions de la face, et la fracture du maxillaire inférieur n'exige pas moins de trente jours pour sa guérison.

b. La fracture par instrument tranchant de l'apophyse coronoïde du maxillaire inférieur n'exige pas moins de vin · ·

jours pour sa guérison, et celle-ci est souvent accompagnée d'une certaine gêne dans la mastication, etc.

IX. — La date de l'enfouissement de ces trois squelettes et de la mort se confond dans notre cas; cela résulte de la disposition des os du squelette, et, pour le premier individu, des restes de vêtements, de la ceinture, du bandage herniaire, des boucles d'oreilles, objets qui doivent avoir été enterrés dès les premiers moments dans ces fosses, ou moins d'une année après la mort, car ce temps dépassé, les parties molles sont trop altérées pour pouvoir soutenir les différentes parties du corps, et permettre le transport du cadavre; sans que la disposition de ses différentes parties et des objets environnants soit dérangée.

Nous croyons que l'époque de l'inhumation, en partant de la mort, remonte au moins à dix ans, mais qu'elle ne remonte pas au delà de quinze ans. Bien entendu que ceci ne peut être avancé que d'une manière approximative.

Il restait sur la surface des os une onctuosité qui n'aurait pas existé si la mort datait de plus de quinze ans, attendu que, au delà de cette limite, dans les condition de putréfaction au milieu desquelles gisaient ces cadavres, les éléments organiques auraient été détruits; ceci est vrai surtout pour le premier et le troisième squelette enterrés dans un terrain calcaire.

Les os ne présentant que quelques traces seulement de corrosion quoique le premier et le troisième squelette se trouvassent dans un terrain abondamment calcaire, sont une preuve de plus que l'inhumation ne devait pas remonter au delà de quinze ans.

Les os du troisième squelette offraient des corrosions un peu plus avancées et ils étaient moins onctueux que ceux du premier; cela était dû à la plus grande quantité de chaux au milieu de laquelle ils étaient plongés; ajoutons même qu'il est très-probable que l'enfouissement du troisième squelette a eu lieu un peu après celui du premier.

Le peu de profondeur des fosses, 0",30 pour le premier et le deuxième squelette au-dessous de la cave, et 0",25 pour le troisième, l'absence de cercueil, le premier individu étant même tout habillé, la nature silico-calcaire argileuse du terrain ; le fait que la cave a été, depuis 1854, comblée dans la hauteur de 3 mètres; l'âge des trois cadavres, etc., etc., telles sont les circonstances qui nous font admettre que l'inhumation date tout au moins de dix ans.

La perte de certains petits os appartenant aux pieds et aux mains de chaque squelette doit être attribuée à leur petitesse, qui a pu les faire égarer; en effet, les petits os qu'on a trouvés sont intacts, et éloignent l'idée que les autres aient fait défaut pour cause de mutilation, etc.

Le défaut de lésions des os des bras et des mains, lorsqu'il en existe d'aussi importantes dans d'autres parties, nous fait penser que les trois individus n'ont pas fait de résistance.

Boggia, quoiqu'il eût avoué l'homicide de la femme Perrocchio, niait résolûment ceux de Ribbone, de Meazsa et de Marchesotti. Le juge d'instruction s'appliqua aux recherches les plus minutieuses à l'égard de ces trois individus disparus, et il nous communiqua le résultat de ses recherches. Les renseignements qui se rapportaient à Meazsa furent identiques avec ceux que nous signalions pour le squelette n° 1, comme si nous avions connu Meazsa de son vivant. — L'époque de sa disparition, le sexe, l'âge, la stature, la constitution, la conformation du crâne et en particulier du front et du menton, la disposition des dents, la mauvaise prononciation, l'écoulement de la salive pendant la phonation, ce qui lui avait fait donner le sobriquet de *Bauscia* (salive), la double hernie inguinale contenue avec un bandage, la faiblesse de la jambe gauche, la ceinture qu'il portait autour des reins, et les boucles d'oreilles en or ; tout venait confirmer l'exactitude de notre interprétation, et nous fit déclarer que c'était bien le squelette de Meazsa.

Pour les deux autres squelettes, l'ensemble des caractères

n'avait pas une signification aussi précise; et quoique les caractères physiques relatifs à Marchesotti et en particulier à Ribbone fussent tels que nous les avions indiqués pour les squelettes nᵒˢ 2 et 3, cependant il nous était permis d'affirmer seulement, que le nº 2 pouvait bien être le squelette de Ribbone, et le nº 3 celui de Marchesotti. Boggia, attaqué avec un si grand nombre de preuves, fut forcé de faire un aveu complet, qui confirma notre appréciation, non-seulement sur l'identité des squelettes, mais même sur la cause de mort, sur le lieu de sépulture, sur la position donnée aux cadavres dans les fosses, sur l'époque du crime, et une certitude inductive se changea ainsi en certitude mathématique.

Cette étude minutieuse de l'identité à propos des trois squelettes est une des plus remarquables que l'on puisse citer. Elle fait le plus grand honneur aux savants experts italiens, et peut être donnée comme un modèle de recherches médicolégales sur ces difficiles questions.

CAS NOMBREUX D'ALIÉNATION MENTALE

D'UNE FORME PARTICULIÈRE

AYANT POUR CAUSE LA PERTURBATION POLITIQUE ET SOCIALE DE FÉVRIER 1848,

Par le Dʳ BERGERET,

Médecin en chef de l'hôpital d'Arbois.

L'expérience des siècles écoulés démontre que la maladie connue sous le nom d'*aliénation mentale* change de caractère suivant les temps, et qu'elle reflète, comme un miroir fidèle, les idées propres à chaque époque de la vie des peuples. En effet, qu'est-ce que la folie? Ce n'est pas autre chose que l'exagération d'une pensée dominante; c'est un trouble partiel ou général des facultés morales provoqué par une tension du cerveau tellement forte qu'elle ébranle l'équilibre naturel des fonctions de cet organe.

Mais il est une autre circonstance qui fait de l'aliénation mentale un sujet d'étude plein d'intérêt pour le philosophe et le médecin : c'est que l'aliéné, qui est pénétré des mêmes idées et animé des mêmes passions que l'homme jouissant de l'intégrité de sa raison, étale aux yeux de l'observateur son être moral dans toute sa nudité. Chez lui, l'amour-propre et le respect humain sont anéantis ; les considérations sociales s'éteignent ; les passions ne s'entourent plus du charme qui les rend séduisantes ; elles ont déchiré les voiles trompeurs qui masquent à nos yeux leurs tendances perfides et leurs convoitises criminelles. L'aliéné, livré à son idée dominante, entraîné par une impulsion irrésistible, oublie le reste du monde, foule aux pieds toutes les convenances, ne vit qu'en lui et pour lui seul. L'observateur attentif peut pénétrer dans les profondeurs de cette âme égarée et en sonder les replis les plus cachés. La folie met à nu tous les vices et toutes les faiblesses du cœur de l'homme. Véritable trépas de la raison humaine, elle révèle à tous les yeux les passions secrètes qui ont anéanti ou troublé les plus nobles de nos facultés, de la même manière que l'ouverture du cadavre met en lumière les lésions cachées qui ont tari sourdement les sources de la vie.

Envisagée sous ce point de vue, la folie est une des pages les plus intéressantes et les plus véridiques de l'histoire du cœur humain. On voit, dans l'existence des nations, des moments d'effervescence où cette affreuse maladie multiplie ses victimes d'une manière effrayante, et présente des particularités bien dignes de fixer l'attention. La révolution de février 1848 est de ce nombre ; elle a jeté tout à coup dans les esprits une perturbation profonde. Une sorte d'agitation fébrile a circulé dans tous les membres du corps social. Les idées les plus étranges, les théories les plus bizarres, lancées

au milieu de la foule par d'orgueilleux sectaires qui ne poursuivaient, dans leurs faciles triomphes sur l'inexpérience des
masses populaires, que les coupables rêves d'une vanité sans
frein et d'une insatiable ambition. Et la foule ignorante s'est
jetée avidement sur ces appâts trompeurs qui flattaient les
mauvaises passions du cœur humain. D'autre part, beaucoup
d'esprits faibles ont succombé sous le poids des terreurs que
leur imprimaient la voix menaçante des partis et les hurlements des factions. Aussi les cas d'aliénation mentale se
sont-ils multipliés d'une manière effrayante. J'en ai observé,
pour ma part, dix fois plus que dans les temps ordinaires.

Toutes ces folies ont présenté un cachet particulier qui
leur était imprimé par les événements contemporains. C'était
comme une nouvelle forme de folie qui faisait son apparition
dans le monde, et le docteur Groddeck, médecin allemand,
a publié à cette époque un opuscule intitulé : *De morbo de-
mocratico, nova insaniæ forma.*

Je vais raconter l'histoire de quelques-uns des aliénés que
j'ai soignés; chacun de ces récits sera une esquisse tracée
d'après nature.

Obs. I. — Victorine U...., âgée de trente et un ans, est mariée
avec un cultivateur qui vit dans l'aisance. Son caractère est paisible, mais sombre et mélancolique. C'est une femme dépourvue complétement d'instruction, mais qui remplissait avec la plus parfaite
régularité tous ses devoirs d'épouse et de mère avant les circonstances
fatales qui sont venues jeter le trouble dans cette âme simple et
naïve. Victorine est brune; elle a des traits réguliers, de grands
yeux noirs pleins de tristesse. L'ensemble de sa physionomie, qui
est assez belle, offre l'empreinte d'une préoccupation profonde. Elle
marche toujours le front incliné vers la terre : si elle relève la tête,
son regard reste fixé sur le ciel avec une expression très-prononcée
de mysticisme et d'inspiration. Elle habite une rue où les esprits
ont été fort agités, après la révolution de Février, par les mauvais
journaux et les discoureurs politiques. Le banc placé devant sa
maison était occupé souvent par les fortes têtes du faubourg, qui y
tenaient leur club et s'y livraient aux conversations les plus animées. Victorine y prêtait une oreille attentive ; peu à peu son ima-

gination s'exalta au plus haut degré. Toutefois le trouble de son âme
ne s'était pas encore trahi d'une manière bien sensible, lorsqu'à l'époque du *procès de Bourges*, elle disparut tout à coup du domicile con-
jugal, abandonnant complétement ses jeunes enfants, à qui ses soins
étaient si nécessaires. Vers quels lieux avait-elle dirigé ses pas?
Son mari se mit à sa recherche, et bientôt il apprit qu'elle était
montée dans la diligence de Paris. Il la suivit et se rendit à la préfecture de police pour retrouver ses traces; il y apprit qu'à son arrivée à Paris elle avait annoncé qu'elle était envoyée *par Jésus-Christ
pour délivrer les prisonniers de Bourges;* elle avait demandé instam-
ment à être conduite près d'eux pour accomplir sa mission divine.
Alors la police l'avait fait monter dans une voiture qui la conduisit
dans la section des aliénées de l'hospice de la Salpêtrière. Le mari
alla l'y réclamer, on la lui rendit, et il se hâta de la ramener à
Arbois vers ses malheureux enfants. Mais ceux-ci ne gagnèrent rien
à son retour. L'exaltation de son esprit s'était accrue depuis son
pèlerinage politique à Paris. Elle ne rêvait plus que l'accomplissement de ses glorieuses destinées. Elle passait des jours entiers en
prières et en invocations durant lesquelles ses lèvres se livraient à
un marmottement continuel. Ni les caresses de ses enfants, ni les
cris de son nouveau-né, privé du sein maternel, ne pouvaient l'arracher à son idée fixe et à ses tristes préoccupations. Un mois environ après son retour, elle entre un matin dans mon cabinet. « Je
» viens, dit-elle, vous prier de me faire conduire par les gendarmes
» à Paris. — Que voulez-vous aller faire à Paris? — Je veux aller
» délivrer mes amis, mes enfants, les détenus politiques. — Et pour-
» quoi vous chargez-vous de ce soin? — Je suis la *Mère Patrie*, la
» *Mère prédestinée.* C'est Jésus-Christ qui m'a dit que je sauverai
» les détenus politiques. Il m'apparaît toutes les nuits, il me presse;
» je n'ai point de temps à perdre. Je vous en conjure, faites-moi
» conduire à Paris. — Et vos enfants, ma bonne femme, vous n'y
» songez pas. Que deviendront-ils pendant votre absence? Votre
» premier devoir n'est-il pas de leur donner vos soins? — Mes en-
» fants, je les sacrifie à la patrie. D'ailleurs le monde est perdu si je
» ne fais pas ce qui m'est ordonné. Et puis, je suis la *Mère de la
» République*, mes véritables enfants sont les détenus politiques, et
» je dois aller briser leurs chaînes. Faites-moi donc partir au plus
» vite, je vous en conjure. Je n'ai plus d'argent; mais on m'a dit
» que vous pouviez me faire partir aux frais de la République. —
» Mais, lui dis-je, ces détenus politiques, en connaissez-vous au
» moins les noms? — Si je les connais! Le premier, c'est *Drôlin*
» (Ledru-Rollin); ensuite il y a *Burabès* (Barbès), *Balanqui* (Blan-
» qui), *Cachepail* (Raspail) et *Petit Blanc* (Louis Blanc). C'est avec
» eux que je dois sauver la France. Nous devons détruire le *dépotis*

» (le despotisme) ; il faut que les *rouges* écrasent les *blancs*, ou
» autrement les plus grands malheurs accableront le pauvre peuple.
» Il n'y a que moi qui puisse les empêcher ; c'est Dieu qui me l'a
» dit, à Paris, pendant *mon martyre.* »

A chaque instant, cette malheureuse femme interrompait brusquement notre dialogue. Elle paraissait prêter l'oreille à des voix
mystérieuses, à des bruits étranges et effrayants. Sa physionomie
prenait alors une expression indicible de terreur et d'exaltation. Ses
lèvres marmottaient rapidement des paroles inintelligibles. D'autres
fois elle paraissait proférer, d'un air grave et solennel, des mots
cabalistiques : elle ressemblait à une sorcière du moyen âge se
livrant à des *conjurations.* Dans ces moments, si je lui demandais :
Que faites-vous ? elle me répondait : *Je sauve le peuple.*

Notre entrevue finit brusquement et de la manière suivante. Tout
à coup elle se leva brusquement d'un air inspiré en me disant :
« Entendez-vous ? la trompette du jugement dernier ! *Je cours*
» délivrer les détenus politiques, ou bien tout est perdu. »

Et je la vis s'éloigner précipitamment.

Obs. II. — Louise N.... est une femme de quarante ans, blonde,
très-nerveuse, fort intelligente, ayant les traits du visage assez fins,
un œil d'un bleu foncé plein de vivacité, un beau front. Sa physionomie est habituellement ouverte et enjouée. Elle est veuve et a
deux enfants de quinze à vingt ans. Elle est ouvrière en linge. Des
chagrins domestiques ont agité son existence, et des revers de fortune l'ont jetée dans une position inférieure à celle qu'elle aurait dû
occuper.

Jusqu'à la révolution de Février, elle s'était toujours montrée
bonne mère et ouvrière habile ; mais, à cette époque, elle se mit à
lire les feuilles politiques les plus passionnées. On en voyait alors
partout, jusque dans l'atelier de la plus modeste ouvrière. Louise
consacrait des nuits entières à étudier et à paraphraser à sa façon les
numéros du journal *la Réforme.* On s'aperçut bientôt, dans le public,
de l'excitation singulière qui s'emparait de son esprit, à la manière
dont elle répétait dans les rues, à qui voulait l'entendre, les passages
du journal qui l'avaient le plus vivement impressionnée. Son heureuse mémoire lui permettait de les reproduire assez fidèlement. Elle
les débitait avec feu, un ton déclamatoire et une fécondité de commentaires qui était intarissable.

Bientôt ses préoccupations politiques lui firent oublier complètement les devoirs de sa profession et les soins de son ménage. Son
temps s'écoulait à *prêcher,* comme elle le disait, pour la *régénération*
du genre humain.

Elle entrait parfois dans des accès de fureur qui jetaient le trouble dans toute la maison. J'ai été un jour témoin d'une de ces lamentables scènes, et je vais essayer d'en mettre les principaux traits sous les yeux du lecteur.

La pièce occupée par la malade était un galetas étroit et obscur, dont l'ameublement accusait la pauvreté de ceux qui l'habitaient. Louise était accroupie sur son lit, en chemise, les cheveux en désordre, le regard étincelant, les traits du visage horriblement contractés. Ses gestes étaient frénétiques; elle vociférait avec colère, et ses cris sauvages avaient mis tout le voisinage en émoi. Ses parents et ses enfants éplorés entouraient son lit et faisaient tous leurs efforts pour l'apaiser. J'ai recueilli quelques-unes des phrases incohérentes qui s'échappaient de sa bouche avec l'accent de la menace et de l'imprécation. Je les reproduis ici textuellement : « Dieu a perdu la » tête ; c'est moi qui le remplace... Je dois remplir mon devoir... Je » suis Dieu... j'ai reçu pleins pouvoirs... il faut changer la face de » la terre... les grands seront anéantis et les pauvres prendront » leur place... Je vois le monde ravagé, le sang sera puisé à pleins » seaux... Que les riches apportent leur argent, il en est temps... » J'ai tenu la balance de l'iniquité, elle était pleine d'ordures; c'était » celle des *blancs*... Il y aura des pleurs et des grincements de » dents... Plus de misère, plus d'exploitation de l'homme par » l'homme, plus de riches, plus de gendarmes. L'homme doit se » gouverner lui-même... Je veux sauver la patrie. Le monde va être » régénéré. Je tiens l'*écrou* de la République; je tiens la *roue qui* » *doit broyer le monde; j'ai vu la montagne d'où s'écrouleront les* » *pierres qui doivent écraser les riches de la terre.* »

Après avoir prononcé ces dernières paroles, Louise se précipita à genoux sur son lit; puis, les yeux et les mains levés vers le ciel, elle s'écria avec un accent dont aucune parole ne peut rendre l'expression : « Dieu, je vous en conjure, préservez-moi de la richesse, car » tous les riches sont damnés, tous périront misérablement... Oh ! » quel malheur que d'être riche! Mes enfants, que Dieu éloigne de » vous la fortune, car vous seriez perdus. Je préfère la pauvreté : je » l'aime! je l'aime! La pauvreté doit être la maîtresse du monde... » *Voici la taverne qui doit commander aux rois. Le pape est la bête* » *de l'Apocalypse.* La religion n'est que du fanatisme; les prêtres ne » sont que des hommes d'argent. A bas la religion! à bas le pape ! à » bas les prêtres! Les vrais prêtres de l'humanité sont Robespierre, » Proudhon, Ledru-Rollin. »

Je l'interrompis brusquement en lui disant : « Et saint Vincent de » Paul ! Voyons, qu'en dites-vous? — Fi donc ! répliqua-t-elle, c'est » un jésuite, à bas les jésuites! »

A chaque instant, ses enfants désolés se jetaient dans ses bras en fondant en larmes et cherchant à l'apaiser. Mais elle les écartait

violemment en leur disant : « Plus d'enfants ! plus de parents! je ne
» vous connais pas ; il est impossible de me calmer ; j'obéis à une
» puissance irrésistible. J'ai des visions ; je suis la *mère libératrice ;*
» je vois dans les journaux des choses que seule je peux comprendre.
» Mon fils, qui est mort, devait changer la face de la terre) c'est
» moi qui en suis chargée aujourd'hui. Je suis l'apôtre, le messie de
» la république démocratique et sociale... Obéissez-moi où le monde
» est détruit à jamais. »

Rien ne peut rendre le tableau douloureux que formaient,
autour de cette espèce de Pythonisse rugissante et échevelée,
une famille désolée et des enfants au désespoir qui cherchaient
à étouffer sous leurs sanglots les affreuses imprécations que
sa bouche vomissait avec une volubilité inexprimable.

Obs. III. — Un soir de juin 1849, on vint me prier de me rendre
en toute hâte auprès de Marguerite N...., qui, disait-on, était
atteinte d'un coup de sang. Marguerite est une veuve de quarante-
deux ans, brune, maigre, bilieuse, d'une mobilité nerveuse excessive, d'une imagination vive, d'une heureuse mémoire, mais ayant le
jugement très-faux. Elle appartient a une famille d'artisans, est
veuve sans enfants. Elle a toujours aimé beaucoup la lecture : mais
elle lisait sans discernement et cette passion pour les livres lui a été
fort nuisible en remplissant son esprit d'une foule de notions confuses et mal élaborées. Elle a un très-grand fond d'orgueil et, quoique possédant des ressources suffisantes pour subvenir à ses besoins, elle s'est montrée, dans tous les temps, envieuse de ceux qui
lui étaient supérieurs par la fortune. Sa jalousie se trahissait par des
déclamations contre les grands, les riches, les gens haut placés, en
même temps qu'elle exaltait les personnes de sa condition et d'un
rang inférieur. Lorsque la révolution de février éclata, elle accueillit
avec bonheur ce débordement d'idées bizarres ou subversives dont
le pays fut inondé : elle dévorait les journaux et les pamphlets les
plus démagogiques. Les absurdités enfantées par toutes les sectes
du socialisme, du communisme, du fouriérisme, devinrent pour elle
des dogmes sacrés.

Qu'on me permette un mot au sujet de ces doctrines, pour
bien faire comprendre au lecteur dans quelle disposition mentale se trouvait Marguerite. On sait que ces hérésies sociales,
empruntées au paganisme le plus sensuel, prêchent tout le
contraire de ce qu'enseigne la morale évangélique. Ainsi le

Christ, qui connaissait notre nature avec ses faiblesses, ses imperfections, les penchants vicieux qui sont et seront à tout jamais la source principale des malheurs, des injustices, des inégalités dont toute société humaine est frappée, le Christ avait prêché la résignation dans l'adversité; il avait élevé au rang des plus sublimes vertus l'oubli de soi-même, l'austérité, le calme dans les souffrances, le mépris des jouissances matérielles. Il disait que la vie de l'homme n'est qu'un passage, un temps d'épreuve, et que *son royaume n'est pas de ce monde.* Rien de plus élevé, de plus pur, de plus spiritualiste que sa doctrine. La morale des sectaires modernes est, au contraire, empruntée au sensualisme le plus grossier et le plus stupide. Perdant complétement de vue les défauts indestructibles dont la nature humaine est entachée, ils ont l'air de croire à la possibilité de réaliser en ce monde le rêve du *bonheur parfait.* Ils poussent le peuple vers le goût des jouissances matérielles, et font miroiter à ses yeux les rêves dorés d'une organisation où l'homme aurait tout à souhait sans se donner la peine de l'acquérir, l'État étant chargé de pourvoir à tout; ils ont effacé le fameux proverbe si plein de vérité : *Aide-toi, le ciel t'aidera!* Ils proclament imperturbablement l'*abolition de la misère,* l'*extinction de la douleur.* On dirait qu'ils seront en état de décréter un jour que tout le monde doit *être heureux de par la loi,* et que la souffrance est exilée de notre planète. Charlatanisme abominable qui a fait, malgré sa grossièreté, des milliers de dupes et de victimes. Le sujet de cette observation nous en fournit un exemple.

Je me rendis sur-le-champ auprès de Marguerite et la trouva entre les bras de deux hommes qui ne pouvaient la contenir qu'avec beaucoup de peine. Elle était en proie à une des plus violentes attaques de nerfs dont j'aie jamais été témoin. Ses membres se roidissaient convulsivement ; sa face était horriblement crispée; un râle guttural et caverneux s'échappait de sa poitrine en sons déchirants. A chaque instant elle faisait entendre un grincement de dents qui glaçait d'effroi les femmes qui l'entouraient. Je lui fis respirer de l'éther et bientôt elle reprit l'usage de la parole. Les premiers mots qui s'échappèrent de sa bouche furent les suivants : « Qu'on me les » amène ces brigands de gendarmes, qu'ils viennent! je veux les » briser comme verre ; je voudrais leur arracher les boyaux du ven- » tre! Conduire ainsi des hommes, la chaîne au cou! ah! quelle » horreur! quelle ignominie! C'est ainsi que les blancs pratiquent la » fraternité! ils seront maudits! le peuple les broiera dans sa » colère. »

Je pris à part un des parents de Marguerite et lui demandai l'explication des paroles étranges que je venais d'entendre. Il me dit que l'attaque de nerfs de Marguerite avait été provoquée par la vue d'une voiture, qui avait passé dans la rue, conduite par des gendarmes et renfermant trois prisonniers enchaînés. Il ajouta que de pareilles crises lui étaient déjà arrivées, mais moins fortement, en voyant passer d'autres convois de prisonniers. Il m'apprit aussi que sa tête s'exaltait habituellement et que ses nerfs se crispaient avec violence à l'aspect d'une dame élégamment vêtue, d'un domestique en livrée, d'un brillant équipage ; que, même dans les moments où aucun objet extérieur n'excitait son imagination, seule avec sa pensée, au milieu des ténèbres de la nuit, on l'entendait parler à haute voix, déclamer avec force ou vociférer avec violence.

Je revins à Marguerite. Ses nerfs étaient moins agités, mais son cerveau était toujours en proie à une vive exaspération. Elle se livrait à un monologue animé dont j'ai retenu les passages suivants : « Quelle abomination d'humilier ainsi l'homme, la plus belle créature » de Dieu, au point de lui mettre une chaîne au cou! Charger de » fers des citoyens, des républicains! Quand donc le peuple ira-t-il » briser les portes des bagnes et des prisons? Plus de bourreaux! » Plus de victimes! Victor Hugo l'a dit. Tout cela doit disparaître ; » il n'y aura plus de malheureux; tous les hommes doivent être » pareils. Le socialisme les rendra tous également heureux. Pour » quoi un ouvrier gagnerait-il plus qu'un autre? C'est de l'iniquité. » Tout doit être égal. Plus de riches! plus de pauvres! rien que des » prolétaires. Mes amis, le vieux monde est fini. Un nouveau Messie » est venu. Louis Blanc va vous assurer à tous du pain pour vos en » fants : il est mon dieu, mon idole. Il m'apparaît la nuit : sa figure » est resplendissante de lumière. »

Je quittai Marguerite au milieu de ses divagations, parce que j'étais fort curieux de savoir quels étaient les trois prisonniers qui avaient traversé la ville et dont le sort avait ému le cœur de Marguerite au point de la jeter dans un état d'exaltation dont mon récit n'a pu donner qu'une imparfaite image. Je me rendis donc à la maison d'arrêt et je demandai au geôlier ce qu'étaient les nouveaux pensionnaires qu'on lui avait amenés. Nous consultâmes le registre d'écrou et voici ce que nous découvrîmes. L'un de ces prisonniers était un voleur de profession ; le second, un incendiaire qui, par vengeance, avait mis le feu à la maison de son voisin et étouffé un enfant dans les flammes ; le troisième était un père de famille qui avait cherché à violer sa propre fille. Tels étaient les trois estimables citoyens dont la vue avait si vivement impressionné les nerfs de Marguerite. Voilà comment les abominables doctrines qui circulaient dans l'air à cette époque pervertissaient tous les sentiments naturels, même celui de la pitié.

Je pourrais retracer encore plusieurs observations de folie dans lesquelles l'objet de l'aberration mentale roulait exclusivement dans le cercle des idées politiques. Mais les faits qui précèdent suffiront pour démontrer à quel point les idées nouvelles, jetées imprudemment au sein des masses, corrompent les idées et les sentiments naturels du peuple. En effet, les exemples que j'ai cités ne caractérisent pas une disposition mentale isolée et exceptionnelle. Combien d'autres individus étaient alors poursuivis par de pareilles idées sans être poussés par elles jusqu'à cet anéantissement ou ce trouble de la raison qui les laisse éclater au dehors ! Les maximes immorales prêchées par les novateurs modernes circulaient au milieu des populations comme un miasme pestilentiel. Un grand nombre de malheureux absorbaient le funeste germe et le couvaient en silence. Mais les aliénés sont les *enfants terribles* de la grande famille humaine. Ils divulguent involontairement les passions qui fermentent, plus ou moins secrètes et impénétrables, dans le cœur de ceux dont la raison plus solide sait en contenir l'explosion.

Je dois signaler maintenant une autre modification que la folie m'a paru présenter par l'effet des événements qui se sont accomplis après la révolution de Février. La nation s'est divisée en deux camps qui se sont livré de sanglantes batailles dans les rues de nos grandes cités, et ont lutté d'une manière moins terrible, mais non moins ardente, au milieu de l'arène parlementaire, sous la plume des journalistes et dans l'urne

du scrutin. Les menaces des partis et les sinistres prédictions
des Jérémies politiques ont retenti jusque dans nos hameaux les
plus reculés. Beaucoup d'imaginations faibles en ont été frappées, et il en est résulté un assez grand nombre d'aliénations
dont le caractère essentiel était une sombre préoccupation.
Tantôt les malades étaient en proie à la plus noire mélancolie.
D'autres fois, la crainte de périls imaginaires les poursuivait,
et ils étaient tourmentés par des hallucinations terribles ou
de lugubres fantômes.

Plusieurs faits de ce genre se sont présentés à mon examen,
et j'en vais rapporter quelques-uns.

Obs. IV. — Jean-Pierre N..... était un menuisier très-habile,
d'une excellente conduite, ne songeant qu'à son travail, d'un caractère fort doux, ne fréquentant ni les cafés ni les cabarets. Il ne s'é-
tait jamais occupé de politique, avait fait la sourde oreille à toutes
les insinuations du parti démagogique, n'avait jamais voulu sous-
crire pour les journaux qui poussent au désordre, ni s'affilier à ces
sociétés secrètes qui minent traîtreusement la société comme un
voleur qui se cache dans un bois écarté pour attendre les passants.
Aussi Jean-Pierre avait été souvent le point de mire des menaces et
des quolibets de ses voisins socialistes. On va voir quelle fatale impression ces circonstances exercèrent sur son esprit. Un jour que je
passais devant sa porte il me fit entrer en me disant : « Monsieur, il
» y a longtemps que je désire vous parler de ma maladie. — Quelle
» maladie, lui dis-je, vous avez un air de vigueur et de santé à faire
» envie à bien des gens. — Eh bien ! pourtant, je suis gravement
» malade, répliqua-t-il d'un air profondément contristé. — Enfin,
» voyons, qu'avez-vous? — Monsieur, tout mon corps sent horri-
» blement mauvais. » Je me mis à rire, car je compris immédiatement que l'esprit de cet homme était seul malade : en effet, il est
d'une constitution très-saine et d'une santé physique à toute épreuve.
« Vous ne le croyez pas, ajouta-t-il, pourtant tout le monde le dit.
» — Vous vous le figurez — Je vous demande pardon. Je l'entends
» très-distinctement. Si je parais dans la rue, chacun s'écrie sur mon
» passage : Pouah! comme il pue! Fi! il est pourri! A chaque
» instant on vient me crier sous mes fenêtres que j'empeste le pays,
» qu'il faut me jeter à la rivière. Ces cris me réveillent vingt fois en
» sursaut durant la nuit. Aussi je ne me couche jamais sans mon
» sabre. Je n'ose plus sortir et je n'ai plus le courage de travailler.
» Guérissez-moi, je vous en conjure, car je suis bien malheureux. »

J'employai toutes sortes de raisonnements pour lui faire comprendre qu'il était victime d'illusions trompeuses, que les paroles qu'il croyait entendre n'étaient que de pures visions comparables à des rêves pénibles qu'il aurait faits bien éveillé ; rien ne put le dissuader ; et au moment où je m'éloignais de lui, il me répéta encore d'un air consterné, et dans l'attitude d'un homme qui perçoit une sensation des plus désagréables : « Tenez, entendez-vous encore celui-là, qui crie qu'il faut me jeter à la voirie ? »

Obs. V. — Françoise U.... est une fille de village, âgée de trente-cinq ans, simple et ignorante. Elle est brune, a le teint pâle, de grands yeux noirs pleins d'une sombre tristesse et une physionomie d'un cachet très-prononcé de mélancolie. Elle vint un jour me trouver à Arbois, et me dit : « Monsieur, je voudrais bien qu'il » vous fût possible de me guérir, mais je n'ose pas vous dire » ma maladie. — Ma chère fille, je ne suis pourtant pas un devin et » je ne peux vous guérir que si vous me faites connaître votre mal. » — Mais, monsieur, c'est un mal si singulier ! je ne le comprends » pas moi-même. Oh ! non, je n'aurais jamais le courage de vous » l'avouer. Et pourtant, si vous saviez comme je suis tourmenté , » je n'y tiens plus, je suis la plus malheureuse du village. — » Allons, ayez confiance en moi. peut-être me sera-t-il facile de vous » guérir. — Eh bien ! monsieur. vous le croirez si vous voulez, » mais je ne peux supporter que les *maisons de mon village soient si* » *mal bâties.* Cette idée-là me poursuit sans cesse. Je ne peux re- » garder les maisons sans éprouver un frisson qui me glace. Je » crois toujours qu'elles vont s'écrouler sur moi et je passe tout mon » temps à courir dans la campagne, parce que je n'ose pas rentrer » chez nous de crainte d'être écrasée. Voilà tout mon mal. gué- » rissez-moi, je n'y tiens plus ! — Mais, ma chère enfant, d'où vous » sont venues des idées aussi bizarres ? — Mon Dieu, je n'en sais » rien. — Auriez-vous entendu raconter des histoires effrayantes ? » Avez-vous lu le récit de quelque tremblement de terre ? — C'est à » peine si je peux lire sur mes *Heures paroissiales.* Mais tenez, » monsieur, je veux vous raconter ce qui m'est arrivé à l'époque où » l'on planta tant de chênes dans les villages. J'étais venue au mar- » ché de la ville pour vendre mon beurre, et je m'en retournais » tranquillement lorsqu'un homme me glissa dans mon panier un » grand papier imprimé que j'eus le malheur d'emporter dans notre » maison. Ah ! si je l'avais au moins jeté dans la rivière en passant, » car je suis sûre qu'il venait de l'enfer ! Mon frère qui sait lire,

» lui, le prit et le lut à haute voix. Oh ! monsieur, vous ne pouvez
» pas vous figurer ce qu'il y avait sur ce papier ! On y disait que
» le monde ne pouvait plus aller comme çà, qu'il fallait faire un
» monde nouveau ; que les bourgeois, les riches, avaient fait leur
» temps ; qu'il fallait s'en débarrasser ; que les prêtres trompaient le
» peuple ! le nôtre qui est un si brave homme ! qui se prive de tout
» pour les malheureux ! Et la femme de notre *Monsieur*, qui est tou-
» jours près du lit des malades, qui est leur ange gardien et qui n'y
» vient jamais les mains vides. Enfin cette feuille maudite annonçait
» les plus grands malheurs. Eh bien ! monsieur, puisqu'il faut vous
» le dire, c'est depuis ce moment que mes vilaines idées me sont
» venues. J'ai perdu le sommeil : moi, qui travaillais comme deux,
» je ne peux plus soulager ma vieille mère dans le ménage, parce que
» je n'ose plus rester chez nous. Je crois qu'il n'y a plus rien de bien
» fait dans le monde, et notre maison me paraît si mal bâtie, qu'il me
» semble toujours qu'elle va m'écraser en tombant. Oh ! monsieur,
» que je suis donc à plaindre ! »

A peine eut-elle achevé ces mots qu'elle se mit à fondre en larmes et sa voix fut longtemps étouffée par les sanglots. Je ne pus me
défendre de la plus pénible émotion à l'aspect de cette innocente
victime de nos orgies révolutionnaires. Faut-il, me disais-je, que ce
journalisme effronté et corrupteur vienne jeter le trouble jusque
dans ces cœurs simples, dans ces âmes primitives, dont la naïveté can-
dide et pure devrait au moins être épargnée !

Je m'efforçai de consoler Françoise, de lui faire comprendre
dans quelle erreur déplorable elle était tombée. Elle parut
un instant ajouter une foi entière à mes paroles ; sa figure
se rasséréna peu à peu, et, lorsqu'elle me quitta, elle semblait
parfaitement disposée à chasser loin d'elle les pénibles pensées qui l'obsédaient. Néanmoins, je l'ai rencontrée plusieurs
fois depuis sa visite, et elle m'a abordé tristement en me disant : « Oh ! monsieur, vous m'aviez promis que je serais
» guérie, mais mon mal m'est revenu, et je suis plus malheu-
» reuse que jamais. Non, je ne pourrai jamais m'habituer à
» regarder les maisons de notre village sans frissonner. »

Obs. VI. — Antoine N..... est un vigneron âgé de quarante-
cinq ans, maigre, nerveux, d'une constitution vigoureuse. d'une
force herculéenne. Il est tout à fait sans instruction et d'une intel-
.igence assez bornée. Sa conduite a toujours été mauvaise : c'est un

habitué des cabarets. Il a, dit-on, fait mourir sa femme de chagrin, et commis des actes qui, à diverses époques, lui ont suscité des démêlés avec la justice. Il avait une honnête aisance, mais par l'effet de ses débordements, il a dissipé presque tout son bien. C'était un terrain bien préparé pour recevoir la semence du communisme. Aussi, dès les premiers jours de la révolution de Février, Antoine devint-il plus remuant, plus agité que d'habitude. On le vit pris de vin à peu près d'une manière continue. Il était impatient de voir arriver le jour où se réaliseraient les promesses pompeuses qu'il entendait proclamer dans les clubs et les cafés ; ce qui flattait le plus ses penchants secrets, c'était le partage des terres, la planche aux assignats, etc. En effet, il avait toujours sur le cœur la nécessité où il s'était trouvé, pour apaiser ses créanciers, de vendre quelques bons coins de terre, auxquels il tenait beaucoup, à ses voisins mieux rangés que lui : il caressait au fond de son cœur un vague espoir de rentrer en possession, grâce au partage des terres. Et puis il avait bien encore plus d'une dette criarde qu'il eût été enchanté d'effacer avec quelques *chiffons de papier* (les assignats). Bref, il crut pendant quelques mois très-sincèrement à la réalisation de tous ces beaux rêves : c'était si séduisant !

Mais quand il vit, au bout d'un certain temps, que les affaires prenaient une tournure toute différente de celle qu'il avait attendue impatiemment, il s'opéra dans son esprit une sorte de revirement ou de perturbation qui le conduisit tout simplement à la folie.

Voici de quelle manière. Il se persuada que si les événements n'avaient pas donné gain de cause au communisme, c'était parce que les *blancs* avaient trouvé moyen de l'empêcher par des sortiléges, des conjurations et en répandant à travers le pays une légion de malins esprits. Mais je vais le laisser parler lui-même. Voici le récit qu'il me fit un jour que, tourmenté de son état, il m'aborda dans la rue pour m'entretenir des sensations qu'il éprouvait. « J'ai, » dit-il, continuellement, dans chaque oreille, un esprit malin qui » me crie que je suis un vaurien, un scélérat, un jacobin, un bu- » veur de sang et toutes sortes de sottises. Ils ne me laissent pas » une minute de repos. La nuit, à peine suis-je endormi, qu'ils » m'éveillent en sursaut en me criant : Prends-garde à toi, coquin. » Mais ce ne sont pas encore ceux-là qui me tourmentent le plus. » Voyez-vous, j'en ai un essaim autour de moi. Il n'est pas de » mauvais tour qu'ils ne me jouent ; ils me persécutent sans cesse. » Si je vais à la cave tirer à boire, ils font couler mon vin à terre ; » si j'allume une lampe, l'un d'eux vient par derrière et me la souffle » immédiatement. Il n'est pas de jour qu'ils ne mettent quelque » chose dans ma soupe pour la rendre détestable. Quand je mange, » ils font tomber le morceau que je porte à ma bouche, et je ne peux

» plus faire un repas tranquille. Enfin, monsieur, je n'en finirais pas
» si je racontais tous les tourments qu'ils me font éprouver. — Et
» qui a pu ainsi les déchaîner contre vous? — Les blancs, mon-
» sieur, les blancs! ils savent que je ne les aime pas. Ils voyaient
» que nous allions être les maîtres, et alors ils ont fait un marché
» avec le diable qui nous a envoyé tous ces malins esprits. Tenez,
» entendez-vous, en me montrant d'un air effaré une de ses oreil-
» les, en voilà un qui est niché de ce côté et qui me crie, à m'as-
» sourdir, toutes sortes d'impertinences. »

Je cherchai vainement à le dissuader. Depuis cette première entrevue que j'eus avec lui, sa maladie n'a fait que
s'accroître. Les hallucinations de l'ouïe sont devenues si pénibles, qu'il a cherché par tous les moyens à se boucher les
oreilles. Il les a maintes fois remplies de terre, de cendres,
de plâtre; il les a, un jour, en quelque sorte *maçonnées* avec
du mortier; une autre fois il a essayé de les couper avec un
rasoir. Mais rien n'a pu calmer ses douloureuses impressions.
Ses voisins l'ont entendu souvent, durant des nuits entières,
courir à travers sa maison à la poursuite des esprits malins.
Il paraît que les voix qui frappaient ses oreilles prenaient,
par moments, un éclat d'une intensité insupportable, car on
l'a vu passer vingt-quatre heures de suite couché, sans boire
ni manger, avec deux doigts fortement enfoncés dans les
deux oreilles. Cette triste position s'est aggravée de jour en
jour, et a conduit Antoine à la maison des aliénés de Dôle,
où il est encore.

Obs. VII. — Thérèse N..... est une femme de vingt-trois ans,
douce, timide, tendre mère et épouse dévouée. Elle est mariée avec
un des vignerons les plus honnêtes et les plus laborieux, nature
droite, esprit clairvoyant et judicieux, cœur loyal et ferme. Une
pareille organisation devait rendre cet homme inaccessible à la contagion du mauvais air politique. Mais il avait le malheur d'habiter
un faubourg dont presque tous les habitants ont subi les inspirations de l'esprit de désordre et d'agitation. Thérèse ne pouvait être
placée plus mal que dans un pareil milieu. Chaque jour ses oreilles
étaient frappées de discussions animées, de querelles, de menaces
qui souvent étaient dirigées à l'adresse de son mari. Son esprit

faible et timoré en recevait les plus pénibles impressions. On va
voir à quelles tristes conséquences cette situation morale finit par la
conduire.

Un jour que je passais dans la rue qu'elle habitait, je vis Thérèse
assise devant sa maison et tenant son nouveau-né dans ses bras. Je
fus frappé de l'air profondément mélancolique dont toute sa physionomie était empreinte. Je m'approchai et je lui dis : « Qu'avez vous,
» Thérèse, vous me paraissez bien triste ? » Au lieu de me répondre,
elle se mit à fondre en larmes. J'attendis un instant, essayant de la
calmer et j'insistai pour qu'elle me fît connaître le motif de son chagrin. « — Oh! monsieur, s'écria-t-elle enfin, c'est bien triste,
» mais je veux tout vous dire, parce que vous m'indiquerez peut-
» être quelque moyen de me soulager. Mais vous n'en direz rien à
» mon mari, vous me le promettez, n'est-ce pas? — Je vous le pro-
» mets. — Figurez-vous que j'entends continuellement des voix qui
» me crient : Tu es perdue, ton mari sera tué, tu mourras avec lui,
» prends garde à toi, prends garde à ton enfant. Le jour et la nuit,
» partout dans les champs, à l'église, ces voix me poursuivent et ne
» me laissent point une minute de tranquillité. J'en perds le sommeil.
» Je n'ai plus le courage de rien faire; mon lait se gâte et mon
» pauvre enfant dépérit. Et puis je n'ose pas en parler à mon mari
» de peur de lui faire de la peine. Pourtant il voit que je souffre et,
» ne connaissant pas le mal qui me consume, il est cruellement
» tourmenté de ne pouvoir rien faire pour me soulager. Oh! mon-
« sieur, guérissez-moi, guérissez-moi, si vous le pouvez! »

En ce moment je vis sortir un petit chien qui se mit à aboyer. A
l'instant la figure de Thérèse prit une expression de terreur qui
attira mon attention. « Comment, lui dis-je, auriez vous peur aussi
de ce roquet? » — Elle parut un moment toute confuse. La rougeur
lui monta au front, puis elle répliqua : « Faut-il vous le dire, mon-
» sieur ? pourtant cela vous va paraître bien absurde et bien ridi-
» cule; mais il m'est impossible de m'en défendre. Eh bien! figu-
» rez vous que chaque fois que ce chien aboie, il me semble qu'il
me crie : *Tu vas mourir.* » A ces mots, les sanglots de Thérèse re-
doublèrent et la figure de son enfant se trouva bientôt inondée de ses
larmes.

Mon cœur était brisé d'émotion et de pitié. A peine pus-je
donner à cette malheureuse quelques paroles de consolation,
et je la quittai en lui promettant de venir la revoir et de faire
tout mon possible pour la guérir.

Quelques jours après, je la revis en effet : elle était un peu plus calme. Elle avait jeté son chien dans la rivière avec une pierre au cou.

Obs. VIII.— Gabrielle N..... est une femme de vigneron âgée de cinquante-deux ans, d'un tempérament nerveux, irritable, d'un caractère sombre, sauvage, irascible. Après la révolution de Février, la maison de Gabrielle était devenue le centre de réunion des femmes du voisinage : elles y tenaient une espèce de club féminin. Sans doute Gabrielle avait dû cette préférence à l'exaltation de ses idées. Elle lisait devant l'assemblée les passages les plus violents des journaux révolutionnaires et les commentait à sa façon avec une fureur de langage digne d'une *tricoteuse de* 93.

Au commencement de 1850, le calme était revenu dans les esprits, le club de Gabrielle était dissous depuis longtemps. Seule elle avait conservé toute la fougue de son imagination et l'ardente ferveur de ses aspirations démagogiques. Mais son système nerveux ne pouvait résister indéfiniment à une tension aussi énergique et aussi prononcée. Elle fut prise, une nuit, d'une attaque de nerfs violente à la suite de laquelle tout son corps resta plusieurs jours brisé et endolori. Cet événement imprima à ses idées une autre direction. Des pensées de mort vinrent l'assaillir et elle tomba dans un état profond de tristesse et d'hypochondrie. Elle se voyait toujours sur le point d'expirer, faisait ses adieux à sa famille et réglait elle-même les détails de ses funérailles. Si je lui prescrivais des remèdes, elle refusait de les prendre, disant que c'était inutile. Elle répétait sans cesse qu'elle était perdue. La cloche de la paroisse venait-elle à sonner, elle s'écriait que c'était pour son glas funèbre.

Elle était poursuivie de temps en temps d'hallucinations de l'ouïe. Elle entendait des voix qui lui criaient de la rue qu'elle touchait à sa fin, que son corps s'en allait en décomposition, qu'elle n'était qu'une *charogne bonne à jeter aux loups*, etc. Ces hallucinations devinrent si pénibles, qu'elle quitta la chambre qu'elle occupait sur la rue pour aller habiter un petit galetas obscur et retiré sur le derrière de la maison. Elle resta ainsi pendant plusieurs mois au bout desquels son aberration mentale prit un autre caractère. Elle se figura qu'une de ses filles, âgée de seize ans, celle qui lui avait plus spécialement donné des soins durant sa maladie et qu'elle affectionnait le plus, était menacée d'être arrêtée et conduite aux galères. Son cerveau s'exalta à un tel point, sous l'influence de cette préoccupation, qu'elle se mit à crier jour et nuit : « Ils veulent prendre ma » fille, mais je la défendrai ; ils ne l'auront pas, non, elle n'ira pas » aux galères ; la pauvre enfant ! la pauvre innocente ! quel mal leur » a-t-elle fait ? »

A chaque instant elle s'élançait à la fenêtre pour voir si les gendarmes ne venaient par prendre son enfant. Rien ne pouvait la distraire de cette pénible pensée. Mais la crainte puérile qui obsédait son esprit la conduisit, par une fatale induction, à un affreux projet. Un jour sa physionomie qui, depuis plus de six mois, restait constamment crispée sous le poids des plus lugubres pensées, s'illumina d'un éclair de joie, comme si une agréable sensation avait traversé tout à coup ce cœur ulcéré, et elle s'écria : « Ah ! quel bon-
» heur ! je viens de trouver le moyen d'empêcher qu'ils ne prennent
» ma fille. Ils ne l'auront pas ! ils ne l'auront pas ! Je veux la tuer !
» Je la tuerai !!! » Et sa figure, à mesure qu'elle prononçait ces mots, rayonnait d'une horrible satisfaction.

La famille n'attacha pas une grande importance à ces menaces qu'elle attribuait à l'égarement de sa raison. Quelques jours après, vers le milieu de la nuit, les habitants de la maison située vis-à-vis de celle qu'occupait la famille de Gabrielle furent éveillés par une lueur vive qui apparaissait à travers les vitres de la chambre où couchaient Gabrielle et sa fille. Ils se levèrent en toute hâte et se précipitèrent dans la maison de Gabrielle. En entrant dans sa chambre, ils furent frappés d'un affreux spectacle. Le lit de la fille de Gabrielle était en feu : la pauvre enfant venait de s'éveiller à moitié asphyxiée par la flamme et la fumée ; son père, accouru à ses cris, faisait tous ses efforts pour la ranimer. Gabrielle, debout, en chemise, au milieu de la chambre, répétait à chaque minute avec un ricanement infernal : « Ah ! ah ! c'est bien fait, ils viendront la
» chercher maintenant, mais ils ne l'auront pas, je viens de l'é-
» touffer. »

C'était elle, en effet, qui, dans un moment où son mari et ses autres enfants dormaient profondément, s'était levée sans bruit, avait entassé de la paille sous le lit de son enfant et y avait mis le feu. Les voisins se hâtèrent d'éteindre l'incendie, et, le lendemain, j'en vis encore les débris carbonisés dans un coin du jardin.

Aujourd'hui Gabrielle est tombée dans un état de prostration morale voisine de la démence. Rien ne peut tirer son intelligence de la torpeur où elle est plongée. Ses sens sont émoussés ; son existence est toute végétative et ne se distingue presque pas de celle des brutes.

Obs. IX. — Joseph N..... est un homme de quarante-huit ans, d'une constitution très-forte, bilioso-nerveux. Son caractère est très-vif et emporté. Il s'est marié à trente-deux ans, avec une femme très-intelligente, douée d'un esprit d'ordre remarquable. Un seul enfant est né de leur union. Ils n'avaient rien ni l'un ni l'autre lorsqu'ils entrèrent en ménage, si ce n'est quelques légères économies

qui leur permirent de monter une boutique très-modeste de merce-
rie. Ils se livrèrent avec tant d'intelligence et d'activité à leur petit
négoce, qu'il ne tarda pas à prospérer et que le cercle de leurs opérations s'agrandit en peu d'années au delà de toute espérance. Bientôt, Joseph put acheter quelques immeubles avec le fruit de ses
épargnes. Il lui arriva, presque chaque année, d'arrondir son petit
domaine par une acquisition nouvelle. La révolution de 1848 vint
le surprendre au milieu de cette voie de prospérité. Le revenu de
ses terres, joint aux produits de son commerce, l'avait placé dans
une honnête aisance. Voici quelle était sa situation financière ; son
actif se composait : 1° de quelques bons coins de terre ; 2° de la maison qu'il habitait et qu'il avait achetée récemment de ses deniers ;
3° d'un grand nombre de petites créances résultant de marchandises
livrées à crédit ; 4° d'un sac de 1600 francs qui était serré pré-
cieusement au fond de son armoire et qui jouera un grand rôle dans
l'histoire de sa maladie. Son passif était presque insignifiant.

Dans une situation pareille, il semble que Joseph, au milieu de la
crise de février, devait, dans son propre intérêt, se rallier aux
principes d'ordre et de conservation.

Il suivit pourtant une ligne de conduite entièrement opposée et devint un des agens les plus actifs de la politique subversive et agita-
trice. Trois circonstances principales vont nous rendre compte du
faux calcul qui dirigeait ses actions. D'abord, Joseph avait toujours
été très-vaniteux. Son orgueil naturel avait grandi démesurément depuis qu'il était devenu propriétaire Sa démarche, son langage,
toutes ses allures dénotaient en lui la satisfaction intérieure de
l'homme dont la pensée se délecte dans la contemplation de sa fortune naissante. Mais ce commencement de richesse n'avait fait que
l'allécher, et il s'était dit plus d'une fois, depuis la révolution de Février, en lisant les journaux qui déclamaient contre les grandes for-
tunes, que si un régime de terreur, comme celui de 93, venait à
faire émigrer les *gros*, à séquestrer leurs biens et donnait lieu à la
création des assignats, il pourrait, avec son sac d'écus, se procurer des masses énormes de ces *bouts de papier*, acheter à vil prix les
biens des émigrés et arriver promptement à être tout à fait riche.

Sous l'empire de ces idées, Joseph, le petit propriétaire, si orgueilleux du peu qu'il possédait, se jeta à corps perdu dans la croisade
socialiste. Il devint un des détracteurs les plus virulents des grands
propriétaires de son endroit. Il excitait le peuple contre eux et répétait tous les jours qu'il était temps que tout le monde arrivât à la
fortune et qu'elle ne fût pas le privilège exclusif de quelques individus.

Il faut qu'on sache que Joseph, avant son mariage, avait servi,
en qualité de cocher, dans la domesticité d'une maison très-opu-

lente. Il y était resté cinq années. Son séjour dans cette maison avait laissé dans son esprit des souvenirs ineffaçables. Le premier lui rappelait le faste qui y régnait et dont sa vanité se serait si bien accommodée pour son propre compte. Le second de ses souvenirs était relatif aux manières hautaines de la grande dame qui avait le tort très-grave de traiter ses valets comme des êtres d'une nature différente de la sienne, circonstance qui avait jeté dans le cœur de Joseph un ferment indestructible d'aigreur et de rancune contre les personnes qui lui étaient supérieures par la fortune.

L'envie et la haine, telles étaient donc les deux passions qui animaient Joseph dans cette guerre acharnée contre ceux dont il convoitait les richesses. Ajoutez-y un troisième sentiment : c'était une crainte intérieure qui l'engageait à se ranger du parti des communistes dans l'espoir qu'au moment de la *crise*, les *frères et amis*, au milieu de la *curée* générale, épargneraient ses propres possessions.

Enfin, une dernière circonstance achèvera de nous donner l'explication de la conduite de Joseph. Il ne lisait jamais que les journaux socialistes. Comme il manquait complétement d'instruction pour discerner le vrai du faux, il ajoutait une foi pleine et entière à tout ce qu'il trouvait imprimé dans leurs colonnes, croyant bonnement que c'était là toute la politique, et ne se doutant pas le moins du monde que ces phrases si ronflantes, ces affirmations si positives et si catégoriques, n'étaient qu'un appât jeté aux passions populaires par des spéculateurs qui riaient, du fond de leur cabinet, des dupes qu'allaient faire leurs périodes pompeuses ainsi que leurs mots creux et sonores.

Ainsi, la jalousie et la haine dont il était naturellement animé envers les gens vivant dans l'opulence, le désir de s'enrichir à leurs dépens avec leurs biens *nationalisés*, l'espoir ridicule et aveugle de voir ses propres biens épargnés par les hommes de sac et de corde auxquels il tendait sottement la main, enfin le défaut de lumière qui le faisait donner tête baissée dans les piéges tendus à la crédulité publique par les Fontanaroses du socialisme, tels étaient les mobiles qui transmettaient leur impulsion à cette âme égoïste et métallique. C'est dans cet ordre d'idées que Joseph vécut jusqu'à la fin de 1849. A cette époque, voyant que la marche des événements trompait ses prévisions, que les chances d'une révolution nouvelle s'éloignaient tous les jours de plus en plus, Joseph sentit son cœur abreuvé d'un amer dépit. On s'en aperçut à un changement très-marqué dans son humeur. Il devint sombre, rêveur, distrait, taciturne. Il ne parlait presque plus, évitait de causer politique, et, si on l'attirait en quelque sorte malgré lui sur ce terrain, il se livrait à des accès d'emportement dans lesquels sa raison paraissait déjà avoir reçu une atteinte manifeste. Mais un accident imprévu vint lui porter le der-

nier coup. La maison qu'il habitait et qu'il avait achetée de ses économies était vieille et menaçait ruine de tous côtés. En y faisant exécuter
quelques réparations urgentes, il provoqua l'écroulement d'un pan
de mur tout entier.

Un architecte déclara qu'il était indispensable, pour la sécurité
des habitants de la maison, de faire immédiatement exécuter d'autres travaux dont le prix devait s'élever à une somme considérable.
Cette nouvelle frappa Joseph comme un coup de foudre. Il resta toute
la journée immobile, l'œil hagard, ne répondant à aucune des questions qu'on lui adressait, et dans l'attitude d'un homme profondément anéanti. On crut qu'il avait été frappé d'une attaque d'apoplexie et on le fit saigner. La nuit suivante, à une heure du matin,
sa femme le vit allumer une lampe et se diriger d'un pas rapide vers
l'armoire qui contenait les 1 600 francs. — Que fais-tu, lui dit-elle?
— Je viens, répondit-il, d'entendre des voleurs qui remuaient mon
argent. Qu'ils prennent garde à eux, me voilà! En même temps il
ouvrit l'armoire d'un tour de main convulsif et son bras se précipita
vers l'endroit où gisait le précieux dépôt. Lorsqu'il l'eut palpé dans
tous les sens pour bien constater qu'il était intact, il ferma l'armoire
à double tour, emporta la clef qu'il cacha sous son oreiller et se remit au lit.

Quelques jours après, Joseph amena des ouvriers pour procéder
aux réparations indispensables de sa maison. Mais, comme il arrive
en pareil cas, à mesure qu'on avançait dans les travaux, de nouvelles
nécessités se faisaient sentir chaque jour, de sorte que Joseph, qui
s'était d'abord flatté qu'une partie notable de son sac échapperait à
cette dépense imprévue, comprit qu'il y passerait tout entier, et que
peut-être il ne suffirait pas. Lorsqu'il vit s'évanouir les beaux rêves
de richesse qu'il avait fondés sur sa réserve secrète, sa raison acheva
de s'égarer. Il répétait sans cesse à sa femme qu'il était ruiné, que
les ouvriers se faisaient payer quatre fois trop cher (lui qui jadis
savait si bien les exciter contre les riches en pérorant sur la modicité
des salaires). Il voulait faire poursuivre et emprisonner tous ses
petits débiteurs. Quant à un créancier auquel il devait 500 francs,
il disait de lui qu'il était un aristocrate sans entrailles, qu'il ne méri-
tait que la guillotine. Il finit par croire que toutes les personnes qui
s'offraient à sa vue étaient des créanciers, ou des ouvriers qui venaient
lui demander de l'argent, et il les fuyait en leur lançant des regards
farouches. Il s'imaginait aussi que tous ses amis lui devaient de l'argent et qu'ils ne voulaient pas le payer. Il lui arrivait souvent de
passer à côté d'eux sans leur dire un mot et en prenant même un
air glacial et mécontent. Si on lui demandait la raison d'une pareille
conduite, il répondait: « Les gens qui ne payent pas leurs dettes ne
méritent pas qu'on leur adresse la parole. »

Il passait peu de nuits sans se lever pour aller visiter son sac d'écus et reconnaître si l'on n'y avait pas touché. « C'est son dieu, » disait sa femme, c'est son idole. Je tremble à la seule pensée de ce » qui pourra arriver quand il faudra qu'il s'en sépare pour payer ses » ouvriers. »

Une nuit, à deux heures du matin, un rayon de la lune pénétrait dans sa chambre à coucher et éclairait à demi les objets. Sa femme le vit tirer un grand couteau d'une de ses poches et l'ouvrir. Son regard flamboyait et sa physionomie était menaçante. La pauvre femme sentit un frisson rapide lui glacer le sang dans ses veines. Joseph s'élança hors du lit, traversa la chambre d'un bond, et alla plonger son couteau d'une main furieuse dans un grand sac de farine qu'on avait placé la veille, sans qu'il l'eût remarqué, dans un coin de l'appartement. Il l'avait pris pour un voleur.

La raison de Joseph a fini par s'égarer tellement, que sa famille a été obligée de le faire enfermer dans l'asile des aliénés de Dôle. Je fus chargé, quelque temps après son admission, de visiter cet établissement, en qualité de membre du conseil général, pour quelques modifications qu'on voulait y apporter, et j'y rencontrai Joseph. Je le trouvai dans un état d'hébétude voisin de la démence. La politique lui était indifférente. Il était toujours morne, silencieux. Une seule pensée le préoccupait et lui arrachait de temps en temps quelques mots de la bouche : il se plaignait d'être ruiné et réduit à la misère.

Obs. X. — Augustine N... était âgée de trente-cinq ans, d'une constitution peu vigoureuse, d'un tempérament lymphatique et nerveux. Elle était très-intelligente. Jouissant d'une belle aisance, elle avait reçu de l'éducation et avait beaucoup lu.

A l'âge de vingt-cinq ans, pendant qu'elle lisait le poëme de Jocelin de M. de Lamartine, elle fut atteinte d'une érotomanie qui dura plusieurs mois. A la même époque, sa famille s'était opposée à ce qu'elle fît un mariage d'inclination.

Elle était complétement guérie de sa première atteinte d'aliénation mentale et jouissait de toute la lucidité de son intelligence, lorsque la révolution de Février arriva.

Vers la fin de 1848, la raison d'Augustine se troubla de nouveau. Mais les temps avaient changé et sa folie prit un caractère tout différent de celui de la première atteinte. Son esprit, naturellement faible et pusillanime, fut vivement impressionné par les événements politiques. Elle se croyait sans cesse menacée du pillage, de la prison, de la guillotine ; elle voyait passer dans la rue des voitures de cadavres. Un dimanche de Fête-Dieu, en apercevant un reposoir sur une des places de la ville, elle se sauva en criant: « Voilà la guillotine qu'on vient de dresser. » Pendant plusieurs mois elle ne voulait vivre que de pain et d'eau, refusant principalement toute espèce *de viande parce que sa cuisinière avait coupé son frère par morceaux et en faisait le pot au feu.*

Elle avait pour amie une demoiselle qui professait les idées légitimistes avec beaucoup de ferveur et lui parlait souvent du dernier rejeton de la dynastie bourbonnienne. Augustine fut pendant longtemps fort préoccupée de la pensée qu'elle était *grosse d'Henri V.*

Un jour que ses pensées de mort, de massacres, de guillotine, la poursuivaient plus que d'habitude, elle alla se cacher au fond d'une cave obscure où on la trouva blottie après plusieurs heures de recherches infructueuses.

Dans une de mes visites, au moment où je m'approchais d'elle, elle me repoussa en disant: « Vous sentez le sang, la chair humaine, vous avez passé près de la guillotine. » En même temps elle prit un flacon d'essence qu'elle porta vivement sous son nez.

Augustine a fini par tomber dans un état complet de démence et elle est allée terminer sa triste existence dans une maison de santé.

Je n'en finirais pas, si je voulais rapporter avec leurs détails tous les cas de perturbation mentale que j'ai observés après l'avénement de la seconde république. Je vais encore en signaler quelques-uns sommairement.

A cette époque, j'ai été témoin d'un fait qui prouve à quel point s'égarait l'exaspération populaire. Par une belle nuit, à onze heures, je rentrais en ville dans un équipage à deux chevaux. Des groupes très-menaçants m'accueillirent aux cris d'*à bas les riches!* La voiture étant fermée, je ne pouvais être reconnu. Je venais de porter secours à une pauvre femme en couche qui perdait tout son sang, et qui n'avait échappé à la mort que grâce à la célérité des deux chevaux de son riche voisin, qui avait envoyé son équipage me chercher en toute hâte.

Un vieux militaire peu intelligent, dur, grossier, ne connaissant que la force brutale, avait sa pauvre tête montée contre les nobles, les riches et les prêtres. Poursuivi par des hallucinations, il alla une nuit, à une heure du matin, par un beau clair de lune, enfoncer à coups de hache la devanture d'un des principaux magasins de la ville, la prenant pour un château. Un jour il tordit le cou à son chat, qui était noir; il disait que c'était un *calotin*. Chez lui, il avait toujours une hache à ses côtés pour se défendre contre les aristocrates.

La femme d'un horloger, bilieuse, jalouse, triste, colère, croyait que les blancs l'avaient empoisonnée. Elle ressentait un feu intérieur tel, qu'elle passait tout son temps à prendre des lavements d'eau fraîche. Elle n'interrompait jamais ces exercices, pas même en ma présence, pendant mes visites. Quand elle était restée cinq minutes sans lavement, elle s'écriait avec un accent déchirant : Je brûle ! je brûle! et sa main se précipitait sur la seringue. Elle avait constamment à côté d'elle un seau d'eau fraîche pour la remplir.

Un jeune homme d'une intelligence bornée, mais fort sentimental, étant un soir en rendez-vous avec sa maîtresse, dans un lieu solitaire, se mit tout à coup à marcher précipitamment, avec un air inspiré, en s'écriant : *Je suis un Messie ; je veux changer la face de la terre*, etc. J'appris ces détails de la bouche de la jeune fille, qui, le lendemain, était si souffrante, par suite de la frayeur que lui avait imprimée la scène de la veille, que son père m'avait envoyé chercher.

Un de mes parents avait pour valet un jeune homme, qui, dans des rapports intimes avec un instituteur pédant et socialiste, avait pris un goût effréné pour la lecture. Je l'ai rencontré plusieurs fois lisant le journal *la Réforme* à côté de sa voiture de foin ou de blé qu'il ramenait de la campagne. Un de mes fermiers, qui avait couché par hasard une nuit dans sa chambre, se plaignit amèrement le lendemain de ce qu'il ne l'avait pas laissé fermer les yeux, parce que, malgré toutes ses protestations, il n'avait pas cessé de le catéchiser toute la

nuit pour l'enrôler parmi les adeptes de la république démocratique et sociale. Ce valet apôtre avait pour maître le meilleur
des hommes, un sincère ami du peuple, un homme de bien
par excellence. Dans ses accès de fureur révolutionnaire, il
disait de lui qu'il était un *aristo*, un tyran, un despote, un
monopoleur.

Le sentiment de l'orgueil s'était tellement exalté dans toutes
les têtes, chacun était si empressé de sortir de sa condition,
qu'une jeune femme, qui avait fait une étude approfondie du
phalanstère, se pénétra si bien des idées de Fourier qu'elle
en perdit la tête. On la vit sortir avec des vêtements d'homme.
Un jour qu'elle était très-agitée, son mari m'ayant fait venir
près d'elle, il me fut impossible de l'aborder. Elle entra en
fureur, déclarant qu'elle ne recevrait jamais les soins d'un
médecin tant qu'il ne serait pas permis aux femmes de prendre
le diplôme de docteur. Cette malheureuse est allée finir ses
jours dans une maison de santé.

Depuis l'électeur en blouse, allant au scrutin pour l'élection
du président, jusqu'au représentant fier de trôner dans l'assemblée, il fallait voir comme chacun se donnait des airs de
majesté souveraine.

Au milieu de la fermentation générale qui agitait toutes les
têtes, on voyait peu de cerveaux qui ne fussent plus ou moins
atteints par l'émotion vertigineuse qui courait dans l'air. Il
y avait, si je puis m'exprimer ainsi, des millions de *demi-fous*
et de *quarts de fou*. Il est peu d'hommes qui aient eu le don
de s'élever au-dessus de cette mêlée bruyante et confuse des
opinions excentriques et des théories bizarres, dans la région
sereine des idées lucides et des saines conceptions. Veut-on
savoir à quel point l'épidémie morale gagnait les régions
les plus élevées de la société ? Un soir, dans les salons de la
préfecture du Jura, deux groupes s'étaient formés autour de
deux personnages arrivés récemment de Paris. On était avide
de recueillir les nouvelles qu'ils apportaient de la grande Ba-

bylone, et surtout de savoir ce que c'était que ce Louis Bonaparte dont le nom était dans toutes les bouches. L'un d'eux disait que le prince n'était qu'un ivrogne, qu'on avait relevé plus d'une fois dans les ruisseaux des rues. L'autre racontait que c'était une espèce de Louis XV au petit pied, passant ses nuits dans de sales orgies, au milieu d'un *Parc aux cerfs* qu'il s'était créé aux portes de Paris. Et pourtant ces deux hommes étaient dans la maturité de l'âge, des citoyens très-estimables, des modèles d'honnêtes gens. Et voilà comment, dans ces heures d'égarement déplorable, on traitait un homme qui devait bientôt faire sortir la France de cet abominable chaos, la couvrir d'un réseau de voies ferrées, changer en de merveilleux séjours la plupart de nos grandes cités, rendre l'Italie à elle-même et, faisant de nos soldats les missionnaires de la civilisation, porter la gloire du nom français d'un bout à l'autre de l'univers.

La folie n'est pas seulement épidémique dans certains moments, elle a même quelque chose de contagieux, tant est puissant, chez l'homme, l'instinct d'imitation. A l'extrémité d'un des corridors de l'hôtel des Invalides de Paris, on trouva un jour un de ces vieux militaires pendu ; quinze jours après, on en vit un second ; deux mois après, un troisième. On fut obligé de fermer le corridor. On s'est vu contraint aussi, à certaines époques, d'interdire aux curieux l'entrée de la colonne Vendôme, parce que plusieurs malheureux s'étaient, coup sur coup, précipités du haut de l'édifice. Qui ne se rappelle l'histoire des Abdéritains, des possédés du moyen âge, des convulsionnaires de Saint-Médard ? Lorsque je fréquentais l'hospice de Bicêtre, en 1839, après les attentats de Fieschi, d'Alibaud, etc., on reçut dans l'établissement un grand nombre d'aliénés qui étaient poursuivis par des pensées régicides, ou qui croyaient déjà les avoir réalisées.

Les faits consignés dans ce mémoire doivent conduire à des

conclusions pratiques d'une haute importance. Je vais les formuler brièvement.

1° Les idées d'indépendance exagérée, de liberté sans frein, les attaques immodérées contre les grands principes sociaux, tout ce qui peut, en un mot, ébranler dans l'esprit du peuple la confiance dans les institutions, doit être proscrit par les gouvernements, avec la plus grande sévérité, de toutes les publications qui peuvent tomber au milieu des masses populaires. En effet, le tableau des malheurs que les idées subversives ont provoqués, après 1848, n'est-il pas un véritable *martyrologe du peuple ?* Ces idées sont, pour l'état mental des populations, comme des miasmes dangereux qui y développent des épidémies morales plus redoutables que le typhus ou le choléra. S'il est du devoir des gouvernements de garantir les populations des émanations méphitiques qui engendrent les maladies, à plus forte raison doivent-ils les préserver des théories malsaines, des idées corruptrices qui font éclater des épidémies mentales aussi terribles que celle de Février 1848.

2° Quand une tempête sociale est venue jeter un trouble profond dans les esprits, ébranler les consciences les mieux affermies, il faut que les hommes dont l'habileté et le courage ont ramené dans le port le vaisseau de l'État qui sombrait au milieu des récifs, soient pleins d'indulgence pour les ignorants qui ont eu un moment d'absence au milieu des éléments révolutionnaires déchaînés par la tempête. Toute la rigueur des lois doit être réservée pour les ambitieux agitateurs qui, au milieu de la tourmente, jouent, vis-à-vis des cultivateurs et des ouvriers non expérimentés, le rôle du Bertrand de la fable à l'égard du pauvre Raton.

On ne doit laiser circuler au sein des masses populaires que des idées saines et justes. Il faut en proscrire toutes les impuretés morales, comme on purifie, par les règles de la salubrité, l'air destiné à la respiration. Malheur aux sociétés qui laissent répandre librement des doctrines pernicieuses, car il y a toujours des mauvaises natures qui les accueillent avidement, comme il y a des tempéraments si malheureusement organisés, qu'ils reçoivent et font éclore le germe de toutes les épidémies.

J'aurais pu livrer plus tôt à la publicité les observations contenues dans ce mémoire ; mais j'ai voulu laisser aux passions soulevées par la révolution de Février le temps de s'apaiser. Ce n'est pas au lendemain d'une grande bataille dont il a été témoin, et le cœur encore plein des émotions qu'il a ressenties, que l'historien peut en raconter les détails les plus navrants avec le calme et l'impartialité que réclame un pareil sujet.

VARIÉTÉS.

DISCUSSION SUR LES EAUX POTABLES.

Nous avons annoncé, dans notre dernier numéro, que nous donnerions dans celui-ci l'analyse de la discussion qui a suivi la lecture du rapport de M. Poggiale, sur les *eaux potables*.

Mais cette discussion a pris de tels développements, qu'elle a occupé les séances de l'Académie pendant près de trois mois.

Les discours prononcés à cette occasion remplissent plus de *dix-huit feuilles* du *Bulletin*.

Pour la plupart de ces discours, nous serions dans la nécessité de sacrifier un grand nombre des faits et des opinions qui s'y trouvent consignés, et qui se prêtent difficilement à l'analyse ; d'un autre côté, le peu d'espace dont nous pouvons disposer ne nous permet pas de les insérer textuellement.

Nous sommes donc obligé de renoncer à l'engagement que nous avons pris, et de renvoyer le lecteur au *Bulletin de l'Académie* (t. XXVIII, *séances de décembre* 1862, et *janvier, février et mars* 1863).

Nous ferons observer, toutefois, que cette longue discussion n'a modifié en rien les principes exposés dans le rapport de M. Poggiale, et que les conclusions de ce rapport ont été adoptées dans la *séance du 24 mars.*

RAPPORT SUR LA RAGE.

M. H. Bouley, au nom d'une commission dont il faisait partie, avec MM. Chevallier et Trebuchet, a lu à l'Académie de médecine, dans les séances des 2 et 9 juin dernier, à l'occasion des communications faites par MM. Boudin et Bevière, un rapport très-savant et très-étendu sur la *rage.*

Nous en extrayons ce qui est relatif au diagnostic de cette terrible maladie.

De toutes les maladies, dit M. Bouley, que le médecin est appelé à observer, la rage est, à coup sûr, la plus désespérante, à quelque point de vue qu'on la considère.

Quant elle est spontanée, comme elle peut l'être sur le chien, tout en est inconnu, à part ses symptômes et la propriété qu'elle a de se transmettre par inoculation.

Et lorsqu'elle s'attaque à d'autres animaux que ceux des espèces *canis* et *felis*, on n'en connaît qu'une seule chose de plus: c'est qu'elle leur a été transmise.

Quant à sa nature, quant à son siége, quant aux causes de ses manifestations spontanées, quant à son traitement, sur tous ces points nous ne sommes guère plus avancés aujourd'hui qu'on ne l'était à l'origine des temps.

Aujourd'hui, comme à l'époque qui n'a pas été notée dans l'histoire où la rage fit sa première apparition, l'art se montre, dès les premiers symptômes, absolument impuissant à en enrayer la marche. Tous ceux qu'elle frappe sont fatalement voués à la mort, et lorsqu'ils ont succombé, leurs cadavres sont aussi muets pour les observateurs qui les explorent jusque dans leurs derniers replis, que l'ont été pour nos devanciers de tous les temps, les cadavres de toutes les victimes de cette effrayante maladie.

Et cependant, messieurs, combien d'efforts n'ont pas été tentés pour faire pénétrer la lumière dans les obscurités de cette question de la rage ! Les recherches nécropsiques qui ont été faites sur cette maladie par les médecins et les vétérinaires sont innombrables, et d'autant plus méritoires que ceux qui les ont entreprises couraient des dangers réels, ou s'exposaient tout au moins à bien des transes et à bien des angoisses, en poursuivant leurs investigations.

Tous les moyens de la thérapeutique ont été mis à contribution pour combattre cette maladie. A propos d'elle, de sa nature, des causes qui président à son développement, l'imagination s'est largement donné carrière, jusque dans ces derniers temps encore ; et malgré tout, on ne sait rien de la rage que ses symptômes et ses propriétés contagieuses.....

Si nous ne savons de la rage que le peu que nous venons de rappeler tout à l'heure, c'est-à-dire ses symptômes et ses propriétés contagieuses, c'est là cependant quelque chose d'une importance considérable ; car, ces notions acquises, si elles étaient plus répandues, ou pour mieux dire si chacun en était pénétré, suffiraient à elles seules, dans la plupart des circonstances, pour mettre chacun à l'abri des atteintes possibles des animaux enragés ; et, dans le cas où ces atteintes viendraient à être infligées, pour en prévenir les conséquences par l'application immédiate des moyens propres à annuler l'action du virus rabique.

La meilleure des prophylaxies n'est-elle pas celle qui procède de l'instinct, bien dirigé et éclairé par la science, de la conservation personnelle ? Que de maladies on s'épargnerait, si l'on en savait les causes et si l'on se mettait en garde contre elles ! Or la cause de la rage dans l'espèce humaine est connue, et bien souvent il serait possible, en sachant la prévoir, d'en éviter les atteintes.

Il est donc de la plus haute importance de fixer fortement l'attention du public sur cette question, et de faire pénétrer aussi avant que possible dans son esprit les connaissances qui nous sont acquises sur la manière dont la rage procède, depuis le premier indice qui dénonce son apparition jusqu'au moment où la vie du chien enragé se termine. C'est là qu'est le salut bien plus que dans toutes les mesures coercitives de police sanitaire auxquelles on peut recourir.

Cette vulgarisation est d'autant plus nécessaire que les dangers qui résultent pour l'homme de la cohabitation avec le chien sont beaucoup plus grands qu'on ne le pense généralement.

. . . .

. . . .

Il y a longtemps, messieurs, que le rapporteur de votre commission a émis cette opinion pour la première fois, et c'est pour lui faire produire ses conséquences, qu'en 1847, il traduisait de l'anglais, en le complétant par des observations nouvelles, l'excellent chapitre qu'un des vétérinaires les plus éminents de l'Angleterre a écrit sur la rage canine, dans son livre intitulé : *The Dog.* Cette traduction a paru dans le *Recueil de médecine vétérinaire.* Je disais, en la publiant, « que la rage est la source d'accidents terribles, irrémédiables, qui seraient cependant beaucoup moins communs si la connaissance de cette maladie sous toutes ses formes et à tous ses degrés était plus répandue dans le monde. »

Bien que cet article ait été reproduit par le *Journal d'agriculture pratique,* la publicité qu'il reçut par cette double voie ne pouvait pas être assez grande pour que le but auquel je visais pût être immédiatement atteint.

En 1860, un nouvel effort a été tenté pour vulgariser la connaissance de la rage. L'un des élèves les plus distingués sortis de l'École d'Alfort, M. Sanson, ancien chef de service de l'École vétérinaire de Toulouse, aujourd'hui rédacteur du feuilleton scientifique du journal *la Presse,* donna d'abord une description très-bien faite de la rage canine et féline, dans un journal vulgarisateur, *la Science pittoresque*; puis, rassemblant tous ses articles dans une brochure de 80 pages, il les publia à part, sous le titre : *Le meilleur préservatif de la rage ;* titre significatif et qui exprimait la pensée qui nous était commune, que le meilleur préservatif de la rage est la connaissance des symptômes propres à cette affection, connaissance grâce à laquelle les conséquences désastreuses de la rage canine pourraient être le plus souvent prévenues.

Bien que cette idée soit incontestablement juste, messieurs, elle n'a pas encore, tant s'en faut, porté ses fruits : ..... et puisque, aussi bien, l'occasion se présente aujourd'hui de fixer sur elle votre attention, permettez-moi de la saisir pour esquisser sous ses traits les plus saillants la rage canine, et donner ainsi la démonstration que cette maladie..... est facilement reconnaissable, et que si les propriétaires de chiens sont sollicités, par des avertissements qui les éclairent, à se mettre en garde contre elle, il leur sera facile de s'en préserver et d'en préserver les autres.

Toutes les communications faites à cette tribune ayant toujours un grand retentissement, nous devons espérer que les notions sur la rage canine qui vont en descendre et se répandre en dehors de cette enceinte, recevront ainsi une publicité plus efficace que celle qui leur a été donnée jusqu'aujourd'hui.

L'idée de rage, chez les chiens, implique pour le monde en général celle d'une maladie qui se caractérise *nécessairement* par des accès de fureur, des envies de mordre, etc., etc.

Cette idée est d'autant plus profondément ancrée, qu'en dehors de son acception pathologique, le mot *rage*, en français, exprime la colère, la haine, la cruauté, les passions furieuses,.... C'est dans ce sens qu'il est toujours employé par les poëtes,

« On lit dans ses regards sa fureur et sa rage, »

a dit Racine, et combien d'autres fois cette expression revient sous sa plume et toujours avec la même signification !

C'est un préjugé bien redoutable, messieurs, que celui qui admet que la rage est nécessairement et toujours une maladie caractérisée par la fureur. De tous ceux qui sont accrédités au sujet de cette maladie, c'est peut-être le plus fécond en conséquences désastreuses, car on demeure sans défiance en présence d'un chien malade qui ne cherche pas à mordre, et cependant sa maladie peut être très-bien la rage.

La prudence veut donc que l'on se méfie toujours du chien qui commence à ne plus présenter les caractères de la santé. La crainte du chien malade n'est pas seulement le commencement de la sagesse, c'est la sagesse même.

Les premiers symptômes de la rage du chien, quoique obscurs encore, sont déjà significatifs pour qui sait les comprendre.

Ils consistent, comme Youatt l'a si bien exprimé, dans une humeur sombre et une agitation inquiète qui se traduit par un changement continuel de position.

L'animal cherche à fuir ses maîtres; il se retire dans son panier, dans sa niche, dans les recoins des appartements, sous les meubles, mais il ne montre aucune disposition à mordre. Si on l'appelle, il obéit encore, mais avec lenteur et comme à regret. Crispé sur lui-même, il tient sa tête cachée profondément entre sa poitrine et ses pattes de devant.

Bientôt il devient inquiet, cherche une nouvelle place pour se reposer, et ne tarde pas à la quitter pour en chercher une autre. Puis il retourne à son lit, dans lequel il s'agite continuellement, ne pouvant trouver une position qui lui convienne. Du fond de son lit, dit Youatt, il jette autour de lui un regard dont l'expression est étrange. Son attitude est sombre et suspecte. Il va d'un membre de la famille à l'autre, fixe sur chacun des yeux résolus, et semble demander à tous, alternativement, un remède contre le mal qu'il ressent.

Sans doute ce ne sont pas là ce que l'on peut appeler des symptômes pathognomoniques, mais comme déjà cette première peinture est expressive! Si ces signes ne suffisent pas pour permettre tout d'abord d'affirmer l'existence de la rage, ils doivent, à coup sûr, faire naître dans les esprits prévenus la pensée, et conséquemment la crainte de son avénement possible.

Une des particularités les plus curieuses et les plus importantes à connaître de la rage du chien, c'est la persévérance, chez cet animal, même dans les périodes les plus avancées de sa maladie, des sentiments d'affection envers les personnes auxquelles il est attaché. Ces sentiments demeurent si forts en lui, que le malheureux animal s'abstient souvent de diriger ses atteintes contre ceux qu'il aime, alors même qu'il est en pleine rage. De là des illusions fréquentes que les propriétaires des chiens enragés se font sur la nature de la maladie de ces animaux. Comment croire à la rage, en concevoir même l'idée, chez un chien que l'on trouve toujours affectueux, docile, et dont la maladie se traduit seulement par de la tristesse, de l'agitation et une sauvagerie inaccoutumée! illusions redoutables, car ce chien, dont on ne se méfie pas, peut, malgré lui-même, faire une morsure fatale, sous l'influence d'une contrariété, ou, comme il arrive souvent, à la suite d'une correction que son maître aura cru devoir lui infliger, soit pour n'avoir pas obéi assez vite, soit pour avoir répondu à une première menace par un geste agressif aussitôt contenu.

Dans la plupart des cas, si les maîtres sont mordus, c'est dans des circonstances analogues à celles qui viennent d'être rappelées.

Le plus souvent, le chien enragé respecte et épargne ceux qu'il affectionne. S'il en était autrement, les accidents rabiques seraient bien plus nombreux, car la plupart du temps les chiens enragés restent vingt-quatre, quarante-huit heures chez leurs maîtres, au milieu des personnes de la famille et des gens de la domesticité, avant que l'on conçoive des craintes sur la nature de leur maladie.

A la période initiale de la rage, et lorsque la maladie est complétement déclarée, dans les intermittences des accès, il y a, chez le chien, une espèce de délire qu'on peut appeler le *délire rabique* dont Youatt a parlé le premier, et qu'il a parfaitement décrit.

Ce délire se caractérise par des mouvements étranges qui dénotent que l'animal malade voit des objets et entend des bruits qui n'existent que dans ce que l'on est bien en droit d'appeler son imagination. Tantôt en effet, l'animal se tient immobile, attentif, comme aux aguets, puis tout à coup, il se lance et mord dans l'air, comme fait, dans l'état de santé, le chien qui veut attraper une mouche au vol. D'autres fois, il se lance sur eux et hurlant contre un mur, comme s'il avait entendu de l'autre côté des bruits menaçants.

En raisonnant par analogie, on est bien autorisé à admettre que ce sont là des signes de véritables hallucinations. Mais, quoi qu'il en soit du sens qu'on veuille leur attribuer, il est certain qu'ils ont une grande valeur diagnostique, et leur étrangeté même doit éveiller l'attention et mettre en garde contre ce qu'ils annoncent.

Cependant, ceux qui ne sont pas prévenus ne sauraient y attacher d'importance, d'autant que ces symptômes sont très-fugaces et qu'il suffit, pour qu'ils disparaissent, que la voix du maître se fasse entendre. « Dispersés, dit Youatt, par cette influence magique, ces objets de terreur s'évanouissent, et l'animal rampe vers son maître avec l'expression d'attachement qui lui est particulière.

» Alors vient un moment de repos ; les yeux se ferment lentement, la tête se penche, les membres de devant semblent se dérober sous le corps, et l'animal est près de tomber. Mais, tout à coup il se redresse ; de nouveaux symptômes viennent l'assiéger, il regarde autour de lui avec une expression sauvage, happe comme pour saisir un objet à la portée de sa dent, et se lance à l'extrémité de sa chaîne, à la rencontre d'un ennemi qui n'existe que dans son imagination. »

Tels sont, messieurs, les symptômes que l'on observe chez le chien, à la période initiale de la rage. On conçoit qu'ils ne doivent pas se montrer toujours les mêmes, chez tous les sujets, et, au contraire, ils se diversifient dans leur expression, suivant le naturel des malades.

Si avant l'attaque de la maladie, dit Youatt, le chien était d'un naturel affectueux, son attitude inquiète est éloquente ; il semble faire appel à la pitié de son maître. Dans ses hallucinations, rien ne témoigne de sa férocité.

Dans le chien naturellement sauvage, au contraire, et dans celui qui a été dressé pour la défense, l'expression de toute la contenance est terrible. Quelquefois les conjonctives sont fortement injectées, d'autres fois elles ont à peine changé de couleur, mais les yeux ont un éclat inusité et qui éblouit : on dirait deux globes de feu.

A une période plus avancée de la maladie, l'agitation du chien augmente. Il va, vient, rôde incessamment d'un coin à un autre. Continuellement il se lève et se couche, et change de position de toute manière.

Il dispose son lit avec ses pattes, le refoule avec son museau pour l'amonceler en un tas sur lequel il semble se complaire à reposer l'épigastre ; puis, tout à coup, il se redresse et rejette tout loin de lui. S'il est enfermé dans une niche, il ne reste pas un seul moment en repos ; sans cesse il tourne dans le même cercle. S'il est en liberté, on dirait qu'il est à la recherche d'un objet perdu ; il fouille tous les coins et les recoins de la chambre avec une ardeur étrange qui ne se fixe nulle part.

Et, chose remarquable, messieurs, et en même temps bien redoutable, il est beaucoup de chiens chez lesquels l'attachement pour leurs maîtres semble avoir augmenté, et ils le leur témoignent en leur léchant les mains et le visage.

On ne saurait trop appeler l'attention sur cette singularité des premières périodes de la rage canine, parce que c'est elle surtout qui entretient l'illusion dans l'esprit des propriétaires de chiens. Ils ont peine à croire, en effet, que cet animal actuellement encore si doux, si docile, si soumis, si humble à leurs pieds, qui leur lèche les mains et leur manifeste son attachement par tant de signes si expressifs, renferme en lui le germe de la plus terrible maladie qui soit au monde. De là vient une confiance et, qui pis est, une incrédulité dont sont trop souvent victimes ceux qui possèdent des chiens, surtout ces chiens intimes qui sont pour l'homme le plus sûr des amis, tant qu'ils ont leur raison, mais qui, égarés par le délire rabique, peuvent devenir et deviennent trop souvent l'ennemi le plus traître et le plus cruel.

Nous trompons-nous, messieurs? Il nous semble que ce premier groupe de symptômes est déjà, en soi, bien significatif, et que si le public était prévenu, par des avertissements répétés, du sens réel qu'il faut leur attribuer, bien des malheurs seraient évités qui ne résultent que de son ignorance.

Que si, en effet, on disait et répétait au public : Méfiez-vous d'abord du chien qui commence à devenir malade; tout chien malade doit être suspect en principe.

Méfiez-vous surtout de celui qui devient triste, morose, qui ne sait où reposer, qui sans cesse va, vient, rôde, happe dans l'air, aboie sans motif, et par un à-coup soudain, dans le calme le plus complet des choses extérieures, qui cherche et fouille sans cesse sans rien trouver.

Méfiez-vous surtout de celui qui est devenu pour vous trop affectueux, qui semble vous implorer par ses léchements continuels, et

« *De cet ami si cher* , craignez la trahison ».

Eh bien! messieurs, il nous semble que ces avertissements pourraient être entendus, compris, et que beaucoup en profiteraient.

Un seul exemple pour démontrer combien ils pourraient être utiles :

Dans la première semaine de novembre dernier, deux dames sont venues à l'École d'Alfort, avec une fille de quatre ans. C'était un mardi matin, et elles conduisaient à la consultation un chien à peine muselé, qu'elles avaient tenu sur les genoux, pendant tout le trajet de Paris à Alfort, en compagnie du jeune enfant, et qu'elles déclaraient être malade depuis le samedi précédent, c'est-à-dire *depuis trois jours passés*. Ce chien, disaient-elles, qui couchait dans leur chambre, ne les laissait pas dormir tant il était agité. Toute la nuit, il était sur ses pieds, allant, venant, grattant le sol avec ses pattes. La veille, le lundi, elles avaient déjà conduit cet animal à l'École; mais, malheureusement, une consigne mal comprise leur avait fait refuser la porte, l'heure de la consultation se trouvant passée; et elles s'étaient vues dans la nécessité de remonter dans leur voiture et de retourner à Paris, en compagnie de leur malade, toujours choyé par elles.

Eh bien! messieurs, ce chien était enragé. A peine avait-il franchi la grille de l'École que son aboiement caractéristique entendu à distance avait mis sur leurs gardes les élèves qui m'entouraient à la consultation. Ce ne fut qu'un cri dans leurs rangs : Un chien enragé! et ce chien était encore loin, à l'extrémité de la grande cour; — nous reviendrons tout à l'heure sur la grande valeur diagnostique de ce symptôme.

Ce chien pouvait aboyer librement : donc sa muselière n'était pas étroitement serrée autour de ses mâchoires dont le jeu était assez facile pour qu'il pût mordre. Et cependant, depuis trois jours qu'il était malade, il avait respecté ses maîtresses, dans la chambre desquelles il couchait. Dans ses deux voyages de Paris à Alfort, dans celui du retour d'Alfort à Paris, porté sur leurs genoux, caressé par elles, il ne leur avait fait aucun mal, et n'avait même rien essayé de menaçant qui pût le leur rendre suspect.

L'enfant avait été moins heureux. Le dimanche matin, le chien, agacé sans doute par quelque taquinerie, s'était jeté sur elle et l'avait mordu très-légèrement à la fesse.

Malgré cela, cependant, les personnes qui conduisaient ce malade à l'École n'avaient encore, à son égard, aucune inquiétude. Leur intention, disaient-elles, était de demander une consultation, et de traiter elles-mêmes leur malade.

Comme je leur manifestais mon étonnement de la quiétude d'esprit dans laquelle elles étaient restées depuis trois jours, malgré les agitations continuelles de leur chien et l'acte d'agression tout à fait inaccoutumé qu'il avait commis envers leur enfant : « Qu'en savions-nous? me répondirent-elles; ce chien buvait très-bien et allait souvent boire; pouvions-nous douter de la maladie dont vous le dites affecté? »

Qu'en savions-nous! Voilà, messieurs, exprimée dans cette réponse, la cause de bien des malheurs. Oui, évidemment, si la malheureuse enfant dont il est question ici succombe un jour aux suites de la morsure que lui a faite son *camarade de jeu*, ce nouveau malheur n'aura d'autre cause que l'ignorance où se trouvaient ses parents de ce que pouvaient signifier les faits, si expressifs cependant, qui depuis la veille se passaient sous leurs yeux.

La meilleure des prophylaxies, à l'égard de la rage, consiste, nous ne saurions trop le répéter, dans la divulgation des symptômes qui caractérisent cette maladie.

Continuons donc leur exposé. Nous verrons ensuite, en manière de conclusion, quelles sont les mesures qu'il y aurait à prendre pour que la connaissance de ces symptômes fût mise à la portée de tous.

Parlons maintenant de l'*hydrophobie*. Nous y sommes aussi bien naturellement conduits par l'une des circonstances de la relation faite plus haut. « Comment pouvions-nous soupçonner la rage chez notre chien? nous disaient les personnes qui conduisaient l'animal dont il vient d'être question, il buvait sans difficulté et allait souvent boire! »

Le préjugé de l'hydrophobie est l'un des plus dangereux qui règne à l'égard de la rage canine; et l'on peut dire que le mot *hydrophobie* qui s'est peu à peu substitué, même dans le langage usuel, à celui de rage, est une des plus détestables inventions du néologisme, parce que cette invention a été fertile pour l'espèce humaine en une multitude de désastres.

C'est que, en effet, messieurs, ce mot implique une idée, aujourd'hui profondément ancrée dans l'opinion du public, bien qu'elle soit radicalement fausse, et démontrée fausse par les faits de tous les jours.

De par le nom grec imposé à la rage, un chien enragé doit *avoir horreur de l'eau.*

Donc, s'il boit, il n'est pas enragé; et partant de ce raisonnement on ne peut plus logique, un très-grand nombre de personnes s'endorment, dans une sécurité trompeuse, à côté de chiens enragés qui vivent avec elles et couchent même sur leur lit.

Et cela, parce qu'il a passé par la cervelle de je ne sais quel savant, de faire du mot *hydrophobie* le synonyme de celui de *rage*.

Jamais erreur ne fut plus funeste, et nous devons accumuler nos efforts pour la faire disparaître.

Le chien enragé n'est pas hydrophobe; il n'a pas horreur de l'eau. Quand on lui offre à boire, il ne recule pas épouvanté.

Loin de là : il s'approche du vase; il lappe le liquide avec sa langue ; il le déglutit souvent, surtout dans les premières périodes de sa maladie, et lorsque la constriction de sa gorge rend la déglutition difficile, il n'en essaye pas moins de boire, et alors ses lappements sont d'autant plus répétés et prolongés, qu'ils demeurent plus inefficaces. Souvent même, en désespoir de cause, on le voit plonger le museau tout entier dans le vase, et mordre, pour ainsi dire, l'eau qu'il ne peut parvenir à pomper, suivant le mode physiologique habituel.

Le chien enragé ne refuse pas toujours sa nourriture, à la première période de sa maladie, mais il s'en dégoûte promptement.

Chose remarquable alors, et tout à fait caractéristique! Soit qu'il y ait chez lui une véritable dépravation de l'appétit, ou plutôt que le symptôme que je vais signaler soit l'expression d'un besoin fatal et impérieux de mordre, auquel l'animal obéit, on le voit saisir avec ses dents, déchirer, broyer, et déglutir enfin une foule de corps étrangers à l'alimentation.

La litière sur laquelle il repose dans les chenils; la laine des coussins dans les appartements; les couvertures des lits, quand, chose si commune, il couche avec ses maîtres; les tapis, le bas des rideaux, les pantoufles, le bois, le gazon, la terre, les pierres, le verre, la fiente des chevaux, celle de l'homme, la sienne même, tout y passe. Et, à l'autopsie d'un chien enragé, on rencontre si souvent, dans son estomac, un assemblage d'une foule de corps disparates de leur nature, sur lesquels s'est exercée l'action de ses dents, que rien que le fait de leur présence suffit pour établir la très-forte présomption de l'existence de la rage : présomption qui se transforme en certitude lorsqu'on est renseigné sur ce qu'a fait l'animal avant de mourir.

Cela connu, on doit se mettre fortement en garde contre un chien qui, dans les appartements, déchire avec obstination les tapis de lit, les couvertures, les coussins; qui ronge le bois de sa niche, mange la terre dans les jardins, dévore sa litière, etc.

La plupart du temps, les propriétaires des animaux enragés nous signalent ces particularités quand ils nous les conduisent, mais il est bien rare qu'elles aient éveillé en eux tout d'abord des soupçons. C'est une bizarrerie qui les a frappés sans qu'ils s'en soient rendu compte.

Rien de plus important que ces faits cependant, car ils sont un prélude. L'animal assouvit déjà sa fureur rabique sur des corps inanimés, mais le moment est bien proche où l'homme lui-même, si affectionné qu'il soit, pourra bien n'être pas épargné.

La bave ne constitue pas, par son abondance exagérée, un signe caractéristique de la rage du chien, comme on le croit trop généralement. C'est donc une erreur d'inférer de l'absence de ce symptôme que la rage n'existe pas.

Il est des chiens enragés dont la gueule est remplie d'une bave écumeuse, surtout pendant les accès.

Chez d'autres, au contraire, cette cavité est complétement sèche, et sa muqueuse reflète une teinte violacée. Cette particularité est surtout remarquable dans les dernières périodes de la maladie.

Dans d'autres cas, enfin, il n'y a rien de particulier à noter à l'égard de l'humidité ou de la sécheresse de la cavité buccale.

L'état de sécheresse de la bouche et de l'arrière-bouche donne lieu à la manifestation d'un symptôme d'une extrême importance, au point de vue où la rage canine doit être surtout envisagée ici, c'est-à-dire au point de vue de sa contagion possible à l'homme.

Le chien enragé dont la gueule est sèche, fait avec ses pattes de devant, de chaque côté de ses joues, les gestes qui sont naturels au chien dans l'arrière-gorge ou entre les dents duquel un os incomplétement broyé s'est arrêté. Il en est de même quand la paralysie des mâchoires rend la gueule béante, ainsi que cela se remarque dans la variété de rage que l'on appelle la *rage-mue*, ou à une période avancée de la rage furieuse.

Rien de dangereux comme les illusions que fait naître dans l'esprit des propriétaires des chiens la manifestation de ce symptôme. Pour eux, *presque toujours*, il est l'expression certaine d'un os dans l'arrière-gorge, et désireux de secourir leurs chiens, ils procèdent à des explorations et ont recours à des manœuvres qui peuvent avoir les conséquences les plus funestes, soit qu'ils se blessent eux-mêmes contre les dents, en introduisant les doigts dans la gueule du malade, soit que celui-ci, irrité, rapproche convulsivement les mâchoires et fasse des morsures.

Un vétérinaire de Lons-le-Saulnier, M. Nicolin, est mort, en novembre 1846, victime de la rage qu'il avait contractée en examinant la cavité buccale d'une petite chienne qui, au dire de son maître, devait avoir quelque chose dans la gorge qui l'empêchait de manger. Ce malheureux praticien, trop confiant dans ce qu'on lui disait, n'avait pas assez examiné la chienne, en apparence inoffensive, qu'on lui présentait, et s'était mépris sur la nature réelle de la cause qui empêchait chez cette chienne la déglutition.

Ce terrible exemple montre assez combien il faut se tenir en garde contre ce que peuvent avoir les animaux de l'espèce canine chez lesquels l'acte de la déglutition ne peut pas s'effectuer ou ne s'achève qu'avec un embarras marqué.

Le vomissement est quelquefois un symptôme du début de la rage. Quelquefois aussi les matières rejetées sont sanguinolentes et même formées par du sang pur qui provient sans doute de blessures faites à la muqueuse de l'estomac par des corps durs, à pointes acérées, que l'animal a pu déglutir.

Ce dernier symptôme a une grande importance, parce que, étant exceptionnel, il peut se faire qu'il n'éveille pas l'idée de la rage et qu'on ne l'apprécie pas à sa véritable valeur.

Je ferai ici volontiers l'aveu, qui peut être profitable à tous, que, cette année même, en novembre dernier, j'ai été mis en défaut par

un chien qui m'a été présenté à Alfort, et qui, au dire de son conducteur, vomissait du sang depuis la veille. L'idée ne me vint pas,
je le confesse, en voyant ce malade, qu'il fût affecté de la rage. J'ordonnai de le faire conduire au chenil, et prescrivis une potion alu-
née. Heureusement qu'une fois cet animal soustrait à l'influence de
son maître, et encagé, son état morbide réel se dénonça par des signes non douteux. L'élève chargé du soin de ce malade vint me prévenir. Bien entendu que ma prescription première ne fut pas exécutée; et ainsi l'erreur de diagnostic que j'avais commise dans un
examen rapide, n'eut pas les conséquences terribles qu'elle aurait
pu avoir.

Vous voyez, messieurs, par cet exemple, combien tout à l'heure
j'avais raison de dire que tout chien malade devrait être, en principe, considéré comme suspect. Il est bien rare que, dans ma clinique, je me départisse de cette règle dont je recommande aux élèves
l'observance la plus rigoureuse. Cette fois, dans un moment de
préoccupation, je m'en suis écarté, et peu s'en est fallu que cet
oubli de ma part n'ait causé un malheur irréparable.

Il faut donc se tenir en garde contre un chien qui vomit du
sang.

L'aboiement du chien enragé est tout à fait caractéristique, si caractéristique, que l'homme qui en connaît la signification peut, rien
qu'à l'entendre, affirmer à coup sûr l'existence d'un chien enragé
là où cet aboiement a retenti. Et il ne faut pas, pour arriver à cette
sûreté de diagnostic, que l'oreille ait été longtemps exercée. Celui qui
a entendu une ou deux fois hurler le chien qui rage, en demeure si
fortement impressionné, quand, cela va de soi, on lui a donné le
sens de ce hurlement sinistre, que le souvenir en reste gravé dans sa
mémoire, et lorsque, une autre fois, le même bruit vient à frapper
son oreille, il ne se méprend pas sur sa signification.

Faire comprendre par des paroles ce que c'est que le hurlement
rabique, nous paraît impossible. Il faudrait, pour en donner une
idée, pouvoir l'imiter, comme font certains imitateurs de la voix des
animaux. Tout ce qu'il nous est possible de dire ici, c'est que
l'aboiement du chien sous le coup de la rage, est remarquablement
modifié dans son timbre et dans son mode.

Au lieu d'éclater avec sa sonorité normale et de consister dans
une succession d'émissions égales en durée et en intensité, il est
rauque, voilé, plus bas de ton, et à un premier aboiement fait à
pleine gueule, succède immédiatement une série de trois ou quatre
hurlements décroissants qui partent du fond de la gorge et pendant
l'émission desquels les mâchoires ne se rapprochent qu'incomplète-
ment, au lieu de se fermer à chaque coup, comme dans l'aboiement
franc.

Cette description ne peut donner, sans [doute, qu'une idée bien incomplète de l'aboiement rabique ; mais l'important, après tout, au point de vue prophylactique, c'est que l'on soit bien prévenu que *toujours* la voix du chien enragé change de timbre ; que toujours son aboiement s'exécute sur un mode complétement différent du mode physiologique. Il faut donc se tenir en défiance quand la voix connue d'un chien familier vient à se modifier tout à coup et à s'exprimer par des sons qui, n'ayant plus rien d'accoutumé, doivent frapper par leur étrangeté même.

Une particularité très-curieuse de l'état rabique, et qui peut avoir une très-grande importance au point de vue diagnostique, c'est que l'animal est *muet* sous la douleur. Quelles que soient les souffrances qu'on lui fait endurer, il ne fait entendre ni le sifflement nasal, première expression de la plainte du chien, ni le cri aigu par lequel il traduit les douleurs les plus vives.

Frappé, piqué, blessé, brûlé même, le chien enragé reste muet ; non pas qu'il soit insensible. Non, il cherche à éviter les coups ; quand on a allumé sous lui la litière de sa niche, il s'échappe du foyer, et se tapit dans un coin pour se soustraire aux atteintes de la flamme. Lorsqu'on lui présente une barre de fer rouge, et que, emporté par la rage, il se jette sur elle furieux et la mord, il recule immédiatement après l'avoir saisie, le fer rouge appliqué sur ses pattes le fait fuir de même. Il est évident que, dans ces diverses circonstances, l'animal souffre ; l'expression de sa figure le dit ; mais, malgré tout, il ne fait entendre ni cri ni gémissement.

Toutefois, si la sensibilité n'est pas éteinte chez le chien enragé, comme en témoignent les résultats des expériences qui viennent d'être rapportées, elle doit être moindre que dans l'état physiologique. Ainsi, quand on jette sous lui de l'étoupe enflammée, ce n'est pas immédiatement qu'il se déplace ; il y met du temps, c'est le cas de le dire, et quand il se décide enfin à s'échapper, déjà le feu lui a fait de profondes atteintes. Certains sujets, mais ceux-là font exception, ne lâchent pas la barre de fer rouge qu'ils ont saisie avec leur gueule.

Ces faits autorisent à admettre que les chiens frappés de la rage ne perçoivent pas les sensations douloureuses au même degré que dans l'état normal, et c'est ce qui explique comment il peut arriver qu'ils assouvissent leur fureur jusque sur eux-mêmes. Nous avons raconté, dans le *Recueil de médecine vétérinaire*, l'histoire d'un chien épagneul, appartenant à M. le comte Demidoff, qui, dans un accès de rage, se rongea la queue avec ses dents et finit par se la détacher du tronc. Dans d'autres cas, les malades s'écorchent seulement la peau jusqu'au vif, et les plaies qui résultent de leurs mordillements répétés ressemblent, à s'y tromper, à ces dartres vives qu'il est si commun d'observer sur les chiens. Là se trouve une cause possible d'erreur de diagnostic contre laquelle on ne saurait trop se tenir en garde.

La conclusion à tirer de ce dernier paragraphe, c'est qu'il y a lieu de se méfier du chien qui ne se montre pas sensible à la douleur, dans la mesure qu'on sait lui être particulière, et qu'il faut s'en défier aussi quand il porte sur le corps des écorchures à vif qui ont apparu soudainement.

Ces prescriptions paraîtront peut-être bien rigoureuses à la plupart de ceux qui m'entendent, mais en pareille matière, l'excès de la prudence n'est que trop justifié.

Quelques mots seulement sur ce point, et vous allez comprendre, messieurs, combien la règle de conduite que nous venons de formuler peut être salutaire. Il arrive souvent que les personnes qui conduisent aux vétérinaires des animaux enragés leur donnent des renseignements comme ceux-ci : « Mon chien est triste depuis un jour ou deux ; et, chose tout à fait inhabituelle chez lui, il m'a montré les dents ; je l'ai châtié avec le fouet ou la cravache, et quoique, de sa nature, il soit très-plaintif ou criard, il a reçu les coups sans pousser un seul cri. »

Un fait comme celui-là n'a, on le conçoit, aucune importance pour qui en ignore la valeur ; mais pour ceux qui savent, voyez tout ce qu'il dit et quels malheurs pourraient être évités, si, à l'instant qu'il se produit, la lumière se faisait dans l'esprit de celui qui en est le spectateur.

J'en dirai autant du rongement obstiné de l'animal par lui-même, dans des lieux déterminés. On l'attribue naturellement à des démangeaisons simples, et ce peut en être, il est vrai, l'unique cause. Mais l'expérience enseigne que ce symptôme peut avoir une signification bien autrement redoutable : témoin le chien de M. le comte Demidoff.

La prudence veut donc que, quand il se produit, on ne le traite pas comme une chose légère, mais que, au contraire, on prenne des mesures comme s'il était gros de conséquences dangereuses.

L'état rabique se caractérise encore par une particularité extrêmement curieuse et d'une importance principale, sous le rapport du diagnostic : nous voulons parler de l'impression qu'exerce, sur un chien affecté de la rage, la vue d'un animal de son espèce. Cette impression est tellement puissante, elle est si efficace à donner lieu immédiatement à la manifestation d'un accès, qu'il est vrai de dire que le chien est le réactif sûr à l'aide duquel on peut déceler la rage encore latente dans l'animal qui la couve.

Tous les jours, à l'Ecole, nous nous servons de ce moyen, pour dissiper les doutes, dans les cas où le diagnostic peut demeurer incertain, et il est bien rare qu'il nous laisse en défaut. Dès que le chien, soupçonné malade, se trouve en présence d'un sujet de son espèce, il tend à se jeter sur lui, si sa maladie est réellement la rage, et, s'il peut l'atteindre, il le mord avec fureur.

Et, chose étrange, messieurs, tous les animaux enragés, à quelque espèce qu'ils appartiennent, subissent la même impression en présence du chien. Tous, en le voyant, s'excitent, s'exaspèrent, entrent en fureur, se lancent sur lui et l'attaquent avec leurs armes naturelles : le cheval avec ses pieds et ses dents, le taureau avec ses cornes, de même le bélier. Il n'y a pas jusqu'au mouton qui se dépouille, sous l'empire de la rage, sa pusillanimité native, et qui, loin de ressentir de l'effroi à la vue du chien, ne lui en inspire, au contraire, et fondant sur lui, tête baissée, ne l'oblige à fuir devant ses attaques.

Voilà, sans doute, messieurs, quelque chose de bien extraordinaire ; mais voici qui l'est davantage encore. Le chien perdrait, semble-t-il, la singulière propriété qu'il possède de mettre en jeu l'excitabilité des animaux enragés, lorsque la maladie dont ceux-ci sont atteints n'est pas de provenance canine. Un cheval auquel M. Renault avait inoculé la rage du mouton, contracta cette maladie sous sa forme la plus furieuse, car il se déchirait, à lui-même, la peau des avant-bras à coups de dents. Eh bien ! messieurs, la vue d'un chien ne produisit sur cet animal aucune excitation ; celui qu'on lui jeta dans sa mangeoire fut épargné ; il le repoussa du bout de sa tête, sans lui faire aucun mal. Mais quand on lui présenta un mouton, il entra à l'instant même dans un accès de fureur terrible, et la pauvre bête, saisie par lui, fut à l'instant même broyée sous ses dents.

Mais ce fait n'est peut-être qu'une exception ; et à supposer qu'il soit l'expression d'une loi, et que les faits à venir démontrent que les animaux qui ont contracté la rage par inoculation sont surtout impressionnés par la vue d'un animal de la même espèce que celui sur lequel le virus a été puisé, il ne sera pas commun de voir se reproduire le phénomène que nous venons de relater, parce que rien n'est rare comme la transmission de la rage des herbivores.

Dans le plus grand nombre des cas, ce sont donc les sujets de l'espèce canine qui mettent en jeu l'excitabilité des animaux atteints de la rage.

Vous devez comprendre, messieurs, quelle est l'importance de la connaissance de ce fait, et combien l'enseignement qui en ressort pourrait être utile, si les propriétaires des chiens, éclairés sur sa signification, étaient mis à même d'en profiter. Tous les jours, en effet, en interrogeant des personnes qui nous conduisent des chiens enragés, nous acquérons la preuve que, avant de diriger leurs atteintes contre l'homme, ces chiens se sont montrés très-excitables à la vue d'un animal de leur espèce. « Chose singulière, nous dit-on, mon chien, d'un naturel très-pacifique, est devenu, depuis un, deux ou trois jours, très-agressif. pour les autres chiens ; dès qu'il en voyait un, il lui courait sus. »

Et, cependant, messieurs, la plupart du temps, cette particularité si significative n'éveille pas l'attention de celui qui l'observe et ne fait naître dans son esprit aucun soupçon ; et cela, parce que, vis-à-vis du maître et des familiers de la maison, rien n'est encore changé dans le caractère de ce chien que la vue d'un animal de son espèce irrite et rend exceptionnellement hargneux.

Permettez-moi, messieurs, de rapporter ici une anecdote qui, mieux que tous les commentaires, fera ressortir l'importance diagnostique de la particularité curieuse sur laquelle nous venons d'appeler l'attention.

Il y a une vingtaine d'années, une personne conduisit à Alfort, dans un cabriolet de place *à deux roues*, un fort joli chien de chasse, qui fut placé, non muselé, dans le fond de la voiture, c'est-à-dire sous les jambes de son maître et du cocher. Pendant tout le trajet, et malgré l'excitation que pouvait lui causer la présence d'une personne qui lui était étrangère, ce chien resta inoffensif. La voiture entra dans l'Ecole, jusqu'à la cour des hôpitaux, et là, le propriétaire du chien le prit dans ses bras et le porta dans mon cabinet, où je me rendis. Il me donna pour renseignement que, depuis deux jours, cet l'animal était triste et refusait de manger. N'étant pas alors en garde, comme je le suis aujourd'hui, contre la rage et ses modes insidieux de manifestation, je plaçai ce chien sur mes genoux pour l'examiner de plus près. J'étais en train de soulever les lèvres pour me rendre compte de la coloration des muqueuses, lorsqu'un caniche qui m'appartenait entra dans mon cabinet. Dès qu'il l'aperçot, le chien que j'examinais m'échappa des mains sans essayer de me mordre, et se rua sur le caniche, qui parvint à l'éviter sans essuyer de dommages. Ce mouvement inattendu et tout à fait inhabituel au caractère de cet animal, d'après ce que me dit son maître, fut pour moi un trait de lumière. Je soupçonnai la rage. Le chien fut immédiatement séquestré, et, trois jours après, il succombait à cette maladie.

Rien de plus suspect donc qu'un chien qui, contrairement à ses habitudes et aux inspirations de son naturel, se montre tout à coup agressif pour les animaux de son espèce. De pareilles manifestations sont très-significatives, et si on sait les comprendre, on peut mettre à l'abri les siens, les autres et soi-même des désastres que

peut causer la maladie dont ces signes sont des précurseurs infail-
libles.

Autre particularité dont la connaissance importe beaucoup au
public et pourrait prévenir bien des malheurs.

Il arrive très-souvent que le chien qui ressent les premières
atteintes de la rage s'échappe de la maison et disparaît. On dirait
qu'il a comme la conscience du mal qu'il peut faire, et que, pour
éviter d'être nuisible, il fuit ceux auxquels il est attaché. Quoi
qu'il en soit de cette interprétation, toujours est-il que, très-souvent, il abandonne ses maîtres et qu'on ne le revoit plus, soit qu'il
aille mourir dans quelque endroit retiré, soit, ce qui est le plus ordinaire dans les localités populeuses, que, reconnu pour ce qu'il
est aux sévices qu'il commet sur les hommes et sur les bêtes, il
trouve la mort en route.

Mais dans quelques cas, trop nombreux encore, le malheureux
animal, après avoir erré un jour ou deux, et échappé aux poursuites,
revient, obéissant à une attraction fatale, vers la maison de ses
maîtres. C'est dans ces circonstances surtout que les malheurs arrivent. Et, en effet, au retour du *pauvre égaré*, on s'empresse vers
lui ; le premier mouvement est de le secourir, car, la plupart du
temps, il est misérable à l'excès, réduit à rien, couvert de boue et
de sang. Mais malheur à qui l'approche ! A la période où il en est
de sa maladie, la propension à mordre est devenue chez lui impé-
rieuse ; elle domine le sentiment affectueux, si vivace qu'il soit encore, et trop souvent elle le porte à répondre par des morsures aux
caresses qu'on lui fait, aux soins qu'on veut lui donner.

Il y a donc lieu, encore ici, de tenir tout au moins pour suspect
le chien qui, après avoir quitté, pendant un jour ou deux, le toit
domestique, y revient, surtout s'il est dans l'état de misère dont
nous venons d'essayer de donner un aperçu.

Tels sont, messieurs, successivement énumérés, les symptômes,
les signes, les particularités qui signalent l'état rabique chez le
chien. On peut voir, d'après cet exposé, que la rage canine n'est
pas une maladie caractérisée par un état de fureur continuelle, telle
qu'on la conçoit généralement dans le vulgaire, qui ne croit à son
existence et ne la juge que par les manifestations de sa dernière
période.

Mais avant que ces manifestations se produisent, avant que le
chien enragé se montre tout à fait furieux et exprime sa fureur par
des morsures, un assez long délai s'écoule pendant lequel l'animal demeure inoffensif, bien que déjà sa maladie soit nettement
déclarée.

Voilà la vérité que nous voudrions mettre en relief, parce que si le public s'en pénétrait bien, s'il savait se rendre compte de la valeur des premiers symptômes de l'état rabique, la plupart des chiens pourraient être séquestrés avant qu'ils aient eu le temps de faire des malheurs.

Quand la maladie est arrivée à la période que l'on peut appeler véritablement *rabique*, c'est-à-dire celle qui se caractérise par des accès de fureur, la physionomie du chien est terrible. Son œil brille d'une lueur sombre et qui inspire l'effroi, même lorsqu'on observe l'animal à travers la grille de la cage où on le tient enfermé. Là, il s'agite sans cesse; à la moindre excitation, il se lance vers vous, poussant son hurlement caractéristique. Furieux, il mord les barreaux de sa niche et y fait éclater ses dents. Si on lui présente une tige de bois ou de fer, il se jette sur elle, la saisit à pleines mâchoires, et y mord à coups répétés.

A cet état d'excitation succède bientôt une profonde lassitude; l'animal, épuisé, se retire au fond de sa niche, et, là, il demeure quelque temps insensible à tout ce qu'on peut faire pour l'irriter. Puis, tout à coup, il se réveille, bondit en avant, et entre dans un nouvel accès.

Quand on introduit un chien dans la niche de cet animal en plein accès de rage, son premier mouvement n'est pas toujours d'attaquer et de mordre. Au contraire, la présence de la malheureuse victime qu'on lui livre, que ce soit un mâle ou une femelle, excite en lui le sens génital, et il témoigne, par des caresses et des attouchements dont la signification n'est pas douteuse, les ardeurs qu'il ressent

On le voit, en effet, flairer et lécher d'abord les organes génitaux de la pauvre bête qu'on a mise en rapport avec lui. Puis il se rapproche de sa tête et la lèche également. Pendant ces manifestations passionnées, la victime a comme le pressentiment du terrible danger dont elle est l'objet, elle exprime son effroi par le tremblement de tout son corps et cherche à se tapir dans un des coins de la niche. Et de fait, il faut moins d'une minute pour que l'animal malade entre en rage et se jette sur sa victime avec fureur. Celle-ci réagit rarement; elle ne répond d'ordinaire aux morsures qu'en poussant des cris aigus qui contrastent avec la rage silencieuse de l'agresseur, et elle s'efforce de dérober sa tête aux atteintes dirigées surtout contre elle, en la cachant profondément sur la litière et sous ses pattes de devant.

Une fois passé ce premier moment de fureur, l'animal enragé se livre à de nouvelles caresses, suivies bientôt d'un nouvel accès.

Lorsqu'un chien enragé est libre, il se lance devant lui, d'abord avec une complète liberté d'allures, et s'attaque à tous les êtres vivants qu'il rencontre, mais de préférence au chien plutôt qu'à tous les autres. En sorte que c'est une heureuse chance pour l'homme qui peut être exposé à ses coups, qu'il se rencontre à propos un chien dans son voisinage sur lequel l'enragé puisse assouvir sa fureur.

Le chien enragé ne conserve pas longtemps une démarche libre. Épuisé par les fatigues de ses courses, par les accès de fureur auxquels il a trouvé, en route, l'occasion de se livrer, par la faim, par la soif, et sans doute par l'action propre de sa maladie, il ne tarde pas à faiblir sur ses membres. Alors il ralentit son allure et marche en vacillant. Sa queue pendante, sa tête inclinée, sa gueule béante, d'où s'échappe une langue bleuâtre et souillée de poussière, lui donnent une physionomie caractéristique.

Dans cet état, il est bien moins redoutable qu'au moment de ses premières fureurs. S'il attaque encore, c'est lorsqu'il trouve sur la ligne qu'il parcourt l'occasion de satisfaire sa rage. Mais il n'est plus assez excitable pour changer de direction et aller à la rencontre d'un animal ou d'un homme qui ne s'offrent pas immédiatement à la portée de sa dent.

Bientôt son épuisement est tel, qu'il est forcé de s'arrêter. Alors il s'accroupit dans les fossés des routes et y reste somnolent pendant de longues heures. Malheur à l'imprudent qui ne respecte pas son sommeil : l'animal, réveillé de sa torpeur, récupère souvent assez de force pour lui faire une morsure.

La fin du chien enragé est toujours la paralysie.

Messieurs, arrivé à la fin de ce travail, trop long sans doute, mais dont la longueur paraîtra peut-être justifiée par l'importance du sujet que nous venons d'essayer de traiter, nous devons maintenant formuler nos conclusions.

Il ressort des développements dans lesquels nous sommes entrés, que, dans un grand nombre de circonstances, le plus grand nombre peut-être, les accidents rabiques qui viennent trop souvent jeter dans la société l'inquiétude, les angoisses prolongées et les plus profonds désespoirs, procèdent surtout de ce que les possesseurs et détenteurs des chiens, dans l'*inscience* où ils se trouvent, faute d'avoir été suffisamment éclairés, ne savent pas se rendre compte des premiers phénomènes par lesquels se traduit l'état rabique du chien, état presque toujours inoffensif au début, — profiter des avertissements que leur donnent par des signes non douteux et facilement intelligibles leurs malheureux animaux, — et prendre enfin à temps des mesures à l'aide desquelles il leur serait possible de prévenir des désastres menaçants.

L'*inscience*, pour rajeunir cette vieille expression de Montaigne, voilà la cause du mal, voilà ce à quoi il faudrait remédier.

Quels moyens employer?

La divulgation des faits, le frappement répété de l'attention du public par l'exposé de ces faits.

Déjà, messieurs, la publicité donnée à cette question par les journaux qui rendent compte de vos séances, réalisera, à ce point de vue, un premier résultat. Bien des choses, qui ne sont connues que des hommes spéciaux, vont, par ce moyen, être portées à la connaissance d'un plus grand nombre. Mais cela ne suffit pas. Par le temps où nous vivons, les bruits s'éteignent vite, même ceux qui ont été le plus retentissants.

Nous voudrions, messieurs, que la question de la rage fût une question toujours pendante devant vous, comme celle de la vaccine;

Qu'une commission permanente fût nommée, chargée de recueillir, et à laquelle seraient renvoyés tous les documents qui ont trait à cette redoutable maladie;

Que, par les soins de cette commission, une instruction fût rédigée, au moins annuellement, aussi courte, aussi succincte et cependant aussi complète que possible, dans laquelle on dirait, on répéterait au public tout ce qu'il doit savoir pour bien connaître la rage canine.

Cette instruction devrait recevoir la plus grande publicité possible, par la voie des journaux, des almanachs, des différentes publications qui se proposent la propagation des connaissances utiles à tous.

Elle devrait être affichée partout et dans toutes les saisons; il faudrait enfin que le son de cette cloche d'alarme se fît entendre souvent, très-souvent, afin que les esprits fussent tenus en éveil et conséquemment en garde.

De cette manière, messieurs, on ferait disparaître les préjugés qui courent sur la rage. On ne croirait plus à l'*hydrophobie* comme symptôme infaillible dont l'absence doit donner la sécurité; on s'inquiéterait d'un chien qui s'agite sans cesse et sans but apparent, dont l'appétit s'est perverti, dont l'aboiement s'est modifié, qui se montre caressant outre mesure pour son maître, et exceptionnellement agressif pour les animaux de son espèce, qui reste muet sous la douleur des châtiments, etc., etc. Et grâce à cet enseignement, les chances des accidents rabiques diminueraient à coup sûr. Que chacun se protège soi-même, par la connaissance de ce qui est nécessaire à sa propre préservation, ce sera là, nous en avons la conviction bien profonde, la meilleure, la plus efficace des prophylaxies.

C'est assez dire que nous croyons peu à la puissance des mesures administratives, qui, jusque aujourd'hui, ont été mises presque exclusivement en pratique pour empêcher la propagation de la rage dans l'espèce canine et sa transmission, par elle, à l'espèce humaine.

Aussi bien, du reste, les statistiques annuelles ne démontrent-elles pas que, quelles que soient à cet égard les prescriptions de la police, les chiffres des accidents rabiques ne diminuent pas. Ce résultat suffit pour permettre d'apprécier la valeur des mesures actuellement mises en pratique.

Mais, nous dira-t-on, parmi ces mesures de police, il en est une qui, si on tenait la main à ce qu'elle fût rigoureusement observée, devrait être très-efficace : c'est le musèlement. Les résultats obtenus en Prusse, d'après ce que M. Renault a rapporté, n'en témoignent-ils pas (1)?

Un mot sur ce dernier point avant de terminer.

Ces résultats, produits par l'énergie de la police prussienne, sont vraiment si merveilleux, que nous n'avons pu nous défendre de concevoir des doutes sur leur authenticité absolue. Nous nous sommes déjà expliqué sur ce point dans la première partie de ce travail.

Il paraît, du reste, que depuis la publicité que M. Renault leur a donnée en France, ils ont été contestés à Berlin même, et qu'ainsi notre regretté collègue aurait été trompé par des communications administratives inexactes,

Quoi qu'il en soit, il est certain qu'en France, et à Paris notamment, la manière dont on pratique le musèlement est une pure fiction, et que, dans l'état actuel des choses, on ne peut pas apprécier la valeur prophylactique de cette mesure de police qui ne reçoit et n'a jamais reçu une application réelle. De fait, il vaudrait tout autant, pour satisfaire aux prescriptions réglementaires, figurer avec un pinceau, sur la tête des chiens, le tracé d'une muselière, qu'appliquer celles qui sont usuelles aujourd'hui, lesquelles consistent dans une simple courroie placée sur le chanfrein, assez lâche pour permettre la respiration buccale et l'aboiement, et, par conséquent, à peu près inutile pour empêcher la morsure.

La muselière d'aujourd'hui n'est donc, à vrai dire, qu'un subterfuge, une manière de paraître observer la loi, tout en l'éludant. Et il devait en être ainsi, car la loi a exigé l'impossible en prescrivant l'application autour de la tête du chien d'un appareil de coercition qui s'opposerait à l'écartement de ses mâchoires.

Le chien a les cavités nasales trop étroites pour respirer exclusivement par le nez, comme le fait le cheval ; il faut qu'il respire par sa gueule béante, qu'il transpire par sa langue et toute sa muqueuse buccale ; il faut conséquemment qu'il puisse ouvrir ses mâchoires.

_____

(1) M. Renault a produit, au mois d'avril 1862, devant l'Académie des sciences, un document duquel il résulte que l'on serait parvenu, à Berlin, par une simple mesure de musèlement, prescrite et exécutée à la prussienne, à faire disparaître la rage, et à mettre les populations à l'abri des atteintes de cette épouvantable maladie. ,

Le problème à résoudre est donc celui-ci : appliquer autour de la tête du chien un appareil qui, tout en lui laissant la liberté de la respiration buccale, l'empêcherait cependant de se servir de ses mâchoires pour attaquer et pour mordre.

Un moyen simple de résoudre ce problème serait de fixer autour de la tête du chien une sorte de cage, semblable, en petit, au panier à salade, assez spacieuse pour que l'écartement des mâchoires y fût libre; ce serait là, certainement, un appareil efficace contre les morsures. Mais, au point de vue esthétique, on ne saurait se dissimuler qu'il laisserait beaucoup à désirer. Or il faut craindre le ridicule, surtout en France. La mesure la plus utile, si elle prête à rire, court la chance de rencontrer dans son application des obstacles impossibles à surmonter.

Heureusement que ce problème vient de recevoir, dans ces derniers temps, une meilleure solution. Deux muselières, construites d'après les mêmes idées, viennent d'être inventées, l'une par M. le professeur Goubaux (d'Alfort), l'autre par M. Charrière (de Lausanne). On a pu en voir des spécimens à l'exposition des chiens à Paris. Toutes deux permettent de désarmer l'animal de ses mâchoires, tout en lui laissant la liberté de respirer gueule béante et langue pendante.

Ces muselières sont formées de deux pièces articulées, plus longues que les mâchoires du chien auquel elles sont destinées, les garnissant périphériquement, susceptibles de s'écarter sous l'influence de l'action des muscles qui ouvrent la bouche, et, quand [la bouche se ferme, revenant sur elles-mêmes par l'action d'un ressort très-simple.

Ces ingénieux appareils peuvent permettre aujourd'hui d'appliquer avec rigueur la mesure du musèlement, tout en exemptant le chien d'une contrainte impossible à supporter. Nous désirerions donc que l'expérience en fût faite d'une manière réglementaire, avant de rejeter le musèlement comme une mesure tout à fait inutile.

Je sais bien qu'on objecte à cette mesure que c'est surtout dans l'intérieur des maisons, où les chiens ne sont pas muselés, que se produisent les accidents de morsures. Sans aucun doute, mais les chiens qui mordent à l'intérieur ont été, eux, mordus à l'extérieur, dans leurs pérégrinations à travers les rues, et ils n'ont pu être mordus que parce que leurs agresseurs n'avaient pas de muselière ou n'en portaient que de fictives.

La question du musèlement est donc encore à résoudre, et avant de formuler un avis contraire à cette mesure de police, il faut qu'une expérience bien faite ait permis enfin d'en apprécier la véritable valeur.

DE L'ÉMIGRATION

AU POINT DE VUE DE L'HYGIÈNE PUBLIQUE,

Par M. BOUDIN.

Les grands mouvements de population qui s'opèrent dans le monde moderne ont donné naissance, depuis quelques années, tant en France qu'à l'étranger, à une série de publications sur ce sujet, dont quelques-unes renferment des matériaux d'un grand intérêt au point de vue des hautes questions d'hygiène publique. Parmi les publications françaises, nous avons surtout remarqué le livre de M. Legoyt, couronné par la *Société de statistique* de Marseille, et qui a pour titre : *L'émigration européenne, ses principes, ses causes, ses effets, avec un appendice sur l'émigration africaine, hindoue et chinoise.* Paris, 1861, in-8, 333 pages ; chez Guillaumin.

Bien que cet important travail ait été plus particulièrement conçu au point de vue de l'économie politique, il nous a paru néanmoins digne d'être signalé aux lecteurs des *Annales d'hygiène*, à raison des nombreux documents qu'il renferme, puisés aux sources les plus autorisées, et répandant une vive lumière sur divers problèmes de l'hygiène publique et de la science anthropologique. En effet, d'où viennent, où vont, que deviennent ces millions d'êtres humains, de toutes races, qui, de tous les points du globe, se portent de l'est à l'ouest, de l'ouest à l'est, du nord au sud et du sud au nord, dans toutes les régions habitées ou non habitées de la terre? Sont-ils appelés à vivre ou à mourir sur la terre étrangère? Sont-ils capables de propager leur race, ou n'émigrent-ils que pour peupler les cimetières de leur nouvelle patrie, quand ils ont réussi à échapper à l'affreuse mortalité qui souvent les décime déjà pendant la traversée? Si ces questions sont d'un grave intérêt pour l'économiste, elles ne sont certainement pas d'une moindre importance pour le philosophe, l'anthropologiste et le médecin.

Il fut un temps, et ce temps n'est pas très-éloigné, où une science dans l'enfance croyait naïvement toutes les races humaines aptes à se propager dans toutes les parties du globe; où des savants professaient gravement le dogme d'un prétendu cosmopolitisme de l'homme. Un beau jour, cette science sentimentale, cette science à priori, dut le prendre sur un ton plus modeste, à l'approche de faits inexorables qui ne se conciliaient malheureusement pas avec les théories optimistes d'un autre temps. Quelques hommes courageux, en très-petit nombre il est vrai, osèrent protester, au nom de l'expérience et de la morale, contre des utopies, intéressées ou absurdes, qui poussaient de crédules populations à l'émigration vers des climats meurtriers et contre certaines pratiques gouvernementales qui, dans les colonies tropicales, prétendaient remplacer systématiquement le travail nègre par des travailleurs Coolis, Madériens ou Chinois.

Dès l'année 1787, Volney proclamait que, depuis 1250, « pas » un seul mamelouk n'avait donné, en Égypte, une lignée subsis- » tante; qu'il n'en existe pas une seule famille à la seconde géné- » ration; que tous leurs enfants périssent à la seconde génération. » (*Voyage en Syrie*. Paris, 1787, t. 1er, p. 98.)

« Au Sénégal, dit Thévenot, la mortalité des étrangers paraît » augmenter à mesure qu'ils séjournent..... Il n'y a point d'accli- » matement possible. C'est en fuyant que les marchands européens » se guérissent; c'est en restant que les soldats périssent en grand » nombre. » (*Traité des maladies des Européens dans les pays chauds*, p. 158 et 269.)

Le major général Bagnold, après un séjour prolongé dans l'Inde anglaise, soutenait que jamais un régiment anglais n'y avait réussi, depuis le règne de Charles II, et malgré tout les encourage- ments matrimoniaux officiels, à élever assez d'enfants pour maintenir au complet ses tambours et ses fifres (1).

En Afrique, le digne général Duvivier fut un des premiers à dire : « *Les cimetières sont les seules colonies toujours croissantes de l'Al- gérie.* » Toujours sur la brèche, nous avons combattu l'erreur déplorable d'un prétendu cosmopolitisme de l'homme, en opposant à des théories surannées, intéressées ou sentimentales, l'inexorable puissance des faits. Longtemps isolé et en butte aux impuissantes attaques de la petite science et d'une algéromanie aux abois, nous avons le bonheur de constater aujourd'hui l'immense progrès réa- lisé dans nos opinions anticosmopolites, non-seulement dans la science, mais encore dans les hautes régions gouvernementales, et si nos statistiques mortuaires, relatives aux pays chauds de l'*hémi- sphère nord*, n'ont pas encore dissipé toutes les illusions, elles ont au moins mis un terme à un engouement aussi préjudiciable aux divers gouvernements qu'aux populations elles-mêmes.

En opposition avec des utopies usées, tout le monde a pu lire dans une lettre insérée au *Moniteur* et adressée, le 29 juillet 1860 à l'ambassadeur de France à Londres, par l'Empereur lui-même, ce passage significatif : « Puis-je me dissimuler que l'Algérie

(1) « Never been able, from the time of Charles the Second to the » present hour, to rear from births in the corps boys enough to supply » its drummers and fifers. » (Passage cité par MM. Nott et Gliddon, dans *Indigenous Races of the Earth*.)

» est une *cause d'affaiblissement pour la France*, qui, depuis trente
» ans, lui donne *le plus pur de son sang* et de son or? »

Espérons que ces paroles auront d'autant plus de retentissement
et produiront une impression d'autant plus profonde qu'elles tombent
de plus haut.

Après ce préambule, abordons l'examen du livre de M. Legoyt.
Selon cet auteur : « Les peuples qui ont fourni toujours le plus fort
contingent à l'expatriation européenne sont les peuples d'origine
germanique, les Allemands et les Anglo-Saxons. En dehors des
conditions sociales qui peuvent contribuer à déterminer chez les
premiers cette étrange disposition à chercher une patrie toujours
nouvelle, il existe chez ces populations une tendance instinctive,
irrésistible, en quelque sorte congénitale, à s'étendre, à rayonner, à
porter dans le monde entier leur calme et persévérante activité. Ils
ont envahi la Pologne, et déjà le duché de Posen, la Gallicie, et
d'autres provinces polonaises comptent presque autant d'Allemands
que de Slaves. Ils ont envahi les duchés Danois, le Holstein et le
Schleswig, et déjà l'élément scandinave recule devant eux. Ils tendent à dominer dans les provinces russes de la Baltique. Ils ont
profondément pénétré dans la Hongrie, et, en ce moment, ils descendent lentement les deux rives du Danube, jalonnant leur route
d'établissements coloniaux qui iront rejoindre, un jour, par une série
ininterrompue de stations, ceux qu'ils avaient déjà fondés depuis
longtemps en Crimée. L'Europe occidentale offre partout des traces
indestructibles de leur passage. La Hollande est leur œuvre ; les
populations flamandes de la Belgique leur appartiennent; ils règnent
dans les deux tiers de la Suisse. En France, ils se débattent encore,
dans l'Alsace et la Lorraine, quoique sans espoir de succès, contre
l'assimilation française.

» La race anglo-saxonne, moins souple, moins endurante, moins
disposée à accepter, même provisoirement, la domination d'autrui,
ne déploie son activité que dans les pays qui lui appartiennent ou
lui ont appartenu, et où elle règne encore par les mœurs, la langue,
les institutions, par le génie enfin. Dans l'émigration du Royaume-
Uni, c'est l'élément irlandais qui domine. Viennent ensuite, dans un
rapport à peu près égal à la population, les Écossais, puis les Anglais. »

De 1620, année du départ des frères pèlerins, jusqu'en septembre 1853, on peut, selon M. Lock, évaluer à 9 millions et demi le
nombre des Irlandais qui ont quitté leur pays. L'émigration
anglo-écossaise se recrute surtout parmi les petits fermiers et
les petits marchands ou artisans. Elle doit, en grande partie, son
origine aux conséquences du droit d'aînesse qui, jusque dans la

classe inférieure de la société, laisse aux puînés le soin de leur avenir. Toutefois elle n'est pas indigente. L'Anglo-Ecossais n'est le plus souvent, sur la terre étrangère, ni cultivateur, ni journalier, encore moins domestique. Il est ou fermier ou commerçant. Après l'Allemagne et les îles Britanniques, la Suisse fournit, relativement à sa population, le plus fort appoint à l'émigration européenne. Cet appoint porte surtout sur ses robustes travailleurs agricoles, que le haut prix de la terre dans la mère patrie oblige depuis longtemps à exercer au dehors leur utile industrie.

Quant au Français, il émigre peu. « C'est que, dit M. Legoyt, des diverses races européennes, il n'en est aucune pour laquelle la patrie ait un aussi grand prestige, aucune qui porte à son foyer, à son clocher, à son pays, un plus instinctif, un plus inviolable attachement. Seules, les persécutions religieuses ont pu déterminer, en France, des émigrations de quelque importance. En Europe, les pays frontières sont le but principal de l'émigration française. L'Espagne occupe le premier rang, et à une distance considérable des autres ; la Belgique ne reçoit qu'un très-petit nombre de nos nationaux ; en revanche, elle nous envoie un nombre considérable des siens, l'extrême densité de sa population n'y laissant guère de place aux étrangers pour l'exploitation d'une industrie quelconque. Quoique placée à une grande distance de nos frontières, la Russie, surtout depuis que son réseau de chemins de fer est en voie d'exécution avec le concours de nos capitaux et de nos ingénieurs, est le théâtre d'une émigration française assez considérable ; mais ce ne sont pas, comme on pourrait le croire, nos départements pyrénéens qui envoient en Espagne le plus grand nombre des Français qui s'y rendent, mais bien la Creuse, la Corrèze et le Cantal, composant le groupe montagneux de la haute Auvergne. Cette émigration remonte déjà à une époque très-éloignée ; mais elle est rarement suivie d'un établissement définitif dans le pays de destination. Elle se compose en majorité de marchands ambulants (chaudronniers, raccommodeurs de faïence, cordonniers, etc.), l'absence de voies de communication en Espagne favorisant depuis longtemps le commerce du colportage. »

Parmi les pays étrangers où se rendent de préférence nos émigrants, les États-Unis ont occupé le premier rang en 1857 ; ils l'ont cédé à l'Amérique du Sud dans les trois années suivantes. L'Alsace et la Lorraine fournissent le plus grand nombre des Français allant chercher fortune dans l'Union américaine. C'est la population basque qui fournit la presque totalité des émigrants français pour Buenos-Ayres et Montevideo, les deux provinces de la Plata qui ont, depuis longtemps, le privilége d'attirer nos cultivateurs pyrénéens. Le reste de notre émigration transatlantique est sans importance.

De 1857 à 1860 l'émigration française s'est répartie ainsi qu'il suit, en ce qui concerne les destinations :

	Nombre.	Proportion sur 100.
Europe.	12 278	23,67
Algérie.	17 823	34,36
Autres pays	456	88
Amérique du Nord	9 999	19,73
Amérique du Sud	10 252	19,28
Australie.	121	23
Canada.	33	06
Colonies françaises	86	17
Autres pays	839	1,62
	51 887	100,00

« L'Italie est, après la France et peut-être au même degré, le pays où la *patrie* a les racines les plus profondes au cœur de l'habitant. C'est que sur aucune autre terre, peut-être, la nature ne se montra plus prodigue d'enchantement, de séduction de toute nature. »

Si l'on considère l'émigration en masse, on constate 1° que l'on compte en moyenne 55 émigrants du sexe masculin pour 45 du sexe féminin ; 2° que, parmi les adultes des deux sexes, mais surtout parmi les adultes mâles, les célibataires sont sensiblement plus nombreux que les mariés ; 3° que les enfants forment le cinquième environ de l'émigration totale ; 4° que l'émigration recrute surtout parmi les personnes de 17 à 40 ans ; 5° que le cadre des professions étant restreint à l'agriculture et à l'industrie, les émigrants industriels sont plus nombreux de 7 pour 100 que les agriculteurs.

Les documents officiels anglais donnent les longueurs de traversée suivantes, pour les établissements coloniaux les plus éloignés de la métropole. Ces longueurs sont déduites de voyages faits en 1858, 1859 et dans le 1er trimestre de 1860.

Destination.	Durée.	
	Maxima.	Minima.
Nouvelle-Galle du Sud.	131 jours.	85 jours.
Victoria.	120	74
Australie du Sud.	131	73
Australie occidentale.	153	82
Tasmanie.	118	52
Cap de Bonne-Espérance.	88	52
Natal.	85	75
Indes orientales.	151	101

Voici quelle a été la mortalité pour 100 émigrants à bord des bâtiments partis de 1854 à 1859, de Liverpool pour les principaux ports des États-Unis.

1854	1855	1856	1857	1858	1859
0,74	0,33	0,22	0,36	0,49	0,12

Le chiffre mortuaire des navires anglais à destination du Canada a diminué de 2 pour 100 en 1854, par rapport aux années précédentes. Il est tombé, après des oscillations diverses, à 0,17 en 1859. Il avait cependant encore été de 0,47 en 1857. Au reste, la mortalité, toutes choses égales d'ailleurs, est en raison directe de la longueur du trajet, comme le montre le document suivant (extrait du dernier rapport des commissaires de l'émigration anglaise) relatif au nombre des décès survenus sur un total de 257 225 émigrants transportés par leurs soins, de 1847 à 1858 (douze ans), en Australie, en Tasmanie, au Cap, à Natal et à la Nouvelle-Zélande.

	Adultes.		Enfants de 1 à 14 ans.		Petits enfants.	
	Hommes.	Femmes.	Garç.	Filles.	Garç.	Filles.
Émigrants..	81 924	108 875	28 596	30 285	3 696	3 847
Décès....	468	784	1 189	1 363	595	568
Pour 100..	0,57	0,72	4,15	4,50	16,08	14,73

Totaux.

Émigrants.	257 225
Décès.	4 966
Pour 100.	1,93

« On voit que le sexe masculin, en ce qui concerne les adultes et les enfants de 1 à 14 ans, résiste un peu mieux que le sexe féminin aux fatigues de la mer. Le phénomène contraire se produit pour les petits enfants ; à cet âge encore si tendre, le sexe féminin lutte plus efficacement contre les périls de la traversée. »

Voici un triste exemple de l'influence que peuvent exercer sur la mortalité à bord, des privations, des souffrances prolongées avant l'embarquement. « Sur 89 738 émigrants qui, en 1847, ont quitté les ports du Royaume-Uni pour se rendre au Canada, 5 293 ou près de 6 pour 100 sont décédés pendant la traversée. Des 84 445 qui ont débarqué, 10 037 sont morts dans les premiers jours de leur arrivée. Des 74 408 survivants, 30 265 ont reçu, pendant plus ou moins longtemps, des secours médicaux. La source de cette énorme mortalité est dans ce fait, que les six-septièmes des émigrants étaient des Irlandais, qui souffraient, depuis plus de six mois, de l'effroyable famine qui a décimé leur pays en 1846-47. »

La négligence coupable des entrepreneurs de transport a provoqué diverses mesures destinées à combattre le mal. Ainsi, en Amérique :

En cas de décès à bord, le capitaine est tenu de payer au directeur de la douane, dans les vingt-quatre heures de la remise de son manifeste, une somme de 8 dollars (42 fr. 40 c.) par chaque passager de plus de huit ans, décédé de maladie ordinaire. Cette mesure ne s'applique pas aux passagers des cabines. Le montant des payements ainsi faits est affecté au soulagement des émigrants pauvres et malades, sans distinction de nationalité.

De 1847 à 1851 (cinq ans), il est sorti des ports anglais 7 129 navires d'émigrants. Sur ce nombre, 252, affrétés par les commissaires de l'émigration, sont arrivés sains et saufs à leur destination, moins un que la mer a détruit. Les victimes de ce naufrage ont été, par rapport au total des passagers embarqués, dans la proportion de 0,396 pour 100 ou de 1 sur 252. Des 5 964 bâtiments partis sous la surveillance des agents du gouvernement, 30 ont sombré, et les victimes ont été dans le rapport de 0,503 pour 100 ou de 1 sur 199. Sur les 913 bâtiments partis sans avoir été inspectés, 13 se sont perdus, ensevelissant avec eux 1,42 pour 100 de leurs passagers ou 1 sur 70. Des 1 494 044 émigrants embarqués sur les 7 129 navires, 1 043 ont trouvé la mort dans les flots : c'est 0,96 pour 100 ou 1 sur 1,432. Il est remarquable que les navires armés pour le compte du gouvernement n'ont pas eu un seul malheur de cette nature à déplorer.

Passons à l'émigration africaine, hindoue et chinoise. On fait remonter la traite des noirs au commencement du xvᵉ siècle. Les mahométans d'Afrique, dit-on, ayant amené des nègres à Lisbonne, pour les échanger contre des prisonniers que les Portugais leur avaient faits, ceux-ci eurent l'idée d'aller eux-mêmes en acheter dans leur comptoir d'Arguin. Ce triste trafic prit un rapide développement et, en une seule année (1539), il se vendit, assure-t-on, 12 000 têtes à Lisbonne. Bientôt Séville, puis Madère devinrent de vastes marchés à esclaves. « Mais tout d'abord, les Espagnols avaient, sous Charles-Quint, favorisé l'immigration d'ouvriers de leur pays, et ce n'avait été qu'à la suite *d'expériences suffisantes pour les convaincre de l'impossibilité d'acclimater, dans leurs colonies, le travail européen,* qu'ils s'étaient décidés à pratiquer la traite. »

Ainsi, de l'avis de M Legoyt, ce fut la constatation du *non-acclimatement des Espagnols* aux Antilles, qui les conduisit à y essayer le travail par des nègres.

L'introduction des esclaves à Saint-Domingue date de 1510 ; à Cuba, de 1521 ; aux Etats-Unis (Virginie), de 1620 ; dans les Antilles françaises, de 1650.

Selon M. Cochin, pendant les trois siècles et demi qu'a duré la traite, plus de cent millions d'Africains ont été répartis entre les divers peuples chrétiens possesseurs de colonies, c'est-à-dire entre les Espagnols, les Anglais, les Français, les Portugais, les Hollandais, les Danois, les Suédois, les Américains et les Brésiliens. Il assure qu'on n'estime pas à moins de 100 à 150 000 par an le nombre des Africains vendus annuellement, de 1788 à 1848, dans les divers pays à esclaves (p. 224, Ier vol.). « Un auteur bien in-
» formé, dit M. Charles Giraud, affirme qu'en 1686, il a été
» acheté, sur la côte occidentale d'Afrique, plus de cent mille
» nègres par les Européens. Dans nos seules colonies françaises des
» Indes orientales et occidentales, on introduisit à cette époque plus
» de 30 000 nègres par an. » Et plus loin, le même auteur s'exprime ainsi : « Telle a été l'origine d'une immigration d'hommes la
'» plus nombreuse qui soit connue dans l'histoire, surtout dans de
» pareilles conditions, puisqu'en trois siècles, elle s'est élevée, selon
» des calculs autorisés et très-probables, et pour l'archipel des
» Antilles seulement, à 12 *millions d'hommes dont aujourd'hui*, IL
» NE RESTE PAS DEUX MILLIONS *sur les mêmes lieux, en y comprenant*
» *même les sangs mêlés.* » (*De l'esclavage des nègres.*)

Des calculs produits en France devant le comité d'enquête de 1848 portent de 100 à 140 000 par an le nombre des noirs traités de 1788 à 1840, et de 50 à 80 000 seulement de 1840 à 1846. Dans son discours du 8 juin 1860, lord John Russel n'en estimait pas le nombre à plus de 30 000 en 1860, à destination presque exclusive de Cuba.

Les bénéfices énormes de la traite expliquent la persistance du trafic. Comme les croiseurs anglais et américains ne prennent guère qu'un navire sur trois, et qu'un noir, qui a coûté 30 dollars sur la côte de Guinée, est payé au moins 1 000 dollars à Cuba, on voit que l'opération est des plus fructueuses. En 1849, un seul traitant a réalisé à son quatre-vingt-quinzième voyage sur la côte d'Afrique, avec un chargement de 1 200 nègres dont 450 étaient morts en route, un bénéfice net de 900 000 francs, non compris une somme de 500 000 francs distribuée entre certains fonctionnaires cubanais.

Dans ces dernières années, on évaluait ainsi qu'il suit, d'après M. Cochin, le nombre de nègres esclaves dans les colonies africaines du Portugal : 5 659 sur 86 000 habitants, en 1852, dans les îles du cap Vert; 1 500 dans les comptoirs de la haute Guinée; 4 580 à Saint-Tamé et à l'île du Prince (golfe de Guinée), sur 12 253 habitants; 65 000, en 1856, dans la basse Guinée, sur 660 000 habitants, et 42 000 sur la côte de Mozambique. Un recensement officiel du 31 décembre 1859 attribue à la colonie de Surinam (Indes occidentales de la Hollande) 37 796 esclaves, sur 62 630 habitants. Dans les autres possessions hollandaises de la même région, le nombre des esclaves figure aux documents officiels les plus récents, tantôt pour 8300, tantôt pour 44 000. — La Guyane hollandaise a vu diminuer ainsi qu'il suit le nombre de ses esclaves, par suite de la mortalité ou de l'émancipation : 4835, 54 629; — 4845, 43 285; — 4854, 38 545; — 4859, 36 963. On sait que l'esclavage est aboli dans les Indes néerlandaises. Dans les colonies anglaises, le bill de 4 833 a conféré la liberté à 800 000 nègres. Dans les Antilles françaises, le nombre des esclaves et de couleur libres était en 4 848 :

	Libres, de couleur.	Esclaves.
Martinique.	38 955	77 026
Guadeloupe.	32 252	95 322

C'est dans les Etats du Sud de l'Union américaine que se trouve le plus de nègres esclaves. De 697 897 en 4790, le nombre s'en est élevé à 3 953 587 en 4 860, soit un acccroissement de 446 pour 400. La traite ayant cessé en 4 808, c'est par la reproduction à l'intérieur que s'est réalisée cette énorme augmentation. Quant aux nègres libres, le census de 4 860 en porte le nombre à 484 445, dont 223 073 dans les Etats où l'esclavage est inconnu, dans le district de Colombie et ses territoires. Le nombre des noirs libres ou esclaves dans les deux Amériques et dans les colonies européennes peut être évalué ainsi qu'il suit : Etats-Unis, 4 434 702. — Brésil, 2 050 000. — Colonies espagnoles, 4 470 000. — Républiques de l'Amérique du Sud, 4 430 000. — Colonies anglaises, 800 000. — Colonies françaises, 275 000. — Colonies hollandaises, 85 000. — Mexique, 75 000. — Canada, 35 000. — En tout 40 355 202.

De 4 843 à 4 860, l'île Maurice a reçu 274 643 Hindous, dont 495 343 adultes mâles ; 47 902 femmes seulement et 34 368 enfants. Par suite des mesures prises par le gouvernement (sous la direction exclusive duquel l'émigration s'opère depuis 4 843), le rapport des femmes et des enfants aux adultes mâles s'est sensiblement accru dans ces dernières années. C'était le seul moyen de prévenir dans la colonie les graves déréglements qui se sont produits partout où la prédominance des hommes a été excessive.

La mortalité à bord, dans la traversée de Madras et Calcutta aux Antilles, est sensiblement plus élevée que celle des Européens, même pour les destinations les plus éloignées, l'Australie par exemple. Ainsi, dans la saison de 4 858—59, sur 6 984 émigrants, partis de ces deux ports pour la Guyane, Trinité et Grenade, 6 434 seulement ont débarqué ; 553 ou 7 4/2 pour 4 00 avaient succombé en route.

En 4 859-60, sur 4 8 050 embarqués pour les mêmes destinations, 975 ou 42,44 pour 400 sont morts pendant le trajet.

Or, dans les années 4 856 à 4 859, la mortalité des émigrants anglais partis pour l'Australie, n'a pas dépassé 1 pour 100. « La différence, se demande M. Legoyt, doit-elle s'expliquer par une moins vigoureuse organisation des Hindous, ou par une meilleure appropriation des bâtiments équipés dans les ports du Royaume-Uni? *Les documents officiels adoptent la première hypothèse.* »

Ainsi, d'après les documents officiels anglais, *les populations hindoues seraient moins aptes à l'émigration que les populations européennes.*

« Convaincues, continue M. Legoyt, par des observations que nous ne connaissons pas, *que l'acclimatement des Hindous est impossible dans les Antilles, et frappées des pertes considérables constatées dans les traversées, un assez grand nombre de personnes combattent en ce moment, en Angleterre, leur émigration pour les colonies sucrières de la métropole.* »

On voit que la doctrine du non-cosmopolitisme de l'homme est en progrès.

Le défaut de place nous force de nous arrêter, mais les extraits qui précèdent, et dans lesquels nous avons le plus souvent laissé parler l'auteur lui-même, suffisent pour donner une idée de l'importance du livre de M. Legoyt, non-seulement au point de vue de l'économie politique, mais encore sous le rapport de l'anthropologie et de l'hygiène publique.

Nous eussions désiré que ce livre, si complet d'ailleurs sous tant d'autres rapports, eût fait ressortir deux points sur lesquels nous avons plusieurs fois appelé l'attention dans ces derniers temps ; à savoir, la salubrité relative des contrées tropicales de l'*hémisphère sud* comparées aux mêmes régions de l'hémisphère nord, et, en second lieu, la constante réussite, pour les populations européennes, des migrations du sud au nord, en opposition avec les migrations en sens inverse. Nous regrettons aussi que M. Legoyt ait cru devoir passer sous silence les documents relatifs à la mortalité de la population européenne en Algérie, dont personne mieux que lui ne connaît la haute signification. Nous respectons les motifs probables de cette abstention.

Quoi qu'il en soit, le livre si substantiel de M. Legoyt est rempli de documents d'une grande importance, et il devra être consulté par tous ceux qui s'occupent d'économie politique et des hautes questions de l'hygiène publique.

RAPPORT GÉNÉRAL

SUR LES TRAVAUX DE LA COMMISSION DES LOGEMENTS INSALUBRES
DE PARIS PENDANT LES ANNÉES 1860 ET 1861,

Par MM. TRÉBUCHET et ROBINET,

Membres et secrétaires de la commission.

Ce rapport, adressé à M. le préfet de la Seine, est le quatrième que publie, depuis son institution, la Commission des logements insalubres. Il emprunte un nouvel intérêt de l'annexion à Paris des communes suburbaines, mesure qui a permis d'appliquer sur une plus large échelle les dispositions de la loi du 13 avril 1850, et de les étendre surtout à des localités qui, plus que toutes autres peut-être, réclamaient les bénéfices d'un règlement qui a eu principalement en vue l'intérêt des classes ouvrières.

La Commission a donc eu à satisfaire à toutes les exigences d'un état de choses qui augmentait ses travaux dans des proportions considérables. Ainsi pendant les deux années 1860 et 1861 qui font l'objet de son rapport, elle a statué sur 4571 affaires. D'un autre côté, et grâce à l'organisation nouvelle que rendait nécessaire cet accroissement de travaux, la Commission a pu aborder à un point de vue plus général des questions qu'elle n'avait fait qu'indiquer dans ses précédents rapports. Nous citerons en première ligne la question relative à l'obligation par le propriétaire, de fournir de l'eau à ses locataires, et celle qui concerne la responsabilité des locataires qui ont élevé des constructions sur des terrains qui ne leur appartiennent pas. Les rapports sur ces deux importantes questions ont été faits, le premier par M. *Robinet*, le second par M. *Chauveau-Lagarde*.

La question de l'*introduction de l'eau dans les habitations* est capitale. C'est pour la première fois qu'elle a été traitée à fond, et elle intéresse au point de vue de l'hygiène publique et privée, non-seulement la ville de Paris, mais encore tous les centres de population.

On nous saura donc gré de reproduire cette partie du rapport général de la Commission. On y trouvera des principes et des renseignements qui peuvent trouver partout une application utile.

Considérations générales. — En poursuivant l'accomplissement de sa mission, la Commission s'est trouvée en présence d'une question dont la solution intéresse au plus haut degré la salubrité des habitations.

Réduite à ses termes les plus simples, cette question serait ainsi formulée :

« Une maison habitée peut-elle être considérée comme salubre, » lorsqu'elle n'est pas pourvue en abondance de l'eau nécessaire aux » divers usages de la vie privée et .publique, et jusqu'à quel point » peut-on obliger le propriétaire à mettre cette eau à la disposition » de ceux qui doivent·l'employer ? »

Un exemple pris entre plusieurs suffira pour faire bien saisir l'importance de la question, et sa discussion démontrera les difficultés qu'elle présente.

Dans un des quartiers hauts de Paris, on trouve une vaste propriété, composée de divers bâtiments très-élevés, entourant des cours étroites et même de petits jardins.

Les bâtiments sont occupés par 245 personnes peu aisées. En outre, ils contiennent une école élémentaire, une salle d'asile et une crèche. Il y a des écuries et. quelques ateliers. Les cuisines d'un restaurateur s'ouvrent sur l'une des cours.

Ces cours ne sont pas entièrement pavées. Il y a des ruisseaux d'une étendue considérable et d'une faible pente.

Des gargouilles conduisent les eaux dans la rue, en passant sous plusieurs bâtiments. Toutes les eaux ménagères s'y rendent, ainsi qu'une partie des urines qui sortent des latrines ou qui sont jetées, par négligence, dans les plombs. Ces ruisseaux reçoivent aussi les urines des écuries.

Dans les nombreux escaliers de la propriété, il y a des latrines et des plombs très-mal tenus.

Les escaliers eux-mêmes réclameraient de fréquents lavages, en raison de la population qui les fréquente.

Dans cette vaste propriété, il n'y a ni puits, ni citerne, ni réservoir, ni eau concédée ; en un mot, il n'y a point d'eau.

Pour s'en procurer, il faut aller, en suivant une pente rapide, jusqu'à une fontaine publique située à plus de 200 mètres, ou acheter de l'eau à la voie.

Il n'y a point de bornes-fontaines dans la rue.

On demande si, dans de telles conditions, une maison peut être entretenue dans un état de salubrité suffisant pour que la santé et la vie des occupants ne soient pas compromises, soit d'une manière permanente, soit accidentellement, par une saison anormale ou une constitution épidémique, et si le propriétaire de cette maison ne peut pas être contraint de mettre de l'eau à la disposition des personnes qui doivent en user, par tel moyen qu'il aura préféré.

Les discussions préalables auxquelles cette affaire a donné lieu dans le sein de la Commission, ont démontré la nécessité d'entrer à ce sujet dans un examen approfondi. En effet, soit qu'on prenne le parti de poursuivre les propriétaires, au nom de la loi du 13 avril 1850, en suivant toutes les juridictions qu'elle a établies, soit qu'on sollicite de l'autorité administrative ou même législative des dispositions nouvelles et obligatoires, il convient d'examiner dans tous ses détails l'état actuel des choses et celui qu'on voudrait lui voir substituer.

La Commission espère démontrer que ses conclusions ressortent d'un ensemble considérable de dispositions administratives qui, bien évidemment, ont eu pour but d'assurer ou d'améliorer la salubrité de la voie publique et celle des habitations, et qui toutes sont antérieures à la discussion soulevée dans ces derniers temps sur les moyens d'augmenter l'approvisionnement d'eau dans la capitale.

Le travail de la Commission est divisé de la manière suivante:

1re *question*. — L'emploi de l'eau peut-il être considéré comme indispensable pour remédier à l'insalubrité des habitations?

2e *question*. — Dans l'état actuel des choses, à Paris, l'eau peut-elle être mise à la disposition des habitants et en quantité suffisante?

3e *question*. — Le propriétaire peut-il être contraint de mettre de l'eau à la disposition des locataires, comme moyen de remédier à l'insalubrité de l'habitation?

1re QUESTION : L'emploi de l'eau peut-il être considéré comme indispensable pour remédier à l'insalubrité des habitations?

Avant d'aborder cette question, nous croyons utile d'exposer quelques considérations générales sur les causes d'insalubrité, en ce qui concerne l'habitation et la voie publique.

Dans ses rapports précédents, la Commission s'est expliquée avec détail sur l'interprétation qu'elle a donnée à la loi du 13 avril 1850.

Cette loi s'étant exprimée en termes très-généraux, nous avons dû nous appliquer à définir les causes d'insalubrité qu'elle nous donnait la mission de rechercher.

L'expérience nous a bientôt appris que ces causes consistaient surtout dans l'absence de lumière, le défaut d'air, la difficulté d'entretenir une température convenable et l'humidité portée à un certain degré.

Dans quelques cas, la malpropreté de l'habitation a été aussi considérée comme une cause flagrante d'insalubrité. Nous pensons qu'il convient d'insister fortement sur sa répression.

Il paraît, en effet, incontestable qu'une des conditions de la santé est l'entretien de la propreté, soit dans les vêtements, qui s'appliquent immédiatement sur le corps de l'homme, soit dans l'habitation, qui est, pour ainsi dire, un second vêtement destiné, comme le premier, à nous défendre des influences fâcheuses des agents extérieurs.

Lorsque la négligence des moyens de propreté est poussée à un certain degré dans le logement lui-même ou dans ses dépendances, elle devient évidemment une cause grave d'insalubrité, par l'influence qu'elle exerce sur la composition de l'atmosphère dans laquelle se tiennent les habitants. L'air des chambres, des escaliers et même des cours, souvent d'une capacité insuffisante, peut se trouver chargé d'odeurs, de miasmes ou de gaz plus ou moins incommodes ou même dangereux. Son action incessante sur les organes de la respiration, sur la peau, finit par altérer profondément la santé.

Il n'y a pas un médecin qui n'ait eu occasion d'observer les funestes effets de la malpropreté et les heureuses conséquences du retour à la propreté.

Dans les hôpitaux, aussi bien que dans les agglomérations d'individus sains, c'est seulement par un entretien souvent minutieux de la propreté qu'on parvient à éviter les maladies les plus funestes.

Ces vérités nous paraissent assez généralement admises pour que nous puissions nous dispenser de les démontrer ici par des citations et des exemples qui abondent dans l'histoire de l'hygiène.

Nous croyons donc pouvoir ajouter la malpropreté aux causes d'insalubrité que les commissions de logements insalubres doivent rechercher et faire disparaître.

Mais nous n'avons à nous préoccuper ici que de la malpropreté du · logement et de ses dépendances.

Dans son rapport de 1857, la Commission a cru pouvoir établir en principe que la propreté sèche était de beaucoup préférable à la propreté humide. Elle entendait par là exprimer qu'il valait mieux balayer de la poussière sèche que de laver, même à grande eau, les lieux habités ; car si l'on n'a pas soin, dans ce dernier cas, d'enlever l'excès d'humidité, cet excès peut produire des effets très-nuisibles.

Notre opinion à cet égard ne s'est pas modifiée.

Dès 1853, l'un de nous établissait ce principe.

En effet, l'entretien de la propreté sèche paraît être le plus pratique et le mieux raisonné, du moins sous des climats chauds et secs, à la condition, toutefois, de ne pas laisser accumuler autour des habitations des immondices que la moindre pluie convertit en foyers pestilentiels.

Cela est si vrai, que certaines épidémies ont presque disparu de l'Orient, et notamment d'Alexandrie et du Caire, devant la seule précaution de faire enlever de la voie publique les détritus de tous genres qu'on était dans l'usage d'y laisser séjourner.

Les médecins des hôpitaux de Toulon ont remarqué que l'arrosage des salles de malades, en été, donnait presque constamment lieu à une recrudescence des accidents dans la plupart des maladies à caractère putride.

Mais cette propreté sèche est-elle possible dans les contrées tem-

pérées ou septentrionales? Nous ne le pensons pas. C'est en vain
que là on voudrait se contenter de l'enlèvement par le balayage,
des détritus plus ou moins solides, plus ou moins humides, plus ou
moins liquides qu'une population condensée verse et répand sans
cesse sur le sol, aussi bien dans l'intérieur des habitations que sur
la voie publique. Sans lavages fréquents et abondants, les causes de
malpropreté s'accumulent et constituent bientôt une insalubrité aussi
incommode que dangereuse. De là cette vive préoccupation des administrations municipales de tous les siècles; de là ces soins, ces
dépenses, ces efforts sans nombre qu'elles ont faits pour assurer aux
populations les bénéfices d'une double propreté: celle de la voie publique et celle des habitations; de là cette opinion générale que la
salubrité des villes est proportionnelle à leur propreté, qui dépend
elle-même de l'abondance des eaux publiques et de la quantité dont
on peut disposer en faveur des particuliers.

On trouve les preuves de cette sollicitude dans une foule d'ordonnances et de documents dont quelques-uns remontent à des temps
reculés de notre histoire.

Pour compléter, autant qu'il nous est possible de le faire dans ce
rapport, la discussion de la question qu'il s'agit de résoudre, nous
examinerons successivement les moyens de remédier à la malpropreté, tant au point de vue général, c'est-à-dire sur la voie publique,
qu'au point de vue particulier, c'est-à-dire dans l'habitation elle-
même.

La malpropreté de la voie publique a été considérée de tout temps
comme un véritable danger pour la santé générale.

Aussi voyons-nous dans l'histoire administrative des grandes
villes et particulièrement de Paris, se succéder des ordonnances,
arrêts ou règlements ayant pour objet d'assurer la propreté.

Nous n'avons pas à nous occuper ici de ceux qui sont relatifs à
l'enlèvement des immondices, à l'écoulement des eaux, aux égouts,
au balayage, etc.

Il nous suffira de mentionner les règlements dans lesquels l'emploi de l'eau par les habitants est considéré comme un moyen de salubrité et formellement prescrit.

Une ordonnance de François Iᵉʳ, de 1539, est ainsi conçue :

« Art. III. Qu'ils fassent (toutes personnes quelconques) jetter des
» eaux par chacun jour devant leurs huis sur ledit pavé, afin que les
» ruisseaux et esgouts ne soient empêchés à l'endroit de leurs mai-
» sons et que les immondices ne puissent s'y arrêter.

» Art. IV. Défendons de vuider ou jetter ès rues et places de la
» dite ville et faubourgs d'icelle, ordures, charrées, infections, ni
» eaux quelles qu'elles soient, et de retenir longuement ès dites
» maisons, urines, eaux croupies ou corrompues; ains enjoignons

» de les porter et vuider promptement au ruisseau, et après, jeter
» un séau d'eau nette pour leur donner cours.

» Art. V. Et ce, sur peine de cent sols parisis contre chacun qui
» sera trouvé contrevenant, pour la première fois ; de dix livres pa-
» risis pour la seconde ; et pour la tierce, de punitions corporelles
» ou de privation du revenu de la maison pour trois ans, qui sera
» incontinent mis en nostre main selon la qualité des personnes et
» grandeur de la désobéissance. »

L'ordonnance de 1608, celle de 1663, et beaucoup d'autres, ré-
pètent à peu près ces prescriptions.

Ces sages prescriptions ont été reproduites depuis avec les modifications que les temps, les usages et les lois ont rendues nécessaires ; mais de toutes il résulte que l'eau a toujours été considérée
comme un des moyens les plus efficaces de remédier à l'insalubrité
de la voie publique. Les administrateurs, à toutes les époques, ont
cru qu'il était de leur devoir d'en mettre le plus possible à la disposition des habitants.

*De la malpropreté de l'habitation et des moyens d'y remédier. —
Du logement et de ses dépendances.* — Dans les citations comprises
au chapitre précédent, on a vu quelle importance on a attaché
de tout temps à l'entretien de la propreté de la voie publique. Mais
les vues des administrateurs de la cité ne se sont pas bornées à
cette partie de l'hygiène publique ; leurs regards ont pénétré dans
l'habitation elle-même, et dès 1539 (ordonnance citée), il est fait
défense aux habitants : « de retenir longuement ès dites maisons,
» urines, eaux croupies ou corrompues, ains enjoignons de les
» porter et vuider promptement au ruisseau, et après jetter un séau
» d'eau nette pour leur donner cours. »

Des prescriptions de même genre se retrouvent de temps en temps
dans les règlements postérieurs, et enfin, le 28 novembre 1848, est
promulguée une ordonnance de police préparée et formulée dans le
cours de l'année 1847, et dont la publication avait été seulement
retardée par les événements politiques de Février. Cette ordonnance
a été remplacée par celle du 23 novembre 1853.

Voici les articles qui se rapportent au sujet qui nous occupe :

« Art. 1er. Les maisons doivent être tenues, tant à l'intérieur
» qu'à l'extérieur, dans un état constant de propreté.

» Art. 2. Les maisons devront être pourvues de tuyaux et cuvettes
» en nombre suffisant pour l'écoulement et la conduite des eaux
» ménagères.

» Ces tuyaux et cuvettes seront constamment en bon état ; ils
» seront lavés et nettoyés assez fréquemment pour ne jamais donner
» d'odeur.

» Art. 3. Les eaux ménagères devront avoir un écoulement con-

» stant et facile jusqu'à la voie publique, de manière qu'elles ne
» puissent séjourner ni dans les cours ni dans les allées ; les gar-
» gouilles, les caniveaux, les ruisseaux destinés à l'écoulement de
» ces eaux seront lavés plusieurs fois par jour et entretenus avec
» soin, étc.

   » Art. 5. Il est défendu de jeter ou de déposer dans les cours,
» allées, passages, aucune matière pouvant entretenir l'humidité ou
» donner de mauvaises odeurs, etc.

   » Le sol des écuries devra être rendu imperméable dans la partie
» qui reçoit les urines ; les écuries devront être tenues avec la plus
» grande propreté ; les ruisseaux destinés à l'écoulement des urines
» seront lavés plusieurs fois par jour, etc. »

   Comme l'on voit, cette sage ordonnance, rendue sur le rapport du
Conseil de salubrité, n'a fait que répéter ou préciser les précautions
déjà indiquées dans les plus anciens règlements.

   Elle n'a point été abrogée ; elle prescrit formellement l'entretien
de la propreté dans le logement et ses dépendances. Son principal
moyen est le lavage de toutes celles de ces dépendances dont la
mauvaise tenue pourrait compromettre la salubrité de la maison.

   Mais comment obéir à ces règlements, si l'eau n'est pas mise en
quantité suffisante à la disposition des habitants?

   On allèguerait en vain qu'il est généralement facile de se procurer de l'eau, fût-ce même en l'achetant à ceux qui la colportent.

   Il suffit d'avoir connu une ville réduite à cette ressource pour
savoir qu'on n'achète de l'eau que pour la boisson, et qu'il n'y a
guère de maison qui n'ait une citerne pour satisfaire les autres besoins.

   En effet, que deviendrait une maison dont les habitants seraient
réduits au peu d'eau qu'ils se seraient ainsi procurée à prix d'argent? Les cours, les ruisseaux, les cuisines et autres lieux ne seraient jamais ou presque jamais lavés.

   En supposant qu'on tienne peu de compte de cette dépense dans
les ménages aisés, il en sera tout autrement dans les ménages pauvres, et c'est de ceux-là surtout que nous avons à nous préoccuper.
Ce n'est pas en général pour les hôtels que sont faits les règlements,
mais bien pour les maisons modestes habitées par la classe ouvrière
ou indigente.

   Ces ménages, si l'eau n'est pas mise abondamment à leur disposition, ne deviendront-ils pas des foyers d'infection ?

   Il faut lire dans les anciens règlements ce qu'on prescrivait autrefois en cas d'épidémie. Les puits n'étaient pas oubliés. Ils devaient
être visités avec soin et entretenus en bon état de service et de salubrité.

   Nous croyons pouvoir conclure de ce qui précède :

4° Que la propreté de l'habitation est une condition nécessaire de la salubrité ;

2° Que dans les climats tempérés et septentrionaux, cette propreté ne peut être entretenue qu'au moyen de l'eau, mise en abondance à la disposition des habitants.

Des latrines, de leurs dépendances et de la vidange. — Il est impossible de contester la grande influence qu'exercent sur la salubrité d'une habitation, les bonnes dispositions et le bon entretien des latrines, qu'elles aient le caractère de communs ou celui de privés. Nous n'aurons aucune peine à démontrer que ces bonnes dispositions et ce bon entretien dépendent absolument d'une abondante distribution d'eau.

Nous aurons, pour appuyer notre démonstration, le raisonnement d'abord, puis l'exemple que nous donnent les diverses parties de l'Angleterre.

Tous les hommes compétents, tous ceux qui ont étudié cette question de salubrité, s'accordent pour dire qu'on n'obtiendra jamais un bon état de propreté dans les latrines, tant qu'elles ne seront pas pourvues d'un réservoir ou d'un robinet.

C'est à peine si dans des appartements bien tenus et habités par des personnes d'une éducation distinguée, on pourra obtenir la propreté des lieux d'aisances au moyen d'eau mise en réserve dans un vase quelconque.

Dans toute autre condition, on n'aura que des latrines infectes et dégoûtantes.

Nous supposons, bien entendu, qu'il faut renoncer aux latrines à trou béant, dites latrines à la turque. La commission s'applique à les faire disparaître, et quand elle les tolère, ce n'est qu'exceptionnellement, à la condition d'une ventilation puissante ou d'un isolement qui les rend sans inconvénients.

Or, du moment qu'on adopte un système de latrines à fermetures hydrauliques, il faut absolument que ce système comprenne un réservoir ou un robinet à écoulement libre.

Où prendra-t-on cette eau? A la rigueur, des puits avec une pompe pourront la fournir, lorsque sa consommation sera modérée. Dans beaucoup de maisons, des réservoirs d'eau de pluie suffiraient aussi amplement à ce service.

Ne serait-il pas enfin très-facile d'alimenter des réservoirs de ce genre au moyen d'une pompe que le concierge manœuvrerait chaque jour pendant quelques courts instants?

Mais si, faute d'emplacement, ou pour éviter les inconvénients inhérents aux réservoirs, le propriétaire se décidait à prendre une concession d'eau de la ville, toute espèce de difficultés disparaîtrait à l'instant, grâce à une légère dépense, qui d'ailleurs pourrait être répartie entre ceux qui jouiraient de ce bienfait. Nous n'hésitons pas à nommer ainsi une commodité de la vie intérieure, à laquelle on attache un grand prix dès qu'on a eu occasion de l'apprécier.

Ici se présente un grand inconvénient, devant lequel sont venues échouer la plupart des tentatives faites jusqu'à ce moment pour introduire l'eau dans l'intérieur des habitations.

Lorsqu'on a de l'eau en abondance, on en abuse; on la verse souvent sans utilité dans les latrines; les enfants et les domestiques, par caprice ou par négligence, laissent couler cette eau; les fosses se remplissent en peu de temps et une charge très-lourde retombe sur le propriétaire.

De là sa résistance, contre laquelle on luttera en vain tant qu'on n'aura pas levé cette difficulté. Nous connaissons des exemples de cette résistance auxquels on croirait difficilement.

Tantôt un propriétaire se refuse absolument soit à établir, soit à laisser établir des réservoirs ou des robinets dans les cabinets d'aisances; tantôt un autre propriétaire ou principal locataire fixe dans ses baux la quantité d'eau qu'on pourra introduire chaque jour dans les privés, etc., etc.

Heureusement pour l'avenir de la salubrité, ces résistances n'auront bientôt plus de prétextes. Déjà, en autorisant l'écoulement direct des eaux vannes dans les égouts, après désinfection, la ville a donné un puissant encouragement à l'usage des latrines pourvues d'eaux de lavage.

Mais le décret du 26 mars 1852, en prescrivant la construction des branchements d'égouts pour toutes les maisons dans les rues qui ont un égout public, a donné la meilleure solution du problème. Il peut être aujourd'hui posé dans les termes suivants :

« Pour que l'eau soit introduite avec largesse dans les habitations, » il faut que cette eau ne devienne pas une charge pour le proprié- » taire; elle cessera d'être une charge et deviendra au contraire une » cause d'économie, le jour où la maison étant mise, par un bran- » chement, en communication avec l'égout public, le propriétaire » n'aura plus à supporter que rarement la dépense et les inconvé- » nients de la vidange. »

Expliquons-nous.

L'article 6 du décret du 26 mars est ainsi conçu :

« Art. 6. Toute construction nouvelle dans une rue pourvue d'é- » gouts devra être disposée de manière à y conduire ses eaux plu- » viales et ménagères.

» La même disposition sera prise pour toute maison ancienne, en » cas de grosses réparations, et, en tout cas, avant dix ans. »

Ainsi donc, depuis le 26 mars 1862, on aurait pu exiger que toutes les maisons bordant des rues dans lesquelles il existe un égout public fussent mises en communication directe avec cet égout.

MM. les ingénieurs du service municipal estiment que la dépense de cette amélioration peut s'élever, pour chaque maison, de 200 à 700 francs, suivant les circonstances.

D'un autre côté, l'administration a fait dresser les plans d'un système de fosses mobiles avec séparateur, qui peut être établi à l'extrémité du branchement d'égout sous le tuyau de la chute des latrines.

Ce système de fosses mobiles coûte généralement moins cher à établir qu'une fosse étanche suivant l'ancien système.

Une fois établi, tous les liquides versés dans les latrines, quelque nombreuses que soient celles-ci, se rendent directement et immédiatement à l'égout public, ou dans la canalisation spéciale qui sera établie ultérieurement par les soins de l'administration. Les solides seuls restent dans le récipient qui leur est destiné.

Enfin, ces solides peuvent être extraits par l'égout public, de telle sorte que la vidange se fait sans que les habitants de la maison en aient même connaissance.

Ajoutons que ce système de fosses mobiles offre l'immense avantage d'éviter toute infection dans les cours, les escaliers et les appartements.

Ces considérations et ces avantages ont décidé déjà quelques propriétaires à faire établir la communication directe du séparateur avec l'égout public.

De tout ceci on doit conclure qu'un propriétaire qui aura profité des facilités que lui donnent aujourd'hui les nouveaux appareils et les règlements de l'administration, tout en mettant sa maison à l'abri d'une cause grave d'insalubrité, évitera la plus grande partie de la dépense des vidanges, et pourra assurer à ses locataires la jouissance d'une abondante distribution d'eau.

C'est dans cette combinaison, aussi favorable à la salubrité des habitations qu'aux intérêts bien entendus du propriétaire, que nous voyons, comme nous le disions plus haut, la solution du problème dont nous nous occupons.

Nous disons en conséquence :

1° Que la salubrité complète des habitations ne peut être assurée que par un bon système de latrines, de fosses et de vidanges, auquel est affectée une abondante distribution d'eau ;

2° Que les inconvénients de cette distribution d'eau pouvant être presque toujours évités, il n'en reste plus que les avantages.

Nous pensons qu'il n'est pas inutile de faire remarquer les différences considérables qui distinguent les dispositions proposées pour

Paris, de celles qui existent à Londres depuis longtemps et qui ont justement motivé les réclamations du public.

On sait qu'à Londres il n'existe ni fosses d'aisances, ni appareils séparateurs. L'égout public reçoit tout ce qui est déposé dans le *water-closet* et conduit à la Tamise les déjections de toute nature.

De ce fâcheux système est résulté une infection épouvantable à laquelle on ne pourra porter remède que par des travaux gigantesques.

Il en sera tout autrement à Paris. Quand le système de canalisation souterraine sera complet, les eaux vannes seront versées par des conduites distinctes à des établissements spéciaux, sis au loin, pour être utilisées au profit de l'agriculture.

Avec la concentration des eaux de tous les égouts dans un collecteur général, il sera peut-être même possible, plus tard, d'utiliser également toutes les déjections de la ville.

Il était essentiel de tracer cette ligne de démarcation entre les deux systèmes.

2° QUESTION : Dans l'état actuel des choses, à Paris, l'eau peut-elle être mise à la disposition des habitants et en quantité suffisante?

Nous croyons avoir démontré par ce qui précède, que l'eau est indispensable pour remédier aux causes d'insalubrité qui résultent de la malpropreté du logement, de ses dépendances, et notamment des latrines.

Mais cette démonstration ne suffirait pas pour la solution du problème que nous nous sommes posé, si l'on pouvait nous objecter que, dans l'état actuel des choses, il n'est pas toujours possible de mettre de l'eau à la disposition des habitants d'une maison en location.

Il convient donc d'examiner où l'on en est sous ce rapport, et, si le but peut être atteint, d'amener les choses à ce point que, dans chaque habitation, se trouve l'eau indispensable à l'entretien de la salubrité, sans imposer en aucune façon au propriétaire un moyen plutôt qu'un autre d'avoir cette eau.

Il pourra choisir entre le puits, avec ou sans pompe, le réservoir ou la citerne; nous pensons seulement que l'eau devra être d'assez bonne qualité pour suffire aux usages auxquels on la destine, et que les puits, réservoirs ou citernes, devront être bien entretenus, ainsi, d'ailleurs, que cela est prescrit par divers règlements, tant anciens que modernes.

Mais de tout temps ces ressources particulières ont paru insuffisantes tant pour les usages domestiques que pour l'entretien de la propreté de la voie publique.

De là les efforts sans nombre des administrations municipales pour y suppléer.

Des eaux publiques. — Recherchons ce qui a été fait, dans ce but, à Paris et dans d'autres villes, qui pourront peut-être nous offrir d'utiles renseignements.

On est tout d'abord frappé de la différence qui existe aujourd'hui entre les villes du Nord et celles du Midi.

Dès longtemps les villes du Nord, en Belgique, en Hollande, en Angleterre, ont fait les plus grands efforts pour arriver à une abondante distribution d'eau à leurs habitants.

Les villes du Midi, au contraire, ne se sont que tout récemment occupées de cette importante partie de l'administration municipale. La raison en est, sans doute, dans cette distinction que nous établissions plus haut entre la propreté sèche et la propreté humide.

Quoi de plus facile, en effet, que d'entretenir la propreté dans des villes comme Avignon et Nîmes, où presque toutes les immondices sont sèches par elles-mêmes, ou sont immédiatement desséchées par le climat?

Au contraire, que de difficultés dans des villes comme Bruxelles et Londres, où tout est humide ou liquide, où rien ne sèche, si ce n'est pendant un petit nombre de jours dans l'année!

Aussi, dans les premières, les eaux ont presque toutes été consacrées, dès la plus haute antiquité, à des embellissements, à des fontaines, à des bassins et des cours d'eau destinés à rafraîchir l'atmosphère des promenades et des places publiques.

Dans le Nord, c'est tout le contraire.

A Paris, ville un peu intermédiaire sous ce rapport, on multiplie les fontaines, mais plusieurs d'entre elles servent tout à la fois à l'embellissement de la ville et à la satisfaction des besoins domestiques.

A Londres, point de fontaines publiques, point de monuments, rien pour le luxe ni pour la voie publique, mais tout pour l'intérieur des habitations. Là se révèle dans toute sa force la différence des mœurs et des besoins.

L'Angleterre est, en effet, le pays où l'on paraît avoir fait le plus d'efforts pour assurer la salubrité des habitations par une abondante distribution d'eau.

Voici comment s'exprime à ce sujet M. Mille :

« A Londres, les 300 000 maisons qui appartiennent à des classes « diverses, bien plus nuancées que celles de la société française, ont « de l'eau. Par l'eau dans la maison, il faut entendre le service de » deux robinets au moins, l'un dans la cuisine, l'autre au *water-* » *closet*. Dès qu'on s'adresse à des habitudes plus élevées, on trouve » l'eau dans le cabinet de toilette et on y trouve même le bain.

» Glascow, avec deux sources d'approvisionnement qui lui assu-
» rent déjà 60 000 mètres cubes ou 450 litres par habitant et par
» jour, n'en a pas encore assez. L'usage de l'eau y est singuliè-
» rement répandu. Dans les maisons aisées, on trouve parfois, à
» chaque étage, un *water-closet*, un bain chaud et un *shower-bath*,
» espèce de pluie froide qui produit une réaction salutaire, en raison
» de l'humidité du climat. Des logements d'ouvriers, valant 425 à
» 450 francs de loyer, ont un robinet de cuisine, un *water-closet* et
» un *shower-bath*, le tout pour 7 à 8 francs de dépense annuelle,
» fixée à environ 5 pour 400 de la valeur locative.

« A Rugby, petite ville de 8000 habitants, sur les 4400 maisons,
» 700 à 750 ont exécuté leurs prises d'eau et ont au moins deux
» robinets, l'un dans la cuisine, l'autre au *water-closet*. »

C'est à peine si, en France, nous pouvons nous faire une idée des
avantages qui résultent, pour la commodité de la vie et la salubrité
des habitations, de cette large distribution d'eau. Et cependant si
l'on compare nos usages et nos mœurs à ceux des Anglais, on
remarque qu'une abondante distribution d'eau dans nos maisons ne
serait pas moins nécessaire à Paris.

Du reste, l'état actuel des choses, comparé avec l'état ancien,
accuse déjà un progrès considérable.

En effet, depuis quelques années, le service des eaux publiques
laisse peu à désirer. Les fontaines ont été multipliées ; des bornes-
fontaines ont été placées dans presque toutes les rues, et la conti-
nuation des égouts a permis de supprimer toutes les eaux stagnantes.

Grâce aux nombreuses bouches d'égouts, on a aussi réduit dans
une proportion immense les longs parcours, sur la voie publique,
des eaux de toutes sortes qui y circulaient autrefois, au grand
détriment de la salubrité. Le service des eaux dans l'intérieur des
maisons a été également amélioré d'une manière notable : les abonnements s'accroissent chaque année, et, pour être mis plus facilement à la portée de tous, le prix du plus petit abonnement a été
réduit d'un cinquième.

Les travaux de canalisation pour la distribution des eaux sont
poursuivis avec la plus louable activité, et pour répondre aux demandes des propriétaires et aux besoins de la population, lorsqu'il
s'agit d'une nouvelle canalisation, la ville fait elle-même l'avance
des quatre cinquièmes de la dépense.

Il suffit qu'il se présente environ 200 francs d'abonnements dans
un parcours de 400 mètres pour qu'on exécute immédiatement les
travaux.

Pour une redevance annuelle de 60 francs au lieu de 75 francs,
prix ancien, la ville fournit 4000 litres d'eau de l'Ourcq par jour ; la
même quantité d'eau de Seine est payée 420 francs : mais ces prix

vont en décroissant quand la consommation augmente. Ainsi, les industriels qui consomment 15 000 litres d'eau par jour ne payent les cinq derniers 1000 litres qu'à raison de 40 francs pour 1000 litres d'eau de l'Ourcq et 80 francs pour 1000 litres d'eau de Seine.

En somme, pour la majorité des consommateurs, les prix de l'hectolitre d'eau de Seine et d'eau de l'Ourcq sont les suivants :

> Eau de Seine :
>
> L'hectolitre . . . . . .   3 centimes   3 dixièmes.
> La voie de 20 litres. . .   0   —   66 centièmes.
>
> Eau de l'Ourcq :
>
> L'hectolitre . . . . . .   1 centime   7 dixièmes.
> La voie de 20 litres . .   0   —   35 centièmes.

Pour favoriser les petits ménages, la ville accorde des abonnements d'eau de Seine au-dessous de 120 francs. Elle donne 250 litres par jour au prix de 60 francs par an et de 500 litres au prix de 100 francs.

Comment pourrait-on se procurer de l'eau à un prix plus minime? Même en allant la quérir à la fontaine ou à la borne-fontaine, le temps employé, l'entretien des vases nécessaires pour la porter et la conserver occasionneraient pour le ménage une dépense plus considérable que celle qui résulte de l'abonnement.

De pareils avantages ne peuvent manquer de frapper vivement l'attention publique.

Déjà, pour les 35 000 maisons de l'ancien Paris, il a été contracté 13 000 abonnements; il y en a 9 à 10 000 dans le nouveau Paris.

On peut considérer cet état de choses comme assez satisfaisant.

Ainsi donc, en ce qui concerne la distribution des eaux, l'administration a déjà fait beaucoup, et, dans la plupart des cas, ce qui reste à faire dépend des propriétaires ou des locataires.

3e QUESTION : Le propriétaire peut-il être contraint de mettre de l'eau à la disposition des locataires comme moyen de remédier à l'insalubrité de l'habitation?

Il ne suffirait pas évidemment, pour la Commission, d'avoir démontré que l'emploi de l'eau est indispensable dans un grand nombre de cas et que cette eau peut être mise à la disposition des habitants.

Il faut encore prouver, s'il est possible, que c'est le propriétaire qui est tenu légalement de mettre cette eau à la portée de ceux qui doivent en faire usage.

Sans contester l'utilité, ni même la nécessité de cette eau, on objecte que les habitants devront aviser eux-mêmes aux moyens de se procurer celle qui leur est nécessaire.

« Ces moyens ne manquent guère, dit-on. On peut aller à la ri-

» vière, à la fontaine publique, au puits voisin, et enfin acheter de
» l'eau à ceux qui la colportent. Pourquoi faire retomber sur le pro-
» propriétaire seul une charge qui incombe naturellement à tous, en
» proportion pour chacun de ses besoins ou de ses obligations ?

» On pourrait dire tout au plus que certaines charges incombent
» naturellement au propriétaire, par exemple, le lavage des ruis-
» seaux dans les cours, et l'arrosement de la voie publique. Si le
» propriétaire s'acquitte de ces obligations par tel moyen qu'il aura
» préféré, comme par un abonnement avec une entreprise publique,
» vous n'aurez plus rien à lui demander. Pour vous-même, pour vos
» charges personnelles, procurez-vous de l'eau comme vous l'en-
» tendrez.

» Si de cet état de choses il résulte un dommage pour le proprié-
» taire, comme une dépréciation de ses locations, il est seul à en
» souffrir et vous ne pouvez pas le contraindre à le modifier.

» D'ailleurs, s'il n'a pas les fonds nécessaires pour exécuter les
» travaux exigés, par quel moyen le contraindrez-vous ? »

Nous pouvons faire à ces objections une réponse qui nous paraît
satisfaisante.

L'ordonnance de police du 8 mars 1845 prescrit, à Paris, aux
propriétaires et principaux locataires de tenir le puits de leur maison
en bon état, afin qu'on puisse y trouver toujours de l'eau en cas
d'incendie.

D'autres dispositions de l'ancienne coutume de Paris (art. 191),
stipulaient qu'en l'absence de conditions particulières avec l'entrepreneur, un puits doit fournir au moins deux pieds d'eau aux plus
basses eaux.

C'était sans doute, d'une part, afin que l'eau fût toujours salubre ;
de l'autre, que le puits offrît des ressources en cas d'incendie.

Donc, d'après les anciens règlements, le propriétaire qui avait
fait la dépense d'un puits était soumis à certaines conditions plus ou
moins onéreuses, tandis que le voisin pouvait les éviter en s'abste-
nant de faire la dépense de l'établissement du puits.

Mais nous croyons pouvoir conclure d'un autre document qu'il
n'en était pas toujours ainsi.

On trouve en effet dans l'ordonnance de police du 20 janvier 1727
un article ainsi conçu :

« L'entretien, le curage, les réparations et les reconstructions
» des puits communs sont à la charge de tous les intéressés, qui ne
» peuvent s'affranchir de cette charge qu'en abandonnant leur droit
» de propriété, à moins toutefois que les règlements locaux ne pres-
» crivent l'établissement d'un puits dans chaque maison. »

Il résulte évidemment de cette ordonnance que, dès 1727, l'au torité locale pouvait prescrire l'établissement d'un puits daus chaque maison.

On ne saurait prétendre que ces anciens règlements ont été abrogés, soit par la révolution de 89, soit par des lois, décrets ou ordonnances postérieurs.

Tous ont été soigneusement visés dans les ordonnances rendues sur le même sujet depuis plus de soixante et dix ans. Ils seraient donc encore pleinement exécutoires, alors même que l'art. 484 du Code pénal n'aurait pas assuré leur légalité.

Ajoutons qu'en étudiant avec soin les attributions données en France aux diverses autorités judiciaires et administratives, on ne trouve pas qu'une pareille description dépasse les limites des pouvoirs des autorités municipales; et si, dès 1727, c'est-à-dire il y a cent trente-quatre ans, elles usaient du droit de prescrire l'établissement d'un puits dans chaque maison, elles doivent le posséder à bien plus forte raison aujourd'hui, en présence des immenses progrès de l'hygiène publique et privée et des besoins qui en sont résultés.

Dès 1730, nous trouvons une ordonnance qui porte qu'à l'avenir, pendant les étés et dans les temps de grande chaleur, les bourgeois et les habitants de la ville et faubourgs de Paris arroseront deux fois par jour le devant de leurs portes.

Cette prescription se retrouve dans les ordonnances de 1777, 1787, 1789, 1800, et un grand nombre d'autres qui se sont succédé jusqu'à ce jour. Il est peu d'années où l'ordonnance sur l'arrosement de la voie publique ne soit pas de nouveau placardée sur les murs de la capitale.

Or, prétendra-t-on que c'est avec de l'eau achetée au porteur d'eau, ou péniblement apportée de la fontaine la moins éloignée, que le concierge ou les locataires du rez-de-chaussée pourront obéir, sous peine d'amende, à cette sage prescription?

Nous ne pensons pas qu'on puisse le soutenir, et nous croyons que les ordonnances sur l'arrosement de la voie publique, tout aussi bien que celles sur le lavage des ruisseaux, du pavé, des plombs, citées plus haut, etc., contiennent implicitement pour le propriétaire l'obligation de mettre de l'eau à la disposition de ses agents et de ses locataires, soit au moyen d'un puits, soit par tel autre moyen qu'il aura cru devoir préférer.

Mais c'est surtout dans la loi du 13 avril 1850 que nous croyons pouvoir puiser le droit de prescrire l'introduction de l'eau dans toutes les maisons où les causes d'insalubrité ne pourraient être efficacement combattues que par son emploi.

L'ordonnance du 28 novembre 1848 sur la salubrité des habitations, n'avait pas été jusqu'à prescrire des réparations, des modifications ou des réfections dans les maisons habitées. Aussi l'on sentit bientôt le besoin de compléter les mesures relatives à la salubrité des habitations, et la loi du 13 avril 1850, portant création des Commissions des logements insalubres, fut rendue sur la proposition d'un député qui s'est donné l'honorable mission de travailler sans cesse à l'amélioration du sort des classes pauvres (1).

Cette loi remplirait-elle les vues du législateur si elle ne donnait pas les moyens de compléter, dans certains cas, la salubrité des habitations, en assurant l'entretien de leur propreté? Non, sans doute ; et nous pensons que les termes généraux dans lesquels elle est conçue ont été employés précisément pour laisser à l'autorité compétente une très-grande latitude, sans laquelle on ne pourrait arriver a rien d'efficace. Comment, en effet, aurait-on pu énumérer dans une loi toutes les causes d'insalubrité et tous les moyens d'y remédier? Cette tâche a été réservée aux Commissions des logements insalubres; c'est à elles qu'il appartient de spécifier les unes et de proposer les autres aux Conseils municipaux, qui en prescrivent l'exécution.

L'art. 1er de la loi est ainsi conçu:

« Dans toute Commune où le Conseil municipal l'aura déclaré » nécessaire par une délibération spéciale, il nommera une Com- » mission chargée de rechercher et indiquer les mesures indispen- » sables d'assainissement des logements et dépendances insalubres, » mis en location ou occupés par d'autres que le propriétaire, l'usu- » fruitier ou l'usager.

» Sont réputés insalubres les logements qui se trouvent dans des » conditions de nature à porter atteinte à la vie ou à la santé de leurs » habitants. »

La lecture de cet article laisse peu de choses à discuter.

Le logement ne doit pas se trouver dans des conditions de nature à porter atteinte à la vie ou à la santé, etc.

Il en résulte évidemment qu'un logement pourrait être en lui-même irréprochable et se trouver cependant dans des conditions de nature à porter atteinte à la vie ou à la santé des habitants.

Il pourrait être élevé sur un sol marécageux, être exposé à des émanations dangereuses, ne recevoir jamais les rayons du soleil, ou enfin être tellement éloigné de toute eau salubre, que la privation de celle-ci deviendrait un danger réel.

La loi n'a pas plus défini les causes d'insalubrité qu'elle n'a défini les moyens d'y remédier.

Elle n'a point dit que le défaut d'air ou de lumière, que la présence de l'humidité étaient des causes d'insalubrité.

Elle n'a pas dit davantage s'il fallait ouvrir des portes et des fenêtres, revêtir les murs de boiseries, ou parqueter les chambres.

(1) M. de Melun.

Par conséquent, elle a laissé aux Commissions spéciales le soin de rechercher les causes d'insalubrité et d'indiquer les mesures indispensables d'assainissement.

Indiquer l'emploi de l'eau comme une condition indispensable à la propreté et conséquemment à la salubrité d'une habitation, est, dans un cas bien déterminé, tout aussi naturel et légal que d'indiquer les procédés propres à procurer de l'air et de la lumière.

C'est en vain, selon nous, qu'on voudrait restreindre le sens de la loi et s'attacher seulement à la *matérialité* du logement, à la nature de la construction, à ses dispositions plus ou moins vicieuses.

On ne peut guère plus se passer de propreté, et par conséquent d'eau, que d'air et de lumière.

Donc, l'eau, c'est-à-dire le puits, la citerne, ou la conduite d'eau peuvent tout aussi bien être indiqués comme des conditions essentielles de la salubrité d'une maison, que la porte, la fenêtre et la cheminée.

Or le propriétaire étant évidemment tenu, par la loi du 13 avril 1850, de préserver ses locataires de toutes ¡les causes d'insalubrité dont les lieux mis en location peuvent être affectés, nous ne voyons pas pourquoi, d'une manière générale, l'absence de l'eau ferait exception.

Nous sommes donc d'avis que, même en se bornant à invoquer la loi de 1850, et en négligeant toutes les dispositions antérieures, il peut être prescrit, dans un certain cas, à un propriétaire, de mettre de l'eau à la disposition de ses locataires comme moyen indispensable d'assainissement de l'habitation.

Résumé. — 1° L'entretien de la propreté du logement et de ses dépendances doit être considéré comme une des conditions indispensables à la salubrité.

2° A Paris, tant en raison du climat que de l'ensemble des conditions d'une grande agglomération d'habitants, la salubrité ne peut être assurée et entretenue qu'au moyen d'une abondante distribution d'eau, et de plus par un bon système de latrines, fosses d'aisances et vidanges.

3° Différentes dispositions réglementaires, tant anciennes que nouvelles, obligent les propriétaires et les locataires à employer de l'eau dans l'intérêt de la salubrité publique et privée.

4° La conséquence naturelle de ces règlements serait donc l'obligation, pour le propriétaire, d'avoir de l'eau dans la maison.

5° La loi du 13 avril 1850, rendue dans le même esprit que les anciens règlements, nous paraît donner à l'autorité compétente le droit de prescrire aux propriétaires d'avoir de l'eau dans les maisons mises en location.

La Commission aurait atteint son but, si les faits qu'elle a recueillis et les considérations qu'elle a exposées pouvaient démontrer que, dans une ville comme Paris, une abondante distribution d'eau dans les habitations est indispensable, soit à l'entretien de leur salubrité, soit à la satisfaction des exigences de la salubrité générale.

Mais nous pensons que la Commission des logements insalubres ne pourrait pas, sans dépasser les limites de ses attributions, proposer des mesures générales qui nécessiteront peut-être des règlements d'administration publique ou l'intervention du pouvoir législatif.

Nous savons d'ailleurs que des mesures de ce genre sont l'objet des études et des projets de l'administration.

En conséquence, la Commission des logements insalubres a l'honneur de vous soumettre, monsieur le préfet, les conclusions suivantes :

1° Dans certains cas bien déterminés, et par application de la loi du 13 avril 1850, il y a lieu, pour la Commission des logements insalubres, de considérer l'absence de l'eau dans une maison mise en location comme une cause d'insalubrité pour cette maison.

2° En pareil cas, la Commission proposera que le propriétaire soit requis de mettre à la disposition des habitants, par tel moyen qu'il aura préféré, de l'eau en assez grande quantité et d'assez bonne qualité pour entretenir la salubrité de la maison.

Nous ne pensons pas qu'on puisse reprocher à ces propositions d'être entachées d'exagération. Les prescriptions qui imposent des sacrifices à tous les citoyens, dans un intérêt général, ne sont pas fondées sur des considérations plus puissantes que celles que nous faisons valoir.

Qui pourrait contester l'immense autorité des mesures qui ont pour objet de protéger la santé publique?

Ce n'est point chose nouvelle que de réglementer ce qui s'y rapporte, et telle est même l'importante nécessité de ces mesures qu'elles ont bien souvent revêtu ce caractère dictatorial que justifient les grandes calamités publiques

Aujourd'hui, nous n'invoquons point ces impérieuses nécessités. Nous considérons seulement ce besoin universel de bien-être et d'égalité qui domine notre époque. Nous voyons apparaître en première ligne, parmi les devoirs imposés à l'autorité, celui de faire participer les classes les moins favorisées à ces jouissances matérielles dont la privation est un martyre de tous les instants.

Nous reconnaissons que la salubrité de l'habitation est pour l'artisan une condition de santé, comme la santé est une condition de travail qui lui permet de nourrir et d'élever sa famille.

Nous reconnaissons qu'il n'y a pas de salubrité sans propreté, et pas de propreté sans eau salubre et abondante, et nous venons dire

au propriétaire : Vous proposez votre maison à ceux qui ont besoin
d'un asile, vous le leur concédez à prix d'argent ; la loi exige que cet
asile soit assez salubre pour que la santé des occupants ne soit pas
mise en danger ; ces qualités lui manqueront si vous ne mettez pas
de l'eau à la disposition de vos locataires. Nous vous demandons de
donner cette eau, au nom de l'humanité, au nom des vieilles cou-
tumes de la France, au nom des lois nouvelles, dont vous ne sauriez
méconnaître l'esprit ; enfin au nom de votre intérêt lui-même.

La Commission espère qu'elle sera écoutée et qu'elle trouvera
dans la loi du 13 avril 1850 un nouveau moyen d'augmenter le
bien-être des populations.

Nous donnerons dans un second article l'analyse des autres parties du rapport de la Commission.

BIBLIOGRAPHIE.

Etudes pratiques sur les maladies nerveuses et mentales, accompagnées de tableaux statistiques, suivies de rapports à M. le préfet
de la Seine sur les aliénés traités dans les asiles de Bicêtre et
de la Salpêtrière, par le docteur H. GIRARD DE CAILLEUX, inspecteur général du service des aliénés de la Seine. Paris, J.-B. Baillière et fils, 1863, in-8, XII-234 pages. — Prix : 12 fr.

Les mémoires publiés par M. Girard de Cailleux dans les *Annales
d'hygiène et de médecine légale* (1) et dans les *Annales médico-psychologiques* devaient faire présumer que l'auteur réunirait un jour dans un
traité les résultats de sa grande pratique. Telle a été la pensée qui a
présidé à la publication des *Etudes pratiques sur les maladies nerveuses et mentales.* L'auteur, grand partisan de la méthode numé-
rique, l'a prise pour point de départ de toutes ses recherches. C'est
avec l'aide de la statistique qu'il élucide les onze chapitres dont se
compose son livre, et qui embrassent le mouvement de la population,
les causes de l'aliénation, son invasion, sa durée, son pronostic, les
guérisons, les décès, les journées d'infirmerie, la séquestration dans
les quartiers cellulaires, les causes de l'épilepsie et l'anatomie pathologique étudiée chez les aliénés.

Il ne faut pas s'attendre à trouver dans ces onze divisions des mémoires plus ou moins complets des observations pratiques ; l'auteur

(1) 1848, t. XL, p. 5 et 241.

prend la question d'un point de vue plus élevé : s'appuyant sur le fait inexorable des chiffres habilement posés, il résume par une addition presque toutes les questions qui intéressent l'aliénation mentale, soit qu'il les résolve, soit qu'il reste dans le doute.

Dans l'impossibilité de passer en revue toutes les opinions de l'auteur, nous nous bornerons à en citer quelques-unes. Suivant M. Girard de Cailleux, la folie est plus fréquente dans les classes privilégiées que dans les classes pauvres, ainsi qu'Esquirol l'avait déjà indiqué dans son *Traité des maladies mentales* (t. 1er, p. 11) quand il dit : « Les courtisans, les hommes éminents de la société, les riches sont plus sujets à la folie que les pauvres. » D'après M. Legoyt, au contraire, l'aliénation mentale se manifesterait de préférence parmi les indigents.

Arrivé aux rapports des formes du délire avec le caractère, M. Girard de Cailleux établit que la forme de l'aliénation ne consiste pas exclusivement dans une exagération du caractère (Foville), ou dans la perversion, mais tantôt dans l'une, tantôt dans l'autre, par suite des modifications qu'éprouvent les fonctions du système nerveux. Guislain, qui a traité ce sujet avec son talent ordinaire, montre aussi que ce n'est pas dans la cause qu'il faut chercher la forme de la maladie, puisque, sur quarante malades où la frayeur était notée comme origine, il a constaté successivement des manies, des mélancolies, des démences, même dans l'organisation intellectuelle et physique de l'individu. On interroge son mode général de sensibilité, sa volonté, ses idées, ses opinions, ses instincts, ses affections dominantes, et on les retrouve presque toujours comme caractères fondamentaux de l'aliénation mentale. Dès qu'une impression détermine le trouble du moral, c'est dans la faculté la plus développée qu'elle retentit avec le plus de force ; aussi peut-on soutenir que l'homme porte dans son système intellectuel le germe et le type de son mal moral, et affirmer que les phénomènes de l'aliénation se réduisent toujours à une lésion de la sensibilité, à celle du principe réagissant du cerveau, ou à ces deux influences simultanément.

L'auteur termine son travail par une consciencieuse étude sur l'anatomie pathologique. La doctrine qu'il professe sur ce sujet nous paraît celle qui a le plus de probabilités. « Parce qu'une maladie, dit-il, une dans son principe est variée dans ses formes, s'ensuit-il que les altérations qu'elle présente devraient être propres à chacune d'elles, à tel point que l'on pourra reconnaître la forme par la lésion ? Cela n'est pas rigoureusement nécessaire, et la logique s'accommode bien mieux d'une variété de lésion provenant d'un même type, selon le principe élevé et fondamental dont la nature nous donne l'éternel exemple de la multiplicité dans l'unité et de la variété dans l'uniformité.

La réunion, dans les mêmes hospices, des aliénés, des infirmes et des vieillards ; l'encombrement des sections consacrées aux aliénés, la triste nécessité d'évacuer leur trop-plein dans les asiles de province, souvent à plus de deux cents lieues de distance, et de briser ainsi les liens de la famille ; l'état défectueux de ces sections qui les plaçait au dernier rang de tous les asiles ; l'absence de la plupart des médecins, obligés à résidence d'après la loi de 1838, toutes ces considérations, et d'autres encore, avaient provoqué, depuis longtemps, les critiques des hommes compétents, nationaux et étrangers.

Dans une réception de la Société de médecine de Paris, dont nous avions alors l'honneur d'être le président, M. le préfet de la Seine, qui connaissait cet état de choses, annonça aux membres de la députation qu'il avait à cœur de mettre les aliénés du département dans de meilleures conditions, et de doter Paris d'asiles en rapport avec l'importance de cette capitale et ce qui se faisait ailleurs.

C'est pour se conformer à cette pensée de l'autorité supérieure, que M. Girard de Cailleux a joint à ses *Études pratiques* un rapport sur les aliénés de la Seine traités à Bicêtre et à la Salpêtrière, et des considérations générales sur l'ensemble du service de ce département.

Son travail, très-minutieux, embrasse les bâtiments, les services, les classements, les transports, les moyens curatifs employés, etc. Après avoir rendu justice aux hommes éminents qui sont à la tête des diverses sections, il examine chaque hospice : à Bicêtre, il critique fortement le quartier des idiots, celui dit de sûreté, et la confusion qui résulte de la réunion des gâteux, des infirmes, des paisibles et des convalescents ; à la Salpêtrière, il blâme les mauvaises divisions des quartiers et leur encombrement, la dissémination d'un certain nombre d'épileptiques dans les services d'aliénées, le mélange des filles inscrites avec les autres malades, l'insuffisance de l'air respirable, le manque de terrains et les obstacles qui résultent pour le traitement moral de l'éloignement de beaucoup de médecins.

Les causes de l'encombrement, dont la conséquence a été l'envoi au dehors de milliers d'aliénés, devaient appeler l'attention de M. Girard ; il attribue les causes de cet accroissement : 1° à l'augmentation générale de la population du département de la Seine ; 2° au petit nombre de retraits, surtout parmi les transférés, dû à ce qu'un grand nombre de ces malades deviennent incurables par défaut de relations de famille, et qu'un certain nombre de guéris restent dans les asiles par suite d'intérêts divers ; 3° à l'admission, par ordre, d'aliénés non dangereux ; 4° à l'extension du traitement aux imbéciles et aux idiots ; 5° à la réception de personnes non aliénées, mais affaiblies mentalement par l'âge (1 sur 10) ; 6° enfin, à la division du service des aliénés entre deux autorités différentes.

Nous ne suivrons pas plus loin M. Girard de Cailleux dans cette
revue des deux hospices, mais les faits que nous venons de signaler
sont les meilleures pièces justificatives du jugement qu'il porte sur
la nécessité de réformes radicales, et de la construction d'asiles
utiles aux malades et à la science; c'est l'opinion que nous avions
également soutenue dans le compte rendu de la statistique des aliénés de France par M. Legoyt, sans toutefois lui donner les développements que comportait la mission de ce médecin (*Ann. d'hyg. et de
méd. légale*, 1859).

Je voudrais louer M. Girard de Cailleux comme il le mérite;
mais, n'aimant pas à être rangé parmi ceux qui ont un but, je me
contenterai de faire observer que son livre contient des choses neuves
et qu'il a sa place marquée dans nos bibliothèques.

A. Brierre de Boismont.

*Des climats sous le rapport hygiénique et médical; guide pratique
dans les régions du globe les plus propices à la guérison des maladies chroniques*, par le docteur Gigot-Suard. Paris, J.-B. Baillière et fils, 1862, in-18 jésus, xxii-667 pages, avec 1 planche.
— Prix : 5 fr.

M. Gigot-Suard est déjà connu par d'importants travaux. Nous
placerons en première ligne ses recherches expérimentales sur la
nature des émanations marécageuses et sur les moyens d'empêcher
leur formation et leur expansion dans l'air. Ces recherches, remplies
d'aperçus nouveaux sur la nature des effluves miasmatiques, ont
démontré chez leur auteur un esprit d'observation qui promettait
beaucoup pour l'avenir; elles ne sont d'ailleurs que les bases d'un
travail plus considérable sur cette partie si importante de l'hygiène
publique.

Le nouvel ouvrage de ce jeune médecin peut être considéré
comme le complément de ce qui a été écrit jusqu'à ce jour sur l'hydrologie médicale. Il laisse de côté ce qui se rapporte aux premières
ressources que les eaux minérales offrent à la thérapeutique, et il
s'attache particulièrement à ce qui peut diriger le malade dans le
choix d'un climat comme agent curatif.

« Si des travaux importants, dit-il, nous ont montré les premières
ressources que les eaux minérales offrent à l'art de guérir, en même
temps qu'ils ont éclairé le praticien sur leurs effets et sur leur emploi, on ne saurait en dire autant de la climatologie thérapeutique.
Les malades n'ont ordinairement pour guide, quand il s'agit du choix
d'un climat comme agent curatif, que la tradition, la routine ou des
renseignements incomplets. Cela tient à l'incertitude qui règne parmi
les médecins sur les conditions des stations médicales. Cependant les
publications faites à ce sujet ne sont pas rares, mais elles déconcer-

tent le lecteur au lieu de l'édifier. En effet, à part quelques ouvrages remarquables par le nombre et la précision des détails, ces documents renferment les opinions les plus contradictoires, les notions les plus inexactes et révèlent souvent l'enthousiasme du patriotisme plutôt qu'une consciencieuse impartialité.

» Et cependant, ajoute-t-il, autant le changement de lieux présente d'avantages dans les affections chroniques, lorsque le nouveau climat vers lequel sont dirigés les valétudinaires se trouve approprié à leur constitution et à la nature de leur maladie, autant il y a du danger à les livrer aux hasards de la routine ou aux fantaisies de leur liberté, et à les bercer d'illusions dont le moindre inconvénient est de leur faire oublier les obligations qu'impose un traitement climatologique.

» L'influence climatérique est un agent médicinal complexe, à opportunités variables, et dont l'application exige des dosages comme les substances les plus énergiques de nos officines. Elle a ses indications et ses contre-indications. Elle réussit dans certaines conditions, tandis qu'elle échoue dans d'autres et produit même des effets nuisibles. »

Il est aisé de se rendre compte, par les observations qui précèdent, du but et de l'utilité de cette publication.

L'auteur s'y attache à fournir des notions précises et à formuler des prescriptions rationnelles ; après avoir étudié avec soin les qualités du climat des diverses stations favorables aux valétudinaires ; après avoir soumis à une patiente analyse les documents qu'il a pu recueillir et en les comparant aux données de la topographie, il est ainsi arrivé à des déductions qui doivent avoir dans la pratique les plus salutaires effets.

Son livre est divisé en trois parties, savoir, la constitution des climats, l'influence des climats, la distribution géographique des climats.

C'est dans cette troisième partie qu'il passe en revue les différentes stations médicales, en commençant par celles de la France, qui occupent naturellement le premier rang.

Puis viennent successivement la Suisse, l'Italie, l'Algérie, l'Egypte, le Portugal et l'Espagne.

Ces contrées sont celles de l'Europe qui sont le plus fréquentées par les valétudinaires. Aussi M. Gigot-Suard leur a-t-il consacré le premier volume de ses importantes recherches. Le second comprendra quelques autres localités situées en dehors des tropiques, et surtout les régions équatoriales.

Nous le répéterons en terminant cette courte analyse, le livre de M. Gigot-Suard est éminemment utile et pratique, et les médecins, auxquels il est plus particulièrement destiné, ne pourront y puiser que des renseignements du plus haut intérêt pour le choix de la station où ils voudront envoyer leurs malades.   A. TRBOUCHET.

Aérothérapie. — *Application artificielle de l'air des montagnes au traitement curatif des maladies chroniques,* par le docteur JOURDANET. Paris, J.-B. Baillière et fils. 1 vol. in-18. Prix : 2 fr.

Le docteur Jourdanet, auteur du livre intéressant le *Mexique,* nous initie, dans un style simple et précis, aux particularités de son système : l'étude des conditions hygiéniques que l'homme éprouve sur la Cordillère mexicaine a fait naître dans son esprit l'idée d'appliquer d'une manière artificielle, au traitement de nos infirmités, l'air qu'on respire sur les montagnes à différents degrés de hauteur.

L'aérothérapie est, pour lui, la méthode curative, qui cherche à imiter la nature, en réalisant d'une manière artificielle les effets bienfaisants de l'air des montagnes sur la santé de l'homme.

Dans le premier chapitre, consacré à l'étude de l'air des montagnes, M. Jourdanet démontre que l'homme d'Europe n'a pas prospéré sur les altitudes imposantes du Mexique ; pendant que l'Indien, à la large poitrine, se livre aux exercices les plus fatigants, adoptant la course pour son allure favorite, l'individu de la race blanche est abattu, énervé, sous ce ciel dont les apparences séduisantes forment un contraste déplorable avec la triste réalité.

Après avoir examiné les conditions de l'air aux différents degrés d'altitude, l'auteur adopte ces trois conclusions :

1° Au pied des grandes chaînes, l'air des montagnes n'a pas plus d'influence sur la santé que l'air des plaines ;

2° Cet air devient fortifiant à une hauteur moyenne ;

3° Il est débilitant au delà de 2000 mètres.

Cette diversité d'effets doit faire nécessairement varier les conditions de l'application de cet air, alors qu'il sera employé comme agent thérapeutique.

Ici se présente la nécessité d'initier les lecteurs à quelques considérations de physique élémentaire sur l'air atmosphérique, et à certaines notions d'hématologie, au point de vue de la pression atmosphérique.

Voici quelques principes généralement admis dans la science :

1° L'air atmosphérique introduit dans notre poitrine à chaque inspiration, contient d'autant plus de molécules de ce fluide, que le sujet qui le respire se trouve plus rapproché du niveau de la mer.

2° Plus nous nous élevons dans les airs, moindre est le poids des couches d'atmosphère qui nous sont superposées.

3° Par conséquent, l'habitation sur les lieux élevés diminue d'une manière permanente la somme des gaz qui circulent dans le *corps* de l'homme.

4° Deux choses sont nécessaires à l'entretien de la vie : l'absorption de l'oxygène (agent essentiel de notre existence, élément actif de toutes les transformations vitales), et le rejet de l'acide carbonique (produit d'une combustion lente où la chaleur animale trouve sa source presque exclusive).

5° L'action régulière de l'oxygène sur la vie est garantie par trois forces qui en assurent le jeu physiologique.

a. La pression atmosphérique intervient d'une manière efficace pour introduire et retenir dans le sang l'oxygène nécessaire à l'entretien de nos fonctions.

b. Les globules jouissent du privilége d'assurer la condensation de ce gaz par une action chimique.

c. Le gaz acide carbonique, par son accumulation ou sa sortie exagérée, tempère ou rend plus active la présence de l'oxygène, et en fait varier la densité.

Pour notre confrère, la régularité de l'hématose consiste dans la stabilité des rapports entre les deux gaz, bien plus que dans la quantité plus ou moins élevée de l'oxygène du sang.

Il suit de là qu'une ligne verticale de 2000 mètres de hauteur pourrait fournir tous les éléments d'une graduation hygiénique dans laquelle les divers tempéraments rencontreraient des correctifs aux écarts qui leur sont le plus naturels.

Ainsi le Créateur n'aurait pas seulement ménagé à l'homme les moyens de s'approprier par les latitudes la chaleur et le froid, selon que ses besoins ou ses goûts lui en donneraient l'inspiration, il aurait encore voulu qu'il jouisse à son gré, et selon les aptitudes variées des tempéraments, d'une atmosphère lourde ou légère, propre à détruire par les changements de niveau, les écarts d'une vitalité trop ardente ou trop affaiblie.

Après avoir ainsi établi que la raréfaction et la diminution du poids de l'air sont la source essentielle de l'action générale des lieux élevés, M. Jourdanet détermine dans le troisième chapitre comment doit être comprise cette imitation de l'air des montagnes.

Rien de plus simple que de diminuer artificiellement la pression barométrique autour d'un sujet malade.

En établissant un jeu convenable de pompes au-dessus d'un récipient à parois très-résistantes, et en leur faisant ramener au dehors une certaine quantité de l'air qui s'y trouve enfermé, on force l'air restant à occuper l'espace tout entier représenté par la capacité de l'appareil.

Dans ces conditions, l'effort de cet air, pour continuer à s'agrandir, sera d'autant moindre que sa dilatation aura été plus considérable, et par conséquent la pression qu'il exercera sur les corps qui s'y trouveront plongés sera diminuée dans la même proportion.

Nous allons actuellement laisser la parole à l'auteur pour la description de l'appareil, l'énumération des phénomènes physiologiques qui sont les plus apparents à la suite des séances, et les conclusions générales. Nos lecteurs seront alors à même de se faire une idée de l'ensemble du système.

« L'appareil dont nous faisons usage est de tôle, d'une résistance éprouvée. Il a la capacité d'environ 6000 litres. Neuf ouvertures circulaires de 30 centimètres de diamètre lui assurent une clarté irréprochable. Ces ouvertures sont fermées par des globes de cristal hémisphériques reposant sur des anneaux de fer très-résistants qui leur assurent un plan invariable. A la partie supérieure, le couvercle est muni de deux soupapes qu'on peut graduer à volonté. Une porte de grandeur convenable se ferme hermétiquement sur un tube de caoutchouc sulfuré rempli d'air. A droite de cette porte, un baromètre extérieur indique les variations de densité de l'air contenu dans le récipient, et avertit de l'opportunité d'ouvrir ou de fermer un robinet chargé d'équilibrer l'entrée de l'air avec le jeu des pompes, de manière à entretenir, quand on veut, un courant de 80 litres d'air par minute. La pompe, placée dans les caves de l'hôtel, est mue par le jeu régulier d'un moteur Lenoir.

» Ce mécanisme fort simple est toujours surveillé de la manière la plus attentive. Mais ne le fût-il pas, qu'il serait impossible d'arriver à aucun mécompte. Les soupapes, en effet, s'ouvrent d'elles-mêmes à une dépression de 20 centimètres, et il est impossible, avec les dimensions que possèdent l'appareil et les pompes, de dépasser un vide d'une demi-atmosphère, l'air s'introduisant alors, quoi qu'on fasse, dans la même proportion qu'il est absorbé.

» Plaçons maintenant un sujet dans cet appareil, et voyons ce qui doit arriver. Le jeu de nos pompes fait en général baisser le baromètre de 1 centimètre par minute. Dans un quart d'heure, nous obtenons la dépression la plus habituelle de notre pratique. Le sujet a respiré pendant ce temps 120 litres d'air, en basant ce calcul sur 16 inspirations par minute et un demi-litre par inspiration. Nous supposerons maintenant que l'air se soit vicié d'acide carbonique dans la proportion de 1,5 pour 100 dans chaque mouvement respiratoire. Les 120 litres d'air respiré auront apporté dans l'appareil 5 litres d'acide carbonique environ, et par conséquent, le récipient contiendrait ce gaz, à la fin du premier quart d'heure, dans la proportion de 0,001 du volume total. Mais le jeu continuel des pompes en ayant extrait une partie, à mesure qu'il se produisait, la viciation n'est pas même arrivée à ce chiffre minime.

» La sécurité de nos résultats est encore garantie, sous ce rapport, par la présence, dans le récipient, d'une certaine quantité de chaux vive qui, en se carbonatant, contribue à la plus grande pureté de cette atmosphère confinée.

» C'est encore cette substance qui maintient dans de justes limites son état hygrométrique dont la tendance à s'accroître est inséparable de l'exercice des fonctions de la peau et du poumon.

» Lorsque, dans le premier quart d'heure de séance, nos pompes ont produit la dépression barométrique désirée, nous ouvrons le robinet destiné à livrer passage à l'air du dehors. Cette entrée d'un air pur se met en équilibre avec le jeu des pompes, et, dès ce moment, le malade qui se trouve dans l'intérieur de l'appareil respire au milieu d'un courant de 70 litres environ par minute.

» Il est donc hors de doute que nos atmosphères confinées, assainies et renouvelées dans des proportions exagérées, offrent les plus grandes garanties au point de vue de l'acide carbonique et de la vapeur d'eau qu'elles pourraient être soupçonnées de contenir dans des proportions trop considérables. Le fonctionnement de nos appareils a lieu, par conséquent, dans des conditions qui les mettent à l'abri de tout reproche sérieux.

» *Phénomènes physiologiques.* — 1° Les analyses que nous avons signalées plus haut, prouvent que, sous les efforts qui raréfient l'atmosphère, l'acide carbonique se dégage d'une manière exagérée, tandis que l'oxygène continue à s'absorber dans les proportions normales.

» 2° Mais, à partir d'une dépression qui dépasse un quart d'atmosphère, la consommation d'oxygène tend à diminuer.

» 3° Pendant que la dépression marche de 76 à 58 centimètres, les mouvements respiratoires se ralentissent. On dirait que les sujets en expérience oublient de respirer. L'acide carbonique, amené au dehors par une succion véritable, fait entrer sans effort une quantité correspondante d'oxygène. On sent la poitrine à l'aise, comme débarrassée d'un poids incommode. Ce phénomène, sensible pour tous, est vraiment surprenant chez les asthmatiques. Ils respirent comme si leur maladie cédait à un enchantement. Cependant le pouls s'accélère ; on entend des craquements d'oreilles ; l'ouïe est altérée, sans mélange de sensations pénibles.

» 4° Pendant une demi-heure de séjour dans l'appareil, sous la pression permanente de 58 centimètres, la respiration est calme, à peu près normale, un peu plus suspirieuse à la fin de ce temps. Le pouls est toujours accéléré, mais il tend à se ralentir vers le terme de cette demi-heure. La tête est un peu lourde dans les trois ou quatre premières séances, naturelle dans les suivantes ; l'oreille est assourdie.

» 5° Pendant que l'air est rendu dans l'espace d'un quart d'heure, la poitrine oppressée s'agite ; la respiration est plus ample, plus accélérée ; le pouls se ralentit, le corps s'affaisse, et souvent, dans les premières séances, on est obligé d'interrompre cette opération par un repos, tant est grand l'abattement qui est la conséquence de la restitution trop rapide de l'air. Ces fatigues ne se remarquent que les trois ou quatre premières fois qu'on se soumet au bain de vide.

» 6° Après l'expérience, on éprouve un affaiblissement de plus ou moins de durée, selon que le séjour dans l'appareil s'est plus ou moins prolongé. Un assourdissement peu incommode persiste tout au plus une demi-heure.

» 7° Les phénomènes plus éloignés sont différents, selon le degré de vide et selon la durée du séjour dans l'appareil. Après une expérience conduite avec rapidité et terminée brusquement, une excitation est produite et se prolonge la journée entière. Si le séjour dans l'appareil à vide a duré plus longtemps, et si l'air a été soustrait et rendu lentement, il y a pour plusieurs heures affaissement général, douleurs musculaires, des bâillements, de la lourdeur de tête. Mais dans l'un et l'autre cas, l'appétit est excité et les digestions sont rendues plus faciles.

» C'est à ce prolongement du séjour sous l'influence d'une dépression très-forte que doivent être rapportées les observations données plus haut, d'anhélation pénible, de vertiges, d'affaissement général considérable.

» *Conclusions.* — L'air des montagnes n'a d'autres propriétés que celles qui lui sont départies par les divers degrés d'altitude auxquels on le considère. L'influence qu'on ne saurait alors lui refuser est due tout entière à la diminution de poids de l'atmosphère que l'on respire. L'air des montagnes respiré à la base n'a pas plus de propriétés que l'air ordinaire des plaines ; il est corroborant à des hauteurs modérées ; il affaiblit l'homme, au contraire, au delà de 2000 mètres.

» C'est sur ces données que, prenant la raréfaction de l'air comme cause unique des troubles, des périls ou des avantages qui se trouvent liés au séjour comme aux voyages sur les montagnes, nous avons cherché dans l'imitation de la nature les moyens de réaliser par des appareils spéciaux les effets que des hauteurs variées ont coutume de produire sur l'homme.

» Le succès de notre pratique a concentré jusqu'ici notre zèle comme notre admiration sur l'efficacité si grande de ce moyen dans les cas nombreux d'affaiblissement chez les sujets de tout âge, soit qu'une hématose imparfaite, la respiration d'un air insalubre, une vie sédentaire, des déréglements d'hygiène ou des désordres de conduite, en aient été primitivement la cause originelle. Quelque étranges que puissent paraître nos convictions, nous n'hésitons pas à dire que nous croyons avoir résolu le problème en apparence insoluble de « fournir aux citadins les moyens de réaliser, sans déplacement, les » résultats hygiéniques des voyages lointains qui sont la ruine des » gens d'affaires. »

Dr P. DE P. S.

Les îles Canaries et la vallée d'Orotava, par GABRIEL DE BELCASTEL. Paris, J.-B. Baillière et fils, 1864, in-8, 39 pages. — 1 fr. 25. — *Nice et son climat*, par EDWIN LEE. Deuxième édition refondue et augmentée d'une notice sur Menton et des observations sur l'influence du climat et des voyages sur mer dans la phthisie pulmonaire. Paris, J.-B. Baillière et fils, 1863, in-18, XII-166 pages. — *Menton, essai climatologique sur ses différentes régions*, par le docteur FARINA. Paris, J.-B. Baillière et fils, 1863, in-18.

Il n'est plus permis aujourd'hui de mettre en doute l'importance toujours croissante des études climatologiques, car les esprits les plus prévenus contre les difficultés qu'elles présentent, reconnaissent leur utilité dans la plupart des affections chroniques.

Les modifications apportées par l'influence des climats, sont aussi salutaires que celles que nous demandons aux règles bien entendues de l'hygiène.

Si prévenir vaut mieux que guérir, c'est vers ce noble but que doivent tendre tous nos efforts, et du moment où l'observation de plusieurs siècles démontre que la maladie s'amende difficilement dans le milieu où elle a pris naissance, il importe de préconiser le changement d'air, l'émigration.

Nous n'avons pas l'intention de faire ici l'historique des progrès incessants et rapides de cette branche de nos connaissances humaines.

C'est à Clark et à de Humboldt que nous sommes plus particulièrement redevables des notions les plus précises sur les climats, et des moyens les plus appropriés pour arriver à des appréciations vraiment scientifiques.

Chaque année voit surgir plusieurs publications nouvelles. MM. Carrière, Gigot-Suard, Schnepp, Barth, Macario, Wahu, Bennett, Bottini, nous ont initié à la connaissance des climats d'Italie, d'Égypte, de la côte de Provence.

Le cadre de ces travaux est toujours le même : c'est celui qu'avait adopté le père de la médecine dans son immortel traité : *L'air, les eaux, les lieux.*

Seulement, à mesure que la science marche, les exigences augmentent, et de toutes parts se fait sentir le besoin :

1° De recueillir les observations météorologiques dans un ordre donné, avec un programme qui puisse fournir des résultats comparables ;

2° D'avoir des statistiques exactes, tenant compte et de la population et de la mortalité, et surtout du rapport des malades aux guérisons.

En attendant les résultats scientifiques, nous devons profiter de l'expérience de tous, et prendre pour *criterium* de nos investigations :

1° Le *consensus omnium;*

2° L'émigration devenant propriétaire dans les lieux mêmes où elle avait recouvré la santé.

M. Gabriel de Belcastel n'est ni médecin ni malade, mais il a suivi dans toutes ses pérégrinations une personne qui lui était chère, et qui, après avoir parcouru toutes les stations d'hiver connues, est allée demander la santé aux régions plus lointaines de l'Océan (1).

Sa notice se résume par ces deux propositions qui ont pour lui l'éclat de deux axiomes :

— Le meilleur remède contre les maladies de poumons ou de larynx, c'est le climat égal et doux.

— De tous les climats connus ou préconisés jusqu'ici, le meilleur c'est celui de la vallée d'Orotava, dans l'île de Ténériffe.

Nous ne serons pas assez exigeant pour demander à M. de Belcastel des preuves à l'appui de sa première proposition. Nous admettons ce fait, mais nécessairement d'une manière moins absolue, en tenant compte de certaines formes de la maladie, de certaines particularités du climat :

Voici quelques paragraphes extraits de son livre, et qui tendent tous à justifier la seconde :

« La meilleure des conditions où l'on puisse placer la nature pour se guérir elle-même, c'est un long séjour dans un climat doux, égal, sans brumes ni frimas, où la séve ne meurt jamais, où les pluies soient rares, les vents et les orages à peine connus.

» Ce n'est pas en Italie qu'il faut la chercher, ce n'est pas en Europe, mobile en son climat comme par le génie de ses peuples ; ce n'est pas même dans l'étendue du lac méditerranéen, champ de bataille des vents du nord et des vents du midi, qui tour à tour font passer sur lui l'air embrasé d'Afrique ou l'air déchirant des zones glacées.

» C'est sous des ombrages à la fois plus tièdes et moins ardents, là où le bananier étend ses feuilles sans que l'hiver les flétrisse, là où le dattier montre ses fruits sans que l'été puisse les mûrir.

» C'est aux Canaries..... (l'île de Ténériffe et les îles, ses sœurs, groupées autour d'elle comme une flotte majestueuse autour d'un vaisseau amiral).

» Ténériffe se trouve par le 28° degré de latitude nord, et le 13° de longitude ouest.

» Sur le plateau des Canadas se déploie tout à coup, par le double

(1) Un extrait de ce travail a déjà été publié dans les *Annales d'hygiène*, 1861, 2° série, t. XVI, p. 534.

écartement du sol sous nos pas et des monts sur nos têtes, le val en-
chanteur d'Orotava.

» Là, si l'or et le génie de l'homme le voulaient, mieux qu'au val-
lon d'Enna pourrait être le jardin du monde.

» Entre la flore du nord et célle du midi, c'est le milieu précis où
le plus grand nombre des plantes du globe pourraient, en se donnant
la main, présenter dans un espace fait à la mesure du regard, un
magnifique abrégé de la création. »

D'où vient donc à ce pays un tel pouvoir de vie incessante et
universelle ?

Le thermomètre n'y descend pas au-dessous de 10 degrés et n'y
monte pas au-dessus de 28.

18 degrés d'oscillation dans toute l'année et dans les limites les
plus favorables à la vie, c'est là toute la magie de ce climat!

C'est à Orotava seulement que l'on trouve toute l'année l'harmonie
si rare et si précieuse entre la température intérieure du corps et
celle du dehors, c'est-à-dire du milieu dans lequel on vit et l'on
respire.

— Le docteur Edwin Lee occupe depuis longtemps un rang distingué parmi les médecins qui cherchent à apprécier par eux-mêmes
les effets curatifs des climats sur les diverses conditions morbides
de notre organisation.

En s'efforçant toujours de ne pas se laisser entraîner par des idées
exagérées, préconçues, il s'est imposé l'obligation de se conformer
à cette maxime : toute chose ou tout événement doit être considéré
non d'une manière partielle selon ses inconvénients passagers, mais
par rapport à l'ensemble des avantages relatifs qu'il peut présenter.

Dans le volume que nous avons sous les yeux, M. Lee

1° Corrobore par des faits nouveaux l'opinion qu'il avait déjà
émise sur l'action curative et prophylactique du climat de Nice ;

2° Discute à son point de vue l'influence des pays chauds et de la
navigation, dans les cas de phthisie, et considère les principales conclusions du mémoire du docteur Rochard comme fondées sur des
données insuffisantes et trop partielles ;

3° Donne une notice sur Menton qui est devenue en peu d'années
une station hivernale du premier ordre.

Nous ne dirons rien de cette troisième partie, nous réservant à
parler de Menton dans quelques instants.

Nous laisserons de côté la deuxième, car nous nous proposons dans
un travail spécial de revenir sur la question, et d'apporter de nouveaux arguments à l'appui de la thèse du docteur Lee.

En consacrant quelques réflexions à la partie qui traite du climat
de Nice, nous sommes obligé malgré nous de citer notre travail sur

les climats du midi (1), et de rappeler les distinctions que nous cherchons à faire prévaloir dans ces études.

M. Edwin Lee adopte nos idées sur la division des climats par groupes correspondant à deux catégories d'affection atmosphérale.

La première comprend les stations hivernales tempérées où l'air est doux, un peu mou, sédatif, chargé d'un peu d'humidité (Pau, Madère, Venise, Pise).

La deuxième renferme les principales stations du littoral de la Méditerranée (Hyères, Cannes, Nice, Menton, Ajaccio, Alger), où l'air est tonique, sec, stimulant. Il y a des stations qui offrent réellement les deux types principaux.

Il ne peut en effet venir à l'esprit d'aucun médecin, s'étant rendu compte de la topographie, de parler de Nice comme d'une seule et même station.

Nice des Ponchettes et de la Promenade des Anglais diffère autant de Nice du Cimiez et de Carabacel que Menton diffère de Pau.

Voici comment nous nous exprimions à ce sujet :

« Prenons un exemple pour montrer d'une façon plus péremptoire l'importance des topographies médicales. Nice est assise aux bords d'une plage qui se déploie en forme de conque marine. Autour de la ville, la plaine, en s'arrondissant en un vaste cirque, se relève en molles ondulations et en gracieuses collines vers les premières bases des Alpes. Ces collines, en s'étageant les unes sur les autres, forment avec les hautes montagnes un vrai paravent contre la brise du nord ; par cette disposition, il y a nécessairement des quartiers exposés au midi sur les bords de la mer, et des quartiers situés dans les accidents de terrain formés par ces collines, à mesure qu'elles s'éloignent du rivage.

» La promenade des Anglais, le boulevard du Midi, les Terrasses, les Ponchettes font partie des premiers. Comme ils reçoivent directement la brise de mer et les émanations marines, le malade y respire l'air sec, tonique, stimulant, qui convient aux gens débilités, languissants, ayant des sécrétions profuses, aux tempéraments mous et lymphatiques, aux natures rachitiques et chloro-anémiques.

» Il faut rechercher les secondes à Carabacel, à Cimiez, au Ray, à Saint-Barthélemy, au Lazaret. Dans tous ces environs de Nice, vous trouverez facilement des localités presque spécifiques, des villas (véritables serres chaudes) où l'air est plus mou, plus humide, plus sédatif, conditions indispensables aux sujets d'un tempérament très-nerveux, très-irritable, aux affections offrant des symptômes d'acuité, un état fébrile, une tendance à l'hémorrhagie. »

(1) *Les climats du midi de la France*, premier rapport à S. Exc. le ministre d'État. Paris, 1862.

Le docteur Farina se propose de plaider la cause d'un pays qui reconnaît dans la question de climatologie les éléments de sa future prospérité.

Le premier chapitre de son intéressant volume est consacré à l'histoire, à la topographie, aux productions naturelles de Menton.

Le deuxième donne les résultats d'observation météorologiques recueillies avec beaucoup de soin par MM. de Bréa, de Montlein et Farina.

« Je m'abstiendrai, dit l'auteur, de tout parallèle entre la température de Menton et celle des localités voisines, parce qu'elles se trouvent sur la même ligne climatologique, et que mon intention se borne à mettre en relief les conditions avantageuses de mon pays : »

Voici les moyennes thermométriques des quatre saisons.

Hiver, 9°,6. centigr.; — printemps, 15,3.; — été, 23,3.; — automne, 16,8.

Nous trouvons dans le chapitre consacré à la climatologie quelques paragraphes que nous demandons à nos lecteurs la permission de reproduire :

« Le docteur de Pietra-Santa fait observer avec raison dans son récent rapport au ministre d'État, que « les classifications fondées » sur les qualités thérapeutiques ne sont sanctionnées ni par l'expé- » rience, ni par l'observation clinique ; purement théoriques, tracées » dans le silence du cabinet, elles ne correspondent pas à la réalité ; » on y voit figurer des stations où l'on trouverait à grand'peine un » abri pour des malades, et des villes où aucun climatologiste ne » doit songer à envoyer des valétudinaires. » Il préfère la classification des climats en deux groupes correspondant aux catégories principales des maladies de poitrine.

Il admet ensuite que, dans une même station, il existe des quartiers distincts dont les éléments constitutifs se groupent de manière à former les deux types de climats correspondant aux deux catégories d'affections pulmonaires.

Pour venir ensuite à une application pratique des climats, il recommande le premier groupe dans la forme *éréthique*, qui, animée par l'élément subinflammatoire avec les réactions de l'élément nerveux, devient plus nuisible dans ses effets, plus rapide dans sa marche, par les sympathies étendues et violentes qu'éveille l'excitation. Il indique le second groupe comme moyen propre dans la forme *torpide* qui, greffée sur une constitution lymphatique ou scrofuleuse, représente l'alanguissement et la dénutrition ; les impressions y sont obtuses, la force vitale manque pour résister à la naissance et aux progrès du mal.

L'étude de l'influence du climat de Menton comme moyen curatif dans les maladies lentes de poitrine fournit à M. le docteur Farina les conclusions suivantes :

« 1° Si la phthisie est susceptible de guérison à ses diverses périodes, la guérison est moins certaine dans la phthisie *aiguë*; elle peut être considérée comme plus facile dans la forme *subaiguë*, qui passe ordinairement à l'état chronique, et qui, se trouvant liée le plus souvent à une diathèse scrofuleuse, laisse, par la lenteur de son développement, plus de prise aux remèdes thérapeutiques et à l'influence du climat.

» 2° Pour que le climat puisse concourir par son influence à la guérison des tubercules, il faut se servir de ce moyen dès le commencement de leur formation, et ne pas attendre que l'extension des lésions organiques rende plus problématiques les effets salutaires de cet agent.

» 3° Les climats chauds et secs ou toniques ne conviennent pas aux personnes frappées de phthisie ou prédisposées à cette affection, lorsqu'elles sont douées d'un tempérament nerveux et irritable, parce que l'exagération de la force vitale produit une réaction trop vive.

» 4° Les climats toniques, stimulants, doivent être choisis de préférence par les personnes douées d'un tempérament mou, lymphatique, peu irritable, dont les fonctions digestives s'accomplissent avec peu d'activité, comme aussi pour celles chez lesquelles domine l'élément scrofuleux.

» 5° Il est nécessaire que les malades changent de climat dès les commencements de leur affection, et, après avoir choisi celui qui pourra mieux leur convenir, ne se contentent pas d'y faire un séjour de quelques mois, mais bien d'y demeurer jusqu'à leur guérison radicale.

» 6° L'élément nerveux pouvant se trouver réuni avec une marche *subaiguë*, même dans la forme chronique et à fond scrofuleux, on devra choisir dans les diverses localités qui forment le groupe des climats toniques, les différentes positions, soit au bord de la mer, soit dans l'intérieur des terres, selon la plus ou moins grande réaction de l'organisme.

» 7° Menton, quoique placé dans le groupe des climats secs ou toniques, offre distinctement deux régions : l'une, plus excitante, le long du rivage de la mer ; l'autre moins stimulante, que nous avons déjà déterminée dans les terrains qui en sont situés à quelque distance. »

Nous serions heureux si la lecture de ces extraits, nécessairement sommaires, pouvait faire naître le désir chez nos confrères de consacrer quelques heures à l'examen de ces importantes questions.

Dr P. DE P. S.

Traité de la chaleur, considérée dans ses applications, par E. Péclet, ancien inspecteur général de l'Université, etc. — Troisième édition. — 3 vol. in-8, avec figures dans le texte. — Victor Masson et fils.

Le *Traité de la chaleur* de Péclet, à le considérer au point de vue de l'hygiène, est un de ces ouvrages dont la place est marquée dans la bibliothèque de tout médecin désireux de se tenir au courant de la science, et d'être plus particulièrement en mesure de bien comprendre les conditions à remplir pour arriver à la solution des deux grands problèmes du *chauffage* et de la *ventilation* des habitations privées ou publiques.

C'est à l'étude des questions afférentes à ces deux problèmes qu'est consacrée la majeure partie du *traité*.

En dehors de ces questions, nous en trouvons d'autres qui intéressent plus particulièrement l'industrie manufacturière: nous les indiquerons en leur lieu et place, réservant toutefois nos plus amples développements pour les premières.

L'auteur entre en matière par l'étude générale de la *combustion* et des *combustibles*. « La combustion, dit-il, réside uniquement dans le fait de la combinaison d'un corps avec l'oxygène : ce phénomène est souvent accompagné de chaleur et de lumière, mais il ne l'est pas toujours. »

Quand la combustion a lieu dans l'air, c'est ce dernier qui fournit l'oxygène nécessaire : il existe donc une relation constante entre le poids du combustible qu'il s'agit de brûler et le volume de l'air au moyen duquel s'opère la combustion; en supposant que le premier soit en excès par rapport au second, la combustion ne s'entretient que par un renouvellement constant de l'air, c'est-à-dire de l'oxygène.

La *flamme* n'étant produite que par la combustion des gaz, elle ne se manifeste qu'autant que le combustible dégage, en se décomposant, des gaz combustibles, ou qu'il est lui-même susceptible de se réduire en vapeur, à une température inférieure à celle qui se développe dans la combustion.

Mais, pour qu'une flamme soit brillante, il faut que la température en soit très-élevée, et, par conséquent, que le courant d'air qui alimente la combustion soit très-rapide; il faut aussi qu'elle renferme des solides.

Après ces considérations générales sur la combustion, l'auteur s'occupe des *combustibles*, et de ce qu'il faut entendre par *unité de chaleur* ou *calorie* et *puissance calorifique*. — La *calorie* est la quantité de chaleur nécessaire pour élever d'un degré centigrade la température d'un kilogramme d'eau, et la *puissance calorifique* d'un combustible, le nombre de calories que produit un kilogramme de ce corps par sa combustion complète.

Les combustibles généralement employés sont : le bois, le charbon de bois, la tannée, la tourbe, le charbon de tourbe, la houille et le coke.

Dans le choix à faire entre ces combustibles, on se guide d'après leurs puissances calorifiques pour calculer les dimensions des appareils et déterminer la quantité que l'on doit en brûler pour produire l'effet demandé.

Les chapitres III à IX sont consacrés à l'examen des diverses combustibles, et le chapitre X à la détermination des volumes d'air nécessaires pour brûler les différents combustibles, et à celle des volumes de gaz qui s'échappent. Les températures résultant de la combustion des différents combustibles font l'objet du chapitre XI, qui termine le livre Ier.

Mais pour que la combustion s'opère en produisant l'effet le plus utile, il faut que l'air arrive au contact du combustible dans des conditions déterminées, qui sont la conséquence des lois des mouvements des gaz : la connaissance de ces lois étant indispensable pour la disposition des appareils de chauffage et de ventilation, l'auteur a consacré le livre II à l'étude de ces lois.

Les *cheminées* font la matière du livre III. Elles remplissent, dans tout appareil de chauffage, deux fonctions importantes : en premier lieu, elles rejettent à de grandes hauteurs, dans l'atmosphère, l'air *brûlé*, souvent chargé de fumée ; et, en second lieu, elles appellent dans le foyer l'air nécessaire à la combustion. Il est des *cheminées* dont l'objet est de produire le renouvellement d'air nécessaire à l'assainissement des lieux habités ; on les désigne spécialement sous le nom de *cheminées d'appel*, bien que, à certains égards, toute cheminée donne lieu, comme on vient de le dire, à un appel d'air. Le fonctionnement des cheminées est une conséquence des lois qui régissent le mouvement de l'air chaud dans les tuyaux verticaux ; ce sont ces lois qui règlent les dimensions à donner aux cheminées, la nature des matériaux, les épaisseurs et les dispositions générales qu'il convient d'employer. — A l'étude des cheminées se rattache également celle de l'influence qu'exerce l'état de l'atmosphère sur le tirage de ces appareils, et des moyens propres à mesurer ce tirage et à le favoriser, malgré les obstacles que lui apportent certains phénomènes météorologiques, tels que le vent ou la pluie.

Mais, indépendamment des cheminées d'appel, le renouvellement de l'air d'une cavité close peut aussi être produit par une action mécanique directe, au moyen de pompes, de ventilateurs ou de machines soufflantes quelconques, placés à l'une des extrémités ou à tout autre point du conduit où circule l'air qu'il s'agit de renouveler.

Le choix entre ces divers moyens est déterminé par la considération des dépenses à faire pour atteindre le but qu'on se propose. Quant aux procédés en eux-mêmes, ils font l'objet du livre IV.

Le livre V comprend l'étude des *foyers*, par laquelle se termine tout ce qui se rattache à la production de la chaleur par la combustion.

Or, cette chaleur produite dans les foyers passe quelquefois directement dans les corps qui doivent être échauffés, comme les fourneaux métallurgiques, les fours à briques, etc.; ou bien, elle doit être employée à chauffer de l'eau, de l'air ou d'autres corps, par transmission à travers des enveloppes de diverses natures. Il est donc nécessaire d'étudier comment la chaleur est émise par les surfaces et transmise à travers les corps : c'est à cette étude qu'est consacré le livre VI.

La vaporisation des liquides donne lieu, dans l'industrie, à quatre systèmes différents d'opérations : 1° la formation de la vapeur, qui doit être employée comme force motrice ou comme véhicule de la chaleur : nous conserverons à cette opération le nom de *vaporisation*; 2° la production des vapeurs qui doivent être condensées et recueillies : cette opération porte le nom de *distillation*; 3° la séparation d'un liquide vaporisable que l'on ne veut pas recueillir, et qui se trouve mêlé à un autre liquide fixe ou moins vaporisable que le premier : c'est ce qu'on désigne sous le nom d'*évaporation*; 4° enfin, le *séchage*, dont le but est d'enlever à un corps solide le liquide qui le mouille. — Les livres VII, VIII, IX et X renferment tout ce qui concerne ces quatre systèmes d'opérations : ainsi, dans le livre VII le lecteur trouvera les détails relatifs aux *machines à vapeur;* dans le livre VIII, ceux qui regardent les appareils distillatoires; dans le livre IX, tout ce qui se rapporte aux évaporations, à l'air libre, par un courant d'air forcé, par l'action directe d'un foyer, par la vapeur dans le vide ou par des effets multiples; enfin, dans le livre X, tout ce qui se rattache aux procédés d'extraction de l'eau, soit par action mécanique, soit par la chaleur.

Bien que dans les livres précédents il y ait eu parfois matière à des applications à l'hygiène des données scientifiques fournies par l'étude de la *chaleur*, c'est surtout avec le livre XI que commencent ces applications, qui remplissent le reste de l'ouvrage.

Dans ce livre, l'auteur traite du *chauffage de l'air*. — Ce chauffage s'obtient tantôt en mêlant l'air qu'on veut chauffer aux produits de la combustion, tantôt en le mettant en contact avec des surfaces chauffées directement soit par la fumée ou la vapeur, soit par l'eau chaude ou d'autres liquides. — Le premier mode est principalement employé pour produire le tirage des cheminées d'appel ; il l'est aussi dans le chauffage domestique. — Quant aux autres modes, nous allons les indiquer successivement.

On désigne sous le nom de *calorifères à air chaud* les appareils dans lesquels l'air est échauffé par la chaleur de l'air brûlé à travers des enveloppes de métal ou de terre cuite.

Ces calorifères peuvent être placés dans les pièces que l'on doit chauffer et ventiler, comme les salles d'asile, les écoles primaires, les petites salles d'hôpital ; ils offrent l'avantage de faire profiter de toute la chaleur produite, ce qui n'a pas lieu quand l'appareil est placé à l'extérieur.

Les calorifères qui doivent être placés loin des lieux à échauffer sont toujours composés d'une chambre en maçonnerie renfermant un foyer et des tuyaux ordinairement enfouis, que parcourent simultanément ou successivement l'air qui s'échauffe ou la fumée qui se refroidit. On les a disposés de bien des manières : les principales sont décrites dans le chapitre II du livre XI. Nous mentionnerons celles qu'avait adoptées M. Talabot dans la construction des calorifères des anciennes chambres des pairs et des députés, ainsi que la disposition imaginée, il y a longtemps, par Desarnod, et dont font usage un grand nombre de constructeurs, après lui avoir fait subir quelques modifications. Nous rappellerons aussi que le vaste hôpital du Derbyshire est chauffé depuis plus de vingt ans par un appareil de ce genre.

D'autres calorifères sont construits de façon à permettre le chauffage de l'air à une haute température. Enfin, il en est qui ont pour objet d'utiliser la chaleur perdue par des fourneaux employés, d'ailleurs, à une autre fonction.

Dans le chauffage de l'air par la vapeur, les appareils consistent toujours 1° en un générateur de vapeur avec tous ses accessoires ; 2° en tuyaux qui conduisent la vapeur dans les capacités où elle doit être condensée ; 3° en appareils de condensation ; 4° en tuyaux destinés à ramener à la chaudière l'eau qui provient de la condensation de la vapeur, ou à l'évacuer au dehors.

Le chauffage de l'air par des calorifères à eau chaude, à basse pression, est très-employé de nos jours. Il paraît avoir été établi pour la première fois, en 1777, par Bonnemain, à l'effet de maintenir une température constante dans un couvoir artificiel. Depuis cette époque, le chauffage par l'eau chaude a reçu une extension considérable, et nous avons inséré dans notre recueil un grand nombre de travaux relatifs à ce mode de chauffage.

D'un autre côté, M. Perkins a imaginé, il y a déjà longtemps, de chauffer l'air au moyen d'eau portée elle-même à une température élevée. Ce système est actuellement en usage dans un grand nombre d'établissements publics en Angleterre, parmi lesquels nous citerons plus spécialement le Musée britannique.

Le livre XII est consacré au *chauffage des liquides;* ce chauffage s'obtient 1° par l'action directe d'un foyer; 2° par la vapeur; 3° par circulation; 4° par échange de température avec d'autres liquides.

C'est dans ce chapitre que sont passés en revue les appareils de chauffage destinés aux bains, aux buanderies, à l'économie domestique, etc.

Le *chauffage des corps solides* forme la matière du livre XIII. Le but que l'on se propose en chauffant les corps solides, est quelquefois de les employer à chauffer d'autres corps, par leur contact ou leur rayonnement; mais le plus souvent on a pour objet de produire la fusion de ces corps ou certaines actions chimiques : c'est ce qui a lieu, pour ces dernières, dans les fours à chaux, à plâtre, à poteries, etc., dont la construction est indiquée avec soin.

Après avoir traité dans le livre XIV du *refroidissement* et des conditions qui le favorisent, conditions parmi lesquelles nous signalerons celles qui permettent la fabrication artificielle de la *glace,* l'auteur entre dans l'étude approfondie du *chauffage* et de la *ventilation des lieux habités.* Cette étude remplit le livre XV, et forme la presque totalité du troisième volume.

Nous ne pouvons soumettre ce chapitre à l'analyse, malgré l'importance des matières qu'il renferme, ou plutôt à raison même de cette importance. C'est ce qu'il est facile de comprendre en lisant la simple énumération des questions traitées et résolues par l'auteur. — Après des considérations générales sur les volumes d'air nécessaires à la respiration et aux appareils d'éclairage, sur la chaleur produite par la respiration, la ventilation naturelle, la ventilation par la chaleur et la ventilation mécanique, etc., l'auteur passe en revue les divers modes et appareils de chauffage et d'assainissement, s'attachant à déterminer ceux qui offrent le plus d'avantages dans les différents cas; puis il entre dans les plus grands développements sur le chauffage et la ventilation des grandes salles de réunion, palais, amphithéâtres, théâtres, églises, prisons, hôpitaux et hospices, écoles primaires, salles d'asile, maisons d'éducation, casernes, ateliers, mines, etc.

Comme on le voit, cette étude aussi complète que consciencieuse, ne laisse en dehors aucune question, aucun problème, sans en donner la solution la plus satisfaisante.

Les descriptions, d'un style clair et précis, sont rendues plus intelligibles encore par les figures nombreuses intercalées dans le texte, et nous ne pouvons que répéter ce que nous disions en commençant, à savoir que cet ouvrage qui se recommande aux ingénieurs et aux industriels, n'est pas moins utile et même indispensable aux médecins désireux de se tenir au courant des progrès de l'hygiène mo-

HYGIÈNE PUBLIQUE. — M. Grimaud de Caux, bien connu du monde savant par ses importantes recherches sur les *eaux publiques*, fait à tous les médecins un appel qui ne peut manquer d'être entendu.

Il s'agit de lui venir en aide pour la construction d'une *carte hygiénique de la France*, basée sur l'étude des *eaux*, de l'*air* et des *lieux*, et, comme contrôle de l'action de ces trois éléments, sur les chiffres relatifs à la mortalité et au mouvement des hôpitaux.

Voici le programme des principaux renseignements à recueillir :

1° *Étude de l'air.* — Direction et fréquence respective des vents dans chaque saison de l'année ; températures moyennes et durée habituelle des plus grandes chaleurs et des plus grands froids.

2° *Étude des lieux.* — Situation topographique ; orientation ; accessibilité aux vents ; proximité ou éloignement d'un cours d'eau, etc.

3° *Étude des eaux.* — Origine (*pluie, source ou rivière*) des eaux, et conditions principales inhérentes à cette origine (*réservoirs naturels ou artificiels ; sol parcouru ; industries riveraines en amont*, etc) ; qualité de l'eau employée dans l'économie domestique.

4° ÉLÉMENTS NUMÉRIQUES. — Chiffre de la population, des naissances et des morts ; indication des maladies particulières à la localité, et, quand il y a un hôpital, chiffre des admissions et des décès.

La coordination systématique des conditions locales résultant de ces données préliminaires conduira M. Grimaud de Caux à la construction d'un tableau fidèle de la constitution hygiénique du pays.

La représentation graphique de ce tableau s'obtiendra en rapportant les documents coordonnés à la carte géologique de MM. Élie de Beaumont et Dufrénoy, et à celle du dépôt de la guerre. La première, faisant connaître la composition du sol, donnera la raison fondamentale de l'élément du climat constitué par les *lieux ;* la seconde, figurant les reliefs dans les plus grands détails, concourra à expliquer les mouvements de l'atmosphère de chaque localité ; et, par conséquent, elle donnera en grande partie la clef d'un autre élément du climat, qui est l'*air*.

Nous n'avons pas besoin d'insister sur l'importance du travail projeté, à l'accomplissement duquel le concours de nos confrères des départements nous paraît assuré. — Adresser les renseignements recueillis, à M. *Grimaud de Caux*, bureaux de l'*Union*, rue de la Vrillière, n° 2.

Paris. — Imprimerie de F. MARTINET, rue Mignon, 2.

ANNALES
D'HYGIÈNE PUBLIQUE
ET
DE MÉDECINE LÉGALE.

HYGIÈNE PUBLIQUE.

SUSPICION
DE
FALSIFICATION DE SUBSTANCES ALIMENTAIRES;
EXAMEN DES PRODUITS SAISIS ;
PREMIER RAPPORT DÉCLARANT QU'IL Y AVAIT FALSIFICATION, DEUXIÈME ET TROISIÈME RAPPORTS DÉCLARANT QU'IL N'Y AVAIT PAS FALSIFICATION,

Par M. J. B. Alph. CHEVALLIER.

Deux de nos fabricants les plus intelligents, voulant établir en grand la fabrication des confitures pour les usages économiques, ont couru, lors de la fondation de leur établissement, de graves dangers.

Ayant besoin d'un local spacieux, ils louaient l'hôtel de Sens (1), et y établissaient leur fabrique ; mais, dans les premiers temps de la fabrication, ils éprouvèrent les plus graves inconvénients : toutes les confitures qu'ils préparaient se recouvraient de *petits champignons* (de moisissures) qui ren-

(1) On sait que cet hôtel, qui se trouve rue du Figuier-Saint-Paul, fut bâti par les ordres de Tristan de Sallazar, archevêque de Sens, puis qu'il fut agrandi par les soins de Charles VI en 1398 et en 1418.

daient la vente de ces préparations alimentaires impossible.
Cet état de choses était devenu tel, que les industriels
furent sur le point, malgré les énormes dépenses qu'ils
avaient faites, de quitter le local qu'ils avaient approprié à
leur fabrication.

Des recherches furent faites sur les causes de cette production; ces recherches firent connaître : 1° qu'en dernier lieu
l'hôtel de Sens avait été occupé par un marchand de peaux de
lapins; 2° que sur les murs, que dans les parties qui cou-
vraient le bâtiment, il y avait amas de poussières qui pouvaient être la cause de ces productions.

Des expériences furent faites à l'aide du microscope, des
semis de ces poussières furent faites sur du pain humide, sur
des confitures. Les champignons observés sur les confitures
dans la fabrique se produisirent dans ces expériences, et
bientôt on sut quel remède on devait apporter à cet état de
choses.

Des nettoiements, des lavages abondants furent faits, des
couvertures furent remises à neuf. La fabrication put alors se
faire, et les produits obtenus se trouvèrent être à l'état normal, susceptibles d'être livrés au commerce sans qu'on eût à
craindre des reproches.

Les fabricants, MM. Lesage, avaient à peine échappé à ce
danger, qu'un autre ordre de faits vint de nouveau troubler leur
tranquillité; des confitures expédiées en province leur susci-
tèrent des ennuis: de ces préparations furent saisies à Rouen
et déposées au parquet comme étant falsifiées, une expertise
fut ordonnée, et, dans un premier rapport, l'expert établissait
que les confitures saisies étaient fraudées *par de l'empois de
fécule ;* que leur couleur était due en grande partie à l'addition d'une matière colorante rouge, autre que celle de la
groseille et de la framboise; que l'examen microscopique
donnait des résultats plus concluants encore, car on voyait
directement, au moyen de cet instrument, des grains de fécule

entiers et, en plus grand nombre, des grains qui avaient subi une coction plus ou moins prolongée et qui s'étaient déformés tout en restant encore très-reconnaissables.

En résumé, l'expert établissait que les confitures saisies étaient fraudées *par une forte proportion de fécule que l'on avait fait cuire avec le sirop pour produire de l'empois.*

Dans un deuxième rapport (1), le même expert établissait que les confitures analysées par lui n'étaient pas préparées avec le suc de la groseille, mais qu'elles avaient été fabriquées avec le suc de pommes aigres, de la glycose, un peu de jus de groseilles conservé, le tout coloré par une dissolution ammoniacale de carmin.

Les fabricants ne pouvaient, eux qui exerçaient leur industrie avec loyauté, rester sous les coups de ces rapports ; ils s'adressèrent à des chimistes, pour que ceux-ci procédassent à l'examen de leurs confitures et fissent connaître leur opinion sur les préparations qu'ils livraient au commerce.

Nous allons faire connaître le rapport fait par ces chimistes.

Nous, Charles Leconte, chimiste, professeur agrégé à la Faculté de médecine de Paris, pharmacien en chef de la Maison municipale de santé ;

Nicolas-Théodore Gobley, chimiste, membre de l'Académie impériale de médecine, agrégé honoraire de l'École supérieure de pharmacie ;

Jean-Baptiste-Alphonse Chevallier, chimiste, membre de l'Académie impériale de médecine, du conseil de salubrité, professeur adjoint à l'École supérieure de pharmacie,

---

(1) Ce deuxième rapport avait été nécessité par suite des visites qui avaient été faites le 26 et le 29 décembre, dans la fabrique des frères Lesage, par M. Legret (d'Ormoy), assisté de M. l'inspecteur principal chargé de la vérification des comestibles dans la ville de Paris, à l'effet de saisir de nouveaux échantillons et de prendre des renseignements sur la fabrication des confitures livrées au commerce par MM. Lesage.

Chargés par MM. Lesage frères de l'examen de confitures, à l'effet de dire si ces confitures contiennent de la fécule, si ce produit peut être utile dans la fabrication des confitures, si l'on peut faire des confitures avec de la fécule et de la glycose,

Déclarons avoir fait les expériences et obtenu les résultats que nous allons faire connaître.

EXAMEN DES CONFITURES QUI NOUS ONT ÉTÉ REMISES PAR MM. LESAGE FRÈRES.

Confitures de groseilles, n° 1. — Cette confiture, qui a été rapportée de Rouen, était contenue dans un grand pot de faïence; elle fut examinée de la manière suivante :

100 grammes de confitures furent portés à l'ébullition avec 500 grammes d'eau dans une bassine d'argent; on ajouta au liquide 15 grammes de charbon animal pur pour décolorer le liquide ; par la filtration, on obtint une liqueur légèrement opaline et rose qui, traitée par une solution alcoolique faible d'iode, ne donna pas la coloration bleue caractéristique de la fécule, même par l'addition de l'acide sulfurique.

Confitures rapportées de Rouen et trouvées chez M. Himfray, épicier à Rouen. — Ces confitures ont été traitées de la manière suivante :

On a pris 100 grammes de ces confitures et 500 grammes d'eau; on chauffa comme ci-dessus, puis on décolora par le charbon animal pur, 15 grammes, on filtra ; la liqueur obtenue, qui était opaline, et qui avait une couleur rose, fut traitée par la solution iodée et donna une coloration bleue indiquant la présence d'une matière amylacée. Afin de déterminer aussi exactement que possible la quantité de matière amylacée contenue dans cette confiture, nous avons fait les expériences que nous allons décrire.

Nous avons pris 100 grammes d'une confiture ne contenant

pas de fécule, nous les avons fait dissoudre dans 500 grammes d'eau distillée dans laquelle nous avions fait bouillir 50 centigrammes de fécule. Nous avons décoloré avec 15 grammes de charbon animal pur; nous avons filtré : le liquide obtenu était opalin et de couleur légèrement rosée. Essayé comparativement dans des tubes avec le liquide obtenu du traitement de la confiture Himfray, et en prenant des quantités égales de liquide et des mêmes quantités de solution iodée, nous avons obtenu des résultats qui étaient analogues, c'est-à-dire que les colorations obtenues étaient à peu près les mêmes.

Nous avons fait une deuxième opération, en employant cette fois 1 gramme de fécule pour 100 grammes de confitures et 500 grammes d'eau, 15 grammes de charbon animal pur.

La liqueur filtrée a été essayée comparativement avec celles de la confiture Himfray et de la confiture additionnée d'un demi pour 100 de fécule, la confiture préparée avec un pour cent de fécule fournissait une coloration beaucoup plus intense que les précédentes.

Ces faits démontrent donc que les confitures Himfray ne contenaient au plus qu'un demi pour 100 de matière *amylacée*.

Pour déterminer si les confitures Himfray avaient été préparées avec du sucre de canne ou du sucre de fécule, nous avons opéré comme il suit : 10 grammes des confitures saisies à Rouen furent dissous dans une quantité d'eau chaude convenable ; la solution refroidie fut étendue d'eau, de manière à former 100 centimètres cubes ; ce liquide fut décoloré par le charbon animal, mais après la filtration il conservait encore une teinte opaline: aussi, placé dans un tube de 20 centimètres de longueur, il nous fut impossible de l'examiner au polarimètre, instrument qui sert à déterminer les quantités de sucre de canne et de sucre de fécule.

Nous fîmes alors l'expérience suivante : une partie du liquide précédent fut maintenue à l'ébullition avec un excès de soude caustique, jusqu'à ce qu'une partie du liquide brun obtenu ne réduisît plus la liqueur cupro-potassique de Leconte, ce qui indiquait la destruction complète de la glycose.

Une portion du liquide brun ainsi obtenu, fut maintenue à l'ébullition pendant quelque temps, avec un léger excès d'acide chlorhydrique afin d'intervertir le sucre de canne; on laissa refroidir, puis, après y avoir ajouté un excès de soude caustique, on le traita à l'ébullition par le liquide cupro-potassique, qui donna une réduction et une précipitation abondante de protoxyde de cuivre rouge, preuve évidente qu'il existait dans les confitures ainsi analysées une *notable* quantité de sucre de *canne*, et non pas *exclusivement* du sucre de fécule ou glycose.

Afin de déterminer jusqu'à quel point le sucre de canne peut être interverti dans les confitures de groseilles, nous avons fait les expériences qui suivent, et qui prouvent combien est grande la quantité de sucre de canne que peuvent transformer en sucre de raisin les acides contenus dans le jus de groseilles.

Les confitures qui nous ont servi de terme de comparaison ont été préparées chez l'un de nous, vers la fin de la saison de 1861, avec des groseilles *bien mûres*, c'est-à-dire aussi peu acides que possible ; le sucre employé était en pain, de première qualité, de celui qui est cristallisé en gros grains et que l'on nomme dans le commerce *sucre cristallisé*.

Ces confitures ayant été préparées d'une manière spéciale, nous croyons devoir indiquer leur préparation, ce qui permettra d'établir une comparaison plus juste entre les analyses que nous donnons plus loin.

Les groseilles ayant été égrenées, on plaça leur poids de sucre dans la bassine avec un peu d'eau, on ajouta les groseilles en chauffant légèrement pour faire crever les grains, et dès que l'ébullition se manifesta, que les grains montèrent à la surface, on passa à travers un linge au-dessus des pots : ces confitures contenaient donc un poids de sucre égal au poids des grains, et non pas égal au poids du jus.

On procéda à l'analyse des confitures précédentes, et de celles trouvées chez M. Himfray, à l'aide d'un liquide cupro-potassique *titré*, en faisant également une solution titrée avec les confitures ; une moitié de ces dernières solutions fut dosée directement et donna ainsi la quantité de sucre interverti existant dans les confitures ; la seconde moitié fut portée à l'ébullition avec une petite quantité d'acide chlorhydrique, afin de transformer en sucre du second ordre le sucre de canne qui pouvait encore exister ; après refroidissement, on ramena au volume initial, et l'on procéda à l'analyse, comme avec le premier liquide, en ayant soin d'ajouter au liquide cupro-potassique une quantité de soude caustique plus que suffisante pour saturer l'acide contenu dans le liquide sucré ; en soustrayant de ce dernier résultat le premier obtenu, on obtenait le sucre cristallisé existant dans les confitures, sauf transformation par le calcul.

Voici les résultats :

	Confitures	
	de 1861.	Lesage.
Sucre interverti	47,25	52,75
— non interverti. . .	24,44	12,40
Matières organiques, eau.	28,34	33,85
	100,00	100,00

Ces analyses démontrent donc que les confitures Lesage, trouvées chez M. Hinfray, contenaient encore une très-notable quantité de sucre de canne *non interverti* et une quantité de sucre interverti qui ne diffère pas d'une manière extraordinaire des quantités de sucre interverti contenu dans les confitures préparées avec les plus beaux sucres ; les différences que l'on remarque entre ces deux analyses tiennent, au moins en partie, à la différence des procédés de préparation employés.

Examen microscopique. — Pour apprécier la nature de la
fécule contenue dans le pot de confiture saisi à Rouen, nous
avons délayé une petite quantité de ces confitures dans l'eau,
et, après y avoir ajouté de l'acide sulfurique, nous y versâmes
une solution alcoolique faible d'iode ; il se forma une coloration bleuâtre ; lorsque le précipité fut bien formé, nous l'exa-
minâmes au microscope (oculaire, 2 ; objectif, 1 ; grossissement, 58 diamètres), et nous vîmes, à côté de débris informes,
des globules amylacés dont quelques-uns, mais en petit
nombre, avaient la forme ovoïde, tandis que le plus grand
nombre avait une forme à peu près sphérique ; leur diamètre
variait de 2 à 3, 4 centièmes de millimètre de diamètre ; quelques-uns, mais très-rares, atteignaient 7 centièmes de millimètre dans leur plus grand diamètre. Nous insistons sur ce fait,
que les confitures ainsi examinées ne nous ont pas présenté,
au microscope, ces exfoliations si caractéristiques des globules
de fécule de pommes de terre en voie de désagrégation, qui
ont été si bien décrites par M. Payen, et que nous avons retrouvées si nettes dans les deux expériences suivantes.

Comparativement à l'expérience qui précède, nous avons
fait les expériences qui suivent :

1° Nous avons traité comme ci-dessus une petite portion
de confitures préparées par nous avec parties égales de sucre
cristallisé et de jus de groseilles dans lequel nous avions fait
bouillir une quantité de fécule de pommes de terre égale à un
demi-centième du poids total.

2° On fit une autre préparation microscopique avec des
confitures préparées devant nous avec 40 parties de jus de
groseilles conservé, 600 parties de sirop de glycose et 4 parties de fécule de pommes de terre qu'on avait préalablement
dissoute dans 80 parties d'eau bouillante pour former un empois clair auquel on ajouta le sirop. On fit bouillir jusqu'à
nappe consistante, ce qui exigea une évaporation d'eau considérable. Arrivée à une cuite convenable en apparence, on

coula dans des pots où elle ne se solidifia pas, et conserva l'aspect d'un sirop épais ; l'odeur et la saveur de cette confiture étaient très-désagréables et étaient en tout semblables à celle de la dextrine ; il en était de même, mais à un degré plus faible, pour la confiture précédente préparée par nous avec le sucre et la fécule, ce qui permettait de les distinguer très-nettement de la confiture Lesage saisie à Rouen.

L'examen microscopique des deux confitures préparées par nous nous a donné, avec le grossissement indiqué ci-dessus, des globules de fécule de pommes de terre, de 3 à 12 et même 15 centièmes de millimètre de diamètre. Il y avait, de plus, des grains exfoliés en très-grand nombre, faits multiples qui distinguaient très-nettement les deux dernières préparations microscopiques de celle de la confiture Lesage, et indiquent que la substance amylacée contenue dans cette confiture n'est pas de la fécule de pommes de terre.·

Nous ajouterons aux faits qui précèdent, que les confitures préparées par nous avec parties égales de sucre de canne et de jus de groseilles, que nous avions additionné d'une demi-partie pour 100 de fécule, présentaient une odeur et une saveur très-désagréables de dextrine.

Que les confitures préparées par nous avec du jus de groseilles et du sirop de fécule exclusivement, et auxquelles on avait ajouté demi pour 100 de fécule, présentent une odeur et une saveur si désagréables, qu'il serait impossible de les livrer au commerce ; et que, de plus, elles présentent une consistance demi-fluide qui leur enlève tout caractère commercial.

CONCLUSIONS. — De tout ce qui précède, il résulte pour nous :

1° Que la confiture d'Himfray contient environ un demi pour 100 d'une substance amylacée qui ne nous a pas présenté les caractères physiques de la *fécule de pommes de terre;*

2° Que cette confiture contient une notable quantité de *sucre de canne ;*

3° Que les acides contenus dans le jus de groseilles transferment le sucre de canne en un sucre particulier nommé *sucre interverti*, qui peut être, en raison d'une certaine similitude de caractères chimiques, confondu avec le sucre de fécule ou glycose ; même dans les confitures de groseilles préparées avec le plus grand soin ;

4° Que d'après nos expériences il ne nous paraît pas possible de préparer une confiture de groseilles *commerciale* avec du *jus de groseille*, du *sucre de fécule* et de la *fécule de pommes de terre* ;

5° Que la coloration verdâtre du jus de groseille par les alcalis est un caractère incertain qui disparaît plus ou moins complétement dans les jus conservés ;

6° Que les groseilles d'Himfray ont une saveur plus agréable que les confitures préparées par nous avec du jus conservé, du sucre de canne et demi pour 100 de fécule ;

7° Que les groseilles d'Himfray sont *infiniment plus sucrées* et infiniment plus agréables que celles qui ont été préparées avec le jus conservé, le sirop de fécule et demi pour 100 de fécule de pommes de terre.

L'affaire des frères Lesage ayant été appelée devant le tribunal de première instance de Rouen, jugeant en police correctionnelle, l'un des signataires du rapport (M. Chevallier) se présenta devant le tribunal pour donner les explications qui pouvaient compléter le travail des experts ; et, après avoir affirmé l'exactitude des faits contenus dans ce rapport, il demanda au tribunal qu'il fût nommé des experts de la localité, afin de contrôler les faits exposés dans le rapport des experts de Paris, et dire si les experts de Paris avaient dit vrai.

MM. Houzeau, Rivière et Morin furent désignés par le tribunal ; ils firent de nombreuses expériences et présentèrent le rapport que nous allons faire connaître.

Rapport à MM. les président et juges composant la chambre correctionnelle du tribunal civil de Rouen, par MM. Houzeau, Rivière et Morin.

En vertu d'un jugement rendu le 28 avril 1863, par la troisième chambre du tribunal civil, jugeant correctionnellement, et après avoir prêté serment, conformément audit jugement :

Nous soussignés, A. Houzeau, professeur de chimie; Rivière, professeur de chimie au lycée impérial, et Bon-Étienne Morin, directeur de l'École supérieure des sciences et des lettres de Rouen, tous trois demeurant en cette ville, avons procédé à l'examen de confitures saisies chez le sieur Himfray, épicier, rue Cauchoise, à Rouen, et déposées dans un grand pot de faïence portant le sceau du commissaire de police du premier canton de ladite ville. Ces confitures, aux termes du jugement précité, auraient été vendues par MM. Lesage frères, qui en prennent la responsabilité.

Après avoir reconnu l'intégrité des scellés, nous les avons brisés pour procéder à l'examen de ces confitures ; mais, avant de faire l'exposé des expériences auxquelles nous nous sommes livrés, il est indispensable de consigner ici les questions auxquelles nous avions à répondre :

1° S'il existe dans ces confitures de la fécule de pommes de terre ?

2° S'il y existe une substance amylacée autre que [cette fécule et en quelle quantité ?

3° Dans le cas où cette substance amylacée serait constatée, à quelle cause attribuer sa présence ?

4° Si ces confitures contiennent de la glycose et en quelle quantité ?

5° Si la présence de la glycose est constatée, à quelle cause l'attribuer ?

6° Dans quelle proportion le jus de pomme a été mêlé au jus de la groseille, et dans quel but ce mélange a été opéré ?

7° Si l'emploi du carmin pour colorer les confitures est complétement inoffensif ?

Quoique la solution de ces différentes questions soit essentiellement du domaine de la chimie, cependant nous croyons devoir faire connaître d'abord les propriétés physiques et organoleptiques de ces confitures.

· Elles possèdent la transparence ordinaire de la gelée de groseilles.

Leur aspect est tremblant, caractère d'une bonne préparation ; leur saveur est franche et n'offre rien d'anormal. La couleur est celle qui apparaît à la gelée de groseilles qui a été soumise à une ébullition un peu prolongée.

Ces caractères étant établis, nous avons maintenant à décrire les moyens d'exploration que nous avons employés pour la solution de chacune des questions qui nous sont posées.

La *première question* consiste à déterminer la présence de la fécule de pommes de terre.

D'abord, nous avons dû rechercher s'il existe une matière amylacée.

Pour en démontrer la présence, nous avons fait dissoudre 50 grammes de confitures dans 250 grammes d'eau distillée. Lorsque la solution fut opérée, on y ajouta 6 grammes de charbon animal purifié, et l'on filtra la liqueur qui alors était opaline et légèrement rose.

Après le refroidissement, on y versa quelques gouttes d'alcool iodé, et immédiatement une coloration bleue se manifesta, indice de la présence d'une substance amylacée.

La matière amylacée étant constatée, nous avions donc à déterminer si c'était de la fécule de pommes de terre.

Sachant que cette fécule, soumise à l'ébullition dans l'eau acidulée par l'acide sulfurique, exhalait une odeur forte particulière que quelques chimistes ont comparée à celle des punaises écrasées, nous avons fait bouillir 25 grammes de ces confitures dans 250 grammes d'eau additionnée d'une petite quantité d'acide sulfurique. Malgré une ébullition soutenue pendant une demi-heure, en ayant le soin d'ajouter de l'eau pour remplacer celle qui s'évaporait, aucune odeur pouvant révéler la fécule de pommes de terre ne se produisit.

Des confitures préparées chez l'un de nous, additionnées d'un demi pour 100 de fécule de pommes de terre pour le besoin d'une expérience comparative, nous donnèrent, en les faisant bouillir avec de l'eau additionnée d'acide sulfurique, l'odeur particulière qui caractérise cette production végétale placée dans les mêmes circonstances.

Quoique le résultat de cette expérience ait été négatif à l'égard de la présence de la fécule de pommes de terre dans les confitures saisies chez le sieur Himfray, nous avons pensé qu'il était utile de soumettre ces confitures à l'examen microscopique.

Pour cela, nous en avons pris une petite quantité que nous avons délayée avec soin dans l'eau distillée, puis nous y avons ajouté de l'acide sulfurique, et enfin de l'alcool iodé qui a déterminé une couleur bleue. Lorsque le précipité fut déposé, on le soumit à l'examen microscopique; là, il ne présenta point de ces exfoliations qui caractérisent les globules de pommes de terre en partie désagrégés et qui ont été décrits avec tant de soin par M. Payen; mais quelques corps globuleux, amylacés, presque sphériques, entourés de débris informes de matière organique.

Ces différents résultats démontrent évidemment que ces confitures ne renferment pas de fécule de pommes de terre.

Deuxième et troisième questions. — La présence d'une matière amylacée étant mise hors de doute, la détermination quantitative constituait la troisième question.

Pour obtenir cette matière, nous avons fait l'analyse immédiate des confitures; alors, nous avons traité 100 grammes de confitures suspectes par l'alcool dans un état de dissolution qui ne lui permît de dissoudre que le sucre. Ce traitement,

continué jusqu'à épuisement complet, nous a fourni une matière floconneuse qui, desséchée dans le vide sec, pesait
1ᵍʳ,140. Ce résidu, mis à bouillir avec de l'eau acidulée par
l'acide chlorhydrique pour saccharifier l'amidon, nous a
fourni une quantité de sucre correspondant à 0,37 pour 100
de matière amylacée pour 100 grammes de confitures; mais
quelle était l'origine de cette matière amylacée?

Pour résoudre cette question, on ne peut parcourir que
le champ des conjectures, puisque la quantité en est trop petite pour supporter une intention de lucre. Sa présence, suivant nous, peut être due à l'emploi que l'on fait des débris
de sucre dans les grandes fabriques de confitures et dans lesquels il a pu tomber des fragments de vermicelle ou toute
autre matière amylacée, ou bien encore à ce qu'on aurait
employé une certaine quantité de glycose dans laquelle la
saccharification de l'amidon n'aurait pas été complète.

L'emploi de la glycose en petite quantité dans la préparation des confitures de groseilles n'a d'autre fonction, d'après
quelques confiseurs, que d'agir comme agent de défécation
des jus conservés.

Quatrième et cinquième questions. — Les quatrième et cinquième questions comprennent, non-seulement la détermination de la glycose, mais encore sa quantité.

Avant de résoudre ces questions, il est de toute nécessité de
consigner ici que les groseilles rouges renferment une assez
grande proportion de sucre interverti qui partage toutes les
propriétés chimiques de la glycose, sans aucun indice de sucre
de canne.

Ce principe étant posé, nous dirons que le sucre cristallisable, dit sucre de canne, ne peut être mis en contact avec
les acides particuliers à ce fruit (malique et citrique) sans être
transformé en *sucre interverti* ou glycose, et cette transformation est d'autant plus prompte qu'on applique au mélange
l'action de la chaleur. Mais les acides de la groseille ne sont

pas les seuls corps qui opèrent cette conversion du sucre. Il existe dans la groseille, comme dans un grand nombre d'autres fruits, d'après les recherches de M. Buignet, un ferment liquide soluble dans l'eau froide qui concourt puissamment à l'inversion du sucre cristallisable; nous citerons pour exemple les figues qui, n'ayant pas de caractère acide bien appréciable, ne renferment pas un atome de sucre cristallisable, mais seulement de la glycose.

Il résulte de là qu'il est impossible qu'il puisse exister des confitures de groseilles sans glycose, puisque, naturellement, ces fruits ne contiennent pas d'autre matière sucrée, et que le sucre de canne qu'on emploie pour les préparer, ne peut résister à l'inversion par les raisons que nous venons de donner.

Ces considérations chimiques, déduites de la *théorie*, devaient, pour répondre à la question posée par le tribunal, recevoir la sanction de l'expérience.

En conséquence, on a fait dissoudre dans l'eau 20 grammes de confitures, et, après avoir décoloré la solution par 3 grammes de charbon animal purifié, on la filtra; cette liqueur, à l'aide de la chaleur, réduisit avec promptitude le réactif cupro-potassique, ce qui démontra la présence de la glycose.

Quoique le tribunal ne nous ait pas demandé de déterminer s'il existait du sucre de canne dans les confitures soumises à notre examen, il nous a paru intéressant de le rechercher, parce que, de sa présence ou de son absence, découlera une conclusion importante dans cette affaire.

Pour le déterminer, nous avons pris une portion de la liqueur précédente et nous l'avons fait bouillir avec un excès de soude caustique, afin de détruire la glycose; cette ébullition fut maintenue jusqu'à ce qu'elle n'affectât plus la liqueur cupro-potassique.

Dans cet état, nous avons fait bouillir le liquide avec l'acide chlorhydrique pour intervertir le sucre de canne.

Lorsque la liqueur fut refroidie, on la sursatura par la soude caustique et on la fit bouillir avec le réactif cupro.

potassique, qui produisit un abondant précipité rouge de protoxyde de cuivre. Ainsi, le résultat démontre évidemment l'existence du sucre de canne dans les confitures saisies chez le sieur Himfray et livrées à ce dernier par les frères Lesage.

Afin de compléter la solution des questions quatrième et cinquième, il nous restait à établir la quantité respective de chacun de ces sucres. Pour cela, nous avons fait une solution titrée avec les confitures que nous avons mise en contact sous l'influence de la chaleur, avec le réactif cupro-potassique également titré, et nous avons obtenu une réduction qui évaluait la quantité de glycose à 60 pour 100. Quant à l'appréciation quantitative du sucre de canne, nous avons fait bouillir l'autre partie de la solution de confitures avec quelques gouttes d'acide sulfurique pour opérer l'inversion ; puis, après le refroidissement, nous avons ramené le liquide à son volume primitif, et l'on opéra comme précédemment, après avoir eu soin, toutefois, d'ajouter une proportion de potasse plus que suffisante pour saturer l'acide en excès.

En faisant la soustraction de la proportion du sucre précédemment obtenue, on avait celle qui résultait de cette dernière expérience et qui est de 12 pour 100.

Sixième question. — La sixième question implique naturellement l'existence du jus de pommes dans les confitures qui font l'objet de notre examen. Nous sommes obligés de déclarer, à notre grand regret, que la détermination du jus de pommes dans les confitures de groseilles est au-dessus des ressources de la science dans son état actuel, par cette raison que l'acide de la pomme qu'on connaît sous le nom d'acide malique, se retrouve également dans les groseilles, et qu'aucune étude n'a été faite pour établir une différence entre la pectine des pommes et la pectine des groseilles.

Septième question. — Pour répondre à la septième question, à savoir si l'emploi du carmin est touf à fait inoffensif, nous dirons :

Le carmin est une matière colorante extraite de la cochenille ; cette dernière est employée en pharmacie pour colorer différentes teintures, des opiats et des poudres dentifrices. Les liquoristes et les confiseurs en font un fréquent usage comme agent de coloration. Son emploi multiplié atteste la complète innocuité du carmin.

Conclusions.— Des faits ci-dessus établis nous sommes en droit de conclure :

1° Que les confitures saisies chez le sieur Himfray et livrées par la maison Lesage frères, de Paris, renferment une matière amylacée qui n'est pas de la fécule de pommes de terre, et dont la quantité est inférieure à demi pour 100.

En conséquence, sa présence ne peut être considérée comme l'œuvre d'une fraude, dans le but d'un gain illicite.

Sa présence, suivant nous, peut provenir de l'emploi de débris de sucre dans lesquels il serait tombé accidentellement une matière amylacée, ou bien de glycose dans laquelle la saccharification de l'amidon n'aurait pas été complète.

2° Que les confitures contiennent tout à la fois de la glycose et du sucre de canne.

La première dans la proportion de 60 pour 100 et le sucre dans celle de 12 pour 100 dans les confitures ; la proportion de glycose varie suivant que l'ébullition a été plus ou moins prolongée. Son existence dans ces produits est le résultat de la transformation que subit le sucre de canne par les causes relatées dans ce rapport.

3° Que dans l'état actuel de la science, il est impossible de déterminer la présence du jus de pommes dans les confitures, en ce que l'acide malique qui caractérise ce fruit, existe aussi dans les groseilles, et que d'ailleurs aucune étude comparative de la pectine de pommes et de celle de la groseille n'ayant été faite, il est impossible de trouver un élément de différence ;

4° Que le carmin est d'une innocuité parfaitement établie

puisque la cochenille, d'où il procède, est un agent de coloration employé par les pharmaciens, les confiseurs et les liquoristes.

5° Enfin que les confitures fournies par la maison Lesage frères, de Paris, saisies chez le sieur Himfray, épicier à Rouen, possèdent des propriétés physiques et organoleptiques qui constituent un produit commercial bien préparé.

Rouen, le 21 juin 1863.

Signé B. MORIN, A. HOUZEAU, A. RIVIÈRE.

Nous remettons au tribunal, sous le cachet de l'un de nous, le reste des confitures qui font l'objet de ce rapport.

A. RIVIÈRE, B. MORIN, A. HOUZEAU.

Nous avons su que, d'après le rapport, les frères Lesage furent déchargés de l'accusation qui avait été intentée contre eux. On conçoit de quelle importance était cette affaire qui pouvait ruiner des industriels qui avaient cru, en même temps qu'il y allait de leur intérêt, faire une chose utile en fabriquant à des prix peu élevés des conserves de bonne qualité qui sont employées en de très-grandes quantités par les classes ouvrières et dans les ménages.

DE L'HYGIÈNE DES OUVRIERS EMPLOYÉS
DANS LES FILATURES

(Mémoire couronné en 1862 par la Société médicale d'Amiens),

Par M. S. PICARD,
Docteur en médecine à Guebwiller (Haut-Rhin), ancien interne des hôpitaux de Strasbourg (1).

« Tu mangeras ton pain
à la sueur de ton front. »

L'ouvrier employé dans les filatures est assujetti à un travail assez fatigant qui l'oblige de se tenir debout pendant

(1) Extrait du *Bulletin de la Société médicale d'Amiens.*

douze heures par jour ; demeurant souvent à plusieurs kilomètres de la fabrique ; dans ce dernier cas, obligé de franchir
deux fois par jour une distance assez considérable, par toutes
les intempéries des saisons ; parfois n'ayant qu'une nourriture insuffisante, mal vêtu, exposé à des accidents qui peuvent devenir redoutables ; respirant dans certaines salles une
atmosphère rendue délétère par des poussières ; quelquefois
mal logé, privé de lumière et de soleil ; commettant souvent
des excès qui épuisent sa constitution, l'ouvrier fileur, disons-
nous, est soumis à l'influence d'une foule de causes de maladies, et l'on comprend que la mortalité des ouvriers employés
dans les filatures soit aussi considérable, comme le prouvent
les recherches de M. Villermé (1).

Et cependant l'ouvrier fileur, en observant scrupuleusement les règles de l'hygiène, pourrait se soustraire à l'empire
d'une foule de ces causes, et arriver à un âge avancé, comme
le montrent un grand nombre de faits que nous avons recueillis.

Voici le plan que nous adopterons dans ce travail :

Nous étudierons l'ouvrier au point de vue physique et au
point de vue moral :

1° Dans la fabrique ;

2° Dans son foyer domestique.

Un troisième chapitre sera consacré à quelques considérations générales sur les maladies des fileurs.

Enfin, nous terminerons par une série de propositions qui
seront les conclusions naturelles de nos études.

Nous chercherons à déterminer les causes qui peuvent rendre l'ouvrier malade et les moyens qui pourraient servir à les
combattre, plaçant ainsi le remède à côté du mal. Nous ferons tous nos efforts pour apprécier les faits avec la plus scru-

(1) Villermé, *Tableau de l'état physique et moral des ouvriers employés dans les manufactures de coton, de laine et de soie.* Paris, 1840.

puleuse impartialité. Si ces quelques lignes écrites à la hâte
pendant nos heures de loisir pouvaient avoir quelque influence sur les ouvriers, contribuer à en moraliser quelques-
uns, à les rendre meilleurs, à leur donner la santé, ce serait
pour nous la plus douce récompense.

CHAPITRE I.

DE L'OUVRIER DANS L'INTÉRIEUR DE LA FILATURE.

Celui qui pénètre pour la première fois dans les salles d'une
filature, éprouve une sensation assez pénible à la vue de ces
enfants et de ces adultes, debout pendant presque toute la
journée, constamment en mouvement, obligés de prêter une
attention continuelle à leurs métiers; ajoutez à cela la température fort élevée des salles, les émanations huileuses, les
poussières qui existent dans l'air, le bourdonnement des machines à vapeur, le cliquetis des brochettes, la trépidation du
plancher, et vous serez un instant comme étourdi et pris de
vertige.

Mais cet étonnement se transforme en pitié lorsqu'on songe
que ces malheureux sont exposés à de grands dangers, quand,
par imprudence ou toute autre cause, leurs vêtements ou
leurs doigts sont saisis par un des engrenages ou des courroies de transmission.

Des accidents de fabrique. — Occupons-nous tout d'abord
de ces accidents de fabrique qui doivent éveiller au plus haut
degré notre attention et notre sollicitude.

Moyens de les prévenir. — Ces accidents sont encore assez
fréquents, et nous ne saurions trop engager MM. les chefs et
directeurs d'établissements à prendre toutes les mesures que
leur suggère la prudence pour les rendre de plus en plus
rares. Les ouvriers devront user de toutes les précautions
possibles pour s'y soustraire, ne pas rire du danger qui les
menace, ne pas jouer avec ces terribles engins qui ne plai-

sautent jamais, ne pas trop s'approcher des engrenages, ne pas contrevenir aux règlements qui leur défendent de nettoyer les machines pendant qu'elles sont en mouvement, ne jamais se mettre au-travail en état d'ivresse, quitter aussitôt qu'ils éprouvent des vertiges, ne jamais essayer de remettre les courroies de transmission déplacées, mais prévenir ceux qui sont spécialement chargés de ce travail, etc., etc.

D'un autre côté, le fabricant devra faire garnir les endroits les plus dangereux, et veillera strictement à l'observation des règlements touchant la prophylaxie des accidents.

Notre impartialité nous oblige de dire que la majorité des malheurs qui surviennent sont occasionnés par l'imprudence des ouvriers.

Nature des accidents. — Les accidents les plus fréquents sont des arrachements d'ongles, de doigts, etc. Une fois nous avons vu un enfant de onze ans avoir le pied complétement fendu ; il guérit parfaitement au bout de six semaines.

L'accident le plus remarquable que nous ayons observé est celui d'un nommé G... qui, saisi par le pan de sa blouse neuve, eut la force de se cramponner à un crochet ; tous ses habits furent arrachés, mais son corps fut préservé. Toutefois, la surface presque entière du tronc était comme dénudée par un vésicatoire en raison du frottement des habits, et il eut en outre une paralysie de la vessie, suite probable de la commotion de la moelle épinière.

En août 1861, nous avons donné des soins à une jeune fille ayant tourné sept fois autour d'un arbre moteur dont le mouvement rotatoire était excessivement rapide ; sa robe et son jupon étaient en lambeaux, mais elle ne présentait que les symptômes d'une commotion intense, une plaie superficielle du menton et deux à trois contusions peu graves.

Les brûlures par cordes et courroies de transmission ne sont pas rares.

Une précaution fort importante pour l'ouvrier, c'est d'avoir des vêtements de travail usés qui se déchirent facilement quand ils sont saisis par un engrenage.

Les jeunes filles et les femmes auront aussi le plus grand soin de ne pas faire leur toilette auprès des machines en mouvement, et surtout de ne pas laisser flotter leur chevelure ; il pourrait en résulter des accidents terribles.

Nous recommandons aussi à MM. les fabricants d'avoir dans leur établissement une boîte à secours contenant quelques instruments de chirurgie, pièces à pansement et des médicaments pour donner les premiers soins en cas d'accident.

Nous allons maintenant suivre les différentes préparations qu'on fait subir au coton avant de le livrer au tissage.

SALLE DES BATTEURS.

C'est là qu'on fait subir au coton la première préparation. On ouvre le coton mis dans les batteurs, machines à volants frappant sur le coton avec une grande vitesse. Les salles des batteurs sont vastes, de puissants ventilateurs enlèvent la poussière qui s'y produit en très-grande quantité. Cette poussière est constituée par de petits filaments de coton et des matières terreuses et végétales étrangères au coton, et provenant de la manière dont on le récolte. Depuis que le battage du coton ne se fait plus à la main, mais au moyen de machines et de puissants ventilateurs, le séjour dans ces salles ne présente presque plus d'inconvénients.

Toutefois, nous conseillons aux ouvriers qui travaillent dans ces ateliers de prendre des précautions pour éviter les refroidissements pouvant résulter des courants d'air qui y règnent, et à MM. les chefs d'atelier de n'y admettre que ceux qui ont une poitrine robuste, et de les renvoyer aussitôt qu'ils accusent des accidents du côté des voies bronchiques.

SALLES DE LA CARDERIE.

Ce sont les salles les plus malsaines. — Les machines à carder sont celles qui donnent le plus de poussière.

Dans certaines fabriques on a établi à la carderie des ventilateurs dont l'utilité est incontestable, et il serait à désirer que leur emploi se généralisât.

Beaucoup d'ouvriers ont la mauvaise habitude de tenir la bouche ouverte, ce qui leur fait beaucoup plus de mal. On conçoit aisément qu'une atmosphère aussi impure doive occasionner des dangers du côté des voies respiratoires. Toutefois, nous connaissons un homme de soixante ans qui travaille à la carderie depuis treize ans et a toujours été bien portant ; il est cependant d'une constitution grêle en apparence.

On m'en a cité qui ont travaillé plus de vingt ans à la carderie.

Les ouvriers ayant de l'embonpoint supportent moins bien cet air que les personnes maigres.

Les accidents qu'on observe au début sont un gonflement de l'estomac, des nausées sans vomissements, de la constipation, de l'inappétence, de la soif, céphalée, vertiges, etc. Les accidents éclatent soit immédiatement, soit dès le troisième ou quatrième jour ; celui qui a traversé impunément les huit premiers jours s'y habituera plus facilement. Chez la plupart on observe l'aphonie, de la laryngite, de la toux, des hémoptysies, etc. Ceux qui ont travaillé antérieurement en plein air dans les champs jusqu'à l'âge de vingt-quatre à trente ans, ne peuvent plus jamais s'acclimater à la carderie. On a aussi remarqué que les femmes supportent mieux les travaux de la carderie que les hommes. Le travail de la carderie n'est pas pénible, mais les ouvriers sont obligés de rester debout toute la journée et de travailler avec les deux mains. La température est de 17° R. en hiver ; en été elle varie avec la température extérieure.

Les personnes sujettes aux ophthalmies ne doivent pas être admises à la carderie ; du reste, les ophthalmies n'y sont pas fréquentes. Quelques ouvriers ont l'habitude de chiquer pour empêcher, disent-ils, l'influence délétère des poussières ; mais il y a évidemment erreur d'observation. Le sol de la carderie est en briques, de sorte que lorsqu'on arrose les salles, les pieds sont dans l'humidité. Cette pratique est éminemment vicieuse, et nous ne voyons pas pourquoi on ne pourrait pas remplacer les briques par des planches.

L'aiguisage et le débourrage des cardes constituent la partie la plus dangereuse ; les ouvriers avalent et aspirent une grande quantité de poussière provenant des résidus de coton à laquelle se joint, pour les aiguiseurs, de la poudre d'émeri, ce qui rend ce travail aussi dangereux que celui des tailleurs de pierre. On vient d'inventer un débourreur mécanique (1) ; il serait à désirer que cet appareil fût appliqué dans toutes les fabriques ; il préserverait un grand nombre de malheureux que la phthisie pulmonaire conduit tous les ans au tombeau. C'est la poussière du coton qui constitue l'élément le plus dangereux de la carderie ; elle pénètre dans les voies respiratoires, donne lieu à des bronchites, des hémoptysies et finalement aboutit à une phthisie pulmonaire qui n'est pas toujours la tuberculose, mais une véritable *phthisie cotonnière*. Nous reviendrons avec plus de détails sur cette maladie dans un autre chapitre. L'indication essentielle est d'empêcher cette poussière de pénétrer dans les voies respiratoires ; car ces particules étrangères pénétrant dans le larynx, les bronches et leurs ramifications, donnent lieu à des inflammations chroniques, des boursouflements de la muqueuse, avec ou sans ulcération, et parfois à une fonte

(1) M. Dennery, qui a obtenu en 1859 un prix de 2500 francs.

tuberculeuse, chez des individus qui possèdent le germe de la tuberculose. En attendant que le débourreur mécanique soit généralisé, si toutefois il réalise ses promesses, il serait à désirer que tous les ouvriers employés à la carderie fussent munis d'un masque (1), et voici celui que nous proposons : Une pièce de linge double, contenant dans son épaisseur une couche de coton cardé, recouvrant la bouche et les narines et se fixant à la nuque au moyen d'un ruban. L'air filtrant à travers ces milliers de canaux capillaires se débarrasserait de toutes les particules étrangères et aurait toute sa pureté. Les individus faibles de poitrine, ayant eu antérieurement des bronchites ou des hémoptysies devront être exclus de la carderie; il en sera de même de ceux qui travaillaient antérieurement à la campagne en plein air; ceux qui éprouveraient des accidents du côté de la poitrine devraient également s'abstenir; quant aux accidents du côté de l'abdomen, ils n'ont en général pas de gravité et cèdent le plus souvent à l'emploi d'un purgatif.

Laine. — Le cardage de la laine présente infiniment moins de danger; non pas, comme le prétendent certains auteurs anglais, par suite des émanations grasses exhalées par la laine, mais parce qu'il ne donne lieu qu'à très peu de poussière.

D'après Willermé, deux sortes de laines seules auraient l'inconvénient de répandre de la poussière qui occasionne de la toux et de l'essoufflement; ce sont celles qui viennent de peaux mortes et celles qui n'ont pas été lavées ou pas suffisam-

---

(1) Depuis que nous avons rédigé ce mémoire, nous avons reconnu les inconvénients de ce masque et de tous ceux qui ont été proposés ; les inconvénients principaux proviennent de la température élevée que ce masque occasionne et de l'occlusion de la bouche qui empêche l'ouvrier de cracher, fumer, chiquer, manger, etc., pendant son travail. Nous nous occupons depuis plusieurs mois d'un nouvel appareil que nous ferons connaître incessamment, et qui, nous l'espérons du moins, réalisera un progrès important.

ment; autrement le battage de la laine ne soulèverait jamais assez de poussière pour incommoder.

Soie. — Le cardage de la soie est des plus dangereux. Les cardeurs de bourre de soie succombent jeunes à des affections de poitrine, et notamment à la phthisie pulmonaire. La bourre de soie provient des cocons d'où sont sortis les papillons et vers à soie ; elle ne peut plus se dévider. Dans certaines fabriques, on trempe la bourre de soie dans l'urine, et dans ce cas elle exhale une odeur ammoniacale très-fétide.

Un fabricant de bourre de soie, M. L..., m'a assuré que la plupart de ses ouvriers sont pris, les premières semaines qu'ils travaillent, de bronchite et d'hémoptysie, par suite de la pénétration de la poussière dans les voies respiratoires (cette poussière se compose d'une poudre fine et de filaments de soie); mais il m'a affirmé en même temps que ces accidents se dissipent et que les ouvriers s'habituent à ce genre de travail. Je n'ai pu vérifier cette assertion.

D'après Boileau et Castelnau, les cardeurs de filoselle sont pâles, ont les yeux rouges et sujets à une toux fréquente, à l'ophthalmie chronique et à l'hypertrophie du cœur, etc.

Ces observations sont d'accord avec celles de Viniers de Baumes et de Ramazzini, qui, longtemps avant eux, avait signalé le cardage de la filoselle comme très-dangereux, croyant la poussière des cadavres de vers à soie que respirent les cardeurs, douée d'une âcreté particulière. Nous croyons cette explication très-exacte.

Chanvre. — Le peignage du chanvre est excessivement dangereux, parce que la poussière qui s'en échappe est constituée par des particules siliceuses. Aujourd'hui, cette opération est moins insalubre, grâce à de puissants ventilateurs qui entraînent en grande partie cette poussière.

Tout ce que nous avons dit, en parlant des poussières émanant du coton, pourra s'appliquer au débourrage de la soie, du chanvre et de la laine. Quant aux émanations méphitiques et délétères exhalées par la soie, nous ne connaissons aucun moyen d'en neutraliser les effets, et il serait à désirer que ces opérations se fissent au moyen d'un appareil *self-acting*, sans le concours de l'ouvrier. Nous allons passer maintenant des salles de batteurs et de carderie dans les salles de filature proprement dite.

SALLES DE FILATURE.

Les salles que nous avons examinées dans la belle et grande fabrique de MM. Nicolas Schlumberger et d'autres, sont très-vastes; il n'y a pas encombrement d'ouvriers, on graisse les machines avec de l'huile d'olive dont les émanations ne peuvent qu'être salutaires.

Du choix de l'huile pour graisser les machines. — Le choix de l'huile est très-important au point de vue hygiénique. On nous a cité des exemples d'éruptions pustuleuses aux mains et aux pieds, par suite d'émanations d'une huile de mauvaise qualité.

Température. — La température pour filer le coton en hiver est de 22°,50 centigr.; en été, elle varie avec la température ambiante. L'air doit être humide, sans quoi les filaments de coton deviendraient roides par suite de la tension électrique, et ne pourraient pas facilement subir la torsion. On éprouve, en pénétrant dans une salle de filature, une sensation de chaleur assez pénible, mais on s'y habitue facilement.

Les pareurs, dans les tissages mécaniques, occupés à encoller le fil, dans une température voisine de 35 degrés centigr., presque saturée d'humidité, se portent en général très-bien. Le premier qui ait paré en Alsace, est âgé de soixante-cinq ans et jouit d'une bonne santé; il a exercé sa profession pendant trente ans. Le seul inconvénient d'une température aussi élevée, c'est un affaiblissement de la vue.

Ceux qui travaillent dans les filatures de chanvre, supportent une température très-élevée, dans un air saturé d'humidité, et cependant ne s'en trouvent pas plus mal. On m'a assuré, mais je n'ai pu vérifier le fait par moi-même, que ceux qui souffrent de la poitrine, éprouvent de l'amélioration par le séjour dans ces salles.

Ce qui constitue le danger de la température assez élevée des salles de filature, c'est le passage brusque à une température plus basse. Aussi, ne saurions-nous trop conseiller aux ouvriers, quand ils quittent la salle où ils sont à peine vêtus, de se couvrir la tête et le reste du corps, de ne pas boire quand ils sont en transpiration, d'éviter les courants d'air, etc. De là, fréquence de névralgies de toutes sortes, affections rhumatismales variées, pleurites, etc. ; c'est aussi, d'après nous, une des causes des nombreuses affections de poitrine qui règnent dans notre localité. Mais il est encore d'autres causes que nous examinerons tout à l'heure.

Poussière. — Elle est bien loin d'être aussi abondante que dans les salles de carderie ; il en existe cependant, mais en petite quantité. Quelque minime qu'elle soit, on comprend que, chez les ouvriers qui y sont exposés pendant un grand nombre d'années douze heures par jour, elle peut, à la longue, occasionner des accidents du côté des voies respiratoires. Nous recommandons aux ouvriers de se munir de filtre à air dans les endroits où il y a le plus de poussière, au moins pendant quelques heures par jour, et de ne pas montrer une insouciance coupable quand il s'agit d'un appareil peu gênant, peu coûteux, qui peut préserver d'accidents redoutables.

Émanations huileuses. — Les émanations d'huile d'olive nous paraissent plutôt utiles que nuisibles ; mais, bien entendu, il faudra choisir de l'huile de bonne qualité ; la mauvaise huile, outre les éruptions pustuleuses dont nous avons parlé, donne lieu à des émanations âcres et acides qui irritent violemment les voies pulmonaires.

Nous allons maintenant étudier le fileur à son travail ; mais ici se présente naturellement la distinction des sexes et des

âges. Nous examinerons donc séparément : 1° l'adulte; 2° la femme; 3° l'enfant.

DU FILEUR ADULTE.

Le fileur est généralement pâle, amaigri, d'un facies plus ou moins cachectique, ce qui tient peut-être moins à son genre de travail qu'à un séjour de douze heures par jour dans une température élevée, parfois à de mauvaises conditions hygiéniques, souvent aux excès de la débauche.

Signes distinctifs du fileur. — Les fileurs ont un calus très-épais au bord interne du pouce de la main gauche, à la face palmaire des articulations métacarpophalangiennes, notamment à l'indicateur et à l'annulaire, moins prononcé à la face dorsale. A droite, la face palmaire de la main et des doigts est considérablement épaissie.

Les ouvriers sont obligés de couper de temps en temps ces stratifications épidermiques qui donnent lieu parfois à des gerçures très-douloureuses. Ajoutons : épaississement de l'épiderme du talon, de la première articulation tarso-métatarsienne et de la rotule du genou droit.

Maladies spéciales au fileur. — Les fileurs sont sujets à quelques affections locales résultant de la nature de leurs travaux. Nous avons souvent observé l'hygroma, et parfois l'inflammation suppurative de la capsule prérotulienne qui donne lieu parfois à des complications sérieuses, telles que : inflammation de la séreuse du genou, lymphite, abcès, etc. Notons encore des douleurs très-vives localisées dans la séreuse prérotulienne, mais sans gonflement (névralgie ou inflammation sèche sans épanchement). On a cherché à remédier à ces accidents en faisant appuyer le genou des ouvriers sur une genouillère de cuir rembourrée de poils de veau; mais ces appareils, généralement mal entretenus, deviennent bientôt durs et inefficaces. Grâce aux perfectionnements qu'on a apportés à la construction des machines (*self-acting*), elles

marchent seules, et l'ouvrier n'étant plus obligé de les pousser avec le genou, évitera désormais cette infirmité ; espérons
que l'usage des *self-acting* se généralisera bientôt dans toutes
les fabriques.

En raison des mouvements fréquents de la cuisse et de la
jambe droite, les fileurs sont sujets à des douleurs musculaires et nerveuses, notamment des nerfs sciatique et crural
et des muscles gastrocnémiens ; ces dernières sont souvent
fort tenaces. Nous citerons encore des douleurs dans l'articulation du genou et des arthrites commençantes. Que le fileur
consulte un médecin dès les premiers symptômes du mal, car
il peut en résulter des tumeurs blanches d'une durée indéterminée quand la constitution du corps s'y prête. La station
debout donne lieu à des varices, à des ulcères le plus souvent
variqueux, des douleurs malléolaires avec ou sans œdème,
des phlegmons et des névralgies de la plante des pieds. Il
serait à désirer que tous les fileurs eussent à leur disposition
des bas élastiques à bon marché pour prévenir le développement des varices.

Les contusions et plaies superficielles de la jambe, notamment à la face interne du tibia, ne sont pas rares. Nous ne
saurions trop engager l'ouvrier à ne pas les négliger, à les soigner dès le début pour prévenir les ulcères, périostites, etc.

Les fileurs travaillent pieds nus, car les souliers glisseraient
sur des parquets lubrifiés par l'huile qui s'écoule incessamment, et les bas s'useraient trop vite ; il en résulte une condensation de l'épithélium de la plante du pied dont nous avons
déjà parlé.

Le phlegmon du talon n'est pas rare et excessivement douloureux.

Un accident assez fréquent, c'est la pénétration d'échardes
sous les ongles, dans l'épaisseur des orteils, de la plante du
pied, et notamment du talon. J'ai vu un cas de mort avec accidents cérébraux par suite d'un phlegmon du talon occa-

sionné par une écharde qui avait cependant été extraite en totalité. Il serait à désirer, pour prévenir ces accidents, que l'on fît confectionner pour les fileurs une chaussure légère et solide qui préservât le pied du contact direct avec le sol, et nous ne saurions trop appeler l'attention de MM. les fabricants sur cette particularité qui n'a pas encore été indiquée. Quant aux affections des membres supérieurs, nous signalerons la fréquence des panaris et le rhumatisme du deltoïde du côté droit.

DES ENFANTS EMPLOYÉS DANS LES FILATURES.

On admet à Guebwiller les enfants de l'âge de huit à douze ans ; ils travaillent huit heures par jour, mais généralement on ne les admet pas à la fabrique de MM. Schlumberger avant l'âge de neuf ans. On s'occupe avec sollicitude de leur éducation, et une école est attachée à chaque établissement. Les enfants sont généralement pâles, chétifs, amaigris, moins peut-être à cause du travail que par suite de la privation du grand air, des ébats nécessaires à leur âge, et souvent de mauvaises conditions hygiéniques. Le beau idéal de l'industrie serait d'augmenter les salaires des parents de manière que ces derniers ne fussent pas obligés d'exploiter leurs enfants avant l'âge de quinze à seize ans, mais ce beau idéal n'est pas encore venu.

DES FEMMES ET JEUNES FILLES EMPLOYÉES DANS LES FILATURES.

Elles ont généralement un teint pâle ; la chlorose et les dérangements menstruels sont très-fréquents ; les avortements ne sont pas rares. Souvent les femmes mariées nourrissent leurs enfants pendant les quelques heures qu'elles passent à leur foyer domestique ; cette pratique est évidemment vicieuse et pour la mère et pour l'enfant ; nous y reviendrons plus tard. Les femmes mariées qui travaillent en même temps que leurs maris, rentrent chez elles une demi-heure avant

midi pour réchauffer le dîner préparé la veille, ce qui est
tout à fait antihygiénique ; mais nous empiétons sur le
deuxième chapitre de notre travail.

Les considérations qui précèdent sur les fileurs s'appliquent
principalement aux manufactures de coton que nous avons
particulièrement étudiées. Les filatures de laine ont, en général, moins de malades, en raison de l'absence presque complète de poussière ; les filatures de chanvre ne présentent pas
de poussière, et ont une température très-élevée et très-hu-
mide, généralement bien supportée. La filature de la soie ne
donnerait lieu, d'après nos renseignements, à aucune poussière, mais nous n'avons pas eu l'occasion de visiter aucun
établissement.

CHAPITRE II.

DE L'OUVRIER FILEUR DANS SON FOYER DOMESTIQUE.

Dans cette deuxième partie se trouveront un certain nombre de considérations qui se rapportent à l'hygiène, non-seulement des fileurs, mais de l'ouvrier de fabrique en général.
L'ouvrier ne paraît pas se douter de l'importance du renouvellement d'un air pur, ce *pabulum vitæ*, d'un logement bien
aéré, bien exposé, à l'abri des vents et de l'humidité, du
danger de l'encombrement, etc. Si l'on pénètre dans certains
logements d'ouvriers, on trouve parfois de petites chambres
basses, situées au rez-de-chaussée, où règne une température
élevée, car le plus souvent ils y font la cuisine sur des poêles
de fonte, lors même qu'ils ont un âtre ; dans cette chambre
se trouvent un lit, un ou deux berceaux ou paniers où logent
père et mère et trois ou quatre enfants ; ajoutez à l'odeur du
pot-au-feu le parfum qui s'exhale de draps de lit non renouve-
lés, d'un plancher non écuré, de vêtements d'enfants souillés par les urines, et surtout les émanations nauséabondes du
linge qu'on fait sécher autour du poêle, et l'on aura une idée
de certains ménages d'ouvriers. J'ai vu une fois une mère de

famille faire la cuisine sur un réchaud dans une chambre où couchait un malade.

Nous voudrions qu'on inculquât aux ouvriers, par tous les moyens possibles , les préceptes d'hygiène élémentaire, et qu'on leur fît des cours publics les dimanches et jours fériés ; ce seraient autant d'heures utilement employées au préjudice du cabaret.

Depuis quelques années, Guebwiller, marchant sur les traces de son aînée Mulhouse, a fait construire des cités ouvrières auxquelles on a donné dans ces derniers temps une grande extension.

L'ouvrier peut devenir propriétaire d'une maison au bout de vingt ans en payant 18 à 25 francs par mois. C'est là un des meilleurs moyens de moraliser l'ouvrier et auquel nous ne saurions trop applaudir. L'ouvrier ayant un logement agréable, un jardin à soigner, stimulé en outre par le désir de devenir propriétaire, s'occupera davantage de sa famille et n'ira plus aussi souvent au débit de vin.

Les cités ouvrières qu'on a construites à Guebwiller l'emportent sur celles de Mulhouse.

Chaque maison se compose de deux étages , chaque étage de deux pièces, plus une cuisine au rez-de-chaussée, une cave et un grenier ; enfin un jardin attenant à la maison.

Nous ne pouvons faire qu'un reproche à ces constructions, c'est la multiplicité des pièces, et leurs dimensions un peu étroites. Il en est résulté que l'ouvrier sous-loue l'un des étages, par suite d'une économie mal entendue, de sorte que, quand il a plusieurs enfants, il est encore petitement logé, mais évidemment dans de meilleures conditions hygiéniques qu'auparavant.

Il importerait aussi de faire comprendre à l'ouvrier les inconvénients et le préjudice qui résultent pour sa santé des libations trop copieuses du dimanche et souvent du lundi ; de l'engager à boire un peu de vin chaque jour à ses repas, plutôt que de boire de l'eau pendant la semaine et plusieurs litres de vin les jours de fête ; de rechercher de préférence une nourriture substantielle et nourrissante sous un petit volume, plutôt que de gonfler son estomac par des aliments abondants mais peu riches en fibrine et albumine, qui fatiguent inutilement ses facultés digestives.

Au lieu de dépenser des sommes assez fortes pour se vêtir le dimanche à l'instar des bourgeois, qu'il fasse plutôt l'emplette d'un manteau et de vêtements de drap pour chaque jour. Au lieu de porter le dimanche des souliers à semelle mince, tandis que pendant la semaine il a des chaussettes et des sabots qui entretiennent une bonne chaleur aux pieds, qu'il préfère des bottes ou des souliers moins élégants mais à semelle épaisse ; c'est là une nouvelle cause de refroidissements qui a aussi son importance.

L'ouvrier a, en général, des sentiments religieux et va assez régulièrement à l'église les jours de fête, et, au sortir de là, au cabaret ; mais au point de vue moral il laisse beaucoup à désirer.

Ici l'intervention de MM. les curés pourrait être très-efficace ; ce sont les ministres du culte qui auraient autorité pour faire les dimanches des cours de religion et de morale, pour leur enseigner que la piété ne consiste pas seulement à pratiquer le culte extérieur, mais encore à donner l'exemple des vertus, à être bon fils, bon époux, bon père. Car c'est une chose déplorable que de voir combien dans la classe ouvrière les liens de la famille sont relâchés et les principes de la morale outragés.

Jetons un voile sur toutes les turpitudes qui nous ont été révélées ; mais y a-t-il au monde quelque chose de plus navrant que de voir des parents exploiter leurs enfants jusqu'à l'âge de seize à dix-huit ans, puis, ces derniers quitter leurs père et mère, et se mettre en pension chez des étrangers, souvent attirés par des filles de mauvaise vie ?

Est-il un spectacle plus honteux et plus dégradant pour l'humanité que de voir de pauvres parents réduits à la misère, obligés de mendier, par le ministère de la justice de paix, un croûton de pain à leurs enfants dénaturés?

Pour combattre le mal dans sa source, c'est à l'éducation première des enfants qu'il faudrait s'adresser, rendre obligatoire l'instruction primaire, interdire dans les fabriques le mélange des sexes qui donne lieu à des unions illicites et à des débauches prématurées.

Il serait aussi à désirer que les jeunes filles étrangères au pays trouvassent un abri où elles pussent se loger et se nourrir sans avoir de mauvais exemples sous les yeux, à l'instar de ce qui a lieu dans une ville industrielle citée par Villermé (1). L'ouvrier qui tombe malade à Guebwiller est dans de meilleures conditions que dans d'autres localités, grâce à l'existence des caisses mutuelles qui lui fournissent soins médicaux et pharmaceutiques, en sus d'une subvention qui varie de 75 cent. à 1 fr. 50 par jour.

Il existe aussi à la fabrique de M. Nicolas Schlumberger une caisse de retraite et d'invalides ; pareille institution devrait se trouver dans toutes les villes industrielles, et l'on n'aurait pas sous les yeux le triste spectacle d'honnêtes ouvriers ayant travaillé pendant trente et quarante ans, obligés de recourir à la charité publique pour végéter encore le peu de temps qu'il leur reste à vivre.

L'utilité des caisses d'épargne, qui existent à peu près partout aujourd'hui, n'est pas encore bien comprise par les ouvriers; ou plutôt ils craignent que le fabricant, connaissant l'importance de leurs économies, diminue leur salaire.

Les femmes d'ouvriers une fois devenues mères ne devraient plus travailler, tout en continuant à nourrir leur enfant. L'allaitement joint à un travail fatigant les épuise,

(1) Levoel (Amérique du Nord) (Villermé, *op. cit.*).

outre qu'elles ne donnent qu'un lait insuffisant en quantité
et qualité à leur nourrisson. Si, au contraire, elles mettent
leur enfant en nourrice, elles augmentent ses chances de
mortalité et n'obtiennent le plus souvent que des êtres chétifs, rabougris, rachitiques, qui mourront jeunes ou vivront
maladifs pendant plusieurs années.

L'institution des salles d'asile où les ouvriers peuvent
placer leurs enfants pendant les heures qu'ils passent à la
fabrique, devrait exister dans tous les endroits industriels (1).

Jusqu'à présent nous n'avons considéré que les ouvriers
qui demeurent à peu de distance de l'établissement, mais il
en est qui viennent des villages voisins, parfois distants de
5 à 7 kilomètres.

La condition de ces derniers est vraiment malheureuse et
leur existence est des plus fatigantes. Obligés deux fois par
jour de faire un trajet assez considérable, de franchir des
montagnes par toutes les intempéries des saisons, rentrés
chez eux le soir à huit heures, se levant à trois heures et
demie du matin, à peine reposés, souvent mal nourris, ceux-
là sont vivement à plaindre et auraient certes mieux fait de
rester agriculteurs.

D'après le rapport d'un chef d'établissement, ils sont en
général plus robustes que les ouvriers citadins, ce qui peut
tenir à l'exercice qu'ils se donnent et à la puissance vivi-
fiante de l'air qu'ils respirent. Cependant nous avons déjà
compté parmi eux bon nombre de phthisiques, et nous conseillons vivement à ceux dont la poitrine est un tant soit
peu faible, de vendre leur petit patrimoine et de venir demeurer dans le voisinage de la fabrique. Plusieurs ont déjà
suivi nos conseils et s'en sont bien trouvés.

(1) Nous apprenons qu'on va construire à Guebwiller une salle d'asile
modèle, grâce à la munificence de M. Henri Schlumberger.

CHAPITRE III.

CONSIDÉRATIONS GÉNÉRALES SUR LES MALADIES DES FILEURS.

Nous avons déjà indiqué les principales maladies dont sont affectés les fileurs. Dans la ville industrielle que nous habitons, l'affection qui domine toutes les autres, c'est la phthisie pulmonaire.

Faut-il attribuer exclusivement à la fabrique la fréquence de cette maladie? Évidemment non. Elle nous paraît produite par un ensemble de causes dont nous avons déjà indiqué quelques-unes et dont la plupart pourraient être atténuées dans leurs effets par une hygiène bien comprise et bien pratiquée.

Nous avons déjà parlé de la poussière de coton qui existe dans l'atmosphère que respirent les fileurs et notamment dans la carderie. Cette poussière, nous la considérons comme l'épine de Van Helmont, comme un stimulus de l'épithélium bronchique qui produit à la longue des congestions chroniques, des hypertrophies, des ulcérations, etc. Le fileur pourrait aisément s'en garantir en portant le masque dont nous avons déjà parlé. Il y a quelques années, on a voulu en faire porter aux ouvriers, mais ils ont refusé.

Chose singulière! ces malheureux, pas plus que les tailleurs de pierre, ne comprennent le danger des particules étrangères et ne se soucient de s'en préserver. La plupart s'imaginent avoir une poitrine assez robuste à l'abri de toutes les causes vulnérantes.

Pendant que le fileur est à son travail il est à peine couvert d'un léger vêtement, et quand il sort des ateliers où règne une température très-élevée, il ne prend souvent pas la précaution de se couvrir d'un pardessus; parfois il va boire de l'eau glacée! En outre, nous habitons une vallée où règnent des courants d'air perpétuels, où les variations de température sont brusques.

Les montagnes sont couvertes de riches vignobles fournissant un vin très-capiteux qui est d'autant plus nuisible qu'ils en usent largement le dimanche et n'en boivent en général pas pendant la semaine.

Les alcooliques agissent de préférence sur les bronches qui y sont déjà prédisposées par la poussière de coton ; aussi les apoplexies sont-elles relativement rares.

Nous signalerons aussi en passant la rareté du cancer ; ajoutons que, bien que l'ivresse soit très-répandue même parmi les pères de famille, l'épilepsie ne se rencontre pas souvent, ce qui nous met en contradiction avec d'éminents observateurs.

Une autre cause que nous avons déjà indiquée et à laquelle nous attribuons une certaine part dans la production des inflammations aiguës et chroniques du thorax, c'est que, pendant la semaine, en hiver, le fileur porte des sabots rembourrés de chaussettes, tandis que le dimanche il a des bas de coton et des bottes ou souliers à semelle peu épaisse.

Nous avons déjà parlé des excès de tous genres qu'il commet le dimanche et les jours de fête. Enfin, souvent une nourriture insuffisante et des logements où l'air n'est pas suffisamment renouvelé, telles sont les causes qui amènent l'anémie, la cachexie, une détérioration de la constitution éminemment favorable au développement de la tuberculose.

Les affections pulmonaires chroniques que nous sommes appelés à traiter, ont toutes les apparences de la phthisie tuberculeuse, mais nous croyons que, dans la grande majorité des cas, ce ne sont pas des tubercules. Ce sont des inflammations et ulcérations de la muqueuse bronchique et des vésicules ; cette phthisie serait analogue à celle des tailleurs de pierre, des aiguiseurs, etc.

Les autopsies nous manquent pour démontrer notre proposition, et au début le diagnostic est bien difficile ; mais ce qui confirme notre opinion, c'est que nous avons vu bien souvent des individus présentant les symptômes de la phthisie pulmonaire, pleurite, hémoptysies, crachats suspects, submatité, amaigrissement, sueurs nocturnes, etc., se rétablir complétement après avoir quitté la filature, et retomber malades quand ils reprenaient leurs travaux.

L'ouvrier fileur qui observera scrupuleusement toutes les règles de l'hygiène, pourra vivre pendant de longues années, jouir d'une bonne santé et arriver à un âge avancé. Nous connaissons des ouvriers qui, menant une conduite régulière, travaillent depuis trente et quarante ans, et sont encore bien portants; nous connaissons des familles d'ouvriers dont les membres étroitement unis entre eux, sont arrivés à une honnête aisance et sont des ménages modèles.

Nous terminerons par une dernière considération.

Ce travail perpétuel, invariable, monotone de la filature, ne prédisposerait-il pas aux affections cérébrales, et notamment à l'aliénation mentale?

Nous avons déjà constaté la rareté des maladies des centres nerveux, et nous n'avons rencontré qu'un petit nombre de cas d'aliénation mentale parmi les fileurs.

Le fileur, comme la plupart des autres ouvriers, est en général d'un caractère joyeux, insouciant du lendemain; le jour de repos qu'il attend avec impatience, lui permet d'oublier ses ennuis et ses fatigues de la semaine, mais il doit en jouir avec modération et sans nuire à sa santé.

Toutefois, nous nous permettrons de critiquer le nouveau système de constructions de salles de filatures situées au rez-de-chaussée, clôturées par quatre murs, sans fenêtres, ne recevant le jour que par en haut; l'aspect de ces salles a quelque chose de triste, et l'ouvrier qui y séjourne, privé de la vue du grand air et des montagnes, doit être prédisposé à la mélancolie; mais l'expérience n'a pas encore prononcé à cet égard.

CHAPITRE IV.

CONCLUSIONS.

Nous terminerons notre travail par quelques propositions

qui en découlent naturellement, et que nous signalons à la sollicitude des amis de l'humanité.

1° Garantir les endroits dangereux pour éviter les accidents.

2° Obliger les fileurs, travaillant dans les salles où il y a de la poussière, de se munir d'un masque.

3° Éviter le passage brusque d'une température chaude à une température froide et *vice versâ*, sans prendre les précautions nécessaires.

4° Remplacer le sol en briques de la carderie par des planches.

5° Ne pas admettre à la carderie et au battage ceux dont la poitrine est suspecte, qui ont eu antérieurement des hémoptysies, ceux qui sont sujets aux ophthalmies, ceux qui ont été occupés antérieurement à la campagne à des travaux d'agriculture.

6° En retirer immédiatement ceux qui présentent les premiers symptômes de phthisie pulmonaire.

7° Fournir des bas élastiques à ceux qui sont atteints de varices et d'ulcères variqueux.

8° Fournir aux fileurs une chaussure légère et solide qui leur permettre de travailler sans toucher le sol avec les pieds nus.

9° Pendant les fortes chaleurs, leur donner une boisson hygiénique.

10° Empêcher autant que possible les mères de famille de travailler à la fabrique et de nourrir leurs enfants simultanément.

11° Favoriser l'institution des cités ouvrières à des conditions qui permettent à l'ouvrier de devenir propriétaire.

12° Nommer des commissions d'hygiène qui inspectent les logements d'ouvriers et signalent à l'autorité les locaux insalubres.

13° Chercher à moraliser l'ouvrier par des cours qui auraient lieu le dimanche et traiteraient de la religion, de l'hygiène et de la famille.

14° Instituer des prix pour les familles les plus méritantes par leur bonne conduite et leur moralité.

15° Empêcher autant que possible le mélange des sexes dans les ateliers.

16° Instituer des salles d'asiles pour les enfants des ouvriers.

17° Favoriser l'établissement des caisses mutuelles et notamment des caisses de retraite.

18° Fonder des établissements pour loger et nourrir les ouvriers sans famille.

19° Prononcer des peines sévères contre les ivrognes et les renvoyer quand ils ont récidivé plusieurs fois.

Nous aurions désiré rendre ce travail plus complet, mais diverses circonstances nous en ont empêché ; nous appelons sur lui toute l'indulgence du lecteur.

ÉTUDE

SUR UNE ÉPIDÉMIE QUI A SÉVI PARMI LES OUVRIERS EMPLOYÉS

A LA FABBICATION DE LA FUCHSINE,

Par Henri CHARVET,

Docteur en médecine, ancien interne des hôpitaux de Lyon (1).

Le principal but de ce travail est la description d'une épidémie qui a sévi depuis quelque temps à Pierre-Bénite (Rhône), parmi les ouvriers employés à la fabrication de la fuchsine ou rouge d'aniline. Les conditions spéciales dans lesquelles s'est présentée l'affection que nous allons étudier, nous faisaient un devoir de rechercher avec soin, si cette affection reconnaît une cause spéciale, et quelle serait alors la sub-

(1) Extrait d'une thèse présentée et soutenue à la Faculté de médecine de Paris.

stance capable de produire les accidents dont nous allons
parler.

Notre travail se trouve divisé en trois parties.

Dans la première, nous ferons l'histoire complète de notre
épidémie, symptomatologie, marche, durée, terminaison,
avec quelques mots sur les traitements qui ont été employés,
et enfin quelques-unes des observations que nous avons pu
recueillir, et sur lesquelles nous avons basé notre description.

Dans la deuxième partie, nous exposerons les recherches
étiologiques que nous avons faites. Nous décrirons les procédés chimiques à l'aide desquels on fabrique le rouge d'aniline ; puis, reprenant l'une après l'autre chacune des substances employées, nous chercherons à établir quelles sont
celles qui sont innocentes, et quelles sont celles qui peuvent
être mises en légitime suspicion.

Dans la troisième partie, nous nous occuperons du diagnostic.

Du reste, l'épidémie dont j'entreprends l'histoire a déjà été
étudiée par plusieurs médecins de Lyon et d'Oullins ; mais
leurs rapports, demandés par la justice ou par l'administration, n'ont pas été publiés. Il m'a donc semblé opportun de
faire une relation aussi exacte, aussi complète que possible,
de cette épidémie, afin qu'une observation intéressante ne fût
pas perdue pour la science.

Symptomatologie. — La maladie que nous avons observée
à Pierre-Bénite, est caractérisée par les troubles suivants :

1° Troubles du côté du système cutané ;

2° Troubles du côté des voies digestives.

3° Troubles des fonctions nerveuses.

1° *Toubles du côté du système tégumentaire externe.* — Dans
un très-grand nombre de cas, et surtout dans les cas les moins
graves, on a vu, au début, apparaître des éruptions fort diverses sur les extrémités des membres et sur les bourses :
éruptions papuleuses, vésiculeuses, pustuleuses et même fu-

ronculeuses; prurigo, eczéma, ecthyma, acné, furoncles, etc. Leur aspect était remarquable par l'accumulation, en un même point, de plusieurs éruptions de formes très-diverses (herpès, prurigo, pemphigus, ecthyma, etc.), par la transformation et la succession rapide de ces accidents cutanés, par leur marche, rapide aussi, vers la guérison, dès que le malade était soustrait au milieu dans lequel ces accidents s'étaient développés.

Ces éruptions ont presque toujours précédé l'apparition des autres symptômes : quand les malades venaient à l'Hôtel-Dieu, elles étaient parvenues à leur période décroissante, et le plus souvent elles avaient déjà disparu.

Ces éruptions forment pourtant un des caractères les plus constants de cette épidémie. Presque tous les ouvriers de l'usine en ont été atteints à divers degrés, mais ils ne se sont pas inquiétés d'aussi légers accidents, et un petit nombre d'entre eux seulement est venu réclamer des soins. Il est vrai que ces papules ou pustules ne se montrant guère qu'aux pieds et aux mains, ne constituaient pas à elles seules une affection bien grave ni bien douloureuse, et dans aucun cas, nous ne les avons vues assez répandues ou assez multipliées pour amener des accidents sérieux. Elles ont toujours disparu en quelques jours ou quelques semaines, avec ou sans traitement.

Ces éruptions s'accompagnaient ordinairement d'un œdème plus ou moins considérable des mêmes parties, œdème dont le développement paraissait suivre celui de l'affection cutanée, mais qui persistait souvent après qu'elle avait disparu.

2° *Troubles du côté des voies digestives.* — Le plus souvent on a noté un peu de soif, de la constipation, parfois, au début, de la diarrhée.

Dans un cas que nous avons observé et suivi nous-même, salle Saint-Martin, un jeune homme, qui ne présenta que plus tard les troubles de l'innervation, eut de violentes coliques, avec diarrhée abondante et quelques vomissements ; pendant plusieurs jours, le ventre fut ballonné et très-douloureux à la pression. Chez un autre malade, la constipation la plus opiniâtre s'ajoutant aux plus atroces coliques, cette période de l'affection ressembla beaucoup à la colique saturnine.

Mais, dans la grande majorité des cas, les symptômes digestifs n'ont pas atteint ce degré extrême d'intensité. Ils ont été ceux d'une dyspepsie légère.

Le début de ces troubles digestifs a souvent été marqué par une douleur épigastrique ou précordiale, avec éructations, nausées, et même vomissements.

3° *Troubles de l'innervation.* — Ces symptômes sont de beaucoup les plus remarquables. Ce sont ceux qui donnent à cette épidémie une physionomie spéciale. Il importe donc de les étudier avec quelques détails.

Du côté de la motilité, c'est un affaiblissement plus ou moins considérable, mais commençant toujours par les extrémités des membres, pour s'étendre jusqu'à un niveau variable suivant les cas. Les membres inférieurs et supérieurs ont été simultanément affectés dans presque tous les cas. La paralysie était toujours plus ou moins incomplète. Elle suivait d'abord une marche croissante, et arrivait parfois au point d'empêcher la station ou la locomotion, la préhension des objets : après une période d'état, elle décroissait lentement.

Les pieds et les mains étaient toujours pris avant les avantbras et les jambes, et c'est aux extrémités que la paralysie atteignait son intensité maximum.

Nous n'avons jamais observé la paralysie des muscles de la cuisse, des bras, du tronc ou de la face.

Cette paralysie ne portait pas sur un muscle ou sur un appareil musculaire particulier, mais semblait affecter tous les muscles volontaires, jusqu'à un niveau commun pour tous.

La contractilité électrique était toujours conservée dans les cas que nous avons vus, et la paralysie n'a jamais été complète dans aucun muscle.

Quelquefois aussi, mais ce symptôme a été assez rare, il y a eu des contractions fibrillaires et des soubresauts de tendons. Quand la paralysie a persisté pendant un long temps, on a vu les muscles des mains et des pieds perdre de leur volume, et l'on a pu croire qu'ils allaient s'atrophier. Mais ils ont toujours repris leur développement normal, en même temps que leur énergie.

Du côté de la sensibilité, les troubles sont plus complexes. Nous les étudierons sous deux chefs principaux :

1° Anesthésie ou hyperesthésie;

2° Perversion de la sensibilité et douleurs.

1° L'anesthésie a très-ordinairement accompagné la paralysie de la motilité, et, comme cette dernière, elle a toujours été incomplète; comme les autres troubles nerveux, elle s'est montrée sur une étendue variable des membres, mais toujours à partir de leurs extrémités.

L'anesthésie a été constatée surtout au moyen de piqûres d'épingles. Très-souvent ces piqûres n'étaient pas douloureuses, elles donnaient aux malades la sensation d'un simple contact. Pour apprécier le degré de l'anesthésie, on piquait le membre avec deux épingles progressivement écartées l'une de l'autre, et on notait le degré d'écartement nécessaire, pour que le malade accusât deux piqûres ou deux contacts.

C'est toujours vers l'extrémité que l'anesthésie atteignait son maximum d'intensité.

L'hyperesthésie a été moins fréquente, mais nous l'avons notée plusieurs fois, et, chez quelques malades, elle a précédé, suivi et même accompagné l'anesthésie. Tel est celui qui ne sentait que confusément le contact, et croyait pourtant marcher pieds nus sur des cailloux pointus.

2° La perversion de la sensibilité a souvent accompagné l'anesthésie, et cela n'a rien d'étonnant. Les sourds ont des

bourdonnements d'oreille, les amaurotiques voient des étoiles
en plein midi ; c'est ce fait que Bonnet formulait ainsi et avec
vérité : « Quand la sensation physiologique diminue, la sensation pathologique apparaît ; si la première diminue encore,
la seconde augmente. »

Les malades se plaignaient fréquemment de fourmillements
incommodes ; parfois ils éprouvaient une sensation de resserrement, de constriction autour des extrémités, ou bien une
chaleur brûlante dans les mêmes points ; ils sentaient des
fourmis grimper le long de leurs jambes.

Souvent ils se sont plaints de douleurs aiguës dans les extrémités, sans que l'on ait pu préciser sur le trajet de quel
nerf ou de quel appareil la douleur paraissait localisée. Ces
douleurs pourtant n'ont pas été constantes, et leur intensité
ne nous a pas paru, à beaucoup près, aussi considérable que
dans l'épidémie d'acrodynie qui sévit à Paris en 1828 et 1829.
Ces douleurs étaient difficilement définies par les malades ;
c'étaient des tiraillements, des douleurs cuisantes ou lancinantes ; en général, elles n'étaient pas plus intenses la nuit
que le jour, et, dans la majeure partie des cas, elles n'étaient
pas assez aiguës pour absorber l'attention du malade, ce qui
arrive pourtant bien vite dès qu'elles atteignent un certain
degré d'intensité.

Quelques malades ont accusé des troubles dans un sens
spécial (1) : bourdonnements d'oreille, obscurité de la vision,
et parfois, au début surtout, un peu de céphalalgie ; mais ce
symptôme, fréquent dans un grand nombre d'affections, et
même habituel chez un grand nombre de personnes dans
l'état de santé, ne nous a pas paru suffisamment caractérisé
pour lui attribuer quelque valeur dans la description de
cette épidémie.

---

(1) Dans un cas, nous avons cru constater la diminution du sens de
la contractilité musculaire.

Tels sont, d'uue manière générale, les troubles de l'innervation. Sommes-nous, d'après cela, autorisé à rechercher quel
peut être le siége de la lésion qui les aurait amenés, si toutefois il y a là une lésion que nous n'ayons pas pu atteindre?
Nous ne le pensons pas. Nous n'avons pu faire aucune autopsie, car aucun malade n'a succombé dans nos hôpitaux pendant le cours de cette affection; mais eussions-nous fait
toutes les recherches anatomo-pathologiques désirables, il est
permis de douter que nous eussions pu arriver à la découverte d'une lésion capable d'expliquer les phénomènes observés. Pour être aussi exact que possible, nous devons insister
sur ce fait, que les variations étaient grandes, soit dans l'intensité des symptômes, soit dans leur durée, soit même dans
leur succession, sans qu'il fût possible d'attribuer à la constitution du malade ou à aucune autre cause appréciable, ces
modifications individuelles. Sans parler d'un grand nombre
d'ouvriers qui, frappés à un faible degré, ne sont pas venus
à l'hôpital et ont guéri spontanément sans interrompre leur
travail, on a vu chez plusieurs les éruptions se montrer seules;
chez d'autres, les symptômes gastriques et intestinaux ont
acquis une grande intensité et n'ont été suivis d'aucun trouble appréciable de l'innervation ; chez plusieurs, les troubles
nerveux ont seuls paru, ou ont été les seuls appréciés et rapportés par le malade.

Notons encore quelques symptômes moins constants ou
moins importants. Dans deux cas observés à l'hôpital de la
Croix-Rousse, les malades présentèrent une conjonctivite de
médiocre intensité qui disparut après quelques jours de traitement; chez plusieurs malades traités à l'Hôtel-Dieu, nous
avons noté de l'œdème des paupières avec blépharite subaiguë.

Les voies respiratoires ne nous ont jamais paru gravement
atteintes. Plusieurs malades toussaient habituellement un peu ;
la percussion et l'auscultation ne révélaient aucune lésion

pulmonaire bronchique ; mais nous tenons du médecin de l'usine la remarque suivante :

Les ouvriers sont très-exposés aux inflammations chroniques des voies respiratoires, et quand ils sont pris de bronchites, ce qui leur arrive fréquemment, l'inflammation ne se résout pas franchement, elle devient souvent chronique, et les malades restent exposés à de nombreuses récidives. Ces symptômes sont habituels dans beaucoup d'usines où l'emploi de substances chimiques amène le dégagement de vapeurs irritantes. Nous avons pu nous-même vérifier ce fait en visitant une fabrique de fuchsine. Beaucoup d'ouvriers toussent habituellement, et ceux qui travaillent au contact de vapeurs denses de nitrobenzine et d'aniline, sachant que ces vapeurs leur donnent des maux de gorge et une toux pénible, attachent un mouchoir devant leur bouche et leurs narines.

Dans la grande majorité des cas, nous n'avons vu aucun trouble survenir du côté de la circulation. Quand la maladie était confirmée, quand le malade présentait les troubles nerveux qui caractérisent surtout cette épidémie, le pouls nous a toujours paru parfaitement normal. Nous devons toutefois signaler ce fait, que, dans la première période, si les troubles cutanés ou gastriques acquéraient une grande intensité ou même un degré d'acuité anormal, le pouls s'accélérait momentanément, et prenait un développement en rapport avec l'intensité des autres symptômes ; mais cette fièvre a toujours disparu rapidement avec les accidents qui l'avaient amenée, et le pouls reprenait son rhythme normal. En dehors de ces cas, l'apyrexie est la règle dans notre épidémie.

Les voies urinaires n'ont jamais été le siége d'aucun trouble ; les urines étaient généralement claires et d'une abondance normale ; nous n'y avons trouvé ni sucre, ni albumine ; les malades n'ont jamais accusé ni incontinence d'urine, ni gêne dans la miction ; à part les troubles digestifs, qui se sont montrés au début dans un grand nombre de cas, et que nous

avons décrits plus haut, nous n'avons aucun symptôme nouveau à enregistrer du côté des voies digestives, pendant le
cours de cette affection ; l'appétit était bon ; les digestions se
faisaient facilement; les selles étaient normales.

Tel est l'appareil symptomatologique qui nous paraît avoir
caractérisé cette épidémie. Nous devons laisser en dehors de
notre discussion certains accidents tout à fait individuels,
qui évidemment ne pourraient être attribués à la maladie
principale. A part cette seule exception, nous espérons que
notre tableau est aussi exact que possible. Tel est surtout le
but que nous nous sommes proposé.

En dehors de ces symptômes qui établissent le tableau général de cette épidémie, il y a eu, à Pierre-Bénite, trois cas
de mort rapide, dont les observations nous ont été communiquées par M. le docteur Dupuy.

Nous les mentionnons ici, dans notre désir de ne négliger aucun trait de cette description ; mais nous devons faire
quelques réserves à ce sujet.

Deux des personnes qui ont succombé n'appartenaient pas
à l'usine, elles habitaient une maison située à 12 mètres de
celle-ci. Sur les trois observations, une seulement a été directement recueillie par le médecin qui a bien voulu me les
communiquer ; les deux autres ont été racontées par une personne étrangère à toute connaissance scientifique, la mère et
l'épouse des victimes.

De plus, les accidents qui se sont produits dans ces trois
cas s'éloignent tellement de l'appareil symptomatique ordinaire, qu'il nous semble tout à fait hypothétique de les considérer comme un autre degré plus élevé de la même affection.
Nous nous contenterons donc de les rapporter, tout en les
laissant dans une classe à part, en dehors de la description
générale que nous faisons.

Marche, durée, terminaison. — La marche de cette affection n'est pas uniforme. Nous avons déjà dit que certains sym-

ptômes pouvaient faire complétement défaut ; d'autres fois ils
se produisent à des intervalles éloignés. Mais on peut la diviser, pour son aspect général, en trois périodes :

Dans la première, nous rangeons les accidents précurseurs
de la paralysie, les éruptions cutanées, l'œdème des extrémités, les accidents gastriques ou intestinaux, et aussi, mais
plus rarement, les troubles de la vue et de l'ouïe. Cette période peut, et cela se présente très-fréquemment, n'être pas
suivie de la série habituelle des symptômes nerveux. Elle peut
aussi manquer, ou être seulement indiquée par des accidents
si légers, qu'ils passent presque inaperçus.

Dans la deuxième période, surviennent les troubles divers
de l'innervation, et parfois des troubles sensibles de la nutrition. Ces symptômes suivent généralement une marche
croissante, tant que les malades restent dans le milieu où ils
ont contracté leur affection.

Quand ils ont atteint leur maximum d'intensité, il y a un
temps d'arrêt, après lequel commence la troisième période,
dans laquelle les symptômes nerveux suivent une marche décroissante, et, on peut le dire, parallèlement décroissante.

Dans la grande majorité des cas, nous n'avons pas pu suivre l'ordre d'invasion des divers symptômes. Au dire des malades, les douleurs auraient apparu tout d'abord, puis la faiblesse des extrémités ; quant à la diminution de la sensibilité,
plusieurs ne s'en étaient pas aperçus, ou ne s'en étaient que
fort peu inquiétés ; mais nous savons qu'il ne faut pas trop
s'en rapporter aux malades dans l'appréciation des symptômes
subjectifs, et surtout dans la pondération de leur valeur relative. La douleur est de beaucoup le plus important à leurs
yeux. Tant qu'elle ne s'est pas fait sentir, ils ne s'occupent que
peu de leur maladie, et souvent ils n'y font aucune attention ;
les autres symptômes sont à peine soupçonnés et vite oubliés.

Après la douleur, c'est la paralysie des extrémités qui a
dû les frapper le plus vivement. Un homme qui perd ses

forces se sent malade et s'inquiète ; un ouvrier perd de sa valeur, il en est presque humilié.

Quant à la paralysie de la sensibilité, aux fourmillements,
cela les touche peu, et leur paraît de médiocre importance.
Les malades ne nous donnent donc, moins la série chronolo-
gique des symptômes qu'ils ont éprouvés, qu'une série faite
par eux-mêmes et artificiellement, d'après l'importance qu'ils
attribuent à chacun de ces symptômes. C'est pourquoi nous
ne pouvons établir positivement la règle de développement
de cette affection pendant sa deuxième période.

Mais, pour la troisième période de décroissance des mêmes
accidents nerveux, nous avons dit que les symptômes dispa-
raissaient peu à peu et parallèlement.

Le malade annonce lui-même que les douleurs sont moins
vives et moins constantes, et cette déclaration est le signal
d'une amélioration générale. Nous nous sommes appliqué à
rechercher, à ce moment, si les mouvements et la sensibilité
se rétablissaient, et nous croyons avoir toujours obtenu des
résultats positifs.

Peu à peu l'amélioration devenait de plus en plus marquée
dans tous les symptômes, et, après quelques semaines, le
malade ne souffrant plus ou presque plus, sentant ses forces
augmenter chaque jour, quittait l'hôpital et bientôt reprenait
son travail.

Durée. — Quand la maladie que nous étudions n'a pas dépassé sa première période, sa durée a été généralement assez
limitée : un, deux à trois septénaires, rarement plus d'un
mois. Quand elle est parvenue jusqu'aux troubles nerveux
qui caractérisent la deuxième période, elle a été plus longue ;
généralement deux à trois mois, et même plus, car les malades n'ont pas été suivis, pour la plupart, jusqu'à leur guérison complète. Néanmoins nous pouvons dire que, dans le
cours du troisième mois, ils étaient ordinairement assez bien
remis pour retourner à leurs travaux.

Plusieurs ont pourtant conservé, pendant un temps plus ou
moins long, un reste de faiblesse.

Terminaison. — On voit que tous nos malades sont guéris.
Cette terminaison heureuse doit donc être considérée comme
constante dans l'affection qui nous occupe.

Nous signalons, il est vrai, trois cas de mort ; mais nous
avons déjà dit les raisons pour lesquelles ces trois cas doivent
être mis dans un cadre à part, en dehors de notre discussion
générale, puisqu'ils posent un problème dont les éléments
nous sont tout à fait inconnus.

La guérison nous paraît donc de beaucoup la règle ordinaire. Si quelques malades conservaient encore, au moment
où nous les avons perdus de vue, un peu de faiblesse dans les
extrémités des membres, nous sommes fondé à penser qu'ils
ont recouvré à la longue la plénitude de leur sensibilité tac-
tile et de leur énergie musculaire.

M. le docteur Dupuy nous a fait connaître un cas remarquable de récidive : c'est le seul qui soit venu à notre connaissance. Une femme, employée à l'usine, présenta tous les
symptômes de l'affection à sa deuxième période ; traitée par
l'éloignement seul, elle guérit dans le délai ordinaire; elle
reprit alors le même travail, et, après quelques semaines, les
mêmes accidents se produisirent de nouveau.

Traitement. — Nous venons de dire que tous les malades
observés par nous étaient guéris. La guérison étant la règle
ordinaire, le terme naturel et constant de la maladie, quand
le malade est soustrait au milieu dans lequel elle a été contractée, le traitement doit tendre à précipiter sa marche en
stimulant les efforts curateurs de la nature. Nous n'avons pas
pu suivre jour par jour chacun des malades qui sont venus
dans nos hôpitaux, ni apprécier expérimentalement les divers
modes de traitement qui ont été employés dans les différents
services; nous pensons que, dans la plupart des cas, on s'est
borné à combattre les principaux symptômes. Contre les

éruptions, on a employé les bains simples ou médicamenteux ;
contre la diarrhée ou les troubles gastriques, nous avons vu
donner des purgatifs et des sudorifiques ; contre les troubles
de la motilité, on a administré la noix vomique, on a fait
usage aussi de l'électricité. On a cherché à exciter la sensibilité de la peau par des frictions stimulantes ; on a stimulé les
fonctions cutanées par des bains sulfureux, etc., etc. Enfin,
l'opium et les solanées à l'intérieur ont été donnés pour calmer les douleurs. Nous ne voulons pas critiquer l'emploi de
ces moyens, puisque les malades ont tous été soulagés et ont
vu leur état s'améliorer.

Mais nous croyons que la principale condition de traitement
était remplie, quand les malades avaient quitté le milieu dans
lequel ils avaient contracté leur affection, quelle que soit
d'ailleurs la cause à laquelle cette affection puisse être
attribuée.

Comme *specimen* des accidents observés, nous nous bornerons à rapporter l'observation suivante :

Jacques B...., âgé de quarante-six ans, entre dans la salle Sainte-
Marie, lit n° 91, le 3 octobre 1862.
Maladies antérieures, aucune.
Au mois de mai dernier, cet homme est entré comme ouvrier
dans l'usine de fuchsine, à Pierre-Bénite ; là, il était employé à nettoyer les chaudières. Après trois mois de séjour, il s'aperçut d'un
œdème considérable des jambes, avec faiblesse des membres inférieurs et picotements douloureux ; pas de céphalalgie, mais le matin
sa vue était un peu troublée et il avait comme un brouillard devant
les yeux.
Après quelques jours, il sentit que ses bras perdaient de leurs
forces, et devenaient, comme les pieds et les mains, le siége de
douleurs assez vives. Il persista cependant dans son travail ; mais,
les mêmes symptômes s'aggravant toujours, il se décida à venir à
l'Hôtel-Dieu.
Au moment de son entrée, le malade peut se tenir debout et
même marcher, mais ses jambes sont très-faibles. L'œdème a disparu. Les douleurs persistent et paraissent même un peu plus
intenses la nuit que le jour ; elles ressemblent alors à des tiraille-

ments et s'accompagnent de petites contractions involontaires dans les muscles des mollets.

Les muscles des mains et des avant-bras ont également beaucoup perdu de leur énergie.

La sensibilité des extrémités supérieures et inférieures paraît aussi émoussée ; le malade ne se sent que très-peu quand on le pince fortement ; quand on place un porte-plume entre ses doigts, il le tourne assez facilement s'il le regarde attentivement ; mais, s'il ne le voit pas, il le laisse facilement échapper, et on peut le lui arracher facilement sans qu'il s'en aperçoive Quand le malade marche, il sent le sol mou comme du coton et croit qu'*il va s'enfoncer*. Pas de céphalalgie, aucun trouble de l'intelligence, pas de douleurs le long du rachis ; le pouls est normal, l'appétit conservé, les digestions bonnes.

Prescription : potion avec iodure de potassium, 30 centigrammes ; tisane de feuilles de frêne continuée jusqu'au 16 octobre.

A ce moment, la contractilité paraît plus énergique dans les membres supérieurs, la marche est plus facile, les douleurs ont diminué.

Prescription : deux pilules de noix vomique, de chacun 2 centigrammes ; tisane de serpentaire de Virginie ; bains sulfureux.

La même médication est maintenue jusqu'au jour de la sortie du malade, le 15 novembre 1862. A ce moment, les douleurs avaient complétement disparu, la marche était facile, les mains avaient repris de la force, la sensibilité était presque normale.

Les observations se ressemblent toutes, soit au point de vue des symptômes, soit au point de vue de la marche et de la terminaison. Le nombre des malades observés à l'Hôtel-Dieu a été de onze ou douze ; quelques-uns se sont présentés à l'hôpital de la Croix-Rousse. M. le docteur Dupuy a observé, à Pierre-Bénite même, un certain nombre de cas, dont les symptômes sont en parfaite concordance avec ceux que nous citons.

Étiologie. — Nous allons, dans cette seconde partie de notre travail, exposer les recherches auxquelles nous nous sommes livré sur les causes probables de l'affection que nous venons de décrire. Ces recherches, nous devons l'avouer tout de suite, ne nous ont pas amené à la solution complète des questions que nous nous étions posées. Elles nous ont pourtant paru jeter quelque jour sur les propriétés peu connues de plusieurs substances fréquemment employées dans la chimie et dans l'industrie ; c'est ce qui nous engage à les rapporter ici avec quelque développement, surtout celles qui nous sont personnelles. Si, dans les conclusions que nous croirons pouvoir tirer de cette étude, nous devons laisser un point de doute, c'est que nous serons conduit à cela par un intérêt purement scientifique, le seul que nous ayons à considérer ici.

L'affection qui nous occupe n'a sévi que chez des ouvriers d'une même usine, usine dans laquelle on fabrique la fuchsine ou rouge d'aniline, et chez quelques personnes qui habitaient une maison voisine. Il semble tout d'abord, sinon probable, du moins très-possible, qu'elle soit causée par cette fabrication même, et nous avons dû rechercher quelles étaient les substances employées et les corps auxquels elles donnent naissance par leurs combinaisons.

Voici quels sont les procédés actuellement employés pour la préparation de la fuchsine :

La matière première est la benzine, $C^{12}H^6$.

La benzine s'obtient, dans les laboratoires, en distillant à une douce chaleur l'acide benzoïque avec trois fois son poids de chaux vive ; on lave le produit liquide avec de la potasse, puis avec de l'eau, et l'on fait sécher sur du chlorure de calcium. Ainsi préparée, la benzine est très-pure, mais d'un prix élevé. Dans l'industrie, on l'obtient par la distillation de l'huile de goudron ; alors elle est rarement pure et exhale ordinairement une forte odeur de goudron. La densité de la benzine est de 0,85 ; celle de sa vapeur est de 2,77. Elle bout un peu au-dessus de 80 degrés. En combinant la benzine avec l'acide nitrique, on obtient la nitrobenzine, $C^{12}H^5AzO^4$.

La nitrobenzine est un liquide jaunâtre, transparent, qu possède une odeur pénétrante de cannelle et d'amandes amères. Sa densité est de 1,290 à 15 degrés. A la température de zéro, elle se prend en aiguilles fusibles à + 3 degrés ; elle bout à 213 degrés ; la densité de sa vapeur est de 4,4. La réaction la plus remarquable de ce corps est que, soumis à des actions réductrices, il se transforme en aniline.

Aniline ($C^{12}H^7Az$). — Dans le cas qui nous occupe, l'aniline est préparée par le procédé de M. Béchamp; le voici. On introduit dans une cornue : acide acétique concentré, 50 grammes; limaille de fer, 51 grammes, et nitrobenzine, 50 grammes. Au bout de quelques instants, une vive effervescence se produit et une condensation assez abondante se fait dans le récipient. On le refroidit ; on verse dans la cornue le contenu du récipient, on fait chauffer en distillant à siccité. Le récipient contient alors un mélange d'eau et d'aniline. On en détermine la séparation en ajoutant quelques gouttes d'éther, qui dissolvent l'aniline et la ramènent à la surface. On la décante, on la laisse séjourner sur du chlorure de calcium, et enfin on la distille. Voici la théorie de cette réaction :

$$C^{12}H^5AzO^4 \; + \; 2HO \; + \; 4Fe \; = \; 2Fe^2O^3 \; + \; C^{12}H^7Az$$

Nitrobenzine	Eau.	Fer.	Sesquioxyde de fer.	Aniline.

L'aniline est un liquide incolore, d'une odeur vineuse agréable et d'une saveur brûlante. Sa densité est de 1,028; elle conserve sa fluidité à — 20 degrés, et bout à + 182 degrés. Elle est peu soluble dans l'eau, soluble en toutes proportions dans l'éther et dans l'alcool. La densité de sa vapeur est de 3,219 ; elle verdit le sirop de dalhia, mais ne ramène pas au bleu la teinture de tournesol rougie par un acide.

Avec l'aniline, on obtient deux substances colorantes : l'une, d'un rouge vineux, la fuchsine; l'autre, dérivée elle-même de la fuchsine et décroissante du violet au bleu, c'est l'aniléine (Malagutti). Pour cela, on mélange l'aniline avec l'acide arsénique, et l'on fait cuire dans un bain d'huile. Le résidu est un corps solide, d'aspect métallique et verdâtre; c'est un mélange de fuchsine, d'acide arsénieux et d'acide arsénique. Ce mélange subit plusieurs épurations, après lesquelles la fuchsine se dépose en petits cristaux sur des tiges de cuivre. A l'appareil de Marsh, ces cristaux donnent encore des taches arsenicales.

L'aniléine s'obtient en traitant la fuchsine par l'alcool et un excès d'aniline. Suivant que ce mélange est chauffé pendant un temps plus ou moins long, on obtient des teintes diverses, depuis le bleu d'azur jusqu'au violet rouge.

Parmi tous ces corps, quels sont ceux qui pourraient produire les effets que nous avons décrits, si nous nous plaçons dans l'hypothèse d'un empoisonnement? Nous devons évidemment éliminer ceux dont les effets bien connus contredisent une semblable supposition. D'abord la benzine, pure ou mélangée avec l'huile de goudron, est aujourd'hui si répandue, ses usages sont si fréquents, qu'elle ne saurait être comptée, à aucun titre, comme substance toxique; de même l'acide nitrique, l'acide acétique, le sesquioxyde de fer, ne sauraient être mis en prévention.

Restent donc la nitrobenzine, l'aniline, les acides arsénieux, arsénique et peut-être arsenhydrique, la fuchsine et l'aniléine. Mais avant d'examiner la part que peut prendre chacune de ces substances dans la production de notre épidémie, nous devons faire remarquer que, si nous nous plaçons dans l'hypothèse d'un empoisonnement, c'est nécessairement à un empoisonnement chronique que nous avons affaire, puisque aucun malade ne s'est présenté sans avoir fait un séjour plus ou moins prolongée dans l'usine, et que les seuls modes d'ingestion des matières toxiques étaient la respiration des vapeurs ou des poussières et peut-être l'absorption cutanée. Or, nous savons qu'un empoisonnement chronique ne peut se produire sans un concours particulier de circonstances qui sont comme ses conditions d'existence. Relativement à la substance toxique elle-même, il faut qu'elle soit stable et ne se décompose pas spontanément; qu'elle ne soit pas éliminée rapidement, mais qu'elle tende à s'accumuler dans les organes. Parmi les substances que nous examinons, l'aniline tend à se

décomposer, lentement il est vrai, quand elle est soustraite
au contact de l'air ; mais la nitrobenzine, l'aniline, la fuchsine,
s'éliminent assez rapidement. Nous avons pu constater ce fait
directement par nos expériences. L'arsenic, au contraire,
reste dans l'organisme pendant un long temps, et ses doses
tendent à s'accumuler ; il agit en cela comme la plupart des
métaux, et paraît tout d'abord, pour ce fait, plus propre qu'aucune des autres substances, à produire un empoisonnement
chronique.

Ces principes posés, étudions les effets de chacune des substances énumérées plus haut sur l'organisme vivant. La nitrobenzine, avec son odeur pénétrante d'amandes amères, peut
tout d'abord paraître suspecte. Dans les ateliers où on la fabrique, cette odeur est assez forte pour amener un picotement
au gosier, et même de la toux. La nitrobenzine est très-employée dans la parfumerie, où elle remplace avec économie l'essence d'amandes amères, et dans l'art culinaire, où l'on s'en
sert fréquemment aussi à titre de condiment : en Angleterre,
cet usage est aujourd'hui général. Elle a été proposée comme
agent anesthésique ; M. le professeur Bouisson (de Montpellier) a fait plusieurs expériences à ce sujet. Nulle part on
n'a noté aucun accident qui pût lui être attribué.

Voulant juger, autant qu'il était possible, des propriétés
toniques de la nitrobenzine, nous avons institué une expérience sur un chien.

Le 18 février 1863, nous avons soumis un chien à des
inhalations de nitrobenzine. Nous avons versé 10 grammes
environ de cette substance sur une éponge placée dans une
vessie qui entourait la tête du chien. Après une heure et
demie, les seuls effets observés ont été une anesthésie incomplète, avec sommeil et un peu de gêne dans la respiration.
Nous fîmes alors avaler à l'animal 5 grammes environ de
nitrobenzine. Immédiatement on nota un spasme violent de
la glotte avec dyspnée ; la démarche devint bientôt hésitante,

et les membres postérieurs paraissaient affaiblis. Mais, après une demi-heure, le chien vomit abondamment, et, à partir de ce moment, les troubles constatés disparurent. Le lendemain, il était tout à fait gai et bien portant.

Ce jour-là, le chien n'avait rien mangé : nous lui fîmes avaler 10 grammes de nitrobenzine en une seule dose, puis nous le laissâmes en liberté. Comme la veille, il eut un spasme violent de la glotte, avec dyspnée extrême, puis les pattes de derrière fléchirent, pendant que les pattes de devant s'agitaient régulièrement, comme dans la marche. Parfois l'animal marchait, mais le train postérieur obéissait difficilement; on pouvait le pincer sans qu'il accusât aucune douleur. Après une demi-heure, les précédents symptômes s'amendèrent peu à peu, et le chien paraissait revenu presque à son état normal, quand nous lui administrâmes une nouvelle dose de 8 grammes de nitrobenzine. Le spasme de la glotte fut encore plus violent que précédemment, la dyspnée fut poussée à une limite extrême, mais l'animal résista encore. Nous lui sectionnâmes alors la moelle entre l'atlas et l'axis.

Autopsie dix minutes après la mort. — Le cœur ne contient que du sang noir, ainsi que les poumons et les gros vaisseaux. Ce sang exhale une forte odeur de nitrobenzine ; cette même odeur caractéristique est répandue à un haut degré par tous les liquides de l'économie, *y compris l'urine.* L'estomac est tout à fait vide ; en raclant ses parois, nous ne pouvons en extraire que quelques gouttes d'un liquide gluant, qui ne représente qu'une minime partie de la nitrobenzine ingérée. Les muqueuses pharyngiennes, stomacales et intestinales ne sont pas injectées. Dans l'intestin, on trouve de nombreux ténias, tous vivants.

Les seuls effets de l'ingestion d'une quantité considérable de nitrobenzine ont été, chez ce chien, un spasme violent de la glotte, qui a amené une asphyxie incomplète, et de plus, une anesthésie, incomplète aussi, avec faiblesse des membres postérieurs. J'ajouterai que les expérimentateurs, M. le docteur Bertolus et moi, avons respiré pendant plusieurs heures des vapeurs très-denses de nitrobenzine, sans ressentir aucun mauvais effet. Cette expérience montre que, si la nitrobenzine ne se décompose pas dans les organes, elle s'élimine rapidement, puisque l'urine du chien en contenait déjà une très-notable quantité. Ces résultats, et surtout les fréquents usages de cette substance, nous autorisent à penser que la nitrobenzine ne saurait être la cause d'un empoisonnement chronique, et qu'elle n'est pour rien dans la genèse de notre épidémie.

L'aniline est peu connue en France, ou, du moins, elle y est rarement employée en thérapeutique ; mais , en Angleterre, nous trouvons un certain nombre d'expériences et de faits. M. Turnbull (de Liverpool) a expérimenté l'aniline chez les animaux et la recommande, chez l'homme, dans le traitement de la chorée. Suivant cet auteur, l'aniline doit être rangée parmi les médicaments stupéfiants. Au sujet de cet agent, nous trouvons les renseignements suivants (1) : Hamelin avait déjà remarqué qu'un demi-gramme d'aniline, introduit avec 2 grammes d'eau dans l'estomac d'un lapin, déterminait de fortes convulsions, puis une respiration laborieuse, la perte des forces et l'inflammation de la muqueuse buccale.

M. Turnbull a fait prendre à un chien 2 grammes environ de sulfate d'aniline ; deux heures et demie après l'ingestion, l'animal eut des vomissements, puis des selles diarrhéiques un peu plus tard. Il devint triste, faible, tremblant ; le pouls prit plus de rapidité ; les battements du cœur atteignirent le nombre de 148 par minute. En même temps, la respiration était laborieuse, les pattes étaient froides, la langue offrait une coloration bleue, et les membres postérieurs étaient presque paralysés. Cinq heures après, il était très-faible, mais en voie de rétablissement, et, le lendemain, il avait

(1) *Année pharmaceutique.*

recouvré toute sa vivacité. *Le sulfate d'aniline (administré à des jeunes filles pour guérir la chorée) ne semble pas produire le même effet d'irritation locale que l'aniline. Les observations de l'auteur le portent à penser qu'il a une action directe sur le système nerveux. Le plus frappant de ses effets est une coloration bleue particulière des lèvres, de la langue et des ongles, et une teinte sombre de la peau du visage. C'est un effet temporaire qui a toujours disparu dans les vingt-quatre heures quand le remède a été supprimé. Dans un cas où une dose trop forte, ne dépassant pas d'ailleurs 15 à 20 centigrammes, avait été administrée, la coloration bleue des mains s'étendit jusqu'au-dessus des poignets. Il y eut aussi un état de dépression et de la céphalalgie dans quelques-uns de ces cas, symptômes qui toutefois disparurent quand la médication fut discontinuée. M. Turnbull explique la production de la coloration bleue par l'oxydation de l'aniline dans le sang (1). On voit, d'après cela, que l'aniline a été employée par plusieurs chirurgiens anglais : on n'a jamais noté aucun symptôme d'empoisonnement chronique, c'est-à-dire d'empoisonnement produit par l'accumulation des doses successivement ingérées ; les seuls accidents qui se soient développés, ont toujours paru bientôt après l'ingestion du médicament, et se sont rapidement dissipés. Cette coloration bleue, qui attestait l'absorption de l'aniline, a prouvé, en disparaissant toujours dans les vingt-quatre heures, que cette substance s'éliminait rapidement, au lieu de tendre à s'accumuler dans l'organisme, et son apparition même affirme ce fait : que l'aniline a peu de stabilité, et qu'elle s'altère dans l'organisme comme à l'air libre. Nous avons* voulu juger par nous-même des effets de l'aniline, et voici le résultat de nos expériences :

Sur un lapin de quatre mois nous avons fait, pendant plusieurs jours, des injections quotidiennes avec une solution

(1) A. Vée, *Répertoire de chimie.*

de 40 centigrammes sur 40 grammes d'eau. Il ne s'est produit aucun effet appréciable ni dans la santé générale de l'animal, ni dans les points où les injections avaient été poussées sous le derme. Une injection de 50 centigrammes, dans la bouche, a amené un spasme violent de la glotte, avec dyspnée extrême. Après quelques minutes, ces accidents se sont dissipés ; l'animal a repris toute sa vivacité, et aucun symptôme nouveau ne s'est montré ni le jour même, ni le lendemain. La même dose (50 centigrammes), continuée les jours suivants, n'a amené que de la tristesse avec perte d'appétit. Nous portâmes alors la dose à $1^{gr},25$, qui furent injectés en une seule fois sous le derme. Une demi-heure après, il ne respirait plus que rarement, et restait couché sur le flanc ; ses yeux étaient éteints, il mourut enfin après que cet état eut persisté pendant quelques heures. A l'autopsie, nous trouvâmes, au niveau des points où les injections avaient été faites, le tissu cellulaire épaissi et hypervascularisé. La peau glissait moins facilement sur l'aponévrose superficielle. Au point où avait pénétré la dernière injection, il n'y avait plus de liquide en quantité appréciable. Nous n'avons rien constaté d'anormal dans les centres nerveux. Les poumons étaient exsangues ; aucune altération notable des organes digestifs, à part une légère coloration bleuâtre et violacée de la muqueuse linguale.

Nous avons répété la même expérience sur un cochon d'Inde. Nous fîmes pendant plusieurs jours des injections sous-dermiques avec une solution d'aniline, 50 centigrammes par jour. Ces injections n'ont paru produire aucun effet. Ces expériences confirment pleinement les assertions de M. Turnbull.

Il faut plus d'un gramme d'aniline pour tuer un lapin de quatre mois. Une dose répétée pendant plusieurs jours, de 50 centigrammes, ne produit aucun symptôme d'empoisonnement. Nous avons dit que l'aniline était assez fréquemment employée en Angleterre à titre de médicament stupéfiant. Nous avons eu récemment occasion d'observer ses effets chez l'homme, mais les résultats ont paru entièrement négatifs. Voici le fait : Chez un malade de l'Hôtel-Dieu de Lyon (salle Sainte-Marie), atteint d'ataxie locomotrice progressive, M. le docteur Chavanne voulut, après avoir vainement employé plusieurs médications vantées, essayer de l'aniline. Suivant le conseil de M. Turnbull, il choisit le sulfate d'aniline, dont l'emploi fut continué pendant quinze jours à dose croissante de 5 centigrammes à 25 centigrammes. Nous n'avons constaté aucun symptôme qui pût être attribué à l'action de ce médicament. La maladie n'a nullement été modifiée, aucun symptôme nouveau n'est venu s'y ajouter, aucun des symptômes préexistants n'a subi la moindre modification. Nous n'avons pas vu apparaître cette teinte bleuâtre des lèvres et de la langue, que M. Turnbull dit avoir obtenue par des doses de 12 à 15 centigrammes, et qu'il attribue à une oxydation de l'aniline dans le sang.

Résumant ces observations, nous nous croyons autorisé à conclure ainsi :

L'aniline prise à haute dose peut empoisonner rapidement ; mais si le sujet résiste aux effets immédiats du poison, sa santé se rétablit rapidement et complétement.

L'empoisonnement lent, par de faibles doses d'aniline, ne paraît pas possible, parce que l'aniline est un corps peu stable, se décomposant facilement, même dans l'organisme, et, en second lieu, parce que l'aniline s'élimine rapidement.

Il nous semble donc désormais impossible de considérer les accidents de Pierre-Bénite comme le résultat d'un empoisonnement par l'aniline. Remarquons pourtant ceci : peut-être les ouvriers qui en respirent constamment les vapeurs âcres et pénétrantes, sont-ils exposés à des inflammations chroniques des voies respiratoires, résultat d'un contact irritant ? C'est au moins ce que nous avons cru remarquer, et telle a été aussi, nous a-t-on dit, l'impression de MM. les rapporteurs du Conseil d'hygiène.

Il nous reste, pour compléter la revue des agents non minéraux employés dans l'usine où a sévi notre maladie, à parler de la fuchsine elle-même et de l'aniléine, substance voisine de celle-ci, et que l'on peut considérer comme une oxydation de l'aniline inférieure à la fuchsine, c'est-à-dire une sous-oxydation de la fuchsine. Ces deux corps sont peu connus, leur découverte est récente, les procédés de leur production industrielle étaient naguère encore un secret fort bien gardé; aujourd'hui même, leurs formules n'ont pas encore été données par les chimistes.

Dans l'industrie; la fuchsine a été successivement préparée à l'aide de plusieurs procédés : d'abord on a employé le peroxyde d'étain, plus tard on s'est servi du nitrate de peroxyde de mercure, que l'on mélangeait avec l'aniline et l'acide azotique ; on faisait chauffer dans un bain de sable jusqu'à ébullition. Mais ce procédé coûteux a été abandonné pour celui que nous avons rapidement indiqué plus haut, c'est-à-dire pour la préparation à l'aide de l'acide arsénique. Après l'installation de l'usine, on n'a vu pendant plusieurs mois aucun malade, cela est un fait certain. Mais le développement de l'affection qui nous occupe a-t-il coïncidé avec le changement de procédé ? Nous n'oserions l'affirmer, n'ayant pu nous renseigner complétement à cet égard. Mais cette supposition peut paraître logique, quand on réfléchit à ce fait que, les premiers essais de fabrication n'ayant amené aucun accident fâcheux, les bâtiments mêmes de l'usine n'ont peut-être plus été dans des conditions convenables ou suffisantes d'aération, quand on y a introduit un agent nouveau doué à un haut degré de propriétés toxiques. Ajoutons à l'appui de cette supposition, de l'acide arsénique se fabrique à l'usine même, en mélangeant l'acide arsénieux avec l'eau régale.

Nous avons pu nous procurer de la fuchsine préparée par

l'ancien procédé, c'est-à-dire pure de tout mélange avec les acides arsénieux ou arsénique. Nous avons fait l'essai de ses propriétés toxiques sur un cochon d'Inde. Bien que l'expérience n'ait pu être répétée un nombre de fois suffisant pour donner des résultats certains, nous pouvons du moins constater qu'ils ont été entièrement négatifs.

Nous avons fait une solution de 2 grammes de fuchsine dans 20 grammes d'alcool ; nous avons ajouté 120 grammes d'eau. En trois jours, nous avons injecté sous le derme de notre animal un tiers au moins de cette solution, c'est-à-dire 70 centigrammes de fuchsine. Il ne s'est produit aucun symptôme d'empoisonnement, ni après les injections, ni depuis qu'elles ont été cessées. Mais nous avons remarqué que les urines étaient colorées en rouge pendant les premières heures qui suivaient le moment de l'injection. Ceci prouve que la fuchsine s'élimine rapidement. De plus, si les ouvriers employés à la fabrication de la fuchsine sont déjà nombreux, ceux qui emploient la fuchsine ou l'aniline dans la teinture des étoffes ou des papiers sont bien plus nombreux encore. Aucun pourtant, à notre connaissance, n'a jamais été atteint de symptômes semblables à ceux qui ont caractérisé notre épidémie.

Il nous semble donc peu rationnel d'attribuer à l'aniline ou à la fuchsine les accidents que nous avons décrits. Les renseignements que nous avons pu nous procurer semblent, au contraire, attester l'innocuité de ces deux substances, au moins quand elles sont ingérées par petites doses.

Les corps que nous venons de passer en revue, et qui nous ont paru peu capables de causer une épidémie semblable à celle que nous avons observée, appartiennent tous à des combinaisons de métalloïdes rappelant les composés organiques. Il nous reste à étudier, au même point de vue, un corps doué de propriétés éminemment toxiques quand il est ingéré à

doses relativement considérables, mais diversement apprécié
quand il est absorbé à doses plus faibles.

Quelques auteurs, en effet, le considèrent alors comme pouvant amener un empoisonnement chronique, d'autres le
regardent comme tout à fait inoffensif.

Nous avons déjà dit que l'acide arsénique est employé pour
la transformation de l'aniline en fuchsine, que, dans l'usine
où notre épidémie a sévi, on fabriquait même l'acide arsénique
en mélangeant l'acide arsénieux avec l'eau régale. Nous devons
ajouter ici que, malgré les nombreuses précautions prises par
les directeurs et par les ouvriers, les préparations arsenicales
se répandent dans l'atmosphère, en faible proportion, il est
vrai. On trouve des traces d'arsenic dans la fuchsine la plus
épurée, dans la fuchsine cristallisée, on en trouve même dans
la poussière de l'usine sur le sol, comme dans l'air que chacun y respire. Il est donc bien établi que tous nos malades se
sont trouvés au contact de substances arsenicales pendant un
temps plus ou moins long, mais dont la durée a toujours été
au moins d'une ou deux semaines. Or on peut, d'après les
auteurs, diviser les symptômes de l'empoisonnement arsenical
en deux séries bien distinctes :

1° Ceux de l'empoisonnement brusque, par une quantité
considérable d'arsenic ;

2° Ceux de l'empoisonnement lent, par des doses plus
faibles ; mais alors la condition essentielle de leur production
est dans la répétition des doses ingérées, c'est-à-dire dans leur
accumulation.

Nous avons d'abord été tenté de rapporter à un empoisonnement brusque, rapide, les trois cas de mort que nous avons
relatés, et à un empoisonnement lent ou chronique les accidents présentés par les autres malades. Cette hypothèse avait
quelque chose de simple qui nous séduisait, nous l'avouons ;
mais un examen plus approfondi de la question nous a fait
douter de sa valeur.

Examinons maintenant si les cas moins graves, mais plus
nombreux, que nous avons nous-même observés, peuvent
être considérés comme le résultat d'un empoisonnement
arsenical chronique. C'est là une question qui a été vivement
controversée entre les médecins.

M. Imbert-Gourbeyre, qui a fait un tableau très-complet
des symptômes de l'arsenic, les divise ainsi :

1° Symptômes observés sur l'appareil oculo-palpébral :
conjonctivite, douleurs tractives, obscurcissement de la
vue, etc.;

2° Sur l'appareil bronchique : coryza, angine, salivation (?), bronchite et même phthisie (!) ;

3° Sur la peau : éruptions pétéchiales, papuleuses, vésiculeuses, pustuleuses, etc., etc.;

4° Céphalalgie, névralgies, douleurs rhumatoïdes, paralysie et faiblesse paralytique.

Ce tableau nous paraît très-exact, bien que nous soyons
peu disposé à admettre la salivation arsenicale, que nous
n'avons vue signalée dans aucun auteur, et surtout la
phthisie arsenicale. Que les ouvriers mineurs employés à
l'exploitation des mines arsénifères soient exposés à la phthisie, cela est fort probable. Chacun sait combien les mineurs,
privés de jour et de lumière, sont prédisposés à l'anémie et
à la tuberculose par leur mauvaise hygiène, mais nous ne
voyons pas pourquoi l'arsenic interviendrait ici pour expliquer l'apparition des tubercules. Quant aux autres symptômes
que nous venons d'énumérer, ils nous paraissent établis par
de sérieuses observations. Les ophthalmies arsenicales sont
citées par un très-grand nombre d'auteurs ; les éruptions de
formes diverses sont généralement admises aujourd'hui.
M. Imbert-Gourbeyre insiste sur les douleurs rhumatoïdes.
« Au premier rang, dit-il, je place les douleurs des extrémités, qui sont parfois excessives ; elles peuvent accompagner la paralysie ou la faiblesse paralytique, ou exister en

dehors d'elle. » Enfin la paralysie, ou la faiblesse paralytique, nous paraît un des symptômes les plus importants et
les mieux établis. En effet, il est déjà noté dans Ambroise
Paré (1). Geoffroy (2), décrivant l'empoisonnement arsenical,
signalait « la perte des forces rapide et considérable, la paralysie, la résolution des membres, le tremblement et même
quelquefois l'aliénation mentale. »

Les troubles de l'appareil oculo-palpébral ont été notés
par nous : dans deux cas, nous avons vu de la conjonctivite;
dans un autre cas, le malade a accusé de l'obscurcissement
de la vue. Chez plusieurs malades, nous avons constaté
l'existence d'une blépharite chronique, souvent avec œdème
des paupières.

Les éruptions cutanées, de formes diverses, se montrent
également chez les malades de Pierre-Bénite, chez les ouvriers employés à la fabrication de papiers verts arsenicaux,
comme chez les malades de M. Imbert-Gourbeyre. Ces éruptions présentent des caractères remarquables, communs à
toutes. La diversité de leurs formes, leur siége de prédilection, les pieds et les mains, la rapidité de leurs successions,
la promptitude avec laquelle elles disparaissent quand le
malade est soustrait au milieu dans lequel il avait contracté
son affection, les différencient suffisamment des affections
vulgaires ou syphilitiques de la peau.

Quant aux troubles du système nerveux, la concordance
des symptômes est aussi très-remarquable : la paralysie de
la motilité commençant toujours par les extrémités des
membres, augmentant à mesure qu'elle gagne vers leur
racine, ne suivant aucun appareil musculaire spécial, et diminuant après quelques semaines, quand le malade n'est plus
soumis à l'action de la cause; la paralysie du sentiment se

(1) *Œuvres complètes*, revues par J. F. Malgaigne. Paris, 1841, t. III,
p. 342.
(2) *Matière médicale*, 1741.

montrant, en général, avec la première, suivant les mêmes phases de développement et d'extinction. Voilà un appareil symptomatique assez spécial pour que chacun soit frappé de le trouver si exactement reproduit; ajoutons encore, et dans les deux cas, cet engourdissement, ces crampes, ces douleurs, localisés dans les extrémités, et la ressemblance entre les deux descriptions sera parfaite. On comprend combien nous avons dû nous-même en être frappé, et dès lors, tenté de rapporter la maladie observée par nous à un empoisonnement chronique par de petites doses d'arsenic accumulées.

Plusieurs objections peuvent être faites à cette manière de voir. La première et la plus grave est tirée de la localisation absolue de la maladie, bien que les fabriques de fuchsine soient déjà nombreuses.

Nous avons pu visiter l'usine de MM. Fayolles, à Rochecardon (Rhône), usine considérable et très-bien aérée, dans laquelle on n'a jamais vu survenir les mêmes accidents. Nous savons pertinemment, sans pouvoir, par un motif facile à comprendre, préciser ici davantage, nous savons, dis-je, que, dans plusieurs fabriques de produits chimiques, on fait de la fuchsine à l'aide du procédé que nous avons décrit : aucun malade n'est venu de ces établissements avec les symptômes caractéristiques de notre épidémie. Cette objection a beaucoup de valeur, et nous devons la donner telle qu'elle se présente. Les ouvriers paraissent placés dans des conditions identiques ; les mêmes procédés sont employés partout, et les mêmes précautions prises. Y aurait-il une disposition particulière qui pût expliquer la production de la maladie dans un cas, et l'immunité dans les autres ? Nous ne savons ; si elle existe, elle nous a complétement échappé. Une seconde objection, moins embarrassante que la précédente, mais qui a aussi sa valeur, peut être posée, en considérant la courte urée de l'épidémie. En effet, l'usine dans laquelle cette maladie s'est montrée fonctionne depuis un assez long temps. On n'y avait vu aucun malade avant la fin de l'été dernier. Pendant l'automne il y eut plusieurs cas nouveaux, pendant l'hiver un assez grand nombre, au printemps ce nombre a rapidement diminué, et nous croyons qu'à l'heure présente il n'y a plus un seul malade de Pierre-Bénite dans les hôpitaux de Lyon. A cela nous pouvons répondre : que l'arsenic n'a pas toujours été employé dans la fabrication de la fuchsine, que l'apparition des accidents a dû coïncider avec le moment où l'acide arsénique a été substitué au nitrate de peroxyde de mercure. Mais pourquoi n'y a-t-il actuellement plus de malades ? Faut-il croire que la saison actuelle est moins propice au développement de ces accidents, que l'économie entière, surexcitée par la température plus élevée, tend à éliminer plus promptement des principes morbides accumulés peu à peu dans l'organisme ? Peut-être de nouvelles précautions ont-elles été ajoutées à celles que l'on prenait déjà ? Nous ne savons. Nous posons ces objections, sans nous charger de les détruire complétement, notre but n'étant pas de prouver que cette épidémie est due à l'influence de tel ou tel agent, mais bien de faire un exposé vrai de nos recherches et observations.

Résumons-nous en quelques mots. L'épidémie de Pierre-Bénite ne saurait être attribuée ni à la nitro-benzine, ni à l'aniline, ni à la fuchsine ; tandis que l'acide arsénique et les produits qui contiennent une certaine proportion d'acide arsénieux peuvent et doivent même être soupçonnés, sans que toutefois nous osions affirmer que c'est là la vraie cause de cette affection.

Si maintenant nous écartons l'hypothèse d'un empoisonnement, à quelle cause rattacher l'épidémie qui nous occupe ? Ça ne peut être à l'insalubrité du pays où est située l'usine, ni à une mauvaise construction de l'usine même au point de vue hygiénique : les bâtiments sont vastes, bien aérés, situés sur les bords du Rhône, dans une localité où l'on ne voit ni marais, ni fièvres intermittentes.

Peut-on accuser, comme on l'a fait, l'intempérance des ouvriers? Si la maladie dont nous nous occupons était le résultat de l'intempérance, elle serait assurément très-commune partout. Au reste, on connaît les maladies auxquelles donne lieu l'abus des boissons alcooliques ; il est impossible de confondre avec elles celle que nous venons de décrire.

On a proposé d'assimiler cette épidémie à l'acrodynie qui sévit à Paris en 1828 et 1829. Mais, pour rester dans la question d'étiologie, qu'est-ce que l'acrodynie? Une affection dont la cause est complétement inconnue, au moins actuellement. Dire que la maladie de Pierre-Bénite est une acrodynie, c'est donc dire que sa cause nous échappe. Nous ne saurions partager cet avis; si nous ne pouvons nous flatter d'avoir trouvé cette cause d'une manière certaine, nous croyons cependant qu'il y a vraiment là une cause que l'on doit chercher et que l'on pourra découvrir, et, si ce long travail n'a pas d'autre résultat, nous espérons qu'il aura du moins réussi à montrer que nous aimons mieux chercher, que proclamer d'avance notre impuissance.

RECHERCHES SUR LES EAUX POTABLES,

Par M. ROBINET,

Membre de l'Académie impériale de médecine.

A la suite de la mission qu'il avait eue à remplir, comme rapporteur de la commission d'enquête pour le nouvel aménagement des eaux de la ville de Paris, M. Robinet a pensé qu'il pouvait être utile de donner une suite à l'*Annuaire des eaux de la France*, commencé sous le ministère de M. Dumas; mais il était évident que l'étude de ces eaux par les procédés analytiques généralement usités, était absolument au-dessus des forces d'un investigateur, quels que fussent son zèle et son activité. M. Robinet a donc dû renfermer son travail dans les limites du possible. Il ne se propose d'étudier que les eaux douces potables et économiques ou industrielles : les eaux des cours d'eau, les eaux des sources et les eaux de puits, par les procédés de l'hydrotimétrie, dont on pourra apprécier les résultats par ce premier travail. M Robinet s'efforcera d'examiner pour chaque région, chaque bassin, chaque grande vallée même, les eaux qui pourront le mieux donner une idée de la nature des eaux dont les populations disposent.

Les notes qui vont suivre ont été rédigées, en attendant le travail d'ensemble, soit pour les localités, soit pour les personnes que ces recherches pourraient intéresser. Ce sont en quelque sorte des spécimens qui engageront peut-être les savants et les amateurs du progrès à donner leur concours a M. Robinet, soit en lui communiquant tout ce qu'ils peuvent avoir appris sur les eaux des lieux qu'ils habitent, soit en lui adressant des échantillons de ces eaux.

§ I. — EFFETS RÉSULTANT DE L'ÉBULLITION DES EAUX POTABLES PENDANT TRENTE MINUTES.

Dans les expériences dont les résultats sont consignés dans le tableau suivant, on a procédé de la manière suivante :

50 à 100 grammes de l'eau ont été portés à l'ébullition dans un ballon de verre. L'ébullition a été entretenue pendant trente minutes.

Lorsque l'eau a été refroidie ou à peu près refroidie, on a remplacé par de l'eau distillée l'eau qui avait été évaporée ; on a agité, filtré, puis soumis à l'épreuve hydrotimétrique.

Origine des eaux.	Puisement.	Degrés hydrotimétriques de l'eau brute.	Degrés hydrotimétriques de l'eau bouillie.
Aisne. . . .	Source.	23,50	5,00
Poitiers. . .	Fontaines publiques. . . .	28,50	7,00
— . . .	Puits de la ville.	54,00	34,00
— . . .	Source Fleury.	16,50	6,50
— . . .	Source Cassette.	24,25	10,25
— . . .	Source du pont Isambert. .	26,00	4,8'
— . . .	Clain (rivière).	20,50	3

Origine des eaux.	Puisement.	Degrés hydrotimétriques de l'eau brute.	Degrés hydrotimétriques de l'eau bouillie.
		°	°
Poitiers. . .	Clain, en amont.	22,00	7,00
— . . .	Boivre (rivière).	18,50	8,00
— . . .	Source Félix.	34,00	8,60
Amiens. . .	Eau des Concessions.	26,50	12,00
— . . .	Somme (rivière).	21,50	6,20
Bordeaux. . .	Garonne (rivière).	11,00	5,00
— . . .	Source Taillant.	21,30	4,75
— . . .	Source des Carmes.	23,25	5,60
— . . .	Source Boussignac.	18,50	4,50
— . . .	Eau des Landes.	12,50	12,50
Brest.	Eau du fort Bouquen. . . .	6,00	6,00
—	Source Pont-au-Bachet. . .	3,50	3,50
—	Anse Saupin.	6,25	6,25
Madrid. . . .	Fuente de la Salud.	28,00	15,50
—	Fuente del Berro.	25,00	20,50
Valence. . . .	Turia ou Galaviar (rivière).	44,00	38,00
Égypte. . . .	Nil.	7,50	7,50
Syrie	Fontaine de Damas.	23,0	23,00
Épernay. . .	Un des puits de la ville. . .	29,00	8,00
Paris.	Un puits de la ville.	80,00	54,00
Toulouse. . .	Un puits de la ville.	61,50	32,00
Toulon. . . .	Source de la ville.	25,50	10,50
Var.	Pis (rivière).	61,50	36,00
—	La Foux (rivière).	117,50	96,00
—	Fontaines de Draguignan. .	21,50	11,50
. . . . .	L'Argence (rivière).	41,20	19,50
. . . .	L'Argence-aux-Arcs. . . .	41,50	20,00
. . . .	Rivière.	18,60	4,00
ne. . . .	Rivière.	21,50	3,50
Haute-Saône.	Source.	21 00	16,00
Vesle.	Rivière.	27,00	8,00
Seine.	Rivière.	21,00	7,00
—	Rivière.	19,75	6,00

Il serait possible d'entrevoir déjà un grand nombre de conclusions déduites de ce tableau, qui ne contient qu'un petit nombre des résultats dont on pourrait dès à présent tirer profit. Nous nous bornerons à quelques-unes de ces conclusions.

La moyenne des degrés hydrotimétriques des quarante eaux soumises aux essais est de 28°,977.

La moyenne des degrés de ces mêmes eaux, soumises à une ébullition de trente minutes, est de 14°,872. D'où l'on peut conclure que, par le seul fait d'une ébullition, le dépôt des matières peu solubles de ces eaux aurait été réduit de moitié.

On remarquera que si certaines eaux n'ont perdu qu'un ou moitié de leurs degrés, d'autres ont perdu les deux tiers et même les trois quarts de ces degrés.

Pour beaucoup d'eaux, les degrés conservés sont dus à des chlorures, sulfates et même nitrates qui ne se déposeraient que si l'on poussait l'évaporation à l'extrême. Ces eaux bouillies formeraient donc des dépôts proportionnels à leur degré hydrotimétrique.

Les eaux simplement carbonatées et calcaires perdent une grande partie de leurs degrés : exemple, les eaux d'Épernay et de Poitiers.

Les eaux sulfatées calcaires perdent beaucoup moins : exemple, les eaux de puits en général.

Les eaux de rivière, en général, perdent beaucoup ; il y a cependant des exceptions très-remarquables : l'eau du Nil, qui contient sans doute des nitrates de chaux et de magnésie ; les eaux du département du Var, qui contiennent une énorme quantité de chlorures de calcium et de magnésium.

En résumé, ces résultats que je pourrais multiplier beaucoup, démontrent peut-être que, dans beaucoup de circonstances, on pourrait avec des avantages notables soumettre à une courte ébullition les eaux destinées à alimenter les chaudières, soit des locomotives, soit des machines fixes, et même les eaux destinées à la boisson.

§ II. — EAUX DE BOULOGNE (SEINE).

Invité à examiner les eaux dont font usage les habitants de Boulogne, je me suis transporté dans cette ville le 7 août, et j'ai recueilli moi-même les eaux qui m'ont paru devoir donner l'idée la plus exacte de la nappe qui la fournit.

On peut avoir à Boulogne deux espèces d'eau. Celle de la Seine, distribuée par un réservoir que remplit une machine élévatoire située à Neuilly; je n'avais point à m'occuper de cette eau.

La seconde est puisée des puits très-nombreux. Chaque maison a le sien ou à peu près. Ils sont peu profonds, Boulogne étant situé près de la Seine, dans la plaine qui s'étend des hauteurs de Passy jusqu'à Saint-Cloud. Tout le monde sait que cette plaine est de sable presque pur, et c'est grâce aux abondants fumiers de la capitale qu'on parvient à y pratiquer quelques chétives cultures.

Cette nature du sol pouvait faire croire qu'on trouverait à Boulogne des eaux de puits passables. Les analyses qui suivent feront voir ce qui en est.

Puits du jardin de M. Allais.

Ce puits, qui a 6 mètres de profondeur, se trouve à 20 mètres environ du lit de la Seine.

Son eau est limpide, fraîche et de bon goût, alcaline. Les réactifs y font reconnaître environ 2 grammes de sulfate de chaux par litre et un atome seulement de chlorure, très-peu de magnésie.

Ce puits ne reçoit aucune infiltration. Son titre hydrotimétrique est de 42 degrés.

C'est une eau purement calcaire.

Puits, rue du Port, nᵒ 24.

Ce puits, qui dessert trois blanchisseries, a comme l'autre 6 mètres de profondeur. Il est à 100 mètres environ du lit de la Seine, dans la partie la plus basse de la ville. Son eau, réputée bonne, est bue par les habitants de la maison et du voisinage.

Elle a bon goût ; elle est très-alcaline. Son titre hydrotimé-trique est 70 degrés. L'ébullition ne le fait descendre qu'à 35, preuve de l'existence dans cette eau de fortes proportions de sels calcaires solubles ou de sels magnésiens.

Sa composition pour 1 litre est la suivante :

Acide carbonique libre.	10 cent. cub.

	gr.
Carbonate de chaux.	0,370
Sulfate de chaux.	0,140
Nitrate de chaux.	0,175
Sulfate de magnésie.	0,028
Chlorure de magnésium.	0,013
	0,726

Puits de la mairie.

Ce puits se trouve un peu plus haut, à 300 mètres de la Seine en remontant dans la ville. Il est situé dans un jardin, mais très-peu utilisé ; profondeur, 10 mètres. On ne boit pas son eau. Eau claire et fraîche, très-alcaline. Le sulfate était en forte proportion ; peu de chlorure.

Titre hydrotimétrique.	88°,00

Composition pour 1 litre :

Acide carbonique libre.	0 cent. cub.

	gr.
Carbonate de chaux.	0,288
Nitrate de chaux.	0,310
Sulfate de chaux.	0,334
Sulfate de magnésie.	0,023
Chlorure de magnésium.	0,018
	0,973

Puits de M. Salmon.

Ce puits est encore plus éloigné de la Seine ; il est dans la cour d'une maison, place de l'Église. On y puise beaucoup d'eau ; celle-ci est bue par les habitants ; elle a bon goût. Quelquefois elle est lourde, lorsqu'on en tire trop. Elle est alcaline. Les sulfates y sont abondants ; peu de chlorure ; peu de magnésie.

Titre hydrotimétrique . . . . 52°,00

Composition pour 1 litre :

Acide carbonique libre. . . . . 3 cent. cub.

	gr.
Carbonate de chaux. . . . . ·	0,185
Sulfate de chaux.	0,131
Nitrate de chaux.	0,216
Sulfate de magnésie.	0,032
Chlorure de magnésium.	0,013
	0,580

Puits de M. Ménard.

Il est situé au n° 19 de la Grande-Rue, entre la place de l'Église et l'entrée du bois de Boulogne. Il est donc très-éloigné de la Seine, et dans la partie la plus élevée de la ville. La profondeur n'est cependant que de 10 mètres. Utilisé par une blanchisserie, on y puise de très-grandes quantités d'eau. Celle-ci, claire et fraîche, est réputée bonne et tout le voisinage en boit ; elle est cependant très-alcaline, très-sulfatée et contient plus de chlorure que les précédentes.

Titre hydrotimétrique. . . . . 74°,00

Composition pour 1 litre :

Acide carbonique libre. . . . . 10 cent. cub.

	gr.
Carbonate de chaux.	0,195
Sulfate de chaux.	0,305
Nitrate de chaux.	0,250
Sulfate de magnésie.	0,028
Chlorure de magnésium.	0,027
	0,805

L'ébullition à laquelle les diverses eaux ont été soumises, n'a réduit les degrés que dans les proportions suivantes :

Eau de la rue du Port.	50 p. 100.
Puits Salmon.	50
Puits de la mairie.	28
Puits Ménard.	24

Ces résultats démontrent que l'ébullition appliquée aux

eaux de Boulogne pour les rendre plus propres au savonnage, leur laisserait encore une composition calcaire très-préjudiciable à l'emploi du savon ; aussi les blanchisseurs ont-ils soin d'additionner leur eau d'une certaine proportion de carbonate de soude.

Quant à la lessive, la soude ou la potasse qu'on emploie, elles font déposer sur-le-champ la chaux et la magnésie contenues dans l'eau.

On remarquera que les eaux de puits de Boulogne ressemblent beaucoup aux eaux de puits de Paris ; cependant elles sont moins calcaires. On y trouve aussi moins de magnésie.

Quant au nitrate de chaux que ces eaux recèlent en forte proportion, sa formation s'explique probablement par la profonde altération à laquelle le sol est soumis par l'immense quantité d'eau de lessive répandue tant à Boulogne qu'aux environs.

Il est évident que les puits de Boulogne sont alimentés, comme ceux de Paris, par une nappe qui n'a rien de commun avec la Seine.

Du reste, le 7 août, nous avons pris de l'eau dans la Seine, près du pont de Saint-Cloud ; elle avait 17 degrés hydrotimétriques ; par l'ébullition elle tombait à 6 degrés.

L'usage presque constant de l'eau de puits à Boulogne pour la boisson serait une nouvelle preuve de l'innocuité des eaux calcaires, si l'on pouvait démontrer que les habitants boivent beaucoup de cette eau ; mais il est probable que son usage est fort restreint. La population de Boulogne est très-active, et le nombre considérable des débitants de boisson témoigne assez du peu de goût qu'a cette population pour l'eau pure.

§ III. — EAUX DES SOURCES DE LA PROPRIÉTÉ DE M. SÉGALAS À BOUGIVAL (SEINE-ET-OISE).

Il existe trois sources dans cette propriété. Une seule, désignée sous le nom d'*eau Gabrielle*, sert aux usages domestiques et est employée en boisson. Les autres ne sont utilisées que pour le jardinage. Voici l'analyse hydrotimétrique de ces trois sources.

Eau Gabrielle.

Titre hydrotimétrique. . . . .   42°,00

Pour 1 litre :

Acide carbonique libre. . . . .   0 cent. cub.

Carbonate de chaux. . . . .   0,200 gr.

Sulfate de chaux.   0,120

Chlorure de calcium.   0,013

Carbonate de magnésie.   0,112
                                            ―――――
                                            0,445

Eau du Potager.

Titre hydrotimétrique. . . . .   84°,00

Pour 1 litre :

Acide carbonique libre. . . . .   10 cent. cub.

Carbonate de chaux. . . . .   0,525 gr.

Sulfate de chaux.   0,250

Chlorure de calcium.   0,012

Carbonate de magnésie.   0,167
                                            ―――――
                                            8,954

Eau du Bois.

Titre hydrotimétrique.. . . . .   45°,00

Pour 1 litre :

Acide carbonique libre. . . . .   0 cent. cub.

Carbonate de chaux. . . . .   0,344 gr.

Sulfate de chaux.   0,100

Chlorure de calcium.   0,012

Carbonate de magnésie.   0,068
                                            ―――――
                                            0,524

L'eau de la Seine puisée le même jour au bas de **Bougival** avait 18 degrés hydrotimétriques.

Comme on le voit par ces résultats, ce n'est pas sans raison que les propriétaires de ce domaine ont donné la préférence à l'eau Gabrielle pour leur alimentation. Cette eau a 3 degrés de moins que l'eau du Bois et 40 degrés de moins que l'eau du Potager. On peut admettre que les eaux Gabrielle et du Bois sortent de la même nappe; mais il est évident que l'eau du Potager passe entre des couches fort différentes, ou du moins est bien plus longtemps en contact avec les calcaires.

Quant aux deux sources Gabrielle et du Bois, il serait peut-être préférable de boire l'eau du Bois. Elle contient moins de sulfate de chaux, de chlorure, et surtout de magnésie. La proportion de carbonate de chaux qu'elle contient en plus, et qui s'y trouve nécessairement à l'état de bicarbonate, n'offre aucun inconvénient.

Cette eau du Bois présenterait un autre avantage résultant de cette différence de composition. Quand on fait bouillir les trois eaux pendant un temps suffisant pour convertir tous les bicarbonates solubles en carbonates insolubles, il se forme un abondant dépôt, et les eaux ne contenant plus que les sels solubles de chaux et de magnésie perdent beaucoup de leur degré hydrotimétrique.

Voici les résultats de cette expérience:

Eau Gabrielle, brute. . .	42,00,	bouillie. .	22,50
Eau du Potager, brute . .	84,00,	bouillie. .	34,00
Eau du Bois, brute. . . .	45,20,	bouillie. .	14,50

Comme on voit, l'eau du Bois qui a bouilli pendant trente minutes n'a plus que 14°,50, c'est-à-dire qu'elle est plus pure que l'eau de la Seine, qui ne marque jamais moins de 16 degrés.

L'eau Gabrielle, au contraire, soumise à l'ébullition pen-

dant un temps égal, conserve 22°,50 que la Seine n'atteint
jamais ou très-rarement.

Il y aurait donc avantage pour l'usage de la cuisine et surtout pour les savonnages, à employer l'eau du Bois préalablement bouillie.

Enfin, l'eau du Potager n'est bonne que pour les arrosages ;
c'est à peu près l'eau des bons puits de Paris ; car les mauvais donnent de 130 à 160 degrés hydrotimétriques.

La propriété de Bougival est favorisée pour les eaux.

La source du Roi à Ville-d'Avray, qui jouit ou jouissait
cependant d'une grande réputation, donne 50 degrés ; les eaux
de Meudon, 52 degrés ; celles de Montretout, 60 degrés ; enfin,
les eaux de Belleville et des Prés-Saint-Gervais dépassent
75 degrés, comme l'eau du potager de Bougival.

L'innocuité des eaux de Bougival, bien reconnue par des
consommateurs très-éclairés et délicats, vient appuyer d'un
bien solide argument les eaux de la Dhuis dont le degré s'élève
au plus à 24 degrés. Elle fait ressortir le ridicule des attaques
dont ces eaux aussi fraîches que limpides ont été l'objet de la
part des buveurs de l'eau de la Seine, toujours sale et dégoû-
tante alors même qu'on la puise au-dessus de Paris.

§ IV. — EAUX DU RAINCY.

J'ai reçu trois échantillons d'eaux qui alimentent les nouvelles habitations élevées dans l'ancien domaine du Raincy.

La première est celle de la fontaine du Rond-Point. Son
eau provient d'un puits de 100 mètres de profondeur où la
puise une machine à vapeur construite par M. Leclerc.

Cette eau est louche, sapide et très-alcaline. Son titre
hydrotimétrique est 72 degrés.

Elle contient très-peu d'acide carbonique libre, environ 2 à
3 centimètres cubes par litre.

Son analyse fournit pour 1 litre les matières suivantes :

	gr.
Carbonate de chaux.	0,375
Sulfate de chaux.	0,275
Chlorure de calcium.	0,042
Carbonate de magnésie.	0,048
	0,710

Point ou très-peu de matière organique. Cette eau ressemble beaucoup à toutes celles qu'ont données aux environs de Paris les puits forés de la même profondeur.

Eau du puits de la maison de M. Valère Lefèvre : 25 mètres de profondeur.

Titre hydrotimétrique. . . . . 165°,00

Elle contient pour 1 litre :

Peu d'acide carbonique libre.

	gr.
Carbonate de chaux.	0,234
Sulfate de chaux.	2,247
Chlorure de calcium.	0,010
Carbonate de magnésie.	0,149
	2,637

Cette eau est saturée de plâtre comme les eaux de puits de Paris ; comme elles, elle contient une assez forte proportion de magnésie.

Eau provenant d'une source ou d'un suintement découvert dans les maisons russes à 3 ou 4 mètres au-dessous du sol.

Elle est louche et sapide, plutôt acidule qu'alcaline.

Son titre hydrotimétrique démontre que c'est une eau aussi mauvaise que possible ; en effet elle marque 200 degrés. Elle est saturée de sulfate de chaux, contient beaucoup de magnésie, beaucoup de matière organique et très-peu de carbonate de chaux.

Voici sa composition pour 1 litre :

. Acide carbonique libre. . . . .   0 cent. cub.

gr.

Carbonate ‚de chaux.   0,091
Sulfate de chaux.   2,230
Carbonate ou sulfate de magnésie   0,281
Chlorure de magnésium.   0,013
Matière organique.   02,40
                                        ‾‾‾‾‾‾
                                         2,795

L'eau du puits de M. Leclerc est donc la moins mauvaise
des trois. Probablement elle doit sa supériorité à l'activité du
puisement qui ne laisse pas aux eaux d'infiltration le temps
de dissoudre une aussi grande proportion de sels calcaires.

Quant à l'eau des maisons russes elle est exécrable sous
tous les rapports. Elle contient une énorme quantité de matière organique, acide crénique ou crénate, qu'elle prend dans
les terrains boisés des environs.

Il était intéressant de s'assurer jusqu'à quel point les eaux
du Raincy pourraient être améliorées par l'ébullition.

On sait en effet que les eaux calcaires perdent en général
par l'ébullition une plus ou moins forte proportion des sels
qu'elles tenaient en dissolution.

Les eaux du Raincy ont été soumises à cette épreuve; en
voici le résultat :

Titre hydrotimétrique.

Eau du Rond-Point, brute. .   72°   bouillie. .   38°
Eau de M. Lefèvre.   165   bouillie. .   145
Eau des maisons russes, brute. 200   bouillie. .   200

Comme on voit, l'ébullition a fait déposer environ la moitié des sels calcaires de l'eau du Rond-Point.

Elle n'a éliminé qu'une faible partie des sels de l'eau de
M. Lefèvre, puisque le degré n'est tombé de 165 degrés qu'à
145 degrés.

Enfin, l'eau des maisons russes n'a absolument rien perdu
par l'ébullition. On pouvait prévoir ces résultats.

En effet, ce sont les bicarbonates solubles qui, par l'ébullition, se convertissent en carbonates à peu près insolubles et se déposent; tandis que les chlorures sont extrêmement solubles et le sulfate de chaux lui-même dans la proportion de plus de 2 grammes par litre.

Or, l'eau du Rond-Point contenant une proportion notable de bicarbonate a pu descendre de 72 à 38 degrés, c'est-à-dire perdre 39 pour 100 de son titre.

L'eau Lefèvre en contient moins et recèle une énorme proportion de sulfate. Aussi n'a-t-elle perdu que 12 pour 100 de son titre ou de sa substance calcaire.

Enfin, l'eau russe n'a rien perdu par l'ébullition, ce qui se comprend facilement puisqu'elle ne contient qu'une très-faible proportion de carbonate, une énorme proportion de sulfate de chaux, et des sels de magnésie dont l'un, le carbonate, est sensiblement soluble, et l'autre, le sulfate, est très-soluble. On trouve du sulfate de magnésie dans toutes les eaux de puits de Paris et des environs.

Pour donner des points de comparaison qui puissent faire apprécier l'importance de cette faculté qu'ont les eaux carbonatées de s'améliorer par l'ébullition, nous citerons encore quelques exemples (1).

Eau de la Marne (réduction de titre par l'ébullition).	80 p. 100.
Eau de la Seine.	70
Sources de Saint-Cyr.	63
Eau de la Durance.	56
Puits à Épernay.	50
L'Aisne.	27
L'Isère.	23

En résumé, les eaux du Raincy dont j'ai reçu les échantillons sont de très-mauvaises eaux potables. Il serait fort à désirer que cette localité pût être alimentée, soit par des eaux du canal de l'Ourcq, soit mieux encore par les eaux de la Marne.

(1) Voyez la discussion sur les eaux potables dans le *Bulletin de l'Académie de médecine*, 1862-1863. t. XXVIII, p. 90 et suiv.

Ces dernières, reçues dans des réservoirs couverts, pourraient déposer le limon qui les trouble souvent et s'y rafraîchir quelque peu en été. D'ailleurs, il vaudrait mieux avoir des eaux un peu troubles et peu fraîches, mais pures, plutôt que des eaux séléniteuses comme celles dont on dispose en ce moment, et qui, impropres à la boisson, ne le sont pas moins pour la cuisson des légumes et le savonnage.

§ V. — EAUX DE QUINTRY, ARRONDISSEMENT DES ANDELYS (EURE), ENVOYÉES PAR M. H. BESNARD.

Eau d'une fontaine.

Cette eau est limpide, elle a bon goût et n'offre aucun dépôt. Elle est faiblement alcaline au papier de tournesol rougi. Elle ne contient que de faibles proportions de sulfates et de chlorures ; c'est une eau carbonatée de très-bonne nature quoique très-calcaire.

Titre hydrotimétrique. . . . . 49°,00

Pour 1 litre :

Acide carbonique libre. . . . . 10 cent. cub.

	gr.
Carbonate de chaux.	0,442
Sulfate de chaux.	0,050
Chlorure de calcium.	0,041
Chlorure de magnésie.	0,009
	0,482

Un litre de cette eau donne en effet un résidu blanc pesant 0,550. La différence entre 0,550 et 0,482, qui n'est d'ailleurs que de 68 milligrammes, ou moins de 7 centigrammes, s'explique facilement par l'eau de cristallisation. Dans l'analyse les substances ont été calculées anhydres.

Eau d'un puits.

Limpide ; saveur douceâtre suspecte. Le papier de tournesol indique un léger excès d'acide carbonique.

La proportion des sulfates et des chlorures est considérable et fait soupçonner des infiltrations.

Titre hydrotimétrique. . . . . 95°,00
Composition pour 1 litre:
   Acide carbonique libre. 7cc.,50
                              gr.
   Carbonate de chaux 0,406
   Sulfate de chaux. . . . . , 0,350
   Chlorure de calcium. 0,370
   Carbonate de magnésie. 0,039
   Chlorure de sodium. 0,700
                                            1,865

En effet, 1 litre de cette eau donne un résidu pesant 1gr,850.

Cette eau est donc une très-mauvaise eau de puits. Une analyse plus complète y démontrerait probablement la présence de sels ammoniacaux et de matière organique.

L'eau de la fontaine qui a 49 degrés hydrotimétriques, soumise à une ébullition de trente minutes, tombe à 10 degrés et devient alors une eau très-peu calcaire qui ne forme plus que des dépôts insignifiants dans les générateurs. On a là un moyen très-simple de la purifier.

L'eau du puits, au contraire, soumise à trente minutes d'ébullition, tombe seulement à 56 degrés. Ce qui s'explique facilement par la nature des sels qu'elle contient. Elle conserve après l'ébullition tout son sulfate de chaux et à plus forte raison son chlorure de calcium. C'est sur cette eau sur-tout que le carbonate de soude exercerait une action salutaire en décomposant le sulfate de chaux.

Quant à l'eau de la fontaine, le carbonate de soude ne peut agir utilement que sur les 5 centigrammes de sulfate de chaux que cette eau contient par litre.

En résumé, Quintry possède dans sa fontaine une eau bonne à boire, quoique très-calcaire, parce qu'elle contient peu de sulfate. L'eau du puits est détestable.

MÉDECINE LÉGALE.

DE LA

RESPONSABILITÉ LÉGALE DES ALIÉNÉS,

1° GÉNÉRALE; 2° PARTIELLE,

LU A L'ACADÉMIE DES SCIENCES DANS SA SÉANCE DU 3 AOUT 1863.

Par A. BRIERRE DE BOISMONT (1).

Folie et responsabilité sont deux mots dont l'alliance étonne le médecin spécialiste qui a présent à l'esprit les personnages de ses drames intimes, leurs paroles, leurs actes et leurs autobiographies. Comment donc se fait-il que l'opinion sur la responsabilité des aliénés, compte de nombreux partisans, et que la croyance à leur responsabilité partielle, en particulier, ait gagné du terrain dans ces dernières années? Deux causes nous paraissent en donner l'explication : la direction exclusivement spiritualiste, imprimée à l'étude de l'aliénation mentale par quelques écrivains, et le tour naturel de notre esprit à trancher les questions qui nous sont à peine connues. La théorie du simple bon sens, comme criterium de la folie, répondait à trop de désirs et à trop d'intérêts pour n'être pas accueillie avec ardeur. En entendant les aliénés soutenir de longues conversations, sans aucun indice de trouble intellectuel; en lisant leurs lettres pleines de raison, en les voyant même composer des ouvrages remarquables;

(1) La discussion ouverte devant la Société médico-psychologique sur la responsabilité partielle, m'ayant obligé à parler avant que mes matériaux ne fussent réunis, la question m'a paru assez importante pour être reprise dans les *Annales d'hygiène et de médecine légale* avec de plus grands développements.

ceux qui ne les connaissaient que d'après ces manifestations se
sont récriés contre l'accusation d'insanité, et si d'autres,
mieux avisés, l'ont admise, ils ont décidé que l'aliéné encou-
rait une responsabilité partielle.

Nous rétablirons la vérité dans ce travail, en montrant les
aliénés tels qu'ils sont.

Sur le terrain même de la responsabilité partielle, les interprétations varient ; les uns sont d'avis que l'aliéné, en dehors
de ses conceptions délirantes, de ses hallucinations, de ses
illusions, est responsable de sa conduite, lorsqu'il a agi sous
l'impulsion des motifs qui déterminent la grande majorité
des hommes. Les autres veulent qu'il soit passible des peines
de la loi, lors même qu'il a cédé à ses conceptions délirantes,
par la raison que les motifs qui l'ont entraîné, ne diffèrent
pas de ceux des coupables ordinaires, puisqu'ils révèlent
également une satisfaction, et que l'aliéné conserve assez de
discernement pour combattre et résister. L'intégrité apparente de l'esprit dans la correspondance a surtout été, dans
ces cas, une considération puissante pour requérir la peine
et l'appliquer.

Plusieurs, enfin, tout en admettant la responsabilité partielle, soutiennent que les aliénés auxquels elle est applicable
constituent une catégorie particulière d'individus que la loi
ne saurait frapper sans injustice, puisqu'ils sont malades et
doivent, pour la sûreté de la société, être enfermés dans des
endroits spéciaux.

L'observation des établissements privés et publics a surtout fourni des arguments en faveur de la responsabilité partielle. M. Belloc (1) et M. J. Falret, dans une communication
faite à la Société médico-psychologique, ont donné leur appui
à cette doctrine.

(1) Belloc, *De la responsabilité morale chez les aliénés à propos du
rapport médico-légal sur l'état mental du sieur F... G...., accusé de parricide (Ann. médico-psychologiques*, 3° sér., 1861, t. VII, p. 236 et 41

Il est incontestable que, dans nos asiles, c'est sur cette notion de la responsabilité partielle, que nous nous basons pour punir les aliénés qui injurient, menacent, frappent, se livrent à des désordres, font des dégâts, sont nuisibles et dangereux. Mais la punition n'est appliquée que quand la tranquillité publique est véritablement troublée, et que le malade a la conscience de ses actes; la règle, dans les autres cas, est de ne pas voir et de ne pas entendre. Les malades inconscients, quel que soit leur acte, sont seulement isolés.

Si l'ordre, la bonne tenue de l'établissement exigent ces peines disciplinaires, il n'est pas de médecin, d'employé, d'infirmier même qui ne se disent, pourquoi se fâcher contre cet homme? ce qu'il a fait est le résultat de la maladie; ses ruses, ses mensonges, ses artifices, ses complots, ses médisances, ses calomnies, sa méchanceté raisonnée sont les symptômes de la folie. Cette appréciation est la conséquence de l'expérience de chaque jour qui met hors de doute la mobilité, l'inconsistance, le défaut d'esprit de suite, l'absence du sens moral, l'affaiblissement de l'intelligence, l'obscurcissement des sentiments les plus naturels, l'altération du jugement, l'impossibilité, en un mot, de se conduire comme les autres hommes, chez des malades qui ont parlé raisonnablement pendant plusieurs heures à des étrangers, et soutenu avec toutes les apparences de la raison l'interrogatoire d'un magistrat.

Ce fait d'observation quotidienne, qui a la force d'un axiôme, ne saurait être assez répété; aussi peut-on affirmer sans crainte qu'un simple gardien connaît mieux la folie et donnera des solutions plus pratiques que les hommes du monde les plus intelligents.

La responsabilité de l'aliéné est donc, pour le médecin spécialiste, tout autre que celle de l'homme qui jouit de sa raison, et, à ce point de vue, elle ne saurait être placée sur la même ligne que celle des accusés ordinaires.

Cette responsabilité partielle, empruntée à la pratique des asiles publics et privés, n'est d'ailleurs qu'un accessoire de la question ; elle ne touche pas sa virtualité, la responsabilité générale, la seule qui soit réellement passible des peines de la loi.

Le premier point à rechercher est de savoir si l'aliéné est responsable de ses actes, comme les accusés jouissant de leur raison. En supposant la réponse négative, le second point est d'examiner s'il existe une responsabilité limitée, partielle ou proportionnelle, suivant la juste remarque de M. Legrand du Saulle, et quelles sont les mesures préservatrices que la société peut prendre à l'égard des aliénés de cette catégorie. C'est ce que nous discuterons bientôt, après avoir posé quelques considérations préliminaires.

Cette différence de responsabilité, fondée sur les différences de capacité intellectuelle et morale, n'est pas seulement propre aux aliénés. Nous avons déjà établi par des faits qu'elle est aussi admise par les jurés pour des infirmités intellectuelles et morales d'un autre ordre. C'est en ayant constamment devant les yeux les résultats déplorables de l'abandon d'une foule d'accusés par la famille et la société, que ces magistrats populaires ont été conduits à écarter, dans maintes circonstances, le chef principal de l'accusation, à abaisser la peine de plusieurs degrés, et à proposer les circonstances atténuantes, même dans les questions subsidiaires (1).

Cet abaissement successif de la pénalité par le jury qui, en 1861, a déclaré 3342 accusés coupables de crimes, et a admis les circonstances atténuantes en faveur de 2487 d'entre eux, soit 744 sur 1000, tandis que la proportion avait été de 725 sur 1000 en 1860, devait appeler l'attention du ministre

(1) A. Brierre de Boismont, *De quelques incapacités civiles et criminelles* (*Ann. d'hyg. et de médecine légale*, avril 1863). — G. Girolami, *Della regola fondamentale per determinare la capacità o incapacità civile e criminale*. Milano, 1863.

de la justice. Le compte rendu, publié cette année, montre
que la grande indulgence systématique dont font preuve les
jurés, appréciateurs les plus éclairés de chaque inculpation,
envers les accusés de certains crimes, a engagé le ministre
à préparer un projet de loi, en vertu duquel la juridiction
correctionnelle sera substituée, pour la connaissance de ces
crimes, à celle des cours d'assises (1). Il résulte, en effet, des
relevés, pour les cinq dernières années, que, sur 100 accusés
compris dans cette catégorie, 21 seulement (un cinquième)
ont été condamnés à des peines afflictives et infamantes, et
79 (les quatre cinquièmes) ont obtenu le bénéfice des circonstances atténuantes (2). Il est presque certain que cette décroissance de la pénalité ne s'arrêtera pas là, et qu'elle em-
brassera d'autres catégories, car l'expérience de ce siècle a
prouvé que l'adoucissement de la pénalité diminuait de beaucoup le nombre des récidives (3).

Comment d'ailleurs mettre la responsabilité de l'aliéné sur
la même ligne que celle de l'homme raisonnable, lorsqu'il y
a entre elles la différence qui sépare un organisme malade
d'un organisme sain?

Primitivement ou secondairement, le cerveau est atteint
chez le fou; il ne saurait être soustrait à la loi générale qui
lie les dérangements de la fonction à ceux de son organe. Si
c'est l'idée qui se trouble la première, il se passe alors dans
le cerveau ce qu'on observe dans l'estomac des névropathi-
ques, chez lesquels la pensée d'une odeur désagréable, d'une
préparation défectueuse, arrête la digestion, produit le dé-

---

(1) Ces crimes se divisent en menaces, contrefaçons de sceaux, en
blessures suivies d'incapacité de travail de plus de vingt jours, en violences commises en état de vagabondage ou de mendicité.

(2) *Moniteur universel*, 24 avril 1863.

(3) Voy. Bertin, *Colonie de Mettray* (le Droit, 1860 ou 1861), et
E. Paignon, *Le Code pénal devant le corps législatif* (la Presse, 30 mars
et 8 avril 1863).

goût, l'anorexie, la pesanteur et tous les indices d'un mal physique.

Si c'est, au contraire, le cerveau qui est affecté, il réagit à son tour sur les idées qu'il modifie, dérange ou suspend; sympathiquement, il se prend aussi par l'influence d'un organe malade. Guislain a vu le cœur lésé présenter des anomalies et le sujet délirer; le désordre intellectuel cessait dès que la circulation était rétablie. Plusieurs praticiens ont remarqué que les personnes affectées de maladies organiques du centre circulatoire, manifestaient une certaine étrangeté de caractère, qu'elles étaient dominées par un besoin de nuire ou par des passions violentes. Ce fait est confirmé par Guislain (1).

Cette dépendance de l'organe et de la fonction, du cerveau et des idées, est si étroitement liée à la responsabilité, qu'il devient indispensable, surtout pour les jurés et les magistrats, de rapporter quelques faits concluants qui démontrent l'action puissante des lésions du corps sur les opérations de l'esprit.

Il est aujourd'hui hors de doute, pour nous borner à une cause bien connue, que l'abus des boissons alcooliques produit l'altération des éléments du sang, la dégénérescence graisseuse du cœur, la diminution relative du cerveau, la congestion des méninges, des exsudats plastiques à leur surface (2), les folies ébrieuses, la paralysie générale, l'imbécillité, et, suivant le professeur Magnus Huss (de Stockholm), la stérilité des parents, la mort précoce des enfants, l'augmentation des idiots, des fous et des suicides. Pour Bicêtre seulement, la proportion des individus devenus aliénés par l'influence de l'alcool, a presque doublé en six ans (de 1856 à 1861).

(1) *Leçons orales sur les phrénopathies.*
(2) A. Voisin, analyse du *Traité des maladies mentales*, de M. Dagonet (*Ann. d'hyg.* p. 228, janvier 1863).

Cet agent n'est pas le seul qui agisse d'une manière aussi fatale, l'opium et le haschisch produisent également des résultats déplorables (1); et il est probable que le tabac devient, par son usage longtemps continué et son abus, un des éléments de la paralysie générale, maladie de ce siècle, qui, du moins, dédommage ses milliers de victimes, en leur donnant en rêve le bonheur, la richesse et les honneurs (2). Dans cette défense de la soumission forcée de l'esprit à la matière, nous n'aurions garde d'oublier l'hérédité que les parents transmettent d'une manière aussi certaine à leurs enfants, qu'ils leur lèguent leurs traits, leur tempérament, leurs qualités, leurs défauts et leurs vices.

La responsabilité de l'aliéné se présente dès lors sous l'influence de causes oppressives tellement énergiques, que, dans les cas où elles exercent leur action, il est impossible de ne pas reconnaître qu'elle n'est plus celle de l'homme bien organisé, et qu'elle se trouve dans un véritable état d'infériorité.

Mais il y a un point non moins important à rechercher, ainsi que nous l'avons déjà fait pressentir, c'est de savoir, lorsque la folie s'est emparée d'un homme, s'il est véritablement responsable? Théoriquement et scientifiquement, la médecine, la philosophie, la loi, se prononcent pour la négative.

L'irresponsabilité est admise par tout le monde pour les délirants généraux, les maniaques agités, incohérents, les mélancoliques apathiques, muets, stupides, les monomanes

_____

(1) J. Moreau (de Tours), *Du hachisch et de l'aliénation mentale.* Paris, 1845. — Libermann, *Les fumeurs d'opium en Chine.* Paris, 1862. — A. Brierre de Boismont, *Des hallucinations, ou histoire raisonnée,* etc., chap. VII. *Des hallucinations par intoxication,* 3ᵉ édit. Paris, 1862, p. 190 et suivantes.

(2) Cette opinion est celle de M. le docteur Jolly, de l'Académie de médecine. Il a recueilli beaucoup de faits qui ne lui laissent aucun doute sur l'influence de cette cause dans la production de la paralysie générale.

rapportant tout à leur idée fixe, les déments simples ou avec
paralysie générale, les idiots, les crétins. Relativement à ces
diverses classes de la folie, déjà fort nombreuses, il ne saurait, en effet, y avoir d'objection.

Les difficultés commencent avec les délires partiels ou monomanies, dans lesquels les malades ne délirent que sur un
ou sur un petit nombre d'objets, et paraissent bien raisonner sur les autres.

A l'égard de ces malades, cependant, des autorités d'un
grand poids ont défendu l'irresponsabilité. Voici comme s'exprime, au XVI° siècle, le médecin Paul Zacchias : « En droit,
ceux qui sont affectés du délire mélancolique (monomanie),
doivent être, comme tous les insensés, privés de la gestion des
affaires qui exigent l'intégrité de l'entendement, par le motif
que, bien qu'ils ne déraisonnent d'abord que sur un objet,
ils sont sujets à délirer d'un instant à l'autre sur des choses
dans lesquelles ils semblent se conduire avec prudence (1).

L'illustre chancelier d'Aguesseau n'est pas moins explicite;
parlant des aliénés qui voient partout des princesses, s'imaginent qu'on veut les arrêter, se croient transformés en bêtes,
veulent être Dieu même, il dit : « Qu'on ne les interroge pas
sur ces matières; dans tout le reste, ils paraissent sages. Qui
pourra croire cependant que de tels insensés soient en état de
faire un testament (2)?... »

Cette doctrine est aussi celle de la magistrature actuelle en
matière civile.

M. Sacase, conseiller à la cour impériale d'Amiens, dans
un très-bon travail (3), déclare que l'existence d'une lésion

_____

(1) Pauli Zacchiæ, *Quæstionum medico-legalium libri secundi titulus
primus : De dementia et rationis læsione, et morbis omnibus qui rationem
lædunt. Questio* IX. Francofurti ad Mœnum, 1588.

(2) *OEuvres*, t. III, p. 503.

(3) Sacase, *De la folie dans ses rapports avec la capacité civile*, p. 38.
Paris, 1850.

cérébrale suffit pour ôter à l'homme la possession de lui-même, sans laquelle il n'est pas libre. La liberté, en effet, ne peut résulter d'un état intellectuel mixte, dans lequel se succéderaient la raison et la folie; elle doit être entière, parce qu'ainsi le veut l'unité indissoluble de l'être pensant, et parce que la jurisprudence ne peut l'accepter avec ce mélange d'oppression qui détruit son essence même. Le docteur G. Girolami a aussi soutenu cette opinion dans un travail récent (1),

Un jurisconsulte d'une grande autorité, mais qui ne s'est pas montré plus équitable pour les médecins que ceux-ci n'ont été indulgents pour ses prédécesseurs en les accusant d'avoir brûlé, par ignorance, des milliers de fous réputés sorciers, M. le premier président Troplong, professe la même opinion.

« Nous voyons, dit-il, dans la raison qui pense et qui juge, une substance une, que la diversité de ses facultés ne rend pas divisible, et pour l'intégrité de laquelle l'usage ou l'absence de l'une de ses facultés est une question d'être ou ne pas être. Eh quoi! si dans le corps vivant une lésion organique profonde, alors même que la contagion du mal n'a pas gagné les autres organes, suffit pour que la santé n'existe plus, la santé de l'esprit existera-t-elle parce que l'âme n'aura perdu que la mémoire, ou la volonté, ou le jugement? Qui peut savoir ce que, dans le jeu de cette admirable unité, apportent d'essentiel la mémoire qui rassemble les éléments du jugement, le jugement lui-même qui les combine et la volonté qui exécute? Non, non; cela ne se discute pas (2). »

Parmi les nombreux procès en interdiction pour insanité,

---

(1) *Della regola fondamentale per determinare la capacità o incapacità civile e criminale.* Milano, 1863.

(2) *Affaire du Commandeur Da Gama Machado ; soixante et onze testaments ou codicilles; demande en nullité pour captation et insanité d'esprit;* discours de M. Merveilleux-Duvigneau, substitut de M. le procureur impérial (le *Droit*, 13 mars 1863, p. 859, colonnes 3 et 4),

plaidés devant la cour de Paris, nous en citerons un qui résume la tendance générale de l'esprit des juges. M. l'avocat impérial Bonduraud, portant la parole dans la demande en nullité du testament de la dame Lamothe, qu'on prétendait atteinte d'aliénation mentale, a défendu l'irresponsabilité de la folie partielle par une argumentation serrée, dont nous reproduisons la partie principale : « Un homme se croit fille; vainement soutiendra-t-on que cette manie est sans influence sur le reste de ses idées; les tribunaux repousseront, comme le fit le parlement de Toulouse, un système qui consiste à diviser le cerveau en une partie saine et une partie malade. L'unité de l'âme proteste contre de telles doctrines. Mais lorsqu'il s'agira seulement de bizarreries de caractère, il s'en reucontrera certainement un grand nombre qui, malgré leur apparente légèreté, seront parfaitement compatibles avec une sage administration de la fortune; ce sont là des questions de fait. Ce que nous pouvons, en tout cas, avancer d'une façon générale, c'est qu'un testament sera valable et devra être maintenu, toutes les fois que la volonté du testateur aura été intelligente et libre ; toutes les fois que ce testament aura été le résultat d'une appréciation saine et éclairée des devoirs de famille et d'amitié, et que les bizarreries de caractère auxquelles le testateur pouvait être sujet, auront été sans influence sur les dispositions par lui prises. La doctrine la plus sévère ne pourrait rien exiger de plus. »

Nous fondant sur la même interprétation des faits, lorsqu'on vint nous consulter pour cette affaire, nous émîmes l'avis que le testament serait maintenu, et nous refusâmes de donner une consultation contraire. Sur les conclusions de M. l'avocat impérial Bonduraud, le tribunal prononça la validité du testament (1).

Les tribunaux classent aussi des théories extrascientifiques

(1) *Le Droit* et *la Gazette des tribunaux*, 4, 5, 6 mars 1862.

à côté des bizarreries de caractère qui n'entraînent pas la cassation des testaments, lorsque ces actes ont été accomplis avec les garanties qui viennent d'être indiquées (1).

L'unité de la vie, celle de l'âme, voilà les obstacles contre lesquels viennent se briser tous les efforts tentés pour fractionner les facultés intellectuelles et morales, les propriétés cérébrales. Il n'est personne, en effet, qui ne sente que ces divisions, quelque naturelles qu'elles paraissent, se fondent dans une dominante générale. Chacun a la conviction que, soit qu'il pense, qu'il sente, soit qu'il se meuve, agisse, se nourrisse, il est toujours le même être, et qu'un dérangement dans l'une de ces fonctions trouble l'harmonie de toutes les autres.

L'unité de l'âme pensante, l'unité du principe vital autorisent donc le philosophe, le médecin, le légiste à rechercher scientifiquement et théoriquement les caractères distinctifs de l'aliénation mentale, au point de vue de la responsabilité, et, comme conséquence de cette recherche, à déclarer aliéné l'homme dominé par une seule idée délirante, aussi bien que celui qui est tombé au dernier degré de la démence ; car, quelque limité que soit le désordre de la raison, il n'en constitue pas moins un chaînon brisé du rouage intellectuel, et le principe de l'unité se trouve attaqué dans son essence.

En matière civile, cette irresponsabilité des aliénés est admise par la magistrature ; mais, par une contradiction pénible, et qui a fait dire à Georget qu'on prenait plus soin de la fortune des gens que de leur vie, elle la rejette en matière criminelle. Il est évident que cette différence de vues tient à la conviction où est la magistrature de la nécessité de protéger la société contre les attaques auxquelles elle est continuellement en butte.

Il y a, selon nous, dans cette divergence d'opinion, une

(1) *Le Droit*, affaire da Gama de Machado, déjà citée, 1, 6, 9, 10, 11, 13 et 14 mars 1863.

erreur de raisonnement ou du moins une logique qui nous
échappe; en effet, si l'unité de l'âme fait repousser, dans
l'acte civil d'un aliéné (testament), le système qui divise le
cerveau en une partie saine et une partie malade, on ne voit
pas pourquoi elle le ferait admettre dans l'acte criminel
d'un autre aliéné, et quelquefois du même individu. En vain
invoquera-t-on les intérêts sacrés de la société, il sera toujours
impossible de comprendre les motifs différentiels de la folie
du premier aliéné et de la raison du second.

L'histoire et la statistique ne sont-elles pas d'accord pour
attester les effets d'une extrême sévérité? Sans chercher nos
exemples parmi les supplices barbares, qui sont la honte de
l'humanité, M. le conseiller Desmaze nous fait connaître
que, le 3 avril 1552, quelques placards ayant été affichés
sur le Pont-Neuf, au milieu d'une émotion populaire, un
individu pris la veille, et soupçonné d'être l'auteur de ces
placards, fut exécuté dès le lendemain, au milieu du Pont-
Neuf. Le 2 janvier 1563, le Châtelet de Paris condam-
nait à être brûlé vif Geoffroy Vallée, auteur d'un livre
intitulé : *La béatitude des chrétiens, ou le fléau de la foi.* En
1653, on donnait l'ordre à M. de la Reynie d'attacher à la
première chaîne des forçats, qui partirait pour les galères,
les nommés Bourdin et Dubois, condamnés au Châtelet pour
distribution de libelles. Quel a été le résultat de ces in-
concevables rigueurs? M. Desmaze se charge de nous l'apprendre : « La presse en France était vivace, puisqu'elle sur-
vécut à de semblables pénalités ; elle se joua de la Bastille,
des galères et des amendes (1), » et il aurait pu ajouter du
gibet et du feu.

A cette époque, on ne reculait pas devant l'exécution d'un
fou, si le fait touchait à la religion, ce qui montre que la
doctrine de la guérison en place de Grève n'est pas nouvelle.
« Le dimanche 3 août 1570, dit notre auteur, François Sar-

(1) Charles Desmaze, *Histoire du Châtelet de Paris.* Paris, 1863.

razin (de Caen), âgé de vingt-deux ans, enfermé comme *fou*, parvient à s'échapper. Il se rend à Notre-Dame, pénètre dans la chapelle de la Vierge, où il renverse le calice, transperce avec une épée les hosties, et frappe le prêtre qui officiait. Le lundi matin, il est renvoyé au Châtelet et jugé sur la compé-tence ; le mardi il est condamné par le parlement et brûlé dans l'après-dînée. Avant de livrer aux flammes ce malheu-reux insensé, on l'avait attaché au poteau et torturé. » Envi-ron trois cents ans après, le même événement avait lieu dans le même temple; mais le préfet de police, qui jugeait cette fois en dernier ressort, envoyait l'insensé dans un asile privé de la capitale.

M. Belloc, qui a traité la question de la responsabilité mo-rale avec un véritable talent, est d'avis qu'il ne faut pas affir-mer, avec le ministère public, qu'une seule idée raisonnable chez un accusé lui laisse la responsabilité de tous ses actes, et, avec le médecin, qu'une seule idée déraisonnable décharge l'accusé de toute responsabilité. Agir ainsi, c'est, dit-il, oublier que la plupart des aliénés, quoique véritablement aliénés, conservent, pour un grand nombre de leurs actes, tout ou une partie de leur libre arbitre. Plus loin, il ajoute, la doctrine de l'irresponsabilité, qui semble, au premier aperçu, favo-rable aux aliénés, leur a fait, en réalité, plus de mal que toutes les erreurs judiciaires réunies (et les milliers de sor-ciers brûlés, c'est bien quelque chose !). N'est-ce pas elle qui a engendré le régime des cachots grillés et des anneaux de fer? N'est-ce pas elle qui est grosse du traitement à la mécanique que prépare l'administration? Suivant lui, la question d'éten-due domine toute la cause; seule elle imprime à l'acte son véritable caractère et en mesure la moralité. C'est faute d'avoir fait cette distinction fondamentale que les médecins, dans son opinion, se sont mis à côté de la question.

Le ministère public, continue-t-il, ne nous demande pas si l'accusé qu'il nous présente serait déclaré fou dans les

épreuves d'un concours ou devant une académie ; il soutient
seulement, ce qui est bien différent, que l'accusé, en commettant l'acte reproché, *savait ce qu'il faisait et pouvait s'empêcher de le faire.* « Fort de l'importance qu'il attribue à la
question d'étendue du délire, M. Belloc pense qu'il ne faut
plus rechercher si tel accusé est absolument sage ou absolument irresponsable, mais *quelles sont chez lui les limites dans
lesquelles la société peut, sans injustice, lui demander compte
de ses actes* (1)? » Nous ne discutons pas l'opinion de M. Belloc, cela a été, avec autorité, fait par M. Delasiauve, mais
nous croyons la question tout aussi compréhensible, énoncée
en ces termes : l'acte incriminé a-t-il été commis par un fou,
et, s'il l'a été, dans quelles limites la société peut-elle lui en
demander compte (2) ?

Poser ainsi le problème, c'est demander à chacun de nous
le résultat de son expérience, méthode toujours préférable
aux dissertations scientifiques et philosophiques, c'est continuer l'œuvre si utile commencée par notre collègue M. Trélat (3). Par tempérament et par expérience, nous nous sommes
toujours tenu à distance des extrêmes, ce qui a fait dire à un
de nos honorables collègues qu'il savait d'avance que le caractère distinctif de nos compositions serait une halte dans le

(1) Belloc, *De la responsabilité morale chez les aliénés.* 1861, p. 26,
27, 28 (extrait des *Ann. méd.-psychol.*, 1861).

(2) Belloc, *ouv. déjà cité.* 1861, p. 26, 27, 28. Voyez sur la question de
la responsabilité des aliénés : J. Bucknill, *Unsoundness of mind in relation to criminal acts.* London, 1854 ; C. Hood, *Suggestions for the future
provision of criminal lunatics.* London, 1854 ; A. Taylor, *Manual of medical jurisprudence.* London, 1844 ; Ray, *A treatise on the medical jurisprudence,* London, 1839. Voyez aussi les journaux de Forbes Winslow,
de Bucknill, de Damerow, l'*American Journal of Insanity,* l'*Appendix
psychiatrica* de Verga et le précis clair, sobre et méthodique que vient
de publier le docteur Francesco Bonucci, sous le titre de : *Medicina le-
gale delle alienazioni mentali,* Perugia, 1863.

(3) *La folie lucide, étudiée et considérée au point de vue de la famille et
de la société.* (Paris, 1861).

juste milieu. Fidèle à ce principe, nous passerons d'abord en revue les malades qui ont été confiés à nos soins, et nous résumerons ensuite nos impressions.

Convaincu que le journal quotidien de la maladie, et l'histoire de la vie entière des individus étaient les seuls moyens d'apprécier convenablement les affections mentales, nous avons constamment rédigé nous-même chacune de nos observations. Secondé par une compagne dévouée, qui ne perd jamais de vue ses pensionnaires, et nous rapporte chaque soir ce qu'il y a eu de saillant dans la journée, nous croyons pouvoir affirmer que cette analyse pratique ne nous a pas été moins utile pour la folie que pour la raison.

Un résultat certain de cette étude, c'est que si, comme on l'a prétendu, les médecins de fous n'ont pas beaucoup avancé depuis leur entrée dans la carrière, on ne saurait leur refuser d'avoir appris par cette observation patiente à connaître intimement leurs malades, à annoncer sur un signe, un geste, une intonation, une parole, ce qu'ils vont faire ou dire, et en remontant des gens aliénés aux gens raisonnables, dont ils ne diffèrent que par l'impuissance du contrôle de soi-même, d'avoir acquis la conviction qu'ils ont comme eux toutes les passions de l'humanité, surtout les mauvaises, et qu'ils ne leur cèdent en rien pour la présomption, la vanité, l'orgueil démesuré, la ruse, le mensonge, la dissimulation ; ces données premières établies, recherchons ce que vont nous révéler les histoires particulières de nos malades.

Il existe une catégorie de la folie, alternativement désignée par les noms de *manie raisonnante*, de *manie sans délire* (Pinel), de *monomanie raisonnante* (Esquirol), de *monomanie impulsive, instinctive* (Marc), de *folie morale* (*moral insanity* Prichard), d'*exaltation maniaque, folie d'action* (Brierre de Boismont (1), dans laquelle les individus commettent, avec les

_____

(1) *Bibliothèque du médecin praticien*, t. IX, art. MANIE, 1849.

apparences de la raison, tous les méfaits possibles. Ces malades sont les fléaux de leurs familles et la terreur des maisons de santé.

La folie raisonnante peut s'observer avec un état d'imbécillité ou de faiblesse d'esprit congénital, plus souvent avec l'excitation maniaque, avec certaines monomanies, la double
forme, la paralysie générale, etc., avec des dispositions intellectuelles et morales, antérieures ou consécutives à des accès
de folie ; mais l'observation démontre également que la folie
raisonnante peut être prédominante, et constituer le trait saillant de la maladie.

C'est dans les faits de ce genre, empruntés à notre pratique
et recueillis par nous avec le plus grand soin, que nous allons
puiser les éléments de la réponse à la question si controversée de la responsabilité générale et de la responsabilité partielle.

Obs. I. — *Folie raisonnante héréditaire, hystérique, avec idées
exagérées de religion, de pudeur et de réforme, tendance au suicide;
illusions de l'ouïe.*

Madame Eugénie (1), âgée de quarante-huit ans, blonde, lympha-
tico-nerveuse, d'une bonne santé, est née d'une mère aliénée, morte
à Charenton, après un séjour d'une vingtaine d'années. Les premiers
indices du dérangement de sa raison remontent à environ dix ans.
Ils ont été caractérisés par des idées exagérées de religion, de
vertu, de philanthropie. Elle était toujours dans les églises, entretenait les curés de projets de bienfaisance, et leur donnait à l'occasion des conseils. La teinte de son esprit s'assombrissant, elle s'est
imaginée qu'on empoisonnait les hosties et que plusieurs prêtres lui
tenaient des propos inconvenants. Le cercle des illusions s'est
agrandi ; elle voyait partout des images indécentes; elle était sans
cesse occupée chez elle à les faire disparaître en grattant, modifiant,
coupant tous les objets qui lui paraissaient avoir une ressemblance
avec la célèbre gravure de Jupiter et de Léda. Plusieurs fois même,
elle acheta des statuettes et autres objets d'art, dont les attitudes lui
semblaient provoquantes, afin de les soustraire aux regards, en les

_____

(1) Les noms sont pour faciliter la lecture.

détruisant. Ses tendances charitables la portèrent à vendre ses bijoux et à donner beaucoup d'argent pour améliorer le sort des malheureux. Ce fut aussi dans cette intention qu'elle adressa plusieurs mémoires au président de la république.

Ses actes, ses conversations, ses médisances, sa manière de vivre, ses sermons continuels avaient rendu la vie commune insupportable. Pendant des années cependant son mari soutint cette lutte intestine, mais enfin l'inquiétude le gagna, et il demanda une consultation à MM. Ferrus et Portalès. Après un examen approfondi, ces deux médecins déclarèrent que madame Eugénie était atteinte d'une folie raisonnante héréditaire, hystérique, et que, dans plusieurs circonstances, elle avait montré de la propension au suicide. Quelque temps après, M. B..... vint nous prier de visiter sa femme. Dans le douloureux récit qu'il nous fit de son long martyre, il raconta que lorsqu'il se promenait avec sa femme, celle-ci s'écriait tout à coup : « Tu vois bien ce que tu viens encore de me faire, en même temps elle lui pinçait fortement le bras. » Qu'ai-je donc fait, lui demandait-il, quelque habitué qu'il fût à ces scènes? Mais jamais il n'avait pu obtenir d'elle une explication satisfaisante; aussi conjecturait-il avec beaucoup de vraisemblance, qu'elles étaient dues à des illusions de l'ouïe et de la vue. Il me communiqua la consultation de MM. Ferrus et Portalès, très-fortement motivée et qui se terminait par la recommandation de faire sortir cette dame de chez elle. En achevant sa narration, ce malheureux homme nous avoua, les larmes aux yeux, qu'il craignait que ce contact prolongé ne finît par le rendre fou.

Lorsque nous nous présentâmes devant madame Eugénie, nous ne lui cachâmes pas le but de notre visite; elle n'en parut point surprise, et nous entretint elle-même de la mort de sa mère à Charenton, mais elle protesta avec une extrême vivacité contre la qualification de folie à laquelle nous n'avions fait aucune allusion, et qu'un pressentiment instinctif suggère à beaucoup de ces malades. Un coup d'œil jeté sur son ameublement, nous fit voir qu'elle avait coupé, détruit, les ornements, les moulures, les nervures de ses fauteuils, de son lit, qu'elle croyait simuler des contours voluptueux.

Après avoir pris le consentement de sa famille, M. B....., qui ne voulait pas employer la violence, imagina, comme cela arrive fréquemment, de dire à sa femme que sa santé exigeait de nouveaux conseils et la conduisit dans notre établissement. La conversation que nous avions eue avec cette dame, avant son entrée, nous ayant révélé un de ces cas qui suscitent toujours des difficultés, nous priâmes un de nos collègues de la Société médico-psychologique, médecin de Bicêtre, M. le docteur Delasiauve, de vouloir bien examiner la malade et de nous rédiger ensuite un certificat d'admission.

Cette pièce était ainsi conçue : « Madame Eugénie est atteinte depuis plusieurs années d'une exaltation prononcée de la sensibilité, avec exagération des sentiments de pudeur et de religion ; à ces dispositions morales est venu se joindre un affaiblissement notable de l'intelligence caractérisé par la divagation et la puérilité des idées. »

Cette dame se montra d'abord étonnée de sa séquestration, et se plaignit de la conduite de son mari, dont elle critiquait plutôt la faiblesse de caractère que les mauvaises intentions : bientôt elle parut prendre facilement son parti de cette mesure.

Pendant le premier mois de son séjour, madame Eugénie fut fort réservée. A l'entendre, les hallucinations n'existaient plus, si toutefois on pouvait donner ce nom à des sensations déterminées par la présence d'objets réels ; les exagérations religieuses et charitables qu'on lui reprochait avaient été singulièrement grossies ; elles n'étaient que des aspirations d'un cœur rempli de pitié pour les malheureux.

Sa conversation était fort raisonnable, pleine d'aménité et très-spirituelle.

Peu à peu, elle commença à parler à tout le monde de la folie de sa mère, de son séjour et de sa mort à Charenton, de tous les détails de sa vie, de la faiblesse d'esprit de son mari et de ses discussions avec lui. Le premier venu recevait ses confidences, elles étaient tellement prolixes qu'il n'y avait pas de patience qui pût résister à cette épreuve.

Malgré sa réserve et sa politesse envers les personnes de la maison, on ne fut pas longtemps sans s'apercevoir qu'elle ne disait pas un mot de vrai, et qu'elle était même habile à inventer des histoires. Au moment où l'on croyait l'avoir persuadée par des conseils bienveillants et des procédés affectueux, dont elle semblait reconnaissante, elle répandait mille calomnies, tourmentait les pensionnaires par ses fausses confidences et troublait l'harmonie des réunions. C'était, au reste, la conduite qu'elle avait tenue depuis plusieurs années, et dont le résultat avait été de désunir des ménages, d'exciter des haines parmi ses amis, et de se faire fermer les portes de plusieurs maisons. Sa physionomie était en complet désaccord avec ses discours et ses actes ; car lorsqu'elle était parvenue à mettre partout le désordre, elle avait le sourire sur les lèvres, l'expression doucereuse, et ne faisait entendre que des paroles de paix et de piété. L'instinct érotique, si apparent dans son indignation exagérée contre les prétendues indécences, lorsqu'elle était en liberté, se manifestait ouvertement dans la maison. Sous prétexte de vous entretenir, comme son médecin ou son confesseur, elle se livrait aux propos les plus libres et révélait, sans rougir, les mystères du gynécée.

Les mauvaises mœurs de son oncle qui, disait-elle, l'avait élevée, étaient son thème habituel de conversation ; elle entrait sur ce sujet dans des détails si peu cachés, que plusieurs fois des dames pensionnaires s'éloignèrent d'elle.

Madame Eugénie présentait un symptôme fort commun dans l'aliénation mentale ; elle interprétait, comme lui étant adressées, les conversations, les mots sans signification prononcés autour d'elle, ce qui donnait lieu souvent à des scènes fort désagréables ; parfois même, elle rapportait des entretiens qui n'avaient eu lieu que dans son imagination. Le séjour de cette dame dans l'établissement fut de huit mois. Pendant les six premiers, elle ne cessa de monter les pensionnaires contre les chefs de l'établissement, de leur dire qu'ils étaient injustement détenus, de les exciter les uns contre les autres au détriment de leur tranquillité et de celle de la maison. Lui faisait-on quelques représentations à cet égard, elle témoignait un profond étonnement, se prétendait victime de dénonciations, niait ce qu'elle venait de dire à ses commensaux, et attribuait ces persécutions aux commérages de son mari.

Chose remarquable ! cette dame qui, dans la conversation avec les personnes du dehors, ne laissait rien percer de déraisonnable, était jugée par les autres aliénées, à cause de ses paroles et de ses actes, comme une des plus malades de la maison ; et un jour, une des pensionnaires qui avait fatigué le parquet de plaintes relatives à sa détention arbitraire, lui dit en notre présence : Madame, quand on se conduit ainsi, on est un vrai pilier de maison de santé.

Au bout de ces six mois de séjour, madame Eugénie, ne voyant aucun changement dans sa position, malgré ses doléances continuelles, comprit que, pour être mise en liberté, il fallait agir différemment ; elle ne fit plus aucune allusion à son passé ; si on le lui rappelait, elle expliquait les choses d'une manière plausible et affirmait que la maladie de sa mère lui avait singulièrement nui. Il était visible pour nous qu'elle se contenait et qu'elle n'avait qu'un but, celui d'obtenir sa sortie. Elle écrivit plusieurs lettres dans cette intention au préfet de police et fut examinée deux fois par un médecin de l'autorité, qui reconnut la folie raisonnante. Si cette dame, qui ne s'abandonnait plus à aucune divagation, devait par son adresse et son empire sur elle-même, en imposer aux magistrats, aux gens du monde et même aux hommes de l'art qui ne sont pas familiarisés avec ses sortes de malades, la longueur des journées, sa présence continuelle au milieu de nous, ne lui permettaient pas de rester toujours dans son rôle. Bientôt, ses insinuations, ses paroles, ses actes ne laissaient aucun doute sur la persistance de la systématisation délirante de ses idées fausses. Parfois elle s'abandonnait à des conversations sans fin ou sa personnalité était toujours en jeu, et qui devenaient fastidieuses et insupportables. Elle reprenait tout son empire sur elle-même dans sa correspondance, et écrivait de longues lettres qui n'offraient pas le plus léger signe de démence; nous envoyions ses lettres à leur adresse, sans aucun commentaire, sachant très-bien que la folie raisonnante de cette dame, resserrée dans les limites où elle était, ne présenterait plus aux magistrats un motif suffisant pour la maintenir en maison de santé.

Madame Eugénie, n'ayant pas réussi dans ses réclamations auprès de la première autorité à laquelle elle s'était adressée, écrivit au président du tribunal civil et au procureur impérial. Elle fut interrogée par un médecin très-versé dans les sciences accessoires, mais connaissant peu la dissimulation de ces malades. Devant lui elle se tint sur ses gardes et parla raisonnablement. Il déclara, dans son rapport, qu'elle était excentrique, mais non dangereuse (1), et qu'elle pouvait retourner chez elle; sur un ordre du parquet, elle fut mise immédiatement en liberté. Le matin même de sa sortie, elle nous avait montré une lettre dans laquelle elle maintenait la vérité de ses illusions et de ses conceptions délirantes, et soutenait qu'elle n'avait jamais été folle.

Peu de temps après nous avoir quitté, cette dame vint réclamer un certificat constatant qu'elle avait été conduite dans notre établissement sans être aliénée, nous menaçant de poursuites judiciaires, si nous le lui refusions. Nous eûmes quelque peine à lui faire comprendre que nous ne pouvions lui délivrer une semblable pièce. Madame Eugénie nous a fait depuis deux ou trois visites dans lesquelles elle nous a entretenu de ses chagrins domestiques; une fois même elle nous a fait cadeau de bonbons.

La dixième année après sa sortie, elle écrivit à madame de B....., une longue lettre de quatre pages, où elle énumérait ses griefs contre son mari, qui était toujours parti, et les persécutions puériles dont elle était l'objet de la part de ses portiers. Ceux-ci, disait-elle, ne voulaient pas lui donner leur clef à la place de la sienne, faisaient tout ce qui dépendait d'eux pour contribuer à la rendre folle et l'obliger à entrer une seconde fois dans la maison, sinon avec plus de justice, du moins avec plus de raison que la première fois.

----

(1) Pour la société, c'est possible; pour le mari, harcelé du soir au matin, souvent même la nuit, contraint d'émigrer quotidiennement, la chose est différente : encore ajouterons-nous que, sans les sentiments religieux de cette dame, et sou caractère qui est bon, elle eût très-bien pu chercher à l'empoisonner, comme l'avait essayé une dame dont nous rapporterons l'observation.

Cette lettre était la preuve évidente que la maladie persistait toujours. D'un autre côté, nous avions su du médecin de la famille, pour lequel le dérangement d'esprit de sa cliente n'a jamais été douteux, que le mari évitait toute rencontre avec sa femme, mais qu'il était fort malheureux.

Dans cette observation, comme dans celle qui suit, on trouve les grandes lignes de la folie, mais le caractère générique disparaît en partie derrière l'individualité, qui rendra toujours la classification des groupes difficile et plus ou moins arbitraire. C'est la raison pour laquelle Guislain a multiplié ses portraits. Il avait la conviction que plus ils seraient nombreux, plus les caractères de la race se grouperaient dans les esprits; aussi n'est-il pas d'observateur qui ne s'arrête devant son exposition; il y retrouve des figures de connaissance et des images qu'il n'avait qu'entrevues ou seulement rêvées. Quelque partisan que nous soyons, pour la facilité de l'étude, des types anciens perfectionnés et augmentés par Pinel et Esquirol, nous croyons que les descriptions individuelles nous font mieux pénétrer dans les mystères de la folie. Nous aurions voulu peindre à grands traits nos modèles, mais il a fallu dévier de nos habitudes, car nous n'aurions pu les faire ressemblants; ces protées changent à chaque instant d'aspect, et l'observation lente et patiente peut seule les reproduire tels qu'ils sont. Il est certain qu'on ne posséderait que des notions incomplètes sur l'observation qu'on va lire, si nous l'eussions circonscrite dans les limites ordinaires. Les détails devant lesquels nous n'avons pas reculé, permettront de concevoir pourquoi nous croyons avoir pénétré plus avant dans cette étude que nos devanciers.

Obs. II. — *Folie raisonnante, alternativement exaltée et triste (double forme) ; hystérie; perversion des instincts ; tendance au suicide (folie morale des Anglais).*

Madame Amélia avait vingt-huit ans lorsqu'elle fut placée dans notre établissement; son teint était légèrement coloré, son tempérament bilioso-sanguin, son œil vif; il y avait de la ruse, de la méchanceté, de l'audace et de l'emportement dans sa physionomie. D'après les renseignements qui nous furent donnés, avec beaucoup d'exactitude, par le mari, la maladie mentale n'avait pas moins de sept années de date, et paraissait se lier à la perte d'un enfant unique. Dans un moment d'expansion, cette dame nous confia qu'à l'époque de sa formation, elle avait eu un accès de mélancolie, pendant lequel elle entendait tout ce qu'on disait, sans pouvoir prêter attention ni répondre aux paroles qu'on lui adressait. Elle se sentait accablée par une tristesse extrême, en proie à des idées noires, à des pensées de suicide, et voulait toujours être seule; cet état dura plusieurs mois. Un de ses frères, d'une intelligence très-médiocre, avait succombé, à l'âge de vingt-trois ans, à une maladie cérébrale. Le père lui-même était singulier.

Depuis le commencement de sa maladie, cette dame avait été plusieurs fois conduite en maison de santé; elle s'était évadée d'un couvent où d'abord elle avait été placée; elle prétendait que ses réclamations aux diverses administrations avaient eu pour résultat de la faire mettre en liberté. Des médecins expérimentés, qui la connaissaient bien, nous déclarèrent, en effet, que tout en constatant de l'exaltation chez cette dame, les chagrins domestiques avaient contribué à entretenir cet état, et que, traitée avec plus d'indulgence, elle aurait pu rester dans son intérieur. Le mari était un homme froid, de bon conseil, s'acquittant avec distinction des devoirs de sa charge, mais ferme dans ses opinions; son caractère et sa position lui avaient créé des ennemis actifs; jamais son honorabilité n'avait été suspectée, malgré la lutte qui existait entre lui et la famille de sa femme. Il était évident, d'après les communications qui nous furent faites, que nous aurions à soutenir des discussions toujours délicates dans nos établissements. A raison même de ces détails, nous prîmes les précautions nécessaires, et bien édifié sur les antécédents de la malade, nous attendîmes, en l'étudiant soigneusement, les événements qui devaient avoir lieu. Dans les premiers jours, madame A... répéta souvent qu'elle était venue d'elle-même, et qu'elle me savait trop honnête pour la retenir de force. Comme dans les crises précédentes, le mal avait débuté par l'exaltation. Dans cet état, elle avait couru après les employés de sa maison, diffamé son mari auprès de ses clients, en lui attribuant des actes indélicats; tourmenté les diverses membres de sa famille par des rapports mensongers, et porté le trouble dans plusieurs maisons amies, par ses artifices et ses calomnies.

A son entrée, la forme de la maladie était celle de l'excitation maniaque, qu'on peut comparer à la pointe de gaieté des personnes bien élevées, quand elles ont bu plus que de coutume. Elle nous entretint de ses affaires, de ses rapports conjugaux avec son mari, de ses contestations de famille, des malheurs arrivés à chacun des siens, comme si elle nous avait connu depuis bien des années. Lui adressait-on des observations sur cette confession peu mesurée? Elle s'irritait et prétendait qu'en l'enfermant et en la faisant passer pour folle, elle n'avait aucun ménagement à garder. Dès le premier jour, elle nous prodigua les plus vives protestations d'attachement, mais nous ne pouvions oublier les doubles lettres que nous avions eues sous les yeux, écrites à peu d'heures d'intervalle, l'une exprimant les sentiments de gratitude et de dévouement pour les directeurs de l'établissement où elle avait été placée ; l'autre contenant ces mots : « Débarrassez-moi au plus vite de ces gens qui me sont insupportables, et ne sont guidés que par l'intérêt. » A notre remarque sur le contraste de ces deux lettres, elle nous répondit : « Il faut parler ainsi pour endormir les geôliers. »

Ces faits, qui ont leurs analogues chez une foule d'individus privés de discernement, disant tout ce qui leur passe par la tête, nous ont paru utiles à consigner à raison des accusations dirigées contre le mari, et de la persuasion où nous sommes que c'est en les groupant qu'on peut réussir à mettre hors de doute l'existence de ce genre de folies, et à éclairer la question de la responsabilité. Nous insisterons donc longuement sur les particularités de cette observation, pour fournir aux personnes peu versées dans la connaissance de la médecine mentale les preuves qu'on peut avoir l'esprit dérangé, sans idées incohérentes, sans hallucinations, sans illusions, sans cris, sans contorsions, en un mot, sans ces symptômes bizarres qu'on s'est habitué à considérer comme la marque indélébile de la folie.

Madame A..., qui d'abord avait cherché à s'insinuer dans nos bonnes grâces, ne tarda pas à se montrer telle qu'elle était : mobile, versatile, irritable, fausse, menteuse, dépensière, exagérant sa fortune, faisant des demandes de toute nature qu'elle oubliait aussitôt, excitant tous les pensionnaires en leur disant qu'ils étaient injustement détenus, tourmentant ses parents par tous les moyens possibles, s'emportant à la moindre observation, prodiguant l'injure, remplissant la maison des éclats de sa colère et de ses fureurs, puis riant l'instant d'après, venant vous embrasser pour recommencer ensuite les mêmes scènes.

Aux représentations qui lui étaient adressées sur les conséquences de sa conduite, elle répondait, avec un air de méchanceté et de provocation : « J'en ferai tant et tant, que vous serez obligé de me renvoyer comme les autres l'ont fait. D'ailleurs, mon intention est de visiter toutes les maisons de santé. » Il ne se passait pas de journées qu'il n'y eût quelque perturbation nouvelle. Prenait-on la précaution de l'enfermer dans sa chambre, son exaltation était extrême, et à diverses reprises elle fit des tentatives de strangulation ; aussi dans ces moments de crise ne la laissait-on jamais seule.

Sortir à tout prix de la maison, même en menaçant d'y mettre le feu, tel fut le plan qu'elle se proposa et qu'elle suivit avec la plus grande persévérance. Lettres à son mari, à ses parents, à la magistrature, modération très-grande lorsqu'elle était en rapport avec les étrangers, paroles diverses suivant les personnages, tout était mis en œuvre. Ainsi, à l'un, elle racontait de la manière la plus touchante ses malheurs domestiques et finissait par lui persuader qu'elle était victime des mauvais procédés de son mari, qui voulait se débarrasser d'elle. A un autre, elle affirmait que les discussions continuelles qui s'élevaient à son sujet l'exaltaient, et que son mari, mettant à profit cette circonstance et son séjour antérieur dans plusieurs maisons, la faisait de nouveau enfermer comme folle, et qu'il n'y avait pas de raison pour que cette mesure ne se prolongeât indéfiniment. A un troisième plus défiant, elle avouait qu'elle avait été malade, mais qu'elle ne l'était plus depuis longtemps, et le suppliait de faire cesser une position aussi douloureuse que celle d'une personne ayant son bon sens et forcée de vivre avec des aliénés.

Ces plaintes artificieuses, dont madame Amélie était la première à rire, eurent un commencement de succès. Une de ses dupes, dont la profession aurait dû le rendre plus circonspect, vint nous exprimer sa surprise de ce que cette dame fût enfermée dans notre établissement. Nous lui répondîmes, comme tout homme justement indigné l'aurait fait à notre place, en ajoutant que la victime sortait fort souvent avec sa domestique ou des dames pensionnaires pour se promener dans Paris; qu'au surplus, nous allions écrire au procureur impérial afin de le prévenir de cet incident, ce qui fut fait aussitôt.

Un second personnage, chargé d'examiner cette dame, aigri par des injustices de famille et appartenant probablement à cette catégorie d'hommes auxquels le simple bon sens suffit pour juger la folie, qui ne tiennent aucun compte des réputations méritées, ou ne voient dans les directeurs des maisons de santé que des trafiquants, nous ayant rencontré après son interrogatoire, nous dit qu'il avait trouvé madame Amélie un peu exaltée, mais sans symptômes de folie, et qu'il allait rédiger son rapport dans ce sens; nous nous contentâmes de lui répondre : « Nous vous plaindrions beaucoup si vous aviez pour femme ou pour fille une malade de ce genre. » Le parquet, mis au courant de sa situation, envoya cette fois un médecin compétent. L'aliénation ayant été mise hors de doute, madame Amélie fut maintenue.

Dès qu'il n'y avait plus de rôle à jouer, le naturel morbide repa-

raissait, souvent même avec un laisser-aller remarquable. Ainsi,
elle ne se gênait pas pour dire en parlant de ceux qui l'avaient examinée : « Comme je les ai mis dedans ! ça n'est pas plus difficile que
cela ! » Sa conduite n'était qu'une suite d'actes et de discours bles-
sant les convenances, et qui démontraient de la manière la plus
certaine qu'elle avait perdu tout contrôle sur elle-même. Ses idées
la portaient-elle vers la religion, elle soutenait que le prêtre qui
venait de la confesser l'avait prise par la taille et embrassée. Les
sens parlaient-ils à son esprit, elle tenait les discours les plus
licencieux, voulait avoir un enfant, et offrait de se montrer en Vénus
pour une bagatelle. Etait-elle mal montée, son père, ses frères et
sœurs, son mari étaient traînés dans la boue. A chaque instant, des
discussions avaient lieu, parce qu'elle n'épargnait rien et qu'elle
mettait au grand jour les imperfections cachées, les motifs secrets
de la conduite de chacun. Cette dame, qui n'avait aucun empire sur
sa volonté, avait à peine reçu la pension qui lui était allouée pour
ses menues dépenses, qu'elle la dissipait en achats futiles, de sorte
que, livrée à elle-même, elle se serait trouvée en peu de temps
réduite à une gêne extrême.

Cette versatilité de conduite se révélait à chaque instant. Tantôt
elle disait à l'un de mes enfants : « Tout ce que je fais est un jeu, je ne
suis jamais vraie ; au moment où je parais enchantée, je fais mille
plaintes, j'ai toujours été fausse. » Tantôt elle déclarait que son père
lui avait plusieurs fois reproché d'être à moitié ébréchée, et elle
ajoutait : « Je sais bien que j'ai été folle. » La description qu'elle nous
a donnée de son état mélancolique ne laisse aucun doute à cet égard.
Dans une circonstance, elle reconnut avoir fait deux tentatives pour
empoisonner son mari, et cependant cette écervelée avait souvent des
mouvements généreux, partageait ce qu'elle avait avec les autres et
passait des heures entières auprès des malades.

Ces variations subites dans les paroles et dans les actes, ces
contradictions ne pouvaient s'expliquer que par la folie ; les passions,
les vices, ont une marche toute différente. Aussi les commensaux
de l'établissement la considéraient-ils comme une aliénée ; plusieurs
d'entre eux, fatigués du trouble qu'elle causait, des inimitiés qu'elle
suscitait, des querelles qui en étaient les suites, menacèrent de quitter l'établissement, et trois mirent leur menace à exécution.

Une année s'écoula dans cette lutte du dedans et du dehors. On
nous conseillait de renvoyer la malade pour avoir le repos ; informé
par son mari, que cette excitation se terminait par l'abattement et
qu'on pouvait alors la reprendre, nous attendîmes. Un changement
s'opéra, en effet, dans son état : les querelles, les emportements cessèrent ; elle se montra bienveillante, parut se plaire avec nous ;
cette période nouvelle dura deux mois, puis l'excitation recommença.

Cette autre phase de la maladie, qui se prolongea un mois, fut des plus pénibles pour nous. Il fallait la surveiller, l'épier du soir au matin, car nous redoutions tout de ses fureurs, elle avait même conseillé à des mélancoliques de se pendre! Enfin, d'autres symptômes se manifestèrent et ils ne tardèrent pas à révéler la forme mélancolique. Dès qu'il n'y eut plus de doute sur cet état, madame Amélie partit pour retourner chez elle. La maladie et son séjour dans l'établissement avaient duré seize mois.

Cette période triste persista deux ans. Pendant cet intervalle elle vint nous faire une visite avec son mari. Le mieux se soutenait. Au bout de ce temps, l'excitation reparut avec ses désordres habituels. Madame Amélie consentit à rentrer dans la maison. Le symptôme prédominant était l'hystérie; elle voulait embrasser tous les hommes, tenait des propos fort libres. La cause déterminante de cette rechute paraît avoir été une fausse couche, comme l'avait été au début la perte d'un enfant unique. Madame Amélie s'occupait sans cesse à faire des mariages. La surexcitation utérine persista six mois, et il fallut ne pas la perdre de vue un seul instant. Les scènes déplorables d'autrefois se reproduisirent, et obligèrent à l'enfermer dans sa chambre. A la suite d'un de ces internements, elle fit une tentative de strangulation. En observant la malade, on acquit la certitude qu'elle n'avait plus la même opiniâtreté dans ses désirs, ses projets et ses machinations, que lors de sa première entrée.

Madame Amélie s'adressa de nouveau à l'autorité. Cette fois elle changea de tactique; elle ne réclama plus sa liberté comme détenue injustement, mais elle demanda à se retirer dans un couvent, la vie avec son mari n'étant plus possible. Elle exposa avec une si grande apparence de raison ses motifs, que le médecin délégué se montra favorable à sa requête. Il ignorait que cette dame voulait vivre seule, libre, dépenser son argent à sa guise, et se conduire comme elle l'entendait. Un examen attentif de son dossier la fit maintenir dans la maison. Mobile à l'excès, comme autrefois, elle passait en un clin d'œil d'un état à un autre. Ainsi elle nous reprochait dans les termes les plus amers sa détention injuste, puisque nous reconnaissions qu'elle n'avait jamais été folle. L'instant d'après, elle se désolait de sa position : « J'ai été malade, voilà dix ans que cela dure, ajoutait-elle, vous ne me guérirez pas plus que les autres. C'est désespérant ; d'ailleurs mon frère est mort fou ; mon père est toqué, c'est dans le sang, vous n'y pouvez rien. » Abondait-on dans son sens, elle se mettait en fureur et déclarait qu'elle n'avait jamais été malade; qu'elle sortirait malgré moi ou qu'elle me jouerait tous les tours dont une folle est capable. Changeant aussitôt d'idée, elle engageait une de mes parentes à tenir avec elle une pension bourgeoise et lui offrait 7000 francs, qu'elle n'avait pas, pour sa nourriture et son logement.

Dans d'autres moments, elle riait, dansait, chantait, fondait en larmes, ou s'abandonnait au désespoir. Il y avait des jours où elle sortait de sa chambre à peine vêtue, ou habillée de la manière la plus ridicule ; elle vous injuriait et vous accablait d'amitié dans la même minute. Cette variabilité de discours, d'expressions, de rôles qui se succédaient du matin au soir, souvent d'une minute à l'autre, faisait place au calme le plus grand lorsqu'un étranger ou un mandataire de l'autorité venait lui parler.

Depuis quelques années, et surtout dans ces derniers temps, on a dirigé les attaques les plus vives, les plus passionnées et parfois intéressées, contre la séquestration des fous. Nous ne sommes pas suspect de partialité dans la question. En 1858, rendant compte de l'asile de Toulouse, nous engagions le directeur-médecin à ne pas entourer l'établissement de murs ; plus tard, dans le programme d'un plan d'asile pour Madrid, nous donnions le conseil de construire l'édifice sur le modèle d'une habitation de campagne avec ses communs ; enfin, dans un travail lu, en 1861, à l'Institut (1), nous demandions que tous les malades valides, tranquilles, fussent distraits de l'asile (chef-lieu), réduit à ses divisions les plus nécessaires, pour être placés dans des fermes agricoles.

Mais, dût-on nous reprocher de nouveau de faire une halte dans le juste milieu, nous ne saurions adopter d'une manière exclusive, ni les fermes agricoles, ni l'habitation chez les paysans (2), ni la liberté dans la famille, avec le traitement par les médecins qui n'appartiennent pas à l'école de Pinel et d'Esquirol. Formuler de pareils préceptes d'une manière générale, ce serait oublier les scènes douloureuses du foyer, les appels désespérés des parents, les délits, les attentats, les meurtres commis par les aliénés, et les exemples si concluants que nous avons sous les yeux dans nos maisons de santé. Au moment où nous écrivions cet article, nous lisions l'assassinat de l'aumônier d'une maison de refuge, aux États-Unis, pour les matelots invalides, tué par un des pensionnaires de l'établissement, aliéné mélancolique, qui s'était imaginé qu'un prêtre catholique allait révéler sa confession (3) !

Quelques particularités relatives à la dame dont nous publions ici l'observation, feront mieux comprendre que tous les raisonne-

---

(1) *Étude bibliographique et pratique sur la colonisation appliquée au traitement des aliénés* (*Ann. d'hyg.*, 1862, 2ᵉ série, t. XVII, p. 380).

(2) Nous n'avons pas en France de paysans façonnés à l'image des Ghéelois.

(3) *Gazette des tribunaux*, 18 février 1863.

ments l'inopportunité qu'il y aurait à traiter ces sortes de malades au dehors. Dans les crises d'hystérie qui étaient très-fréquentes, cette dame ne reculait devant aucune proposition et devant aucun geste ; lorsqu'elle se mettait en colère, les scènes étaient d'une violence extrême et il fallait l'enfermer dans sa chambre. Se trouvait-elle contrainte de céder, elle en concevait une telle irritation, qu'elle tournait sa rage contre elle-même. Il n'y a que ceux qui ont soigné ces malades, qui puissent savoir les tourments qu'ils causent, et les nuits qu'ils font passer !

Les entrevues de cette dame avec son mari étaient toujours l'occasion de querelles violentes, de mots blessants et d'accusations fausses. Dans une de ces visites à laquelle nous assistions, elle se plaignit amèrement qu'il la laissât en maison de santé pour s'en débarrasser. « Mais je vous ai reprise, lui dit-il, il y a deux ans, lorsque vous avez été guérie. — J'étais encore malade, répondit-elle avec impatience, et la preuve c'est que je suis montée trois fois au grenier pour m'étrangler. — J'avais donc raison de vouloir encore attendre, répliqua-t-il. » Et la femme de s'écrier en fureur : « Jamais, tu n'as eu l'intention de venir me chercher. » Cet esprit de contradiction se montrait, sous toutes les formes, dans ses rapports avec nous ou avec les pensionnaires, et presque constamment de la manière la plus irrationnelle, car elle réfutait elle-même le propos contre lequel elle s'irritait.

Après s'être prolongé plus de vingt mois, avec de courtes rémissions, cet état s'améliora et l'on pressentit les approches de la femme mélancolique. Madame Amélie, qui n'avait pas un moment de repos, se retira dans sa chambre. Sa figure était sérieuse, un peu triste, mais elle riait et causait avec les dames qui venaient la voir ; à l'agitation souvent fâcheuse qu'elle entretenait partout, avait succédé le calme le plus complet. Nous soupçonnâmes, pendant quelque temps, qu'elle cherchait à nous tromper ; mais la persistance de ce genre de vie durant plus de trois mois, quoiqu'il eût des retours passagers vers l'excitation, nous confirma dans la pensée que la maladie était changée et qu'il y avait une amélioration relative ; pour un étranger, madame Amélie était une personne raisonnable, réservée, ne parlant que lorsqu'elle était interpellée et fort convenable dans ses rapports. Pour nous, c'était un commencement de cette apathie si commune dans la mélancolie ou plutôt une phase différente. Il y avait là l'indice d'un intervalle lucide, ou d'un temps de repos qui pouvait être mis à profit pour la malade ; aussi engageâmes-nous le mari à la reprendre. Celui-ci, qu'une expérience personnelle avait rendu défiant, hésita un peu, puis décida qu'il viendrait la chercher au bout d'un mois, si le mieux se soutenait. Quelques jours avant le terme fixé, cette dame annonçait à toute la

maison que son mari était arrivé et qu'il l'attendait au parloir.
C'était le premier symptôme de l'excitation qui se manifestait ; car
la nouvelle n'était pas vraie. Peu de temps après, elle se rendait
avec sa domestique au couvent d'où elle s'était évadée, pour y choisir un logement ; elle y fut reconnue et apostrophée en ces termes :
« Voici notre diable. » Madame Amélie, qui n'avait pas perdu tout
pouvoir sur elle-même, comprit qu'elle devrait encore rester dans
l'établissement. Quinze jours s'étaient à peine écoulés, que l'agitation avait acquis une grande intensité ; comme le malade ne cessait
de demander son changement, on prit le parti de la transporter dans
une autre maison. Son second séjour avait été de deux ans et demi.

Si nous avons tant insisté sur les détails de cette observation, c'est qu'ils prouvent jusqu'à l'évidence que, pour bien
connaître les fous dits raisonnables, si habiles à en imposer
aux visiteurs de passage, il faut vivre avec eux, les observer
jour et nuit, et écrire un journal quotidien de leurs paroles et
de leurs actes. Cette étude persévérante ne permet pas de
douter que la folie n'existe, sans les conceptions délirantes,
les hallucinations, les illusions, et lorsqu'elle a duré quatre
ans, comme dans le fait actuel, la question de la responsabilité se présente sous un jour moins obscur, et la conscience
a les éléments nécessaires pour la résoudre.

Avant de résumer les points principaux de cette observation, il faut prévoir deux objections que l'on pourrait faire :
Rien ne s'oppose, dira-t-on, à ce que la conduite de cette
dame ne lui ait été dictée par le vif désir de reconquérir sa
liberté? A la rigueur, cela est possible pour un temps limité,
mais la simulation n'est plus admissible, lorsqu'elle embrasse
un intervalle aussi long ; il y a, d'ailleurs, une réponse péremptoire ; c'est que cette conduite était absolument la même
chez elle, durant la période d'excitation. Une réponse non
moins concluante, c'est la double forme de la maladie.

La perversité morale qu'on peut également invoquer, n'est
pas plus fondée que la première objection. La perversité morale combine, dissimule, ruse, suit un plan quelconque ou
marche audacieusement à son but ; elle ne se donne pas vingt

démentis dans la même journée; elle ne publie pas à son de
trompe ce qu'elle se propose de faire, et surtout ne l'oublie
point quelques instants après, ou n'agit pas d'une manière
entièrement opposée.

Pour bien apprécier le véritable état de cette dame, il ne
faut pas perdre de vue qu'elle raisonnait très-bien lorsqu'elle
était interrogée par des étrangers, des médecins ou des magistrats; qu'elle se conduisait convenablement à la promenade et au théâtre. Mais ce fait a son analogue dans d'autres
maladies nerveuses; il y a longtemps qu'on a remarqué que,
dans l'épilepsie, un médecin ou un médicament nouveau
amenait une amélioration prononcée, qui durait souvent assez
longtemps, et que l'affection reparaissait ensuite avec toute
sa violence.

Une autre particularité présentée par madame A..., c'est
l'ordre qui régnait dans sa correspondance, au moins dans une
grande partie. Ce fait curieux, et dont s'autorisent les gens
du monde, les avocats et les magistrats pour rejeter l'existence de l'aliénation mentale, est bien connu des médecins
spécialistes, et rattaché par eux au phénomène de l'intermit-
tence, si commun dans l'état nerveux. Une de nos clientes,
d'un âge avancé, spirituelle, mordante, très-difficile à vivre,
et se plaignant sans cesse, lorsqu'elle est bien disposée, parle
des heures entières très-agréablement, sans donner aucun
signe de dérangement intellectuel; ses lettres surtout sont
d'un bout à l'autre des modèles de style, de finesse, d'ironie,
de charmante causerie. Eh bien! cette dame ne cesse de se
désespérer, parce qu'elle croit à chaque instant qu'elle va
mourir, que Dieu va l'écraser, lui lancer sa foudre. Elle voit
dans l'air le poignard de Louvel; elle demande continuellement un prêtre pour se confesser, ce qui ne l'empêche pas
d'être fort méchante; les plaintes fréquentes qu'elle suscitait
lorsqu'elle vivait dans le monde, ont contraint ses enfants à
la mettre en maison de santé.

L'argument tiré de la lucidité de la correspondance devait produire une forte impression, et, comme il a servi plus d'une fois dans des circonstances fort graves à faire rejeter les preuves de l'existence de ia folie, il importe de l'estimer à sa juste valeur.

Le docteur Belloc, alors médecin en chef de l'asile de Rennes, raconte qu'il fut chargé de faire un rapport médico-légal sur l'état mental du nommé Grandjouan, qui avait tué sa mère. L'assassin se croyait depuis deux ans en butte à des machinations entreprises pour l'empêcher d'épouser une femme qu'il aimait. Il proférait souvent des menaces de mort, et avait en outre des hallucinations. On l'avait placé dans un asile d'où il s'était évadé au bout de huit jours. A l'audience, l'avocat impérial lut une lettre, écrite en prison par l'accusé, dans laquelle celui-ci exprimait en termes si chaleureux et si vrais ses sentiments d'affection pour celle qu'il avait dû épouser, que l'auditoire fondit en larmes. Profitant de cette émotion générale, le magistrat se tourne vers M. Belloc, transformé ainsi à l'improviste d'expert en témoin, et lui pose d'une voix pénétrée la question suivante : « Je demande à M. le docteur si la lettre que je viens de lire est la lettre d'un fou? » Le moment est décisif, car de la réponse peut dépendre la vie d'un homme, l'avocat impérial requiert la condamnation capitale.

M. Belloc ne se trouble pas, et s'adressant à l'organe du ministère public, il a l'heureuse idée de le prier de lire à haute voix l'adresse de la lettre dont il n'avait pas été parlé jusqu'alors ; elle était ainsi conçue : « A mademoiselle Marie Velanon. » Alors, dit le médecin, la lettre est celle d'un fou, et dans une argumentation pressante et chaleureuse, il n'eut pas de peine à démontrer qu'il fallait être insensé pour écrire une lettre d'amour, en termes très-louables sans doute, à une femme dont il avait vu le mariage, l'acte, les suites, et ne tenir aucun compte du meurtre de sa mère, de la prison, de la possibilité de l'échafaud.

Cette argumentation porta la conviction dans l'esprit des jurés, et l'accusé fut déclaré non coupable, et envoyé, par mesure administrative, à l'asile public de Rennes (1).

Que prouve donc l'objection suggérée par la lecture des lettres raisonnables des aliénés ? Une fois de plus, que le simple bon sens de l'homme du monde ne remplace point la pra-

---

(1) Belloc, *De la responsabilité morale des aliénés*, déjà cité.

tique du médecin spécialiste ; s'il est un fait notoire dans nos établissements, c'est que les fous en proie à des conceptions délirantes, à des hallucinations, qui disent et font à chaque instant des choses ridicules, absurdes, peuvent écrire des lettres fort sensées, et parler même en très-bons termes de la folie, que souvent ils apprécient fort bien. Les preuves en ce genre abondent ; nous en emprunterons une, à un journal anglais (*The Morning side Mirror*, rédigé par les fous d'un asile (1). C'est une raillerie très-vive de la folie humaine, écrite par un fou.

« Allons, soyons joyeux, et chassons loin de nous les soucis ! A quoi bon s'abandonner à la tristesse ? Si nous avons perdu la raison aujourd'hui, demain, peut-être, la retrouverons-nous ? Si toutes les cervelles détraquées de ce monde se donnaient ici rendez-vous, que de grands seigneurs, que de personnages distingués viendraient égayer notre demeure, et lui donner l'apparence d'un palais !

» Nous verrions à coup sûr accourir tour à tour les directeurs des chemins de fer, les ingénieurs, les entrepreneurs, les actionnaires, les propagateurs de projets de lois dans les nuages ; ceux qui, n'ayant rien à prêter, favorisent les emprunts, et ceux encore qui s'adonnent à l'exploitation des mines inconnues. Nous verrions aussi tous ces poursuivants de métier qui recherchent en mariage les riches veuves ou les vieilles héritières.

» La marine nous enverrait plusieurs de ses plus braves capitaines ; l'armée un certain nombre de ses colonels ; la chambre des pairs pourrait nous céder quelques-uns de ses lords, et la chambre des communes un ou deux de ses membres. La Société de tempérance, qui s'en va nous prêchant que l'eau vaut mieux que la bière, et l'administration des finances, qui voudrait nous convaincre que le papier vaut

---

(1) North Peat, *La littérature des aliénés en Angleterre* (*Revue contemporaine*, juillet 1863, p. 78).

mieux que de l'or, auraient également ici de dignes représentants. »

Le docteur Forbes-Winslow a cité dans ses autobiographies d'aliénés les vers d'un maniaque de l'*Ohio Asylum*, qui résument les principaux symptômes de cette forme de la folie, et démontrent en même temps que le malade peut avoir le sentiment très-net de sa position, sans être capable de s'en affranchir.

« Un maniaque ! comprenez-vous bien le sens de ce mot, vous qui possédez la santé, la raison ? Pouvez-vous sonder le tumulte qui s'élève en grondant dans l'âme de cet homme ? Ah ! si vous pouviez tirer le rideau qui cache à vos yeux son cœur en démence, si vous pouviez vous imaginer combien ce qui l'agite est réel, alors vous le verriez grillant sur des barres de fer échauffées jusqu'à l'incandescence, et entouré, de tous côtés (c'est sa croyance), d'individus qui ont mission de ne pas laisser éteindre le feu. Cette hallucination le quitte-t-elle, son âme en peine est immédiatement ballottée par quelque nouvelle terreur ! Il s'imaginera que tout ce qu'il voit, que tout ce qu'il entend et ne peut comprendre, n'a d'autre but que de lui nuire ou de l'anéantir. Non, vous à qui Dieu a départi la raison, vous ne sauriez comprendre ni vous faire une idée des souffrances qu'il endure, car pour y arriver il faudrait être ce qu'il est lui-même, un maniaque (1) ! »

Si nous avons jugé convenable de recourir à l'expérience des autres pour établir que les aliénés pouvaient écrire aussi bien, et souvent mieux que les gens raisonnables, nous croyons que la démonstration sera plus complète en en prenant les exemples dans notre pratique.

Une demoiselle fut conduite dans l'établissement, il y a quatorze ans, pour une folie érotique, qui avait occasionné des désordres dans plusieurs communautés. Elle s'imaginait voir partout le même personnage qui devait être le père de ses petits prophètes. A la maison,

(1) Revue citée, p. 82,

elle se tenait souvent à l'écart les yeux tournés vers le ciel, et monologuant avec cet être imaginaire, auquel, dans sa pensée, on faisait subir les plus cruels supplices. Avec les années, le trouble de ses idées augmenta; elle niait la bonté de Dieu, parlait de l'enfer et de ses feux, du diable qu'elle voyait, et se livrait à des explications confuses. Les magistrats et les médecins qui eurent mission de l'interroger, n'en purent jamais obtenir de réponses claires et précises. Cette demoiselle, hystérique, orgueilleuse, d'un naturel curieux et méchant, était assaillie de conceptions délirantes qui ne cessaient de la tourmenter. Tantôt elle se prétendait enceinte du Saint-Esprit, tantôt elle n'entretenait son confesseur que de meurtre, de sang et de carnage; aussi celui-ci ne voulait-il plus l'écouter. Parfois elle ouvrait trente fois la porte du salon, et la refermait de même, sans qu'on pût en savoir la raison. Persuadée que l'on était jaloux de sa vertu et de sa noblesse, elle se plaignait continuellement que pour se venger de sa supériorité, on la fit brûler et violer par des hommes postés dans les chambres voisines, et contre lesquels elle se barricadait dans son appartement. La nuit, elle roulait ses meubles pour effrayer ces prétendus malfaiteurs, et regardait sous le lit pour s'assurer s'ils n'y étaient pas cachés. D'autres fois, elle accusait son frère de se servir de sa fortune pour ses propres besoins, et *voulait* le déshériter au profit d'une personne qu'un testament avait enrichi à leurs dépens ; ou bien elle soutenait que nous jouions à la Bourse avec ses titres, placés dans une grande administration du gouvernement.

Cette malade, dont la conversation était diffuse, fatigante, pleine de réticences, d'allusions à ses conceptions délirantes, avait de temps en temps des intervalles lucides. Une fois, l'amélioration parut si bien établie, que plusieurs personnes de notre famille sollicitèrent sa sortie. Une autre fois, son frère, après avoir causé avec elle, la trouva si raisonnable, qu'il lui promit, au moment de la quitter, de faire les démarches nécessaires pour obtenir sa liberté. C'est inutile, lui dit-elle, il faudrait un bataillon pour me tirer de cette maison ! Cette demoiselle écrivait des lettres où elle consignait toutes ses divagations; mais à peu de distance, et souvent presque en même temps, elle en écrivait d'autres fort longues, une entre autres de dix pages, adressée à un conseiller d'État, dans lesquelles il n'y avait pas un trait de folie, et qui nous étonnaient nous-même, quand nous songions aux discours, aux actes de la malade, et à l'ancienneté de l'affection qui avait près de quatorze ans de date.

Ce ne sont pas seulement des magistrats qui ont soutenu la thèse de la sanité de l'esprit en présence de lettres très-sensées, écrites cependant par des fous ; ce sont aussi des sociétés savantes, entre autres l'Académie de médecine de Valence, qui n'avait plus pour excuse l'ignorance. Dans la célèbre affaire de la dame Sagrera, détenue, dit-on, illégalement, et dont les médecins aliénistes de tous les pays attendent le jugement pour le discuter au point de vue de la justice et de la science (1), cette société, qui a posé huit questions, la plupart très-surprenantes pour des hommes compétents, se prononce dans l'une d'elles (la quatrième) pour l'intégrité de la raison de cette dame, parce qu'elle répond raisonnablement dans ses interrogatoires, et écrit des lettres sensées.

Pour affirmer un pareil fait, il faut que l'Académie de Valence n'ait jamais observé les aliénés dans les asiles, car elle aurait acquis la certitude, comme le prouve l'observation précédente, comme vont le prouver les observations suivantes, que la raison existe, non-seulement dans les écrits des fous dits raisonnables, mais encore dans ceux de malades dont le désordre mental est de la dernière évidence.

M. Charles présenta de bonne heure des singularités ; son humeur était inégale ; il s'emportait facilement. Sa mère et une de ses sœurs étaient exaltées, très-impressionnables. Jamais il ne put s'astreindre à un travail régulier. Ainsi préparé, il eut le malheur de voir tout à coup mourir son père. Il ressentit une vive douleur de cette perte. Peu à peu, il devint triste, se crut en butte à des machinations d'ennemis, prétendit qu'ils l'injuriaient, et ne voulut plus avoir de rapports avec personne. Cette conviction imaginaire donna lieu à des scènes pénibles qui obligèrent l'autorité à le faire conduire en maison de santé.

A son arrivée, M. C... était furieux, menaçant, voyait partout des ennemis, en apercevait continuellement un sur le toit de la maison, et ne parlait que de tuer, de se faire sauter la cervelle. Le plus souvent grossier, il vomissait des injures de toute espèce. Il ne se mon-

_____

(1) Ce jugement vient d'être rendu , il condamne les six accusés à dix-huit et vingt ans de préside (galères). — Un de ces infortunés appartenant à la Société médico-psychologique comme associé étranger, cette société a nommé une commission composée de MM. Legrand du Saulle, Loiseau, Brierre de Boismont, rapporteur, pour examiner cette affaire et lui faire son rapport. Nous ne faillirons pas à la mission qui nous a été confiée.

trait sensible à aucune marque d'affection, et, s'il eût été aussi courageux qu'il était méchant, on aurait pu craindre des événements fâcheux. Avec le temps, il y eut des intermittences dans son mal, mais le calme était toujours voisin de l'injure et de la violence. Plusieurs fois, on fut obligé de l'empêcher de sortir avec son domestique, parce qu'il s'était querellé au dehors. Son état mental ne pouvait être l'objet d'aucun doute; il suffisait de quelques mots pour connaître le désordre de son esprit. Mais ce qu'il y avait réellement d'étonnant, c'est que ce malade, un moment après s'être abandonné à des transports de colère, nous avoir traités de scélérats, dit le plus grand mal de la maison, écrivait à sa mère des lettres de quatre pages, dans lesquelles il se louait de nos bons procédés, parlait de l'amélioration de sa santé due au traitement qu'on lui faisait suivre, manifestait l'intention de rester encore quelque temps pour consolider sa guérison, entrait dans une foule de détails sur ses promenades, sur les objets qu'il avait vus, sans dire un mot qui décelât le trouble habituel de ses idées, et cela durait depuis quatre ans !

Ce côté de l'étude des aliénés, intéressant à plus d'un titre, pourrait nous conduire loin, si nous donnions les preuves écrites à l'appui ; nous nous bornerons à une seule lettre, adressée par une mère à ses fils.

« MES CHERS ENFANTS,

» Voici bien longtemps que nous sommes privés du plaisir de converser ensemble. Je ne sais si le désir de me voir et de m'embrasser égale chez vous celui que j'éprouve moi-même, mais je puis vous assurer que ce désir est bien vif de ma part.

» Qu'il m'a été pénible, mes chers enfants, de ne point recevoir cette année, comme de coutume, vos souhaits à tous les deux, et de ne pouvoir vous donner à l'un et à l'autre un petit cadeau que j'ai tant de plaisir à vous offrir ; mais cela n'est pas perdu pour vous, je saurai bien encore trouver quelques objets qui vous plairont. Ce qui est perdu pour moi, ce sont ces témoignages d'affection filiale, ces souhaits de bonne année, si chers aux cœurs des pères et des mères ; c'est un devoir qui vous a échappé, mes chers enfants ; lorsqu'on est éloigné les uns des autres, la correspondance tient lieu de paroles, et vous pouviez très-bien m'écrire. J'ai vivement senti cet oubli de votre part, il m'a été très-pénible ; mais n'en parlons plus.

» Ma santé se remet de jour en jour. Bientôt je rentrerai au sein de la famille, pour y jouir des joies et des consolations que le bon Dieu veut bien encore m'accorder.

» J'ai une recommandation à vous faire, mes chers enfants ; voici le carême commencé ; n'oubliez pas qu'il est un devoir rigoureux, commandé par notre sainte mère l'Église, celui de faire vos pâques. Préparez-vous-y dès à présent par une bonne confession ; vous ne sauriez me faire un plus grand chagrin l'un et l'autre que de manquer à remplir ce devoir. Adieu, mes chers enfants ; aimez votre mère comme elle vous aime, et vous la satisferez complétement. Je vous embrasse tous deux dans toute l'affection de mon cœur. Votre mère et meilleure amie. »

Ces accents sont ceux d'une mère dévouée et religieuse qui aurait toute la plénitude de sa raison ; ils feraient couler les larmes de l'auditoire au tribunal, s'ils étaient reproduits par une voix éloquente. Voyons ce que dit et fait la folie, quand elle revient à la rescousse.

La lettre est écrite par une nymphomane dont l'excitation est extrême, atteinte d'une folie à double forme depuis dix-sept ans, qui en est à son troisième accès ; la crise actuelle a commencé il y a un an ; elle a débuté par la forme triste avec hallucinations et illusions de l'ouïe, de la vue, compli-quée d'une tentative de suicide, qui n'a manqué que par le plus grand des hasards. A cette forme a succédé l'excitation maniaque, qui a duré trois mois. C'est, dans cette seconde période, entre un bal fantastique qu'elle veut donner aux domestiques, invités selon les règles, qu'elle croit voir danser, prendre des rafraîchissements dans une salle sans lumière, et une scène de fureur, dans laquelle elle injurie, se roule par terre, en poussant des cris aigus, qu'est composée cette lettre et d'autres en apparence aussi raisonnables, où elle exprime un vif désir de retourner dans sa famille ou d'être placée ailleurs. Mais la folie, qui n'est que contrastes et tient aussi son livre en partie double, la pousse en même temps à écrire des lettres dans ce style :

« MON CHER AMI,

» Oublie-moi ; tu ne reverras plus une femme que tu as méconn-nue ; sois heureux avec ton or ; achète-moi, au plus vite, un pot de cold cream, 250 grammes de poudre de riz ; envoie-moi un beau poulet, un canard, une boîte de harengs-saurs, du gibier et cent douzaines d'huîtres fraîches ! »

Si, lorsque M. l'avocat impérial lisait la lettre du parricide Grandjouan, le médecin, interpellé d'une manière si pathétique, eût sorti de sa poche une épître conçue en ces termes, la magistrat eût tressailli, peut-être discuté l'original , et cependant il n'est pas d'asile, de maison de santé, qui n'ait une multitude de pièces de ce genre dans leurs archives.

Un dernier fait sur ce sujet, qu'on pourrait développer avec autant d'utilité pour la médecine légale que pour la psychologie.

Une dame aliénée depuis plus de trente ans, pensionnaire dans la maison depuis vingt-cinq ans, a présenté un nouvel exemple du retour de la raison dans les derniers temps de l'existence (1).

Cette dame fort instruite, parlant plusieurs langues, écrivait chaque jour de longues notes ou lettres, souvent en italien, quelquefois en anglais. Avec les années, ces écrits avaient revêtu les caractères de la démence. On y trouvait des phrases raisonnables, perdues dans des divagations sur de grands personnages investis de fonctions imaginaires dans l'établissement, sur des complots, des crimes qui n'avaient aucun motif d'être. Ses paroles, ses actes, son costume étaient bizarres. Au milieu de ces incohérences perçait une idée fixe , celle d'être gouvernante générale de la maison. De loin en loin, cette dame semblait sortir de ses songes, elle quittait sa chambre, venait au salon, s'y comportait convenablement, répondait d'une manière raisonnable aux questions qui lui étaient faites, s'asseyait dans un coin et regardait avec intérêt ce qui se passait. Après un temps plus ou moins court, elle remontait dans sa chambre pour n'en plus descendre de quelques années, et reprenait sa vie d'incohérences. Un an avant sa dernière maladie, elle nous remit une lettre, comme elle avait l'habitude de le faire. Nous comptions y lire

(1) A. Brierre de Boismont, *Du retour de la raison chez les aliénés mourants (Gaz. des hôpit.,* 1844).— *Id., Annales médico-psychologiques,* p. 531, 1850 ; *Des hallucinations,* p. 370, 3ᵉ édit., 1862. — Legrand du Saulle, *Des approches de la mort, de leur influence sur les facultés de l'intelligence et sur les actes de dernière volonté (Gaz. des hôpit.,* 19 et 21 février 1861).

cet assemblage de discordances habituelles qui excitaient le sourire, car l'esprit s'y glissait à travers les interstices des lézardes. Nous fûmes très-surpris de trouver les quinze lignes dont se composait cet écrit, fort raisonnables, et contenant une pensée qui prouvait que le principe de la loi morale n'avait rien perdu de sa force, malgré ses trente années de défaillance. Ce ne fut qu'un éclair; un an après, un catarrhe chronique, suivi d'un affaiblissement général (cette dame avait alors soixante-quinze ans), nous annonça une fin prochaine. Pendant près de trois semaines que cet état se prolongea, les filles de service constatèrent que cette dame avait recouvré la raison, qu'elle conserva jusqu'à la fin. Nous l'examinions tous les jours, elle parlait peu, disait qu'elle était fatiguée, mais répondait bien aux questions qui lui étaient faites.

On peut donc affirmer que les fous gardent au milieu de leurs accès, la faculté d'écrire des lettres raisonnables, et que c'est à tort qu'on a présenté ces pièces comme des preuves incontestables de l'intégrité de l'esprit. L'erreur, dans ce cas et dans beaucoup d'autres, provient de ce que, 'pour exprimer une opinion compétente sur un fait d'observation, il faut l'avoir étudié avec soin, longtemps, et que ceux qui en parlent, n'en possèdent pas souvent les plus simples notions.

Or, s'il est une proposition incontestable, c'est que l'aliéné est un malade de corps et d'esprit, dont l'état ne peut être apprécié que par le médecin qui l'observe, le traite et passe sa vie avec lui. Il est impossible, en effet, que ce directeur du second théâtre des misères humaines, qui ne quitte pas la scène et ses coulisses, ne connaisse à fond tous les faits et gestes de l'acteur qu'il a sans cesse sous les yeux; aucune illusion n'est possible pour lui.

Sur ce point, nous ne pourrions mieux faire que d'invoquer le témoignage d'un magistrat éminent qui vient d'inaugurer une ère nouvelle dans la procédure des aliénés, comme l'avait déjà fait M. le conseiller Sacan pour la théorie des facultés intellectuelles et morales chez ces malades.

Portant la parole devant une des premières cours souve-

raines de France, celle de Lyon, dans une demande en interdiction d'un sieur Flechet, M. le premier avocat général Merville s'exprime en ces termes : « La folie raisonnante ou lucide
ne se trahit généralement ni par la fureur ni par le déraison-
nement ; pour la découvrir, les médecins eux-mêmes ont
quelquefois besoin de plusieurs mois, de plusieurs années d'un
examen attentif, et l'étude en est parfois d'autant plus difficile, que le maniaque sait, en général, dissimuler très-habile-
ment la lésion intellectuelle dont il est atteint.

» La science est riche sur ce point en observations curieuses, et l'on ne pourrait, *sans faire preuve d'une étrange fatuité*,
négliger le témoignage des hommes spéciaux, alors qu'il s'agit
d'examiner des phénomènes intellectuels qui ont été l'objet
des études et des travaux de toute leur vie. Eh bien ! tous les
médecins aliénistes l'ont constaté, il y a des fous qui sont fous
dans leurs actes et non dans leurs paroles, qui répondent
très-raisonnablement à toutes les questions qu'on leur adresse,
qui s'expriment avec lucidité, qui conservent une apparence
de raison jusque dans leurs conceptions délirantes. C'est par
leurs antécédents, plutôt que par leur conversation, qu'on
apprend qu'ils sont fous. On a vu des maniaques atteints d'une
folie bien caractérisée, puisqu'ils étaient enfermés dans des
établissements d'aliénés, suivre, sans effort, une discussion
sérieuse, et désarçonner par de véritables assauts d'esprit des
logiciens solides. Le fou lucide sait parfois dissimuler sa folie,
mieux que ne le pourrait faire l'avocat le plus habile et le plus
ingénieux. »

Nous n'avons cité qu'un fragment du discours de M. le premier avocat général Merville, mais son argumentation entière
est la glorification des travaux de Pinel et d'Esquirol, auxquels, dit-il, la *médecine aliéniste rationnelle* doit ses premiers
développements. Parmi les différents genres de folie sanc-
tionnés par le temps, il range ce que Pinel appelle la *manie
raisonnante*, ce que le docteur Trélat, que M. Merville nomme

après Pinel, qualifie de *folie lucide* (1). Cette justice rendue à
nos maîtres et à leurs élèves nous a paru une ample compensation aux attaques dirigées dans ces derniers temps contre les
médecins aliénistes et leurs ouvrages.

La constatation de la persistance de la folie avec une correspondance qui atteste, au contraire, le libre et plein exercice des facultés intellectuelles, jette une vive lumière sur les
débats qu'ont soulevés les aliénations partielles ou monomanies. Pourquoi, en effet, s'étonner de la sagesse montrée par
ces aliénés dans leurs interrogations, lorsqu'on a mille preuves
écrites de cette même disposition d'esprit entre deux crises,
souvent même dans un état permanent de folie? On oublie
trop que l'aliéné ne diffère de l'homme raisonnable que par
l'impossibilité ou la difficulté extrême d'exercer un contrôle
sur soi-même. Mais ce pouvoir, il peut le reprendre par un
violent effort de volonté, ou sous l'influence d'une impression
nouvelle ; seulement, la tension n'a qu'une durée momentanée. Il a posé devant le public, il laisse tomber le masque
dans la maison de santé; là, sa physionomie, ses paroles, ses
actes, ses tics, ses manies sont minutieusement connus, et,
quelles que soient ses précautions, il ne peut échapper à la
loi commune, celle de se montrer tel qu'il est.

Aucun fait d'observation ne doit être négligé dans une
question aussi capitale que celle de la responsabilité des
aliénés. Celui que nous allons examiner, présente, au premier
abord, une nuance difficile à saisir, mais, avec de l'attention,
on peut le rapporter à sa véritable origine. Il est des aliénés
chez lesquels l'altération des sentiments est d'une telle nature
qu'elle paraît avoir les plus grandes analogies avec la perver-

(1) *Cour impériale de Lyon* (chambres réunies), *présidence de M. Ge-
berdin; demande à fin d'interdiction* (*Gazette des tribunaux*, 8, 19 janvier, 5 février et 3 avril 1863).

sité morale (1) ; aussi, ces malades ont-ils souvent porté la
peine de cette ressemblance.

L'étude des faits est encore ici la règle qui doit nous guider
dans les appréciations de ce genre.

Obs. III. — *Folie raisonnante, monomanie d'orgueil, changement
de caractère, perversion des facultés morales, intervalles de calme ;
guérison.*

M. Pierre, âgé de cinquante ans, d'un tempérament sanguin
bilieux, sec, d'une bonne constitution, passe pour avoir l'esprit
faible. Il a éprouvé des chagrins domestiques qui ont dû l'im-
pressionner péniblement. Dix ans avant son admission dans la maison, il a eu une forte congestion cérébrale, suivie d'une hémiplégie ;
cet accident, qui n'a pas laissé de traces, avait fait craindre pour
ses jours. Employé, il s'est fait remarquer par son aptitude, son
zèle et son activité. Dans une des opérations les plus importantes de
l'époque, il n'a pas hésité à passer un grand nombre de nuits, et il
a contribué, pour sa part, à mener à bien cette immense affaire ; aussi
s'est-il concilié la bienveillance de ses chefs. Le désordre de ses
facultés a commencé il y a deux ans ; avant son entrée, il pouvait
cependant s'occuper et calculait fort bien ; bientôt il lui devint impossible de se livrer à aucun travail.

Le changement que la maladie opéra dans son caractère, fut des
plus remarquables. Noté pour sa vie rangée, simple et modeste, il
se montra hardi, entreprenant ; mais comme cette face nouvelle se
cachait sous un esprit de charité très-persuasif, on ne conçut aucun
soupçon sur son véritable état. Poussé par ses idées philanthropi-
ques, il se présenta chez un des princes de la finance et en obtint
des secours ; un instant même il fut le distributeur des dons d'une
personne célèbre. La pente était glissante, elle fut franchie ; il
inventa des malheureux à soulager, se procura de l'argent par des
moyens illicites, afin de satisfaire des goûts crapuleux qu'on ne lui
avait jamais connus. Pour arriver à ses fins, il créait des combinaisons romanesques, sans jamais les confondre. L'escroquerie et le vol
se mirent de la partie. Un jour il monta sur les tréteaux d'un sal-
timbanque de sa connaissance, s'empara de la recette et partit. Il
eût été poursuivi et arrêté, si l'artiste en plein vent n'avait dit à la
multitude que c'était une plaisanterie de son ami. Pendant assez

(1) Michea, *Des caractères qui permettent de distinguer la perversion
maladive de la perversion morale* (*Union médicale*, 1852, p. 119, 124
et 127).

longtemps sa conduite fut tenue secrète ; il parlait avec tant d'assurance et de conviction, expliquait d'une manière si plausible ce qu'il avait fait, qu'on craignit quelque éclat scandaleux, la pensée de la folie n'était venue à l'esprit de personne.

Plusieurs actes inqualifiables ayant éveillé l'attention de ses supérieurs, ils reconnurent la vérité, et prirent la résolution de le séquestrer dans une maison de santé. Il eût été impossible de le laisser en liberté, car avant que la folie n'eût été constatée, il aurait eu, sans aucun doute, des démêlés avec la police correctionnelle. On ne saurait assez insister sur cette période particulière d'incubation de la maladie, dans laquelle l'individu s'abandonne à ses mauvais penchants, souvent d'origine récente, les justifie plus ou moins adroitement, prémédite et combine ses actions coupables, prend toutes ses précautions pour les faire réussir, sans que l'on note un seul indice de désordre mental. Mais lorsque cette conduite est en désaccord avec le genre habituel de vie de la personne, qu'elle coïncide avec une activité inaccoutumée, il faut se tenir sur ses gardes, et, en cas d'incertitude, recourir à l'expérience d'un médecin aliéniste, car presque toujours ces changements brusques sont les prodromes de la folie ou de quelque maladie grave du cerveau.

A la maison, M. Pierre ne fit aucune protestation contre son isolement ; il avouait même qu'il était malade et qu'il avait besoin d'être soigné. Son air et son langage étaient ceux d'un orgueilleux, plein de lui-même. Il se vantait sans cesse, se croyait riche, avait la manie des acquisitions ; le jour de son entrée, il manifesta l'intention d'acheter l'établissement ; le lendemain, il s'aperçut qu'on l'avait trompé. On ne tarda pas à constater qu'il mentait avec une effronterie sans pareille ; lui faisait-on des représentations à ce sujet, il jurait sur son honneur que tout était vrai, s'emportait et menaçait ; on fut aussi dans la nécessité d'exercer sur lui une surveillance continuelle, à cause de ses tendances génésiques et de son goût pour les stimulants. Ce malade qui mentait si impudemment, était lui-même dupe de la première défaite qu'on lui donnait pour éluder les demandes qui ne pouvaient être accordées ; si on l'avait refusé nettement, il se serait mis en fureur. Indépendamment de la perversion des instincts et de l'immoralité que la maladie mentale avait développées chez M. Pierre, elle avait imprimé à tout son être plus de vivacité et de mobilité ; il faisait des madrigaux, des vers, montrait une activité juvénile, chantait, dansait, adressait des compliments aux dames, souriait toujours et paraissait enchanté de sa position quoiqu'il sût qu'il avait encore quatre ans à attendre sa retraite. La période d'excitation, généralement prédominante, était coupée, de temps à autre, par des accès de tristesse, d'abattement, de désespoir ; il versait alors des larmes abondantes, fuyait la société, puis la gaieté exagérée reprenait le dessus. Deux années s'écoulèrent ainsi. L'isolement avait eu un résultat favorable pour le malade ; il était devenu plus calme, comprenait mieux son état ; aussi se prêta-t-il de bonne grâce à retourner à son administration, tout en restant sous notre surveillance. Cette première tentative dura quinze mois. De temps en temps, il y avait des écarts ; il fallait lui faire des recommandations, le garder quelques jours, compter l'emploi des heures, puis il reprenait le chemin de son bureau et s'acquittait convenablement des devoirs de sa place.

Une explosion plus forte prouva que l'on se serait fortement trompé, si, se fondant sur la régularité et l'aptitude qu'il montrait, on en avait conclu qu'il était responsable de ses actes. Tout raisonnable qu'il parût pendant cet intervalle de lucidité, il était facile de constater qu'une observation l'aurait fait retomber dans ses violences, et qu'il y avait, dans sa manière d'être, de nombreuses irrégularités sur lesquelles il fallait fermer les yeux pour arriver au résultat désiré.

Les premiers signes de la rechute s'annoncèrent par le retour de l'excitation ; il parlait beaucoup, avec chaleur, d'un ton élevé, ne souffrait pas la contradiction, se fâchait au premier mot. Dans les voitures publiques, il s'entretenait indiscrètement avec les voyageurs de ses affaires, de sa maladie, de ses occupations. Il recommença à emprunter, à faire des dupes, à chercher les occasions de satisfaire ses passions, et s'il n'eût pas été soumis à notre autorité quotidienne, ses tristes penchants eussent pu avoir des conséquences fâcheuses. Six semaines d'isolement et de soins lui permirent de reprendre ses occupations. Les quatre années qu'il avait passées dans l'établissement nous avaient suffisamment éclairé sur sa part de responsabilité. Ne l'ayant jamais perdu de vue, il était hors de doute pour nous, que les travers, les défauts, les vices qu'avait réveillés ou suscités en lui la folie, perdaient de leur force avec l'isolement, mais qu'ils étaient toujours vivants, et qu'une stimulation quelconque suffisait pour les faire reparaître. Ce n'était qu'en le traitant avec douceur et en se servant de l'intermédiaire d'une femme pour le réprimander ou l'engager à faire ce qui était convenable, qu'on maintenait sa raison, et qu'on prévenait les sottises. Cette expérience, suivie avec toute la persévérance nécessaire, nous causait les mêmes inquiétudes que les exercices de l'équilibriste sur la corde roide. Nos efforts furent couronnés de succès, et il eut la chance que la dernière partie de sa vie fut à l'abri du besoin.

Parmi les exemples que nous avons rapportés, il en est deux qui doivent être médités avec soin, et que nous avons choisis à dessein, car ils prouvent sans réplique aux gens du monde et à d'autres encore, que la folie ne consiste pas seulement dans les illusions, les hallucinations, les conceptions délirantes, les paroles désordonnées, les actes ridicules, extravagants, dangereux, mais qu'elle peut aussi se montrer sous des formes spéciales, qui ont été prises pour des travers d'esprit, des tendances vicieuses, ou des entraînements au mal par des passions coupables. Le caractère distinctif de nos observations a été l'apparition plus ou moins soudaine de dispositions nouvelles en opposition directe avec celles qui existaient auparavant, et dont la continuité formait un tissu de contradictions, d'incohérences, d'actes dépourvus de raison, de sens moral, qui n'auraient pas permis à l'individu de remplir au dehors les devoirs sociaux. Un fait non moins important, c'est que ces dispositions nouvelles se manifestent souvent au milieu de l'excitation ou de la dépression, et que ces deux formes qui se succèdent, constituent des états également maladifs. Depuis que l'attention a été appelée par MM. Falret et Baillarger sur la folie à double forme, les faits de ce genre ont été mieux appréciés et l'on a reconnu qu'ils sont nombreux. Dernièrement, dans une consultation pour une dame en proie à une grande agitation causée par la crainte que lui inspiraient de prétendus ennemis, son fils que nous avions beaucoup questionné, nous répondit : « Je vois bien, monsieur, d'après ce que vous venez de me dire, que le calme qui remplace cette agitation, et que nous considérions comme une guérison, n'est qu'une autre forme de la maladie. » Et il y a des années que cela dure !

A ce sujet, si important sous tant de rapports, se rattachent des considérations dont il faut aussi tenir compte dans la question de la responsabilité, nous voulons parler du changement de caractère, de la perversion des instincts et de l'infériorité morale et intellectuelle qui est la conséquence de la folie.

Ce n'est pas une des faces les moins saisissantes de l'étude des maladies mentales que celle de la perturbation qu'elles apportent dans l'organisme, soit pendant la durée de l'affection elle-même, soit lorsque la guérison a eu lieu. Nous ne généralisons pas ce fait outre mesure, car nous avons connu des aliénés guéris, qui se conduisaient comme tout le monde, remplissaient des emplois, faisaient même leur fortune, quoiqu'il s'élevât de temps en temps des nuages dans leur esprit ; mais il n'est pas moins certain, surtout après les rechutes, que le caractère est souvent changé.

Déjà la troisième observation nous a fourni un exemple remarquable de ces métamorphoses, celle qu'on va lire est un nouvel exemple des modifications que subit l'aliéné pendant la maladie et après la guérison.

Obs. IV. — *Excitation maniaque, changement de caractère, nouvelle face de l'esprit, développement des mauvais instincts. Affinité de la folie avec le crime; infériorité intellectuelle et morale, résultats des récidives; de la liberté des aliénés.*

M. Louis, âgé de trente-six ans, né en Allemagne, est grand, bien constitué ; sa physionomie annonce un esprit calme. Sa mère est aliénée, son père est mort fou, par abus des boissons alcooliques, et son frère est original. Une première maladie mentale l'a conduit, il y a environ dix-sept ans, dans notre établissement, et depuis cette époque nous avons entretenu avec lui d'étroites relations. Durant cette période de temps, et à des intervalles qui se sont de plus en plus rapprochés, il a eu trois nouveaux accès, qui, comme le premier, ont été marqués par des actes répréhensibles. Pour bien apprécier les altérations intellectuelles et morales qu'a produites l'aliénation mentale chez M. Louis, il faut faire connaître sa conduite, son humeur, son caractère, pendant les cinq années qui se sont écoulées avant les changements que nous allons signaler. Jusqu'à la seconde attaque de son mal, M. Louis a toujours été d'une égalité d'humeur parfaite ; il exécutait ponctuellement ce qu'on lui demandait ; il était d'une complaisance extrême, et heureux de rendre service à chacun, aussi était-il le factotum d'une foule de personnes ; sa tenue était modeste ; on pouvait parler devant lui sans crainte d'indiscrétion ; il ne se permettait aucune observation inconvenante ; jamais on ne lui avait entendu dire de mot déplacé ; vivant au milieu de jeunes personnes, son langage était si mesuré, qu'il n'inspirait aucune défiance. Plein de reconnaissance et de dévouement, il avait donné des preuves d'attachement et de délicatesse qui nous avaient vivement touché. C'était un excellent fils, remettant à sa mère la plus grande partie de ses économies. Il n'avait aucune mauvaise habitude. Son éducation avait été soignée. Cependant une tache déparait cet ensemble de qualités ; M. Louis remplissait minutieument les commissions qui lui étaient confiées, mais il fallait tout prévoir ; car au plus léger obstacle, à la première objection, il restait court et revenait sans avoir terminé l'affaire. Sa seule réponse aux observations était celle-ci : « Vous ne me l'aviez pas dit ». Ce manque d'initiative remontait au début de la maladie.

Les premiers indices qui signalèrent le retour du mal, furent le ralentissement dans le travail, le défaut d'exactitude dans ses fonctions et la distribution à son gré de l'emploi de son temps. Ces symptômes passèrent longtemps inaperçus. Ce ne fut qu'en le voyant devenir plus hardi, répondre moins poliment et s'impatienter souvent, que l'attention s'éveilla. La cause de ce changement fut impossible à découvrir, et il fallut bien admettre que c'était une récidive de la maladie. M. Louis, qui jouissait de la plus grande liberté et nous paraissait sincèrement attaché, manifesta le projet de se faire une position en Allemagne, où il avait des parents. Ne l'ayant pas vu revenir pendant deux jours, nous pensions qu'il avait mis son projet à exécution, lorsqu'il nous fut ramené par ordre de l'autorité. Il avait été arrêté dans une église où il avait passé la nuit, après en avoir escaladé les murs.

En entrant, il nous dit : « J'ai été très-bien traité chez vous, mais je trouve un emploi plus lucratif (c'était le moyen employé par l'autorité pour nous le remettre), et quoique je sois très-fâché de vous quitter, je ne puis faire autrement. » Nous nous bornâmes à lui répondre : « Très-bien, venez avec nous. » « Je suis *fumé!* s'écria-t-il, » et il nous suivit sans ajouter un seul mot.

Les symptômes d'excitation continuèrent plusieurs jours ; il marchait toute la nuit, puis il devint tranquille, parla raisonnablement, promit de travailler, mais ne put rien faire ; il avait une teinte de gaieté et de plaisanterie qui ne lui était pas naturelle. Au bout de deux mois et demi, il paraissait avoir repris ses habitudes, mais il se montrait réservé, concentré et même quelque peu mélancolique, comme il en a fait lui-même la remarque. Son ardeur et sa régularité au travail s'étaient assez notablement affaiblies.

Pendant six ans, rien ne décela un dérangement dans son esprit et sa conduite : les rapports continuels que nous avions ensemble nous firent cependant reconnaître que les changements notés acquéraient peu à peu une intensité plus marquée. Il exécutait ce qui lui paraissait pressé ; mais lorsqu'il jugeait le travail non urgent, il le mettait de côté et ne faisait rien pendant des semaines entières, sans s'enquérir si nous avions besoin de son concours.

Insensiblement, il renvoya au lendemain les commissions, les recouvrements, fit des excursions au dehors, sans toutefois que son service en souffrît, contracta l'habitude d'aller coucher de temps en temps dans un logement qu'il avait loué.

Aux conseils qui lui furent donnés, il répondit qu'il souffrait quand il avait écrit plusieurs heures, qu'il avait besoin de sortir, de respirer l'air et de faire de longues courses. Par moment, il était singulier.

Ainsi, longtemps avant la troisième explosion, il y avait eu des actes en contradiction avec les antécédents, mais séparés par d'assez longs intervalles, masqués par des paroles raisonnables, qui n'avaient excité l'attention d'aucune des personnes avec lesquelles il vivait, quoiqu'elles fussent familiarisées avec le spectacle de la folie ; ils démontraient cependant que le mal, en le touchant une seconde fois, lui avait imprimé une infériorité intellectuelle et morale. Mis en garde par les circonstances rapportées plus haut, nous redoutions une nouvelle rechute.

Les approches en furent annoncées par des goûts contraires à son genre de vie. M. Louis se mit à fumer et à boire, ce qu'il n'avait jamais fait jusqu'alors. Bientôt des sorties sans but, une loquacité qui était le contraste le plus frappant avec sa réserve ordinaire, une conversation libre, ne laissèrent plus de doute sur ce qui allait arriver. Ses paroles offensantes et certaines actions répréhensibles, nous engagèrent à le retenir à la maison ; il consentit à sa réclusion. Les symptômes qu'il présenta furent ceux de l'excitation maniaque : son raisonnement était encore suivi, il se rendait de lui-même au bain et y restait longtemps ; mais il parlait beaucoup, était sans cesse en mouvement, et sa figure avait une expression d'audace et d'ironie toute particulière. Le sixième jour de sa séquestration, on m'apprit qu'au dîner des pensionnaires, il avait été inconvenant avec une de nos parentes, et qu'il avait répondu à une observation que c'était une simple plaisanterie, à laquelle il ne fallait pas attacher d'importance. Ce fut un trait de lumière, d'autres diront un pressentiment. On l'avait laissé libre dans sa chambre, nous donnâmes l'ordre de le changer immédiatement de pièce et de placer un domestique avec lui. La veille, l'appartement dans lequel on le transféra, avait été entièrement dévasté par un autre maniaque.

Vers les onze heures du soir, l'infirmier qui couchait auprès de lui, fut réveillé en sursaut ; la chambre était éclairée par les flammes, M. Louis dansait sur la paillasse qu'il avait incendiée, à l'aide d'allumettes chimiques cachées dans son lit. Quel malheur n'eût-on pas eu à déplorer, s'il était resté dans sa chambre, située dans une partie reculée des bâtiments. Pendant la lutte qui eut lieu pour le faire sortir, il piqua plusieurs fois un des gardiens avec une longue épingle. A ce moment, il se croyait Dieu et ne cessait de répéter que nous viendrions tous l'adorer. Plus tard, il a effacé sur le registre le mot Dieu et l'a remplacé par celui de prophète, cherchant à atténuer ce qui semblait absurde et à donner une explication plus plausible de sa conduite. Au reste, comme ce procédé est celui que d'autres aliénés de cette catégorie ont suivi, nous y reviendrons dans le cours de l'observation.

Au bout d'une dizaine de jours, il s'était remis au travail; mais une transformation surprenante avait eu lieu dans son caractère; il était devenu mordant, ironique et même méchant. Chez un de nos parents qui le recevait depuis des années à sa table et le traitait comme un des siens, il proféra des propos tellement offensants que les liens de l'amitié furent rompus entre eux. Nous le prévînmes de cette séparation et de la cause à laquelle elle était due; il se borna à répondre : « C'est bien. »

En même temps que son caractère changeait aussi complétement, il se développait une facette de son esprit que nous n'avions pas observée pendant ses années de calme. Il faisait sur tout des calembourgs et des jeux de mots. Dans sa correspondance, se révélait aussi un sentiment d'envie et de jalousie que nous n'avions jamais soupçonné. Ses lettres et ses notes étaient remplies d'allusions transparentes, à l'adresse de ceux qui acquièrent un nom, en profitant des circonstances, en faisant du bruit à propos, en battant souvent la caisse et en se servant de l'esprit des gens que leur modestie retient dans la foule. Comblé d'amitiés, traité en enfant de la maison, assuré de son existence, il justifiait par ses médisances cette phrase d'un moraliste célèbre : l'ingratitude est l'indépendance du cœur.

M. Louis se persuada qu'il était détenu injustement et écrivit au commissaire de police pour être examiné, demandant, s'il était reconnu fou, à être envoyé à Bicêtre. Une amélioration apparente ayant eu lieu, il se plaignit si amèrement d'être séquestré au milieu des fous, déclarant qu'il retomberait malade si cette mesure était prolongée, que nous nous décidâmes à lui accorder sa demande, vivement sollicitée, d'ailleurs, par plusieurs de nos parents qui pensaient que cette concession pourrait hâter sa guérison.

A peine fut-il en liberté qu'il reprit son genre de vie, but, fuma, se nourrit irrégulièrement et très-mal; aussi son état s'aggrava-t-il promptement. Les mauvais instincts se montrèrent avec des raffinements de méchanceté qui, malgré notre expérience, nous surprirent autant qu'ils nous affligèrent. L'érotisme des idées se traduisit dans des lettres adressées aux personnes de notre famille et de notre connaissance, par des calembourgs continuels, des expressions, des

images grossières et cyniques; ces lettres contenaient en outre les
insinuations les plus malveillantes. M. Louis, dont la délicatesse
était extrême, se rendit chez divers fournisseurs auxquels il demanda
en notre nom des objets de consommation, des livres; invité à s'expliquer sur ces actes, il répondit que c'étaient des plaisanteries, des
balançoires, et tourna les talons en riant, très-surpris qu'on fût
mécontent de sa conduite.

Ce qui surtout excita au plus haut point notre douloureux étonnement, ce fut de voir ce caractère honnête, incapable d'une bassesse,
se transformer en calomniateur et arriver même à la dénonciation.
Une intimité de quinze ans l'avait initié à la connaissance de tous
ces secrets de famille qu'il est si facile de dénaturer; il écrivit des
lettres anonymes dans lesquelles la réputation et la probité étaient
attaquées de la manière la plus perfide. Il en résulta des contra-
riétés nombreuses, et il fallut recourir à des explications pour dissiper les préventions. M. Louis ne s'arrêta pas sur cette pente;
d'autres lettres furent envoyées aux autorités dans un but identique.
Ce n'étaient plus, comme dans le cas précédent, de prétendues
vengeances à exercer, des réputations usurpées à mettre à leur place,
car, là du moins, il y avait un prétexte quelconque, tandis que, dans
le fait que nous allons rapporter, l'instinct du mal était le seul mobile. Admis à visiter une des prisons de l'État, il écrivit, quelques
jours après, à l'un des inspecteurs-généraux de ces établissements,
une .lettre qui fut l'objet d'une correspondance assez longue entre
l'administrateur inculpé, le ministre et nous, et dont voici la copie:

« Monsieur l'inspecteur,

» Le directeur de la maison centrale de B..., ainsi qu'un petit
commis aux écritures, nommé Jean, s'entendent avec le fameux P...
pour partir tous trois, déterrer le magot en Amérique. Ils disent
que ce jeune homme est très-adroit et leur fera faire leur chemin. »

Cet écrit sans signature était d'autant plus perfide que le fonctionnaire nommé, touché de la position de P... et de sa bonne
conduite, l'avait placé dans les bureaux où il était très-utilement
employé.

La perversion des instincts, chez M. Louis, faisait des progrès
avec la maladie. Il avait d'abord dérobé plusieurs objets, en se servant de notre nom; il en prit d'autres en cachette. Ces larcins donnèrent lieu à des soupçons; il les laissa s'égarer, et accusa même
une domestique chez laquelle, prétendait-il, on retrouverait ce qui
avait disparu. L'innocence de cette fille ayant été prouvée, M. Louis
fut sévèrement réprimandé; il se mit à rire, en répétant son refrain:
« C'est une balançoire. »

Enfin, une dernière action, qu'il n'a jamais expliquée malgré son retour apparent à la raison, vint mettre un terme à cette liberté par trop prolongée. Une nuit, il cloua la porte de sortie de l'appartement d'un de nos parents chez lequel il était encore reçu, et le matin, lorsqu'on voulut ouvrir, il fallut appeler les voisins par la fenêtre. Avait-il voulu mettre le feu? Certains mots qu'il prononça inspirèrent des doutes. Si l'événement avait eu lieu, il est très-probable que les cinq personnes qu'il avait ainsi enfermées, eussent couru un grand danger.

Lorsqu'on l'arrêta, il avait cité pour le jour même, devant le juge de paix de l'endroit, la maîtresse de l'appartement loué à laquelle il réclamait une dette imaginaire, ce qu'il reconnut. Il dit au sergent de ville chargé de le conduire à la préfecture de police : « On a eu raison de me prendre, car j'aurais fait pis encore ! » Peut-être cependant écrira-t-il un jour, à l'imitation d'autres de ses commensaux, qu'il n'a jamais été fou, qu'on l'a enfermé pour un délire aigu, qu'il faut réviser la loi du 30 juin 1838 et ne plus condamner les pauvres aliénés à l'affreux régime des maisons de santé qui ne font que des incurables.

L'asile dans lequel M. Louis avait été conduit, était, sans contredit, un des plus mauvais établissements de ce genre pour la disposition des lieux ; il se félicita d'y avoir été placé, le mettant bien au-dessus de celui dans lequel il avait reçu les premiers soins. Après un séjour de quelque temps, on l'attacha aux écritures ; mais, comme il ne pouvait s'assujettir à aucune régularité, on le ramena au travail. Sept à huit mois de résidence avaient modifié ses idées ; il supplia des personnes qui le visitaient de nous prier de le reprendre, en avouant qu'il s'était mal conduit et qu'il en avait grand regret. Nous fûmes le voir, sa conversation nous suggéra des doutes sur l'intégrité de sa raison ; nous demandâmes cependant sa liberté, qui nous fut accordée. Son absence avait duré neuf mois. A son retour, ayant mis la main sur le registre d'entrées, il chercha son folio, en gratta plusieurs passages auxquels il substitua d'autres textes pour justifier son inexactitude dans le travail, ses paroles extravagantes, son acte inconvenant à l'égard d'une de nos parentes, et sa tentative d'incendie. Ces corrections, qui faussaient la vérité, sont les analogues de celles que nous avons lues dans des réclamations récentes, et prouvent que les demi-guéris, encore illusionnés, mais entrevoyant l'erreur, cherchent à en atténuer l'importance. « Depuis douze ans, écrit-il sur le registre, il est maître d'un secret qu'il ne peut mettre au jour, ne voulant point avoir à s'imputer la réclusion de sa mère, et aussi la perte d'une personne qui lui est chère ; sans cela, il y aurait longtemps qu'il aurait tenté le hasard dans son autre patrie (l'Allemagne), où il eût pu, cette fois, relever la tête sans être flétri du stigmate abject de la folie. Les médecins d'aliénés, continue-t-il, seront obligés de marcher avec le progrès ; à l'exemple de Pinel, il leur appartient maintenant de supprimer les entraves, les camisoles, les couvercles de bains, et de laisser aux fous une demi-liberté, favorable à la guérison, au lieu de leur donner, par ces mauvais traitements, des idées de persécutions, d'emprisonnement qu'ils n'ont pas ; il faut aimer son malade et non pas le dominer. Les demi-savants ne comprendront pas ces arguments, ils préfèrent parler aux ignorants ou aux savants entiers. » C'est, en ébauche, le raisonnement de la brochure anonyme publiée sous ce titre : *D'une lacune énorme à combler dans la législature française*, 1861, écrite, selon toutes les probabilités, par un ex-habitant des maisons de santé, et dont on retrouverait l'histoire pathologique et véridique sur quelque folio du registre tenu en vertu de la loi du 30 juin 1838, si violemment attaquée par les intéressés.

Durant ce séjour qui se prolongea deux ans, nous constatâmes plus facilement encore l'infériorité intellectuelle et morale que laisse après elle la folie, surtout quand elle a récidivé.

M. Louis cessa de lui-même de venir aux dîners de famille qui avaient lieu chaque dimanche, prétendant qu'il ne se sentait pas assez bien. Quoique sa conversation ne dénotât aucun dérangement dans son esprit, et que nous eussions amélioré sa position, il se comporta comme s'il avait conservé son indépendance ; il ne travailla plus qu'à ses heures et à ses jours, choisissant la besogne qui lui convenait et la gardant souvent fort longtemps. Jamais il ne se présentait pour savoir ce qu'il avait à faire. De temps en temps, il s'absentait, faisait des parties de campagne, ou ne reparaissait qu'au milieu de la journée. Il était évident qu'il n'avait plus qu'une notion confuse de ses devoirs.

Soit qu'il eût conscience de son état, soit qu'il fût mécontent de sa dépendance, malgré l'absence de toute plainte et la liberté dont il jouissait, il essaya de se créer une occupation, en accompagnant pendant six semaines un photographe de ses amis avec lequel il travailla ; mais il ne put rester avec lui, et revint à la maison, en disant que cette profession exigeait des déboursés ; en réalité, parce qu'il n'avait plus la volonté nécessaire pour continuer une entreprise.

Bien convaincu que le mal tournait autour de lui, nous ne le perdions pas de vue un seul instant. A diverses reprises, nous remarquâmes quelque chose d'égaré dans ses yeux. Il ne prononçait aucune parole déraisonnable, mais il cherchait à nous éviter, comme s'il eût craint que nous ne lussions dans son âme.

Bientôt, les notes reparurent sur nos manuscrits, nos registres, souvent justes, mais irritantes. Enfin, une lettre, dans *laquelle* notre intelligence, notre cœur, notre amour-propre étaient vivement attaqués, nous prouva qu'il était temps de nous séparer de nouveau. L'épisode de l'incendie, les paroles au sergent de ville, nous faisaient une obligation de cette mesure.

Ces détails longs et minutieux ont une importance qui n'échappera à personne, parce qu'ils nous paraissent de nature à éclairer les questions relatives au changement du caractère et de l'humeur, aux faces nouvelles que peut prendre l'esprit, à la perversion des sentiments moraux et instinctifs, à l'abaissement successif des facultés, aux rapports qui unissent la folie avec le crime; en un mot, aux différents éléments dont se compose la responsabilité, et enfin à la liberté des aliénés.

Lorsque M. Louis nous fut confié une première fois, en 1847, il présentait les symptômes d'une exaltation religieuse; il lisait sans cesse la Bible, la commentait et voulait expliquer l'Apocalypse au moyen du magnétisme, qui lui avait révélé le secret de la vie. Il ne tarda pas à se calmer, et à causer même raisonnablement; mais en déclarant qu'il recommencerait ses folies si on le mettait en liberté, ce qui avait déjà eu lieu une fois. Nous le gardâmes, avec l'intention de l'employer à nos travaux.

Pendant les cinq années qui s'écoulèrent entre son admission et le second accès, nous eûmes toutes les facilités pour l'observer et le connaître. La bonté de son caractère ne se démentit pas un seul instant: obligeant, aimé, menant une vie très-régulière, il ne manifesta aucun indice des mauvais instincts qui devaient surgir après sa rechute. La seule critique qu'on aurait pu lui adresser, c'est qu'il ne faisait rien par lui-même.

Le second accès produisit un changement complet dans son caractère et fit éclore les premiers germes des penchants que nous avons indiqués et qu'aucun indice n'avait fait supposer. On sait que la folie détermine l'exagération du caractère, et

qu'elle peut aussi complétement métamorphoser l'individu;
nous en avons rapporté des exemples dans ce travail. Il est
donc hors de doute que l'aliénation mentale peut être le point
de départ d'actes répréhensibles, punis par la loi, comme
elle l'est d'aptitudes nouvelles ; mais elle n'est pas la seule
cause productrice de ces changements : ils résultent aussi de
coups sur la tête, de maladies cérébrales, de fièvres typhoïdes,
de l'hérédité, etc., c'est-à-dire de causes fatales contre lesquelles la volonté est impuissante.

Cette influence du physique sur le moral, trop peu connue des moralistes et des criminalistes, est cependant d'une
haute importance en médecine légale, parce que, si elle développe des aptitudes nouvelles, comme dans les observations
suivantes, elle détermine également de mauvais instincts,
ainsi que l'attestent les observations III, IV et V. Sous l'empire
de l'excitation maniaque, un de nos malades composait des
vers que n'eût pas désavoués un homme intelligent, maître de
sa raison. Un autre écrivait des vaudevilles avec une verve
remarquable. « Un éminent physiologiste, raconte M. Marcé,
après s'être borné, pendant toute sa carrière, à des recherches
purement théoriques et bibliographiques, frappé d'une attaque d'apoplexie et convalescent, étonne le monde scientifique
par son ardeur inusitée pour les recherches expérimentales(1). »
Notre honorable collègue eût pu ajouter, « et par une vivacité
de critique qui n'était pas dans ses habitudes. »

Une disposition contraire et bien plus commune, est celle
qui fait naître des penchants funestes. Une dame jeune, d'une
physionomie fort agréable et de mœurs irréprochables, que
nous avions soignée autrefois pour une affection mélancolique,
nous engagea à venir la voir ; elle désirait, disait-elle, une
consultation. Après s'être exprimée en termes très-convenables,

(1) Marcé, *Recherches cliniques anatomo-pathologiques sur la démence
sénile et sur les différences qui la séparent de la paralysie générale (Gazette médicale*, juillet 1863).

elle se découvrit brusquement ; son langage était si peu équivoque, que nous nous hâtâmes de nous retirer ; c'était l'indice d'une excitation maniaque non soupçonnée, et qui fut remplacée, quelque temps après, par la mélancolie. Tout récemment, une jeune femme, veuve d'un haut fonctionnaire d'une de nos colonies, mère de deux enfants, jouissant de 8000 francs de rente, aimée des siens, arrivait au dernier degré de dégradation et se faisait proxénète. Traduite devant les tribunaux pour ce délit, son éloquent défenseur, M⁰ Lachaud, fut assez heureux pour la rendre à sa mère désolée. La visite de nos maisons eût appris au célèbre avocat, ce qu'il avait probablement deviné, que la folie érotique est souvent la véritable explication de ces drames domestiques (1).

Les archives de l'aliénation mentale ne renferment que trop d'exemples de ces douloureuses tendances, et celui que nous résumons en est une nouvelle preuve. En analysant les diverses périodes de cette observation, on reconnaît que la responsabilité partielle n'a pas plus d'application dans le cas de M. Louis que dans les cas précédents. Dès la première crise, quoiqu'il reste parfaitement apte à remplir les emplois qui n'exigent qu'une obéissance passive et une grande exactitude, il n'a plus l'initiative qui appartient à chaque individualité, quelque modeste qu'elle soit. Après la seconde rechute, il paraît encore exact à s'acquitter de ses fonctions, mais il finit par se relâcher et n'accomplit plus que la tâche qui lui semble indispensable.

A la suite du troisième accès, les signes précédents se prononcent de plus en plus, et l'on voit poindre les mauvais instincts dont nous avons fait sentir toute la gravité. Sa bienveillance s'affaiblit ; il se montre railleur, ironique, inconvenant. La crise est annoncée par des commentaires déplacés sur les registres légaux et les manuscrits qu'on lui confie.

(1) *Le Droit*, juillet 1863.

Il va plus loin, il écrit des lettres anonymes, calomniatrices, contre des innocents, et n'épargne même pas ceux qui l'ont traité comme un ami. Il se livre à des habitudes qu'il n'avait jamais eues, et manifeste des inclinations perverses. Avec le temps il ne remplit ses devoirs que quand cela lui convient; il découche et ne mange que lorsque la faim le presse. Il reconnaît qu'il n'a plus la même aptitude, mais il ne peut, dit-il, faire autrement parce que tout travail prolongé le fatigue.

Sans doute, M. Louis, lorsque la crise était passée, ne tenait pas des discours déraisonnables, et ne faisait rien d'étrange ; mais pendant les quatre ans qui se sont écoulés après le deuxième accès, aucun de ceux qui ne l'ont pas perdu de vue pendant cette période de temps, n'aurait songé à le rendre responsable des actes blâmables qu'il aurait pu commettre. L'ébranlement qu'il avait reçu dès la première atteinte de son mal, et surtout après la seconde, en avait fait évidemment un être inférieur, qui n'avait plus la netteté, la force d'esprit, le jugement et la volonté nécessaires pour se conduire et résister aux influences fâcheuses ; lui-même comprenait qu'il était sous la pression d'un état mélancolique dont il ne pouvait se dégager.

L'observation de M. Louis n'éclaire pas seulement la question de la responsabilité partielle, du changement de caractère, de la perversion des penchants, de l'abaissement du niveau intellectuel et moral; elle nous fournit également des indications précieuses sur la liberté des aliénés et sur les rapports du crime et de la folie.

Vouloir traiter tous les aliénés par le patronage familial, c'est faire preuve d'une ignorance pratique complète de la folie. Peut-on assimiler l'aliéné sans culture intellectuelle, n'ayant que ses passions cruelles, avides, égoïstes, mais à courte vue, aux malades de nos établissements, initiés à tous les secrets du mal par l'éducation, la société, l'exercice en grand des passions, à travers tant d'écueils? Comment laisser

libres cette femme mariée qui tend partout ses filets, ce fou
raisonnant qui calomnie, dénonce, cet autre qui attaque les
personnes du sexe, celui qui veut tuer ses ennemis, les aperçoit dans le premier individu qui passe, et tant d'autres
encore ! Le bon sens et l'humanité ne s'y opposent pas moins
que l'intérêt personnel ; car si l'on peut vous rendre responsable du moindre dommage causé par quelqu'un ou quelque
chose qui vous appartient, on ne s'en fera pas faute pour
l'aliéné que vous aurez laissé errer à son gré. Dans le cas
particulier dont il s'agit, le malade a toujours été libre.
Durant les dernières années, la maison n'était pour lui qu'une
hôtellerie, où il venait suivant son bon plaisir ; or, on sait
l'usage qu'il a fait de sa liberté, lorsque nous lui avons
permis de sortir, dans un faux intervalle lucide, sur la prière
de nos enfants.

Il resterait à rechercher les rapports qui unissent le crime
à la folie, ou plutôt les influences de la maladie sur le moral;
mais ce sujet comporte des développements trop considérables pour que nous le traitions ici. Toutefois, il faut prendre
note des observations rapportées dans ce travail, et qui
établissent que la folie peut faire d'un homme bien élevé,
honnête, longtemps irréprochable, un calomniateur, un dénon-
ciateur, un débauché, un voleur, un incendiaire, un assassin,
un criminel en un mot, moins la responsabilité, il est vrai,
mais avec les combinaisons pour le mal souvent plus dangereuses que celles du criminel ordinaire; témoin cette folle
raisonnante, qui disait à l'un de nos paralysés, dont la crainte
était de ne pas guérir : « Vous ne sortirez jamais d'ici, aussi
feriez-vous bien de vous donner la mort, comme vous en
avez le projet.» Ce qui fut aussitôt tenté par ce pauvre désespéré, mais heureusement sans succès. Le but de cette dame à
ce moment était de se venger de sa séquestration, et pour y arriver, elle s'embarrassait peu de la mort d'un innocent. Cet
exemple n'est pas le seul, et le mémoire en renferme un second.

Ainsi dans les diverses observations que nous avons rapportées et qui-sont prises à la folie raisonnante simple ou
compliquée, à la monomanie d'orgueil, de vanité, de persé-
cution, à l'exaltation maniaque, à la double forme, on ne
saurait contester cette conséquence définitive, que les malades
peuvent parler, écrire, agir d'une manière raisonnable, sans
que la folie soit contestable. Il nous reste maintenant à apprécier la part de la responsabilité générale, celle de la
responsabilité partielle, d'après le résumé de ces observations
et de toutes celles que nous avons recueillies.

Cette recherche ne saurait être longue ni douteuse. Nous
la limiterons aux quatre faits que nous avons pu suivre pendant des années. Le premier exemple, celui de madame Eugénie, qui reprenait tout son empire sur elle-même dans sa
correspondance et ses entretiens avec les médecins du parquet, tandis qu'elle se laissait envahir par ses idées fausses,
quand elle n'était plus sur ses gardes, établit que la responsabilité passait par deux états opposés, qui en rompaient
nécessairement l'équilibre. Cette garantie de la conduite ne
nous paraît pas moins compromise, après sa sortie de l'établissement, lorsque cette dame venait réclamer une pièce
attestant que nous l'avions injustement détenue, ou qu'elle
nous faisait des visites d'amitié, et apportait des bonbons en
cadeaux. Enfin la lettre écrite, dix ans après sa rentrée dans
le monde, en prouvant que le rêve de la folie ne s'était
jamais dissipé, témoigne d'une responsabilité notablement
entachée d'erreur, et qui nuit à la liberté du jugement.

Dans le second cas, l'irresponsabilité est encore plus certaine. Trois ans et demi d'une observation journalière permettent de noter toute la discordance des paroles et des actes
de madame Amélie. Ses perpétuelles contradictions, la variabilité instantanée de ses résolutions, la mobilité de ses projets,
la perversion de ses facultés morales, l'impossibilité de se
conduire, ses colères, ses fureurs, ses mensonges, ses calom-

nies, ses artifices et ses complots révèlent suffisamment la nature de la responsabilité.

Cette existence qui, depuis douze ans, fait le désespoir de sa famille et a nécessité plusieurs séquestrations, est sillonnée par des éclairs de bons sentiments, d'élans généreux ; la malade peut causer raisonnablement, se promener, aller au spectacle, soutenir un interrogatoire sans se trahir, et même obtenir sa liberté. Quel est cependant celui d'entre nous qui oserait soutenir que, pendant les trois années qu'elle a passées en maison de santé, cette dame ait été responsable de sa conduite ? N'était-il pas certain pour tous que, lors même qu'elle semblait raisonnable, un mot d'observation, une préférence eussent suffi pour la rejeter dans ses emportements, ses divagations, etc. ? Il n'est plus douteux maintenant que, depuis sa dernière maladie, elle n'ait perdu beaucoup de son énergie, et que son intelligence ne se soit affaiblie.

Le troisième exemple nous montre un homme dont la folie a changé complétement le caractère et la moralité. La maison de santé le discipline, elle ne le guérit pas. Il peut, pendant quatre ans, reprendre ses travaux et obtenir sa retraite, mais sous la surveillance du médecin directeur, secondé par la bienveillance éclairée de l'administration, qui, connaissant la nature de la maladie, consigne son employé à chaque recrudescence. Or, pendant la durée de cette épreuve si délicate, tous ceux qui s'y prêtaient, savaient que M. Pierre, qu'on aurait pu considérer comme partiellement responsable, était sans cesse exposé à des rechutes, et qu'il n'était plus maître de sa volonté, quoiqu'il ne déraisonnât pas, dans l'acception du mot.

Le quatrième exemple n'est pas moins concluant que les trois autres. A part l'excitation des accès, le malade ne déraisonne jamais ; il s'acquitte même longtemps de ses fonctions. Malgré les apparences qui lui permettent de marcher comme les autres, on suit avec la plus grande facilité l'amoindrissement successif de ses facultés morales, jusqu'à ce qu'enfin il soit hors d'état de se conduire, et qu'il n'ait plus en perspective que son admission dans un asile, malgré la liberté dont il n'a cessé de jouir, et qui a, tout au plus, retardé cette solution, mais n'a certes pas contribué à sa guérison.

A ces faits si concluants, nous croyons devoir joindre celui d'un malade qui s'est présenté, à point nommé, comme cela a lieu fréquemment lorsqu'on s'occupe d'un sujet, pour l'élucider par son propre exemple.

Obs. V. — *Folie raisonnante racontée par le malade lui-même; dépression et exaltation; impulsions instinctives; tentative de suicide. Appréciation de la responsabilité par le narrateur.*

Si l'étude de la folie raisonnante est une mine inépuisable d'observations pour le médecin, elle a pour lui un intérêt bien autrement réel lorsqu'elle est faite par un malade intelligent, qui connaît son état et le décrit comme s'il faisait lui-même son autopsie. Il y a quelque temps, un homme jeune encore, ayant les attributs du tempérament lymphatico-sanguin mêlés à un élément nerveux, d'une bonne constitution, à la physionomie ouverte et spirituelle, vint nous prier de l'écouter patiemment et de lui donner ensuite un conseil.

« Je suis atteint, me dit-il, depuis plusieurs années, d'une folie raisonnante, car je ne puis autrement nommer l'affection dont je souffre, que j'apprécie ce qu'elle est, mais dont je ne puis me débarrasser par aucun moyen. Je ne vous cacherai pas que j'ai lu les ouvrages les plus estimés sur les maladies nerveuses, et que je sais à quoi m'en tenir sur mon état; mais j'ai pensé que mon récit pourrait être utile, et que peut-être en l'écoutant, vous trouveriez quelque soulagement à mes souffrances, quoique j'aie expérimenté tous les remèdes indiqués à la quatrième page des journaux.

» Mon père était excessivement nerveux, et j'ai eu deux tantes aliénées, ce qui n'est pas sans me préoccuper, car je connais le rôle que vous faites jouer à l'hérédité dans la production des maladies mentales. Dès l'âge de cinq ans, j'éprouvais de l'ennui, un dégoût pour tout, souvent je pleurais sans motif; il m'était impossible de fixer longtemps mon attention sur la même chose, aussi n'ai-je pu terminer mes classes, à plus forte raison prendre un état.

» Pendant longtemps je me suis peu occupé de ces dispositions de mon esprit; je me laissais vivre tant bien que mal, j'étais ballotté entre deux courants différents. Tantôt j'éprouvais le désir de faire quelque chose de grand, j'avais des aspirations immenses vers la

gloire, la fortune, la poésie ; mais ces plans gigantesques qui s'éla-
boraient dans mon imagination, n'étaient suivis d'aucune réalisation.
Tantôt, au contraire, je tombais dans des abîmes où je restais plongé ;
l'ennui, la satiété de la vie s'emparaient de moi, et il m'eût été impossible de faire aucun mouvement. Cette indifférence apathique était
si forte, que j'aurais vu à mes côtés mon père près de mourir faute de
secours, que je n'eusse pas fait un pas vers lui, tout en m'indignant
de ma conduite. Quand cette apathie me quittait, j'étais pris d'un
besoin irrésistible de locomotion, et rien n'aurait pu me faire rester
en place ; je n'étais pas plus tôt dans un lieu qu'il fallait que j'allasse
dans un autre.

» Ces symptômes se sont singulièrement aggravés depuis 1859,
à la suite des grandes chaleurs. Presque eu même temps j'ai ressenti,
dans l'épigastre et le diaphragme, des spasmes qui n'ont pas eu seulement pour conséquence d'assombrir mes idées, mais aussi de m'empêcher de manger pendant deux ou trois jours et de susciter en moi
les impulsions les plus fâcheuses. Avec ces spasmes, en effet, ont
apparu des entraînements violents à attenter à mes jours, à frapper
les autres, à leur couper la figure à coups de canne et à les tuer.
Quand ces tendances se manifestent, je suis en proie à des angoisses
terribles, par la crainte de succomber. Je fais tous mes efforts pour les
combattre, je ne puis pas plus m'en affranchir pendant le temps
qu'elles existent, que je ne puis m'empêcher de changer continuellement de place. Je sais très-bien qu'il est contraire à la morale, à la
religion et au bon sens d'en vouloir aux personnes avec lesquelles
je suis en rapport et à celles qui me sont inconnues, de leur désirer
du mal, de chercher à leur en faire ; mais ma volonté est sans force
pour faire cesser ces idées qui m'obsèdent si douloureusement.

» Mon tempérament me porte vers les femmes, et je cède à mes
désirs impérieux, qu'elles soient jeunes ou vieilles ; je n'ai cependant d'amour pour aucune d'elles.

» L'état nerveux maladif que j'éprouve, m'a donné une sorte d'in-
tuition qui me fait deviner à l'instant les hystériques, et jamais je ne
m'y trompe. Plusieurs de ces femmes se sont fortement attachées à
moi, et surtout une qui a le double de mon âge ; je ne leur en témoigne pas de reconnaissance, et souvent même je les accable de
reproches. Cette vie de désordres réveille parfois mes sentiments religieux ; quand cela m'arrive, je suis bourrelé de remords, je pense à
l'autre monde, à l'enfer, je me crois possédé.

» A leur tour, les idées philosophiques de ce siècle reprennent le
dessus, et je souris de pitié de mes vaines frayeurs. Dans d'autres
circonstances, j'attribue à ma folie raisonnante ces conditions diverses
de mon esprit.

» Vous ne serez pas surpris qu'une position aussi triste m'ait inspiré le dégoût de la vie, et que j'aie cherché à me donner la mort, tendance vers laquelle je ne suis d'ailleurs que trop poussé. Il y a deux ans, j'ai saisi un fusil chargé contenant huit ou dix chevrotines, et je l'ai déchargé dans mon côté gauche. Le coup m'a traversé de part en part, et a laissé une double cicatrice que je vous montrerai. Plusieurs portions d'os ont été brisées. Je n'ai pas perdu connaissance, et j'ai même constaté que la blessure ne me causait aucune douleur, ce dont je me suis rendu compte par la connaissance que j'avais de l'anesthésie des aliénés et en particulier des mélancoliques.

» La résolution de me tuer, née de mes souffrances et de mes impulsions maladives, avait subi une modification dans l'exécution sous l'influence de mon éducation religieuse. L'observation de Jobard, le meurtrier du théâtre des Célestins, à Lyon, m'était revenue à la mémoire : car, par suite de mon mal, ce que j'avais lu, entendu ou vu autrefois avec indifférence, et qui me paraissait même effacé de mes souvenirs, se reproduit maintenant avec une lucidité et une fixité effrayantes. Dans cette direction d'idées, tout en formant le projet de mettre un terme à mon existence, j'arrêtai que la mort ne serait pas instantanée, afin d'avoir le temps de me préparer à paraître devant Dieu. Aussi, à peine le coup était-il parti, que je demandai avec instance à être conduit chez un prêtre. Lorsque je fus en sa présence, j'écoutai avec recueillement ses prières et ses exhortations ; mais, comme il m'interpellait pour savoir si j'avais regret de mon action, je lui répondis que je n'en étais pas sûr.

» Cette insensibilité, dont je vous ai entretenu, existe encore aujourd'hui. Vous pouvez me pincer, et vous verrez que je ne sens pas les pressions ; ce qui, au reste, était commun chez les sorciers du moyen âge, qui étaient de véritables fous. Vous pouvez aussi constater une sensation de froid marquée aux mains et aux bras, mais beaucoup plus sensible aux extrémités inférieures (ces parties étaient, en effet, froides et gluantes) ; toute la chaleur est à la tête.

» Les renseignements que je viens de vous donner, vous ont fait connaître mon état ; je vous les ai présentés, en effet, le plus exactement que j'ai pu, quoique l'idée fixe de ma maladie ne me quitte jamais. Dans un autre moment, je n'aurais pas été capable de m'expliquer et même de prononcer un mot. Ma physionomie, mon langage varient selon le courant d'idées qui m'entraîne et auquel je ne puis résister. Si vous viviez avec moi, vous noteriez à chaque instant ces changements. Il y a des jours où je vais dans le monde, je puis alors parler, amuser, intéresser, fixer l'attention, et cependant le fantôme est toujours là. Personne ne soupçonne les dispositions de mon esprit, et ceux qui les ont connues me croient entièrement guéri. On serait tenté d'admettre qu'il y a deux hommes en moi : l'un qui agit comme un automate, ne sent rien de ce qu'il dit ou fait ; l'autre qui n'a qu'une pensée, celle de son mal, dont rien ne peut le détacher. Cette variation d'états, se succédant alternativement, me ferait parfois douter de mon identité, si je n'avais sans cesse la conscience que c'est moi qui souffre ; mais si j'ai la conviction de ma personnalité, je sens aussi que ce flux et reflux d'idées mobiles, contradictoires, combinées aux sentiments moraux altérés, aux impulsions dangereuses auxquelles je résiste avec peine, ne me laissent pas la liberté d'apprécier convenablement mes actes, et que, depuis quatre ans que cette situation dure, je n'ai jamais été réellement responsable. »

Après ce récit, que nous avions écouté avec une attention soutenue, le malade nous dit : « Je ne vous demande pas votre opinion, elle ne saurait me persuader ; je voulais profiter d'un moment de tranquillité pour faire connaître mes souffrances à un spécialiste ; mon désir est satisfait. Peut-être aurais-je été utile à la science. Si vous aviez cependant quelque remède à m'indiquer, je vous en serais reconnaissant. » Je m'efforçai de le satisfaire en lui prescrivant un nouveau purgatif, et surtout en le priant de m'écrire son histoire, parce qu'il était arrivé plus d'une fois que le récit du malade avait mis sur la voie de la guérison. Il me quitta en me promettant de m'envoyer son autobiographie.

Cette observation est très-instructive, car elle met hors de doute l'influence de l'hérédité, l'incapacité relative dont la folie peut frapper un homme intelligent, en le privant de l'exercice régulier de la volonté, les impulsions instinctives dangereuses que le mal suscite en lui, l'appréciation exacte de ces divers états par le patient, et le jugement vrai qu'il porte sur l'irresponsabilité de sa conduite, d'après son examen.

Parmi les conséquences auxquelles conduisent ces observations et celles qui ont été consignées par nous dans nos registres, il faut prendre en grande considération, pour le sujet qui nous occupe, les suivantes que nous exposerons brièvement. On peut souvent constater, après un premier accès de folie, mais surtout après chaque rechute, que l'attention, la volonté, le jugement, la mémoire, la sensibilité ne s'exercent plus que d'une manière incomplète. L'énergie s'affaiblit, les aptitudes s'amoindrissent, et tout en paraissant bien raisonner, beaucoup de ces malades ne sont plus capables de prendre des déterminations suivies, de remplir les devoirs d'une profession, et de persévérer dans une ligne de conduite.

Tous ces symptômes ne se trouvent pas réunis chez le même individu ; mais quel qu'en soit le nombre, leur caractère pathognomonique est la continuité. Ils peuvent présenter des intermittences, des rémissions ; ils existent à l'état latent, car une contrariété, une contradiction, un mot provoquant suffisent pour les faire reparaître.

Lorsque l'examen a duré des années, comme chez les malades qui nous ont servi de modèles, on a les éléments nécessaires pour se prononcer sur les questions capitales de ce mémoire. Il est évident que tous les aliénés qui sont soumis aux modifications que nous avons signalées, ne sont pas responsables de leurs actes. Les hésitations et les difficultés n'ont lieu que pour ceux qui répondent d'une manière satisfaisante aux interrogatoires, soutiennent avec bon sens de longues conversations, se comportent convenablement dans les réunions et entretiennent des correspondances qui se font remarquer par la netteté des idées et la vérité des sentiments. On conçoit, dans ces circonstances, les perplexités des magistrats, et comment ils rejettent souvent comme mal fondées les considérations alléguées pour établir la maladie. Or, ces décisions, qui ne sauraient faire loi, puisqu'elles émanent de personnes complétement étrangères à l'observation des maladies mentales, peuvent entraîner le trouble, la ruine, le déshonneur des familles. La différence d'appréciation est donc tout entière dans la durée du temps de l'observation ; ainsi, tandis que le médecin a mis des mois, des années, à étudier continuellement ces malades embarrassants, l'examen des magistrats, fait à des intervalles plus ou moins longs, pendant quelques heures, fréquemment même dans un espace beaucoup plus court, est pour lui un véritable mirage qui n'engendre que des déceptions ; ses remarques peuvent

la satisfaire et persuader ses auditeurs, mais elles produisent
sur les aliénistes les mêmes effets que produisent sur les critiques érudits d'Allemagne et d'Angleterre la lecture de ces
histoires dont les auteurs, emportés par le tourbillon des
affaires, n'ont pu consulter les sources premières. Ces
remarques *au juger* ne sauraient prévaloir contre l'expérience
patiente, minutieuse et persévérante.

De l'ensemble de ces faits et de tous ceux que nous avons
recueillis, il nous reste la conviction que l'aliéné atteint d'un
délire partiel, d'une folie raisonnante, ne saurait être rendu
responsable des actes dont il est accusé, tant qu'il est sous
l'influence de son mal; car, comme l'a très-bien remarqué,
lord Brougham: « la tranquillité de l'esprit, pendant l'acte
dans le délire partiel, n'est qu'apparente; elle est l'image
exacte d'un dépôt au fond d'un vase: agitez l'eau claire
qu'il contient, elle se trouble à l'instant même, et le dépôt
remonte à la surface (1). »

Un observateur distingué, M. Baillarger, a dit qu'au début
le délire peut être très-circonscrit, et qu'il n'empêche pas les
facultés de s'exercer librement sur les autres sujets. Il n'y a
rien d'absolu dans le monde, et nous pensons que cela peut
exister, comme l'atteste le cas cité par l'honorable M. Baillarger, mais il manque à ce fait un critérium important, celui
du journal quotidien de ces malades. Nous n'avons pas d'ailleurs oublié l'observation suivante, que nous avons déjà fait
connaître, mais à sa place dans ce travail.

OBS. VI. — *Monomanie triste; conceptions délirantes, illusions de
la vue; appréciation juste de la maladie; dissimulation de cet état
pendant vingt-sept ans.*

Un officier supérieur vint, il y a une dizaine d'années, réclamer
nos conseils. Il était conduit par son oncle; celui-ci nous apprit

(1) Brougham, *De la folie partielle ou monomanie*, traduit de l'anglais
par A. Brierre de Boismont (*Ann. médico-psychologiques*, 2ᵉ série, t. III,
1851, p. 105).

qu'il n'avait reçu de son neveu que le matin même la confidence
de son état, dont personne de la famille n'avait eu jusqu'alors aucune
idée. Le malade nous fit le récit de ses souffrances. Depuis vingt-
sept ans, il était tourmenté par la crainte continuelle de faire du mal
aux autres, parce qu'à l'âge de treize ans, assailli de scrupules religieux, il s'était lavé les mains dans un vase où se trouvait un sou
taché de vert-de-gris. Chaque jour, il plongeait plusieurs fois ses
mains dans l'eau pour enlever le cuivre dont il les croyait impré-
gnées.

Pendant ce long intervalle de temps, personne ne connut ses inquiétudes, et il se conduisit si bien, qu'il obtint plusieurs grades.
Lorsque nous eûmes gagné sa confiance, il nous fit l'aveu de tous les
écarts de la conception délirante contre laquelle il luttait depuis
tant d'années. Notre attention se porta sur l'indépendance prétendue
de l'idée fixe et sur l'intégrité des autres parties du cerveau. L'officier était un homme du meilleur monde, intelligent, très-capable
d'analyser ses sentiments ; il nous dit qu'il savait bien que son idée
était fausse et que, pendant plusieurs années, il avait pu s'en débarrasser, lorsqu'elle se présentait, ou la supporter, sans en être trop
péniblement impressionné ; mais qu'avec le temps il s'était fait des
confusions dans son esprit, parce qu'il ne pouvait s'empêcher de
vouloir démêler le vrai du faux. Le tableau fidèle qu'il nous traça
de ses sensations, de ses pensées, nous révéla un continuel état d'inquiétudes, d'indécisions, d'irrésolutions, de craintes de devenir fou,
de troubles momentanés dans les idées, et de projets de suicide. Il en
résulta pour nous la preuve concluante que, bien que cet infortuné
eût eu la force de concentrer ses douleurs en lui-même, la sensibilité et, par la suite, l'intelligence n'avaient pas cessé de souffrir, et
que la persistance de la raison n'avait tenu qu'à un fil. Si, pendant
ces vingt-sept années de silence, ce militaire se fût imaginé qu'un
de ses camarades, un rival, avait mis du vert-de-gris sur ses mains,
afin de l'empoisonner, et qu'il l'eût tué, que serait-il arrivé ? Comment d'ailleurs, dans cette lutte continuelle, affirmer qu'il ressemblait à celui qui a conservé son intelligence intacte ! Encore, dans
ce cas, avait-on affaire à une volonté énergique ; tandis qu'il ne faut
pas oublier que les fous ne diffèrent des autres hommes que par le
manque de contrôle de soi-même, ou l'impossibilité de s'en servir
quand ils en ont conservé la notion. Ils présentent, comme eux, les
mêmes passions, les mêmes différences de force et de faiblesse, les
mêmes inégalités intellectuelles et morales, et ont, en général,
comme eux, la médiocrité en partage.

Après trois mois de séjour, l'officier nous quitta amélioré, pour
tenter une épreuve périlleuse qui eut d'heureux résultats. Depuis
cette époque, il n'a jamais été perdu de vue, et, plus d'une fois, il

est venu nous demander des avis ; c'était surtout dans les moments
où la conception délirante et tous ses accessoires le saisissaient plus
violemment, ce qui arrivait presque toujours quand il acquérait un
nouveau grade. Témoin de ses luttes, de ses irrésolutions, de ses
angoisses, du parti très-souvent arrêté de briser sa carrière, nous
redoublions d'efforts pour le consoler, l'encourager, et nous réussis-
sions à lui faire continuer sa route. Mais le spectacle douloureux que
nous avons eu plusieurs fois sous les yeux, durant cette période
d'années, est une réponse péremptoire à l'opinion de ceux qui voudraient assimiler cette responsabilité à celle de l'homme qui n'a
jamais été visité par la folie. Nous ne pouvions, en effet, conserver
aucun doute sur l'affaiblissement que ces secousses répétées avaient
produit dans son énergie intellectuelle et morale, et sur l'impossibilité où il était de s'affranchir de la fixité de l'idée.

La responsabilité des aliénés, d'après notre expérience, est
donc extrêmement limitée, puisque nous ne l'avons pas constatée chez aucun de ceux qui étaient soumis à notre observation constamment ; aussi n'hésitons-nous pas à dire, qu'au
point de vue de la généralité, elle n'existe pas pour eux.
Notre opinion à cet égard est tellement arrêtée, que, lorsque
nous avons vu mettre en liberté des aliénés dont l'interrogatoire avait paru satisfaisant aux magistrats, nous avons eu la
certitude que ce renvoi serait, pour les uns, un sujet continuel
de plaintes et le tourment du foyer ; pour les autres, une cause
de séparation ; pour plusieurs, une occasion de mort ; pour
le plus grand nombre, un retour définitif à la maison de
santé ; et nos prévisions ne se sont que trop souvent et trop
malheureusement réalisées. Quelques-uns de ces malades ont,
sans doute, conservé leur liberté, mais au milieu d'inquiétudes continuelles, d'une vie décousue, de singularités, d'accès passagers, etc.

Est-ce à dire que nous rejetons toute responsabilité en
matière d'aliénation mentale ? Telle n'est pas notre pensée.
Elle ne saurait être contestée dans les intervalles lucides véritables, dans ceux que d'Aguesseau a comparés à un beau
jour entre deux nuits, et dont MM. Renaudin, Legrand

du Saulle, Dagonet (1) et Aubanel ont très-bien établi les caractères. Mais, même dans ce cas, nous sommes d'avis que l'application de la responsabilité doit être mitigée par la considération des anciens accès ; l'individu qui a subi l'étreinte de la folie, a droit à l'indulgence.

Sans nous appuyer sur la responsabilité partielle des établissements privés et publics, qu'ont fait valoir avec raison MM. Belloc et Falret, mais que l'état de maladie modifie singulièrement, nous estimons qu'il y a des cas où elle peut être admise dans une certaine mesure. C'est parmi les malades de cette catégorie qu'il faut ranger les monomaniaques dont parle le professeur Casper. « Ces individus, dit-il, restent toute leur vie dans le même état, sans qu'il se manifeste eu eux aucune réaction générale, mais sans qu'ils puissent s'affranchir de leur idée fixe, dont ils sont cependant maîtres ; ils la reconnaissent comme telle, ils l'avouent même en riant ; souvent, ce qui est de la plus haute importance pour le diagnostic, ils *consentent* à ce que l'on combatte leur idée fixe ; ceux-ci, fait-il observer, sont évidemment responsables, même des actions commises en vertu de leur idée fixe (2). »

Nous partageons presque complétement l'opinion de M. Casper, pour ce qui touche les actes commis en dehors de la conception délirante, quoiqu'il manque encore dans ces cas le critérium de l'observation quotidienne ; mais nous protestons avec force contre l'extension de la responsabilité aux actions commises, sous l'empire de l'idée fixe, parce qu'il n'y a aucune solidarité possible entre l'erreur de la raison et l'acte accompli sous son influence, fût-il raisonnable ou con-

(1) *Traité élémentaire et pratique des maladies mentales.* Paris, 1862.

(2) *Remarques médico-légales à l'occasion du Traité pratique de médecine légale* du professeur Casper (de Berlin), traduit sous les yeux de l'auteur par M. G. Germer Baillière (*Annales d'hygiène et de médecine légale,* 2° série, t. XVIII, p. 438, Paris, 1862), par A. Brierre de Boismont.

pable. Peut-être pourrions-nous ajouter que nous avons vu ces monomanes à l'œuvre, et quoiqu'ils avouassent qu'ils avaient une idée fixe et qu'ils consentissent à ce qu'on la combattît, ils n'en faisaient pas moins le désespoir de leur famille, quand ils n'étaient pas eux-mêmes très-malheureux.

Toutefois, en admettant la responsabilité partielle pour ces cas, pour les monomanes au début, et pour d'autres monomanes qui dissimulent leur idée fixe avec le plus grand soin, ou l'expliquent par des motifs très-plausibles, en l'admettant également pour les intervalles lucides, nous n'en persistons pas moins à croire que la raison, ne fût-elle lésée que sur un seul point, n'a plus sa liberté d'action, et que cette responsabilité ne saurait alors être mise sur le même plan que celle des coupables dont l'intelligence n'a pas souffert. Il est impossible, en effet, qu'il en soit autrement, lorsqu'il s'agit de la substance une, que la diversité de ses fonctions ne rend pas divisible, et pour l'intégrité de laquelle l'usage ou l'absence de l'une de ses facultés, est une question d'être ou de ne pas être. Ce sont ces différences entre ces deux espèces de responsabilité qui nous ont engagé, il y a dix-sept ans, à proposer pour les vagabonds et les aliénés dits criminels, ou plus convenablement dangereux, un asile particulier, d'après ce qui a été fait en Angleterre et en Irlande, avec les perfectionnements que comportent les progrès de la science. Nous sommes heureux d'avoir vu cette opinion partagée par MM. Belloc et Legrand du Saulle. Si cet établissement eût existé en France, des insensés, dont les condamnations ont douloureusement affecté les hommes éclairés, eussent été mis dans l'impossibilité de nuire à la société, sans avoir encouru la flétrissure des peines infamantes; et le catalogue des crimes n'eût pas été grossi inutilement. En ces matières, nous adoptons complétement l'opinion de l'empereur Napoléon, qui, au lieu de faire traduire devant les tribunaux le fameux marquis de S..., l'envoya à l'asile impérial à Charenton (1).

Pour compléter jusqu'à un certain point ce qui a rapport à cette importante question, nous aurions à examiner la responsabilité partielle chez les aliénés à instincts irrésistibles (monomanies instinctives, folie d'action, folie morale, maladies de la volonté); mais ce sujet, si controversé et dont les faits se multiplient cependant de plus en plus, exige une étude spéciale que nous avons déjà commencée et que nous espérons bien terminer. Ce que nous pouvons dire à présent de la responsabilité de ces aliénés, c'est qu'elle est complétement différente de celle des autres hommes, puisque ceux qui sont assaillis de ces idées désastreuses, présentent des altérarations notables de la sensibilité, ont des antécédents plus ou moins graves, immolent souvent les êtres qui leur sont les plus chers, des indifférents, commettent des actes criminels, sous l'influence des motifs les plus étranges, les plus futiles. Nous devrions encore examiner la responsabilité partielle chez les faibles d'esprit ou les *pesants* (Ferrus), ainsi que l'a fait récemment M. le docteur Auzouy (2).

Cette question a fixé depuis longtemps notre attention, et il était impossible qu'il en fût autrement, en lisant dans les journaux judiciaires les détails concernant les crimes commis par ces individus. Assimiler aux coupables ordinaires des êtres chez lesquels le développement physique intellectuel et moral a subi un arrêt de développement forcé, ou ne s'est pas effectué normalement, nous a toujours paru une erreur

(1) Albert Lemoine, *L'aliéné devant la philosophie, la morale et la société*, Paris, 1862. L'auteur a soutenu la doctrine de l'irresponsabilité des fous, en s'appuyant sur les arguments philosophiques; voy. le chap. VIII, *Du libre arbitre chez l'aliéné*, p. 372.

(2) Auzouy, *Colonie agricole de Saint-Luc, et projet de translation de l'asile de Pau sur les terrains de cette colonie*, Paris, 1863.

de l'éducation qui a constamment banni la science de l'homme de son cadre d'enseignement. On n'est responsable que de ce qu'on a reçu, et punir l'individu de l'infériorité qui résulte de l'imperfection de son organisation, de la dégénérescence de ses parents, de l'abandon où il a vécu, est un déni de justice qui n'a son excuse que dans l'ignorance. Cette étude est digne des méditations du médecin spécialiste ; mais, pour qu'elle soit profitable, il faut qu'il s'appuie, comme dans ce travail, sur les observations journalières et longtemps continuées de cette classe de malades. En établissant l'enchaînement de la cause à l'effet, en prouvant, par exemple, pour nous borner ici aux enfants nés de parents ivrognes, que ceux-ci transmettent à leur progéniture les germes de l'imbécillité, de l'idiotie, de l'aliénation mentale et du suicide, qu'ils les frappent non-seulement de déchéance intellectuelle, mais encore d'impuissance physique, tous faits qui ont été mis hors de doute en Suède par le professeur Magnus Huss, de Stockholm (1), il faudra bien qu'on reconnaisse que les individus placés dans ces conditions, ne sont plus des coupables ordinaires.

C'est par des études de ce genre, ce qui n'exclue en rien celles sur le moral, qu'on parviendra à introduire un élément nouveau dans l'histoire de la criminalité et à combattre la doctrine fataliste qui prétend que le nombre des criminels ne varie pas. Nous ne serions point surpris qu'un examen plus approfondi des effets de l'abus des boissons alcooliques ne jetât une vive lumière sur l'augmentation toujours croissante des attentats aux mœurs. Nous ne ferons que mentionner la responsabilité des épileptiques sur laquelle de bons travaux ont été publiés par MM. Delasiauve, J. Falret (2), Morel, Baillarger, etc., parce que cette question de médecine légale réclame

(1) Ouvrage déjà cité.
(2) *De l'état mental des épileptiques* (*Archives générales de médecine*, 1861).

également l'observation minutieuse et prolongée de ces malades, et que les documents ne sont pas encore suffisants. Il
nous resterait à faire connaître nos idées sur les établissements
destinés aux fous dits criminels et auxquels la dénomination
de dangereux est plus applicable ; l'étendue donnée au travail de la responsabilité des aliénés, qui est loin cependant
d'en embrasser toutes les faces, nous oblige à traiter cette
question ailleurs. Il nous suffira de dire maintenant qu'en
adoptant la pratique anglaise, notre intention a été d'assurer
la sécurité des asiles et de soustraire des fous à des peines qui
n'ont pas leur raison d'être.

RÉSUMÉ. — 1° La responsabilité des aliénés dans les asiles,
sur laquelle on s'appuie pour établir leur responsabilité partielle, ne saurait, à priori, être mise sur la même ligne que
celle des accusés ordinaires : parce que, dans le premier cas,
la raison est malade, tandis qu'elle est saine dans le second.
Elle se présente, en effet, sous l'influence de causes oppressives tellement puissantes (l'hérédité, les dégénérescences
alcooliques, endémiques, etc.), qu'il est impossible de la comparer à celle de l'homme bien portant et jouissant de ses facultés intellectuelles et morales.

2° Mais cette responsabilité, toute différente qu'elle pa-
raisse de celle des coupables ayant leur raison, existe-t-elle
chez les aliénés dans l'acception véritable du mot, et si elle
existe, dans quelles limites la société peut-elle leur en demander compte?

3° En matière civile, la responsabilité n'est point admise
par la magistrature dans les délires partiels ou monomanies,
par le motif qu'on ne peut diviser le cerveau en une partie
saine et une partie malade, l'unité de l'âme protestant contre
de telles doctrines.

4° Cette argumentation, qui aurait une grande valeur si,
par une contradiction difficile à expliquer, elle n'était rejetée

en matière criminelle, ne peut être invoquée que subsidiaire-
ment; c'est donc à l'observation médicale qu'il faut en appeler pour avoir la solution de la question.

5° Le meilleur critérium de la responsabilité des aliénés est
le journal quotidien et longtemps continué de leurs paroles
et de leurs actes.

6° Les monomanies (délires partiels), les folies dites raison-
nantes, sont les catégories qui réunissent le plus d'exemples
propres à éclairer la question de la responsabilité des aliénés.

7° L'observation de ces sortes de folies met hors de doute
la mobilité, l'inconsistance, les contradictions, le défaut de
suite dans les idées, les ruses, les mensonges, les artifices, les
complots, les médisances, les calomnies, la méchanceté, l'impossibilité de ne pas penser tout haut, de ne pas divulguer
les projets, malgré un intérêt contraire, l'absence de sens
moral, l'affaiblissement, l'obscurcissement, la perversion des
sentiments les plus naturels, l'altération du jugement chez
des malades qui parlent pendant plusieurs heures raisonnablement à des étrangers, soutiennent avec toutes les apparences de la raison l'interrogatoire des magistrats, et qui sont
cependant incapables de se conduire comme les autres hommes, parce qu'ils ont perdu le pouvoir de se contrôler.

8° Non-seulement les aliénés peuvent parler et agir d'une
manière raisonnable et en imposer aux personnes étrangères
à l'observation de ces malades, mais ils sont capables d'écrire
de longues lettres fort sensées, entre deux accès, au milieu
même de leur maladie, ce qu'il est facile de constater par les
dates des époques où ces lettres ont été composées. Arguer,
comme l'ont fait l'Académie de Valence dans l'affaire Sagrera,
et des jurisconsultes dans d'autres circonstances, que les lettres sensées ne peuvent être écrites par des fous, c'est rejeter
un fait dont tous les asiles possèdent des preuves nombreuses
dans leurs archives.

9° Au point de vue de la responsabilité des aliénés, il n'est

pas moins important de connaître les changements qui s'opèrent dans leur organisation. Rien de plus commun que d'observer chez eux les transformations du caractère, de l'humeur,
l'abaissement du niveau intellectuel et moral, la perversion
des instincts, l'éclosion des plus mauvais sentiments, toutes
conditions nouvelles qui modifient profondément la responsabilité du fou et ne lui laissent plus la liberté nécessaire pour
apprécier ses actes.

10° La folie ne s'annonce pas toujours par des symptômes
caractéristiques, tels que les hallucinations, les illusions et les
conceptions délirantes, les paroles désordonnées, les actes ridicules, extravagants, dangereux, etc.; elle peut se montrer
sous des formes spéciales, qui ont été prises pour des travers
d'esprit, des tendances vicieuses ou des entraînements au mal
par des passions coupables, etc.

11° Le caractère distinctif de ces folies a été l'apparition
plus ou moins soudaine de dispositions nouvelles entièrement
opposées à celles qui existaient auparavant et formant un tissu
de contradictions, d'incohérence, d'actes dépourvus de raison,
de sens moral, dont la continuité, caractère pathognomonique, aurait rendu la vie commune impossible.

12° Un fait non moins important, c'est que ces dispositions
nouvelles peuvent se manifester tantôt avec de l'excitation,
tantôt avec de la dépression, et que ces deux formes, qui se
succèdent souvent, constituent des états également maladifs
(folie à double forme circulaire).

13° Une observation patiente et minutieuse, continuée
plusieurs années, des sujets propres à élucider la question de
la responsabilité, nous autorise à émettre l'opinion que le
délirant partiel, le fou raisonnant, ne sont pas responsables
de leurs actes pendant la durée de leur mal, et qu'en conséquence il n'existe pas de responsabilité générale.

14° Sans nier la doctrine de la responsabilité partielle, et
en l'admettant même pour les intervalles lucides, pour les

monomanes au début, pour ceux qui restent toute leur vie
dans le même état, reconnaissant la nature de leur idée fixe,
consentant qu'on la combatte, nous déclarons que la lésion de
l'intelligence limitée à un seul point ou à un petit nombre de
points, suivie dans ses manifestations consécutives, ne nous
permet pas de placer cette responsabilité sur le même plan
que celle des accusés dont la raison est intacte. C'est aussi la
conséquence qui découle de la doctrine de l'unité de l'âme et
de la solidarité de ses facultés.

15° Si les aliénés accusés de crimes ne peuvent être punis
comme les coupables ordinaires, ils doivent être séquestrés
pour la tranquillité et la sûreté de la société et dans leur
propre intérêt.

16° Ce sont les différences tranchées qui séparent ces deux
espèces de responsabilité, qui nous ont fait proposer de créer
un asile particulier pour cette catégorie d'insensés.

17° Les recherches sur la responsabilité légale des fous doivent être étendues aux aliénés à instincts irrésistibles, à folie
transitoire, aux faibles d'esprit et aux épileptiques, parce qu'il
est également impossible de contester que l'impuissance de la
volonté, l'imperfection native du cerveau, physique et intellectuelle, la complication de la folie et de l'épilepsie ne soient
des conditions toutes-puissantes qui changent la nature des
actes criminels.

18° Pour établir une doctrine rationnelle sur ces questions
capitales, il faut faire entrer dans l'éducation les notions de
la science de l'homme (rapports du physique et du moral),
qui ont été jusqu'alors complétement bannies de l'enseignement.

DE L'ACIDE SULFUREUX SUR LES VÉGÉTAUX,

Par M. J. B. Alph, CHEVALLIER.

Nous, J. B. Alph. Chevallier, chargé par M. Joaquin Domingo de Michelena, demeurant à Renteria, de l'examen de diverses questions relatives à l'altération des plantes cultivées dans sa propriété de Alzateoplaya, province de Guipuzcoa, déclarons, après avoir pris connaissance des plans de la propriété, nous être informé de la nature des opérations qui sont faites dans la fabrique dite des Capuchinos et des plantes récoltées sur les terrains avoisinant la fabrique, donner notre avis en honneur et conscience.

Nous allons d'abord examiner successivement les diverses pièces qui nous ont été communiquées.

1° Le plan des localités, plan dont l'examen démontre que, selon les aires de vent, si l'acide sulfureux So² n'est pas condensé, les plantes cultivées qui sont en contact avec cet acide, peuvent être dénaturées par suite de l'action de ce produit, action qui est plus intense lorsque l'air est humide, et lorsqu'il y a des brouillards, de la pluie.

2° Un rapport de M. Ignacio Goenaga, ingénieur du district, certifié par don Benito Palatios, secrétaire du gouvernement de la province de Guipuzcoa, rapport qui établit que cette fabrique où l'on traite les minerais de plomb, a été construite dans un endroit très-isolé, qu'elle possède deux cheminées, l'une pour la sortie des produits de la combustion du charbon employé à chauffer les chaudières de la machine à vapeur, cheminée qui a 16 mètres de hauteur, l'autre qui a 22 mètres de hauteur, qui verse dans l'atmosphère la fumée provenant des fours.

M. Goenaga dit qu'il n'est pas nécessaire de s'occuper des fumées du charbon de terre qui servent à chauffer les fours : nous ne pouvons partager sa manière de voir, car il a été constaté que la fumée des fours à chaux alimentés par le charbon de terre donne des fumées qui ont de l'action sur les végétaux et notamment sur la vigne; on a surtout constaté cette action dans les départements où il y a des vignes en quantité ; aussi, dans plusieurs départements, ne tolère-t-on l'exploitation de ces fours que pendant cinq mois de l'année, novembre, décembre, janvier, février et mars. (Voyez 1° les *Annales d'hygiène publique*, 1re série, t. XXX, p. 328 ; 2° t. XVIII, 2e série, p. 345 ; 3° le *Compte rendu des travaux du Conseil de salubrité du département du Rhône*, du 1er janvier 1851 au 31 septembre 1859.) Nous avons aussi reconnu que des chevaux ne veulent point manger des herbes fourragères récoltées dans les localités où l'atmosphère est chargée des vapeurs de houille.

Nous n'avons pas conçu ce qui y est dit relativement à l'assainissement, que les fours communiquaient avec la deuxième cheminée par un canal de 88 mètres de longueur; il nous semble que ce canal doit être peu efficace, car on sait que le gaz sulfureux est plus pesant que l'air, ce dernier pesant 1,029, le gaz sulfureux 2,247; dans ce cas, on voit combien *il est difficile que ce gaz s'élève et se disperse dans l'air.*

Rappelons ici les beaux travaux de Darcet, qui constata que l'air de Londres, où l'on brûle beaucoup de charbon de terre, contient de l'acide sulfurique qui provient de la combustion de la houille : il y a eu production d'acide sulfureux, puis conversion de cet acide en acide sulfurique.

Nous n'avons pas compris davantage la négation dans ce rapport du dégagement d'acide sulfureux. Dans la cheminée des fours, en effet, le rapporteur dit, *et comme dans le système du traitement, on y emploie du fer pour enlever le soufre des galènes, il en résulte, que dans ce cas, la cheminée ne répand aucune sorte de gaz ni d'autres corps préjudiciables.*

Plus loin, il est dit que les gaz sulfureux provenant de la calcination des galènes sont envoyés dans une grande cheminée et qu'ils sont atténués par la grande quantité d'air auxquels ils se mêlent. Mais nous rappelons ici la pesanteur de ce gaz et la difficulté qu'il a de s'élever pour se disperser dans l'air et s'y mêler. Nous ne croyons pas, d'après ce que nous avons vu et d'après l'examen des plantes, *à cette facile dispersion*, qui atténuerait l'action de l'acide sulfureux sur les végétaux.

Le rapport que nous avons eu à examiner, laisse donc beaucoup à désirer pour la solution de la question.

3° Un rapport d'expertise de MM. don Manuel Saeuz Diez, de l'Université centrale, et Fausto Garagarza.

Dans ce rapport, MM. Diez et Garagarza déclarent, après avoir examiné les minerais traités, que la composition de l'air, l'action qu'a exercée cet air émané de la fabrique sur la végétation, sont les causes de l'altération profonde de ces végétaux et des pertes réelles du propriétaire.

L'analyse de l'air a démontré à ces savants qu'il contenait un acide du soufre, l'acide sulfureux, qui était passé à l'état d'acide sulfurique ; cet acide sulfureux s'y trouvait dans la proportion, pour un litre d'air, de 0,0036 en poids, et de 1,24 pour 1000 centimètres cubes d'air.

Ce qui nous a frappé dans le rapport de MM. Diez et Garagarza, 1° c'est que lors de la prise de l'air, les personnes qui se trouvaient sur les lieux, *reconnurent qu'on sentait une forte odeur sulfureuse semblable à celle produite par les allumettes en combustion ;* or, cette odeur est le caractère le plus connu de l'acide sulfureux.

2° C'est que les essais faits sur les plantes ont démontré à ces chimistes que ces plantes subissent une altération plus ou moins profonde, suivant que l'atmosphère est plus ou moins chargée d'acide sulfureux, altération qu'ils ont décrite avec détail.

MM. Diez et Garagarza terminent leur rapport par les conclusions suivantes :

1° Que la fabrique de la Royale compagnie asturienne de Renteria, à l'ouest de la propriété de don Joaquin Domingo de Michelena, est une source permanente d'acide sulfureux, mêlé d'acide carbonique et autres produits de la combustion, acide sulfureux qui est perceptible au sens de l'odorat.

2° Qu'il existait de l'acide sulfureux, transformé en acide sulfurique, dans la proportion de 1,24 centimètres cubes dans 1000 centimètres cubes de l'air qui séjournait sur le terrain de M. Michelena.

3° Que cet acide sulfureux se transforme avec le temps en acide sulfurique aux dépens de l'oxygène de l'air.

4° Qu'il n'existe dans l'air ordinaire ni acide sulfureux, ni acide sulfurique, corps qui nuisent à l'organisme végétal et qui peuvent occasionner de graves accidents dans la végétation.

5° Qu'il résulte des analyses faites, qu'on trouve dans les plantes qui ont été avariées une plus grande proportion d'acide sulfurique qu'il n'en existe dans les plantes de la même nature qui n'ont pas été exposées à une atmosphère sulfureuse et qui ont végété dans un terrain non exposé à cette atmosphère.

6° Que l'acide sulfureux est un gaz très-délétère qui tue la végétation par la destruction organique qu'il opère spéciale- ment dans les feuilles, organes respiratoires des plantes.

7° Que si l'action de l'acide sulfureux sur les plantes dans les proportions de 1,24 centimètres cubes sur 10000 d'air n'est pas assez énergique pour qu'elle puisse être aperçue immé- diatement par les phénomènes et caractères extérieurs de la plante, elle s'accroît tellement lorsqu'il se trouve dans celles

de 2 et de 5 volumes sur 1000, que l'altération marche
rapidement, de telle sorte qu'on peut remarquer au bout de
quelques heures un changement notable. Si l'on considère,
disent-ils, que [nos expériences n'ont été faites que dans le
laboratoire et sur une atmosphère limitée, sans aucun renouvellement d'acide sulfureux, il n'en est pas de même dans le
terrain du sieur Michelena ; là, sous l'influence d'un producteur de gaz acide sulfureux, cet agent actif se renouvelle dans
l'atmosphère où il est conduit continuellement dans les nouvelles couches d'air ; cela est plus sensible surtout lorsqu'il
règne des vents partant de la direction de la fabrique sur
la propriété Michelena.

On conçoit en outre que cette action puisse être plus intense
encore que celle que nous avons mentionnée de 2 en 5 volumes de gaz pour 1000, et qu'elle cause la mort inévitable
de la végétation de toutes les localités infectées par ces gaz.

MM. Diez et Garagarza terminent leur rapport en indiquant
que, dans tous pays, des règlements ont été publiés dans le
but de soustraire les cultures à l'action des gaz nuisibles à la
végétation, et de protéger les cultivateurs contre de graves
dommages.

Le rapport de MM. Diez et Garagarza est fait dans un bon
esprit, et ils ont exprimé des idées que nous partageons,
notre conviction étant fondée sur des études pratiques.

Maintenant que nous avons analysé les pièces qui nous ont
été remises, voyons comment la Royale compagnie pour
l'exploitation des mines de plomb peut donner lieu à la production de l'acide sulfureux qui cause elle-même de graves
dommages aux cultures plus ou moins rapprochées de cette
usine.

Cette Compagnie traite des minerais dont échantillons nous
ont été remis et que nous avons reconnus pour être des sulfures de plomb, des galènes avec des sulfures de fer en petites
quantités. Or, le traitement de ces minerais se fait par trois

procédés : le premier en grillant la mine au contact de l'air *pour transformer la plus grande partie du soufre en acide sulfureux qui se dégage*, prenant après ce grillage les résidus qui sont formés d'oxyde et de sulfate de plomb, chauffant fortement avec du charbon dans un fourneau à manche.

Par cette opération, l'oxyde est bientôt réduit, et donne le plomb métallique qu'on recueille dans un bassin de réception ; mais il arrive que le plomb, qui était reçu à l'état de sulfate, passe par cette opération à l'état de sulfure qu'il faut de nouveau griller, avec une nouvelle production d'acide sulfureux.

Le deuxième procédé, appliqué à des sulfures très-siliceux, consiste à traiter directement dans un four à réverbère les galènes par de la vieille ferraille ou par de la fonte granulée ; dans ce cas, le fer enlève le soufre au plomb, et l'on obtient et du plomb métallique et du sulfure de fer.

Le troisième, qui participe du premier et du second, consiste d'abord à griller le minerai *de la production d'acide sulfureux*, puis on ajoute alors le fer qui doit s'emparer du soufre qui a échappé au grillage.

Quelques industriels prétendent que l'emploi du fer sans grillage est économique, d'autres établissent le contraire. *Si le fer est employé avant qu'il y eût grillage préalable*, l'insalubrité résultant du dégagement d'acide sulfureux disparaîtrait.

Une autre méthode, dite méthode *par réaction*, est mise en pratique en Angleterre, dans le Derbyshire et dans le Northumberland, en Carinthie et dans quelques usines de la Bretagne ; cette méthode, dans laquelle il y a *aussi production d'acide sulfureux*, consiste : 1° à griller la galène pulisée étendue en couches minces sur la sole d'un four à réverbère, à la chaleur du rouge sombre ; il y alors dégagement d'acide sulfureux et formation d'oxyde et de sulfate de plomb ; par un bon coup de feu, l'oxyde et le sulfate de plomb en réagissant sur du sulfure non altéré donnent lieu *à de l'acide sul-fureux* et à du plomb métallique.

On voit, d'après ce qui vient d'être dit, que dans toutes ces opérations, il y a production d'acide sulfureux. Or, si cet acide n'est pas annihilé, il doit causer de fâcheux résultats sur les produits agricoles : c'est ce que prétend M. Michelena et ce qui a été constaté par MM. Diez et Garagarza.

Des effets de l'acide sulfureux. — Les effets de l'acide sulfureux sur l'économie animale sont bien connus. C'est à cet acide que sont dus les accidents observés près des solfatares, où il se dégage presque continuellement ; c'est à l'acide sulfureux qu'on attribue la mort de Pline le Naturaliste, qui voulut examiner de trop près l'éruption du Vésuve, en 79 de l'ère chrétienne.

Hallé, Dubois (de Rochefort), Orfila, disent que l'acide sulfureux fait périr en moins d'une minute et demie les cabiais qui le respirent ; que les ouvriers qui sont habituellement exposés à l'action de ce gaz, éprouvent de la céphalalgie, des ophthalmies, des tremblements, des mouvements spasmodiques du larynx, et une sorte d'asthme sec et convulsif.

Ce que ces savants avancent est exact, mais les accidents peuvent aller plus loin ; nous les avons éprouvés nous-même dans les fabriques Cartier et Lefrançois ; mais ce qu'il y a de plus concluant, c'est la mort des ouvriers Marcou et Lera (dans la fabrique de M. Maletra à Saint-Denis), mort due à la respiration par ces ouvriers de l'acide sulfureux. Ces faits sont consignés dans un *Rapport fait au Conseil d'hygiène publique et de salubrité du département de la Seine*, le 26 mars 1862.

Si l'acide sulfureux a une influence toxique sur les hommes, il est bien constaté qu'il en a de même sur les végétaux ; ce que nous avançons ici est officiellement constaté : en effet, le décret de 1810 rangeait l'affinage des métaux dans la deuxième classe : or, comme il y eut des plaintes de portées à cet égard, une ordonnance du 14 janvier 1815 les plaça *dans la première classe, comme donnant lieu à une fumée et à des vapeurs insalubres et nuisibles à la végétation.*

Ce que nous disons plus haut des propriétés de l'acide sulfureux, est répété par M. Vernois (1).

« *Causes d'insalubrité. — Action nuisible sur la santé des ouvriers et des voisins. — Action nuisible sur la végétation des champs et jardins qui environnent la fabrique*, etc.— Nous avons vu par nous-même les ravages causés sur la végétation par l'acide sulfureux qui se dégageait d'établissements situés à Belleville, plateau élevé où l'aération est cependant excessivement active. A Grenelle, nous avons pu aussi voir les inconvénients qui résultaient de la purification du soufre et de la combustion dans des constructions connues sous le nom de *soufroirs.* »

EXAMEN DE PLANTES QUI NOUS ONT ÉTÉ PRÉSENTÉES COMME PRO-
VENANT, 1° DES CULTURES DE M. MICHELENA, 2° DES CULTURES
DE M. LASALA.

Les plantes des cultures de M. Lasala avaient conservé la couleur verte indiquant le bon état de la végétation, celles des cultures de M. Michelena indiquaient que ces plantes avaient souffert et que des épis de maïs avaient avorté.

De la luzerne, des branches de châtaignier et diverses autres plantes, qui nous furent présentées avaient des caractères qui indiquaient une altération profonde ; il y avait eu arrêt dans la végétation.

Nous avons voulu savoir si ces plantes avaient une réaction acide, mais elles avaient subi un changement d'état pendant le transport, et il a été impossible de tirer des résultats qui puissent intervenir dans la question.

Nous avons voulu reconnaître si ces plantes contenaient

(1) *Traité d'hygiène industrielle et administrative*, 1860, t. Ier, p. 164.

des sulfates; 250 grammes de feuilles de maïs récoltées sur
les terrains de M. Michelena, 250 grammes de feuilles de
maïs récoltées sur les terrains de M. Lasala ont été traités par
l'eau distillée bouillante; les solutions filtrées ont été traitées
par le chlorure de baryum : il y a eu formation de précipités
insolubles dans l'acide azotique pur et concentré. Ces
précipités recueillis pesaient, celui fourni par les feuilles de la culture Michelena, 0,300 ; ceux de la culture Lasala, 0,140.

On voit par là, qu'il y avait plus d'acide sulfurique dans
les plantes fournies par le terrain exploité par M. Michelena.
50 grammes de feuilles de maïs de M. Michelena, 50 grammes
de feuilles de maïs de M. Lasala ont été charbonnés et inci-
nérés séparément. Les cendres provenant de ces opérations
ont été traitées par l'eau distillée ; les liquides obtenus ont été
traités par le chlorure de baryum, qui a donné lieu à des
précipités qui ont été recueillis, traités par l'acide azotique,
lavés à l'eau distillée, puis desséchés dans un creuset de porcelaine.

Le sulfate de baryte provenant des plantes de M. Lasala,
pesait 0,47 centigrammes. Celui des plantes de M. Michelena
pesait 0,48 (quantité un peu plus élevée). Nous avons aussi
fait quelques essais sur les terres dans lesquelles avaient
végété les maïs cultivés par M. Michelena et M. Lasala.

Ces essais, comme nous nous y attendions, ne nous ont
fourni aucun résultat qui puisse avoir trait à la question;
en effet, les terres de MM. Michelena et Lasala ont la plus
grande analogie ; elles contiennent toutes les deux : 1° de
l'humidité ; 2° de la silice ; 3° du carbonate de chaux ; 4° de
l'alumine ; 5° du sulfate de chaux ; 6° des traces de phosphates;
7° de l'humus ; 8° des sels divers, chlorure de calcium, des
traces de sels de potasse et d'un sel ammoniacal ; 9° du fer;
10° des traces de manganèse. Mais y eût-il une différence
dans les éléments de ces terres, cela n'expliquerait nullement

l'altération des végétaux, qui, selon nous, *sont asphyxiés* par l'air contenant de l'acide sulfureux.

Quelles sont les preuves que l'on pourrait apporter pour dé-montrer que les dommages causés à M. Michelena dans ses cul-tures sont le résultat de la dispersion de l'acide sulfureux dégagé de la calcination des galènes ?

Il est bien démontré, et les auteurs sont d'accord sur ce sujet, que l'acide sulfureux a une action nuisible sur la vé-gétation des champs et sur les jardins avoisinants ; il s'agit de prouver qu'il y a dégagement de ce gaz, et la preuve est facile ; elle est même déjà faite, car, dans le rapport de MM. Diez et Garagarza, il est dit : « *Que les personnes qui se trouvaient dans les champs de M. Michelena, lorsqu'on prit de l'air pour l'analyser, eurent la perception d'une odeur sul-fureuse semblable à celle qui se dégage des allumettes brûlées.* »

C'est cette odeur qu'il faut faire constater, en ayant le soin de ne le faire que lorsque la fabrique sera en activité.

On peut, en outre, constater d'une manière positive le dé-gagement de l'acide sulfureux : 1° en plaçant d'une manière convenable, dans la localité, des feuilles de *papier joseph*, de *papier filtre*, trempées dans de l'eau distillée, contenant une petite quantité de tournesol pour leur donner une légère co-loration bleue. Ces feuilles de papier, placées dans l'air am-biant chargé d'acide sulfureux, passeront du bleu au rouge, et le papier, lavé avec de l'eau distillée, donnera une solution dans laquelle, suivant le laps de temps mis à faire l'opéra-tion, on trouvera dissous soit de l'acide sulfureux, soit de l'acide sulfurique, dont il est très-facile de constater la pré-sence.

2° En plaçant sur le sol des *jarres* plates, dans lesquelles on mettrait de l'eau distillée. Au bout d'un certain laps de temps, on examinerait l'eau et l'on constaterait la nature des substances dont elle s'est chargée. Nous le répétons, ces opé-rations ne doivent être faites que lorsque la fabrique mar-

chera et qu'on calcinera les galènes, et surtout à l'époque où
le vent porte les gaz de la fabrique sur le terrain Michelena.

*Les sels contenus dans le terrain Michelena peuvent-ils être
la cause des accidents constatés sur les cultures de cet agriculteur ?*

Notre conviction est que les sels qui se trouvent dans les
terrains de M. Michelena, ne sont pas la cause des accidents
observés sur ses cultures ; le développement pris par ces
plantes est une preuve démonstrative que ces résidus ne sont
pas dus aux sels contenus dans le sol.

Sachant cependant que l'expérience est plus que la science,
nous avons voulu contrôler nos assertions : nous avons pris
1000 grammes de la terre tirée des localités où M. Michelena
fait ses cultures, terre qui adhérait encore à des pieds de
maïs ayant une hauteur de 2^m,20 et de 2^m,25. Nous l'avons
traitée par l'eau distillée et nous avons fait évaporer les solutions. Ces solutions nous ont donné un résidu pesant
6 grammes. Ce résidu n'avait pas la saveur du chlorure de
sodium , il était formé de chlorure de calcium et de magnésium et d'azotates.

On voit par cette expérience, que l'opinion émise que c'est
au sol que sont dus les accidents observés, n'est pas admissible, et d'ailleurs, ne sait-on pas que le sel, en des quantités
convenables, est employé en agriculture ?

Si l'on consulte les auteurs qui ont écrit sur les engrais, on
voit que Pline, Bacon ; puis en Angleterre, John Sinclair,
Humphry Davy ; en Allemagne, Thaër, Schenck, Schwertz,
Liebig, Kauffmann ; en France, Condillac, Mirabeau, Silvestre, Tessier, Bosc, ont considéré le sel comme utile à la végétation et à la fertilisation du sol ; aussi, fait-on usage comme
engrais : 1° du sel à la dose, selon les uns, de 125 à 175 kilogrammes par hectare ; à des doses plus fortes, selon les
autres ; mais l'excès de sel (1 à 2 pour 100 de la couche
arable) pourrait être nuisible à la croissance des végétaux :

ce qui n'est pas le cas pour lequel nous sommes consulté ; le terrain ne contient pas de sel d'une matière notable ; de plus, les végétaux ont crû : mais ils ont été plus tard asphyxiés par des gaz qui, impropres à la respiration des hommes, le sont aussi à la respiration des végétaux ; 2° des cendres de goëmon qui contiennent 46 et 55 pour 100 de sels solubles; 3° des goëmons, des varechs.

Là se termine une partie de notre travail ; il nous reste à répondre à quelques questions qui nous ont été posées ; les voici :

PREMIÈRE QUESTION. — *Comment doit-on expérimenter pour arriver à la constatation vraie des faits?*

1° Il faut recueillir une grande quantité d'air dans les moments où l'usine fonctionne, il faut le laver à l'eau distillée, puis examiner les eaux de lavage par les réactifs convenables ; 2° opérer avec l'eau et avec les papiers comme nous l'avons dit plus haut.

DEUXIÈME QUESTION. — *Les fabricants, au moment de l'expertise officielle, peuvent-ils la rendre nulle en neutralisant les gaz, en changeant la marche ordinaire de l'usine? Quels seraient les moyens d'éviter ces modes de faire?*

Il faut d'abord constater, si la fabrique fonctionne, la manière dont elle marche ordinairement, établir d'une manière positive que les gaz qu'elle répand ont l'odeur du soufre brûlé (des allumettes), odeur qui a été observée et constatée, et agir dans des conditions semblables.

Il est impossible de dire quels sont les moyens que peuvent employer les fabricants pour se soustraire aux effets de l'expertise ; il faudrait avoir visité et connaître la fabrique.

TROISIÈME QUESTION. — *Quelles sont les causes qui donnent lieu à l'augmentation ou à la diminution de la production d'acide sulfureux? Les méthodes peuvent-elles avoir quelque influence sur ce dégagement? A quelle époque peut-il y avoir un plus grand dégagement de gaz sulfureux?*

Le dégagement du gaz sulfureux peut être plus ou moins considérable, selon que l'on calcine une plus ou moins grande quantité de galènes, dans un même espace de temps. Les méthodes peuvent déterminer un plus ou moins grand dégagement ; si l'on combine le soufre au fer, comme nous l'avons dit en parlant des diverses méthodes d'obtention du plomb, le soufre se combine au fer et ne passe pas à l'état d'acide sulfureux ; le plus grand dégagement de gaz a lieu lorsque la galène est suffisamment chauffée.

QUATRIÈME QUESTION. — *Quelle différence y a-t-il entre la calcination et la coupellation ?*

La calcination de la galène, avec le contact de l'air, donne lieu à la production du gaz acide sulfureux.

La coupellation ne donne pas lieu à la production de ce gaz.

CINQUIÈME QUESTION. — *A quelle distance le gaz provenant des fours des Capuchinos peuvent-ils être portés ? Comment pourra-t-on le reconnaître ?*

Il est difficile de répondre à une pareille question ; il faudrait savoir combien on calcine de galènes par jour, il faudrait faire des expériences ; mais on sait que dans les fabriques donnant lieu à des gaz nuisibles à la salubrité, ceux-ci sont portés quelquefois à plus de 500 mètres. J'occupe l'été, aux environs de Paris, une maison qui est quelquefois peu habitable, en raison de fabriques situées à 2 kilomètres ; mais cela dépend des vents qui charrient les gaz : nous sommes incommodés par les vents d'est et de nord-est, et non quand d'autres vents soufflent.

Les moyens de constater les distances sont les mêmes que si l'on opérait près de la fabrique, seulement les résultats seront moins sensibles.

SIXIÈME QUESTION. — *Comment pourrait-on faire constater que des fabriques comme celle des Capuchinos sont nuisibles à l'agriculture des champs voisins ?*

En faisant établir quelle est la nature des gaz dégagés et quelles sont les propriétés de ces gaz.

SEPTIÈME QUESTION. — *Comment peut-on démontrer que le dommage causé aux cultures Michelena n'est pas dû aux sels contenus dans le terrain?*

En faisant examiner ce terrain par un agriculteur habile, et faisant faire l'analyse de la terre par un chimiste.

HUITIÈME QUESTION. — *Le dommage causé aux plantes par le gaz sulfureux peut-il être constaté par l'analyse chimique?*

Nous le croyons, mais il faudrait : 1° opérer sur 2 ou 3 kilogrammes de végétaux, traiter ces végétaux divisés par l'eau, voir combien l'eau contiendra, soit d'acide sulfurique, soit de sulfate; 2° faire une opération comparative sur des plantes prises dans une localité qui soit à l'abri de l'acide sulfureux ; 3° placer sur les plantes des feuilles de papier bleu de tournesol, et constater les changements qu'éprouverait ce papier.

NEUVIÈME QUESTION. — *Quelle est l'époque la plus opportune pour faire ces opérations?*

Le soir, au moment des rosées, par les temps de brouillard, lorsque le temps est brumeux.

DIXIÈME QUESTION. — *Est-il nécessaire que les chimistes fassent les expériences sur les lieux?*

Cela est indispensable, il faut voir soi-même et ne pas s'en rapporter à ce que les autres ont vu.

ONZIÈME QUESTION. — *Quelles sont les plantes les plus sensibles? Comment et quand doit-on les traiter? A quelle époque de l'année doit-on faire des expériences?*

Les plantes les plus sensibles sont les plantes herbacées ; on doit faire sur ces plantes les expériences que nous avons décrites plus haut; on doit les faire quand on s'aperçoit que la plante souffre, et les continuer pour obtenir un résultat positif.

DOUZIÈME QUESTION. — *Quels sont les savants qui peuvent élucider la question d'altération des plantes?*

Il faudrait que l'examen de cette question fût élucidé par une commission composée d'un professeur de chimie, d'un ingénieur, d'un professeur des sciences agricoles, qui visiteraient la fabrique, les localités, examineraient et statueraient.

RÉSUMÉ. — De ce qui précède, il résulte pour nous que les accidents qui ont été constatés sur les végétaux cultivés dans les terrains de M. Michelena, sont dus aux gaz sulfureux provenant d'une fabrique voisine, et non à ce que le sol (la terre arable) contiendrait du sel qui nuirait à la végétation.

Si, en France, des faits semblables se présentaient, ils seraient : 1° le sujet de mesures administratives prescrites par l'autorité, dans le but de faire cesser les inconvénients ; 2° le sujet, par les tribunaux, d'allocations de dommages-intérêts.

VARIÉTÉS.

RELATION

DE LA FIÈVRE JAUNE SURVENUE A SAINT-NAZAIRE

EN 1861,

Par M. MÉLIER,

Inspecteur général des services sanitaires,
Membre de l'Académie impériale de médecine.

(Extrait du travail lu à l'Académie impériale de médecine en avril 1863 et inséré dans les Mémoires de la Compagnie, 1863, t. XXVI, p. 1 à 228, avec pl. I à III.)

PREMIÈRE PARTIE.

Le 25 juillet 1861, un navire de commerce, construit en bois et peu ancien, l'Anne-Marie, du port de Nantes, jaugeant environ 350 tonneaux, entre à Saint-Nazaire avec un chargement de sucre.

Ce navire, parti sur lest au mois de mars, pour se rendre à la Havane, y était arrivé le 12 mai et en était reparti le 13 juin, c'est-à-dire après un mois de séjour.

A cette même époque, régnait à la Havane une épidémie de fièvre jaune des plus graves et des plus meurtrières, épidémie qui s'est prolongée toute l'année suivante, et qui, aujourd'hui, n'est probablement qu'assoupie par la saison.

Pendant leur séjour dans cette localité, aucun des matelots de l'*Anne-Marie*, marins éprouvés pour la plupart, employés aux occupations ordinaires en pareil cas, et spécialement aux soins du chargement, n'avait été malade, à proprement parler ; plusieurs seulement avaient ressenti, comme il arrive souvent, de l'abattement, du défaut d'appétit et une certaine tendance au vomissement.

A son retour en France, le bâtiment fut retenu pendant douze jours, au détroit des Florides, par des calmes, durant lesquels l'équipage se trouva soumis à l'action énervante d'une excessive chaleur souvent accompagnée d'orages et d'abondantes pluies.

Malgré ces circonstances défavorables, on fut dix-sept jours sans un seul malade.

Au bout de ce temps, le 1er juillet, deux matelots furent atteints, sans symptômes précurseurs, d'un tremblement violent avec pâleur de la face, injection des yeux, lèvres empourprées et délire continu : la mort survint, chez l'un après cent-trois heures, et chez l'autre après cent-dix à partir du début.

Les jours suivants, six autres matelots et le commandant lui-même furent atteints, et échappèrent à la mort.

Ainsi, sur un effectif de seize personnes, il y eut en mer, sur l'*Anne-Marie*, une épidémie véritable, ayant donné en tout neuf malades dont deux morts.

C'est dans ces conditions et après ces épreuves, que le navire est arrivé au port de Saint-Nazaire réduit à quatorze hommes par les deux décès survenus en mer, et ayant à bord sept convalescents plus ou moins avancés, convalescents au nombre desquels était le commandant lui-même, dont l'état était le moins satisfaisant de tous. A cette époque (25 juillet), vingt jours s'étaient écoulés depuis le dernier décès et treize depuis l'invasion de la maladie chez celui qui avait été le dernier atteint.

D'après les règlements sanitaires en vigueur dans les ports de l'Océan, règlements qui admettent à la libre pratique tout navire où l'on n'a eu ni morts ni malades dans les *dix* derniers jours de la navigation, l'*Anne-Marie* fut amarrée dans un des coins de l'unique bassin existant à Saint-Nazaire, à la portée du chemin de fer et au long du quai le moins fréquenté. Cette place avait été choisie pour la plus grande facilité du déchargement, et aussi à cause de la présence, en ce moment, d'un grand nombre de navires à Saint-Nazaire. Ce fut là un hasard fort heureux, car l'événement a prouvé que les plus grands malheurs eussent été la conséquence du séjour de l'*Anne-Marie* dans un autre point et surtout du côté de la place.

Tout près de l'endroit qu'il occupait, se trouvaient, depuis quelques jours, deux navires de la marine impériale, l'un, appelé *le Chastang*, petit remorqueur appartenant aux usines d'Indret, qui avait amené à Saint-Nazaire deux gabares sur lesquelles étaient des chaudières destinées à la marine impériale ; l'autre, *le Cormoran*, navire de l'Etat, était venu de Lorient pour recevoir et emporter ces chaudières. Le plan annexé au mémoire de M. Mêlier indique également la position de ces navires que le hasard rapproche de l'*Anne-Marie*, et leurs distances respectives.

Chacun d'eux se livre à son travail qui consiste, pour l'*Anne-Marie*, à décharger ses marchandises ; pour le *Chastang*, à déposer les chaudières qu'il avait amenées, et pour le *Cormoran* à recevoir ces chaudières. Le chargement de l'*Anne-Marie* était entièrement composé de sucre. Rien de plus propre, le sucre de la Havane étant entièrement sec et enfermé dans des caisses de bois, bien conditionnées, à la différence du sucre de Bourbon, toujours plus ou moins chargé d'humidité et très-mal contenu dans une espèce de sparterie grossière.

Un fait considérable est à noter avant d'aller plus loin. L'usage est consacré dans beaucoup de ports, dans ceux de l'Ouest en particulier, et très-expressément à Nantes et à Saint-Nazaire, comme dans ceux, en général, où l'on se livre à la navigation au long cours, que les matelots attachés à un navire du commerce ne s'engagent, sauf de rares exceptions, que pour la durée d'un voyage. Ils montent sur le navire au moment du départ, et ils le quittent à l'arrivée : leur tâche enfin est accomplie dès qu'on est revenu au port. Conformément à cet usage auquel les matelots tiennent en général beaucoup, l'équipage de l'*Anne-Marie* avait quitté le bord, et tous les hommes dont il était composé, s'étaient dispersés dans différentes directions. Le navire avait été livré à des hommes de peine, dont le métier est de faire les déchargements sous la conduite et pour le compte d'un entrepreneur. Ceci, je le répète, est très-essentiel à noter parce que les déchargeurs dont il s'agit et chez lesquels nous allons voir se produire les plus formidables accidents, étaient des *hommes neufs*, si l'on peut ainsi dire, pris dans la population de la ville, ou venus des environs, et qu'ils n'avaient été soumis à aucune influence suspecte.

Ils étaient au nombre de dix-sept, tous forts comme le sont en général les déchargeurs, ceux des ports notamment, et ils étaient tous bien portants.

Le commandant lui-même, non entièrement remis des accidents de la traversée, ou, pour mieux dire, encore très-malade, avait éga-

lement quitté le navire pour aller dans sa famille, de l'autre côté de
la Loire, à Paimbœuf, et il avait laissé à son second le soin de veiller
au déchargement.

Commencé le 27 juillet, surlendemain de l'entrée dans le bassin,
ce déchargement dure jusqu'au 3 août, c'est-à-dire huit jours.

Au début, personne n'est malade, ni à bord du navire principal,
l'*Anne-Marie*, ni à bord de ceux qui l'entourent, Chaque équipage,
exempt de toute préoccupation, se livre avec confiance à son travail,
sans se douter en aucune façon de ce qui allait arriver.

Le *Chastang*, ayant fini le premier, se trouve en état de repartir
dès le lundi 29. Il retourne à Indret situé, comme on sait, au-
dessous de Nantes, sur la Loire, à une distance de 24 milles marins
de Saint-Nazaire, soit environ 44 kilomètres ; il y arrive le jour
même. Ce navire avait cinq hommes d'équipage.

Tous en parfaite santé à leur retour à Indret, ils reprennent leur
travail ordinaire et le continuent sans rien éprouver de particulier
jusqu'au jeudi, c'est-à-dire trois jours durant.

Mais, ce jour-là, 1er août, trois jours pleins après le départ de
Saint-Nazaire, un premier malade se déclare parmi ces hommes, et,
successivement, les quatre autres, qui formaient avec lui l'équipage
entier du *Chastang* : le 10 août, ces cinq hommes avaient succombé.

D'après les renseignements fournis par le dernier des hommes
atteints, alors qu'il était encore bien portant, tout le monde était en
bonne santé à bord du *Chastang*, quand on est arrivé le 19 juillet ;
on y a vécu comme à l'ordinaire; il n'y a eu ni excès, ni fatigue.

« Un navire venant de la Havane, l'*Anne-Marie*, avait ajouté ce
» pauvre matelot, était *à nous toucher*, notre arrière sous son beau-
» pré. Nous sommes restés pendant tout notre séjour, du 25 au 29,
» dans cette position. Ce navire était chargé de sucre en caisses,
» bien arrimé. La curiosité nous a conduits à bord où nous n'avons
» séjourné que peu de temps, un *quart d'heure* environ. Là, nous
» avons appris que, pendant la traversée, deux hommes étaient morts
» et que l'équipage, à son arrivée, avait déserté, disant qu'il ne vou-
» lait pas rester plus longtemps à bord d'un navire empoisonné, »

Un navire de la marine impériale, *le Cormoran*, était venu de
Lorient à Saint-Nazaire pour y prendre les chaudières apportées
d'Indret par le *Chastang*. Arrivé à Saint-Nazaire le 31 juillet, le
Cormoran a occupé successivement dans le bassin deux places différentes. Dans la première, il s'est trouvé pendant quatre jours entiers
exposé aux émanations de l'*Anne-Marie*, alors en plein déchargement, soit du 31 juillet au 3 août.

Les chaudières chargées, le *Cormoran* quitte Saint-Nazaire et retourne à Lorient; il y arrive le 10. De même que le *Chastang* était revenu à Indret sans malades, le *Cormoran* arrive à Lorient ayant tous ses hommes, au nombre de six, en parfaite santé.

Le 14, deux malades se déclarent, et meurent le 26.

Il se rattache à ces faits du *Cormoran* une particularité épisodique des plus intéressantes.

M. l'amiral de Gueydon, aujourd'hui préfet maritime à Brest, était alors à Lorient en la même qualité. Dans une visite matinale faite à l'hôpital et dont il paraît avoir la louable habitude, il s'aperçoit qu'un lit, vide la veille, est occupé: *Qu'est-ce que ce malade?* — *Un matelot du* Cormoran, *revenu hier de Saint-Nazaire, indisposé.* — *Indisposé, dites-vous? C'est la fièvre jaune!..* Le jugement du médecin venu après, et surtout l'événement n'ont que trop fait voir combien était exact ce diagnostic porté d'un coup d'œil et qui ferait honneur au médecin le plus exercé. Il faut dire que M. l'amiral de Gueydon a longtemps commandé dans les colonies et que la fièvre jaune lui est, en quelque sorte, familière.

Cinq autres navires ont été infectés à des degrés divers par l'*Anne-Marie*, ce sont: l'*Orient, les Dardanelles*, les deux *gabares d'Indret*, et, enfin, l'*Aréquipa*.

Ensemble, ces navires ont donné vingt-trois malades, qui, réunis aux dix-sept de l'*Anne-Marie*, forment un total de quarante, sur lesquels vingt-trois ont succombé.

M. Mélier, qui a étudié avec le plus grand soin les faits de cette épidémie de fièvre jaune, a rangé dans trois catégories les circonstances dans lesquelles ces faits ont pris naissance: la première et la plus nombreuse comprend ceux où le mal a été puisé dans l'atmosphère même du navire; dans une seconde série assez nombreuse encore, l'action a eu lieu par simple approche, à une distance plus ou moins grande; enfin, dans une troisième série de faits plus rares et moins bien démontrés que les précédents, les accidents auraient eu lieu par *intermédiaire:* ils seraient positivement indirects ou médiats.

Il est un fait qui ne rentre dans aucune des trois catégories admises par M. Mélier, mais dont l'importance est trop considérable pour ne pas la consigner ici. Nous voulons parler de celui qui se rapporte à notre regretté confrère, M. le docteur Chaillon, qui n'est point allé à Saint-Nazaire, n'a eu, par conséquent, aucun rapport, même éloigné, avec l'*Anne-Marie* ou tout autre navire; il n'a ni vu ni touché aucun objet quelconque provenant de ces navires ou de leurs hommes. Il a seulement soigné quatre malades atteints de la fièvre jaune, dont deux ont rapidement succombé. D'après les

détails contenus dans le mémoire de M. Mélier, il est impossible de
ne pas voir ici un exemple de transmission de la fièvre jaune de
l'homme à l'homme.

DEUXIÈME PARTIE.

Mesures prises. — A son arrivée à Saint-Nazaire, M. Mélier
s'empressa de se mettre en rapport avec le service sanitaire et les
autorités qui y concourent.

En attendant l'organisation nouvelle, dont M. Mélier avait lui-
même signalé le besoin à la suite d'une tournée d'inspection, ce
service y était resté confié à un officier des douanes du grade de
lieutenant, avec le concours éventuel d'un médecin et l'intervention
d'un conseil.

Convoqué sur-le-champ, le conseil fit connaître à M. Mélier avec
des détails que lui seul pouvait donner, la véritable situation des
choses à Saint-Nazaire.

Les faits étaient terribles et ils causaient une préoccupation générale et bien naturelle. Le nombre des malades et des morts
était relativement considérable, et chaque jour on signalait quelques
nouveaux cas, les uns en ville, le plus grand nombre dans les campagnes environnantes, où demeuraient, en général, les déchargeurs.
Au reste, et contrairement à ce qui se voit d'habitude, ce n'était
pas la présence des malades qui inquiétait le plus ; c'était celle des
navires et en particulier de l'*Anne-Marie.*

Déjà, sur l'avis du conseil, ce dernier navire cause du mal, avait
été détaché du quai auquel il était amarré, et il avait été amené
au milieu du bassin, en même temps qu'on en avait fait écarter
autant que possible les autres navires. Par un second mouvement
opéré le lendemain, on avait ramené l'*Anne-Marie* en rade.

Pour plus de sûreté, M. Mélier pensa qu'il convenait de l'éloigner
plus encore, et son premier acte fut de le faire remorquer hors de
la rade proprement dite, vers l'autre rive de la Loire, en un lieu
tout à fait isolé, et où, dans aucun cas, ce navire ne pourrait produire de nouveaux accidents.

Restait à savoir ce que l'on en ferait et à prendre un parti définitif
à son égard. Plus d'une fois, et dans des cas beaucoup moins graves,
on a submergé des navires ou bien on les a détruits par le feu. On
en trouverait plus d'un exemple dans les annales des lazarets ; on
en trouverait surtout dans celles des lazarets étrangers. L'immersion
fut pratiquée sur une large échelle dans la grande épidémie de Bar-
celone, et le *Donostiara* fut incendié dans celle du port du Passage.

Si M. Mélier n'avait écouté que le sentiment qui se manifestait à

Saint-Nazaire, il n'aurait point balancé à ordonner une mesure analogue. Mais il n'a pas cru devoir en venir à une pareille extrémité, convaincu qu'il était qu'au temps où nous vivons et avec nos ressources actuelles, avec les désinfectants nombreux, variés et puissants, que la science met à notre disposition, il doit être possible de désinfecter un navire sans lui faire courir les dangers d'une immersion absolue, et que, dans aucun cas, sa destruction n'est indispensable.

Après en avoir délibéré avec le conseil local, conseil en grande partie composé d'anciens marins, M. Mélier s'est arrêté à un parti, qui tout en donnant des garanties et une satisfaction suffisantes, avait l'avantage de ne pas compromettre gravement le navire, et ainsi de concilier les deux intérêts qu'il convient toujours d'avoir en vue en pareil cas, celui de la santé d'abord, celui du propriétaire ensuite, lequel, pour être sans doute beaucoup moins grave que le premier, a cependant aussi une réelle importance, car il y va souvent de la fortune de l'armateur et de ceux qui y sont associés.

Ce parti, qui n'est pas la submersion proprement dite, laquelle consiste à noyer ou, comme on dit, à *couler* les navires en mer, au risque de ne pas pouvoir toujours les relever ou de ne les relever qu'avec de grands efforts et de grandes dépenses, est ce qu'on appelle le *sabordement*.

Dans l'acception que l'auteur lui donne ici, c'est l'opération par laquelle un navire étant donné, on l'amène et on le maintient sur un point choisi et d'un fond bien connu ; puis, toutes précautions étant bien prises, on pratique sur les flancs, au-dessous de la ligne de flottaison, des ouvertures plus ou moins larges, des espèces de sabords par où l'eau entre dans l'intérieur de ce navire et le lave. L'opération, qui serait plus ou moins difficile dans la Méditerranée à cause de l'absence de marée, n'offre pas de difficultés sérieuses dans l'Océan. On y procède, à marée basse, le navire étant échoué. Le flux l'emplit, le reflux le vide, et il se trouve ainsi, deux fois par jour, soumis au va-et-vient de la mer. Cette mesure, approuvée par Son Exc. M. le ministre, fut exécutée sous la direction de M. Auxcousteaux, ingénieur de la marine impériale.

Bien que l'occasion de la pratiquer se présente rarement, et que l'on doive tendre à l'éviter autant que possible, on doit être averti qu'on ne saurait y mettre trop de soin, et que ce n'est qu'à la condition de bien prendre les précautions voulues, que l'on peut, tout en ménageant le navire, assurer son entier lavage, et, par conséquent, le succès de l'opération au point de vue de la salubrité.

Les ouvertures doivent être pratiquées de façon qu'elles ne soient ni trop haut ni trop bas; trop haut, elles ne permettraient pas à l'eau amassée au fond du navire de se renouveler suffisamment;

trop bas, elles laisseraient au-dessus d'elles dans les parties supérieures de la cale, des points non immergés.

Préalablement à l'opération, et par excès de précaution, M. Mélier crut devoir faire jeter dans la cale du navire une solution désinfectante composée de 50 kilogrammes de sulfate de fer dissous dans un tonneau d'eau. Versée vingt-quatre heures à l'avance, cette solution, en se portant dans tous les recoins du navire ballotté par la mer, avait pour but de neutraliser les matières organiques qui pouvaient s'y rencontrer.

Sabordé le 13 août, le navire est resté huit jours entiers, c'est-à-dire jusqu'au 22, soumis au mouvement, seize fois répété, de la marée.

Au bout de ce temps, les ouvertures ayant été fermées à marée basse, le navire s'est relevé à la marée haute de lui-même, aidé toutefois par quelques tractions exercées sur sa mâture pour le ramener d'une certaine inclinaison qu'il avait éprouvée.

Après l'avoir remis à flot, il s'agissait de le nettoyer. Pour plusieurs raisons, cette opération du nettoyage a été des plus laborieuses. Comme on le sait, les eaux de la Loire, tenant en suspension un sable fin et vaseux, sont généralement troubles. Déposé dans le navire, ce sable s'y était accumulé pendant les huit jours de l'échouage et avait formé dans la cale un dépôt considérable. Tout ce qui était resté dans le navire en était recouvert et comme enveloppé. Il y avait sous cette vase des bois, des débris de toute sorte, des voiles de rechange, des restes de provisions, la literie, de vieux effets, etc., tout cela en décomposition plus ou moins avancée, prêt à fermenter ou déjà en fermentation.

L'opération par laquelle, après avoir complétement débarrassé le navire, on l'a nettoyé, assaini et asséché, constitue un des travaux de salubrité navale les plus difficiles que l'on puisse exécuter.

Grâce aux mesures prises et à l'intelligence qui a présidé à leur exécution, laquelle n'a pas demandé moins de quinze jours du travail le plus pénible, aucun accident n'a entravé l'opération.

La précaution principale a consisté à ne toucher, en quelque sorte qu'à distance, à la vase et aux objets divers contenus dans le navire, et après les avoir largement et fréquemment arrosés d'eau chlorurée. Une pompe à incendie, empruntée à la ville, avait été amenée à cet effet sur le pont du navire, et c'était avec le jet de sa lance qu'on projetait le liquide, sans entrer dans la cale. Les ouvriers ne travaillaient que pendant un certain nombre d'heures de suite ; ils se reposaient dans l'intervalle à bord d'un autre navire, et on leur donnait, avec de substantielles rations, du vin, du café et un peu d'eau-de-vie. Après chaque séance, on les obligeait à se laver, à se baigner même quand c'était nécessaire, et à changer ceux de leurs vêtements qui était souillés de vase.

Un détail de structure qui, du reste, est commun à la plupart des navires de commerce, a présenté dans l'assainissement de l'*Anne-Marie*, de véritables difficultés. Personne ne l'ignore, les parois des navires de bois sont creuses. Trois parties en forment l'épaisseur : une intérieure, qui occupe cette épaisseur même ; deux autres qui en recouvrent la superficie. La première, tout à fait fondamentale dans la constitution du navire, dont elle fait en grande partie la force et la solidité, résulte d'une suite de courbes plus ou moins cintrées, appelées *couples*, à cause de leur composition double. Appuyées sur la quille, on pourrait dire articulées avec elle, ces couples sont, en quelque sorte, au navire ce que sont les côtes à l'animal ; elles en constituent la carcasse. Les deux autres, désignées sous le nom de *bordage* et de *vaigrage*, pourraient être comparées, la première ou extérieure, aux parties molles et aux téguments de la poitrine, la seconde ou intérieure, à la plèvre. Les intervalles qui les séparent, véritables espaces intercostaux, forment ce qu'on appelle les *mailles* du navire. Toutes les parties du bordage sont jointes avec soin et calfatées, sans quoi le navire ferait eau. Il n'en est pas de même du vaigrage. Dans beaucoup de navires, les pièces dont il est formé sont placées à jour. Il y a du moins à chaque maille deux ouvertures, l'une en haut et l'autre en bas, des espèces de ventouses. Il résulte de cette disposition que l'eau de la cale, avec la vase qu'elle dépose et les objets qu'elle entraîne, les animaux nombreux et divers qui pullulent à bord, pénètrent par ces ouvertures dans le vide des mailles. Il y a plus, les matelots y jettent souvent par les ouvertures supérieures, différents débris dont ils veulent se débarrasser, des résidus d'aliments, des épluchures, des os. Le ballottement du navire aidant, ces objets vont d'un endroit à l'autre, se mêlent, et, finissant par se décomposer, deviennent un foyer d'infection d'autant plus dangereux qu'il est caché et qu'on ne le soupçonne même pas.

Dans l'*Anne-Marie*, la plupart des mailles étaient obstruées. M. Mélier a mis un soin particulier à les faire déboucher et nettoyer. Il a fallu pour cela y passer des tringles, les ramoner en quelque sorte, après quoi on y a versé une solution chlorurée, contenant une partie de *chlorure de chaux* sur sept parties d'eau. Pour plusieurs de ces mailles, il a été nécessaire d'y pratiquer de véritables injections forcées, au moyen du jet de la pompe. On se ferait difficilement idée de tout ce qu'elles contenaient de vase durcie, de détritus divers, de saletés de toute sorte.

Comme on se le figure bien, après l'opération, toute la coque du navire restait imbibée d'eau. Pour l'assécher, M. Mélier a fait dresser dans la cale deux forts poêles de fonte, dont les tuyaux sortaient par les écoutilles. Tenus allumés plusieurs jours de suite, ces poêles ont promptement dissipé l'humidité, en même temps qu'ils renouvelaient l'air, en établissant des courants.

Tout en écartant ainsi, avec l'*Anne-Marie*, l'espèce de terreur qui régnait à Saint-Nazaire, M. Mélier s'occupait des malades. Plusieurs étaient en ville, le plus grand nombre dans les campagnes, à des distances plus ou moins grandes. On avait laissé chez eux tous ceux qui avaient un domicile. Ceux-là seulement qui, tout à fait misérables ou privés de famille, seraient restés sans secours, avaient été placés dans un petit pavillon situé au bord de la mer, à la pointe de Penhouet, pavillon à l'usage du service sanitaire, qu'on appelle à cause de cela le *lazaret*, et dont Saint-Nazaire, qui n'a pas encore d'hôpital, se sert en attendant mieux, pour les ouvriers sans asile et les matelots blessés.

Composée de quatre pièces, deux en bas et deux en haut, cette maisonnette ne comporte que quatre lits, cinq au plus. Malgré cette exiguïté, elle a été d'un très-grand secours et a contribué, par son isolement, à rassurer la population. Le service en était fait par des sœurs.

A son arrivée, M. Mélier avait visité tous les malades qui se trouvaient à sa portée, et il s'est empressé de rendre hommage aux médecins qui les soignaient.

Nous avons déjà dit que, conformément à un usage commun à la plupart des ports, les hommes de l'*Anne-Marie* avaient tous quitté le navire aussitôt après son entrée dans le bassin, et s'étaient dispersés. Où étaient ces hommes et qu'étaient-ils devenus? Bien portants au moment du débarquement, étaient-ils restés tels, ou bien, comme les déchargeurs et les hommes du *Chastang*, du *Cormoran* et des autres bâtiments, avaient-ils été atteints de la fièvre jaune? Et s'ils en avaient été atteints, que se passait-il autour d'eux? Il importait au plus haut degré de savoir si, avec ces hommes, on allait voir des cas de fièvre jaune dispersés dans les départements. Par une disposition pleine de sagesse, et qui se rattache à l'Inscription maritime, une des gloires de Colbert, il est toujours possible de retrouver un matelot, ne fût-il qu'un simple pêcheur. Des dépêches télégraphiques, expédiées à sa demande par le commissaire de la marine, ont permis à M. Mélier d'avoir, dans les vingt-quatre heures, des nouvelles de tous les hommes débarqués de l'*Anne-Marie*.

Chose bien remarquable, de tous ces hommes, aucun n'a eu la moindre indisposition. Tous sont restés sains et saufs, tandis que, comme on l'a vu, les malheureux qui travaillaient au déchargement, étaient frappés dans la proportion énorme des deux tiers environ, et donnaient beaucoup de morts.

De ce fait, déjà signalé en d'autres occasions, découlera une conséquence, à savoir que dans ces cas, qui sont de beaucoup les plus nombreux et les plus graves, les cales des navires sont le foyer principal des accidents ; que tant qu'elles restent closes, le danger est faible ou nul, et que c'est quand on les ouvre, que ce danger se prononce.

Sans être au même degré que l'*Anne-Marie* un objet d'effroi, les autres navires, dont il a été parlé dans la première partie, ne laissaient pas que d'inquiéter. Plusieurs étaient déjà en rade au moment des accidents ; d'autres, signalés par les nouvelles de mer, devaient arriver d'un moment à l'autre. Il y en a eu jusqu'à onze à la fois. Tous venaient de la Havane, comme l'*Anne-Marie*, et, comme elle, ils avaient eu, pour la plupart, des accidents dans la traversée, quelques-uns même des morts. Ils étaient, en un mot, tant pour le lieu de la provenance que pour les circonstances et le chargement, dans des conditions en tout semblables à celles du navire qui avait fait tant de mal, et ils pouvaient donner lieu aux mêmes craintes.

Qu'on les suppose reçus comme l'*Anne-Marie* l'avait été, et sans plus de précautions, on est autorisé à penser qu'ils auraient pu donner lieu à des accidents analogues.

Rien n'étant prêt à Saint-Nazaire pour répondre à une pareille situation et aux éventualités qui pouvaient en résulter, il fallait à tout prix organiser un service.

Après en avoir signalé la nécessité dans sa correspondance avec l'autorité supérieure, M. Mêlier chercha le moyen d'y pourvoir. L'embarras était surtout au point de vue matériel. Il songea d'abord à faire établir des baraques sur un point isolé du littoral, puis à des tentes ; il s'arrêta enfin au conseil donné en pareil cas par Keraudren, d'organiser un service sur des vaisseaux.

Aussitôt qu'il eut exprimé cette idée, un brick et une frégate lui furent envoyés de Lorient, l'un, l'*Alcibiade*, à l'état de ponton, l'autre, la *Pénélope*, installée en hôpital ; il eut ainsi à sa disposition un *lazaret flottant*, avec tout le personnel nécessaire, composé de deux médecins de la marine, dont un de 1re classe, et un pharmacien ; plusieurs religieuses et des infirmiers en nombre suffisant furent attachés à ce lazaret improvisé, et un des vicaires de la ville s'y joignit en qualité d'aumônier. Telle fut l'activité déployée par tout le monde, par M. le préfet maritime en particulier, que tout fut prêt en quelques jours, et que dès le 24 août, les deux bâtiments conduits par un officier habile, étaient en rivière. Un petit stationnaire en vapeur, venu quelques jours plus tard, a complété le système, et assuré dans toute la Loire une police efficace. Le ponton était destiné à ce que, en matière sanitaire, on appelle l'*observation*, c'est-à-dire à recevoir les hommes plus ou moins compromis qui viendraient à être débarqués et qu'on aurait à retenir dans l'isolement pendant un certain temps avant de leur donner la liberté. La frégate installée en hôpital était naturellement destinée à recevoir les malades ; ceux qui restaient à Penhouet y furent mis sur-le-champ.

Ainsi constitué, le service n'a pas eu seulement pour effet de répondre à tous les besoins ; il a eu cet autre avantage, non moins grand, de donner sécurité complète à la ville déjà très-alarmée, au pays qui aurait pu s'alarmer à son tour, et surtout à l'étranger, toujours plus ou moins enclin, comme on le conçoit, à prendre des précautions, c'est-à-dire à imposer des quarantaines. Et effectivement, à part un moment d'hésitation manifestée par le Portugal et l'Espagne, trop souvent éprouvés l'un et l'autre pour n'être pas sur leurs gardes, le port de Saint-Nazaire a conservé d'un bout à l'autre de l'épidémie, la liberté de ses communications habituelles ; résultat considérable au point de vue du commerce, pour qui une quarantaine, quelque courte qu'elle soit, est toujours une grave perturbation et parfois un très-grand dommage.

Il ne restait plus qu'à régler le traitement auquel seraient soumis les navires déjà arrivés et ceux qui se présenteraient successivement. Les principes que nous allons exposer à cet égard, s'ils ne sont pas précisément nouveaux, diffèrent assez de ceux qui sont ou qui étaient alors en vigueur, pour qu'ils puissent être considérés comme introduisant dans les pratiques sanitaires de sérieuses modifications et même un réel progrès, en même temps qu'une grande sécurité de plus.

Il y avait, suivant M. Mélier, deux indications à remplir à l'égard des navires en question, tous dans des conditions plus que suspectes, et rappelant par le lieu de provenance, le chargement et les circonstances, les conditions dans lesquelles l'*Anne-Marie* s'était présentée, et qui avaient eu des suites si fâcheuses.

La première indication était de retenir ces navires à l'écart, dans l'isolement, et de leur interdire l'entrée du port et du bassin ; la seconde, de procéder à leur déchargement, suivant certaines règles et tout un ensemble de précautions qui constituent ce que M. Mélier appelle le *déchargement sanitaire*.

En conséquence et sans balancer, M. Mélier fit défendre par mesure générale, aux navires arrivant de la Havane, l'entrée du bassin ; il fit plus, il les exclut de la rade où circulent sans cesse de nombreuses embarcations, et il prescrivit de les retenir dans les eaux de Mindin, c'est-à-dire de l'autre côté de la Loire, où ils ne pouvaient compromettre personne. C'est là, dans cet isolement, qu'il fit procéder aux opérations réglementaires de la *reconnaissance* et de l'*arraisonnement*.

Voici maintenant, dans sa formule générale, ce que c'est que le

déchargement sanitaire, objet de la seconde indication, tel que l'entend l'auteur et tel qu'il l'a fait pratiquer. Comme première mesure, on doit commencer par faire descendre les passagers, s'il y en
a, et en général toutes les personnes qui ne sont pas indispensables
au besoin du navire. La raison en est facile à comprendre ; c'est
afin de les soustraire à l'action du foyer dont on suppose l'existence
à bord et qui va être mis à découvert.

Ces hommes débarqués étaient placés en observation sur le ponton. A tous on prescrivait un bain, du linge blanc et des effets propres,
ensemble de soins que les Italiens ont appelé le *spoglio*, une des
mesures les plus rationnelles que l'on puisse employer en pareil cas,
et le plus sûr complément de l'observation.

Ce premier soin pris, les panneaux doivent être enlevés, les écoutilles ouvertes, et il faut chercher, par tous les moyens possibles, à
faire pénétrer l'air dans l'intérieur du navire. Généralement, cet
intérieur, plein et, comme on dit, *bondé*, se prête mal à l'entrée de
l'air. On la facilite en extrayant les premiers plans des marchandises
et en les attirant sur le pont. On met ainsi à découvert les parties
les plus hautes des parois du navire. Ayez alors une solution de
chlorure de chaux contenant une partie de ce composé sur sept d'eau.
On projette, à l'aide d'un balai ordinaire, cette solution représentant
une sorte de lait, contre les points devenus accessibles des parois
du navire.

Tout en adhérant, dans une certaine mesure, aux murailles du
navire, la solution suit leur pente plus ou moins inclinée, et coulant
entre ces murailles et la marchandise, elle descend dans la cale. On
fait verser en même temps de la solution chlorurée dans les corps de
pompe. Pénétrant jusque dans les profondeurs du navire, la solution
ne tarde pas à y former un certain amas ; l'archi-pompe en est remplie, ainsi que les espèces de rigoles latérales appelées *anguilliers*,
qui, comme deux espèces de caniveaux, sont à droite et à gauche
de la quille. De là, elle se répand plus ou moins dans le remplissage
ordinairement formé de fagots ou menu bois qu'on appelle le *fardage*,
et sur lequel reposent les premières couches de marchandises ; elle
s'y mêle aux eaux qui croupissent toujours en plus ou moins grande
quantité dans la sentine et ses dépendances, véritable égout du
navire.

Agitée par le mouvement qu'éprouve toujours plus ou moins,
même en rivière, un navire à l'ancre, et qui est très-fort dans la
Loire, généralement assez mauvaise, cette solution modifie, corrige
et désinfecte la cale et tout ce qui s'y trouve. De l'amas qu'elle y
forme s'élèvent, surtout si, comme c'est ordinaire, il règne une certaine température, des vapeurs chloriques qui, se faisant jour au
travers de la marchandise, l'enveloppent, pour ainsi dire, et la pé-

nètrent plus ou moins. La solution avait opéré un *chlorurage descendant;* ces vapeurs, en s'élevant, forment un *chlorurage ascendant*, et les marchandises se trouvent ainsi assainies avant d'avoir, en quelque sorte, été touchées, en même temps que l'*inconnue* qui produit la fièvre jaune, les principes délétères que contient le navire, sont détruits.

En continuant de la sorte tant que dure le déchargement, c'est-à-dire en ayant soin de mouiller et, si l'on peut ainsi dire, de fouetter de lait chlorique les parois du navire au fur et à mesure que, par l'enlèvement des marchandises, elles sont mises à découvert, on parvient, sans inconvénient ni danger, à opérer le déchargement.

Ainsi ont été traités tous les navires venus de la Havane, tous ceux, du moins, dont la situation et les circonstances le commandaient.

Il y en avait parmi eux qui se présentaient dans des conditions véritablement calamiteuses et de nature à inspirer autant de craintes que l'*Anne-Marie* elle-même. La plupart avaient eu des malades et des morts pendant la traversée; certains même arrivaient ayant à bord, non-seulement des convalescents, mais encore des malades proprement dits, et en pleine fièvre jaune; exemple : l'*Alphonse-Nicolas-Cézard*, le *Paul-Auguste*, l'*Amélia*, l'*Etoile de la 'mer*. Par l'application attentive des mesures indiquées, tous ces navires ont pu être déchargés sans autre accident que le décès d'un homme employé au déchargement de l'*Alphonse-Nicolas-Cézard*, appartenant à l'un des plus grands armateurs français. Ce navire avait eu des malades dans la traversée, et il se présentait à l'arrivée avec un cas de fièvre jaune bien caractérisée; il était enfin, et dans toute l'étendue du mot, dans les conditions qui constituent ce qu'on appelle la *patente brute*. On procédait à son déchargement selon les règles et avec les précautions qui viennent d'être exposées. Le déchargement marchait sans accident; l'opération touchait à sa fin, lorsque, à sa grande surprise et à son grand désappointement, M. Mêlier fut averti qu'un des hommes qui y travaillaient, était dans la ville et qu'il présentait les symptômes les plus alarmants. Il le visita aussitôt; il n'y avait pas à s'y méprendre; il avait la fièvre jaune. Voici ce qui était arrivé : entre autres choses, il était formellement prescrit, comme on l'avait fait pour l'*Anne-Marie*, de ne laisser les hommes séjourner dans les cales en déchargement que le moins possible, et de couper le travail par des intervalles de repos à l'air. L'homme en question, un *homme neuf*, c'est-à-dire qui n'avait pas fait le voyage, au lieu d'observer ces précautions, bravant le danger et trompant la surveillance, s'était tenu continuellement au fond de la cale. On dit même qu'il aurait passé une nuit entière sur le fardage. Il est certain du moins qu'il s'y était couché à plusieurs fois, aux heures de repos, et qu'il y avait passé les moments que ses camarades passaient sur le pont. Tombé malade le 29 août, cet homme mourait à bord de la frégate-hôpital le 5 septembre, en sept jours, exactement en cent soixante et onze heures, avec tous les symptômes de la fièvre jaune. Rien, assurément, ne saurait montrer avec plus d'évidence qu'un pareil fait, et la réalité du danger et la nécessité des mesures prises, en même temps que le péril auquel on s'expose en les négligeant.

Les caisses de sucre, qui formaient à elles seules la cargaison de tous les navires que l'on a eu à décharger, recevaient, au moment où elles étaient extraites, un coup de balai trempé dans la solution chlorurée, et on les en aspergeait.

D'après ce que l'on sait des marchandises en général, et le fait particulier de l'immunité dont ont joui tous les hommes qui, *en dehors du navire*, ont manié et transporté les caisses de l'*Anne-Marie*, M. Mélier est entièrement convaincu que celles dont il s'agit en ce moment auraient très-bien pu être immédiatement livrées au commerce et mises au chemin de fer. Il doit paraître évident, en effet, que si les premières, expédiées sans nulle précaution, n'ont produit aucun accident, les secondes, chlorurées par deux fois dans le navire et hors du navire, n'en auraient pas produit à plus forte raison. Pour plus de sécurité et afin d'en écarter jusqu'aux moindres préoccupations, M. Mélier faisait disposer ces caisses sur des allèges ou gabares découvertes ou simplement bâchées, et elles étaient expédiées à Nantes par la rivière. Cette dernière précaution avait pour but, en prolongeant l'exposition de la marchandise à l'air, de lui donner le temps de s'aérer d'autant mieux.

Il n'est pas sans intérêt de dire, à ce propos, quel est aujourd'hui l'état de la question, en ce qui concerne les marchandises en général et le régime auquel elles sont soumises. Pendant des siècles, elles ont été, comme on sait, l'objet des précautions les plus sévères, et cela en France tout aussi bien que chez les étrangers, peut-être même chez nous plus qu'ailleurs.

Suivant des idées, dont l'origine remonte à Fracastor, contemporain de l'époque où les lazarets ont reçu leur première organisation, et qui vraisemblablement y aura pris part, les marchandises étaient considérées comme étant, par excellence, propres à recéler et conserver les germes des maladies, et par conséquent à les introduire. Personne n'ignore les divisions et subdivisions, essentiellement empreintes de l'esprit du moyen âge, qu'on avait établies entre elles à ce point de vue, et le classement qu'on en avait fait en *susceptibles*, *demi-susceptibles* et *non susceptibles*, expressions par lesquelles on prétendait indiquer les degrés d'aptitude ou de capacité plus ou moins grande ou nulle, qu'on leur supposait à recevoir les germes et à s'en pénétrer. On se ferait difficilement une idée de l'importance que l'on attachait à ces distinctions qui, du reste, ne sont pas sans un certain fondement, et de ce qu'elles ont coûté au commerce en difficultés de tout genre, en temps perdu et en argent.

Par la combinaison des règlements et des différentes pratiques, quarantaine *sur fer*, quarantaine au lazaret, etc., la quarantaine des marchandises pouvait aller de soixante-dix à quatre-vingts jours et au delà, et ce n'est que bien tard, en 1837, qu'elle a commencé à descendre. Celle des hommes était toujours plus ou moins proportionnée. Un de nos ministres actuels en a subi une de quatre-vingt-dix jours.

Tel est l'empire des idées reçues, que ce n'est que dans ces dernières années que le doute est venu au sujet des marchandises et avec lui l'examen C'est à M. Ségur-Dupeyron, alors attaché au ministère du commerce, et aujourd'hui consul général, que revient le mérite d'avoir fait les premières recherches à cet égard, recherches qui n'ont pas peu contribué à ouvrir la voie aux réformes considérables qui se sont accomplies depuis.

Aujourd'hui, d'après les espèces d'enquêtes qui ont eu lieu, d'après surtout les discussions de la conférence sanitaire (1), on demeure convaincu que les marchandises n'ont pas, à beaucoup près, la funeste propriété qu'on leur a supposée si longtemps, de se charger des germes des maladies et de les conserver. On en demeure convaincu, notamment en ce qui concerne la peste, en vue de laquelle les recherches ont été plus particulièrement entreprises. Le fait de l'*Anne-Marie* a, dans une certaine mesure, la même signification au point de vue de la fièvre jaune.

Tout porte à croire que, dans cette maladie comme dans la peste, et probablement aussi dans le choléra, une fois que les marchandises sont hors des cales, et que, pour employer l'expression consacrée, on a *rompu charge*, les germes ou principes quelconques des maladies dont il s'agit sont promptement dissipés, peut-être même détruits, et que, dès lors, il serait superflu de prendre les précautions excessives dont on a tant usé et abusé.

Les règlements nouveaux réservent ces grandes mesures pour les marchandises *insalubres par elles-mêmes* ou par les altérations qu'elles auraient éprouvées. De ce nombre, et au premier rang, sont les *cuirs* et les *peaux*, qui exposent ceux qui les manient aux maladies charbonneuses ; les *crins* et les *poils*, qui donnent lieu parfois à de graves accidents; les *chiffons*, qui peuvent introduire le typhus, et enfin les *drilles*, autre espèce de chiffons formés de vieux habits, de vieilles

---

(1) *Recueil des procès-verbaux de la conférence sanitaire tenue à Paris en* 1851, 2 vol. in-folio, Imprimerie impériale.

étoffes, de rognures de draps, de débris de feutres, etc., mélange
immonde, ramassé partout et dont l'industrie sait tirer un certain
parti.

Pour ces quatre espèces de marchandises, cuirs et peaux, chiffons
et drilles, pour les deux dernières surtout, on ne saurait être trop
sévère, et bien souvent ce n'est pas assez de les étendre à l'air, de
les immerger dans la mer, de les chlorurer; on est obligé d'en venir
à les brûler ou les enfouir.

On est sévère aussi, et il convient de l'être, pour certaines laines
d'origine suspecte, qu'il pourrait être dangereux de recevoir sans
précautions. Le régime du coton a quelque chose de facultatif et
qui peut varier selon les circonstances.

Sauf ces objets, et toutes les fois qu'il s'agit de marchandises
neuves, en bon état, surtout quand elles sont emballées ou contenues dans des caisses, on considère que l'admission en est sans
inconvénient.

On voit, pour en revenir aux sucres, qu'en procédant comme il
l'a fait, en les déposant par prudence sur des allèges découvertes
et les aspergeant, M. Mêlier a fait tout ce qu'il était nécessaire de
faire. Aller au delà serait gêner le commerce sans utilité.

Au déchargement tel qu'il vient d'être décrit, succédait l'assainissement. Pour tous les navires, il a consisté dans un nettoyage complet, un grattage à vif, des lavages à l'eau chlorurée, puis en un et
quelquefois plusieurs blanchiments au moyen d'un lait de chaux
chloruré. Sur deux ou trois, on y a joint des fumigations au chlore,
suivant le procédé de Guyton de Morveau. Cela fait, on s'appliquait
à assécher la cale par les moyens ordinaires, courant d'air,
manches à vent, etc.

Procédant enfin comme pour l'*Anne-Marie*, type de soins comme
de difficultés en fait de nettoyage et d'assainissement, on employait
des procédés analogues, toutefois en les proportionnant à l'état plus
ou moins fâcheux ou satisfaisant de chaque navire.

D'après des principes sur lesquels l'auteur a insisté, et qu'on ne
doit jamais perdre de vue, à savoir que le danger est beaucoup
moins dans les parties superficielles et apparentes des cales, que
dans l'épaisseur de leurs parois, il a toujours recommandé l'exploration la plus attentive de ces parois, et il a prescrit d'y faire pénétrer les désinfectants. Il avait soin, entre autres détails, de faire
enlever les *paracloses*, pièces mobiles comparables aux plaques
qui recouvrent les ruisseaux des allées et des portes cochères et qui
en font l'office. Toutes les parties de la sentine où croupissent toujours des eaux noires et fétides, exhalant une odeur sulfureuse due
a la décomposition des sulfates, étaient lavées, grattées et asséchées;
enfin, on s'assurait par des injections faites dans les mailles, *si*

elles étaient libres et propres, et l'on ne cessait d'y faire passer de l'eau que lorsqu'elle en sortait claire et sans odeur.

A ceux qui s'étonneraient de tant de soins minutieux et qui seraient tentés de les taxer d'exagération, on répondrait que c'est de là, de ces parties profondes des navires, que l'on a vu maintes fois sortir les accidents les plus graves, et la fièvre jaune tirer son origine. L'épidémie du port du Passage en 1823, en serait, au besoin, un exemple remarquable et bien frappant. Le *Donostiara*, par lequel on s'accorde à reconnaître que cette épidémie fut occasionnée, était déchargé depuis assez longtemps ; on l'avait nettoyé ; il semblait propre, et il l'était en effet dans ses parties apparentes. On y met les charpentiers pour le réparer. Ils enlèvent, dans leur travail, plusieurs pièces de la doublure intérieure, ou vaigrage ; ils mettent les mailles à découvert. Les miasmes s'échappent de dessous cette espèce de parquet, et c'est de son enlèvement que datent les accidents.

Il ne saurait échapper à l'Académie qu'entre ces mesures et la quarantaine proprement dite il y une différence considérable. Qu'est-ce, en effet, que la quarantaine, telle qu'elle se pratique encore aujourd'hui en beaucoup d'endroits, telle surtout qu'elle se pratiquait autrefois ? Un temps plus ou moins long, quelquefois très-long, pendant lequel on retarde le déchargement d'un navire, pendant lequel on suspend ses opérations. Il y a à peine quelques années, on voyait encore dans une de nos colonies un navire, non pas malade, mais simplement suspect, retenu en rade durant plus de six semaines, avant que l'on prît un parti définitif à son égard.

Qu'on y réfléchisse cependant, que peut le temps sur la situation d'un navire qui arrive infecté ? Et ne sent-on pas qu'au lieu d'améliorer cette situation et d'être favorable, un retard nuit, au contraire, dans le plus grand nombre des cas ; qu'il ajoute aux conditions d'insalubrité et à l'infection, en prolongeant le séjour dans le navire des objets qui y sont contenus ? On se propose, par cette temporisation, de donner à l'air le temps de pénétrer dans le navire, et, à cet effet, on fait tout ce qu'on peut pour que cette pénétration de l'air ait lieu. On renouvelle aussi les eaux de la cale, et l'on cherche à remuer, à déplacer les marchandises, etc. Mais qu'on ne s'y trompe point, toutes ces précautions, bonnes au fond et bien indiquées, sont loin d'être une garantie suffisante et d'un effet certain ; et ce qui le prouve, c'est que la plupart des navires qui ont donné la fièvre jaune, faisaient ou avaient fait quarantaine, l'avaient même faite longue et sévère.

A la temporisation, qui était le caractère de l'ancienne quarantaine, le déchargement sanitaire substitue une opération immédiate. S'emparant du navire aussitôt son arrivée, il le vide avec des pré-

cautions particulières, et il procède le plus tôt possible, non pas en
vue des marchandises reconnues aujourd'hui pour être infiniment
moins dangereuses qu'on ne le croyait, mais en vue du navire lui-
même, foyer de l'infection et point de départ des accidents. On
trouve à cela deux avantages : le premier, d'assurer plus complètement la santé publique, le second, de gagner un temps précieux, ce
temps dont, plus que jamais aujourd'hui, on comprend la valeur, et
qu'à tout prix il faut savoir économiser.

Le système du déchargement appliqué, pour la première fois, de
cette façon à Saint-Nazaire, réalise donc un progrès véritable dans
le service sanitaire. Deux mots le résument : *sécurité plus grande*
et *économie de temps.*

Les pratiques dont il vient d'être parlé, sont aussi anciennes que
les quarantaines elles-mêmes, et elles figurent dans tous les règlements. Mais ce qui appartient en propre à M. Mélier, c'est d'avoir
précisé ces mesures dans leur caractère et leur application; d'en
avoir fait ressortir la nécessité, en montrant mieux peut-être qu'on
ne l'avait fait, que là, et là seulement, est la véritable garantie pour
la santé publique; d'en avoir, en quelque sorte, fait une *méthode.*

Les pratiques sanitaires que nous venons de décrire, n'entraînent
aucun surcroît de dépense pour le commerce, comme le prouvent les
relevés comparatifs faits à Saint-Nazaire et à Marseille, par les
ordres de M. Mélier. Mais ces pratiques ont l'immense avantage
d'offrir les garanties les plus réelles.

En effet, ce qui doit faire notre salut, dans les arrivages dangereux, c'est infiniment moins la quarantaine des hommes et celle des
marchandises, que les soins donnés aux navires.

Par cela même que les hommes sont un organisme vivant et doué
d'un pouvoir d'élimination, on sait bientôt à quoi s'en tenir, et s'ils
doivent être malades, quelques jours d'expectation en lieu salubre
et isolé, suffisent pour l'apprendre. Quant aux marchandises, à
celles du moins qui sont dans de bonnes conditions, elles se désin-
fectent par le seul fait du déchargement, et les principes au milieu
desquels elles auraient été placées, ne tardent pas à se dissiper. En
fait, d'ailleurs, on ne connaît aucun exemple de maladie occasionné
par les marchandises débarquées. On ne saurait trop le dire, il n'en
est pas de même des navires : une fois imprégnés, ils ne se débarrassent qu'avec beaucoup de difficultés, et l'on ne pourrait, sans
danger, les laisser à eux-mêmes; il faut, à tout prix, qu'ils soient
l'objet de mesures d'assainissement.

Exécutées d'abord sur la signature de M. Mélier, par de simples
ordres de service, ces mesures n'ont pas tardé à être formulées en
un règlement revêtu de l'approbation ministérielle, et ayant, par
conséquent, le caractère d'un arrêté.

TROISIÈME PARTIE.

RÉFLEXIONS ET DÉDUCTIONS.

Dans cette partie de son travail, M. Mélier, revenant sur les points principaux de l'exposé qui précède, sur ceux qui, par leur nature et leur importance, touchent aux doctrines et surtout aux applications pratiques, prend à tâche, dans une suite de réflexions, de dire, autant que possible, la signification qu'ils lui paraissaient avoir.

Peu de sujets, en médecine et en hygiène, ont plus de gravité, et peuvent avoir de plus sérieuses conséquences. On y est constamment entre deux dangers. Trop de facilité à voir les choses d'une certaine façon, expose la santé publique aux malheurs les plus grands; Saint-Nazaire en est la preuve. Trop de sévérité à les envisager sous un jour contraire, entraîne infailliblement, pour le commerce, des perturbations et des pertes considérables.

I. — La première question qui se présente est celle de savoir si la maladie observée à Saint-Nazaire était bien la fièvre jaune? A moins d'être de ces esprits sceptiques par système, qui contestent tout et qui nieraient le mouvement, même en marchant, il semble qu'on ne saurait en douter. Comme M. Mélier voyait cette maladie pour la première fois, s'il eût été seul, il aurait pu hésiter à se prononcer et se méfier de son jugement. Mais qu'on se rappelle les circonstances et de quels témoignages les faits ont été entourés, par qui ils ont été vus : par des médecins de la marine, pour la plupart, connaissant la fièvre jaune pour l'avoir vue et traitée, et qui ont été unanimes. Aucun n'a douté, ou plutôt le caractère de la maladie, reconnu sans discussion comme sans hésitation, a été, du premier coup, évident pour tout le monde.

C'est qu'en effet, tel est le caractère de la fièvre jaune, tel est, comme on le dit, *son cachet*, que pour quiconque l'a vue une fois, il est impossible de ne pas la reconnaître. Le choléra, que nous avons tous observé, a, sans contredit, une physionomie bien prononcée et qui frappe au premier coup d'œil. Sans avoir vu un bien grand nombre de cas de fièvre jaune, M. Mélier croit pouvoir dire, sans crainte d'être démenti, que la physionomie qu'elle présente, a, si c'est possible, quelque chose de plus saisissant encore que celle du choléra, et ce n'est pas sans raison que les auteurs qui l'ont le mieux décrite, M. Dutroulau en particulier, insistent sur ce qu'ils appellent le *masque* de la fièvre jaune et la valeur sémiotique de ce masque. Il est aussi caractéristique que possible, et l'exclamation de M. l'amiral de Gueydon, à l'aspect tout à fait imprévu d'un cas qui n'était pourtant encore que commençant, montre combien reste vive l'impression qu'il produit, une fois qu'on a eu occasion de l'observer.

Cet accord, doublement remarquable, et par son unanimité et par la nature des témoignages individuels dont il se forme, suffirait, à lui seul, pour affirmer, sans contestation possible, le véritable caractère de la maladie. Toutefois, M. Mélier voulant fournir à tous ceux qui liront son mémoire, le moyen de contrôler le jugement qu'il a porté et de se former une conviction, a joint à son travail les observations des malades *in extenso*. On voit, dans ces observations, que tous les malades ont présenté les caractères de la fièvre jaune, tels que les donnent les auteurs : symptômes du début déjà très-caractéristiques, symptômes du développement, qui le sont plus encore, et succession connue des phénomènes ou marche de la maladie, rien n'y manque, et l'on pourrait, en résumant ce petit nombre d'observations, composer un tableau général et presque complet de la maladie. On y trouve cette céphalalgie caractéristique qui signale toujours le début, le brisement douloureux des membres et du corps, qu'on a appelé le *coup de barre*, la jaunisse, jaunisse progressive et qui se prononce surtout après la mort, les suffusions sanguines, les hémorrhagies, le vomissement noir, etc.

Une autopsie a eu lieu, une seule, il est vrai, mais elle est caractéristique et a présenté les lésions réputées pathognomoniques de la fièvre jaune.

Il est donc superflu d'entrer dans de plus longs développements sur cette question de la réalité de la maladie, question qui n'a été soulevée par personne.

II. — La question d'origine ne paraît pas pouvoir donner lieu à plus de difficultés. L'apparition de la fièvre jaune à Saint-Nazaire ne peut s'expliquer que par l'importation ou par l'action des causes locales ; mais accuser Saint-Nazaire serait impossible.

En effet, M. Mélier, au début de son mémoire, est entré dans les plus grands détails sur la topographie du port et de la ville, l'un œuf et parfaitement régulier, avec de magnifiques quais de pierre de taille, et, sans exagération, aussi propre et salubre que les bassins de nos jardins publics ; l'autre, saine dans toutes ses parties, dans sa partie neuve surtout, tirée au cordeau, bien percée, avec des ruisseaux à pentes suffisantes, de beaux trottoirs, et offrant, grâce à l'espacement des maisons, relativement peu nombreuses encore, la plus large et la plus facile circulation à l'air. Il n'y existe aucun foyer d'infection quelconque. Aussi partisan que l'on puisse être de l'infection locale et de son influence, il serait impossible de trouver dans de pareilles conditions l'explication de tels faits.

M. Mélier n'a point dissimulé qu'il existe, de temps en temps, souvent même, si l'on veut, à Saint-Nazaire, et encore plus aux environs, des fièvres intermittentes ; mais, comme il l'a dit, ces fièvres n'ont rien de particulier, rien que ce qui se voit partout, et entre ces fièvres et la fièvre jaune il n'y a nulle ressemblance.

En fait, d'ailleurs, elles n'existaient pas alors, et il a été facile à M. Mêlier dans une localité où tout le monde se connaît, d'acquérir la certitude que la santé publique ne laissait rien à désirer à l'arrivée de l'*Anne-Marie*. Ce navire se présente : il est reçu, on le décharge, et les accidents se déclarent. Le rapport de cause à effet qui, à tort ou à raison, a pu être mis en doute ou obscurci dans d'autres épidémies, a été, dans celle-ci, tellement évident, et toutes les circonstances du fait sont si bien connues, qu'on ne voit véritablement pas comment il pourrait être possible de nier l'importation. Elle apparaît claire comme le jour, et tout à fait incontestable.

III. — Ainsi fixés sur ces deux premiers points également importants l'un et l'autre, la nature du mal et son origine exotique, il y a le plus grand intérêt à bien faire ressortir la manière dont l'importation s'est faite, et par quoi elle a été opérée. En pareil cas on a accusé tour à tour ou à la fois les marchandises, les hommes, leurs effets, plus rarement le navire.

En ce qui concerne les marchandises, nous avons déjà fait remarquer qu'elles n'avaient donné lieu, par elles-mêmes, à aucun accident ; nous avons dit que les hommes, soit du chemin de fer, soit des magasins, qui, *en dehors du navire*, avaient reçu et manié ces marchandises, étaient restés exempts de toute atteinte ; et, sans prétendre qu'il en serait toujours ainsi, et que, dans aucun cas, les marchandises ne sauraient être à craindre, nous avons signalé ce fait comme une preuve de plus à ajouter à toutes celles, en si grand nombre, qui tendent à établir que si les marchandises tant redoutées, en général, ne sont pas absolument sans danger, elles en présentent certainement beaucoup moins que l'on ne croit.

Nous avons vu, d'un autre côté, que les hommes de l'équipage ayant quitté le navire à son arrivée, et s'étant dispersés, il n'y a eu de malades ni parmi eux, ni autour d'eux.

D'après cela, et surtout d'après les circonstances du déchargement, telles que nous les avons exposées, il est évident que le foyer du mal était dans le navire même, et que la cale en était le siége.

Tant que cette cale est restée fermée, les accidents se sont restreints aux cas de la traversée, et l'on a eu ce fait, dont la singularité, plus apparente que réelle, a été notée, d'un équipage qui, les premiers accidents passés, se maintient sain à bord du navire le plus fortement infecté qui se puisse voir. C'est quand les panneaux sont enlevés et les écoutilles ouvertes pour opérer le déchargement, que les accidents apparaissent, et que le navire, comme une arme meur-

trière qui ferait explosion, tue ou blesse ceux qui l'approchent, frappant les uns à bout portant, si l'on peut ainsi dire, et les autres à
des distances plus ou moins grandes.

Dans l'histoire de la fièvre jaune, où tout est grave, c'est encore
un des points les plus essentiels à bien remarquer que celui-ci, a
cause des applications auxquelles il donne lieu. Comme on l'a vu.
M. Mélier en a fait la base des mesures auxquelles il a cru devoir
recourir.

Il n'en est pas toujours ainsi, et l'on ne peut pas dire que le danger réside exclusivement dans les cales. Plus d'une fois on l'a vu
exister ailleurs, dans les cabines par exemple. On a vu même des
épidémies dont tous les cas se sont passés sur le pont, et qui étaient
constituées par une série de malades se succédant dans une même
cabine, comme si cette cabine eût été le seul foyer du mal. Le
Havre en a fourni un exemple en 1861, observé sur le navire
l'*Harriett*. La vérité est que l'infection peut s'établir partout, et que
quand elle existe, elle doit être plus ou moins générale. On ne com-
prendrait même guère qu'il en fût autrement, dans un espace aussi
resserré que l'est un navire, où les hommes sont toujours plus ou
moins entassés, et où le cube d'air accordé à chacun semble à
peine suffisant pour l'entretien de la vie. M. Mélier se borne à dire
ceci, à savoir : que les cales sont le foyer principal et de beaucoup
le plus ordinaire du danger ; que c'est là qu'il se concentre, notamment dans les navires du commerce ; que de là sont sorties la
plupart des épidémies, et qu'en conséquence, tout en ne négligeant
point les autres parties du bâtiment, c'est surtout de l'infection de
la cale qu'il convient de s'occuper.

IV. — En quoi consiste cette infection, et quel est le poison qui
la forme? Rien, assurément, ne serait plus intéressant à connaître.
Malheureusement on l'ignore tout à fait. Dans les navires affectés au
transport des hommes, et où s'engendre le typhus, on s'en rend
compte par les miasmes de nature animale qu'exhale notre corps,
miasmes dangereux au premier chef, qui se produisent partout où
existe un certain encombrement, et dont on pourrait, en quelque
sorte, produire et faire varier les effets à volonté.

Dans la circonstance dont il s'agit, il n'y avait rien de pareil. La
cargaison, entièrement composée de sucre, était exclusivement végétale, et de plus, elle était dans de bonnes conditions.

On sait les travaux entrepris dans ces derniers temps sur la fermentation, travaux d'un si grand intérêt et que M. Pasteur a poussés si loin. En les lisant, on se sent amené, comme malgré soi, à se
demander si les accidents de la nature de ceux dont nous parlons,
ne se rattachent pas à ce grand phénomène, lequel, bien différent
des réactions chimiques ordinaires, semble appartenir tout autant à

la physiologie qu'à la chimie proprement dite, en ce sens qu'une sorte de vie s'y révèle partout.

Quelle que soit, du reste, l'opinion que l'on se fasse touchant la nature du principe producteur de la fièvre jaune, miasme ou germe quelconque, productions cryptogamiques ou infusoires, une chose paraît certaine, c'est que pris, on pourrait dire *chargé*, au lieu du départ, et introduit dans le navire, ce principe s'y conserve, et probablement s'y développe et s'y concentre pendant la traversée ; qu'il reste plus ou moins latent et sans effet tant qu'il est renfermé, et que sa présence, qui quelquefois se révèle dès la traversée, se révèle surtout à l'arrivée, quand on le met en liberté par le déchargement.

C'est là, en réalité, tout ce que l'on sait sur la cause des accidents ; sa nature nous échappe complétement.

On ne sait pas davantage d'où procède cette cause, et comment on la prend. Est-ce avec l'eau, généralement mauvaise et saumâtre, employée aux lavages des navires et au service des pompes? Beaucoup le croient. Est-ce avec les bois dont on fait le fardage, bois souvent mouillés, quelquefois pourris ou tout au moins malpropres? Est-ce tout simplement avec l'air *impaludé* qui forme l'atmosphère du pays ? Aucune recherche n'a été faite à ce sujet, si digne pourtant des méditations de la science, mais aussi des plus difficiles, et qui exigerait chez ceux qui voudraient en aborder l'étude, des connaissances toutes spéciales.

Une remarque faite par M. Mélier, et qu'il n'a trouvé relevée nulle part, c'est que la plupart des épidémies de fièvre jaune observées en Europe, y ont été introduites par des bâtiments chargés de sucre, et qui, comme l'*Anne-Marie*, venaient de la Havane. Il ne prétend pas en conclure que le sucre ait plus que toute autre chose la funeste propriété de s'emparer du principe de la fièvre jaune ou de le développer. Il est probable que la fièvre jaune n'a été si souvent importée par les navires sucriers, que parce que ces navires sont de beaucoup les plus nombreux qui nous viennent des lieux à fièvre jaune, de la Havane en particulier, et qu'ils s'y trouvent précisément à l'époque où cette maladie sévit, c'est-à-dire en été. Ajoutez qu'ils sont obligés d'y séjourner plus ou moins longtemps. Il est, du reste, certain que si les navires sucriers ont plus souvent que d'autres introduit la fièvre jaune, cette maladie a aussi, plus d'une fois, été introduite par des navires ayant d'autres chargements, par des bâtiments de guerre par exemple, qui n'ont jamais de sucre, ni en général de marchandises. Tout en faisant donc ressortir cette remarque que la fièvre jaune a été le plus souvent apportée par des navires sucriers, l'auteur n'en tire aucune conséquence formelle de laquelle on puisse inférer qu'il tienne le sucre comme ayant par lui-même quelque chose de plus dangereux que toute autre marchandise.

Il ne voudrait pas davantage en inférer, d'une façon absolue, que la fermentation qui doit se produire plus ou moins dans les conditions où se trouve le sucre enfermé dans le navire, est exempte de toute influence, et qu'il n'y ait nul compte à tenir de cette circonstance dans la production des accidents. Il se borne, en un mot, à constater le fait.

V. — Un bruit singulier s'est répandu à l'occasion des accidents de Saint-Nazaire. On a dit que ces accidents avaient eu pour cause l'existence, dans le navire, d'une multitude de rats qui y seraient morts et s'y seraient putréfiés. Ce ne serait point assurément la première fois que des accidents auraient été observés sur un navire par suite de la présence d'animaux divers, rats, cancrelats, etc., et ceux qui voudraient avoir des renseignements à ce sujet, trouveraient dans le bel ouvrage de M. Fonssagrives sur l'hygiène navale les faits les plus intéressants.

La vérité est qu'il y avait des rats à bord de l'*Anne-Marie*. Il y en a à bord de tous les navires, et personne n'ignore que ce rongeur, dont la fécondité égale l'appétit, est un des fléaux de la navigation. Peut-être même est-il vrai que l'*Anne-Marie* en avait plus qu'il ne s'en trouve, en général, dans les navires bien tenus. Il résulte, en effet, des renseignements pris, qu'avant d'opérer le chargement, on avait dû, comme on le fait souvent, pratiquer une fumigation de soufre, afin de détruire les rats ; mais il n'est nullement vrai qu'on en ait trouvé des milliers dans la cale. L'hypothèse enfin ne repose sur rien ; ce n'est qu'un de ces bruits comme il s'en produit on ne sait comment, que tout le monde répète, et qui, tout bizarres qu'ils sont, peut-être même parce qu'ils sont bizarres, finissent par être généralement acceptés.

VI. — L'assainissement d'un navire infecté offre parfois les plus grandes difficultés, quand on se propose de le purifier complètement.

M. Mélier en cite, dans son *Mémoire*, un exemple emprunté à la guerre de Crimée. Il a eu occasion de le recueillir dans l'exercice de ses fonctions, qui consistaient, lors de la rentrée de l'armée, à imprimer la direction convenable à l'observation des règlements sanitaires.

Voici ce fait important à plus d'un égard et de nature à fournir d'utiles enseignements.

Parmi les bâtiments affectés au transport des troupes, était un vaisseau célèbre dans la marine impériale, *le Duperré*. Vaste et parfaitement installé, il servait particulièrement au transport des convalescents et aux pauvres soldats tombés dans cet état pathologique, triste mélange d'anémie, de scorbut et de phénomènes nerveux divers, sans siége précis, parce qu'il est général, que les médecins de l'armée, M. Michel Lévy en tête, ont désigné sous le nom, à mon avis parfaitement choisi, de *cachexie de Crimée*. Le *Duperré* avait fait plusieurs voyages et avait eu à bord de nombreux cas de typhus. Parti d'Eupatorie le 10 avril, il arrivait à Toulon le 2 mai, après vingt-deux jours d'une traversée dans laquelle il avait eu un certain nombre de décès. Aussitôt le débarquement opéré, le navire est nettoyé comme la marine nettoie, c'est-à-dire avec un soin extrême, minutieux, et où l'on n'épargne ni la chaux ni les chlorures ; après quoi il est retenu en grande rade par le travers du vent, tous les sabords ouverts, les panneaux enlevés et les manches à vent en place. Malgré ce nettoyage et ces précautions, voici ce qui arrive : l'équipage, composé de quatre cent cinquante hommes et qui avait été laissé à bord, ne cesse pas de donner des malades. Le 13 mai, c'est-à-dire au bout de onze jours, il en avait déjà envoyé vingt-trois à l'hôpital de Saint-Mandrier, dont cinq ou six très-graves et présentant tous les caractères du typhus. Jusque-là, et en forçant les choses, on aurait pu, à la rigueur, y voir, comme on l'a fait si souvent, des exemples de longue incubation. Mais le 22, de nouveaux cas se déclarent, et ainsi de suite, pendant plus d'un mois. Une incubation de pareille durée serait bien difficile à admettre. C'est qu'en effet ce n'était point de cela qu'il s'agissait, c'était tout simplement des accidents produits par le navire lui-même et continuant de se succéder, en dépit de tout ce qu'on avait fait pour l'assainir. A plusieurs reprises, M. Mêlier avait vu et visité ce navire dans le plus grand détail ; tout y semblait irréprochable ; l'eau des pompes, claire et limpide, n'avait ni odeur ni saveur ; les murailles avaient reçu plusieurs couches de chaux, on avait même refait les peintures ; la sentine et tout ce qui la compose avaient été l'objet de soins particuliers ; rien enfin n'avait été négligé. *C'est le navire qui est malade*, disait pittoresquement l'amiral Dubourdieu, alors préfet maritime à Toulon, et il avait raison ; en voici la preuve. Arrive, pour l'équipage, le moment de quitter la mer et d'être remplacé par un autre : on le débarque. A dater de ce moment, plus aucun malade ne se montre parmi les hommes dont il se compose. Mais, chose bien remarquable et tout à fait concluante, l'équipage nouveau, entièrement composé d'hommes *neufs*, selon l'expression de M. Mêlier, n'est pas plus tôt à bord, qu'à son tour il donne des malades, légers il est vrai, mais bien réels, marqués du cachet de la madadie, des *demi-typhiques*, si l'on veut.

Cet exemple d'infection persistante, qui montre si bien jusqu'où peut aller l'imprégnation d'un navire, a été vu et suivi avec M. Mêlier dans toutes ses phases, par M. l'inspecteur Reynaud, alors directeur à Toulon. En pareil cas, le désarrimage est le seul remède, et l'on doit dire que la marine n'hésite point à y recourir.

Il n'y a, du reste, rien d'étonnant dans cette difficulté exceptionnelle que présentent certains navires à une désinfection complète ;
elle n'est, en définitive, qu'un pendant manifeste du fait si souvent
observé et aujourd'hui bien reconnu que présentent parfois certaines
salles d'hôpital. Vainement on les lave, on les blanchit, on les repeint ;
elles continuent à donner des malades. Pour les uns comme pour les
autres, la solution du problème est dans l'évacuation d'abord et le
repos ensuite, et ce repos a besoin d'être d'autant plus long, que
navires ou salles sont plus vieux et plus imprégnés.

Ce qui conduit M. Mélier à dire, par parenthèse, que c'est à tort
que nos règlements portent que la quarantaine doit être la même,
quant à la durée, pour les hommes, les marchandises et les navires.
La vérité est, au contraire, ainsi qu'il s'est attaché à le faire remarquer ailleurs, que cette durée doit être proportionnée à l'état des
navires et aux conditions dans lesquelles ils se présentent. La salubrité, une salubrité irréprochable est la seule règle possible.

VII. — Ainsi qu'on l'a vu, considérant ce qu'il y avait d'exceptionnellement grave dans le fait de l'*Anne-Marie*, M. Mélier a cru
devoir, pour plus grande sécurité, commencer la désinfection de ce
bâtiment par l'emploi du sulfate de fer, versé à forte dose dans la
cale. Pour tous les autres, il n'a employé que le chlorure de chaux,
et le chlore reste, jusqu'ici, soit seul, soit uni à la chaux, le seul
agent prescrit par l'administration.

Ce n'est pas qu'elle ignore qu'il existe un grand nombre d'autres désinfectants auxquels on pourrait avoir recours, parmi lesquels
il en est même qui offriraient, dans des circonstances données, des
avantages particuliers ; mais le chlore et les chlorures ont si bien fait
leurs preuves, ils sont, en outre, d'un emploi si facile, que, tout en
ne méconnaissant point l'efficacité des autres agents, on n'a pas
senti la nécessité d'en tenter un nouveau.

On ne saurait se dissimuler pourtant que le chlore, même à l'état
d'hypochlorite, a de sérieux inconvénients. Il est telle marchandise
qu'il altérerait d'une manière fâcheuse. Employé à bord des navires
à vapeur, il compromet plus ou moins leurs machines, et cela malgré
la précaution d'enduire celles-ci d'un corps gras, mélange de cire et
de graisse, et de fermer aussi exactement que possible les compartiments où elles sont établies.

M. de Lapparent, directeur des constructions navales au ministère de la marine, a proposé récemment d'appliquer à l'assainissement et à l'assèchement des navires, après le déchargement, un
procédé inventé dans le but de conserver les bois de la marine par
une carbonisation légère. Ce procédé consiste en un *flambage au gaz*
qu'on exécute à l'aide d'un appareil portatif.

On comprend, avec l'auteur, qu'aucun principe infectieux, aucun

germe insalubre ne doit pouvoir résister à l'espèce de *douche de feu*
que l'on donne ainsi et que l'on peut porter dans les coins les plus
reculés de la cale.

VIII. — M. Mêlier, après avoir étudié le côté hygiénique des
questions qu'il s'était proposé de résoudre, en aborde le côté médical, en commençant par la recherche de la nature de la maladie.

. Il arrive, par voie d'exclusion, à établir qu'une intoxication seule
peut rendre compte des symptômes observés. Tout est évidemment
sous l'empire de l'inconnue qui a pénétré dans l'économie. Une fois
introduite, cette *inconnue*, dont la science finira peut-être par nous
révéler la nature, mais qu'elle ignore complétement quant à présent,
ne tarde pas à faire sentir ses effets, effets variables, tantôt très-
accentués, tantôt comme simplement indiqués, et probablement en
rapport avec la dose de l'agent morbifique, avec la distance qu'il
parcourt, et surtout avec les susceptibilités individuelles qu'il rencontre.

A en juger par la douleur de tête initiale, ce symptôme qui se retrouve toujours, par l'expression effarée du visage, l'apparence
d'ivresse que présentent les malades, les douleurs lombaires et
autres, on est porté à penser que le système nerveux reçoit les premières impressions; le système circulatoire ne s'émeut du moins que
plus tard; puis viennent les signes d'une altération du sang, les hémorrhagies, les suffusions sanguines, etc.

Pour M. Mêlier, enfin, la fièvre jaune est, dans toute l'acception
du mot, une affection générale, *totius substantiæ*, comme le disait
l'ancienne médecine, et de plus, elle est une affection *sui generis*,
formant une espèce à part, qui offre néanmoins des analogies avec les
fièvres de marais et certaines formes de la fièvre bilieuse des pays
chauds, et laissant après elle, comme effet, certaines lésions particulières et caractéristiques que ne présentent pas les autres maladies.

IX. — Quant à ce qui est de la durée de l'incubation de cette
maladie, si importante à bien connaître au point de vue scientifique
comme au point de vue des applications à l'hygiène, M. Mêlier, se
fondant sur les faits de l'épidémie de Saint-Nazaire, estime que cette
durée, généralement courte, ne serait, dans le plus grand nombre
des cas, que de trois à quatre jours, six au plus.

Ces appréciations sur la durée de l'incubation s'accordent au reste
avec celles déjà anciennes de M. Bally, avec celles plus récentes de
M. Maher, aujourd'hui directeur du service de santé de Rochefort,
après avoir été longtemps aux Antilles, et auquel on doit un excellent livre sur la fièvre jaune; elles s'accordent également avec les
approximations données par M. Dutroulau, et enfin, avec les évaluations de M. Délery, auteur d'un très-bon livre sur la fièvre jaune,

publié à la Nouvelle-Orléans et où sont résumés les faits d'une longue expérience.

X. — Ce paragraphe est consacré à ce qu'on appelle les *demi-malades* ou les *cas ébauchés*. Ce sont des cas de fièvre jaune, comme des cas de variole légère ou discrète sont des varioles ; comme ceux de scarlatine, réduits au mal de gorge spécial, sont des scarlatines, etc. Ces cas, observés et cités par tous les auteurs, préservent, dit-on, aussi bien que tous les cas graves, d'une seconde invasion ; ils serviraient peut-être à expliquer l'immunité attribuée à quelques Européens, qui, à leur arrivée dans les pays à fièvre jaune, ne payeraient pas d'autre tribut à la maladie ; enfin, ces cas légers peuvent très-bien devenir des cas graves.

XI. — Le traitement de la maladie fait l'objet de ce paragraphe. Le fait la plus général qui s'y trouve consigné, celui sur lequel les médecins appelés à soigner les malades de l'épidémie ont été unanimes, c'est que les évacuations sanguines ont paru beaucoup plus nuisibles qu'utiles. Le *sulfate de quinine* et, à une certaine période, les *toniques* et les *excitants diffusibles* ont paru produire des effets avantageux.

XII. — La question de la *transmission de la maladie de l'homme à l'homme* constitue le point difficile, délicat, des considérations présentes.

Cette transmission ne saurait être révoquée en doute, en présence de la fin si déplorable de M. Chaillon.

Ce fait, unique peut-être dans la science par les circonstances qui l'ont accompagné, et dégagé de toute cause d'incertitude, suffit à établir que la transmission de l'homme à l'homme doit être considérée, dans nos climats, comme une exception : c'est une exception dont il serait téméraire à tous, et surtout à l'administration, de ne pas tenir un très-grand compte.

XIII. — La comparaison de la maladie de Saint-Nazaire avec les autres épidémies de fièvre jaune observées en Europe à diverses époques, conduit M. Mélier à déclarer sans la moindre hésitation que, dans toutes ces épidémies, les faits ressemblent à ceux de Saint-Nazaire et ont procédé de la même manière. Ils ont tous la même signification et il n'y a de différence que du plus au moins. Dans toutes ces épidémies, comme dans celle de Saint-Nazaire, on est frappé de l'évidence des trois circonstances suivantes : *importation comme origine, extension* et *propagation* à laquelle contribuent les malades, *nécessité des mesures sanitaires*.

XIV. — Il est un dernier aperçu que l'on ne saurait passer sous silence ; nous voulons parler des changements considérables survenus depuis quelques années dans les relations avec l'Amérique, et des chances devenues infiniment plus grandes pour l'Europe d'en recevoir la fièvre jaune.

Le temps n'est plus, en effet, où les communications avec ce vaste continent étaient à la fois et si rares et si lentes. En même temps que le mouvement des affaires les a multipliées au delà de tout ce qu'elles avaient jamais été, les progrès de la navigation ont, pour ainsi dire, mis la fièvre jaune aux portes de l'Europe.

D'un autre côté, la fièvre jaune, qui était restée, pendant près de deux siècles, comme un funeste privilége des Antilles et des golfes qui les entourent, s'est étendue successivement aux parages les plus éloignés et les plus extrêmes. Franchissant, au nord comme au midi, toutes les limites qu'on avait cru pouvoir lui assigner, elle est devenue, depuis 1850, commune aux deux Amériques.

La création des paquebots transatlantiques et les voyages répétés à Cayenne pour le transport des forçats, sont venus ajouter de très-graves éléments de plus à toutes ces chances d'importation.

Aujourd'hui, le rivage oriental de l'Amérique est presque tout entier sujet à la fièvre jaune, et si la côte occidentale, celle qui baigne l'océan Pacifique, en reste à peu près exempte, cette immunité tient vraisemblablement à la difficulté des communications entre ces deux côtes ; elle cessera, sans doute, lorsque ces dernières seront devenues plus faciles, et, par conséquent, plus fréquentes.

XV. — Ce serait d'ailleurs une bien grave erreur que de considérer comme étant susceptible, dans toutes ses parties, de produire spontanément la maladie, tout cet immense littoral des deux Amériques où elle a été observée, et qu'à cause de cela on comprend, dans le langage courant, sous la désignation commune de *lieux à fièvre jaune*. M. Mêlier estime, au contraire, que les points réellement capables de l'engendrer doivent être considérés comme restreints et peu nombreux, et que, en Amérique aussi bien qu'en Europe, c'est l'importation surtout qui propage la maladie et l'étend d'un lieu à un autre.

Malheureusement, il s'en faut de beaucoup que l'on sache, même approximativement, quels sont les points qui l'engendrent et ceux qui ne font que la recevoir, et c'est à juste titre que l'Académie, dans les instructions qu'elle a adressées à S. Exc. le ministre d'État pour M. le docteur Dumont, a mis la question de la *production spontanée* au premier rang de celles dont elle recommande l'étude.

Quoi qu'il en soit, toutes ces circonstances réunies, extension considérable de la fièvre jaune, rapports infiniment plus nombreux avec l'Amérique, navigation totalement différente, et surtout importation de port à port, expliquent, à n'en pas douter, les apparitions plus fréquentes de la maladie en France. Peu d'années se passent

maintenant sans que nous ayons des arrivages qui en soient enta-
chés, et même en présentent des cas.

XVI. — Des changements aussi graves, une situation aussi
sérieuse ne pouvaient échapper à la vigilance de l'administration et
des chefs du service ; aussi, par un arrêté spécial, S. Exc. M. le
ministre de l'agriculture, du commerce et des travaux publics,
assimilant, au point de vue des mesures sanitaires, les ports de
l'Océan à ceux de la Méditerranée, a-t-il, jusqu'à nouvel ordre,
rendu tout commun entre eux, et les a soumis au même régime.
Une autre très-grande mesure a été prise. Adoptant en principe les
pratiques inaugurées à Saint-Nazaire, l'administration en a généralisé l'application. Le nombre des vaisseaux traités pendant la
saison de 1862, conformément au règlement de Saint-Nazaire, a été
considérable : il s'en est présenté à peu près partout et l'on n'a eu
d'accidents nulle part.

XVII. — Remédier à l'infection à l'arrivée des navires est bien ;
la prévenir serait infiniment mieux. D'excellentes choses ont déjà été
faites ou proposées dans ce sens, mais il reste encore de grandes améliorations à introduire. Les unes se rapportent au navire lui-même et
à certaines particularités de sa construction ; les autres ont trait à
l'arrimage ; plusieurs, aux précautions à prendre soit au départ, soit
pendant la traversée.

L'indication dominante est celle qui est relative à la ventila-
lation. Ce grand problème peut être considéré comme résolu en ce
qui concerne les navires à vapeur. Le tirage, que produit la chaleur,
donne lieu à des courants qui, bien utilisés, peuvent assurer partout
cette ventilation. Mais la question demeure entière pour les navires
à la voile, qui forment encore la grande majorité des bâtiments du
commerce.

XVIII. — A toutes les améliorations accomplies ou à espérer,
une mesure qui, à elle seule, serait un véritable bienfait, c'est la
création de médecins sanitaires en Amérique pour la fièvre jaune.
Les services que rendent tous les jours les médecins sanitaires du
Levant, justifient cette création déjà réclamée par la conférence
sanitaire internationale tenue à Paris en 1850.

XIX. — Les mesures employées par M. Mélier à Saint-Nazaire,
bonnes comme expédient, ne pouvaient être maintenues d'une manière définitive. Sur la proposition de notre éminent confrère, elles
ont été remplacées par l'érection de Saint-Nazaire en direction de
santé, à l'instar de nos grands ports, Marseille, Toulon, Bordeaux, etc.,
et ce port nouveau a été doté d'un lazaret qui sera construit sur
la rive gauche de la Loire, et séparé du port et de la ville par la
largeur du fleuve.

Ce lazaret, établi suivant les principes que la France s'est appliquée à faire prévaloir, et qui tendent aujourd'hui à se généraliser, sera, autant que possible, la mise en pratique des règles les moins contestées de l'hygiène moderne. On tâchera d'y réaliser les conditions d'un hôpital bien entendu, ou mieux d'un lieu d'expectation et d'observation plutôt que de séquestration.

Le déchargement des navires étant destiné à tenir désormais le premier rang dans les mesures à prescrire, il y aura à la portée du lazaret nouveau, et se rattachant à son enceinte, un bassin à flot, afin que ce déchargement puisse toujours être opéré sans retard et avec sécurité.

Les paragraphes XX et XXI sont consacrés, le premier au résumé, et le second aux conclusions.

Enfin, de nombreuses pièces justificatives complètent cet important travail, et des planches, représentant le port de Saint-Nazaire, le port de Pomègues à Marseille, et le lazaret projeté de Saint-Nazaire, facilitent l'intelligence du texte.

DÉCRET RÉGLANT LA DURÉE DES MESURES SANITAIRES APPLICABLES AUX ARRIVAGES EN PATENTE BRUTE DE FIÈVRE JAUNE.

Le décret qu'on va lire, apporte à notre régime sanitaire, en matière de fièvre jaune, d'importantes modifications, qui sont les conséquences des faits et des opinions exposés par M. Mêlier dans le beau travail dont nous venons de présenter l'analyse.

NAPOLÉON,

Par la grâce de Dieu et la volonté nationale, Empereur des Français,

A tous présents et à venir, salut :

Sur la proposition de notre ministre de l'agriculture, du commerce et des travaux publics ;

Vu la loi du 3 mars 1822 ;

Vu le décret du 24 décembre 1850 ;

Vu la convention sanitaire internationale et le règlement qui l'a suivie ;

Vu les arrêtés ministériels des 12, 16 et 19 août 1861, 10 juin et 12 juillet 1862 ;

Vu l'avis du comité consultatif d'hygiène publique,

Avons décrété et décrétons ce qui suit :

Art. 1er, A l'avenir, la durée des mesures sanitaires applicables aux arrivages en patente brute de fièvre jaune, dans l'Océan et la Manche, pourra être différente pour les passagers, les hommes d'équipage, le navire et les marchandises.

Art. 2. Quand les arrivages auront lieu par des navires principalement installés pour le transport rapide des passagers ou par des navires de guerre reconnus sains, dont les cales auront été suffisamment aérées pendant la traversée, qu'il y aura à bord un médecin sanitaire commissionné ou en faisant fonctions, et qu'il ne sera survenu en mer aucun accident de fièvre jaune, les passagers et l'agent des postes seront admis à libre pratique immédiate.

Art. 3. Lorsque dans les mêmes conditions de navigation, il y aura eu des cas de fièvre jaune pendant la traversée, la quarantaine sera de trois à sept jours pour les passagers et l'agent des postes.

Toutefois, une décision spéciale du ministre, rendue sur le rapport des autorités sanitaires locales, pourra, selon les circonstances, réduire la durée de cette quarantaine, et même prononcer l'admission en libre pratique des passagers et de l'agent des postes. Le navire, l'équipage et les marchandises resteront soumis à la quarantaine de sept à quinze jours.

Art. 4. Sont maintenues les dispositions sanitaires relatives aux bâtiments autres que les navires principalement installés pour le transport rapide des passagers et les navires de guerre, et, en particulier, celles qui concernent l'isolement et le déchargement des bâtiments ordinaires du commerce.

Le déchargement en rivière ou au lazaret des navires de commerce prescrit par l'arrêté ministériel du 30 août 1861, pourra, sur la proposition du directeur ou agent de la santé, n'être imposé que pour partie, lorsqu'il sera reconnu que l'état de la cale peut le permettre sans danger.

Seront également observées les dispositions sanitaires en vigueur à l'égard des passagers des navires de commerce.

Toutefois, la durée réglementaire des quarantaines prononcée à l'égard des passagers pourra être abrégée dans les conditions prévues par l'article 3 ci-dessus.

Art. 5. Notre ministre de l'agriculture, du commerce et des travaux publics est chargé de l'exécution du présent décret.

Fait au palais de Saint-Cloud, le 7 septembre 1863.

NAPOLÉON.

Par l'empereur :

Le ministre de l'agriculture, du commerce et des travaux publics.

ARMAND BÉHIC.

RAPPORT

SUR L'ENQUÊTE CONCERNANT LES CAS DE RAGE

OBSERVÉS EN FRANCE

PENDANT LES ANNÉES 1859, 1860, 1861 ET 1862,

FAIT AU COMITÉ CONSULTATIF D'HYGIÈNE PUBLIQUE,

Par le Dr Ambroise TARDIEU (1).

———

Les résultats généraux de l'enquête sur les cas de rage observés en France, pendant les quatre années qui viennent de s'écouler, 1859-1862, confirment de nouveau et de la manière la plus éclatante, d'une part, l'utilité et l'opportunité de la mesure qui, depuis douze ans, laisse ainsi ouverts les cadres où viennent s'enregistrer des faits d'un si haut intérêt pour la santé publique, et d'une autre part, les enseignements qu'il était déjà permis d'en tirer. Dans ces derniers temps principalement, nous avons vu, en France et à l'étranger, les administrations locales, les hygiénistes, médecins ou vétérinaires, les sociétés savantes et les académies, s'émouvoir et s'empresser à l'envi de soumettre à de nouvelles études les questions si graves que soulève la recherche des causes et des moyens de préservation de la rage. Et il nous sera permis de le faire remarquer, c'est dans l'enquête instituée dès 1850 par le département de l'agriculture et du commerce, et dans les rapports adressés au ministre sur cette enquête par le Comité consultatif d'hygiène publique, que chacun a puisé plus ou moins ostensiblement les seuls faits positifs capables d'éclairer la science sur ce sujet. Tant d'erreurs et de préjugés l'obscurcissent, que le temps est encore fort éloigné où l'autorité pourra se départir de cette vigilance active qui ne laisse échapper aucun renseignement utile, et qui, à défaut d'un remède assuré, met du moins par ses avertissements les populations en garde contre un mal dont il n'est pas impossible de tarir la source, et de prévenir le développement. L'enquête, pendant longtemps encore, devra donc continuer, et l'administration supérieure ne se lassera pas de la recommander à la persévérante sollicitude des autorités départementales.

(1) Voyez, pour les précédents rapports, *Annales d'hygiène*, 1854, 2e série, t. Ier, p. 217 et suiv.; 1860, t. XIII. p. 205, 206 et 207.

I. — La période de quatre années que nous allons passer en revue dans ce rapport, présente au premier abord ce résultat très-satisfaisant de montrer que jamais l'appel du ministre n'a été plus généralement entendu, et que le zèle, loin de se fatiguer, s'est au contraire ranimé et soutenu de la part de tous ceux qui participent à l'enquête sur la rage. Nous avons reçu en effet les documents pour 1859 de 78 départements ; 1860, de 85 ; 1861, de 87; 1862, de 84 ; et les documents transmis se décomposent ainsi qu'il suit :

1859. — Sur les 78 départements représentés dans l'enquête, 62 n'ont eu aucun cas de rage, 16 en ont eu ensemble 19 ; ce sont : l'Aube, l'Aude, le Cher, le Gers, l'Isère, la Loire, la Lozère, la Moselle, les Basses-Pyrénées, les Hautes-Pyrénées, la Seine, Seine-et-Oise, le Tarn, la Haute-Saône et Vaucluse.

1860. — Sur les 85 départements représentés, 73 n'ont eu aucun cas de rage, 12 en ont eu ensemble 14 : l'Eure, le Gers, la Gironde, l'Isère, le Jura, le Loiret, la Lozère, la Marne, l'Oise, Saône-et-Loire, la Seine, Seine-et-Oise.

1861. — Sur 87 départements représentés, 70 n'ont eu aucun cas de rage, 16 en ont eu ensemble 21 : les Hautes-Alpes, l'Aube, l'Aveyron, le Jura, le Lot, les Hautes-Pyrénées, le Haut-Rhin, le Rhône, la Haute-Saône, Saône-et-Loire, la Seine, la Seine-Inférieure, Seine-et-Marne, Seine-et-Oise, l'Yonne, Vaucluse.

1862. — Sur 84 départements représentés, 65 n'ont eu aucun cas de rage ; 19 en ont eu ensemble 26 cas ; ce sont : l'Ain, les Alpes-Maritimes, l'Aude, les Bouches-du-Rhône, le Cher, le Gers, Ille-et-Vilaine, le Lot, la Marne, la Haute-Marne, les Hautes-Pyrénées, le Haut-Rhin, le Rhône, la Haute-Saône, Saône-et-Loire, la Haute-Savoie, la Seine, Seine-et-Marne, Seine-et-Oise.

En résumé, pour 1859. . . . 19 cas de rage.
—   1860. . . . 14   —
—   1861. . . . 21   —
         1862. . . . 26   —

Total. . . 80 cas de rage.

Ainsi, chaque année un nombre à peu près égal de cas de rage disséminés d'une manière toute fortuite dans les diverses parties de la France, s'ajoute à ceux des années précédentes ; et par sa constance même, d'une part, fait tomber les exagérations auxquelles l'opinion s'est parfois laissé entraîner sur le chiffre des victimes de la rage, de l'autre, permet de mesurer le degré d'influence qu'a eue, au point de vue du moins de la rage transmise à l'homme, certaine mesure imposée à la race canine et destinée à restreindre le nombre des individus de cette espèce. Nous pouvons placer en regard les résultats de l'enquête divisés en deux périodes égales de six années, avant et après l'établissement de l'impôt sur les chiens :

Avant l'impôt.		Après l'impôt.	
En 1850. . .	27 cas de rage.	En 1856. . .	20 cas de rage.
1851. . .	12 —	1857. . .	12 —
1852. . .	46 —	1858. . .	17 —
1853. . .	37 —	1859. . .	19 —
1854. . .	21 —	1860. . .	14 —
1855. . .	21 —	1861. . .	21 —
Total. .	164 cas de rage.	Total. .	104 cas de rage.

La différence est certainement marquée en faveur de la seconde période, et si le chiffre excessif de 1852 qui, nous l'avons fait remarquer déjà, est dû à un fait exceptionnel, tend à rendre l'écart moins sensible, comme après tout il s'agit pour chaque année de nombres peu élevés, il est permis d'attacher une certaine importance à une diminution de 60 en six années, qui se produit dans les cas de rage observés chez l'homme, depuis qu'a été institué l'impôt sur les chiens. Sur ce point, les résultats de l'enquête pendant les quatre dernières années seraient de nature à modifier en partie l'opinion et les réserves que nous exprimions dans notré dernier rapport, trois ans seulement après l'inauguration de la mesure fiscale dont nous venons de parler. Mais il est impossible de ne pas faire remarquer qu'il nous manque un élément de contrôle important, que pourrait seul nous fournir la connaissance exacte du chiffre et du mouvement de la population canine avant et après l'impôt. Si la perception de la taxe donne ce chiffre à partir de 1856 (il était de 1 696 104 chiens imposés en 1858), nous n'avons aucun moyen de l'établir pour les années antérieures à 1856. Les calculs tentés par un des membres les plus distingués du Conseil d'hygiène et de salubrité du département de la Seine, M. le docteur Vernois, en vue de rechercher quel rapport existe entre le nombre des cas de rage et le mouvement de la population canine, ne peuvent en aucune façon être acceptés, ni servir à élucider la question. En effet, d'un côte, ces calculs portent sur trois années seulement (1856, 1857, 1858) ; ils ne tiennent nul compte des départements où la rage ne s'est pas montrée et qui cependant doivent entrer en ligne de compte dans le mouvement et dans la statistique générale ; et enfin, même en acceptant les chiffres réunis par M. Vernois, on trouve que sur 29 départements qui figurent dans ses calculs, le nombre des cas de rage a suivi le mouvement de la population douze fois, tandis qu'un rapport en sens

inverse s'est produit seize fois (le *statu quo* s'étant maintenu une
fois). Il n'y a certes pas moyen d'attacher une valeur quelconque à
une si petite différence relevée dans de semblables conditions, et
le judicieux hygiéniste à qui nous empruntons ce renseignement, ne
manque pas de faire lui-même la remarque que les chiffres sur
lesquels reposent les calculs relativement à la rage, sont très-peu
élevés.

Enfin, pour en finir sur ce point, nous ne pouvons nous empêcher
de reproduire une observation que nous avons déjà faite, c'est que
c'est avec les cas de rage chez les chiens, bien plus qu'avec celui
des cas de rage transmise à l'homme, qu'il serait du plus haut intérêt
de pouvoir comparer les variations du chiffre de la population canine,
et l'administration supérieure n'est pas encore arrivée à obtenir à
cet égard des renseignements même approximatifs de quelque portée.
Nous devons nous borner à enregistrer comme une exception digne
de tous les éloges, l'exactitude avec laquelle l'École impériale vétérinaire de Lyon continue seule à adresser au ministère le chiffre des
chiens atteints de la rage soignés annuellement dans son infirmerie.
Nous réunissons ces nouveaux documents à ceux des trois années
précédentes, de manière à compléter le tableau de la période qui a
suivi l'établissement de l'impôt.

1856. 42
1857. 42
1858. 56
1859. 25
1860. 37
1861. 37
1862. . . . . 34 (1)
　　　　　　　　　　　　　　　　　　　————
　　　　Total. 243

Le comité approuvera certainement le vœu que nous renouvelons
énergiquement ici de voir les autres écoles et infirmeries vétérinaires
invitées de nouveau à répondre sans plus de retard à l'appel que
l'administration supérieure ne leur adresse que dans l'intérêt du
bien public et de la science. Il serait fort à désirer que les statistiques concernant la race canine continssent les mêmes éléments que
celles qui se rapportent à la rage humaine, c'est-à-dire l'indication de l'espèce, le sexe, l'âge, la date de l'inoculation, la durée de
l'incubation, la date de l'invasion, la durée de la maladie, la terminaison et les moyens préservatifs et thérapeutiques employés. Les

(1) Ce chiffre comprend 29 chiens enragés dès leur entrée et 5 qui,
sur 45 chiens mis en fourrière comme suspects, ont été pris par la rage.

vétérinaires qui dirigent des infirmeries privées sur lesquelles l'administration n'est pas sans action, ne refuseraient certainement pas leur concours à cette utile information. Il est d'autant plus à regretter que ce genre de renseignements n'avait pas jusqu'ici figuré dans l'enquête générale, qu'ils existent et qu'il devrait être facile d'en obtenir la communication. On me permettra de la devancer dans ce rapport en ce qui touche l'École d'Alfort, et d'emprunter au remarquable rapport, lu récemment par M. Henri Bouley à l'Académie mpériale de médecine (1), le relevé annuel du nombre des *chiens en-* *; agés reçus à l'École d'Alfort*, durant neuf des dernières années :

```
1853. . . . . . . . . . . . . . . . . . .  11
1854. . . . . . . . . . . . . . . . . . .   3
1855. . . . . . . . . . . . . . . . . . .  16
1856. . . . . . . . . . . . . . . . . . .  20
1857. . . . . . . . . . . . . . . . . . .  17
1858. . . . . . . . . . . . . . . . . . .   »
1859. . . . . . . . . . . . . . . . . . .  19
1860. . . . . . . . . . . . . . . . . . .  20
1861. . . . . . . . . . . . . . . . . . .  37
1862. . . . . . . . . . . . . . . . . . .  32
                                          ———
            Total. . . . . . . . . . . .  175
```

La seule remarque que nous nous permettons au sujet de cette statistique fort incomplète de la rage canine, c'est que le simple aperçu comparatif des chiffres pour six années (1856, 1857, 1859 1860, 1861, 1862), donne dans les deux grandes infirmeries vétérinaires seulement, un total de 332 chiens enragés, tandis que pour toute la France, dans les années correspondantes, nous avons compté 197 cas de rage transmise à l'homme par des chiens, circonstance assurément propre à démontrer la rareté relative de cette redoutable contagion.

II. — Ainsi que nous l'avons fait précédemment, nous suivrons dans le résumé des résultats fournis par l'enquête, le plan tracé par le programme officiel suivant lequel elle a lieu, et pour mieux faire apprécier l'importance des faits relatifs à chacune des questions posées dans le programme, nous additionnerons les chiffres déjà recueillis dans les huit premières années avec ceux dont l'enquête s'est enrichie depuis quatre ans. Ceux-ci, ainsi que nous l'avons dit déjà, s'élèvent ensemble à 80, qui, réunis aux précédents, donnent pour le *nombre des cas de rage* rassemblés par l'enquête de 1850 à 1863, un total de 319 cas, sur lesquels peut porter aujourd'hui l'ana-

(1) *Annales d'hygiène*, 2ᵉ série, t. XX, p. 168 et suiv. — *Bulletin de l'Académie*, t. XXVIII, p. 702 et suiv.

lyse, et qui offrent aux déductions scientifiques et pratiques une base
de plus en plus large et solide.

1° Le *sexe* des individus atteints par la rage présente une proportion de plus en plus forte pour le sexe masculin.

En 1859. . . . .   14 hommes. 5 femmes.
    1860.   9   —   5   —
    1861.   16   —   5   —
    1862.   19   —   7   —

Totaux. . . . . . .   58 hommes. 22 femmes.

Ce qui, en réunissant tous les faits, fournit pour les 319 cas de
rage, 233 hommes et 86 femmes.

2° La répartition par *âge* donne les résultats suivants :

	1859.	1860.	1861.	1862.	Totaux.
Au-dessous de 5 ans.	1	1	»	5	7
De 5 à 15 ans. . . .	3	6	5	4	18
De 15 à 20 ans. . .	2	»	2	1	5
De 20 à 30 ans. . .	4	3	3	1	11
De 30 à 60 ans. . .	8	4	7	12	31
De 60 à 70 ans. . .	1	»	1	1	3
Non indiqués.	»	»	3	2	5
	19	14	21	26	80

Ces renseignements relatifs au sexe et à l'âge n'offrent sans doute
qu'un intérêt très-secondaire, lorsque l'on réfléchit à l'influence du
hasard sur la transmission des contagions rabiques, et au rôle tout à
fait effacé des conditions individuelles dans la production de la maladie. On ne peut nier cependant que la statistique ne nous ait
puissamment aidé à renverser le préjugé qui, au nom d'une théorie
surannée, affranchissait la première enfance de ce mal terrible. Nous
comptons en effet maintenant plus de trente enfants au-dessous de
cinq ans, c'est-à-dire près d'un dixième, parmi les 319 victimes de
la rage.

3° Quant à l'*espèce de l'animal* dont la morsure a été l'origine de
la contagion, nous trouvons pour :

	1859.	1860.	1861.	1862.	Totaux.
Chiens. . .	15	13	21	24	73
Loups. . .	4	»	»	1	5
Chats. . .	»	1	»	»	1
Vaches. . .	»	»	»	1	1
	19	14	21	26	80

En ajoutant aux faits précédemment recueillis, la statistique complète donne le résultat général suivant sur un total de 319 cas :

261 provenant de la morsure du chien.
31   —   —   du loup.
11   —   —   du chat.
1   —   —   du renard.
1   —   —   de la vache.
11   non indiqués.
——
319

Ces chiffres n'ont pas besoin de commentaires, et nous nous bornerons à faire remarquer que pour la première fois figure dans l'enquête un cas de rage transmise par un herbivore, une vache. Ce fait très-rare, surtout si on le compare aux cas nombreux dans lesquels on a vu, notamment en 1859 et 1860 dans le département de Loir-et-Cher, des animaux d'espèce chevaline, ovine ou bovine, contracter la rage sans la transmettre à l'homme, s'est présenté en 1862 dans le département de l'Ain, chez un jeune homme de vingt-deux ans, chez lequel, aucune précaution n'ayant été prise, la rage a fait explosion trente jours après qu'il avait été mordu, et qui a été enlevé en deux jours.

Quoique jusqu'ici il n'ait été permis de déduire aucune conclusion générale des renseignements relatifs à la race des chiens qui ont transmis la rage, nous continuons à enregistrer les détails que nous trouvons consignés sur ce point.

Race.	1859.	1860.		1861.	1862.	Totaux
Non indiqués.	10	2		7	26	45
Chiennes (sans désignation). .	»	»		2	»	2
Chiens de forte taille.	2	4		»	»	6
Chiens de chasse.	1	1		»	1	3
Chiens de garde (dogues, mâtins).	1	»		1	1	3
Chiens de berger.	»	3 (chiennes)	2	1	6
Chiens de bouchers.	»	»		1	»	1
Chiens de Terre-Neuve.. . . .	»	1		1	»	2
Chiens de petite taille (griffons, king-charles).	1	2		7	2	12
	15	13		24	31	80

Sans insister sur la question de l'influence de la race, qu'il serait si intéressant pourtant d'étudier au point de vue du développement spontané de la rage, il est impossible de ne pas faire remarquer dans le tableau qui précède, la proportion considérable des cas où la transmission contagieuse a été le fait de petits chiens familiers, griffons, king-charles, etc., dont les caresses, n'inspirant aucune défiance, sont souvent plus à craindre que les morsures. Contre ce genre de contagion, il ne serait certainement pas de meilleur préservatif qu'une instruction dans laquelle serait vulgarisée l'exacte description des premiers symptômes de la rage.

4° Le *siège des blessures* virulentes faites à l'homme par les animaux enragés, intéresse au double point de vue de la facilité plus ou moins grande qu'offrent a la contagion les diverses parties du corps et des habitudes des animaux malades, qui dirigent sur tel ou tel point leurs morsures. Les indications fournies à cet égard dans les nouveaux cas recueillis pour les quatre dernières années, ajoutées aux précédents résultats de l'enquête, donnent en résumé sur 214 cas où le siège des blessures a été noté :

Aux membres supérieurs, et principalement sur les mains.   122
Au visage.   54
Aux membres inférieurs.   38
                                                          ―――
                                                          214

5° Nous arrivons à une question qui offre une importance considérable et qui a été récemment l'objet de recherches et de discussions très-dignes d'attention, l'*époque à laquelle se développe* le plus généralement la rage. La connaissance précise de cette date se rattache, en effet, d'une part, à la doctrine du développement spontané, de l'autre, à l'adoption de certaines mesures administratives prophylactiques. Or cette question, qui semble au premier abord une simple question de fait, est en réalité plus complexe qu'on ne serait tenté de le croire. Les renseignements que nous puisons à cet égard dans l'enquête sur la rage de l'homme, nous donnent la date de la transmission du mal par la morsure virulente, mais non celle du développement même de la maladie chez l'animal qui l'a communiquée ; et l'on ne saurait méconnaître que c'est à cette époque qu'il faudrait remonter, en ayant soin encore de tenir compte de la durée de la période d'incubation, pour apprécier l'influence des saisons et de la température sur l'explosion spontanée de la rage chez les chiens et notamment sur les épizooties rabiques, que quelques auteurs, en Allemagne surtout, ont cru devoir admettre. Un tel travail ne nous est pas permis ; il nous appartenait seulement d'en faire ressortir l'utilité et de faire toutes réserves sur la valeur des résultats de l'enquête qu'il nous reste à faire connaître. Les nombres que nous relevons, s'appliquent

à l'époque à laquelle ont eu lieu les morsures virulentes, même non
suivies de rage, il n'était peut-être pas inutile de le rappeler.

Époque de la contagion.	1859.	1860.	1861.	1862.	Totaux.
Juin, juillet, août.	6	8	15	13	42
Mars, avril, mai.	12	5	3	11	31
Décembre, janvier, février.	3	7	1	9	20
Septembre, octobre, novembre.	4	10	10	6	30
	25	30	29	39	123

· Continuant à réunir les faits nouveaux aux anciens, nous avons
pour un total de 304 cas :

Juin, juillet, août.	108
Mars, avril, mai.	75
Décembre, janvier, février.	60
Septembre, octobre, novembre.	61
Total.	304

Et si l'on divise l'année en deux parties :

183 cas pour les saisons chaudes,
121 cas pour les saisons froides,

différence qui n'est pas tout à fait insignifiante, même si l'on tient
compte de l'observation que nous avons faite, relativement à la nécessité de reculer au moment où le chien ou tout autre animal a
contracté la rage, soit spontanément, soit par inoculation, et de faire
entrer dans le calcul le temps que la maladie a mis à se déclarer
chez l'animal avant qu'il la transmette.

6° L'un des points que l'enquête sur la rage aura le plus utilement et le plus sûrement fixé, c'est sans contredit, l'exacte *durée
de l'incubation* de cette maladie, que les théories anciennes, fondées
sur des erreurs ou sur des faits mal observés, tendaient à représenter
comme éternellement menaçante pour les malheureux qu'y aurait
exposés, à une époque quelconque de leur vie, une morsure supposée
virulente. Les 77 cas dans lesquels, pour les quatre dernières
années, la mention de la durée de l'incubation a été faite, s'ajoutant
aux 147 cas précédemment résumés à ce point de vue, nous fournissent 224 cas dans lesquels la durée de l'incubation est exactement fixée.

A moins de 1 mois.	40 cas.
De 1 à 3 mois.	143
De 3 à 6 mois.	30
De 6 à 12 mois.	11
	224

Nous continuons à rechercher l'influence que l'âge peut exercer sur la durée de l'incubation de la rage transmise à l'espèce humaine. Déjà nous nous étions cru en droit de faire remarquer combien cette durée pouvait être abrégée chez les très-jeunes enfants. De nouveaux exemples fournis par l'enquête des quatre dernières années, sont venus confirmer pleinement cette donnée intéressante et neuve. En effet :

Chez huit enfants de 2 à 13 ans, l'incubation a duré.	13 jours.
Chez un enfant de 3 à 3 ans et demi.	15
Chez un enfant de 11 ans et demi.	19
Chez deux enfants de 3 et 11 ans et demi.	20
Chez un enfant de 13 ans.	23
Chez un enfant de 5 ans..	25
Chez un enfant de 11 ans et demi.	29
Chez un enfant de 2 ans et demi.	30

Ce n'est pas là sans doute une loi absolue, car nous avons noté d'autres cas, où, chez des enfants de deux à trois ans, l'incubation a été de trente, quarante jours et plus. Mais il y a certainement dans le fait que nous avons relevé, une particularité qu'il n'est pas permis de considérer comme insignifiante et qui éclaire certainement un point de l'histoire pathogénique de la rage.

7° La *marche* si rapide et la *terminaison* si constamment fatale de la rage déclarée ont à peine besoin d'être rappelées. Nous nous bornerons à additionner les chiffres de la dernière période de l'enquête et ceux des années précédentes ; et, dans 236 cas, où la durée de la maladie a été exactement calculée depuis l'explosion des premiers symptômes jusqu'à la mort, on voit qu'elle a été de moins de :

1 jour dans. . . .	2 cas.
2 —	. . .	56
3 —	. . .	22
4 —	. . .	111
5 —	. . .	8
6 —	. . .	29
7 —	. . .	4
8 —	. . .	3
9 —	. . .	1

236 cas.

La marche de la maladie, pas plus que la durée de l'incubation et la terminaison, n'a été modifiée dans les cas qui nous ont été transmis en 1860, de Tripoli, et qui n'ajoutent qu'une preuve de plus de ce que nous avons eu l'occasion de dire dans notre précédent rapport, sur la rage observée en Orient.

8° L'enquête manquerait à son objet le plus direct, si elle n'apportait quelque lumière sur le côté le plus véritablement pratique de la question de la rage, sur celui qui intéresse le plus la santé publique et l'humanité. Nous voulons parler des *moyens préservatifs* à employer chez les personnes mordues par des animaux enragés.

Un premier et bien grave enseignement résultera certainement de l'étude de la conduite qui a été tenue à l'égard des victimes, qui, chaque année, ont succombé à la rage. Nous compléterons sur ce point le tableau que nous avons tracé dans notre précédent rapport.

Années	Morts de la rage.	Pas de cautérisation.	Cautérisation tardive.	Cautérisation insuffisante.
1852-1858. .	115	64	37	14
1859. .	19	14	2	6
1860. .	14	6	1	7
1861. .	21	15	»	6
1862. .	26	15	5	6
	195	114	45	39

N'est-il pas bien frappant que, dans 195 cas de rage confirmée, où la conduite tenue après l'inoculation a été exactement notée, on trouve que la cautérisation n'a pas été employée, ou ne l'a été que fort tardivement, soit d'une manière insuffisante, c'est-à-dire par divers caustiques ou préparations empiriques ; et que, dans ces cas terminés fatalement, on n'ait pas vu mise en pratique la cautérisation par le fer rouge immédiatement après la morsure virulente ?

La contre-épreuve de cette première donnée serait sans doute fort utile à obtenir et aurait la plus haute portée. Il s'agirait de montrer, que dans les cas où les morsures réputées virulentes n'ont pas été suivies de l'explosion de la rage, il avait été fait usage de moyens ou procédés prophylactiques auxquels pourrait être rationnellement attribuée la préservation. Mais ici on se trouve en présence des cas relativement assez nombreux, dans lesquels certains individus échappent à la contagion bien qu'atteints par le même animal enragé, dont les morsures ont inoculé la rage à d'autres, et bien que n'ayant pas toujours eu recours à un traitement préservatif. Chaque année nous apporte un certain nombre de ces faits qu'il n'est malheureusement pas possible d'analyser et de pénétrer assez complétement pour les ramener à une loi commune. Tout ce qu'on en peut dire, c'est que pour la rage comme pour toutes les contagions, même virulentes, certaines immunités existent, que l'on constate sans pouvoir toujours les expliquer. Malgré la défiance que ces considérations sont de nature à inspirer touchant la valeur et l'efficacité des diverses pratiques usitées pour prévenir le développement de la rage chez les individus mordus, il n'en est pas moins très-sérieusement utile de rassembler et de mettre en lumière les faits qui montrent ces traitements rationnels, et avant tous la cautérisation employée chez la plupart de ceux qui ont échappé aux suites terribles de la morsure d'animaux notoirement enragés. Poursuivons donc dans ce sens, le dépouillement des faits recueillis durant les quatre dernières années de l'enquête.

Sur 143 personnes atteintes de morsures certainement ou à peu près certainement virulentes, 63 n'ont pas contracté la rage ; et nous trouvons sur le traitement que ces dernières ont suivi, les renseignements suivants :

18 ont été cautérisées par le fer rouge, 15 moins d'une heure après la morsure, 3 tardivement ;

8 ont été cautérisées à l'aide des caustiques, 4 immédiatement, 4 tardivement ;

9 ont été cautérisées à l'aide de moyens et dans des délais non indiqués.

En résumé, parmi les 63 individus mordus et non atteints de la rage, 35 sont indiqués comme ayant été soumis à la cautérisation. et pour la plupart dans les conditions où elle peut être réellement efficace, c'est-à-dire dans le moment même qui suit l'inoculation. Il est permis de penser que, pour les 28 autres, chez lesquels aucuns moyens de préservation, si ce n'est quelques agents empiriques, n'ont été employés, ils se sont trouvés dans l'une des conditions quelconques, fortuites ou indéterminées, qui ont pu rendre la morsure de l'animal enragé sans danger et sans effet.

Dans tous les cas, aucun de ces faits, malheureusement trop rares, n'est de nature à amoindrir la confiance réelle que mérite la cautérisation immédiate par le fer ou par les caustiques puissants, seuls préservatifs assurés de l'inoculation indiquée. Nous ne résistons pas à la tentation d'appuyer cette conclusion pratique par un nouvel et puissant exemple que nous offre, dans l'enquête pour 1862, un très-intéressant rapport de M. le docteur Catelan. Dans les Hautes-Alpes, 16 personnes et une ânesse sont mordues sans provocation par un chien reconnu enragé, ayant les yeux hagards, la gueule écumante, ne s'arrêtant nulle part et ne donnant aucun son de voix. Toutes les personnes furent cautérisées ; quelques-unes immédiatement et par un médecin, d'autres itérativement avec le fer rouge ou les caustiques. Aucune d'elles n'a été atteinte de la rage. Mais l'ânesse, qui n'avait été l'objet d'aucun traitement et n'avait pas été cautérisée, devint seule enragée, et mourut, comme pour confirmer à la fois la réalité de la contagion virulente et l'efficacité des cautérisations préventives.

Nous mentionnerons, comme pouvant trouver parfois son emploi à

défaut d'autre, le moyen bien connu, mais rappelé, en 1860, dans
une communication de M. Couturier (de Lyon), qui consiste à sau-
poudrer la plaie vive, faite par la morsure, de poudre à laquelle on
met le feu. Mais aussi, nous continuerons à appeler la plus sévère
répression contre les prétendus spécifiques ou préservatifs contre la
rage, qui constituent pour les populations un si grave danger.

9° Il nous reste à parler des *mesures administratives* proposées
ou instituées pour prévenir ou arrêter la transmission de la rage
aussi bien parmi les chiens que de ces animaux à l'homme. Il en est
un qui, dans ces derniers temps, a surtout fixé l'attention, et sur
lequel de nombreux documents de l'enquête se prononcent avec
une grande vivacité. Il s'agit du musellement obligatoire et continu
des chiens. A part les Conseils d'hygiène de Marseille et d'Auch,
nous rencontrons une unanimité presque complète contre cet emploi de la muselière. M. Moser, vétérinaire du département de Seine-
et-Oise, s'est fait l'interprète des plaintes qu'a soulevées cette mesure,
en signalant, dans un rapport bien fait, son inefficacité absolue et
ses inconvénients au point de vue de la santé des chiens. A Paris,
M. le docteur V. Racle, médecin de l'hôpital des Enfants, a rapporté
deux cas de rage communiquée par la morsure de chiens pourvus
de la muselière. M. Vernois, dans son excellente et si complète
Étude sur la prophylaxie administrative de la rage (1), a également
condamné, au nom du Conseil d'hygiène et de salubrité de la Seine,
l'emploi de la muselière, et démontré, dans une discussion pleine de
sens et d'expérience, combien ce prétendu obstacle à la contagion est
illusoire et à certains égards dangereux. Nous n'avons pas à insister
sur ce point. Mais nous ne pouvons passer sous silence un fait qui
a produit une vive impression sur l'opinion publique aussi bien que
sur l'esprit des savants, et qui, annoncé par le regrettable inspecteur
général des Écoles vétérinaires, M. Renault, était bien fait pour
rendre au musellement obligatoire des chiens une valeur apparente
et un prestige réel au point de vue de la prophylaxie de la rage. Ce
mal aurait pour ainsi dire été étouffé, en Prusse, par l'application
énergique et presque militaire de la muselière. Les choses sont ra-
menées à leur véritable jour par un document très-important que le
département de l'agriculture et du commerce doit à l'initiative toujours si éclairée et si pratique de notre honorable collègue, M. le
conseiller d'État Herbet, directeur des consulats au ministère des
affaires étrangères. Le Comité en entendra certainement la lecture
avec le plus vif intérêt.

« Monsieur le ministre, Votre Excellence m'a exprimé le désir de
recevoir des renseignements précis et circonstanciés sur les moyens

(1) *Annales d'hygiène*, 1863, 2° série, t. XIX, p. 5.

employés par l'École vétérinaire de Berlin et par l'administration
prussienne, pour combattre la propagation de la rage et sur les
résultats qu'ils ont donnés.

» Les ordonnances royales et circulaires ministérielles qui régissent
la matière depuis 1797, sont loin d'être aussi sévères que les arrêtés
analogues qui prescrivent en France, dans l'intérêt de la sûreté et
de la salubrité publiques, des précautions relatives aux chiens.

» Ainsi, le musellement, loin d'être général en Prusse, se borne à
la seule ville de Berlin et à deux ou trois autres grandes cités où
l'agglomération des chiens paraît de nature à compromettre la sécurité des personnes. A Berlin, les chiens circulant sur la voie publique doivent être ou muselés ou conduits en laisse. Ils doivent, en
outre, porter un collier garni d'une plaque avec le numéro du contrôle constatant le payement de l'impôt (12 francs par an). Les
chiens attelés aux voitures traînées à bras doivent également être
muselés et attachés de très-court. Mais, par une contradiction
bizarre, il est permis de tenir des chiens non muselés dans l'intérieur
des hôtels, cabarets, boutiques, magasins, jardins et autres lieux
ouverts au public, ainsi que dans l'intérieur des voitures et omnibus
et sur les charrettes et chariots.

» Les chiens errants, qui ne portent pas de muselière, sont pris par
les gens de l'équarisseur qui laisse au propriétaire de l'animal trois
jours pour le racheter moyennant une amende de 4 francs ; passé
ce délai, les chiens pris sur la voie publique sont tués.

» L'ordonnance royale du 2 avril 1803 prescrit de tenir tous les
chiens à l'attache dans les lieux infectés d'une maladie épizootique
et à 2 myriamètres à la ronde.

» Le règlement de 1835 ordonne de tuer tout chien atteint de rage
ou présumé avoir été mordu par un chien enragé.

» Si le chien enragé ou soupçonné tel a mordu un homme, l'art. 95
ordonne de s'en emparer et de l'enfermer à l'École vétérinaire, afin
que l'on puisse constater l'existence de la rage et épargner à l'individu mordu, s'il y a lieu, le traitement prophylactique applicable en
pareil cas.

» La circulaire ministérielle du 15 juillet 1837 fixe la durée de la
quarantaine du chien suspect à douze semaines. L'École vétérinaire
de Berlin a l'habitude d'y ajouter encore une semaine, l'expérience
ayant démontré que la période d'incubation ne dépasse guère la
limite de quatre-vingt-dix jours. Si, au bout de ce temps, l'animal
ne présente aucun des symptômes de la rage, on le rend à son
maître.

» L'opinion générale des médecins de l'École vétérinaire de Berlin,
est que les différentes mesures administratives prises contre la propagation de la rage, et notamment le musellement des chiens, ne

sont pour rien dans la disparition de ce redoutable fléau qu'on a heureusement signalée depuis nombre d'années en Prusse. Ces praticiens s'accordent à considérer la rage comme une épidémie qui, partant d'un foyer primitif, se développe sous l'influence de causes originaires et spontanées, s'étend de proche en proche, sévit sur certains sujets particulièrement prédisposés, et, arrivée à son point culminant, s'y maintient pendant quelque temps, puis commence à diminuer pour s'éteindre insensiblement et ne plus reparaître qu'à des intervalles reculés.

» Plusieurs considérations semblent venir à l'appui de cette manière de voir.

» D'abord, on affirme que la rage avait entièrement disparu longtemps avant que le musellement fût prescrit à Berlin, et que, par une singulière coïncidence, on a eu, le lendemain de la mise en vigueur de cette mesure, plusieurs cas de rage à constater qui, heureusement, n'ont pas eu de suites mortelles.

» Il ne faut pas oublier, ensuite, que le musellement n'est prescrit par autorité de police que dans la capitale et dans deux ou trois autres grands centres de population, tandis que dans les petites villes de province et dans les campagnes, les chiens en sont exemptés. Ainsi, à Berlin, les chiens sont muselés ; à Charlottenbourg, petite ville qui forme comme un des faubourgs de Berlin, ils circulent sans muselière. Le musellement n'ayant donc qu'une portée toute locale, ce n'est pas lui qui a pu contribuer à arrêter la propagation de la rage, et il faut nécessairement s'en tenir, soit au caractère épidémique du fléau, soit aux influences atmosphériques, pour expliquer l'extinction de cette maladie en Prusse.

» Au surplus, la construction vicieuse des muselières prescrites par la police de Berlin, est loin d'empêcher les chiens de mordre ; il semblerait dès lors qu'en ordonnant le musellement, on ait voulu imposer aux amateurs de chiens une gêne qui les portât à s'abstenir le plus possible de l'entretien de ces quadrupèdes, et exercer en même temps, au point de vue fiscal, un contrôle efficace sur les sujets de la race canine.

» Berlin, le 1er juin 1862. *Signé* DE LA TOUR D'AUVERGNE. »

Cet exposé authentique de ce qui se passe en Prusse relativement aux mesures administratives destinées à prévenir la rage, sera certainement pris en très-sérieuse considération.

Nous n'avons pas eu, on le comprend, à passer en revue les divers moyens indiqués ou essayés pour arriver à l'extinction de la rage. Nous nous bornons à résumer les faits principaux qui ressortent des documents les plus récents fournis par l'enquête générale sur la rage. Nous ne nous arrêterons pas cependant à l'idée du sieur Lalaune, habitant du Gers, qui réclame un décret impérial prescrivant pour les chiens des colliers garnis de clochettes. Mais il est une proposition plus digne d'attention, que nous avons trouvée formulée dans le rapport du département de Seine-et-Oise pour l'année 1861, et qui émane du vétérinaire distingué que nous avons déjà cité, M. Moser. Elle consisterait à établir une infirmerie spéciale ouverte comme un refuge aux animaux qui, ayant été mordus, doivent être mis en observation. M. le préfet, comprenant tous les avantages qu'offrirait un pareil établissement, se montrait disposé à l'étendre à d'autres arrondissements, et le Conseil d'hygiène et de salubrité de Mantes s'associait à cette utile pensée. Nous croyons qu'elle est digne d'être mise à l'étude et réalisée partout où cela sera possible.

Si nous avons su, dans ce long rapport, donner une idée de l'intérêt et de l'importance des matériaux que l'enquête générale sur les cas de rage observés annuellement en France a rassemblés depuis douze ans ; si nous avons réussi à montrer quelles erreurs elle a réformées déjà, quelle certitude elle a apportée dans nos connaissances, quels utiles avis elle a permis de répandre dans les populations, nous espérons que le Comité consultatif d'hygiène publique sera entendu de Son Excellence M. le ministre, lorsqu'il lui demandera de ne pas laisser tarir cette source féconde d'informations et d'enseignements. Il reste encore beaucoup à faire, mais il n'est peut être pas impossible d'arriver à éteindre à son origine, à étouffer en germe, cette redoutable contagion de la rage qui tue sans merci dès qu'elle a fait explosion. Pour cela, le concours de tous est nécessaire, et, au-dessus de tous, l'action d'un pouvoir vigilant, protecteur de la santé des populations, ardent à les éclairer et au besoin à les défendre et à les protéger contre leur ignorance et leurs préjugés. L'enquête sur la rage s'est accomplie presque partout, dans ces dernières années, avec un zèle soutenu. Mais le Comité et l'administration supérieure savent par expérience au prix de quelle stimulation les résultats de cette nature peuvent continuer à être obtenus. Nous terminerons donc en sollicitant de M. le ministre, avec des remerciments pour le travail accompli, un nouvel appel adressé à MM. les préfets, pour que, sous aucun prétexte, ils ne laissent, dans l'avenir, péricliter cette œuvre encore pour longtemps si utile à poursuivre, et qui honore à la fois la science et l'administration française.

REVUE DES TRAVAUX FRANÇAIS ET ÉTRANGERS,

Par le docteur É. BEAUGRAND (1).

Empoisonnement par les vapeurs d'aniline, par MM. S.
KNAGGS et MORELL MACKENSIE. — Voici encore un de ces nombreux produits que la science moderne a retirés de l'huile de houille,
que l'industrie a utilisés, et dont l'action nuisible sur l'économie, à
l'état de simple vapeur, est démontrée par les faits suivants.

I.— Un homme de trente-neuf ans, vigoureux et d'une bonne constitution, entra dans une fabrique de produits chimiques ; il n'avait
jamais été malade, mais les émanations auxquelles son travail l'ex-
posait, ne tardèrent pas à altérer sa santé. Le 6 mai 1862, ne se
trouvant pas très-bien portant, il se rendit cependant à son usine,
où il brisa, par accident, un vase contenant de l'aniline et qu'il allait
verser dans un alambic. Le contenu s'écoula aussitôt sur lui et sur
le sol, et il en respira abondamment les vapeurs. Voulant cacher cet
accident à son patron, il se mit activement à en faire disparaître
les traces ; cependant, au bout d'une heure environ de travail, il fut
forcé d'y renoncer. Il était tout en sueur, il avait des vertiges, le
cœur lui manquait. Il se reposa pendant une demi-heure ; puis, se
promena au grand air et prit un peu de thé.

Étant retourné alors à son alambic, il se mit de nouveau à gratter
l'aniline répandue, mais il fut encore vaincu par la force des émanations, et se sentit très-mal à son aise et hors d'état de continuer.
Après un repos de quelques heures, il s'en retourna chez lui et se
coucha, éprouvant de vives douleurs à la tête et à la poitrine.

Son état ayant graduellement empiré, le docteur Knaggs fut
appelé vers les onze heures du soir. A son arrivée, le malade paraissait toucher à son dernier moment. Le visage et toute la surface cutanée étaient d'une teinte livide et plombée ; les lèvres, les gencives, la langue offraient une coloration cadavérique ; la poitrine était
agitée de mouvements convulsifs, semblables à ceux de l'agonie.
M. Knaggs lui fit avaler immédiatement deux onces d'eau-de-vie,

---

(1) Une faute d'attention nous a fait commettre, dans notre dernière
Revue (t. XIX, p. 438), une erreur que nous devons rectifier. Le confrère allemand auquel nous devons la note que nous avons insérée sur
l'huile de kérosène, est un médecin très distingué de Berlin, M. le docteur S. Pappenheim, et non M. Louis Pappenheim, si avantageusement
connu par de nombreux travaux d'hygiène, un traité de cette science, la
rédaction en chef des *Beiträge*, recueil qui nous a fourni tant d'articles
intéressants, etc. Donc *suum cuique*.   E. BEAUGRAND.

et pratiqua des affusions froides ; on continua d'administrer tous les quarts d'heure une petite dose d'eau-de-vie, alternant avec une potion contenant de l'ammoniaque et de l'éther chlorique ; la poitrine, les jambes, les cuisses furent couvertes de sinapismes, enfin, toutes les trois ou quatre inspirations, on lui faisait respirer de l'ammoniaque. Du reste, pendant tout le temps, le malade avait conservé la parfaite intégrité de son intelligence ; le pouls était excessivement faible et irrégulier ; les sinapismes, laissés trois heures en place, causaient de vives douleurs, mais ils n'avaient pas rougi la peau. Enfin, ce traitement énergique continué pendant une partie de la nuit, finit par amener une réaction ; la lividité disparut, la chaleur revint, et dès le lendemain, le malade était rétabli, ne conservant de son attaque que des douleurs causées par les sinapismes, et qui le retinrent quelques jours au lit. (*Med. Times and Gas.*, 1862, t. I, p 583)

II.—Ce cas n'est pas le seul ; nous devons en relater un autre, qui a été recueilli au London Hospital, par le docteur Morell Mackensie.

Le nommé George L..., âgé de seize ans, fut apporté à l'hôpital le 16 juin 1861, dans un état de demi-insensibilité. La surface générale du corps était pâle et froide : les lèvres, la muqueuse buccale, la face et les ongles d'un rouge violacé ; le pouls lent, à peine perceptible, les battements du cœur très-faibles. Il avait vomi quelque temps avant son admission, et il avait juste assez la conscience de lui-même pour se plaindre de douleurs de tête et de vertiges. Il exhalait une forte odeur de coaltar. On l'avait trouvé dans un état d'insensibilité complète, au fond d'une cuve dans une fabrique d'aniline où il était employé. Ses vêtements, fortement imprégnés de l'odeur spéciale, furent enlevés, et on le plaça dans un lit bien chaud, où on lui administra de l'eau-de-vie mêlée avec de l'eau chaude avec une dose de camphre et d'éther. Lorsque le patient eut entièrement recouvré la connaissance ; il fut lavé soigneusement des pieds à la tête avec de l'eau de savon, afin d'empêcher l'absorption ultérieure de la portion de substance nuisible restée adhérente au tégument.

Le lendemain, le malade offrait une teinte bleuâtre à la peau, et se plaignait d'une grande faiblesse ; son haleine exhalait une forte odeur d'aniline. Ces symptômes se dissipèrent peu à peu ; et, au bout de quelques jours, il put quitter l'hôpital parfaitement guéri.

Dans ces deux cas, comme on le voit, la guérison, malgré l'état en apparence désespéré des malades, fut très-promptement obtenue. Il n'en fut pas de même dans le cas suivant que M. Mackensie, rapporte à la suite comme terme de comparaison.

Il s'agit d'un jeune garçon qui succomba à l'ingestion d'une certaine quantité de nitro-benzole. Il était employé dans un laboratoire ; chargé de transvaser de cette substance, il s'aperçut que le siphon fonctionnait mal, et eut l'imprudence de faire une aspiration avec sa bouche pour rétablir le cours du liquide. Les effets ne furent pas immédiats ; cependant, au bout de quelque temps, il ressentit de la somnolence ; au dîner il était comme ivre et ne mangea presque pas. La stupeur devint de plus en plus profonde et il succomba dans cet état sans avoir éprouvé ni vomissements, ni convulsions, douze heures après l'ingestion de la substance toxique. (*Med. Times and Gaz.*, 1862, t. I, p. 239.)

De la courbature ou fièvre des fondeurs, par le docteur GREENHOW. — Il y a près de vingt ans, le docteur Blandet, auquel on doit, en France, les premiers travaux sur l'intoxication externe par le vert de Schweinfurst, communiquait à l'Académie des sciences (17 février 1845) d'intéressantes recherches sur certains accidents éprouvés par les fondeurs. De même que l'on avait commencé par contester l'exactitude de ses observations sur les phénomènes éprouvés par les ouvriers en papiers peints, de même on a contesté, puis à peu près oublié ses remarques sur ce qu'il a nommé la *courbature des fondeurs*. Voici la description qu'il en donne : « Ces jours-là (les jours de fonte), quand vient le soir, on a perdu l'appétit ; on sent un poids sur l'estomac qui est douloureux, on a envie de vomir, et l'on vomit quelquefois. La poitrine est oppressée et l'on tousse ; il y a mal de tête fixe, entre les tempes ; parfois des bourdonnements d'oreille qui vous poursuivent dans la nuit. On ressent une faiblesse générale et des douleurs contuses dans les membres supérieurs et inférieurs, comme si l'on avait été roué de coups. On ne mange pas ; si l'on mangeait, on serait plus malade ; on ressent des frissons entre les épaules ; on tremble de tous ses membres, on se couche, mais le tremblement redouble dans le lit ; le frisson dure une, deux, trois heures et plus ; on s'agite en tous sens, puis viennent des sueurs froides; le plus souvent les sueurs sont précédées de bouffées de chaleur ; une fièvre ardente survient, la figure vous brûle. Au réveil, tout cet ensemble de symptômes alarmants a disparu, et l'on ne ressent plus que de la lassitude. »

Du reste, l'intensité peut différer, mais le fond reste le même ; la durée varie de vingt-quatre heures à trois ou quatre jours au plus.

D'après les investigations auxquelles il s'est livré dans plusieurs fonderies, M. Blandet, d'accord avec les patrons et ouvriers, n'hésite pas a attribuer les phénomènes ci-dessus décrits au zinc à l'*état de volatilisation*. En effet, on n'observe ces accidents ni dans la fonte du cuivre pur, ni dans celle du zinc pur, mais seulement quand on agit sur un alliage de cuivre et de zinc. Dans la fonte du zinc pur, la température du métal n'est pas portée jusqu'à la sublimation, ce qui a lieu, au contraire, quand il est mêlé au cuivre et porté au degré de ce dernier métal en fusion.

Voyons maintenant les observations que M. Greenhow a communiquées à la Société royale de médecine et de chirurgie de Londres dans le courant de l'année dernière.

La maladie dont il s'agit, a été soumise, pour la première fois, à l'observation de l'auteur, lors d'une visite rapide qu'il fit à Birmingham, pendant l'automne de 1858. Depuis, il a eu plusieurs fois l'occasion d'en étudier les causes et les caractères à Birmingham, à Wolverhampton, à Scheffield, etc.

Les symptômes présentent, dit-il, quelque analogie avec un accès incomplet de fièvre intermittente; de là le nom qu'il a donné à la maladie (*Brassfounder ague*), *fièvre des fondeurs de cuivre*.

L'attaque commence par du malaise, un sentiment de constriction, de resserrement à la poitrine, quelquefois accompagnés de nausées ; les symptômes se montrent vers la fin d'une journée passée dans un atelier de fonderie, et sont accompagnés, le soir ou pendant la nuit, de frissons auxquels succède quelquefois un stade peu marqué de chaleur, mais toujours suivis de sueurs profuses. De la céphalalgie, des vomissements se montrent quelquefois, mais non toujours ; souvent l'ouvrier peut reprendre son travail dès le lendemain.

Cet accès est donc le plus ordinairement éphémère, mais il se reproduit assez souvent. Les personnes qui ont embrassé depuis peu le métier ou qui n'y travaillent qu'accidentellement, les fondeurs de profession, mais qui ont interrompu leur travail pendant quelques jours, y sont plus particulièrement exposés que ceux qui s'occupent à la fonte d'une manière continue.

Les ouvriers attribuent ces accidents aux vapeurs de zinc en fusion, et M. Greenhow partage entièrement cette manière de voir. En effet, dit-il, d'un côté, beaucoup d'artisans sont, dans leur travail, placés dans des conditions entièrement semblables à celles des ouvriers dont nous parlons, *sauf la respiration des vapeurs de zinc*, et ils n'éprouvent rien de semblable ; et, d'un autre côté, l'intensité des accidents, chez les fondeurs dont il s'agit, est en rapport avec l'abondance des vapeurs de zinc respirées ; aussi, tout ce qui s'oppose au rapide entraînement de ces vapeurs dans l'air atmosphérique, une mauvaise ventilation des ateliers, un temps brumeux, un vent violent qui rabat les fumées dans l'atelier, augmentent-ils les dispositions à contracter la maladie ; du reste, cette disposition est aussi augmentée par quelques circonstances extrinsèques, un refroidissement, un écart de régime, etc. (*Med. Times and Gas.*, 1862, t. I, p. 227.)

La discussion, qui a suivi la communication de M. Greenhow, a porté particulièrement sur cette circonstance que le zinc donné à l'intérieur ne produit rien de semblable. Seulement, un membre a fait observer que le zinc contient souvent de l'arsenic et que ce métal, très-volatil, pourrait bien être la cause intégrale ou partielle des phénomènes observés. C'est là, en effet, un point qui mérite qu'on s'y arrête et qu'on l'étudie de plus près.

Au total, les observations de M. Greenhow méritaient d'être soumises à nos lecteurs, mais la justice exigeait que l'on rappelât d'abord le travail trop peu cité de M. Blandet.

Ophthalmie produite par le soufrage de la vigne, par le docteur P. Bouisson. — Un des professeurs les plus distingués de la Faculté de Montpellier, M. Bouisson, vient de communiquer à l'Académie des sciences (séance du 10 août 1863), d'intéressantes observations relativement à l'ophthalmie produite par la poussière de soufre sur les ouvriers employés au soufrage de la vigne.

La plupart des travailleurs chargés de cette opération, qui se renouvelle, depuis le mois d'avril jusqu'au mois d'août, à chaque invasion de l'oïdium, sont atteints d'une irritation oculaire plus ou moins forte, quelques-uns sont obligés de renoncer à ce genre d'occupation.

Ces ophthalmies se sont montrées particulièrement dans les départements de l'Hérault, de l'Aude et du Gard, qui sont les principales régions viticoles du midi de la France.

Pendant l'opération dont il s'agit, le soufre est employé, soit à l'état de fleurs de soufre, ou soufre sublimé, soit à l'état de trituration ; la première espèce contient une certaine quantité d'acide sulfurique libre ; la seconde, au contraire, n'en renferme que des traces. Aussi, le soufre sublimé produit-il plus souvent des accidents que celui qui est seulement pulvérisé, et cependant, celui-ci, examiné au microscope, est formé de particules anguleuses, tandis que le premier présente des globules arrondis ; mais, ainsi que le fait observer M. Bouisson, à cet état de division extrême, l'action chimique l'emporte sur l'action mécanique.

Le mode de projection n'est pas non plus sans influence ; le soufflet qui lance directement la poussière, est moins nuisible que les autres procédés qui la dispersent dans l'atmosphère. L'opération est répétée trois ou quatre fois dans la saison, et l'on a remarqué que les ophthalmies sont surtout fréquentes au dernier soufrage, et que la chaleur et la sécheresse accroissent les effets irritants des molécules de soufre.

Les femmes et les enfants étant plus particulièrement chargés de ce travail, sont aussi le plus fréquemment atteints de l'ophthalmie. Les sujets qui ont eu des irritations oculaires antérieures, diathésiques ou accidentelles, subissent des exacerbations inflammatoires.

Du reste, cette ophthalmie rentre dans la catégorie des inflammations de cause externe ; elle est généralement peu grave et consiste dans une conjonctivite. Elle se distingue plutôt par sa cause que par la spécialité de ses caractères.

Les travailleurs atteints de cette affection, ont les yeux rouges, larmoyants, tuméfiés. Ils éprouvent une douleur pongitive, assez pénible, surtout au milieu de la journée, lorque la chaleur, la radiation solaire et la réverbération sont intenses. Ils se plaignent de photophobie, et d'irradiations douloureuses vers le front. Cette irritation s'apaise par le repos de la nuit et par les lavages à l'eau froide. Mais la répétition de la même cause finit par élever l'inflammation à un degré plus ou moins considérable, d'où plusieurs formes dans l'ophthalmie ; au total, il est rare qu'elle sorte des limites d'une simple conjonctivite et qu'elle arrive à la kératite.

Les moyens propres à empêcher le développement de l'ophthalmie des soufreurs, consistent surtout dans le choix des soufres, dans l'adoption de bons instruments, dans l'emploi de voiles ou de lunettes, et dans quelques pratiques hygiéniques après le soufrage.

Le soufre mélangé de chaux, employé quelquefois, a rendu les ophthalmies plus fréquentes ; le soufre plâtré, au contraire, est mieux supporté par les yeux, mais il ne paraît pas exempt d'inconvénients pour les organes respiratoires.

Accidents analogues à ceux de la rougeole, causés par de la farine de graine de lin moisie, par le docteur Kennedy. — Nous avons parlé des accidents produits par les moisissures de la canne (*Ann. d'hyg.*, 2e série, t. XV, p. 197), par la calandre du riz (*ibid.* p. 443), par les moisissures de la paille de blé (*ibid.*, t. XIX, p. 223) ; voici une nouvelle observation qui vient confirmer ce que nous disions des inconvénients que peuvent occasionner les substances cryptogamiques.

Un jeune collégien de quinze ans, de petite taille, mais bien portant, entrait dans sa classe, quand un camarade lui lança au visage une poignée d'une poudre contenue dans un sac de papier. Cette poudre, qui n'était autre chose que de la farine de graine de lin avariée, pénétra dans les yeux, dans la bouche et jusque dans les voies respiratoires. Il en résulta immédiatement une cuisson très-vive dans les yeux, avec larmoiement considérable, éternument, et une toux accompagnée de gêne notable dans la respiration. C'est avec difficulté que l'enfant put s'en retourner chez lui à la distance d'un mille environ. Pendant ce trajet, le visage enfla ainsi que les paupières ; les yeux étaient très-rouges, la dyspnée intense.

Lorsque le docteur Kennedy vint le lendemain matin, le malade présentait tous les symptômes d'une violente attaque de rougeole, moins l'éruption. La face était tuméfiée, les yeux injectés, entourés d'un cercle brun qui donnait à la physionomie une expression singulière ; le pouls était à 120. — Notons que deux ans auparavant cet enfant avait eu une atteinte de rougeole parfaitement caractérisée.

Quoi qu'il en soit, les accidents extérieurs disparurent assez
promptement, mais la bronchite avec dyspnée persista pendant
assez longtemps, et exigea un traitement énergique.

M. Kennedy avoue n'avoir rien compris alors à l'ensemble des
phénomènes qu'il avait sous les yeux. C'est seulement quelques
mois après, que les faits racontés par le docteur Salisbury lui
ouvrirent les yeux. Il vit sur-le-champ la grande analogie qui existait entre ces faits et ceux dont il avait été témoin.

Mais, dira-t-on peut-être, dans ce dernier cas, les accidents n'auraient ils pas été l'effet purement mécanique de l'introduction de la
farine dans les voies respiratoires de l'enfant, sans qu'il soit besoin
de faire intervenir là l'action des cryptogames ? A cela, M. Kennedy
répond que cette farine était moisie, le fait a été constaté lors de
l'accident, et depuis, le docteur Kidd, éditeur du *Dublin quarterly
Journal*, ayant examiné au microscope de la farine de lin gâtée, y a
reconnu des champignons très-semblables, sinon identiques avec
ceux qu'a décrits et figurés le docteur Salisbury : le contact immédiat
des sporules avec les yeux, les fosses nasales, les voies aériennes,
explique la rapidité de l'invasion des accidents, et l'absorption en
explique la durée. (*Dublin quarterly, Journ. of med. sc.*, févr. 1863.)

**Accidents causés par la viande de porc contenant des
trichines**, par le docteur O. REYHER. — Pendant l'année 1862,
il se présenta, dans la ville de Plauen, et à peu près dans le même
temps, une trentaine de cas de maladies chez des personnes qui
avaient fait usage de viande de porc contenant des trichines. Les
principaux symptômes furent un grand abattement, de l'anorexie,
de la fièvre, de la constipation, des douleurs dans tous les muscles,
mais, plus particulièrement, dans ceux des bras et des jambes. Le
docteur Reyher a rassemblé toutes les recherches faites jusqu'à ce
jour sur les trichines, et il a mis hors de doute que l'usage de la viande
qui en renferme, n'est pas seulement nuisible à quelques individus
isolés, mais qu'il peut, comme à Plauen, donner naissance à une
véritable épidémie. Les moyens de se préserver des accidents
dont on vient de signaler la cause, méritent de fixer l'attention des
hygiénistes. Les trichines se trouvent surtout dans la viande de
porc, et ils ne sont dangereux que quand la chair est crue ; la congélation ne tarde pas à les faire périr. L'ébullition, le grillage, en
déterminent également la mort, surtout quand on a soumis la
viande à l'action d'un feu très-vif. Le fumage, la salure font-ils
périr les parasites ? Tous les observateurs ne sont pas d'accord à cet
égard. Suivant quelques-uns, les cervelas et les saucisses fumés
seraient encore plus dangereux que la chair elle-même fumée ou
salée. Le meilleur moyen de prévenir les accidents, consiste dans

l'inspection sévère des viandes à l'abatage, par des personnes
expertes, et dans la défense de vendre de la viande crue contenant
ces helminthes. (*Canstatt's Jahresb*, 1863, t. VII., p. 34.)

Déjà le professeur Virchow, qui nous a si bien fait connaître
l'histoire des trichines, notait ce qui suit dans une de ses communications à l'Académie des sciences. Il s'agissait d'une femme morte
avec des accidents typhiques et rhumatismaux, et dont les muscles
renfermaient des trichines. L'observation et les pièces lui avaient été
communiquées par le professeur Zencker (de Dresde). Comme la
malade avait été transportée de la campagne à Dresde, le professeur
Zencker prit des renseignements, et trouva que, quatre semaines auparavant, on avait, dans cette même habitation, abattu un porc renfermant des trichines ; que le jambon et les saucisses, faits avec la
chair de cet animal, en contenaient un grand nombre ; qu'enfin le
boucher, qui avait écorché le porc et mangé des trichines frais,
comme plusieurs autres personnes, avait, comme elles, présenté
des symptômes rhumatismaux et typhoïdes ; mais la malade transportée à Dresde, succomba seule à l'ingestion de la viande de ce porc.

Comme le fait observer M. Virchow, l'ingestion de la viande de
porc fraîche ou mal préparée, renfermant des trichines, expose aux
plus grands dangers et peut agir comme cause prochaine de la mort.

Les trichines conservent leurs propriétés vitales dans la viande
décomposée ; ils résistent à une immersion dans l'eau, pendant des
semaines ; enkystés, on peut, sans nuire à leur vitalité, les plonger
dans une solution assez étendue d'acide chromique, au moins pendant dix jours.

Au contraire, ils périssent et perdent toute influence nuisible
dans le jambon bien fumé et conservé assez longtemps avant d'être
consommé. (*Compt. rend. de l'Acad. des sc.*, t. LI, 1860, p. 13.)

Ces faits concordent d'ailleurs avec les résultats des expériences
faites sur les animaux vivants, par le célèbre professeur de Berlin.

Sur les fabriques de carton-pierre, par le docteur BUCHNER. —
Les émanations de goudron qui se dégagent pendant la fabrication
du carton-pierre, n'ont rien de nuisible, une longue expérience l'a
démontré. Il est sans exemple qu'elles aient jamais incommodé qui
que ce soit. Au contraire, il est universellement reconnu, comme fait
démontré, que les vapeurs de goudron sont excellentes pour modifier
avantageusement un air vicié par des odeurs nuisibles à la santé,
pour agir comme désinfectant contre diverses émanations fétides, et
enfin comme très-utiles dans certaines maladies des poumons.
Cependant ces vapeurs sont très-désagréables, du moins pour beaucoup de personnes, et cela d'autant plus, qu'elles sont plus concen-
trées, c'est-à-dire qu'on les respire de plus près, et qu'elles se

trouvent mêlées à l'air en proportion plus considérable. Pour cette raison, Buchner estime que les fabriques de carton-pierre doivent être placées à une centaine de mètres de tout groupe d'habitations et dans une situation telle, que les vents régnant ne soufflent pas vers celles-ci, après [avoir passé sur la fabrique. (*Henke's Ztschr* et *Canstatt's Jahresb*, 1863, t. VII, p. 31.)

BIBLIOGRAPHIE.

Étude médico-légale sur l'avortement, suivie d'observations et recherches pour servir à l'histoire médico-légale des grossesses fausses et simulées, par Ambroise Tardieu, professeur de médecine légale à la Faculté de médecine de Paris. Paris, J. B. Baillière et fils, 1863, 1 vol. in-8°, viii-208 pages. 3 fr. 50.

Un progrès considérable s'accomplit, en ce moment, dans la pratique et dans l'enseignement de la médecine légale. Longtemps abandonnée, dans notre pays, aux mains de médecins raisonneurs, de spécialistes qui n'étaient pas pourvus d'une position officielle dans l'enseignement, et qui brillaient parfois plus par leur goût littéraire que par leur sens pratique; tantôt dominée par la grande mais trop exclusive autorité d'un chimiste illustre, tantôt embarrassée dans les formules de la procédure et réduite à suivre pas à pas le Code dont elle ne doit point être tributaire, la médecine légale se dégage aujourd'hui de ses entraves et se montre telle qu'elle doit être désormais, exacte et pratique. L'esprit français convient merveilleusement au développement de cette science qui demande un sens droit, de la pénétration et un langage précis. Ces qualités si rares et qui se retrouvent au plus haut degré dans les ouvrages et dans l'enseignement de M. le professeur Ambroise Tardieu, contribueront à répandre parmi les médecins le goût d'une science jusqu'ici trop négligée.

Le jour où les médecins seront rassurés parce qu'ils seront mieux renseignés sur le degré de certitude auquel peuvent atteindre les recherches médico-légales, où tout scrupule se sera abaissé devant l'évidence des faits, un grand pas aura été fait vers cet avenir tant désiré, qui mettra enfin en sa place légitime la médecine publique. Sans doute, c'est un sentiment respectable que cette défiance de soi qui a tenu tant de médecins éminents éloignés de ces grandes questions d'hygiène et de médecine légale, mais cette abstention est regrettable.

En effet, c'est à l'occasion de ces questions importantes que la médecine franchit le cercle étroit d'une science spéciale et comme occulte, qu'elle apparaît dans tout son prestige et qu'elle revendique tous ses droits aux yeux de la société. La médecine légale n'est pas seulement un instrument d'accusation, elle est aussi défensive qu'offensive; elle rectifie les erreurs, apaise les préventions exagérées, ramène à une question matérielle, dont elle seule a la clef, ces grands procès où la passion, la ruse, ébranlent ou font dévier la raison du juge. Certes, si quelque chose honore notre profession, c'est ce calme du médecin légiste qui vient simplement, au milieu de ces agitations, dire quelques mots qui dissipent des obscurités où se complaisait une stérile éloquence.

Mais le médecin ne doit pas venir à l'audience mal préparé; il ne faut pas qu'il donne aux juges et au public, qui attendent de lui un service si important, le spectacle d'une hésitation, d'une indécision, qui ne seraient pas toujours interprétées d'une façon bienveillante pour la médecine. Ces défaillances auxquelles n'échappent pas toujours les esprits délicats, sont moins dangereuses, il est vrai, que cette assurance mal justifiée, qui trancherait et affirmerait sans preuves, au risque de compromettre les intérêts sacrés d'un malheureux accusé. Une semblable manière d'agir ne serait pas non plus sans danger pour la dignité professionnelle.

Il faut donc que les médecins comprennent enfin la nécessité d'étudier sérieusement la médecine légale. Il ne faut plus que cette étude soit purement théorique, accessoire, ébauchée à la hâte en vue d'un examen pour le doctorat ou à l'occasion d'une mission de justice. Cette étude doit être faite sérieusement, afin que la conscience du médecin soit calme, en présence d'une mise en demeure d'agir et de prononcer dans une circonstance grave.

Nous pensons que le moment est venu de considérer la médecine légale comme une science constituée et que tous les travaux publiés sur ce sujet doivent être lus avec attention par les médecins qui s'intéressent au progrès des sciences médicales. N'est-ce pas d'ailleurs honorer le corps médical et lui rendre hommage que de publier et de livrer à la critique ces travaux, ces rapports de médecine légale, qui ont été acceptés sans contrôle et ont souvent décidé du sort d'un procès criminel? La lecture d'un livre qui est construit de tels matériaux sera plus instructive que tous les traités classiques où le fait n'est pas, comme ici, pris sur nature. Il ne s'agit plus d'une science théorique; il s'agit de faits réels, ayant existé, se reproduisant chaque jour et exposés avec une clarté et une sincérité remarquables. À ces qualités, l'auteur joint cette élégance et ce respect de la forme dont la médecine s'est de tout temps fait honneur.

Précédemment, M. Tardieu a publié quelques observations (1) se

---

(1) *Annales d'hygiène*, 2ᵉ série, 1855, t. III, p. 391 et 1856, t. V, p. 113.

rapportant à l'ordre de faits qu'embrasse l'*Étude médico-légale sur l'avortement*; mais les exemples n'étaient pas, comme ici, groupés, nombreux, classés et accompagnés des commentaires qui font de ce livre un véritable traité pratique sur la matière.

Le but de l'ouvrage est exposé dans une courte préface d'où nous extrayons le passage suivant :

« Le crime d'avortement est peut-être celui de tous dont le mé-
» decin doit avoir le plus à cœur d'aider la poursuite, car c'est celui
» de tous qui souille et dégrade le plus souvent la profession médi-
» cale. Je crois avoir montré que la médecine légale est en posses-
» sion de fournir à la répression de ce crime, si fréquent et si sou-
» vent impuni, des moyens beaucoup plus nombreux et beaucoup
» plus sûrs qu'on ne l'avait cru jusqu'ici. Et comme j'ai conformé ma
» pratique à ces principes, je crois de mon devoir de les répandre et
» de les soutenir autant qu'il est en moi. Tel est l'objet, tel est le
» but de cette publication. »

Voici le plan du livre, ou plutôt les titres des chapitres :

1° Introduction.

2° Considérations générales sur les expertises en matière d'avortement

3° De l'époque de la grossesse et de l'âge de la vie auxquels a lieu le plus souvent l'avortement criminel.

4° De la qualité des coupables dans les accusations d'avortement.

5° Des moyens indirects employés pour préparer ou produire l'avortement.

6° Des substances abortives.

7° Des moyens directs employés pour procurer l'avortement.

8° Des effets immédiats et consécutifs des manœuvres abortives.

9° Des constatations dont la femme peut être l'objet, soit pendant la vie, soit après la mort, dans la recherche médico-légale des crimes d'avortement.

10° Des perforations de la matrice produites par des manœuvres abortives.

11° Des constatations médico-légales qui ont pour objet le produit de la conception.

12° De certaines difficultés qu'offrent les expertises médico-légales en matière d'avortement.

13° De l'avortement simulé.

A la suite de ces chapitres, vient un choix d'observations et d'expertises médico-légales relatives à l'avortement. Ces observations, dont quelques-unes rapportées tout au long et avec de minutieux détails, sont au nombre de soixante-huit ; un grand nombre de ces faits a été observé directement par l'auteur, pendant le cours d'une pratique médico-légale déjà longue.

Enfin, un dernier chapitre, qui n'est pas le moins important, a pour titre : « Observations et recherches pour servir à l'histoire médico-légale des grossesses fausses et simulées. »

Les considérations générales par lesquelles débute le livre, méritent qu'on s'y arrête. Nous y trouvons des préceptes utiles et formulés avec autorité, par exemple, celui-ci : le médecin légiste ne doit pas comprendre, sous la qualification d'avortement, autre chose que l'expulsion prématurée et violemment provoquée du produit de la conception, indépendamment de toutes les circonstances d'âge, de viabilité et même de formation régulière. En dehors de cette voie, il n'y a qu'incertitudes et obscurités. L'auteur n'a pas de peine à démontrer que l'exposition des moyens habituellement employés pour produire les avortements, profite à la science et à la justice, et n'est point un danger pour la société. Dévoiler ces moyens, c'est désarmer ceux qui seraient tentés de s'en servir.

Le second chapitre contient plusieurs tableaux statistiques, qui présentent un grand intérêt; tels sont : le relevé annuel des crimes d'avortement jugés de 1851 à 1861, avec l'indication du sexe des accusés et de la qualité spéciale des condamnés; le nombre des crimes d'avortement commis dans chaque mois de l'année; l'état des enfants nouveau-nés déposés à la morgue de 1836 à 1845, de 1846 à 1854, et de 1855 à 1862. Ces statistiques sont accompagnées de commentaires desquels ressortent quelques considérations neuves et importantes; il en est de même des chiffres concernant l'âge des fœtus et celui des femmes qui ont subi l'avortement, la qualité des accusés, etc. Le nombre proportionnel, sur 100 accusés jugés de 1846 à 1850, a été de 75 femmes et de 25 hommes. Sur le nombre des cas cités, on voit parmi les coupables : 37 sages-femmes, 9 médecins, 1 pharmacien herboriste, 2 charlatans, 2 matrones. On trouvera dans ce chapitre un passage consacré aux dangers de la profession de sage-femme à ce point de vue particulier.

Parmi les moyens indirects de produire l'avortement, l'auteur passe en revue les saignées, les bains, la marche forcée, les coups, les chutes volontaires, etc., et montre que s'il ne faut pas méconnaître la possibilité de l'avortement dans des circonstances semblables, il faut se garder de l'exagérer. Quant aux substances abortives, aux breuvages auxquels la tradition et l'ignorance prêtent des vertus abortives, ils sont examinés et critiqués avec un soin extrême, et cette critique est appuyée d'observations et d'exemples. Parmi ces substances, il en est d'inoffensives, du moins employées à faibles doses, tels sont : la scille, la salsepareille, le gaïac, l'aloès, la mélisse, la camomille, l'absinthe, l'armoise, le safran, etc. D'autres sont de véritables poisons et n'auraient de puissance abortive que par l'action toxique qu'elles exercent sur l'ensemble de l'organisme;

d'autres, comme la sabine, la rue, ont quelquefois produit l'avortement, mais non sans que des désordres très-graves se produisissent
du côté des organes digestifs et du système nerveux ; le plus souvent,
ces substances ne produisent pas l'action qu'on en attend. L'ergot
de seigle est l'objet d'un examen tout spécial ; et, à cette occasion,
l'auteur rapporte et cite presque en entier le remarquable rapport
fait sur cette question à l'Académie de médecine par M. Danyau (1).
En résumé, l'ergot de seigle est impuissant à produire seul l'avortement ; mais il peut intervenir secondairement pour aider au succès de manœuvres exercées directement sur l'utérus.

Les moyens directs sont les plus dangereux ; s'ils produisent plus
sûrement l'avortement, ils exposent aussi plus souvent la vie des
malheureuses femmes qui y ont recours. Ces moyens sont décrits et
examinés, non à un point de vue théorique, mais en se plaçant au
point de vue de la réalité. Etant donnée une société, les faits s'y
produisent suivant un certain nombre de combinaisons que l'expérience apprend à connaître. Ainsi, ce que rapporte l'auteur, c'est ce
que l'expérience lui a appris ; il nous montre comment les choses se
passent en réalité, comment les doigts, les ongles, en quelques cas,
ailleurs, une sonde à dard, une tige de fer, une aiguille à tricoter,
sont les instruments directs de l'avortement ; comment l'éponge
préparée, les injections utérines faites avec différents liquides, ont
pu le produire.

Les effets immédiats et consécutifs des manœuvres abortives sont
exposés ensuite et forment un des chapitres les plus utiles du livre.
Toute la partie anatomique est traitée avec grand soin ; ainsi les
lésions diverses, les perforations et les ruptures de l'utérus sont
passées en revue et exposées dans de longues et intéressantes observations.

L'examen du produit expulsé doit être fait, nous dit l'auteur,
surtout au point de vue de savoir si ce corps ou ces débris portent
des traces appréciables de manœuvres abortives. Quant à la viabilité
du fœtus, aux conditions de santé dans lesquelles il se trouvait avant
ou pendant l'avortement, ce sont des questions secondaires ; la question principale est de savoir s'il y a eu avortement provoqué. Ici
M. Tardieu examine successivement l'œuf, les blessures que l'on
peut, dans quelques cas rares, rencontrer sur le fœtus, surtout au
crâne ; les taches fournies par le liquide amniotique. Le chapitre
qui suit et qui est consacré à certaines difficultés qu'offrent les
expertises, est tout à fait pratique ; on y voit à quelles fraudes, à
quelles dissimulations, à quels dangers, pour le succès de sa mis-

(1) *Bulletin de l'Académie impériale de médecine*, t. X, p. 564 ; 1850-
1851, t. XVI, p. 6 ; 1853-1854, t. XIX, p. 39 et suiv.

sion, vient se heurter l'expert. Les conseils que donne M. Tardieu, les exemples qu'il rapporte, frapperont vivement l'esprit du lecteur et lui seront d'une grande utilité; s'il rencontre pareilles difficultés dans sa pratique personnelle.

Que dire de ces nombreuses observations qui sont la force et comme le noyau de ce livre substantiel? Elles sont choisies et non prises de toutes mains; elles appartiennent en grande partie à M. Tardieu lui-même; il en est qui lui appartiennent en commun avec d'autres médecins; elles sont souvent relatées avec un luxe de détails qui ne laisse, pour ainsi dire, place à aucun doute, à aucune objection. L'auteur les a classées en huit catégories correspondant aux chapitres qui les précèdent; ce classement méthodique aide le lecteur et rend plus attrayante la lecture de ce volumineux chapitre, sorte d'archives où sont contenus tous les faits qui méritent jusqu'ici de servir à l'instruction du médecin légiste en matière d'avortement. On ne saurait détacher des passages de ces observations, il faut les lire en entier.

Le chapitre qui termine le livre et qui est consacré à des observations sur les grossesses fausses et simulées, est une œuvre tout à fait originale et nouvelle qui comportera, par la suite, de plus grands développements. Dès à présent, on lira ce chapitre avec avantage, et nul doute qu'une pareille lecture n'encourage les recherches et la poursuite de faits nouveaux dont s'enrichira la médecine légale.

P. LORAIN,

Professeur agrégé de la Faculté de médecine.

Des taches, au point de vue médico-légal, par M. Gosse fils. 1 vol. in-8° de 95 pages, avec planches. 1863. Chez Adrien Delahaye, place de l'École-de-Medecine.

Cet ouvrage forme la première partie d'un travail complet sur la matière. Nous nous proposons d'y revenir avec tous les détails que réclame l'importance du sujet et les soins donnés par l'auteur à son œuvre.

FIN DU TOME VINGTIÈME.

TABLE DES MATIÈRES

CONTENUES DANS LE TOME VINGTIÈME.

FIN DE LA TABLE DU TOME VINGTIÈME.

Paris.. — Imprimerie de E. MARTINET, rue Mignon, 2.